高 血 压

HYPERTENSION

——Braunwald心脏病学姊妹篇

—A Companion to Braunwald's Heart Disease

中文翻译版

原书第3版

主　编　〔美〕乔治·L. 巴克利斯（George L. Bakris）
　　　　〔美〕马修·J. 索伦蒂诺（Matthew J. Sorrentino）
主　译　于　勤　李　湘
主审译　方唯一　朱　宁

科 学 出 版 社

北 京

图字：01-2020-4273

内 容 简 介

本书由80多位国际公认的心血管疾病权威专家编写而成。全书分为10部分，共51章，内容涵盖了全球心血管疾病风险预测、高血压流行病学、发病机制及原因、与高血压相关的各种因素的研究、不同环境的血压测量、高血压与各种疾病的关系、高血压的并发症及危害、高血压患者的治疗及管理方法，以及外科围手术期高血压的处理，内容丰富，研究数据科学、严谨。本书为第3版，在前两版的基础上增加了近年来的临床研究数据及结论，更新了国际高血压临床实践指南，为心血管内科医师提供了实用的诊疗方案。

本书可供心血管内科医师、外科医师、全科医师参考阅读。

图书在版编目（CIP）数据

高血压：Braunwald 心脏病学姊妹篇 /（美）乔治 L. 巴克利斯（George L.Bakris），（美）马修 J. 索伦蒂诺（Matthew J. Sorrentino）主编；于勤，李湘主译 . —北京：科学出版社，2022.4

书名原文：Hypertension: A Companion to Braunwald's Heart Disease

ISBN 978-7-03-070393-4

Ⅰ . ①高…　Ⅱ . ①乔…　②马…　③于…　④李…　Ⅲ . ①高血压－诊疗　Ⅳ . ① R544.1

中国版本图书馆 CIP 数据核字（2021）第 219630 号

责任编辑：郭　颖　马　莉 / 责任校对：郭瑞芝

责任印制：赵　博 / 封面设计：龙　岩

Elsevier (Singapore) Pte Ltd.
3 Killiney Road, #08-01 Winsland House I, Singapore 239519
Tel: (65) 6349-0200; Fax: (65) 6733-1817

Hypetension: A Companion to Braunwald's Heart Disease, Third Edition

ISBN: 978-0-323-42973-3

This translation of Hypetension: A Companion to Braunwald's Heart Disease, Third Edition by George L. Bakris and Matthew J. Sorrentino was undertaken by China Science Publishing & Media Ltd.(Science Press) and is published by arrangement with Elsevier (Singapore) Pte Ltd.

Hypetension: A Companion to Braunwald's Heart Disease, Third Edition by George L. Bakris and Matthew J. Sorrentino由中国科技出版传媒股份有限公司（科学出版社）进行翻译，并根据中国科技出版传媒股份有限公司（科学出版社）与爱思唯尔（新加坡）私人有限公司的协议约定出版。

《高血压》（原书第3版）（于　勤　李　湘　主译）

ISBN: 978-7-03-070393-4

科 学 出 版 社 出版

北京东黄城根北街 16 号
邮政编码：100717
http://www.sciencep.com

三河市春园印刷有限公司 印刷

科学出版社发行　各地新华书店经销

*

2022 年 4 月第　一　版　开本：889 × 1194　1/16
2022 年 4 月第一次印刷　印张：27 1/2　插页：8
字数：1 018 000

定价：258.00 元

（如有印装质量问题，我社负责调换）

原著序

自20世纪初Riva-Rocci和Korotkoff提出采用血压计测量动脉压以来，高血压已被公认为一种重要的心血管疾病。尽管此后进行了大量的研究，但高血压对目前从事该领域的研究者、教师、卫生官员和临床医 师仍是一个特别的机遇与挑战。高血压已经蔓延到发展中国家，并且正在达到流行病的程度。更宽泛的定义及更精确和详细的血压测量表明，全世界高血压的患病率和健康威胁甚至远超于既往的认知。

本书是《Braunwald心脏病学》的姊妹篇：一本心血管医学著作，旨在为心脏病专科医师和受训者提供超出“母书”内容的重要的附加信息，在心脏病学至关重要的部分创建一个广泛的心血管信息系统。由Henry R. Black博士和William J. Elliott博士主编的前两版《高血压》显然实现了这一目标。

George L. Bakris博士和Matthew J. Sorrentino博士经过努力，出色地编撰了第3版。他们选择了国际公认的权威人士作为合作者，总结了过去5年中开展的重要研究。这一版还包括抗高血压药物种类之间的严格比 较，并介绍了修订的实践指南，为临床实践整合了许多有价值的信息。对于高血压这一重要的心脏病学亚专业的 研究人员、临床医师和受训者，这本综合性的图书将会带来极大的价值和兴趣。

Eugene Braunwald
Douglas P. Zipes
Peter Libby
Robert O. Bonow
Douglas L. Mann
Gordon F. Tomaselli
（于　勤　译）

原著前言

已经出版了许多有关高血压系列疾病作为主题的书籍。然而，事实的确如此，很少有人能找到一部百科全书式的、能及时关注高血压相关疾病的书籍。

本书第3版在之前版本的基础上发挥了主题多样性，并拓展了高血压新兴领域的主题，例如包括把高血压作为免疫性疾病讨论的一章。这是基于其免疫系统的病理生理学变化与炎症有关，而不是与血流动力学变化有关。还有一章专门讨论睡眠障碍，不限于讨论睡眠呼吸暂停而是因为它是高血压的主要原因。最后，有一章是关于环境污染及其引发的内皮功能障碍。除了这些新增加的章节，其他所有章节已经合并和更新了从基础科学到临床试验和指南的进展信息，使得这些信息更适用于临床医师。

虽然现有多达125种不同的抗高血压药物，但血压控制率全球范围内差异仍然很大，有些东南国家甚至低至15%，而有些北美国家超过50%，这显然与药品价格无关，更多的是与患者个体在平息高血压这个沉默的杀手过程中，对治疗的理解、态度和行为有关。书中很多章节呼应了一些话题，但是唯一真正的解决方案是多管齐下的方法，涉及政策制定者、制药行业、付费方和医务人员。本书涵盖多部分内容，包括流行病学、高血压的机制、高血压的病理生理学、抗高血压药物药理学、有关临床结局的试验，以及关注过程多于关注结果的指南讨论。我们期望你会发现这本书是解决围绕高血压相关疾病系列问题的有价值的资源。

致谢

我们特别感谢我们的家人。感谢他们在编辑和写作过程中给予的支持。

我们特别感谢所有做出贡献的作者。他们花费很多时间和精力，创作出精彩的章节，增添了本书阅读过程中的知识和乐趣。

George L. Bakris，MD，FASN，FAHA，FASH
Matthew J. Sorrentino，MD，FACC，FASH
（于 勤 译）

译者前言

《高血压——Braunwald心脏病学姊妹篇（第3版）》是由George L. Bakris与Matthew J.Sorrentino两位教授主编的高血压专著，作者均为国际公认的权威专家，这一版不但总结了高血压研究领域开展的重要研究，而且涵盖了不同种类抗高血压药物间的比较和对实践指南的解读，整合了许多临床实践有价值的信息，对高血压专业的研究人员、临床医师和受训者，这部专著的基础内容和观念将会提供有价值的帮助。

高血压作为心血管事件链极为重要的危险因素，正以接近流行病的程度成为亟待解决的全球公共卫生问题。尽管涌现出大量相关研究，目前高血压对于从事该领域的研究者、教师、卫生官员和临床医师仍是一个特别的机遇与挑战。基于更精准的血压测量和更宽泛的高血压概念，全世界高血压的患病率和健康威胁则远超于既往的认识。

《高血压——Braunwald心脏病学姊妹篇》是一部心血管医学教科书，旨在为心脏病专科医师和受训者提供超出“母书”内容的心脏病学关键部分的重要附加信息。

本书全面地介绍了高血压基础知识、临床内容以及高血压指南的解读，内容全面、详实，图像清晰、美观，以简洁的方式叙述复杂的病理生理，深入浅出，易于理解。尽管高血压的研究结果与临床实践指南不断更新，但本书仍不失为一部理解高血压的经典之作。

我们通过科学出版社与原著者取得联系，获得了该书的中文翻译授权，并以英文版为蓝本翻译成中文版书籍。我们的翻译团队既有资深教授，也有来自大连大学的年轻医师、研究生。感谢所有译者以严谨、认真的工作态度翻译此书并反复校对，力求完整、准确地呈现原著观点，在完成本部译著的过程中获益颇多，不当之处仍然难免，恳请读者不吝指正！

致谢：

感谢大连大学资助本书出版，对校方表示最诚挚的谢意！

仅以此书致敬我的父母，致敬我的两位导师——朱宁教授和方唯一教授。

于　勤

大连大学附属中山医院

译者名单

主　译　于　勤　李　湘
副主译　郑晓群
主审译　方唯一　朱　宁

译　者

（以姓氏汉语拼音为序）

白倩茹　大连大学附属中山医院（第30章、第31章）
曹雅兰　大连市妇女儿童医疗中心（第4章、第13章、第21章）
陈爱明　大连市金州区第一人民医院（第50章）
李　湘　大连大学附属中山医院（第14～17章、第22章、第23章、第28章、第29章、第33～38章、第40章、第46～49章）
那荣妹　大连大学附属中山医院（第41章、第42章、第44章、第45章）
田　峥　大连大学附属中山医院（第51章）
王　钰　大连大学附属新华医院（第10章、第11章）
向姝婷　重庆市急救医疗中心（第6章）
肖何柳　随州市中心医院（第26章、第27章）
于　勤　大连大学附属中山医院（第1章、第2章、第5章、第7章、第12章、第39章、第43章）
张淑涛　大连大学附属中山医院（第32章）
张斯琪　佛山复星禅诚医院（第24章、第25章）
赵高娃　大连大学附属中山医院（第8章、第9章）
郑晓群　大连理工大学附属中心医院（第3章、第18～20章）

本书由大连大学资助出版

原著者

Ailia W. Ali, MD
Fellow, Sleep Medicine, Division of Pulmonary, Allergy, and Critical Care Medicine, University of Pittsburgh, Pittsburgh, Pennsylvania, United States

Radica Z. Alicic, MD, FHM
Associate Director for Research, Providence Health Care, Clinical Associate Professor of Medicine, University of Washington School of Medicine, Spokane, Washington, United States

Laurence Amar, MD, PhD
Hypertension Unit, Hôpital Européen Georges Pompidou, Assistance Publique-Hôpitaux de Paris, Paris-Descartes University, Paris, France

Saif Anwaruddin, MD
Assistant Professor of Medicine and Co-Director, Transcatheter Valve Program, Cardiovascular Medicine, University of Pennsylvania School of Medicine, Philadelphia, Pennsylvania, United States

Lawrence J. Appel, MD, MPH
C. David Molina Professor of Medicine, Johns Hopkins University School of Medicine; Director, Welch Center for Prevention, Epidemiology and Clinical Research, Johns Hopkins University, Baltimore, Maryland, United States

Phyllis August, MD, MPH
Ralph A. Baer MD Professor of Research in Medicine, Nephrology and Hypertension, New York Presbyterian/ Weill Cornell Medicine, New York, New York, United States

Michel Azizi, MD, PhD
Hypertension Unit, Hôpital Européen Georges Pompidou, Assistance Publique-Hôpitaux de Paris, Paris-Descartes University, Paris, France

George L. Bakris, MD, FAHA, FASN, FASH
Professor of Medicine, Director, ASH Comprehensive Hypertension Center, Section of Endocrinology, Diabetes and Metabolism, University of Chicago Medicine, Chicago, Illinois, United States

José R. Banegas, MD
Professor of Preventive Medicine and Public Health, Universidad Autónoma de Madrid/IdiPAZ-CIBERESP, Madrid, Spain

Robert L. Bard, MA
Research Associate, Division of Cardiovascular Medicine, University of Michigan, Ann Arbor, Michigan, United States

Orit Barrett, MD
Senior Resident, Department of Medicine D, Soroka University Medical Center, Faculty of Health Sciences, Ben-Gurion University of the Negev, Beer Sheva, Israel

Athanase Benetos, MD, PhD
Head, Geriatric Medicine, Université de Lorraine, Nancy, France

Kenneth E. Bernstein
Director of Experimental Pathology, Professor of Biomedical Sciences, Pathology and Laboratory Medicine, Cedars-Sinai Medical Center, Los Angeles, California, United States

Deepak L. Bhatt, MD, MPH
Executive Director of Interventional Cardiovascular Programs, Brigham and Women's Hospital Heart and Vascular Center; Senior Physician, Brigham and Women's Hospital; Senior Investigator, TIMI Study Group, Professor of Medicine, Harvard Medical School, Boston, Massachusetts, United States

Italo Biaggioni, MD
Professor of Medicine and Pharmacology, Associate Director, Clinical Research Center, Vanderbilt Autonomic Dysfunction Center, Division of Clinical Pharmacology,

Vanderbilt University School of Medicine, Nashville, Tennessee, United States

Roger S. Blumenthal, MD
Kenneth Jay Pollin Professor of Cardiology and Director, Johns Hopkins University School of Medicine and Ciccarone Center for the Prevention of Heart Disease, Baltimore, Maryland, United States

Guillaume Bobrie, MD
Hypertension Unit, Hôpital Européen Georges Pompidou, Assistance Publique-Hôpitaux de Paris, Paris, France

Robert D. Brook, MD
Professor of Internal Medicine, Division of Cardiovascular Medicine; Director, ASH Comprehensive Hypertension Center, University of Michigan, Ann Arbor, Michigan, United States

J. Brian Byrd, MD, MS
Assistant Professor of Medicine, Division of Cardiovascular Medicine, University of Michigan, Ann Arbor, Michigan, United States

Barry L. Carter, PharmD, FCCP, FAHA, FASH, FAPHA
Patrick E. Keefe Professor of Pharmacy, Department of Pharmacy Practice and Science, College of Pharmacy; Professor, Department of Family Medicine, College of Medicine, University of Iowa, Iowa City, Iowa, United States

Debbie L. Cohen, MD
Associate Professor of Medicine, Perelman School of Medicine—Renal, Electrolyte and Hypertension Division, University of Pennsylvania, Philadelphia, Pennsylvania, United States

William C. Cushman, MD
Chief, Preventive Medicine, Medical Service, Veterans Affairs Medical Center; Professor, Preventive Medicine, Medicine, and Physiology, University of Tennessee Health Science Center, Memphis, Tennessee, United States

Peter Wilhelmus De Leeuw, MD, PhD
Professor of Medicine, Department of Medicine, Maastricht University Medical Center, Maastricht, Netherlands; Department of Medicine, Zuyderland Medical Center, Geleen/Heerlen, The Netherlands

Georg B. Ehret, MD
Médecin Adjoint Agrégé et Chargé de Cours, Cardiology, Department of Specialities of Medicine, Geneva University Hospitals, Geneva, Switzerland; Research Associate, McKusick-Nathans Institute of Genetic Medicine, Johns Hopkins University School of Medicine, Baltimore, Maryland, United States

William J. Elliott, MD, PhD
Professor of Preventive Medicine, Internal Medicine and Pharmacology, Pacific Northwest University of Health Sciences, Chair, Department of Biomedical Sciences; Chief, Division of Pharmacology, Pacific Northwest University of Health Sciences, Yakima, Washington, United States

Michael E. Ernst, PharmD, FCCP
Professor, Department of Pharmacy Practice and Science, College of Pharmacy; Professor, Department of Family Medicine, College of Medicine, University of Iowa, Iowa City, Iowa, United States

Muhammad U. Farooq, MD, FACP, FAHA
Division of Stroke and Vascular Neurology, Mercy Health Hauenstein Neurosciences, Grand Rapids, Michigan, United States

Anne-Laure Faucon, MD
Hypertension Unit, Hôpital Européen Georges Pompidou, Assistance Publique-Hôpitaux de Paris, Paris-Descartes University, Paris, France

Lauren Fishbein, MD, PhD
Assistant Professor of Medicine, University of Colorado School of Medicine, Department of Medicine, Division of Endocrinology, Metabolism and Diabetes, Aurora, Colorado, United States

Joseph T. Flynn, MD, MS
Chief, Division of Nephrology, Seattle Children's Hospital; Professor, Department of Pediatrics, University of Washington School of Medicine, Seattle, Washington, United States

Toshiro Fujita, MD, PhD
Chief, Division of Clinical Epigenetics, Research Center for Advanced Science and Technology, The University of Tokyo, Emeritus Professor, The University of Tokyo, Tokyo, Japan

Mary G. George, MD, MSPH, FACS
Senior Medical Officer and Deputy Associate Director for Science, Division for Heart Disease and Stroke Prevention, Centers for Disease Control and Prevention, Atlanta, Georgia, United States

Philip B. Gorelick, MD, MPH, FACP, FAAN, FANA, FAHA
Medical Director, Mercy Health Hauenstein Neurosciences; Professor, Department Translational Science & Molecular Medicine, Michigan State University College of Human Medicine, Grand Rapids, Michigan, United States

Elvira O. Gosmanova, MD
Nephrology Section Chief, Medical Service, Samuel S Stratton VA Medical Center, Associate Professor of Medicine, Division of Nephrology, Department of Medicine, Albany Medical College, Albany, New York, United States

Carlene M. Grim, BSN, MSN, SpDN
Founder and President, Shared Care Research and Education Consulting, Inc., Stateline, Nevada, United States

Clarence E. Grim, MS, MD, FACP, FAHA, FASH
Owner, High Blood Pressure Consulting, Stateline, Nevada; Senior Consult, Shared Care Research and Education Consulting, Inc., Stateline, Nevada; Retired (Semi) Professor of Medicine, Medical College of Wisconsin, UCLA, and Indiana U.; Board Certified Internal Medicine, Geriatrics, Hypertension Specialist, United States

Rajeev Gupta, MD, PhD
Chairman, Preventive Cardiology & Internal Medicine, Eternal Heart Care Centre and Research Institute, Jaipur, India

John E. Hall, PhD
Arthur C. Guyton Professor and Chair, Department of Physiology and Biophysics; Director, Mississippi Center of Obesity Research, University of Mississippi Medical Center, Jackson, Mississippi, United States

Michael E. Hall, MD, MS
Assistant Professor of Medicine, Division of Cardiology, Department of Medicine, University of Mississippi Medical Center, Jackson, Mississippi, United States

Coral D. Hanevold, MD
Clinical Professor of Pediatrics, University of Washington, Seattle Children's Hospital, Division of Nephrology, Seattle, Washington, United States

David G. Harrison, MD
Betty and Jack Bailey Professor of Medicine, Clinical Pharmacology, Department of Medicine, Vanderbilt University, Nashville, Tennessee, United States

Qi-Fang Huang, MD, PhD
Research Associate, The Shanghai Institute of Hypertension, Shanghai, China

Alun Hughes, BSc, MB, BS, PhD
Professor of Cardiovascular Physiology and Pharmacology, Institute of Cardiovascular Science, Faculty of Pop Health Sciences, University College London, London, United Kingdom

Philip Joseph, MD
Assistant Professor of Medicine, McMaster University, Hamilton, Ontario, Canada; Investigator, Population Health Research Institute, Hamilton Health Sciences & McMaster University, Hamilton, Ontario, Canada

Kazuomi Kario, MD, PhD
Professor & Chairman, Division of Cardiovascular Medicine, Department of Medicine, Jichi Medical University School of Medicine, Tochigi, Japan

Kunal N. Karmali, MD, MS
Clinical Instructor, Department of Medicine, Division of Cardiology, Northwestern University Feinberg School of Medicine, Chicago, Illinois, United States

Anastasios Kollias, MD, PhD
National and Kapodistrian University of Athens Clinical Fellow, Hypertension Center STRIDE-7, National and Kapodistrian University of Athens, Third Department of Medicine, Sotiria Hospital, Athens, Greece

Luke J. Laffin, MD
Cardiology Fellow, Department of Medicine, The University of Chicago, Medicine & Biological Sciences, Chicago, Illinois, United States

Lewis Landsberg, MD
Irving S. Cutter Professor of Medicine, Northwestern University, Feinberg School of Medicine, Chicago, Illinois, United States

Donald M. Lloyd-Jones, MD, ScM, FACC FAHA
Chair and Eileen M. Foell Professor, Preventive Medicine,

Northwestern University Feinberg School of Medicine, Senior Associate Dean for Clinical & Translational Research, Northwestern University Feinberg School of Medicine, Chicago, Illinois, United States

Anne-Marie Madjalian, MD
Hypertension Unit, Hôpital Européen Georges Pompidou, Assistance Publique-Hôpitaux de Paris, Paris-Descartes University, Paris, France

Line Malha, MD
Instructor in Medicine, Nephrology, Hypertension, and Transplantation Medicine, Weill Cornell Medicine, New York, New York, United States

Giuseppe Mancia, MD
Emeritus Professor of Medicine, University of Milano-Bicocca, Milano, Italy

John W. McEvoy, MB BCh BAO, MHS
Assistant Professor, Division of Cardiology, Johns Hopkins University School of Medicine and Ciccarone Center for the Prevention of Heart Disease, Baltimore, Maryland, United States

George A. Mensah, MD, FACC, FCP(SA) Hon
Director, Center for Translation Research and Implementation Science, NIH/National Heart, Lung, and Blood Institute, Acting Director, Division of Cardiovascular Sciences, NIH/National Heart, Lung, and Blood Institute, Bethesda, Maryland, United States

Ross Milner, MD, FACS
Professor of Surgery, Department of Surgery, Director, Center for Aortic Diseases, Section of Vascular Surgery and Endovascular Therapy, The University of Chicago, Chicago, Illinois, United States

Jiangyong Min, MD PhD
Division of Stroke and Vascular Neurology, Mercy Health Hauenstein Neurosciences, Grand Rapids, Michigan, United States

Juan Eugenio Ochoa, MD, PhD
Researcher, Department of Cardiovascular, Neural and Metabolic Sciences, S. Luca Hospital, IRCCS, Istituto Auxologico Italiano, Milan, Italy

Takeyoshi Ota, MD, PhD
Associate Professor of Surgery, Department of Surgery; Co-Director, Center for Aortic Diseases, Section of Cardiac & Thoracic Surgery, The University of Chicago, Chicago, Illinois, United States

Christian Ott, MD
Assistant Professor, Department of Nephrology and Hypertension, Friedrich-Alexander University Erlangen-Nürnberg, Erlangen, Germany

Gianfranco Parati, MD
Professor of Cardiovascular Medicine, Department of Medicine and Surgery, University of Milano-Bicocca; Head, Department of Cardiovascular, Neural and Metabolic Sciences, S. Luca Hospital, IRCCS, Istituto Auxologico Italiano, Milano, Italy

Carl J. Pepine, MD
Professor of Medicine, Division of Cardiovascular Medicine, University of Florida College of Medicine, Gainesville, Florida, United States

Vlado Perkovic, MBBS, PhD, FRACP, FASN
Executive Director, George Institute, University of Sydney, Sydney, Australia

Tiina Podymow, BSc, MDCM
Associate Professor, Department of Nephrology, McGill University, Montreal, Canada

Kazem Rahimi, FRCP, DM, MSc, FESC
Associate Professor of Cardiovascular Medicine, University of Oxford; Deputy Director, The George Institute for Global Health, James Martin Fellow in Healthcare Innovation, Oxford Martin School; Honorary Consultant Cardiologist, Oxford University Hospitals NHS Trust, The George Institute for Global Health, Oxford Martin School, University of Oxford, Oxford, United Kingdom

Luis Miguel Ruilope, MD, PhD
Chief of Hypertension and Cardiovascular Risk Group, Institute of Research i+12, Hospital 12 de Octubre, Madrid-28009; Professor of Public Health & Preventive Medicine, Public Health, Universidad Autonoma, Madrid, Spain

Gema Ruiz-Hurtado, PhD
Laboratory Head of Hypertension and Cardiovascular Risk Group, Hypertension Unit, Institute of Research i+12, Hypertension and Cardiovascular Risk Group, Hospital Universitario 12 de Octubre, Madrid, Spain

Roland E. Schmieder, MD
Professor of Medicine, Department of Nephrology and

Hypertension, Friedrich-Alexander University Erlangen-Nürnberg, Erlangen, Germany

Shigeru Shibata, MD, PhD
Associate Professor, Division of Nephrology, Department of Internal Medicine, Teikyo University, School of Medicine; Project Lecturer, Division of Clinical Epigenetics, Research Center for Advanced Science and Technology, The University of Tokyo, Tokyo, Japan

Steven M. Smith, PharmD, MPH, BCPS
Assistant Professor of Pharmacy and Medicine, Departments of Pharmacotherapy & Translational Research and Community Health & Family Medicine, Colleges of Pharmacy and Medicine, University of Florida, Gainesville, Florida, United States

Matthew J. Sorrentino, MD, FACC, FASH
Professor of Medicine, Section of Cardiology, University of Chicago Medicine, Chicago, Illinois, United States

George S. Stergiou, MD, FRCP
Professor of Medicine and Hypertension, Hypertension Center STRIDE-7, National and Kapodistrian University of Athens, Third Department of Medicine, Sotiria Hospital, Athens, Greece

Hillel Sternlicht, MD
Fellow in Hypertension, ASH Comprehensive Hypertension Center, The University of Chicago Medicine and Biological Sciences, Chicago, Illinois, United States

Patrick J. Strollo Jr., MD, FACP, FCCP, FAASM
Professor of Medicine and Clinical and Translational Science; Chairman of Medicine VA Pittsburgh Health System; Vice Chair of Medicine for Veterans Affairs, University of Pittsburgh School of Medicine, Pittsburgh, Pennsylvania, United States

Sandra J. Taler, MD
Professor of Medicine, Division of Nephrology and Hypertension, Mayo Clinic, Rochester, Minnesota, United States

Akiko Tanaka, MD, PhD
Aortic Fellow, Department of Cardiothoracic and Vascular Surgery, The University of Texas, Austin, Texas, United States

Stephen C. Textor, MD
Professor of Medicine, Division of Nephrology and Hypertension, Mayo Clinic, Rochester, Minnesota, United States

Raymond R. Townsend, MD
Professor of Medicine, Perelman School of Medicine, University of Pennsylvania, Philadelphia, Pennsylvania, United States

Katherine R. Tuttle, MD, FASN, FACP
Executive Director for Research, Providence Health Care, Regional Principal Investigator and Clinical Professor of Medicine, Institute of Translational Health Sciences, University of Washington School of Medicine, Spokane, Washington, United States

Ji-Guang Wang, MD, PhD
Director, Centre for Epidemiological Studies and Clinical Trials; Professor, Shanghai Key Laboratory of Hypertension; Director, The Shanghai Institute of Hypertension; Director, Department of Hypertension; Professor, Ruijin Hospital; Professor, Shanghai Jiaotong University School of Medicine, Shanghai, China

Seamus P. Whelton, MD, MPH
Pollin Cardiology Fellow in Preventive Cardiology, Johns Hopkins University School of Medicine and Ciccarone Center for the Prevention of Heart Disease, Baltimore, Maryland, United States

William B. White, MD
Professor of Medicine and Division Chief, Division of Hypertension and Clinical Pharmacology, Calhoun Cardiology Center, University of Connecticut School of Medicine, Farmington, Connecticut, United States

Bryan Williams, MD
Department of Medicine, Institute of Cardiovascular Sciences, University College London, London, United Kingdom

Talya Wolak, MD
Head of Hypertension Services, Soroka University Medical Center, Faculty of Health Sciences, Ben-Gurion University of the Negev, Beer Sheva, Israel

Hala Yamout, MD
Department of Internal Medicine (Nephrology), Saint Louis University, John Cochran Division, Veterans Affairs St. Louis Health Care System, St. Louis, Missouri, United States

Clyde W. Yancy, MD, MSc, MACC, FAHA, MACP, FHFSA
Vice Dean, Diversity & Inclusion, Magerstadt Professor of Medicine, Professor of Medical Social Sciences; Chief, Division of Cardiology, Northwestern University, Feinberg School of Medicine; Associate Director, Bluhm Cardiovascular Institute, Northwestern Memorial Hospital; Deputy Editor, JAMA Cardiology, Chicago, Illinois, United States

William F. Young Jr., MD, MSc
Tyson Family Endocrinology Clinical Professor, Professor of Medicine, Mayo Clinic College of Medicine, Division of Endocrinology, Diabetes, Metabolism, and Nutrition, Mayo Clinic, Rochester, Minnesota, United States

Salim Yusuf, DPhil, FRCPC, FRSC, OC
Professor of Medicine, McMaster University, Hamilton, Ontario, Canada; Executive Director, Population Health Research Institute, Hamilton Health Sciences & McMaster University, Hamilton, Ontario, Canada

目　录

第一部分　流行病学

第二部分　病理生理学

第三部分　诊断与评价

第四部分　危险分层

第五部分　抗高血压治疗

第六部分　高血压管理

第七部分　特殊人群和特殊情况

第八部分　临床试验结果

第九部分　未来高血压的治疗

第十部分　指　　南

本书参考文献请扫二维码

第一部分 流行病学

第1章 一般人群和全球心血管风险预测

Donald M. Lloyd-Jones

体循环动脉高血压是体循环血压持续性、非生理性升高的状况，它通常被定义为静息收缩压（SBP）≥140mmHg，舒张压（DBP）≥90mmHg，或正在接受有降压指征的治疗。高血压困扰着全世界相当一部分成年人和越来越多的儿童，很多遗传、环境和行为因素影响高血压的发展。反过来，高血压已被认定是导致心脏病、周围血管疾病和卒中等心血管疾病（CVD），以及肾脏疾病的主要危险因素之一。了解高血压的基本流行病学，对于有效预防、检测、治疗和控制这种常见疾病的公共卫生和临床工作至关重要。

一、流行病学与危险因素

如果符合下列标准，被拟议的危险因素和疾病之间的流行病学联系很可能是因果关系：①暴露于拟议的危险因素之前出现疾病；②暴露与疾病发病率之间存在很强的相关性；③关联呈剂量依赖性；④暴露在各种人群预测疾病的发生中呈现一致性；⑤这种关联独立于其他危险因素；⑥这种关联在生物学和病理学上都是可信的，并且得到了动物实验和临床研究的支持。此外，更确切地支持拟议的危险因素和疾病之间的因果关系可能来自于临床试验，在这些试验中，改变或消除危险因素（通过行为或治疗手段）的干预与疾病发病率的降低有关。如后文所述，高血压符合所有这些标准，并且成为重要干预目标，旨在减少心血管疾病和肾脏疾病人群和个体负担。

二、患病率和长期趋势

来自美国国家健康与营养调查（NHANES）的数据表明，2011—2014年，美国18岁及以上的成年人中高血压患病率是29%，或者说3个成年人中接近一个患有高血压，其中30%的男性和28.1%的女性受到影响。在整体人口的背景下，约有8000万美国成年人患有高血压。尽管我们对高血压的危险因素、发病机制和后遗症的认识有了重大进展，并且在过去50年中进行了多次试验，表明抗高血压治疗的益处，但高血压仍然是一个重大的公共卫生问题。尽管在过去的40年里，美国人群的血压水平和高血压患病率有了稳定和显著的下降，但最近的数据表明，在这些有利的趋势中出现了一个平台期。从20世纪70年代末到20世纪90年代中期，美国的高血压患病率从约32%下降到25%。然而，最近的调查数据表明，1988—1994年和1999—2002年，美国高血压患病率有所上升。1999—2014年患病率似乎是稳定的，但仍然在约29%。由于当前的肥胖流行和人口老龄化，很有可能在未来几十年内高血压的发病率大幅增加。

哈夫曼等研究了1991—2008年美国收缩压（SBP）水平的趋势。他们观察到，在这段时间里，美国成年人收缩压水平下降。然而，按年龄组分层时，男女之间存在显著差异。在整体人群中，SBP仅在60岁以上人群中显著下降，从平均139 mmHg降至133 mmHg，而在中青年人群中，SBP水平基本不变。在未治疗的个体中，模式相似，1991—2008年，60岁以上未治疗男性的平均SBP下降了11 mmHg，女性的平均SBP下降了6 mmHg，而年轻个体的平均SBP稳定。在接受治疗的个体中，从1991—2008年，所有年龄组男性和女性的平均收缩压水平都有所下降。

非裔美国人，特别是非裔美国女性的高血压患病率是世界上最高的。目前，据估计，有41.2%的非西班牙裔（非裔）美国成年人患有高血压（包括40.8%的男性和41.5%的女性），相比之下，有28%的非拉美裔白种人、24.9%的非拉美裔亚洲人和25.9%的拉美裔美国人患有高血压。亚裔美国人和大多数其他种族人的血压水平和高血压患病率与白种人相似。从20世纪90年代至今，所有种族高血压的患病率趋势都是相似的。男女之间的患病率相似，但随着年龄的增长，高血压患病率急剧上升，18～39岁、40～59岁和≥60岁的人群高血压患病率分别从7.3%增至32.2%至64.9%。

在过去的20年间，人们对高血压的知晓、治疗和控制都有了实质性的改善，但是知晓自己患有高血压、接受治疗或治疗后血压得到控制的高血压患者人数仍然远远低于理想水平（表1.1）。NHANES 2011— 2012年的数据显示，82.7%的高血压患者知晓自己血压升高，75.6%的患者正在接受降压治疗，但只有51.8%的患者血压低于140/90 mmHg，这一度被认为是“控制”或者目标值。治疗率和控制率分别从2000年的约60%和30%上升到目前的治疗和控制水平，这些数据反映了两者的显著提高。尽管如此，根据这些数据推算，目前估计8000万美国人患有高血压，仍有3800多万高血压个体不知晓自己的高血压诊断、知晓但未经治疗，或接受治疗而未受控制（图1.1）。

因年龄、性别、种族的差异高血压的知晓率、治疗率和控制率等血压管理在随后的数年间相对停滞，而近10年在所有年龄、性别和种族组间在知晓率、治疗率和控制率已经有显著性的改善。总之，高血压的知晓率在1999—2008年，由69.8%增至80.6%，女性和非拉丁裔成年黑种人更有可能知晓高血压，而墨西哥裔美国人则知晓患有高血压可能性低。当今，女性比男性更容易知晓患有高血压、接受抗高血压药物治疗和血压达标（表1.2），18～39岁个体的高血压知晓、治疗与控制远低于中年人及更年长个体，与其他种族/族裔比较，非拉丁裔亚洲人对高血压的知晓率和治疗率可能更低，但控制率与其他种族/族裔的分组相似（表1.2）。

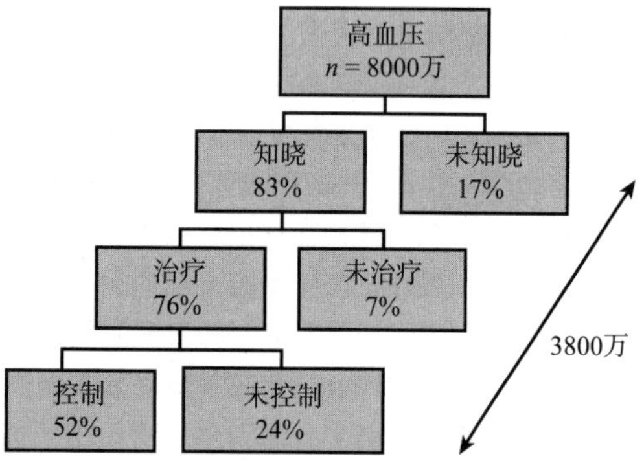

图1.1　2007—2008年国家健康和营养检查调查中美国人知晓、治疗和控制高血压在目标水平的数量和百分比

（引自：参考文献6，8，27.）

美国的高血压流行病学也存在显著的地域变化，美国东南部高血压患病率最高，知晓率、治疗率和控制率也是如此；美国西南部的新墨西哥州、科罗拉多和得克萨斯州的一些地区有着最低的知晓率、治疗率和控制率。

全球的高血压负担　国际数据显示，高血压在其他国家包括发达国家有更高的患病率，高血压也是首要的、独立的疾病负担。估测的全球各个国家的死亡比例归因于收缩压升高，但全球和地区存在巨大的差异，归因于收缩压升高死亡比例最低的是乍得，为3.8%，最高的是格鲁吉亚，达40.4%。

尽管来自全球低收入和中等收入国家的数据很少，

表1.2　2011—2012年美国按性别和种族/族裔分列的高血压知晓、治疗和控制情况

	知晓高血压	抗高血压药物治疗	控制<140/<90 mmHg
男性	80.2%	70.9%	49.3%
女性	85.4%	80.6%[a]	55.2%[a]
年龄18～39岁	61.8%	44.5%	34.4%
年龄40～59岁	83.0%[b]	73.7%[b]	57.8%[b]
年龄≥60岁	86.1%[b]	82.2%[b]	50.5%[b]
非西班牙裔白种人	82.7%	76.7%	53.9%
非西班牙裔黑种人	85.7%	77.4%	49.5%
非西班牙裔亚洲人	72.8%[c]	65.2%[c]	46.0%
西班牙裔美国人	82.2%	73.5%	46.5%

[a] 与男性对照组相比差异显著

[b] 与18～39岁对照组相比差异显著

[c] 与其他所有种族/族裔群体对照组相比差异显著

引自：Nwankwo T，Yoon SS，Burt V，et al. Hypertension among adults in the United States：National Health and Nutrition Examination Survey，2011–2012. NCHS data brief，no 133. Hyattsville，MD：National Center for Health Statistics，2013.

表1.1　美国国家健康和营养检查调查显示的高血压患病、知晓、治疗和控制趋势

	NHANES Ⅱ 1976—1980年	NHANES Ⅲ 1988—1991年	NHANES Ⅲ 1991—1994年	NHANES 1999—2000年	NHANES 2007—2008年	NHANES 2011—2012年
患病率	31.8%	25.0%	24.5%	28.7%	29.6%	29.1%
知晓率	51%	73%	68%	69%	80.6%	82.7%
治疗率	31%	55%	54%	60%	73.7%	75.6%
控制率<140/<90 mmHg	10%	29%	27%	30%	48.4%	51.8%

NHANES. 国家健康和营养检查调查

但近些年来，全球高血压负担的范围和趋势却变得更加清晰，Danaei和他的同事采用已发表和未发表的健康检查调查和流行病学研究的540万参与者的数据，描述了25岁以上成年人，涉及199个国家的收缩压水平和趋势。2008年年龄标准化的全球SBP男性是128.1 mmHg，而女性是124.4 mmHg；研究人员估计，1980—2008年，全球男性收缩压每10年下降0.8 mmHg，女性每10年下降1.0 mmHg。随着时间的推移，SBP的趋势存在显著的地区差异。西欧和澳大利亚女性SBP每10年下降3.5 mmHg或更多。在高收入的北美地区，男性SBP下降最多，每10年下降2.8 mmHg。而大洋洲、东非、南亚和东南亚的男性、女性和西非女性的SBP均呈上升趋势。在一些东非和西非国家，女性的SBP最高，平均值为135 mmHg或更高；在波罗的海、东非和西非国家，男性血压最高，平均值为138 mmHg或更高；西欧男性和女性最高SBP在高收入地区。目前，总体上SBP最高地区在低收入和中等收入国家，给这些国家造成了巨大的疾病负担。

对高血压患病率的调查显示，全球负担日益加重。使用20世纪90年代的数据，加拿大35～74岁成年人的高血压患病率一般与美国相似（约为28%），同时，来自6个欧洲国家的数据显示，欧洲的总患病率为44%。在欧洲，临床实践指南通常建议在药物治疗开始前提高血压阈值，从而导致高血压的治疗和控制率更低。在被研究的欧洲国家中，意大利的患病率最低（38%），而德国患病率最高（55%）。与美国和加拿大相比，欧洲国家血压和高血压患病率随年龄增长的幅度更大。高血压患病率与卒中死亡率之间的相关性非常强（r=0.78），北美卒中死亡率为27.6/10万，欧洲为41.2/10万，此外，欧洲的治疗率实际较低，与一直以来欧洲和加拿大颁布的临床实践指南中启动治疗的血压阈值较高有关。在35～64岁的高血压患者中，在美国接受治疗的超过50%（53%），与此相比在加拿大仅为36%，在欧洲国家为25%～32%。血压控制水平的相关差异显著，高血压患者血压控制在160/95 mmHg以下，在美国为66%、加拿大为49%，而欧洲为23%～38%；如血压控制在140/90 mmHg以下则分别为29%、17%和10%或更低。

三、高血压的危险因素

高血压是一种复杂表型，具有多种遗传和环境危险因素，以及重要的基因-环境相互作用。年龄，伴随着血管系统的变化，人口统计学和社会经济变量是高血压最强的危险因素。

1.年龄　随着年龄的增长，高血压患病率急剧上升，尽管20～34岁的男性和女性中只有8.6%和6.2%受到影响，但≥75岁的男性和女性中有76.4%和79.9%患有高血压（图1.2）。因此，在老年患者中，高血压是

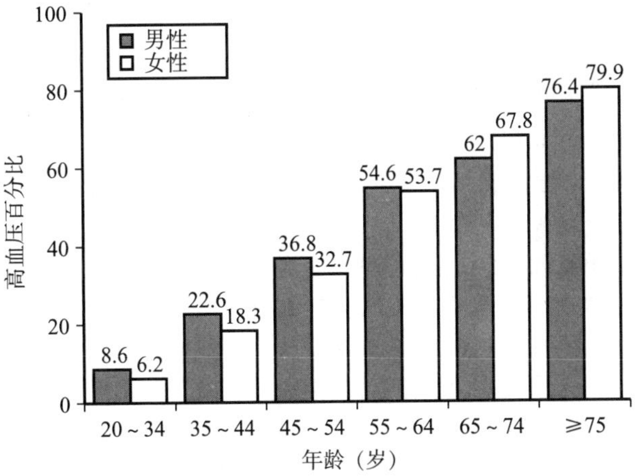

图1.2　2005—2008年国家健康和营养检查调查中18岁及以上男女高血压患病率

引自：Mozaffarian D，Benjamin EJ，Go AS，et al. Heart disease and stroke statistics—2016 update：A report from the American Heart Association. Circulation，2016，133：e38-60.

迄今为止最普遍的心血管疾病的危险因素。美国约81%的高血压患者年龄≥45岁，尽管这一人群仅占美国人口的46%，但随着人口老龄化，人群中高血压的总体患病率肯定会增加。

从另一个角度来看，高血压对于个体在生存期的影响远远超过迄今为止任何其他研究过的特征或疾病。一种特定疾病的“终生危险”概念提供了一种有用的衡量疾病的绝对负担和公共卫生影响的方法，对个体而言，提供了其一生中的平均风险。终生危险评估解释了在剩余生存期内患上疾病的风险，以及在患有所研究疾病之前因其他原因死亡的竞争风险。弗雷明翰心脏病研究（FHS）是一项长期的心血管疾病流行病学研究，其数据表明，对于55岁时没有高血压的男性和女性来说，80岁之前高血压发展的剩余终生危险分别为93%和91%。换句话说，10个老年人中有9个会在死前患上高血压，即使那些65岁时没有高血压的人仍然有90%的终生危险。

在西方社会，随着年龄的增长，SBP呈单调、不可动摇的上升趋势。相反，舒张压水平上升到50～55岁，之后有几年的平台期，然后持续下降到正常寿命的末期。多种因素，特别是与动脉顺应性和硬化的变化有关的因素，由于收缩期高血压的发展和随着年龄增长舒张压（DBP）的降低，这两种现象都导致50岁以后脉压（PP）显著升高，即SBP减去DBP。因此，高血压，特别是收缩期高血压，是一种几乎普遍存在的衰老状态，少有人能逃脱进展。只有在低盐摄入、高体力活动水平和罕见肥胖的群体中，才能避免与年龄相关的收缩压增加。

2.体重　体重增加是血压升高的主要决定因素之一。在最近的NHANES比较中，体重指数（BMI）为30kg/m^{2}或更高的肥胖人群中高血压患病率为42.5%，而超重人群（25～29.9kg/m^2）高血压患病率为27.8%，

BMI低于25kg/m²的人群中高血压患病率为15.3%。1988—1994年NHANES与1999—2004年NHANES相比，Cutler等发现，男性和女性的高血压患病率分别增加了13%和24%。校正BMI后，男性高血压患病率变化无统计学意义，表明BMI的增加解释了几乎全部男性高血压发病率增加的原因。对女性来说，校正BMI后，高血压患病率继续有较大的相对增加，这表明女性高血压的增加部分归因于最近一个NHANES研究间期BMI增加以外的其他因素。

来自弗雷明翰的研究数据也显示，BMI较高的人患高血压的风险显著增加。与正常体重的成年男性和女性相比，在长期随访中，超重男性和女性患高血压的多变量校正相对风险分别为1.48和1.70，肥胖男性和女性患高血压的多变量校正相对风险分别为2.23和2.63。

大量研究已证明体重增加对血压升高和体重减轻对血压降低的重要作用。如上所述，大多数成年人从25岁左右开始收缩压和舒张压趋向于随着年龄的增长而升高。然而，最近的数据显示，在长期随访中保持稳定体重指数的年轻人中，与“年龄相关”的收缩压和舒张压升高是可以避免的。在青年人冠状动脉危险性进展（CARDIA）研究中，那些在15年内6次检查中都保持稳定BMI的人，无论是收缩压还是舒张压都没有显著变化，而那些BMI增加2 kg/m²或更高的人，血压都有相当程度的增加。

体重增加对血压的影响，以及保持稳定体重或减肥的益处甚至延伸到幼儿。一项针对儿童出生后的大型队列研究，检查了5岁和14岁时的BMI，以及与14岁时SBP和DBP的相关性。5岁时超重但14岁时体重指数正常的儿童，其平均收缩压和舒张压与两个年龄点体重指数正常的儿童相似。相反，两个年龄点超重的儿童，或5岁时体重指数正常，但14岁时超重的儿童，即使在调整了潜在的混杂因素后，14岁时的收缩压和舒张压也高于两个年龄点体重指数正常的儿童。

3.其他危险因素 如上所述，性别以年龄依赖的方式影响高血压的患病率。直到生命的第六个10年，男性有较高的患病率，之后女性的患病率越来越高占优势（图1.2）。总的来说，受高血压影响的女性多于男性，部分原因是她们的预期寿命更长。

种族/族裔也被证明与高血压显著相关。虽然非西班牙裔白种人约占美国成年高血压人口的2/3，但这与他们在总人口中所占的比例一致。非裔美国人则受到不成比例的影响，在世界上高血压患病率最高，平均收缩压水平比白种人高约5 mmHg，患病率至少比白种人高10%。美国其他种族/族裔群体，包括拉美裔美国人，高血压的患病率与白种人相似。受教育程度也影响高血压的患病率，较低教育程度与高血压高度相关。然而，这种教育程度与血压的反比关系很大程度上似乎可由受教育程度较低和受教育程度较高的人在饮食和体重指数方面的差异来解释。

关于饮食对血压水平的影响，在许多人群和队列研究中，高钠饮食摄入量一直与高血压发病率相关。相反，高钾、高钙和高镁的摄入似乎与各种人群高血压发病率较低有关。杂食性饮食患者的血压水平高于素食者，但饮食中脂肪的类型似乎不会直接影响血压水平（除了通过ω-3脂肪酸轻度降低外）。大量饮酒与高血压相关的证据是明确的，超过50项流行病学研究表明，每天饮酒3杯或3杯以上与高血压有关联，经常饮酒也与较低的动脉粥样硬化性血栓性心血管病事件的风险有关。

4.遗传因素 许多研究已经检测了高血压潜在的遗传易感性，数据一致表明血压水平是可以遗传的。Levy等利用来自多代FHS队列的数据估算，单次检测的遗传率SBP为0.42，DBP为0.39；根据多次检查的数据，长期收缩压和舒张压表型具有较高的遗传率估计值，分别为0.57和0.56。

最近高通量技术的可用性使得全基因组关联研究得以在大的集合队列中进行，以评估基因组已识别区域与血压（BP）水平之间的联系。一个庞大的研究联盟在34 433名欧洲血统的受试者中测试了250万个基因型，并输入全基因组的单核苷酸多态性（SNP），随后对71 225名欧洲血统和12 889名印度亚裔血统的受试者进行直接基因分型，研究与收缩压和舒张压水平的关系。他们还与另一个大型联盟（$n=29\ 136$）的芯片进行了比较，本研究组确定了收缩压或舒张压与8个基因组区域常见变异之间的关联性，这些区域靠近一些潜在的感兴趣基因：*CYP17A1*（$p=7\times10^{-24}$）、*CYP1A2*（$p=1\times10^{-23}$）、*FGF5*（$p=1\times10^{-21}$）、*SH2B3*（$p=3\times10^{-18}$）、*MTHFR*（$p=2\times10^{-13}$）、*c10orf107*（$p=1\times10^{-9}$），*ZNF652*（$p=5\times10^{-9}$） 和*PLCD3*（$p=1\times10^{-8}$）基因。所有与持续血压相关的变异也与二分法高血压的表型相关。作者的结论是，这些常见变异与血压和高血压之间的关联可以为血压调节提供机制上的解释，并为预防、干预心血管疾病提供新的靶点。

随着更多队列研究的加入和基因分型方法的改进，这些全基因组相关研究的更新不断出现。迄今为止，已有60多个位点（许多是新基因或意外基因）与血压表型或高血压诊断相关，在不同种族/族裔群体中注意到相似性。同样，罕见的遗传综合征与高血压相关，包括Liddle综合征、11β-羟化酶和17α-羟化酶缺乏症。然而，由于高血压是一个复杂的表型，血压水平是由多个神经系统、肾脏、内分泌、心脏和血管活动，以及环境和行为因素的复杂相互作用决定，目前还没有发现任何单基因多态性可以用来单独或联合解释整个研究人群中的小部分高血压的原因。通过对罕见和低频遗传多态性、基因-基因相互作用、基因-环境相互作用和表观遗传学的研究，有可能产生有关血压调节的新见解，并可能为未来高血压的预防或治疗提供潜在的靶点。

四、血压分级

20世纪70年代初，随着第一次全国高血压教育会议的召开，共识小组开始形成对血压阶段的正式分类。美国高血压预防、检测、评估及治疗全国联合委员会（JNC）的第一份报告发表于1977年，在1980年、1984年、1988年、1993年、1997年和2003年又发表了6份后续的报告。第七份报告（JNC 7，2003年出版）是美国直到最近高血压预防、检测、评估和治疗的临床标准。目前美国和国际指南仍然使用相同的分类系统。JNC 7认识到在过去几十年中，我们对高血压的理解已形成了几个重要概念。首先，收缩期高血压与舒张期高血压相比，至少会带来更大的不良事件风险，这在前4个JNC报告中并没有得到充分的认识。因此，JNC的报告建议，对于中老年高血压患者（人群中占绝大多数高血压患者），SBP应该是BP分级和开始治疗的主要目标。其次，高血压很少单独发生，通常与一个或多个其他心血管疾病危险因素有关。因此，在推荐高血压治疗时，JNC 7报告建议考虑CVD的整体风险。

人们早就认识到，血压使心血管疾病的风险从临床“正常”范围内的水平开始，随着风险以连续、分级的方式增加到最高水平，稍后将详细讨论。因此，尽管临床实践指南为考虑高血压个体和开始治疗设定了一定的阈值，但这一概念是一种人为设计的观念，旨在帮助临床医师和患者做出治疗决定。

目前BP分级方案见表1.3。虽然血压低于120/80 mmHg以前被称为“最佳”，但现在被称为“正常”。定义了一类“高血压前期”，包括未经治疗的SBP为120～139 mmHg或DBP为80～89 mmHg的个体。由于3级高血压的发生率相对较低，先前的分类被取消，所有SBP为160 mmHg或更高，或DBP为100 mmHg或更高的个体现在都被归类为2级高血压。

表1.3 高血压预防、检测、评估和治疗全国联合委员会第七次报告血压分级系统

JNC 7 血压分级	血压范围
正常	未经治疗SBP＜120 mmHg和DBP＜80 mmHg
高血压前期	未经治疗SBP 120～139 mmHg或DBP 80～89 mmHg
1期高血压	SBP 140～159 mmHg或DBP 90～99 mmHg
2期高血压	SBP≥160 mmHg或DBP≥100 mmHg

DBP.舒张压；JNC.全国联合委员会；SBP.收缩压（引自：Chobanian AV，Bakris GL，Black HR，et al. Seventh Report of the Joint National Committee on Prevention，Detection，Evaluation，and Treatment of High Blood Pressure. Hypertension，2003，42：1206-1252.）

根据收缩压和舒张压水平将个体分为不同的血压阶段。当SBP和DBP阶段存在差异时，患者被分为较高阶段。一些研究基于不同的收缩压和舒张压水平评估这种超前分期现象。在一项研究中，64.6%的受试者收缩压和舒张压分级一致，31.6%的研究对象基于收缩压上调分级，只有3.8%的研究对象基于舒张压上调分级。因此，在所有受试者中，96%的人仅通过了解SBP就被正确分级，而只有68%的人仅通过对DBP的了解而正确分级。因此，中老年人SBP升高与DBP不成比例是常见现象，SBP在确定BP分级和是否适合接受治疗方面似乎发挥了更大的作用。而在年轻人中，DBP占优势的情况则更为常见。然而，在50岁以后，包括绝大多数高血压患者在内，由于人群中绝大多数收缩压优势明显，决定了高血压状况和（或）接受治疗的资格。

老年人单纯收缩期高血压（ISH）反映了随着年龄增长进行性大动脉硬化。在年轻人高血压患者中，单纯舒张期高血压（SBP＜140mmHg，DBP≥90mmHg）和收缩期-舒张期高血压（SBP≥140mmHg，DBP≥90mmHg）占优势，而在50岁以上，单纯收缩期高血压（SBP≥140mmHg，DBP＜90mmHg）占优势。ISH是60岁以上最常见的高血压形式，超过80%的未经治疗的高血压男性和女性都患有ISH。

这些观察结果，再加上有关收缩期高血压的风险和收缩期高血压治疗的益处的数据，促使国家高血压教育计划咨询小组在2000年建议进行一次重大的框架的转变，敦促收缩压成为高血压诊断、分级，以及高血压的治疗管理的主要标准，特别是美国中老年人。本建议被纳入JNC 7的分级系统和治疗指南以及随后的指南。

五、高血压后遗症及预后

高血压是动脉粥样硬化性CVD（ASCVD）的主要危险因素，也是几乎所有其他CVD的表现。较高的血压水平通常以连续和分级的方式增加总死亡率、心血管疾病死亡率、冠心病（CHD）死亡率、心肌梗死（MI）、心力衰竭（HF）、左心室肥厚（LVH）、心房颤动、卒中/短暂性脑缺血发作、周围血管疾病和肾衰竭的风险。在许多这些终点中，存在不同性别的效应改变，男性高血压患者发生心血管疾病事件的绝对危险高于女性高血压患者（心力衰竭是一个明显的例外）。随着年龄的增长，高血压的影响也有了实质性的改变，老年高血压患者的相对危险与年轻高血压患者相似，但绝对危险要比年轻高血压患者大得多。如后文所述，高血压很少单独发生，而且高血压在整体危险因素负担范围内增加心血管疾病的风险，在其他危险因素的设置中越来越重要。

ASCVD的绝对危险水平随着危险因素负担的增

加而显著增加，并且随着血压的升高而进一步增加（图1.3）。如图1.3中的箭头所示，当其他危险因素的负担较大时，随着血压水平的升高，ASCVD风险增加的斜率越大。因此，血压水平及其带来的风险，必须始终结合其他危险因素和患者ASCVD的整体风险一并考虑。例如，由于高血压和糖尿病（DM）的结合特别危险，JNC 7建议DM患者（＜130/80mmHg）的目标血压水平低于非DM患者（＜140/90mmHg）。

与年龄匹配的正常血压者相比，高血压患者发生心血管疾病事件的相对危险增加了2～3倍。高血压增加了所有心血管疾病表现的相对危险，但对卒中和心力衰竭的相对影响最大（图1.4）。由于冠心病的发病率高于卒中和心力衰竭（简称心衰）的发病率，然而，高血压对冠心病的绝对影响大于其他心血管疾病的表现，如图1.4所示的超额危险。

为了说明高血压作为一个危险因素的重要性，让我们考虑心衰的情况。在心衰患者中，有75%～91%的人既往患有高血压。在FHS一项研究中，在随后的18年中，男性和女性高血压发展为心衰的危险比男性约为2，女性约为3。高血压合并心衰的危险比（2∶3）远低于心肌梗死合并心衰的危险比，男女均大于6。然而，人群高血压的患病率为60%，而心肌梗死的患病率约为6%。因此，心衰的人群归因危险（PAR），即人群中高血压引起心衰的比例，女性为59%，男性为39%。男性和女性心肌梗死的PAR分别为13%和34%。

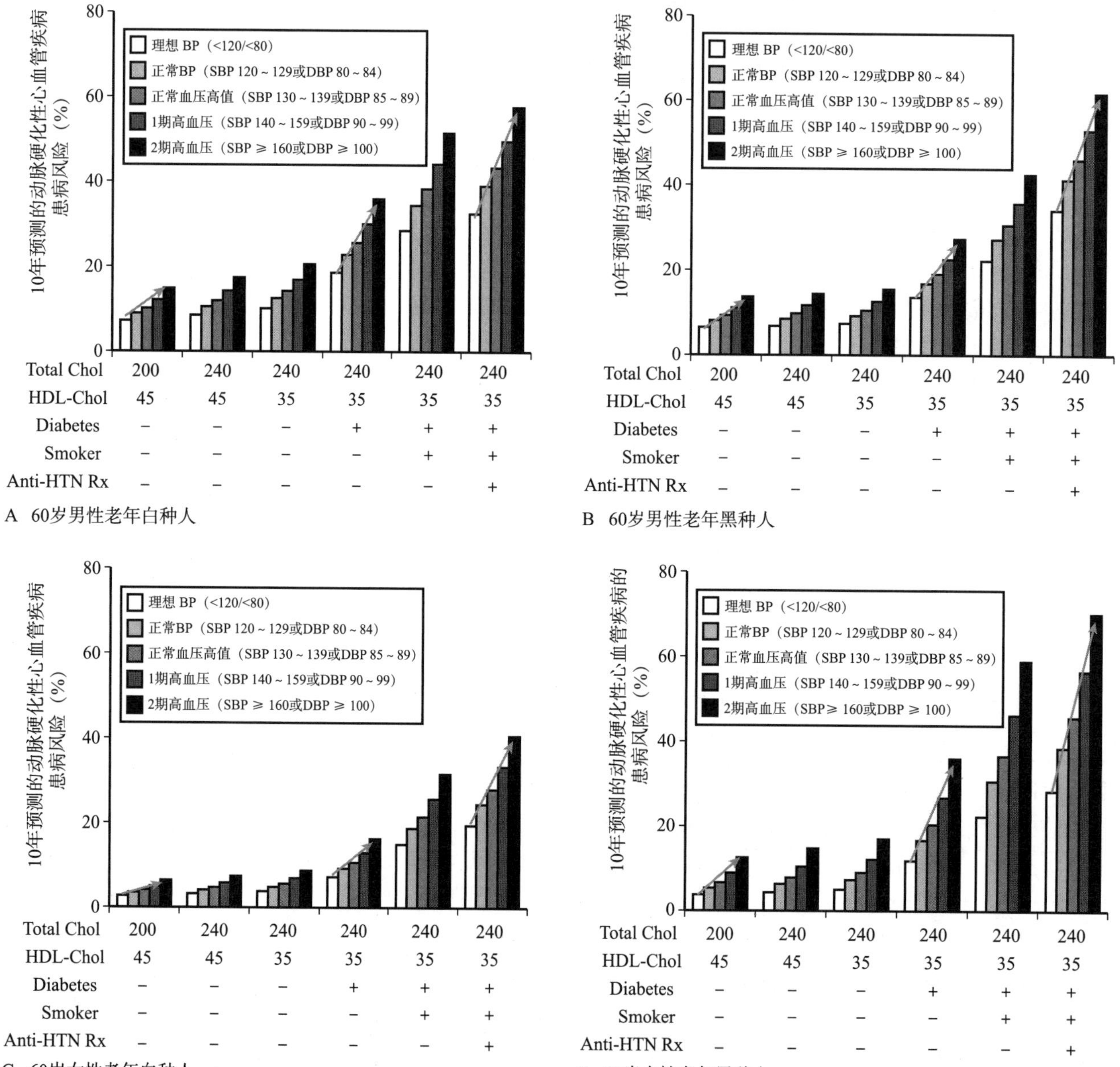

A 60岁男性老年白种人

B 60岁男性老年黑种人

C 60岁女性老年白种人

D 60岁女性老年黑种人

图1.3 通过增加危险因素负担和收缩压，预测动脉粥样硬化性心血管疾病的10年风险

调研对象为60岁的白种人男性（A组）、非裔美国人男性（B组）、白种人女性（C组）和非裔美国人女性（D组）。BP.血压；DBP.舒张压；HDL-Chol.高密度脂蛋白胆固醇；HTN.高血压；SBP.收缩压

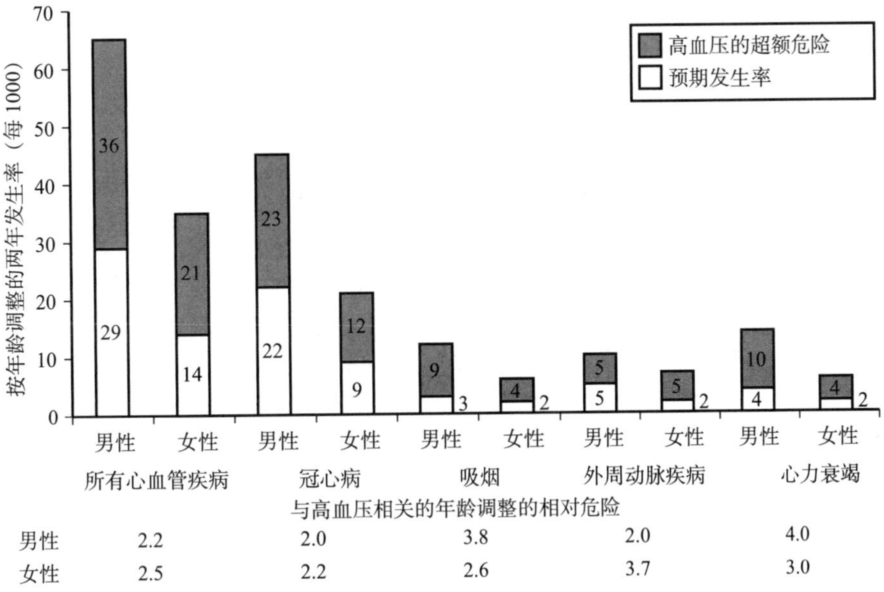

图1.4　不同心血管终点与高血压相关的年龄调整两年发生率、相对危险和绝对超额危险（Framingham的研究中，随访36年的35～64岁人群）

来自明尼苏达州奥姆斯特德综合队列的调查人员也估计了各种心衰危险因素的PAR。在这项研究中，CHD和DM患心衰的相对危险再次升高，比值比分别为3.05和2.65，而与高血压相关的比值比为1.44。然而，有2/3的人患有高血压。CHD和高血压患者的PAR最高；每一个在总体上占心衰病例的20%，尽管CHD在男性患者中所占的比例最大（冠心病的PAR为23%，高血压为13%），而高血压在女性患者中是最重要的（高血压的PAR为28%，CHD为6%）。

1.收缩压的重要性　40年来，人们已经认识到，SBP升高至少与DBP升高一样，而且在大多数研究组中，DBP升高会导致CVD的风险增大高于DBP升高。然而，将这些知识转化为临床指南和临床实践进展缓慢。在许多研究中，无论这些血压变量是单独考虑还是一起考虑，无论它们是线性协变量还是按五分位、十分位或JNC阶段来处理，SBP的升高始终与不良事件的风险高于DBP升高相关。例如，在美国老年人的心血管健康研究（表1.4）中，SBP的一个标准差增量与冠心病和卒中校正后的风险高于DBP（或PP）的一个标准差增量。在SBP和DBP同时存在或SBP和PP同时存在的模型中，SBP始终是更大的危险因素。当筛选纳入多危险因素干预试验（MRFIT）的男性被分为SBP或DBP五分位数时，每个SBP五分位数的风险与相应的DBP相当（图1.6A）。当MRFIT筛查对象被分为SBP和DBP的十分位数时，观察到46个相似的结果；在每一水平上，SBP与冠心病死亡率的风险始终高于相应的DBP十分位数（图1.6B）。最后，当男性被分为SBP和DBP的JNC水平时，在每个JNC-BP阶段，SBP与CHD死亡率的风险比DBP高。

事实上，当在SBP水平上考虑DBP时，DBP与CHD风险呈负相关。Franklin等证明，在任何特定的收缩压水平下，随着舒张压的增加，冠心病的相对危险降低。例如，SBP为150mmHg时，如果DBP为70mmHg，则估计冠心病的危险比为1.8；但如果DBP为95mmHg，

表1.4　心血管健康研究中与血压不同成分相关的心血管疾病风险

	1标准差	校正危险比（95% CI）	
		心肌梗死	卒中
收缩压	21.4 mmHg	1.24（1.15～1.35）	1.34（1.21～1.47）
舒张压	11.2 mmHg	1.13（1.04～1.22）	1.29（1.17～1.42）
脉压	18.5 mmHg	1.21（1.12～1.31）	1.21（1.10～1.34）

CI. 置信区间（引自：Psaty BM，Furberg CD，Kuller LH，et al. Association between blood pressure level and the risk of myocardial infarction，stroke，and total mortality. Arch Intern Med，2001，161：1183-1192.）

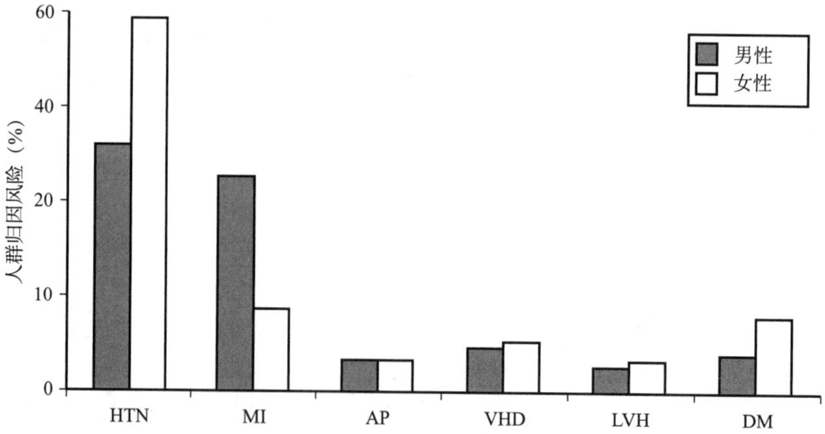

充血性心力衰竭的危险比

	HTN	MI	AP	VHD	LVH	DM
男性	2.07	6.34	1.43	2.47	2.19	1.82
女性	3.35	6.01	1.68	2.13	2.85	3.73

各种风险因素患病率（%）

	HTN	MI	AP	VHD	LVH	DM
男性	60	10	11	5	4	8
女性	62	3	9	8	3	5

图1.5　充血性心力衰竭的危险比与选定的危险因素相关，每个危险因素的患病率，以及充血性心力衰竭每个因素的人群归因风险

AP.心绞痛；DM.糖尿病；HTN.高血压；LVH.左心室肥大；MI.心肌梗死；VHD.瓣膜性心脏病（引自：Levy D，Larson MG，Vasan RS，et al. The progression from hypertension to congestive heart failure. JAMA，1996，275：1557-1562.）

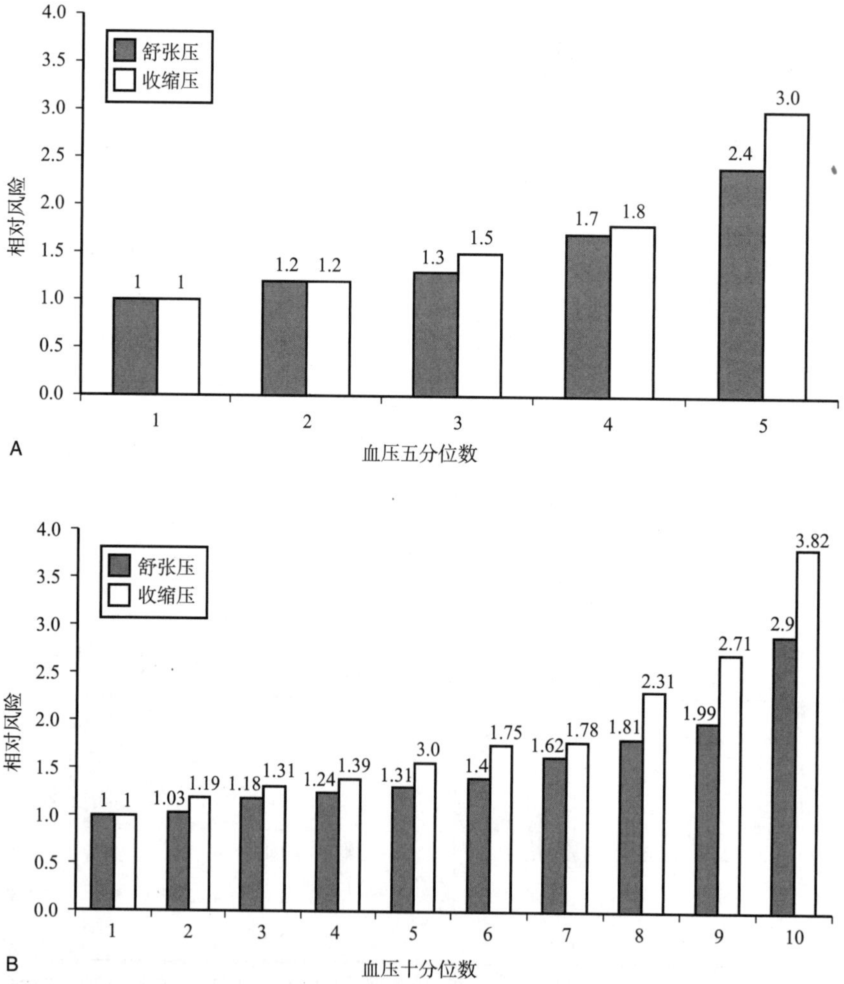

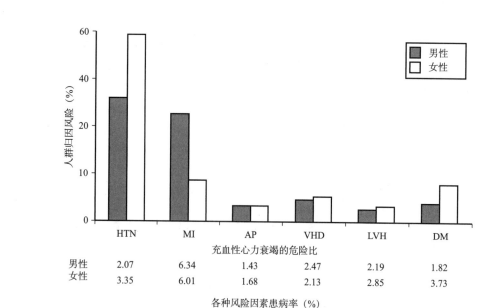

图1.6　通过收缩压和舒张压的五分位数或十分位数筛选多危险因素干预试验的男性冠心病死亡率的相对危险

则冠心病的危险比仅为约1.3。SBP水平越高，随着DBP的升高，CHD风险下降越快。这些数据为PP作为风险度量的重要性提供了有力的证据，因为PP代表SBP和DBP之间的差异，在本研究中观察到当PP变宽时风险更高。脉压稍后将更详细地讨论。

与SBP相关的风险增加是显而易见的。当时还认识到，收缩期高血压与舒张期高血压不成比例是迄今为止最常见的高血压形式时，正如先前所讨论的，很明显，SBP所赋予CVD的PAR远远大于DBP的PAR。最后，社区内缺乏对血压目标的控制，似乎主要是因为缺乏对140mmHg以下血压的控制。

在全国性样本中，意识到自己患有高血压的人群中，血压控制缺失的重要横断面预测因子包括65岁或65岁以上的男性，在过去的12个月内没有看过医生。年龄和LVH的存在可能代表在开始治疗前有较高的初始SBP和较长的高血压持续时间，这两种情况都可能导致降低血压水平的更大困难。此外，临床医师似乎不愿意以降低血压为目标治疗老年高血压患者，这可能是由于对直立性低血压和跌倒风险、多药性的担忧，或有争议的观察，即当舒张压低于60mmHg或65mmHg（J形曲线现象）时，老年高血压患者的心血管疾病事件和死亡率可能会增加。

ISH已被明确证明是老年人心血管疾病不良结局的一个危险因素，但对于其在年轻人中的重要性存在一些争论。在年轻人中，ISH被认为是测量误差或不稳定的血压而没有显著后果。Yano等最近在芝加哥心脏协会工业检测项目中，对27 000名18～49岁的男性和女性进行了31年的随访研究，他们观察到，与血压正常者相比，患有ISH的男性心血管疾病和冠心病的死亡率分别高出23%和28%；在患有ISH的女性中，危险比分别为1.55（95%置信区间1.18～2.05）和2.12（95%置信区间1.49～3.01）。这些数据可能导致指南改变对年轻人ISH的态度。

2.各种血压的风险与1级高血压的重要性　如上所述，血压升高与心血管疾病的风险增加相关，从所谓“正常”范围内的水平开始。前瞻性研究协作——一项约100万名男性和女性样本量的大型流行病学队列的联合研究，包括56 000多名死者，数据表明，心血管疾病死亡的风险至少从低至115mmHg的收缩压和75mmHg的舒张压水平开始稳步增加。单独考虑时，对于每升高20mmHg的SBP和每升高10mmHg的DBP，男性和女性的卒中死亡和缺血性心脏病死亡的风险约增加了1倍。

同样，MRFIT研究通过对34.7万名35～57岁男性进行筛查，得出了从较低BP开始的CVD风险增量的精确估计。如图1.7A所示，来自MRFIT筛查者的数据显示，确认连续性及收缩压分级的影响，在校正多变量相对危险后，冠心病死亡起始的血压水平远低于140 mmHg。收缩压为150～159 mmHg的男性的风险是收缩压大于180 mmHg的男性的3倍以上，收缩压大于100 mmHg的男性的风险几乎是收缩压低于100 mmHg的男性的6倍。这些数据也对大多数心血管疾病事件发生人群中的血压水平提出了一个重要的观点。在图1.7B中，每一条图上的数字表示基线时SBP分层中的男性人数，考虑到每个分层的男性人数和预期的冠心病死亡率，在MRFIT筛查者队列中观察到的冠心病死亡率显示在图1.7C中直线所示的比率上。过量冠心病死亡在SBP分层中所占的比例如图1.7D所示，近2/3的冠心病过度死亡发生在血压为130～159 mmHg的男性，血压升高相对“轻微”。这些发现最近在更现代的弗雷明汉与动脉粥样硬化风险的社区队列中得到了重复。

来自FHS的数据还表明，收缩压在130～139mmHg或舒张压在85～89mmHg范围内的BP相关风险很大，尽管这些范围的血压并不被归类为“高血压”，但这些血压水平与女性和男性心血管疾病的多变量校正相对危险显著升高（分别为2.5和1.6）有关。同样，收缩压在120～139mmHg或舒张压在80～89mmHg的个体，在未来4年内很有可能进展为明确的高血压，尤其是65岁或以上的个体。

3.脉压与心血管疾病风险　脉压（PP）定义为收缩压减去舒张压。近年来，人们对PP作为CVD的一个危险因素产生了浓厚的兴趣。然而，不同的研究人员一直在努力寻找如何最好地“锚定”脉压。例如，血压为120/60mmHg的患者与血压为150/90mmHg的患者有相同的脉压（60mmHg），尽管后者明显有更高的不良事件风险。不同的研究者将PP固定在DBP、平均动脉压和SBP上。如前所述，Franklin等证明，对于具有相同收缩压的受试者，PP的增加与CHD危险性的显著增加有关。Chae等还发现，PP是老年队列中心衰的独立预测因子，即使在调整了平均动脉压、普遍的CHD和其他HF危险因素后也是如此。在另一组受试者的研究中，Haider和同事们观察到SBP和PP对心衰具有相似的风险。然而，其他研究发现，当SBP和PP被单独考虑或作为同一多变量模型中的协变量时，SBP比PP具有更大的风险。上述前瞻性研究汇集了61项大型流行病学研究和约100万名男性和女性的数据，发现预测心血管疾病事件的最佳血压指标是SBP和DBP的平均值，其预测效果优于单用SBP或DBP，比PP好得多。JNC 7的建议是，在确定治疗需求和实现血压目标时，临床重点应放在SBP上。

Mosley和他的同事比较了PP和其他血压测量对不同心血管疾病结局的预测效果（包括住院和卒中、心肌梗死、心衰的死亡率），使用芝加哥心脏协会工业检测项目的长期随访数据进行基线血压测量，对33年内致死性和非致死性事件的预测效用进行评估，在平均年龄39岁的36 314名受试者中，43.4%为女性；在单变量分析中，PP、SBP和DBP每一个标准差的卒中死亡危险比分别为1.49、1.75和1.71。多项指标均显示SBP和DBP比

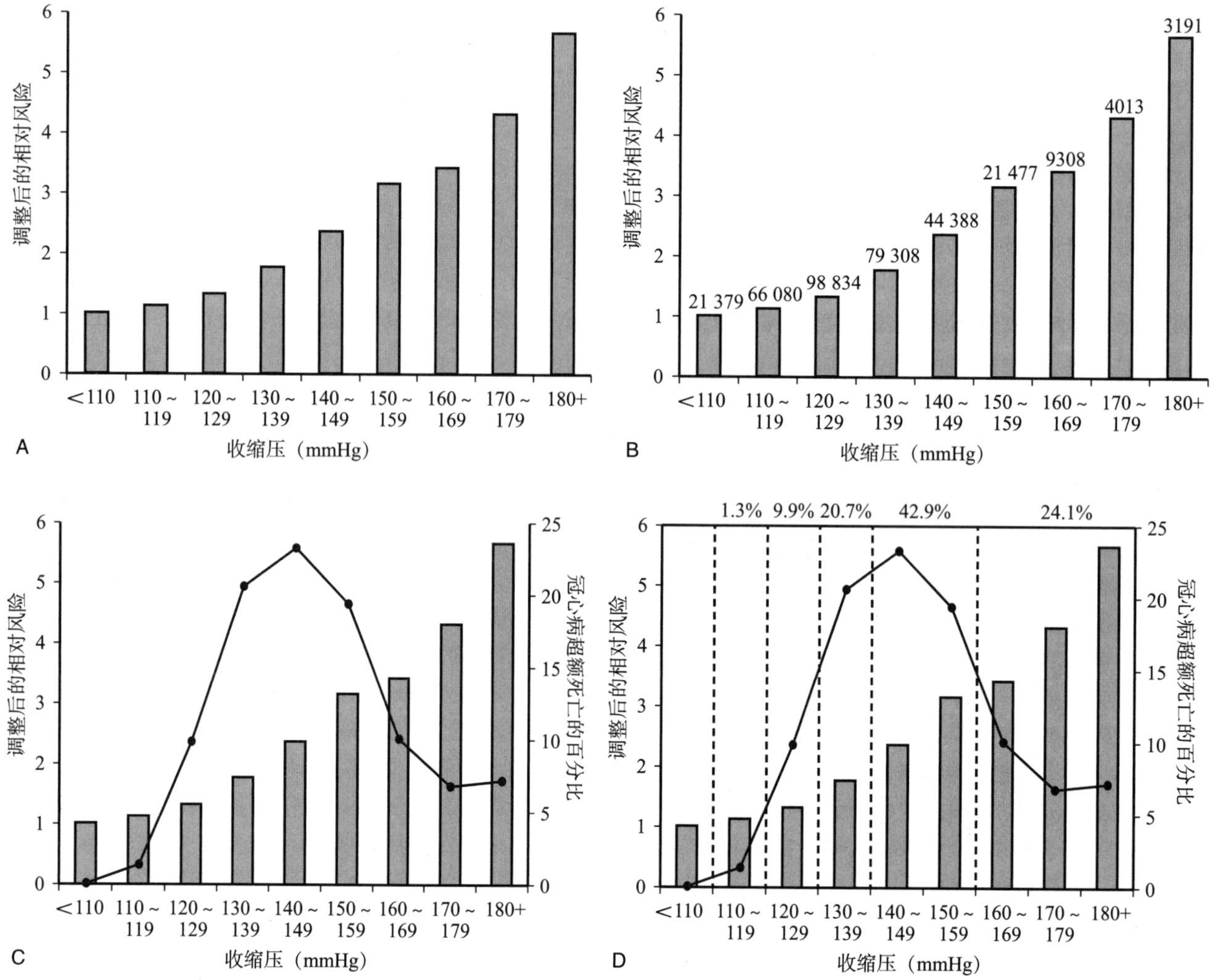

图1.7 按收缩压水平划分的多危险因素干预试验受试者中冠心病死亡的相对危险度

A.收缩压；B.各层中的男性人数；C.各层中冠心病超额死亡的分布；D.按全国联合委员会阶段划分的冠心病超额死亡的分布

PP具有更好的预测效用。CHD或心衰死亡与卒中、MI或心衰住院治疗结局相似。在所有年龄段，PP的预测效用都较弱，尤其是对于50岁以下的人群。总的来说，在这项大型队列研究中，PP对心血管事件的预测效用低于SBP或DBP。这些发现倾向于支持当前指南中使用SBP和DBP评估风险和治疗需求的方法。

4.肾脏疾病 高血压也是肾脏疾病的主要危险因素。据估计，在每年诊断的93 000例终末期肾病（ESRD）中，25%以上是高血压，40%以上是糖尿病。然而，这些数字可能大大低估了血压对肾脏疾病发病率增加的贡献，因为这些数据只提供了一个单一的诊断原因，而高血压在糖尿病患者中占绝大多数。非裔美国人患ESRD的风险约是白种人的4倍，部分原因是他们的高血压患病率显著增高。除了对ESRD的贡献外，血压升高也会在较轻的慢性肾脏病中发生并加重，并使蛋白尿恶化形式。

5.认知功能 较高的基线血压水平（通常在一个时间点测量）和较低的认知功能之间的关联已经得到很好的证实。非传统的血压成分，如就诊时血压的变异性（所谓的长期血压变异性）也与老年人的认知功能相关。然而，从青年到中年的长期血压变异性直到最近才被作为中年认知功能的潜在预测指标进行研究。来自CARDIA研究的研究人员在25年的8个系列检查中，对2326名受试者的血压变异性进行了检查，并在平均年龄为50岁时检查了与认知功能的关系。从青年时期开始，超过25年的长期血压变异性与中年时较差的精神运动速度和言语记忆测试有关，与随访期间的血压累积暴露无关。在一项平行研究中，研究人员使用了平均年龄35岁时进行的动态血压监测数据，并将其与中年时的认知功能测试联系起来。在该分析中，夜间收缩压下降较少和夜间舒张压水平较高与中年时执行功能降低相关，这与长期随访中多项诊室血压的测量无关。夜间血压与精神运动速度和言语记忆无关，这表明血压暴露在生命周期的不同方面可能对大脑的不同区域产生不同的影响。

6.与高血压的竞争结果 高血压患者同时面临多种

潜在后果的风险，包括非心血管疾病死亡、冠心病、卒中、心衰和其他心血管疾病死亡原因。传统的生存分析方法通常只独立地评估这些结果，而不了解它们联合发生的概率。最近的一项分析使用了新的方法来探讨所有患有新发高血压且最初没有心血管疾病的FHS受试者之间的这些竞争风险。有645名男性和702名女性新发高血压患者（平均年龄57岁），与匹配的非高血压对照组相比，新发高血压的受试者更有可能首先经历心血管疾病事件，而不是非心血管疾病死亡。在新发高血压患者中，任何心血管疾病终点作为第一事件的12年竞争性累积发病率男性为24.7%，而非心血管疾病死亡率为9.8%（危险比为2.53，95%置信区间为1.83～3.50）；女性为16.0% vs. 10.1%（危险比为1.58，95%置信区间为1.13～2.20）。在新发高血压患者中，最常见的首发心血管疾病事件是男性冠心病死亡或非致死性心肌梗死（8.2%）和女性卒中（5.2%）。初次心血管疾病事件的类型和发生率随年龄、性别和高血压发病的严重程度而变化，这些结果为了解高血压并发症提供了一种新的途径，有助于新发高血压患者的靶向治疗，以优化预防策略。例如，有新发高血压的老年人（>60岁）作为第一个心血管疾病事件——卒中的风险最大；血压降低可能是预防这一风险的最重要因素。然而，一个新发高血压的年轻人最有可能先有一个主要的冠心病事件，所以应用阿司匹林和他汀类药物，除了降低血压，还应重视治疗。

六、危险因素聚集

高血压很少单独发生。采用FHS研究4962名受试者的数据，评估中老年社区人群中JNC VI BP分级和风险组的交叉分类（图1.8）。在本研究中，较高的BP分级与较高的平均危险因素数和较高的临床CVD和（或）靶器官损害率相关。总的来说，在血压正常或高血压的人群中，只有2.4%的人没有相关危险因素，而59.3%的人至少有一个相关危险因素，38.2%的人有靶器官损害、临床心血管疾病或糖尿病。

目前，肥胖在西方社会的流行已导致人们对危险因素聚集现象，以及高血压、肥胖、糖尿病和心血管疾病之间的病理生理联系有了更深入的了解。危险因素包括向心性肥胖、动脉粥样硬化性血脂异常（高密度脂蛋白胆固醇低、三酰甘油高、低密度脂蛋白胆固醇颗粒小）、糖代谢受损、血管炎症、致动脉粥样硬化环境，因此血压升高被称为“代谢综合征”。内脏脂肪过多和胰岛素抵抗似乎在多发性硬化的发展中起着中心作用，血压升高是一个关键的诊断特征。在一些种族，如非裔美国人，血压升高是导致代谢综合征诊断的最常见标准。在没有危险因素的情况下，高血压增加了心血管疾病的风险，但当存在其他危险因素时，绝对危险显著增加，如图1.3所示。

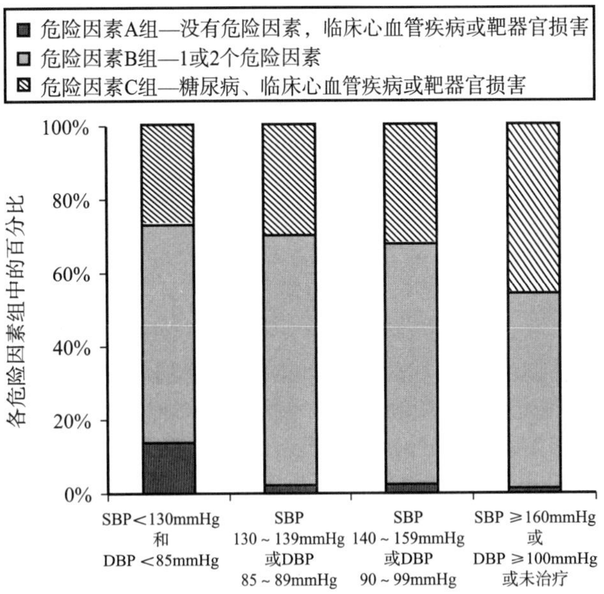

图1.8 4962名弗雷明汉心脏研究受试者的危险组和血压分级的交叉分类

DBP.舒张压；SBP.收缩压（引自：Lloyd-Jones DM，Evans JC，Larson MG，et al. Cross-classification of JNC VI blood pressure stages and risk groups in the Framingham Heart Study. Arch Int Med，1999，159：2206-2212.）

七、作为高血压治疗策略的全球风险评估

对于许多国际和美国的临床实践指南，特别是在预防心血管疾病的降胆固醇治疗领域，过去20年的模式是预防性治疗的强度应与患者发生疾病的绝对危险相匹配。换而言之，近期发生心血管疾病的绝对危险较低的患者应根据需要进行生活方式的改变，但考虑到伴随的成本和潜在的副作用，通常不应采用药物治疗。有足够高风险的患者，当他们的风险高于已证明并可预期为患者带来净临床效益的阈值时，应同时进行生活方式改变和药物治疗。在这个模式中，指南使用多变量方程来预测心血管疾病的10年风险，以估计给患者带来的风险并帮助决策。在美国，最近的2002年和2013年胆固醇指南采用多变量风险评分作为决策辅助。2013年美国心脏病学会/美国心脏协会预防指南根据25 000名40～79岁白种人和非裔美国男女的数据，制定并公布了集合队列方程，以预测冠心病死亡、非致死性心肌梗死的10年风险，或致死性或非致死性卒中。这些方程构成了图1.3所示数据的基础，其中，血压水平（和抗高血压治疗的要求）明显有助于预测心血管疾病风险。Gaziano和他的同事们还发布了一种风险评分，不需要使用实验室数据，例如总胆固醇水平，而是使用所有基于临床的值来预测心血管疾病的风险。这些方程在各种国际环境中显示了良好的预测效用，体重指数被胆固醇替代，预测效用保持良好。

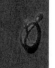

BP指南通常没有采用这种方法，而是继续使用绝对血压水平，而不是用CVD风险的绝对水平作为开始药物治疗的阈值。然而，越来越多的数据表明，基于风险的治疗方法可能对BP的管理也有作用。Sundstrom等最近使用了来自大型抗高血压治疗试验组合作的数据，以检查在基线绝对预测的5年CVD风险水平上，与抗高血压治疗相关的相对和绝对危险降低。在11个试验的51 917名受试者中，有4167名（8%）在随访的中位数4.0年（四分位范围3.4～4.4）内发生心血管事件。4个增加风险等级的5年心血管风险的平均估计基线水平分别为6.0%、12.1%、17.7%和26.8%。在每个连续的高风险组中，抗高血压治疗分别将心血管事件的相对危险降低了18%（95% CI为7～27）、15%（95% CI为4～25）、13%（95% CI为2～22）和15%（95% CI为5～24）（趋势$P=0.30$）。然而，就绝对危险降低而言，治疗对高风险者比低风险者更有效。每组1000名患者接受5年的抗高血压治疗，可分别预防14例（95% CI为8～21）、20例（95% CI为8～31）、24例（95% CI为8～40）和38例（95% CI为16～61）心血管事件（趋势$P=0.04$）。同样，Eddy等使用模拟模型来估计基于风险的高血压治疗方法将比当前基于血压阈值的决策更有效，治疗更少的患者以预防相同数量的心血管疾病事件，或以与指南指导的血压阈值相同的成本预防更多的心血管疾病事件。

八、预防高血压发生的重要性

如前所述，血压水平往往从年轻的成年人开始上升到生命的尽头。一旦高血压被诊断出来，许多有效的生活方式干预和药物治疗可以降低血压，显著降低心血管疾病的风险。然而，一旦诊断出高血压，降低血压的治疗是否能将心血管疾病发生的风险完全降低到血压始终保持在很低的人所观察到的低水平，一直是一个悬而未决的问题。Liu等最近利用动脉粥样硬化多民族研究（MESA）的数据来研究这个问题。比较3种血压水平下未接受或接受抗高血压治疗受试者的结果：小于120/80mmHg；收缩压120～139mmHg，舒张压80～89mmHg；收缩压140mmHg以上或舒张压90mmHg以上（糖尿病患者收缩压≥130mmHg或舒张压≥80mmHg）。在基线年龄为50岁或50岁以上的MESA受试者中，接受治疗且血压低于120/80mmHg的受试者具有更高的左心室质量指数、肾小球滤过率低于60ml/（min·1.73m^2）的患病率、冠状动脉钙积分高于100的患病率，与未接受治疗且血压低于120/80mmHg的患者相比，随访9.5年的心血管疾病发病率是前者的2倍。在血压较高的情况下，与未经治疗的血压处于相同水平的人相比，接受治疗的人患心血管疾病的风险也更大（表1.5）。数据表明，根据目前的方法，在血压显著升高（典型的收缩压为140mmHg）后开始的抗高血压治疗不能将心血管疾病风险恢复到理想水平。因此，应重视对血压升高的原始预防，以进一步降低心血管疾病的发病率和死亡率。

九、总结

高血压是各种心血管疾病和肾脏疾病最常见的主要危险因素。高血压发病的危险因素已经被很好地理解，如果我们要降低人群的血压水平，控制个别患者的血压，特别是收缩压，就必须解决许多饮食和个人习惯及社会问题。需要大力加强公共卫生和临床工作，特别是

表1.5 在5798名动脉粥样硬化受试者多民族研究中，所有心血管疾病、冠心病、心力衰竭和卒中的多变量调整危险比，按基线血压和抗高血压治疗状态分层

Outcome	无事件	多变量调整危险比（95% CI）					
		基线BP＜120/＜80 mmHg		基线SBP 120～139mmHg或DBP 80～89 mmHg		基线SBP≥140mmHg或DBP≥90 mmHg	
		未经治疗	治疗并控制良好	未经治疗	治疗并控制	未经治疗	治疗并控制不佳
CVD	603	1.0（ref）	2.19（1.56，3.07）	1.42（1.03，1.95）	2.21（1.60，3.05）	2.76（2.04，3.72）	2.96（2.20，3.97）
CHD	423	1.0（ref）	2.02（1.37，2.97）	1.29（0.89，1.86）	2.09（1.45，3.03）	2.28（1.60，3.25）	2.52（1.79，3.55）
HF	226	1.0（ref）	1.70（0.92，3.12）	1.41（0.80，2.51）	2.42（1.40，4.19）	2.43（1.42，4.15）	3.04（1.83，5.04）
卒中	171	1.0（ref）	2.56（1.25，5.28）	1.76（0.90，3.45）	3.13（1.62，6.09）	4.20（2.27，7.76）	4.67（2.55，8.56）

BP.血压；CHD.冠心病；CI.置信区间；CVD.心血管疾病；DBP.舒张压；HF.心力衰竭；SBP.收缩压［引自：Liu K，Colangelo LA，Daviglus ML，et al. Can antihypertensive treatment restore the risk of cardiovascular disease to ideal levels? The Coronary Artery Risk Development in Young Adults（CARDIA）Study and the Multi - Ethnic Study of Atherosclerosis（MESA）. J Am Heart Assoc，2015，4: e002275.］

通过更好地控制体重，改善高血压的预防。了解高血压的遗传基础和重要的基因-环境相互作用的新研究，可能有助于为新的预防方法指明道路。虽然抗高血压治疗的益处是巨大的，但很少有患者能达到最佳血压降低程度，因此，没有意识到这可能降低心血管疾病和肾脏疾病的风险。更多更广泛的治疗和控制是必要的，但更要注重高血压的基本预防将是减少血压升高对健康长寿不良影响的更有效手段。

第2章 拉丁裔/拉美裔人群的高血压

Luis Miguel Ruilope，José R. Banegas，and Gema Ruiz-Hurtado

关于拉美裔或拉丁裔人群，根据2010年美国人口普查局的定义，是指古巴人、墨西哥人、波多黎各人、南美人或中美洲人，或其他西班牙文化或血统的人，不分种族。包括拉丁美洲和加勒比（LAC）地区人口中有关部分，其中约有5000万（16%）的美国人口也属于该地区。巴西、法属圭亚那和一些加勒比岛屿也包括在LAC地区。

LAC地区族裔极其多样性，却作为一个与历史实体和国家之间的文化、语言和宗教联系的重要组成部分而存在。该地区面积超过2100万平方英里（5439万km^2)，有接近6亿人口的居民。各国医疗保健状况存在明显的差异，这与各国经济的显著差异有关，这也导致不同国家之间的医疗保险覆盖率和医疗保障的巨大差异。实际上，近年来LAC地区的人口、经济和社会变化是该地区心血管疾病日益流行的主要原因，同时，这也解释了特别是在LAC地区为什么与心血管疾病风险和动脉高血压有关的文献既少又令人困惑。在本章中，我们将回顾LAC地区和美国地区拉丁裔或拉美裔人群中心血管疾病风险和动脉高血压的最新文献。

一、拉丁裔/拉美裔人群的心血管疾病

在LAC地区，心血管疾病死亡约占死亡人数的30%（1600万），是包括最低收入国家（海地、玻利维亚和尼加拉瓜）在内的所有国家人口的主要死亡原因，其中约有50万人死亡发生在70岁以下。心血管疾病导致的1/3的过早死亡发生在最贫困的1/5人口中，而在最富裕人口只占13%；居住在美国的拉丁裔/拉美裔人群中的心血管疾病患病率令人担忧，并且也是该人群中最重要的死亡原因，占总死亡人数的31%。这可以解释为什么拉丁裔/拉美裔人比高加索人肥胖、糖尿病、高血压和血脂异常的患病率更高。如前所述，LAC地区族裔特点极为多样性，但绝大多数国家属于低收入到中等收入国家，其心血管疾病风险也最高。

表2.1列出了全球、美国、LAC地区男女在失能调整生命年方面的十大三级风险。LAC地区分为安第斯拉丁美洲（玻利维亚、厄瓜多尔、秘鲁）、加勒比（安提瓜和巴布达、巴巴多斯、伯利兹、古巴、多米尼克、多米尼加共和国、格林纳达圭亚那、海地、牙买加、圣卢西亚、圣文森特和格林纳丁斯、苏里南、巴哈马、特立尼达和多巴哥)、拉丁美洲中部（哥伦比亚、哥斯达黎加、萨尔瓦多、危地马拉、洪都拉斯、墨西哥、尼加拉瓜、巴拿马、委内瑞拉)、热带拉丁美洲（巴西、巴拉圭）和拉丁美洲南部（阿根廷、智利、乌拉圭）。可以看出，血压、体重指数和空腹血糖水平的升高，与全球数据一致，是美国拉美裔/拉丁裔及LAC人群心血管疾病最常见的3个风险因素。与全球数据不同的是，低肾小球滤过率是LAC地区和美国的一个危险因素，在LAC地区的排名从第五到第八位，在美国排第十位。众所周知，动脉高血压、肥胖和糖尿病与心血管疾病一起发展为慢性肾脏病。

由于人口增长、人口老龄化和疾病的流行病学变化，导致心血管疾病死亡的全球流行率正在上升。表2.2包含了6种不同类型的人口统计学和心血管疾病死亡率的变化，可以看出，LAC地区和美国不同地区之间存在显著差异。近期最差的预后是加勒比地区心血管疾病死亡人数持续增加。在拉丁美洲中部、热带和安第斯地区，人口增长和老龄化预计会相对增加，心血管疾病死亡率的大幅度下降导致死亡率的小幅度下降。

二、拉丁美洲和加勒比地区及美国的动脉高血压

动脉高血压是缺血性心脏病的主要危险因素之一，也是脑血管疾病的主要决定因素，影响到拉丁美洲和加勒比地区20%～40%的成年人。大多数拉丁美洲和加勒比地区国家，心血管疾病死亡率的增加是由于不断增长的动脉高血压患病率所致。事实上，高血压发病率的上升可能有助于解释为什么拉丁美洲和加勒比地区国家心血管疾病死亡率上升的情况，而另一边是美国心血管疾病死亡率下降，是心血管疾病死亡率下降趋势原因的合理的解释。然而，近期发布的数据表明，高血压是导致死亡和疾病负担的首要原因，表明拉丁美洲和加勒比地区在这两个参数上的参与度均小于高收入地区、中亚和东欧、东亚和东南亚，以及大洋洲和南亚，与中东、北非和撒哈拉以南非洲的贡献具有可比性（图2.1）。这种相对较小的贡献可能与拉丁美洲和加勒比地区的总人口仅占全球人口的8%有关。

在美国，最近的调查表明，2000年前持续增加的动脉高血压患病率此后一直保持不变。表2.3所示，自

表2.1 2013年拉丁美洲和加勒比地区及美国按地区划分的男女失能调整生命年十大领先三级风险

危险因素	1	2	3	4	5	6	7	8	9	10
全球	血压	吸烟	体重指数	儿童期营养不良	空腹血糖	酒精滥用	家庭空气污染	不卫生的饮水	危险性行为	水果
美国	体重指数	吸烟	血压	空腹血糖	酒精滥用	总胆固醇	体力活动	药物滥用	水果	肾小球滤过
拉丁美洲南部	吸烟	体重指数	血压	酒精滥用	空腹血糖	肾小球滤过	总胆固醇	水果	蔬菜	药物滥用
拉丁美洲和加勒比	体重指数	血压	空腹血糖	酒精滥用	吸烟	肾小球滤过	总胆固醇	全谷类	体力活动	水果
安第斯拉丁美洲	酒精滥用	体重指数	血压	空腹血糖	肾小球滤过	吸烟	儿童期营养不良	铁缺乏	总胆固醇	危险性行为
加勒比	血压	体重指数	空腹血糖	吸烟	危险性行为	儿童期营养不良	酒精滥用	肾小球滤过	体力活动	全谷类
拉丁美洲中部	体重指数	空腹血糖	血压	酒精滥用	肾小球滤过	吸烟	加工肉	总胆固醇	全谷类	含糖饮料
热带拉丁美洲	血压	体重指数	酒精滥用	空腹血糖	吸烟	总胆固醇	盐	肾小球滤过	水果	全谷类

（修改自：Forouzanfar MH，Alexander L，Anderson HR，et al. Global，regional，and national comparative risk assessment of 79 behavioural，environmental and occupational，and metabolic risks or clusters of risks in 188 countries，1990-2013：a systematic analysis for the Global Burden of Disease Study 2013. Lancet. 2015；386：2287-2323.）

表2.2 拉丁美洲和加勒比地区及美国心血管疾病死亡率的人口统计学和流行病学变化模式

类别	心血管疾病死亡率的变化1990—2013年	人口增长的影响	人口老龄化的影响	特定年龄心血管疾病死亡率的影响	拉丁美洲和加勒比地区及美国
1. **人口增长与老龄化** 由于人口增长或老龄化而导致的心血管疾病死亡人数大幅度持续增长的地区，其特定年龄死亡率却变化不大	增加	大（≥20%）	大（>30%）	小（减少<30%）	加勒比地区
2. **人口增长** 死亡人数的增加主要是由于人口增长	增加	大（>80%）	小（<10%）	小（减少<30%）	-
3. **人口老龄化** 在过去的20年中，心血管疾病死亡率先是上升而后下降的地区，由于人口老龄化导致死亡人数净增加，而特定年龄死亡率仅小幅度下降	比减少的增加	很小（<20%）	中等（>20%）	很小（减少<15%）	-
4. **人口老龄化对改善健康调节效应增加** 由于人口老龄化而导致心血管疾病死亡人数大幅增加的地区，因特定年龄死亡率下降而得到缓解	增加	小（<30%）	很大（>70%）	大（下降>30%）	-
5. **提高人口增长和老龄化对健康的调节作用** 由于人口增长和老龄化而导致心血管疾病死亡人数相对增加的地区，因特定年龄死亡率的下降减缓了这一趋势	增加	大（>30%）	大（>30%）	大（下降>30%）	拉丁美洲中部 热带拉丁美洲 安第斯拉丁美洲
6. **健康状况的改善超过了人口增长和老龄化的影响** 在特定年龄心血管疾病死亡率大幅度下降的地区，尽管人口老龄化的影响很大，但心血管疾病死亡人数只是小幅增加，甚至下降	小幅度增加或减少	小（<40%）	大（>30%）	大（下降>30%）	拉丁美洲南部、北美

（引自：Roth GA，Forouzanfar MH，Moran AE，et al. Demographic and epidemiologic drivers of global cardiovascular mortality. N Engl J Med，2015，372：1333-1341.）

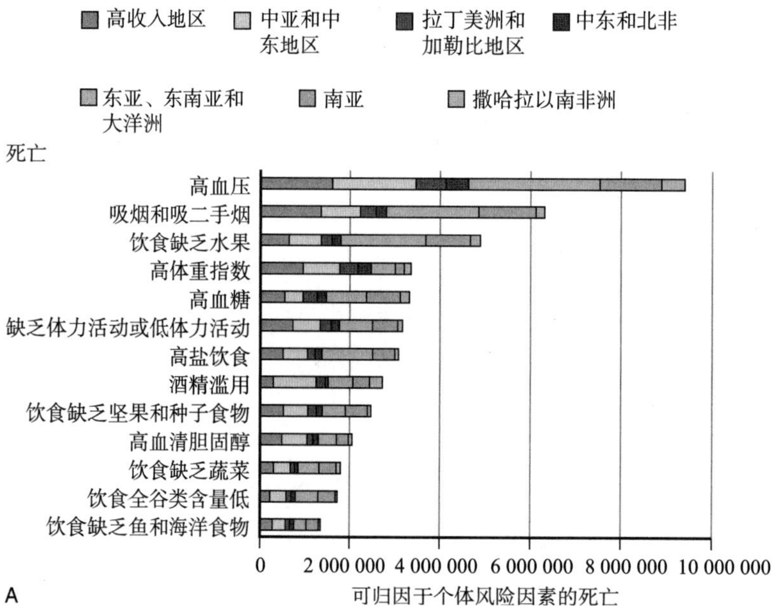

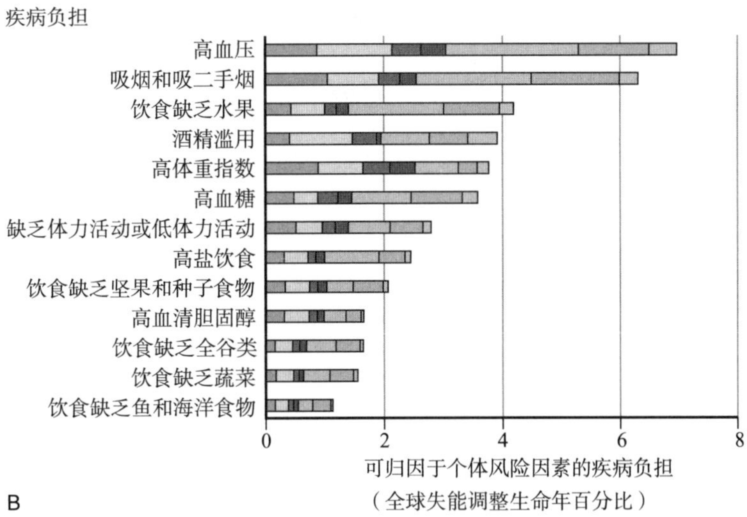

图2.1　2010年的死亡和疾病负担归因于选定的行为和饮食风险因素及其有害影响的代谢和生理介质

（引自：Ezzati M，Riboli E. Behavioral and dietary risk factors for noncommunicable diseases. N Engl J Med，2013，369：954-964.）

21世纪初以来，美国血压的演变为最佳血压、高血压前期、1级高血压、2级高血压。对于非拉美裔白种人、黑种人和墨西哥裔美国人，后者占美国拉美裔/拉丁裔总人数的66%。美国的拉丁裔/拉美裔人口从图中可以看出在2000年以后，最佳血压和高血压前期的患病率普遍增加，而1级和2级高血压的患病率发生相反的变化，尽管不太清楚。重要的是，目前高血压前期患者的患病率占墨西哥裔美国人的1/3，受高血压影响的人口超过50%。

从表2.4可以看出，高血压患者对自己的高血压（及其伴随的风险）并不知情的比例是真实的，并且只有1/3的患者达到了足够的控制。在墨西哥、美国墨西哥移民和在美国出生的墨西哥人的高血压患病率和控制率的比较表明，墨西哥的高血压患病率比美国的墨西哥移民高，最广泛使用的药物是利尿药、β受体阻滞药、

表2.3　在非拉美裔白种人、非拉美裔黑种人和墨西哥裔美国人中，年龄调整后的最佳血压、高血压前期、1级高血压和2级高血压水平的百分比

	2003—2004年 %（SE）n=1664	2005—2006年 %（SE）n=1518	2007—2008年 %（SE）n=2113	2009—2010年 %（SE）n=2116	2011—2012年 %（SE）n=1844
最佳血压					
非拉美裔白种人	13.4（1.2）	15.3（1.1）	18.4（1.6）	22.8（1.4）	20.3（2.2）[a]
非拉美裔黑种人	13.3（1.9）	13.3（1.1）	18.1（1.5）	19.6（1.7）	14.6（1.9）
墨西哥裔美国人	10.6（1.6）	11.5（4.1）	14.4（1.6）	11.6（1.1）	13.9（2.2）
高血压前期					
非拉美裔白种人	27.3（2.0）	29.1（2.0）	32.5（1.3）	33.3（1.9）	33.6（2.0）[a]
非拉美裔黑种人	24.4（2.6）	29.5（1.7）	26.8（1.5）	28.0（2.1）	34.8（1.6）[a]
墨西哥裔美国人	23.7（2.8）	27.3（2.3）	26.8（2.3）	24.1（2.5）	31.4（5.2）
1级高血压					
非拉美裔白种人	43.9（2.7）	41.5（1.7）	38.9（1.8）	35.1（2.3）	36.0（3.1）[a]
非拉美裔黑种人	37.1（2.2）	39.9（2.5）	36.9（2.1）	38.4（2.6）	33.3（1.6）
墨西哥裔美国人	40.6（2.6）	42.9（4.6）	41.0（3.3）	46.2（3.7）	39.7（5.6）
2级高血压					
非拉美裔白种人	15.4（1.2）	14.1（1.2）	10.2（1.0）	8.9（0.9）	10.1（1.9）[a]
非拉美裔黑种人	25.2（2.8）	17.2（1.4）	18.2（1.5）	14.0（2.3）	17.4（1.8）[a]
墨西哥裔美国人	25.1（2.6）	22.0（2.7）	17.8（2.3）	18.1（2.8）	15.0（6.8）[b]

[a]P-trend＜0.05；[b]relative SE is＞30%；SE，Standarderror（引自：Yoon SS，Gu Q，Nwankwo T，et al. Trends in blood pressure among adults with hypertension：United States，2003 to 2012. Hypertension，2015，65：54-61.）

表2.4 拉丁美洲和加勒比地区不同城市的高血压知晓率和控制率评估（2001—2010）

国家	年龄（岁）	N	知晓率（%）	控制率（%）
阿根廷	25～64	1482	64.1	18
巴西	≥18	1717	74.4	34.3
智利	25～64	1655	60.1	20.3
哥伦比亚	25～64	1553	68.8	30.6
厄瓜多尔	25～64	1638	67.6	28
墨西哥	25～64	1720	75.7	41
秘鲁	25～64	1652	53.1	12
委内瑞拉	25～64	1848	72.0	20.7

（引自：Burroughs Peña MS，Mendes Abdala CV，Silva LC，et al. Usefulness for surveillance of hypertension prevalence studies in Latin America and the Caribbean：the past 10 years. Rev Panam Salud Publica，2012，32：15-21.）

血管紧张素转化酶抑制剂、血管紧张素受体阻滞药和钙通道阻滞药，单独或联合使用。血压控制良好的百分比较低表明，与世界其他地区一样，需要尽早开始联合治疗。无论如何，拉丁裔/拉美裔人群对广泛使用的组合（成分×2或×3血管紧张素转化酶抑制剂/血管紧张素受体阻滞药/钙通道阻滞药和利尿药）的反应是完全充分的。表2.5包含来自欧洲、亚洲、非洲，以及澳大利亚和加拿大一系列国家的患病率、知晓、治疗和控制的数据，从LAC地区和拉丁裔在美国的情况可以看到，各国存在巨大差异。美国拉美裔的情况和几个欧洲国家相比，高于亚洲和非洲，但仍远低于加拿大。来自LAC地区的数据显示，与美国和其他控制值较低但仍高于亚洲和非洲的国家类似，数据也不尽相同。无论如何，要实现对动脉高血压的全面控制还有很长的路要走。

另一方面，在美国的拉丁裔/拉美裔人群中，高血压的治疗和控制也存在显著的不足，尤其是那些没有医疗保险的人。然而，最近美国拉丁裔/拉美裔人群的知晓率（80.2%）、治疗率（71.5%）和控制率（45.3%）情况明显好于LAC地区，虽然血压的严格控制低于非拉美裔白种人和非拉美裔黑种人。在美国，包括拉丁美洲

表2.5 欧洲、亚洲、非洲及澳大利亚、加拿大一系列国家对高血压的知晓率、治疗率和控制率

国家/年	流行（%）	知晓率（%）	治疗率（%）	控制率（%）	参考文献
澳大利亚/2005—2010	25	60	35	51	32
加拿大/2012—2013	23[a]	84	80	68	33
西班牙/2008—2010	33	59	79	49	34
葡萄牙/2011—2012	42	77	75	43	35
芬兰/1982—2007	40	65	55	40	36
意大利/2013—2014	55	67	35	58	37
德国/2008—2011	32	82	72	51	38
英国/2011	32	71	58	37	39
日本/1986—2002	39	—	44	50	40
中国/2003—2012	27	45	35	11	41
印度/1950—2013（urban data）	30	42	38	20	42
印度/1950—2013（rural data）	30	25	25	11	
埃及/1995	26	38	24	8	43
几内亚/2009	30	24	35	16	44
南非/2011	39	—	31	13	45

a. 接受治疗的患者人数

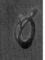

人，抗高血压药的使用，特别是单片和多片联合用药显著增加，对血压控制的改善做出了重要的贡献。

最后，值得指出的是，一些组织，如泛美卫生组织（PAHO）正在通过一系列有系统的干预和强有力的合作关系，优先在LAC国家预防和控制高血压。加强监测方法来评估健康促进和临床干预的影响。促进体育活动和健康饮食（特别低盐饮食）的努力旨在减少高血压的患病率和改善高血压的控制。该项目的一个关键性短期成功是已开发出一种机制，使抗高血压药在美洲更容易获得和负担得起。协助各国实施以简化方法控制高血压为重点的慢性护理模式，以及将风险评估纳入常规管理的努力，也是一个长期的重点。因此，希望泛美卫生组织的努力将实现并超过联合国将不受控制的高血压减少25%的目标，并提供全球最佳实践。

三、总结和结论

心血管疾病在LAC地区和美国的拉丁裔/拉美裔人群中都是一种流行病。然而，随着对高血压的认识、治疗和控制的提高，患者的预后有所不同。表2.6总结了LAC地区和美国这一流行病的关键因素，并指出了改善LAC和美国人口预后的纠正措施。

与拉丁美洲当前高血压指南相关的完整信息包含在参考资料中。

表2.6　拉丁美洲和加勒比地区及美国高血压和心血管疾病流行的有利因素

拉丁美洲、加勒比和美国的相同之处	
因素	修正
缺乏获得卫生保健的机会（缺乏治疗）	提供医疗保险[a]
低社会经济地位（保险）	提供医疗保险[a]
文化适应度（了解风险）	关于心血管疾病及其治疗的宣教
医患沟通不畅（依从性）	医师和护士的付出
代谢综合征、肥胖和糖尿病	特殊药物
含糖饮料和盐敏感性	改变生活方式
血脂异常	使用他汀类药物
缺乏足够的研究结果	针对拉丁裔/拉美裔人的特殊试验设计

（数据引自：参考文献13、15、19、26-31）

第3章 东亚人和夏威夷原住民的高血压

Ji-Guang Wang and Qi-Fang Huang

随着生活方式的改变和寿命的延长，高血压的患病率在世界范围内不断增加。然而，在大多数国家或地区，已有几类有效的抗高血压药用于高血压的治疗。在过去的几十年里，对东亚和夏威夷原住民进行了一些关于高血压的国家或地区流行病学研究和高血压管理的结果试验。在本章中，我们回顾了该地区高血压的流行病学和结果试验文献。

一、东亚人和夏威夷原住民高血压的流行病学

1.高血压患病率　第二次世界大战后，在东亚和夏威夷的大多数国家和地区，高血压患病率显著增加。以中国为例，高血压患病率从1980年以前的不到10%，到2012年的最新全国调查中，这一比例约为25%（图3.1），这种增长在某种程度上可以归因于这些年老年人数量的增加。然而，以高盐、高脂肪、高糖、高热量饮食和缺乏运动为特征的西化生活方式可能是这些人群中高血压患病率增加的主要危险因素。

当东亚人和夏威夷原住民的最新数据在不同国家或地区进行比较时，居住在大陆的中国人和韩国人的高血压患病率均为25%左右，蒙古人和夏威夷原住民的高血压患病率为40%左右（表3.1）。在2010年日本全国最新

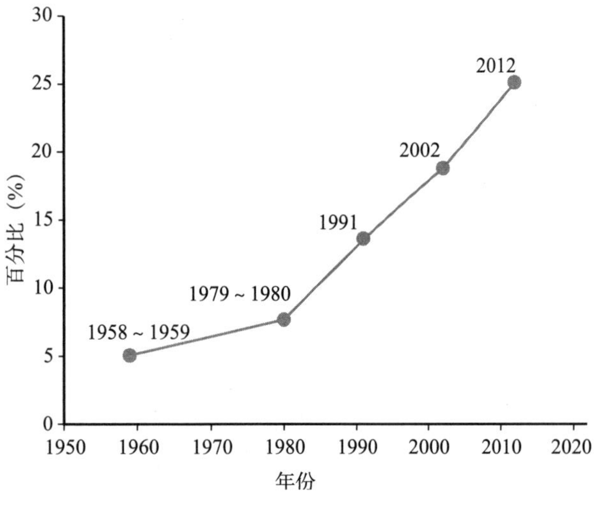

图3.1　1958—2012年中国五项全国性调查中的高血压患病率

2012年调查的数据仅在政府简报中提供

的血压调查中，没有报道高血压的总体患病率，年龄特异性数据提示日本高血压患病率较高，60～69岁人群高血压患病率男女均超过60%，远高于2002年中国60岁及以上人群49.1%的患病率。

2.高血压的知晓、治疗和控制　除了中国和韩国的血压调查，没有多少高质量高血压管理的数据；根据当前可用的数据，韩国和日本比其他东亚人与夏威夷原住民似乎有更高的高血压知晓、治疗和控制率（表3.1）。高血压的控制率在韩国和日本约为35%，蒙古约为24%，中国不到10%。

二、东亚人和夏威夷原住民高血压的试验结果

1.安慰剂对照试验　自20世纪80年代末以来，中国开展了多项安慰剂对照试验，研究抗高血压治疗是否能预防高血压患者的心血管并发症（表3.2）。

中国收缩期高血压试验（Sys-China）研究了2394例（≥60岁）单纯收缩期高血压（收缩压≥160mmHg，舒张压＜95mmHg）患者，积极抗高血压治疗是否可预防致死性和非致死性卒中。积极抗高血压治疗初始使用尼群地平，还可加用卡托普利和氢氯噻嗪，以达到收缩压150mmHg或更低的目标。随访2年，积极治疗组（$n=1253$）与安慰剂组（$n=1141$）相比，收缩压与舒张压分别降低了9.1mmHg和3.2mmHg，在中位随访3年期间，积极治疗组的致死性和非致死性卒中发生率降低了38%；积极治疗还显著降低了全因死亡率、心血管疾病死亡率、卒中死亡率，以及所有致死性和非致死性心血管终点，分别为39%、39%、58%和37%。

上海老年高血压试验（STONE）是一个纳入1632例（60～79岁）老年人高血压患者（收缩压160～219mmHg或舒张96～124mmHg）的单盲研究，分别分配至硝苯地平组（$n=817$）或安慰剂组（$n=815$）。在平均30个月的随访中，硝苯地平治疗使收缩压与舒张压分别降低了9.3mmHg和5.5mmHg，致死性和非致死性卒中发生率降低了58%；所有致死性和非致死性心血管事件的发生率显著降低了60%。

非洛地平降低事件（FEVER）研究，即在9800例（50～79岁）收缩压/舒张压在（140～180）/（90～100）mmHg范围的高血压患者氢氯噻嗪治疗6周后

表3.1　东亚人和夏威夷原住民高血压流行病学研究

国家或地区，年份	年龄（岁）	受试者人数	流行（%）	知晓率（%）	治疗率（%）	知晓并治疗（%）	控制率（%）	治疗并控制（%）
中国								
1991	≥15	950356	11.3	26.6	12.1	45.5	2.8	23.1
2002	≥18	141892	18.8	30.2	24.7	81.8	6.1	25.0
2002	≥60	NR	49.1	37.6	36.2	96.3	7.6	24.1
日本								
2010	30～39	NR	男性 20；女性 5.6	—	—	—	—	—
2010	40～49	NR	男性 29.9；女性 12.6	—	—	—	—	—
2010	50～59	NR	男性 63.2；女性 38.4	—	男性 43.4；女性 31.2	—	男性 32.1；女性 44.1	—
2010	60～69	NR	男性 65.6；女性 62.3	—	男性 50.6；女性 68.8	—	男性 29.9；女性 40.9	—
2010	70～79	NR	男性 80.8；女性 71.2	—	男性 29.9；女性 12.6	—	男性 33.3；女性 40.5	—
韩国								
2008	≥30	9146	24.9	60.6	52.2	86.2	36.7	70.3
蒙古国								
2009	15～64	4502	36.5	65.8	35.9	54.6	24.1	67.1
夏威夷原住民								
1985	20～59	257	25	—	—	—	—	—

NR. 非报告

表3.2 试验因素

试验	屏蔽	患者数	抗高血压治疗（mg）	年龄		SBP/DBP（mmHg）			随访时间	良好效果
				准入条件	均值（SD）	准入条件	基线均值（SD）	随访期间差异		
积极治疗与安慰剂或不治疗										
FEVER	双盲	9800	HCTZ（12.5）＋felodipine（5～10）vs. HCTZ（12.5）＋placebo	50～79	61.5（7.2）	140～180/90～100 on HCTZ（12.5 mg）	154.3/91.2（17.5/9.6）	4.2/2.1	40 m	Felodipine
PATS	双盲	5665	Indapamide（2.5）vs. placebo	无	60（8）	无	154/93（23/13）	5/2	2 y	Indapamide
STONE	单盲	1632	Nifedipine vs. placebo	60～79			168.5/97.7（—/—）	9.4/5.5	30 m	Nifedipine
Syst-China	双盲	2394	Nitrendipine（10～40）＋captopril（12.5～50）＋HCTZ（12.5～50）vs. placebo	≥60	66.5（5.5）	160～219/＜95	170.5/86.0（11.1/6.8）	9.1/3.2	3.0 y	Active treatment
主动控制试验										
CASE-J	公开	4728	Amlodipine（2.5～10）vs. Candesartan（4～8）	无	63.8（10.5）	140～179/90～109（＜70 y）或160～179/90～109（≥70 y）	162.8/91.7（14.2/11.2）	1.7/0.6	3.2 y	Neutral
COPE	公开	3293（3501）[a]	Benidipine（4）＋ARB vs. Benidipine（4）＋α-blocker vs. Benidipine（4）＋diuretic	40～85	63.1（10.7）	140～199/90～119有/无治疗	153.9/88.8（11.6/9.7）	0.8/0.6	3.61 y	Neutral
JMIC-B	公开	1650	Nifedipine Retard（20～40）vs. ACE inhibitors	＜75	64.5（8.5）	≥150/90～120或治疗	146/82（19.5/11.5）	4/1	36 m	Neutral
NICS-EH	双盲	414	Nicardipine SR（40～80）vs. Trichlormethiazide（2～4）	≥60	69.8（6.5）	160～220/＜115	172.3/93.8（11.9/10.2）	-1/-1	3 y	Neutral
密集型与非密集型										
JATOS	公开	4418（4508）[a]	＜140 vs. 140～159 mmHg	65～85	73.6（5.3）	≥160/	171.6/89.1（9.8/9.5）	9.7/3.3	2 y	Neutral
VALISH	公开	3260	＜140 vs. 140～149 mmHg	70～84	76.1（4.1）	160～199/-	169.5/81.5	5.4/1.7	3.07	Neutral
多国试验分组										
HYVET	双盲	3845（1526）[b]	Indapamide（1.5）＋perindopril（2～4）vs. placebo	≥80	83.6（3.2）	160～199/＜110	173.0/90.8（8.5/8.5）	15.0/6.1	1.8 y	Active treatment
PROGRESS	双盲	6105（2352）[b]	Perindopril（4）＋indapamide（2.5）vs. placebo	无	64（10）	＜180/＜110	147/86（19/11）	9/4	3.9 y	Active treatment

a. 分析的患者人数与括号中的随机患者人数一起报告

b. 括号中是在中国招募进行HYVET试验以及在中国和日本招募进行PROGRESS试验的患者人数

HCTZ. 氢氯噻嗪；SBP/DBP. 收缩压/舒张压；SD. 标准偏差；SR. 持续释放

试验的缩略语在本文的单独一节中进行了解释

（12.5mg/d），进行了服用非洛地平（5mg/d）与安慰剂患者（50～79岁）的对比试验。在平均3.3年的随访期间，与安慰剂相比，非洛地平可使收缩压/舒张压降低4.2/2.1mmHg，主要终点（致死性和非致死性卒中）降低27%。非洛地平还显著降低了所有心血管事件、所有心脏事件、全因死亡率、冠状动脉事件、心力衰竭、心血管死亡和癌症的发生率，分别为27%、35%、31%、32%、30%、33%和36%。

卒中后抗高血压治疗研究（PATS）是一项对有卒中或短暂性脑缺血发作史的高血压和非高血压患者使用吲达帕胺（2.5mg/d）的双盲降压试验。在中位随访2年期间，吲达帕胺使收缩压/舒张压降低了5/2mmHg，复发性卒中发生率降低29%；吲达帕胺还可显著降低所有致死性和非致死性心血管终点的发生率23%。

2. *活性药物对照试验*　自1990年以来，在日本进行了几项活性药物结果对照试验，比较不同类别或联合使用的抗高血压药作为预防心血管并发症的初始治疗（表3.2），除老年高血压的国家干预合作研究（NICS-EH）外，所有这些试验均采用开放设计，且在检测抗高血压药类别间的轻度或中度差异时其样本量相对较小。

NICS-EH在414例≥60岁的老年高血压患者中（SBP160～220mmHg和DBP＜115mmHg）比较了两种过时的抗高血压药［尼卡地平缓释片（n＝204）和三氯甲噻嗪（n＝210）］。在5年的随访中，尼卡地平在降低收缩压/舒张压（1/1mmHg）方面略低于三氯甲噻嗪。随访期间，两组共发生39起事件，两组的任何治疗结果均无明显差异。

日本心血管疾病多中心调查-B（JMIC-B）试验在1650例高血压合并冠心病患者中比较了缓释硝苯地平与血管紧张素转化酶抑制剂（依那普利5～10mg，咪达普利5～10mg或赖诺普利10～20mg，每日1次）的疗效，其中冠心病的诊断根据冠状动脉造影（狭窄≥75%）、心绞痛史（每周发作＞2次）或运动试验ST段下移至少1mm。在平均36个月的随访中，硝苯地平组的血压下降幅度大于血管紧张素转化酶（ACE）抑制剂组（4/1mmHg）。主要终点的发生率（心脏事件：心脏性死亡或猝死、心肌梗死、心绞痛或心衰住院、严重心律失常和冠状动脉介入）在硝苯地平（116例，14.0%）和血管紧张素转化酶抑制剂（106例，12.9%）两组中相似（＋5%；P＝0.75）。

日本坎地沙坦抗高血压生存评估（CASE-J）试验对4728例高危高血压患者以氨氯地平为基础的与坎地沙坦为基础抗高血压方案进行了比较。为了达到≤140/90mmHg的目标血压，可以加用利尿药、α受体阻滞药、β受体阻滞药和（或）α、β受体阻滞药。在平均3.2年的随访中，氨氯地平组的收缩压/舒张压比坎地沙坦组低1.7/0.6mmHg，尽管坎地沙坦组需要加用其他抗高血压药的患者更多（54.5% vs. 42.7%；P＜0.000 1），但两组主要（猝死及脑血管、心血管、肾、血管事件）和次级终点事件发生率无统计学差异。与坎地沙坦组相比，氨氯地平组卒中风险略低，但没有显著差异（−23%；P＝0.28）。

高血压联合治疗预防心血管事件（COPE）试验目的是在3501例40～85岁、钙通道阻滞药贝尼地平4mg/d未控制血压的高血压患者（收缩压/舒张压≥140/90mmHg）中，比较3种抗高血压药组合预防心血管事件的能力，在贝尼地平的基础上，患者被随机分配接受血管紧张素受体阻滞药（n＝1167）、β受体阻滞药（n＝1166）或噻嗪类利尿药（n＝1168）治疗。除了换药，在中位数3.61年的随访中，3组血压降低幅度相似，治疗结束时，贝尼地平−血管紧张素受体阻滞药组、贝尼地平-β受体阻滞药组与贝尼地平−噻嗪类利药组的血压控制率分别为64.1%、66.9%与66.0%，3组患者分别出现41例（3.7%）、48例（4.4%）和32例（2.9%）心血管复合终点，同贝尼地平−噻嗪类利尿药组相比，贝尼地平−血管紧张素受体阻滞药组的危险比为1.26（P＝0.35），而贝尼地平-β受体阻滞药组危险比为1.54（P＝0.06）。

这些试验无一具备足够的检验效力以检测出不同类别抗高血压药之间的轻度或中度但临床相关的差异。然而，如果将这些试验的结果与其他人群的研究结果合并，则不同药物类别之间可能会有显著差异。例如，如果CASE-J试验与同样比较氨氯地平和血管紧张素受体阻滞药的试验缬沙坦抗高血压长期评价（VALUE）和厄贝沙坦糖尿病肾病试验（IDNT）合并分析，氨氯地平提供了更高的对卒中和心肌梗死的保护作用，分别提高了16%和17%。

3. *强化和非强化的血压控制*　日本的两项试验比较了老年人高血压患者的强化和非强化血压控制，这两项试验的样本量相对较小，因此，在检测不同血压控制水平之间的轻度或中度差异方面的检验效力不足。

日本老年人高血压患者最佳收缩压评估试验（JATOS）对4418例治疗前SBP≥160mmHg的老年人原发性高血压患者（65～85岁）比较了强化治疗（SBP为＜140mmHg，n＝2212）与非强化治疗（SBP为140～159mmHg，n＝2206）两年的效果，一线治疗药物是长效钙通道阻滞药依福地平。在最后诊所随诊时，强化治疗组的收缩压/舒张压显著低于非强化治疗组（135.9/74.8mmHg和145.6/78.1mmHg），组间差异为9.7/3.3mmHg。但并未观察到两组间主要终点发生率（心血管疾病与肾衰竭联合，每组86例；P＝0.99）和总死亡率（强化治疗组54例，非强化治疗组42例，P＝0.22）的显著差异。然而，在事后分析中，对于主要终点、年龄与治疗之间存在交互作用（P＝0.03），强化血压控制对于65～74岁相对年轻的老年人有益，而对于≥75岁的老年人有害。

缬沙坦治疗老年单纯收缩期高血压（VALISH）的研究，对3260例老年单纯收缩期高血压（70～84岁，SBP160～199mmHg）患者比较了强化血压控制（SBP≤140mmHg，n＝1545）与非强化血压控制（SBP140～150mmHg，n＝1534）预防心血管死亡率和发病率的效果。其基线平均年龄为76.1岁，收缩压/舒张压为169.5/81.5mmHg；在随访的3年中，收缩压/舒张压分别为136.6/74.8mmHg与142.0/76.5mmHg，组间差异为5.4/1.7mmHg。在中位3.07年随访中，强化治疗组的主要复合终点总体发生率略低于非强化治疗组（10.6/1000患者年比12.0/1000患者年，危险比0.89；95% CI: 0.60～1.34；P＝0.38），然而，两组间结果的任何差异均未达到统计学意义。

4. 多国试验的亚组　自1990年以来，几个多国降压治疗试验纳入了东亚人群，如培哚普利预防复发性卒中研究（PROGRESS）和高龄高血压试验（HYVET）。

PROGRESS旨在确定既往有卒中或短暂性脑缺血发作史人群的降压疗效，在亚洲、澳大利亚和欧洲的172个中心招募了6105名既往卒中或短暂性脑缺血发作史的高血压与非高血压患者，在4年多的随访中，活性药物治疗组（培哚普利4mg/d，可加用吲达帕胺，n＝3051）与安慰剂组（n＝3054）相比，血压降低9/4mmHg，致死性和非致死性卒中的发生率下降28%，活性药物治疗组也显著降低了26%的总主要血管事件的风险。特别值得注意的是，PROGRESS包括2335名亚洲人，包括中国人和日本人。活性药物治疗组收缩压/舒张压在亚洲患者降低了10.3/4.6mmHg，而在西方患者则仅降低了8.1/3.6mmHg，因此，亚洲人也趋于更大的卒中（39% vs. 22%，同质性P＝0.10）和主要血管事件（38% vs. 20%，同质性P＝0.06）的风险降低。

HYVET从澳大利亚、中国、欧洲和突尼斯招募了3845名年龄≥80岁的高龄高血压患者（SBP≥160mmHg和DBP＜110mmHg），研究抗高血压治疗是否会降低卒中风险。活性药物治疗组以吲达帕胺（缓释1.5mg）为起始治疗药物，可加培哚普利2mg或4mg。在2年随访时，活性药物治疗组（n＝1933）与安慰剂组（n＝1912）相比，收缩压/舒张压降低了15.0/6.1mmHg；在中位1.8年随访期间，活性药物治疗组致死性和非致死性卒中发生率、卒中死亡率、全因死亡率、心血管死亡率，以及心力衰竭分别减少了30%、39%、21%、23%与64%。HYVET包括来自中国的1526名患者；虽然中国患者的结果没有单独公布，但总体结果应适用于80岁或以上的中国人。

三、总结

来源于东亚人和夏威夷原住民患者的流行病学和结局试验数据虽然有些不足，但尽管如此，目前可获得的数据表明，高血压的患病率很高，抗高血压治疗在预防心血管并发症，特别是卒中方面是非常有效的。在日本老年人中，对比强化和非强化抗高血压治疗的试验并没有证明在将血压降至140mmHg以下的优势，这些试验的样本量相对较小，随访时间较短，因此，可能具有检测出轻度或中度的益处的统计学效力。显然，对于东亚人群和夏威夷原住民，仍然需要高质量的流行病学研究和结果试验。

四、利益冲突

据王博士报道，他曾接受过默沙东、诺华、辉瑞、三共、赛诺菲和施维雅制药公司的讲座和咨询费。黄博士声明没有利益冲突。

五、试验缩略词

CASE-J. 坎地沙坦抗高血压生存评估日本试验；COPE. 预防心血管事件的高血压联合疗法；FEVER. 非洛地平事件减少研究；HYVET. 超老年试验中的高血压；IDNT. 厄贝沙坦糖尿病肾病试验；JATOS. 评估老年高血压患者最佳收缩压的日本试验；JMIC-B. 日本心血管疾病多中心调查-B；NICS-EH. 老年高血压国家干预合作研究；PATS. 脑卒中后抗高血压治疗研究；PROGRESS. 培哚普利预防复发性脑卒中研究；STONE. 上海市硝苯地平在老年人中的试验；Syst-China. 中国收缩期高血压试验；VALISH. 老年人孤立性收缩期高血压中的缬沙坦；VALUE. 缬沙坦抗高血压长期使用评估。

第4章　南亚人的高血压

Philip Joseph，*Rajeev Gupta*，*and Salim Yusuf*

在南亚，血压升高是一个日益严重的健康问题，是失能调整生命年损失的第二大危险因素，主要是因为它与心血管疾病（CVD）的发展密切相关。在印度，据估计，高血压占所有卒中相关死亡的57%，占冠状动脉疾病相关死亡的24%。因此，通过改善血压的控制，可以减少该地区相当大部分的死亡和残疾。

在南亚，过去的20年里，年龄和性别调整后的平均血压和高血压患病率都在稳步上升。在整个南亚，高血压管理方面也存在显著的差距，只有不到50%的高血压患者意识到这一点，而80%以上的高血压患者血压控制不力。如果不加以解决，这些趋势将大大增加与血压升高相关心血管疾病的发病率和死亡率。本章将重点介绍南亚人群中高血压的流行病学及其管理。首先，我们将检查高血压的患病率及其在整个南亚的变化；其次，我们将检查与南亚人高血压发病率相关的主要可变和遗传危险因素；最后，我们将总结该地区高血压管理中需要解决的现有差距。

一、南亚人群高血压患病率

1.南亚人群高血压的定义　有人建议，南亚人中的心血管疾病危险因素（如肥胖）与其他种族群体相比，需要较低的门槛来定义风险。这是因为有证据表明，南亚人的心血管疾病发生在较低的年龄和危险因素阈值。研究还表明，某些生理血压参数（如脉压、运动后血压）不同，与欧洲白种人相比，南亚人的血压可能与卒中风险有更强的关联。然而，没有确切的证据表明，对于给定的血压，南亚人群有较高的心血管疾病风险，收缩压（SBP）＞140mmHg和（或）舒张压（DBP）＞90mmHg仍是目前公认的南亚人群高血压诊断阈值。

2.南亚人高血压患病率　南亚各国对高血压的估计差异很大，部分原因是研究人群之间的人口统计学差异。例如，在对来自南亚7个国家的33项观察性研究（220 539名受试者，平均年龄43.7岁）的系统回顾中，高血压患病率约为27%，从孟加拉国的17.9%到尼泊尔的33.8%不等。相比之下，在前瞻性城乡流行病学（PURE）研究中，对来自印度、巴基斯坦和孟加拉国的33 000名受试者（平均年龄48.5岁，年龄范围35～70岁）中稍年长的人群进行了研究，2/3的人被诊断患有高血压，其中孟加拉国患病率最高（39.3%），其次是巴基斯坦（33.3%），印度最低（30.7%）。尽管研究之间存在这些观察到的差异，但高血压的患病率始终显示男性高于女性，城市高于农村。

事实上，从农村向城市环境的转变是推动高血压患病率上升的一个关键社会因素。据报道，在印度，高血压的患病率在过去几十年中急剧上升，城市地区的负担更重。在印度进行的142项研究的系统回顾中，估计有29.8%的成年人患有高血压；在城市地区，与健康相关的行为已经发生了广泛的变化，与农村地区（27.6%）相比，高血压患病率更高（33.8%）（图4.1）。此外，农村地区的高血压患病率差异很大（在城市地区没有观察到），这可能反映了印度农村地区不同的经济发展阶段，以及印度农村地区的城市化和健康相关行为的转变。

3.移居北美或欧洲的南亚人高血压患病率　与生活在相同宏观环境中的其他族群相比，南亚人有独特的心血管风险特征，其特点是糖尿病风险更高、体脂率更高、高密度脂蛋白浓度更低。一些研究表明，与生活在同一国家的白种人相比，南亚人患高血压的风险也略有增加。在对加拿大13项高血压患病率研究（$n\approx$650 000人）进行的系统回顾中，南亚人患高血压的风险略高于高加索人（比值比为1.11，95%置信区间为1.02～1.22，$P=0.02$）。然而，居住在欧洲的南亚人群中并没有一致地观察到这种联系。此外，虽然一些心血管危险因素（如肥胖）在这些南亚人群中的患病率似乎随着时间的推移在稳步上升，但这种趋势是否也随着高血压的流行而出现还不清楚。

二、南亚人群患高血压的危险因素

1.遗传因素　尽管据估计有30%～70%的血压表型变异是可遗传的，但在人群水平上，只有一小部分变异可以通过全基因组关联研究（GWAS）中常见的遗传多态性来解释。

GWAS已经确定了大约70个与血压相关的单核苷酸多态性。尽管这些基因大多数是在欧洲白种人群体中发现的，但大约1/5似乎是南亚人共有的。对69 395名欧洲血统受试者的28项GWAS研究进行荟萃分析，确定了28个与SBP或DBP显著相关的独立位点，其中6个与23 977名南亚血统受试者的血压显著相关。此外，最近对320 251名来自欧洲、南亚和东亚的受试者进行的

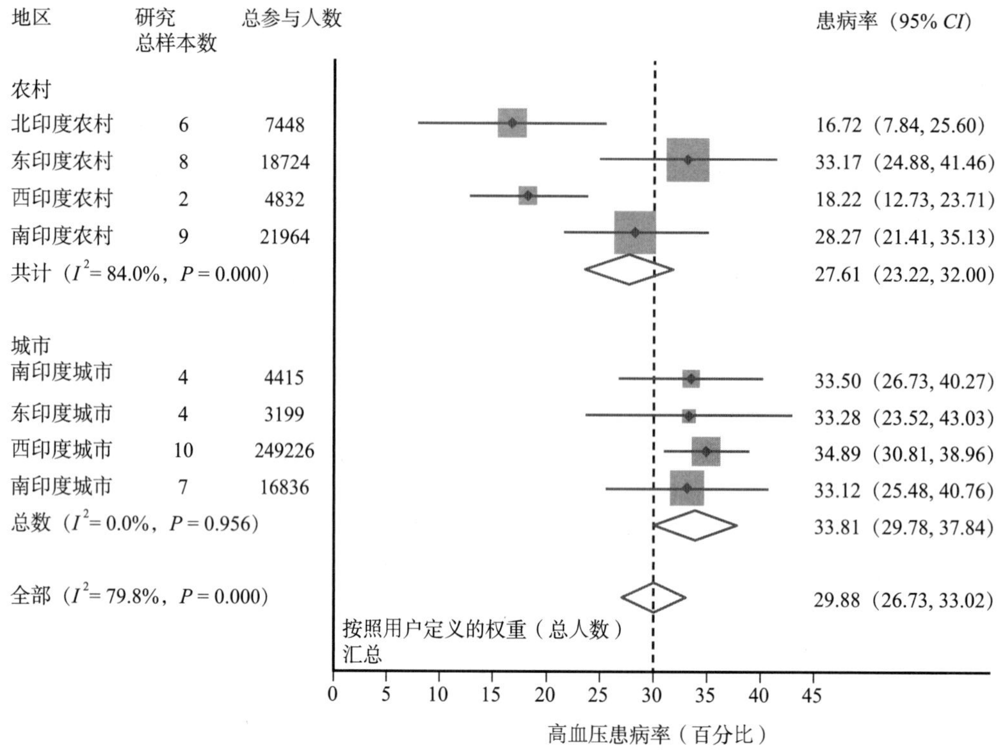
地区
研究总样本数
总参与人数
患病率（95% CI）
农村
北印度农村 6 7448 16.72（7.84, 25.60）
东印度农村 8 18724 33.17（24.88, 41.46）
西印度农村 2 4832 18.22（12.73, 23.71）
南印度农村 9 21964 28.27（21.41, 35.13）
共计（I^2= 84.0%，P = 0.000） 27.61（23.22, 32.00）
城市
南印度城市 4 4415 33.50（26.73, 40.27）
东印度城市 4 3199 33.28（23.52, 43.03）
西印度城市 10 249226 34.89（30.81, 38.96）
南印度城市 7 16836 33.12（25.48, 40.76）
总数（I^2= 0.0%，P = 0.956） 33.81（29.78, 37.84）
全部（I^2= 79.8%，P = 0.000） 29.88（26.73, 33.02）
按照用户定义的权重（总人数）汇总
0 5 10 15 20 25 30 35 40 45
高血压患病率（百分比）

图4.1 印度高血压患病率的城乡和地理位置差异

在这项印度高血压流行病学研究的系统回顾中，农村地区不同地理区域的高血压患病率有显著差异，而城市地区的高血压患病率相似。总体而言，与农村地区相比，城市地区的高血压患病率更高（引自：Anchala R，et al. Hypertension in India：A systematic review and meta-analysis of prevalence，awareness，and control of hypertension. J Hypertens，2014，32：1170-1177.）

跨种族荟萃分析，从12个与血压性状相关的独立位点中确定了多态性，在3个种族群体中具有一致的效果。这些研究表明，与其他种族群体相比，南亚人具有相似的高血压遗传倾向。然而，GWAS至今未能确定南亚人特有的影响血压的多态性；尽管这可能是由于方法学的因素，例如，目前在南亚人进行的GWAS样本量相对较小（且能力有限），GWAS在确定与罕见多态性相关的显著影响和种族间连锁不平衡的差异方面能力有限。一些遗传关联可能会进一步受到基因-环境相互作用的影响，当与健康相关的行为模式也不同时，这可能会导致不同种族之间的遗传效应不同。

2. *高血压的可变危险因素* 高血压发展的危险因素在本书的第3章有详细的论述。其中有几个危险因素在南亚人口中特别重要，因为它们在该区域的流行率很高或负担日益加重。

（1）超重和肥胖：据估计，体重每增加5%，高血压的风险就会增加20%。在南亚人群中，肥胖（通常定义为体重指数≥25kg/m^2）是高血压发展和控制不佳的常见危险因素。在过去的20年里，整个地区的肥胖率都在上升。在印度，约有9%的男性和13%的女性符合肥胖的临床标准，印度南部、城市地区和女性中的患病率更高。

（2）糖尿病：在南亚人群中，糖尿病与高血压风险增加3～4倍有关；在南亚，糖尿病患病率是世界上最高的。在印度，根据地理位置的不同，有5%～15%的人患有糖尿病，男性和女性的患病率相似，而城市地区的患病率更高。

（3）吸烟和饮酒：在南亚人群中，吸烟和饮酒使高血压风险增加了1.5～2倍，与女性相比，这两种情况在男性中更为常见。印度全国调查数据显示，目前有29%的男性吸烟，而女性吸烟率仅为2%。同样，据报道有8%的男性经常饮酒，而女性仅占1%。

（4）营养转型：由于城市化和经济发展，印度的营养转型导致了水果、蔬菜和纤维消费减少，摄入饱和脂肪/肉类产品的量增加，以及钠摄入量增加。虽然关于饮食如何影响南亚人血压的证据有限，但该人群中的现有数据表明，低水果和蔬菜摄入量、高脂肪摄入量和高钠摄入量与高血压相关。南亚人口的平均钠摄入量估计在3.5～4g/d，这一范围对心血管疾病风险没有明显影响。但是，对于钠摄入量较高（如＞5g/d）的个人，应该提供减少饮食中钠摄入量的咨询。

（5）体育活动：在没有高血压的个体中，有规律的体育活动可以适度降低血压。然而，流行病学数据显示，印度54%的成年人缺乏锻炼，城市地区和男性的锻炼水平较低。此外，有85%的人不参加任何娱乐性体育活动。尽管强制性的体力活动（如职业活动）可以抵消部分，但仍需要更加重视促进体育活动的公共卫生政策。

三、南亚人的高血压管理

1.*生活方式和行为的改变* 健康的行为是预防高血压和降低已确诊高血压患者血压的重要组成部分。应特别强调超重或肥胖个体的减重，减少高钠盐摄入人群（如＞5g/d）的钠摄入量，增加水果和蔬菜的摄入，并减少饱和脂肪的摄入。所有人都应避免吸烟或戒烟，限制饮酒，尤其是男性，男性的吸烟率和饮酒率都比女性高很多。增加体育活动可以通过减体重直接或间接地降低血压。在高血压患者中，生活方式的改变对血压的降低有轻到中度的影响（收缩压降低2～3mmHg），但是提倡健康的生活方式也可以降低心血管疾病的风险，这与血压降低无关，所以，应该鼓励所有高血压患者和非高血压患者改变生活方式。

2.*抗高血压治疗的启动和治疗目标* 大多数高血压患者需要改变生活方式和药物治疗来控制血压。没有一致的证据表明，与其他种族相比，南亚人群的血压目标应该有所不同。临床研究结果一致发现，在2级高血压患者（国际高血压学会定义为收缩压＞160～179mmHg或舒张压＞100～109mmHg）中，药物降低血压与心血管不良事件的减少有关。相应地，心血管不良事件也随着血压的降低而大幅度降低，而基于所使用特定药物的总体结果没有明显差异。在SPRINT试验中，招募了患有心血管疾病或心血管疾病高风险、收缩压在130～180mmHg（平均血压登记值约为140/78mmHg）的老年受试者，与收缩压的标准治疗值＜140mmHg相比，强化血压治疗（目标值为收缩压＜120mmHg）减少了心血管事件。与标准治疗组的134mmHg相比，强化治疗组的平均收缩压为122mmHg，尽管强化治疗可以改善心血管结局，但这需要每人平均使用3种不同的药物，并且副作用更多（包括急性肾损伤和晕厥）。SPRINT试验中观察到的较大益处在某种程度上被其他的研究结果所抵消，如糖尿病患者的ACCORD研究，在该研究中，与标准管理（119mmHg vs. 134mmHg）相比，强化治疗的血压降低类似，卒中风险降低41%，但总体心血管不良事件没有降低。此外，最近的HOPE3研究发现，在中度心血管疾病风险个体中，抗高血压药只能降低基线收缩压＞143mmHg患者的主要心血管疾病事件，而在较低血压范围内没有益处。

根据目前的数据，对于1级或2级高血压（如血压＞140/90mmHg）患者，应强烈推荐抗高血压治疗；对于心血管风险较低的患者，血压＜140/90mmHg是药物治疗的可接受目标；对于糖尿病患者，可考虑更低的治疗目标（如＜130/80mmHg），因为这对降低卒中风险有潜在益处；对于已有心血管疾病或有患心血管疾病高风险的患者，如果治疗耐受性良好，可考虑收缩压目标值为120mmHg的强化治疗。

3.*药物的选择* 在一些种族中，已经表明某些抗高血压药疗效较差（如血管紧张素转化酶抑制剂对于非洲人），但是没有报道南亚人有不同药效的研究。因此，任何一线抗高血压药都可以考虑用于高血压的治疗。与单一药物的标准剂量相比，使用2种或3种抗高血压药的低剂量组合可以更大程度降低血压，这应该是大多数人在开始药物治疗时的首选方法。

两项针对印度受试者的研究评估了使用含氢氯噻嗪（12.5mg）、阿替洛尔（25mg）、雷米普利（5mg）、辛伐他汀（20 mg）和阿司匹林（75mg）的固定复方制剂（即Polycap）联合治疗降低血压和胆固醇的效果。在一项为期12周的多重比较、随机对照试验中，将复方制剂（每日1次）与其单个药理成分进行比较，表明复方制剂可使收缩压降低7.4mmHg，舒张压降低5.6mmHg，这明显大于任何一种抗高血压药的效果，与3种抗高血压药单独给药的效果相似。事实上，在基线高血压的受试者中，服用抗高血压药的数量与血压控制的改善显著相关（图4.2）。副作用和停药率与仅接受单一药物组相似。第二个临床试验对518名南亚人服用低剂量和高剂量复方制剂进行比较，发现高剂量方案进一步降低了25%的血压，且停药率相似。在低收入和中低收入国家，使用复方制剂对高血压的管理有几个潜在的益处。首先，使用联合抗高血压治疗可以使血压降得更低，这将使更多的高血压患者达到满意的血压控制。其次，单片复方制剂就可以降低血压和血清胆固醇，从而可以通过一种适用于广泛社会经济环境的简化方案来更好地优化血管危险因素控制。最后，使用便宜的成分，复方制剂可以以非常低的成本销售，这对那些负担能力仍然是药物使用重大障碍的国家（包括南亚国家）尤其有利。

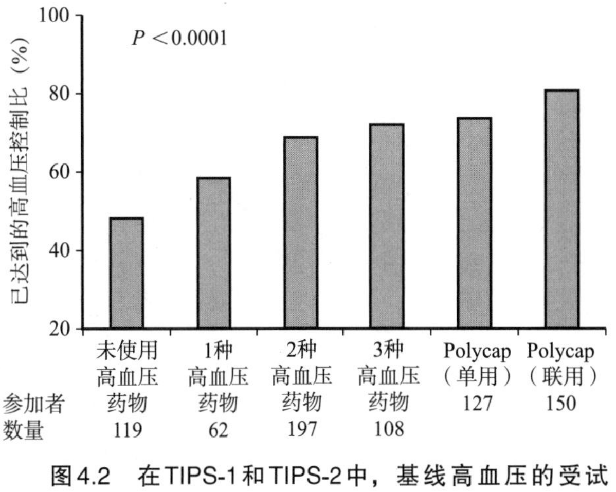

图4.2 在TIPS-1和TIPS-2中，基线高血压的受试者达到适当的血压控制（定义为收缩压＜140mmHg）的比例

（引自：Mente A，et al. The Role of the Polypill in Hypertension. Special Issues in Hypertension，2012. with permission of Springer.）

4.*在南亚克服高血压管理的障碍* PURE的研究报道称，整个南亚地区高血压管理水平都很低，只有40%的高血压患者知道自己的诊断，32%的高血压患者接受了治疗，13%的高血压患者得到了控制。在最近对印度142项观察性研究的系统回顾中观察到了一致的结果，印度农村地区的高血压管理更差；城市地区42%的高血压患者知道诊断结果，而农村地区只有25%；城市地区35%的高血压患者接受治疗，而在农村地区只有20%；城市地区有20%的患者血压得到控制，而农村地区只有11%。

导致高血压治疗不佳的因素很复杂，除了医疗服务提供者和卫生系统层面的“上游”障碍外，还包括患者层面的护理障碍（图4.3）。为了克服这些障碍，需要创新、多方面的政策和干预措施来解决这些护理差距。关键的公共卫生政策应该包括减少吸烟和饮酒、促进体育活动、减少饱和和不饱和脂肪摄入量，以及关于人口适当钠摄入量的国家指南。

需要对患者加大高血压教育的宣传力度。许多高血压患者没有症状，如果他们感觉良好，可能就不愿意改变生活方式或开始药物治疗。有必要提高对高血压及其后果的认识，推广高血压筛查和治疗的可用资源，并就改变生活方式来降低血压的重要性提供咨询；还必须强调坚持用药对患者的益处，提供足够的药物副作用知识，以便患者能够识别问题并寻求对其降压方案的必要改变，并提供简化的给药方案，如单药联合疗法。

在医疗服务提供者和卫生系统层面，每次医师健康会议上的机会性血压评估可以显著增加高血压的检测，高血压筛查的任务共享也可以包括非医疗卫生工作者（如药师、护士和熟练的社区卫生工作者）。在印度农村，使用NPHW社区的筛查已被证明能提高心血管疾病的检出率。在安得拉邦农村心血管疾病预防研究（RAFCAPS）中，使用NPHW进行社区筛查与常规检测相比，心血管疾病检出率增加了12%。类似的社区NPHW项目有可能提高高血压的检出率，目前正在对这些项目进行评估。研究还表明，允许药师或护士治疗血压可进一步改善控制率，此外，还应考虑重组该地区的卫生保健系统，让更多的卫生人员开出易于使用且耐受性良好的抗高血压药（目前在一些高收入和中等收入国家供应）。

心血管疾病药物的可负担性和可获得性都显著影响其使用，并且在中等收入和低收入国家基本药物的可负担性较低。在印度，虽然大多数心血管疾病药物都是仿制药，但价格他们负担不起。在这种情况下，更多地使用低成本固定剂量治疗可能对改善高血压控制和优化整体血管风险特别有用。除了药品费用外，还需要采取系统的方法来减少向患者提供额外医疗保健服务的费用（如负担得起的医疗保险）。可能需要克服其他障碍，包括运输卫生设施的交通困难、缺少或无法获取的设施、医生短缺、难以获得药物补给，以及门诊就诊的耗时性。表4.1提供了改善高血压检测、治疗和控制的关键策略概要。

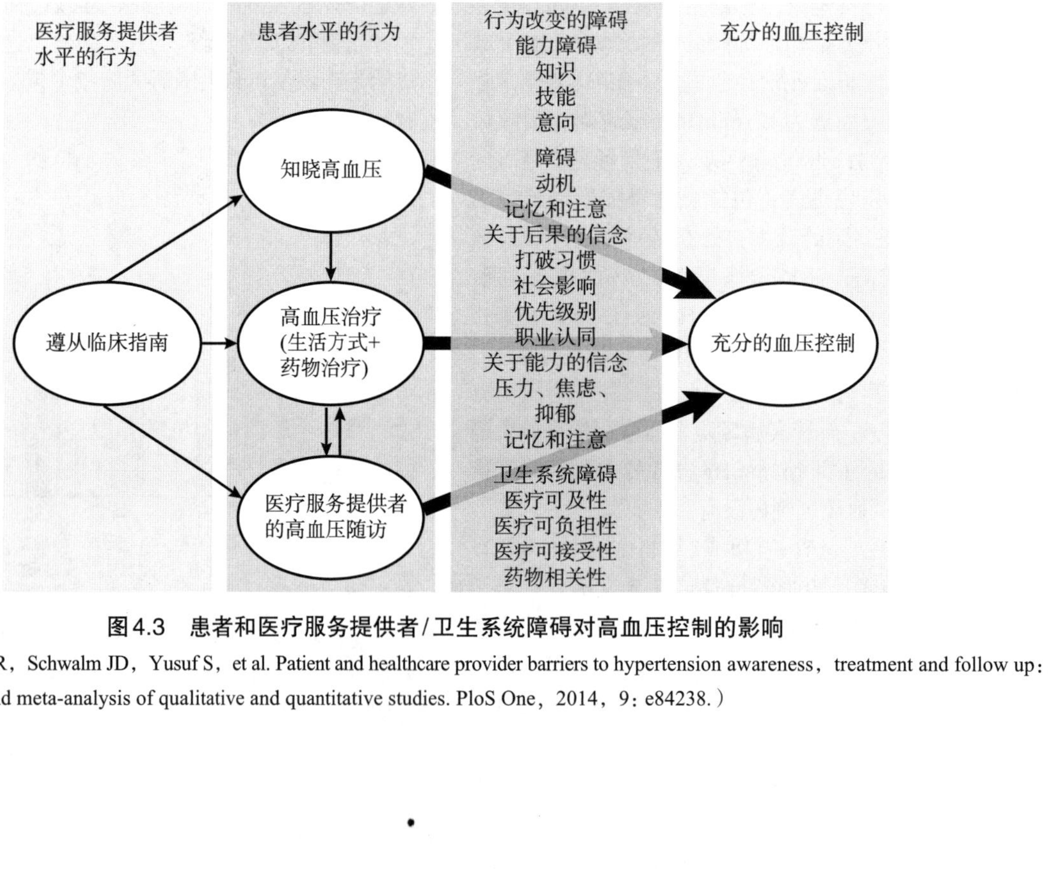

图4.3 患者和医疗服务提供者/卫生系统障碍对高血压控制的影响

（引自：Khatib R，Schwalm JD，Yusuf S，et al. Patient and healthcare provider barriers to hypertension awareness，treatment and follow up：A systematic review and meta-analysis of qualitative and quantitative studies. PloS One，2014，9：e84238.）

表4.1 改善南亚高血压管理的策略

公众教育及健康宣传	·增加公众对高血压是卒中、心脏疾病和死亡的主要危险因素的认识 ·增加对高血压筛查必要性的认识 ·促进人群层面降低血压的公共卫生政策（戒烟、限制饮酒、改变饮食和增加体力活动）
高血压筛查	·更多地获得高血压筛查，特别是在农村地区 ·机会性体检筛查 ·在诊所和社区将高血压筛查的“任务转移”到NPHW（如药房、外展项目） ·通过对血压＞160/100mmHg的个体进行重复测量，在一次就诊中使用至少两种抗高血压药的组合来简化药物治疗的启动
患者教育和授权	·强调改变生活方式的简单方法，重点是适度减体重、戒烟、减少饮酒，以及增加水果和蔬菜的摄入量，如果钠摄入量过高，则减少钠的摄入量 ·坚持药物降压治疗的重要性 ·自我监测血压 ·电子健康/移动健康提醒监测血压并坚持治疗
药物治疗	系统或提供者层面的计划 ·药物管理任务共享 ·健康专业人员教育/更新高血压指南 ·使用临床支持系统、审计反馈机制和激励措施实现高血压控制 ·确保在社区获得优先的药物治疗 药物治疗的选择 ·使用可负担的低价抗高血压药 ·早期使用联合降压治疗和简化治疗方案（如FDC治疗） ·加用他汀类降血脂药物可进一步降低心血管事件的风险，并与抗高血压药联合使用

FDC.固定剂量复合剂；NPHW.非医疗卫生工作者（引自：Gupta & Yusuf. Towards better hypertension management in India. Indian J Med Res，2014，139：657-660.）

四、结论

血压升高在很大程度上导致了南亚心血管疾病负担的增加，其控制取决于几个因素。首先，由于城市化和经济发展，与健康相关的行为（如饮食、体育活动、饮酒）和其他可变的高血压危险因素（如肥胖、糖尿病）急剧增加，需要公共卫生战略来解决这些问题。其次，该地区在高血压的检测、治疗和控制方面存在重大差距，需要从系统、提供者和患者方面制订限制高血压管理障碍的综合政策，其中包括改善获得医疗资源和医疗服务的策略，以更好地管理血压（如定期到医疗服务人员处测量血压、任务共享），以及更多地使用简化的、低成本的组合药物疗法来控制血压。预计通过这种创新策略，该地区的高血压和相关心血管并发症的负担可以极大地降低。

第二部分 病理生理学

第5章 高血压的发病机制

Michael E. Hall and John E. Hall

绝大多数（＞90%）人类高血压归因于高血压病（原发性高血压），涉及多个器官系统、血压神经激素调节器，以及局部组织控制系统的复杂相互作用。虽然原发性高血压是一种异质性疾病，但超重和肥胖占这些患者血压升高风险的65%～75%。遗传因素和其他因素，如膳食钠摄入量增加、久坐生活方式和过量饮酒也可能导致原发性高血压。交感神经系统（SNS）和肾素-血管紧张素-醛固酮系统（RAAS）等神经内分泌系统的激活在高血压的发病机制中也起着重要作用。许多原发性高血压的诱因最终导致肾功能不全，引发或维持血压升高。

本章我们将讨论短期和长期血压控制系统及多器官系统是如何相互作用来维持组织血流量、水钠平衡，以及整体内环境平衡。我们还简要回顾影响SNS和RAAS活性、内皮功能和氧化应激的各种因素，这些因素最终通过影响心输出量（CO）、血管阻力和肾脏水盐排泄来影响血压。

一、血压、血流量和心输出量的调控

有效的循环调节涉及神经激素和调节血压和组织血流量的局部控制系统的复杂相互作用。根据众所周知的公式，血压是心输出量和总外周血管阻力（TPR）的乘积：平均动脉血压＝CO×TPR。这个方程将注意力集中在影响心脏和血管功能的因素上，并且足以描述短期的血压控制。然而，慢性血压调节更为复杂，涉及与血管容量（有时称为“有效血容量”）相关的调节循环容量的额外系统；这些系统可调节血压以满足其他关键的体内平衡需求，如维持盐和水的出入平衡。

心输出量代表血液循环的总流量，通常被描述为每搏输出量和心率的乘积。每搏输出量，换而言之，由心脏泵血能力和影响静脉回流心脏的外周循环因素决定。心脏通常会泵出从组织中回流的血液量（即静脉回流）。因此，静脉回流和心输出量是相等的，除了暂时性的差异外，还取决于影响组织血流量的多种因素，特别是组织的代谢需求。例如，组织的正常生长与心输出量增加有关，而组织质量的丧失（如随着年龄增长或截肢而可能出现的肌肉质量的丧失）导致心输出量减少。

即使没有组织质量的变化，代谢率也会对组织血流量产生很大的影响，从而影响心输出量。当运动或甲状腺功能亢进症期间代谢率增加时，组织血流量和心输出量也会增加，以满足组织更高的代谢需要。在大多数情况下，除非组织质量或代谢发生改变，否则每日平均心输出量保持相对恒定，即使有明显的钠潴留和血容量增加的情况，如原发性醛固酮增多症和肾功能受损受试者的钠负荷，心输出量在最初的短暂变化（通常仅持续几天）后仍保持相对稳定。这是因为大多数组织能够根据自身的特殊需要在宽泛的血压范围内自动调节其血液量。因此，尽管许多慢性高血压患者的TPR升高，但由于局部的自动调节机制，大多数组织的血流量保持在相对正常的水平。例如，血压升高和血管牵拉增加会刺激肌源性血管收缩，这种反应甚至可以在分离的血管中观察到。此外，当血流量增加到满足代谢要求所需的水平以上时，大多数组织中的局部血管收缩机制都会被激活，随着血压的慢性升高，血管的结构发生了变化，如血管壁增厚和毛细血管数量减少（稀疏），尽管灌注压力增加，但仍能保证相对正常的组织血流量。因此，TPR通常与血压同步变化，有助于维持正常组织血流量，减轻血管张力的变化。

在某些情况下，TPR升高和血压升高与血管紧张素Ⅱ（Ang Ⅱ）或内皮素等高水平的血管收缩剂有关，尽管在大多数原发性高血压患者中，确定特异性血管收缩剂的异常升高是一项挑战。即使在血管收缩剂水平很高的情况下，组织灌注也通常保持在适合代谢需求的水平。然而，血流量“储备”和增加组织血流量以应对代谢需求增加的能力（如在运动中），可能在某些高血压患者中受损。

虽然维持组织的血流量和营养供应显然需要足够的血压，但当血压高于正常值时，血流量和心输出量可独立于灌注压进行调节。此外，血压的调节因素可能与大多数外周组织的血流量没有直接关系，但肾脏需要血压，使尿中的水和电解质的排泄量保持在与摄入量相等的水平。如后文所述，慢性高血压可能代表了一种“权衡”，即在出现损害肾功能的紊乱时，允许肾脏排出与摄入等量的正常盐和水，肾动脉收缩或肾动脉上方与主动脉缩窄引起全身动脉压代偿性升高，最终使肾脏灌注和盐、水排泄恢复到正常水平。相反，降低非肾组织如骨骼肌的灌注压力（如肾动脉下方的主动脉缩窄）不会导致慢性高血压。虽然大脑供血不足可能引发急性血压升高的应急机制（如交感神经激活），但脑灌注在长期血压调节中的重要性仍不清楚。

二、长期血压控制：肾压力性钠尿反馈的作用

与快速调节血管和心脏功能的血压调节机制不同，日均血压的长期调节与水、盐平衡密切相关。图5.1显示了整合血压和体液量慢性控制的概念框架。这种反馈系统的一个关键因素是血压升高增加肾钠/水排泄，通常称为肾压力性钠尿反馈/利尿。如果心脏和血管功能足够好，即使在摄入和输出之间暂时的不平衡也会改变细胞外液量（ECFV）和潜在的血压。在某些情况下，血压升高有助于维持盐和水的平衡，通过肾压力性钠尿反馈，应对可能导致盐/水潴留的异常情况。尽管在日常生活中，盐和水的摄入和输出之间经常出现暂时性的不平衡，过量的钠可以储存在皮肤等组织中，与容量保持无关，但最终必须达到平均摄入和输出之间的平衡；否则，会发生体液的持续扩张或缩减，并最终导致循环衰竭。

肾脏有强大的肾内和神经内分泌系统，帮助维持盐和水的平衡，在盐和水的摄入范围很宽的情况下，细胞外液量或血压的变化通常很小。例如，对于肾脏和神经内分泌功能正常的人，当盐量摄入增加时，血压的变化很小，这些个体被称为“盐耐受”。然而，对于神经激素控制异常或内在肾脏异常（如肾损伤）肾功能受损的“盐敏感”患者，血压升高和随后的压力性钠尿反馈/利尿则是另一种维持盐/水平衡的方法。在某些情况下，肾压力性钠尿反馈可能在维持盐、水摄入和排出之间平衡方面，以及防止过多液体潴留方面发挥关键作用。

一些研究者认为肾压力性钠尿反馈对血压的长期调节作用很小，因为肾脏能够适应血压的升高。然而，大量证据表明，肾灌注压对盐和水的排泄有持续的影响，在慢性血压调节中起着关键作用。例如，使用膀胱分离法从每个肾分别收集尿液，并在两个肾分别控制肾灌注压，我们发现，血压的小变化会导致氯化钠（NaCl）/水排泄大的变化，并且持续长达压力变化的12天（图5.2）。我们对压力性钠尿反馈在几种实验性高血压中维持NaCl/容量平衡的重要性进行试验，包括血管紧张素

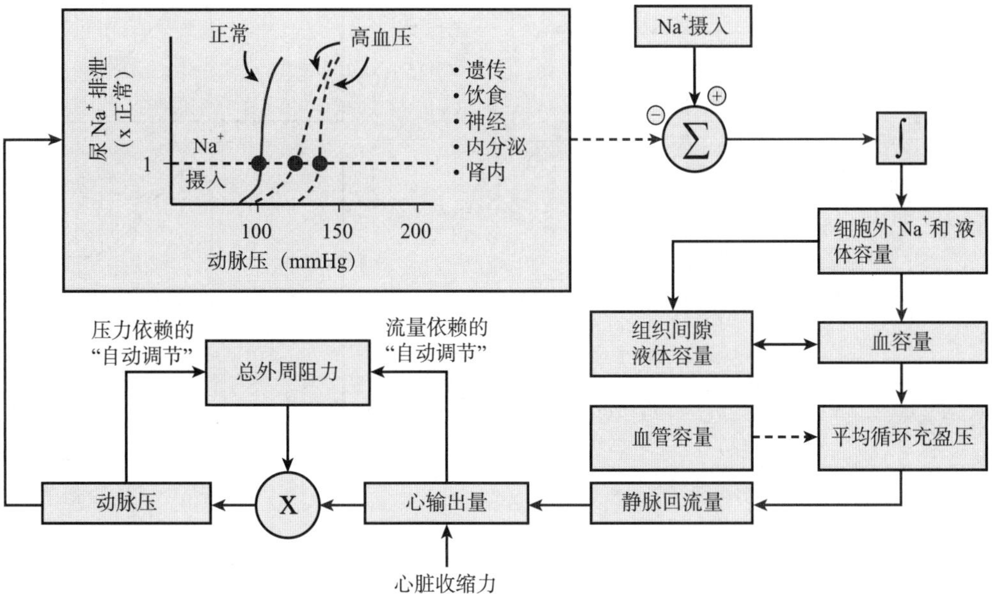

图5.1 长期血压调节的基本肾-体液反馈机制

这种反馈的一个关键组成部分是动脉压和尿钠排泄的影响，称为肾压力性钠尿反馈/利尿。虚线显示盐敏感和盐不敏感高血压患者的压力钠尿反馈受损。动脉压升高可能通过各种组织中的压力依赖性或流量依赖性“自动调节”导致总外周阻力的继发性增加。血管容量增加往往会降低平均循环充盈压

Ⅱ、醛固酮、脱氧皮质酮醋酸盐、去甲肾上腺素、促肾上腺皮质激素加去甲肾上腺素和血管升压素高血压。在不同情况下，我们发现肾灌注压增加在维持水、盐平衡中起着关键作用；在高血压发展过程中，当肾动脉压伺服控制在正常水平时，就会出现钠、水潴留，同时ECFV和全身动脉压持续升高。在某些情况下，如果高血压发展过程中压力性钠尿反馈被抑制，就会出现严重的盐/容量潴留，几天之内导致循环充血和肺水肿。

肾灌注压对盐和水排泄有长期影响这一事实的一个重要含义是，除非压力性钠尿反馈之血压转变到更高的血压，否则慢性高血压无法维持。如果压力性钠尿反馈没有重置，血压的升高会增加钠排泄量，降低ECFV和心输出量，直到血压恢复到正常水平（图5.3）。因此，慢性高血压不能通过非肾性血管收缩或心输出量的增加

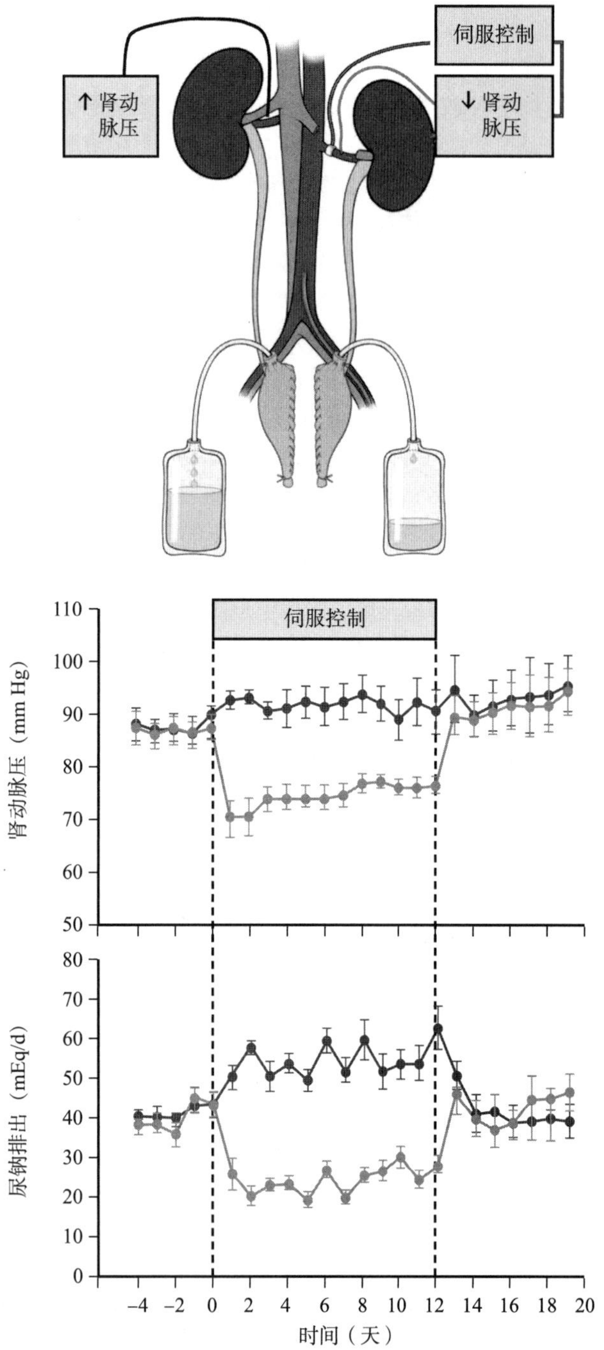

图5.2 肾动脉压和尿钠排泄量

使用膀胱分离法从同一只狗的肾脏中分别收集，其中一个肾脏的压力伺服控制在低于对照组10～12mmHg的水平（虚线）而对侧肾脏的压力比对照组（实线）高出4～5mmHg。数据显示了4天的对照测量、12天的伺服控制肾灌注压和7天的恢复（引自：Mizelle HL，Montani JP，Hester RL，et al. Role of pressure natriuresis in long-term control of renal electrolyte excretion. Hypertension，1993，22：102-110.）

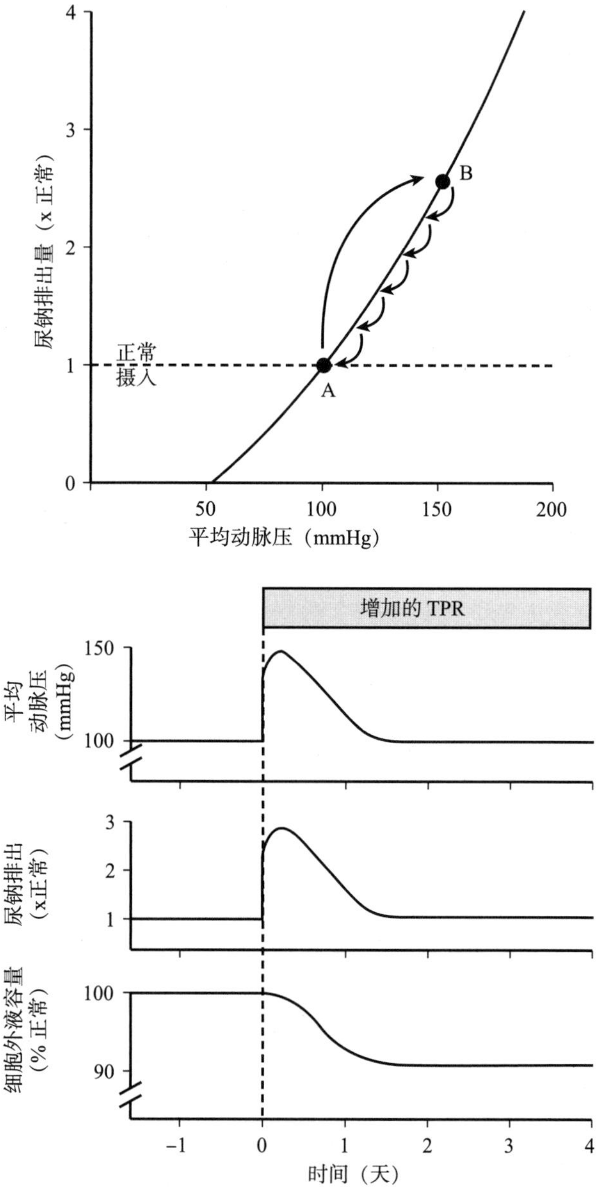

图5.3 总外周阻力（TPR）增加的长期影响

如大动静脉瘘闭合引起的长期影响，而肾压-钠尿关系无变化。血压（BP）最初从A点升高到B点，但血压升高不能持续，因为钠排泄超过摄入量，减少细胞外液量，直到血压恢复正常，钠平衡重新建立（引自：Hall JE. The kidney，hypertension，and obesity. Hypertension，2003，41：625-633.）

来维持，除非肾压力性钠尿反馈也有重置。

肾压力性钠尿反馈受许多神经内分泌系统的影响，这些系统可以放大或减缓血压对盐和水平衡的效应。如前所述，高盐摄入通常会导致抗钠尿激素（血管紧张素Ⅱ和醛固酮）分泌减少，同时利钠激素形成的增加，这些激素共同强化了压力性钠尿反馈的作用，使肾脏在血压变化最小的情况下维持钠平衡。然而，过度激活抗钠尿系统（如RAAS或SNS）会降低压力性钠尿反馈的有效性，则要求较高的血压来维持钠平衡。

到目前为止，在所有的实验性高血压或人类高血压中，压力性钠尿反馈都转向更高的血压水平，这种变化可能是因于激素或肾内疾病降低了肾小球滤过率（GFR）或增加了肾小管盐或水的重吸收。尽管肾功能不全，升高的血压也会通过压力性钠尿反馈使盐和水的排泄恢复到正常范围。

1.钠潴留并不总是导致高血压　虽然慢性高血压需要有压力性钠尿反馈失调才能维持，但钠潴留并不总是导致血压升高。在慢性心力衰竭和肝硬化等病理生理条件下，盐和水潴留并不发生高血压，在这些情况下，盐和水的潴留是对心脏或血管功能不足而导致血压降低的一种弥补。心力衰竭时，如果心脏功能减退不是很严重，钠水潴留倾向于增加ECFV，充分提升心脏充盈压力，使心输出量和血压恢复到正常范围；肝硬化时，由于肝纤维化，从循环到间质液流失和（或）血管容量增加，以及肝门静脉循环血池增加，这也导致了各种抗利尿系统的激活，使盐和水潴留，帮助维持血压正常。

2.肾压力性钠尿反馈系统受损并不总是导致钠潴留或血容量和心输出量增加　虽然ECFV和血容量是长期血压调节的关键组成部分，但通过肾体液反馈机制，血压本身不是血容量的函数，而是血容量与血管容量的关系，这一概念有时被称为“有效血容量”。当血管容量增加时（如大静脉曲张），需要更大的血容量来维持正常血压；相反，在血管收缩的情况下，维持正常血压所需的血容量就少。当存在高浓度的强血管收缩剂，如去甲肾上腺素和血管紧张素Ⅱ时，肾脏实际上可能会发生压力诱导性钠尿反馈，即使这些血管收缩剂也具有维持高血压的重要的抗钠尿排泄作用，ECFV也可能降低。因此，在某些与高血压相关的明显外周血管收缩（如嗜铬细胞瘤或肾素分泌瘤），也可能导致血容量减少，即便肾压力性钠尿反馈受损是维持高血压的必要条件。

三、盐敏感性与高血压

因为过量的盐摄入会增加高血压的风险，所以适量的盐摄入是预防心血管疾病和肾脏疾病的重要策略，特别是对盐敏感的个体。尽管几天之内高盐摄入对血压的反应存在显著的异质性，血压盐敏感性会随着长期过量盐摄入暴露而恶化。盐敏感也可能随着年龄的增长或各种病理生理状况导致肾功能不全，如糖尿病、高血压和各种类型的肾脏疾病而增加。基因突变或神经激素变化增加肾小管钠重吸收也可能增加血压盐敏感性。盐敏感性在黑种人也比白种人更常见。尽管引起盐敏感性的原因似乎各不相同，但所有盐引起血压慢性升高的个体都有一个共同的特点，即肾压力性尿钠排泄受损，以血压升高为代价维持盐平衡。

实验和临床研究表明，几种类型肾脏特异性疾病增加了血压盐敏感性（表5.1）：①肾损伤导致功能性肾单位丢失或肾小球毛细血管滤过系数降低；②肾小球前阻力散在（不均匀）增加；③不能适当调节RAAS；④获得性或遗传性疾病直接或间接增加肾NaCl重吸收，特别是在远曲小管和集合管。引起盐敏感性高血压的各种肾功能障碍与引起耐盐性高血压的肾功能障碍不同。

1.肾单位丢失和肾损伤引起盐敏感性　尽管手术切除高达70%的肾组织一般不会引起明显的高血压，但它确实大大增强了血压的盐敏感性。部分肾梗死、肾小管间质炎症、肾免疫细胞浸润、免疫球蛋白A（IgA）肾病、肾积水及许多其他类型的肾损伤也会增加血压盐敏感性。在慢性肾脏病患者中，随着肌酐清除率的下降，血压盐敏感性呈指数增加。因此，由于衰老、糖

表5.1　实验性肾特异性疾病和单基因人类疾病导致盐敏感性血压升高

实验性肾特异性疾病	·肾肿块手术复位 ·部分肾梗死/肾单位丢失 ·两肾一夹Goldblatt高血压 ·肾积水 ·年轻时进行单肾切除术 ·肾小管间质炎症 ·肾小球肾炎，IgA肾病 ·腺嘌呤致肾损伤 ·集合管特异性NOS1缺失 ·集合管内皮素B受体特异性缺失 ·集合管特异性肾素过度表达 ·肾髓质特异性氧化应激增加
单基因人类疾病	·Liddle综合征 ·激活因妊娠而加剧的MR突变 ·表观盐皮质激素过量（AME） ·Gordon综合征 ·糖皮质激素可治性醛固酮增多症（GRA） ·先天性肾上腺皮质增生症（CAH） ·不能用糖皮质激素（FH-Ⅲ和FH-Ⅳ）治疗的家族性醛固酮增多症

IgA.免疫球蛋白A；MR.盐皮质激素受体；NOS1.一氧化氮合酶1。注意：这只是许多肾特异性疾病的一部分，这些疾病已被证明会导致盐敏感性血压（见Hall for more extensive discussion）

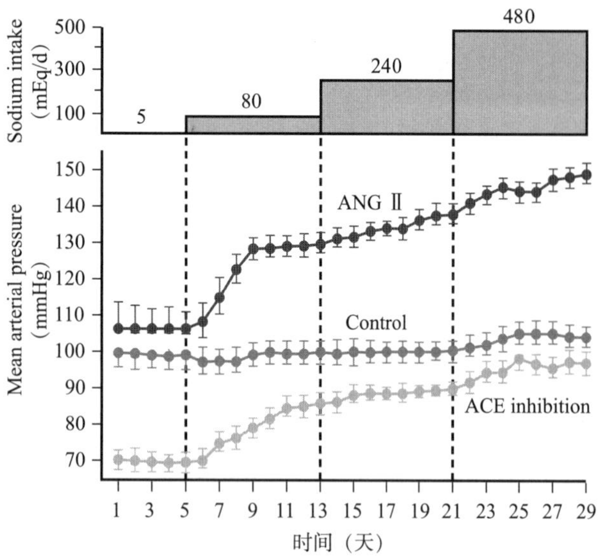

图5.4 Changes in mean arterial pressure during chronic changes in sodium intake in normal control dogs, after angiotensin-converting enzyme（ACE）inhibition, or after angiotensin Ⅱ（Ang Ⅱ）infusion（5 ng/kg/min）to prevent Ang Ⅱ from being suppressed when sodium intake was raised

注：正常对照犬钠摄入量慢性变化期间，血管紧张素转化酶（ACE）抑制后，或血管紧张素Ⅱ（Ang Ⅱ）输注［5 ng/（kg・min）］后平均动脉压的变化，以防止增加钠摄入量时血管紧张素Ⅱ受到抑制

（引自：Hall JE，Guyton AC，Smith MJ，Jr.，et al. Blood pressure and renal function during chronic changes in sodium intake：role of angiotensin. Am J Physiol，1980，239：F271-F280.）

尿病、高血压和各种急性和慢性肾损伤而导致的获得性肾损伤，即使不易觉察，通常也会增加血压盐敏感性。

功能性肾单位的丧失或肾损伤也使肾脏更容易受到损害其功能的额外损伤或钠稳态的额外挑战。因此，肾组织丢失后，与过量盐皮质激素相关的高血压更为严重。此外，大量肾单位的丧失可能会引起代偿性血管舒张和存活肾单位的过度滤过，导致肾单位进一步丧失，盐敏感性增加，血压升高，最终导致肾衰竭。

2. *不能有效地调节肾素-血管紧张素-醛固酮系统引起盐敏感*　当RAAS完全发挥作用时，钠平衡可以在很宽的摄入量范围内实现，同时是最小的血压变化（图5.4）。然而，过度RAAS活性或固定的低RAAS活性都增加血压盐敏感性。如后文所述，RAAS的主要功能之一是允许钠的摄入量和排泄量有很大的变化，而血压没有大的波动，否则就需要维持钠的平衡。

局灶性肾硬化或散在的肾小球前血管收缩，如肾梗死发生时，导致的缺血性肾单位肾素分泌增加和由于过度灌注肾单位导致肾素释放降低。因此，在高盐摄入期间，缺血和过度灌注的肾单位不能充分抑制肾素的分泌，血压变成盐敏感。

RAAS反应性降低的另一个原因是肾小管远端和集合管对钠重吸收增加，如盐皮质激素过量或基因突变增加远端和集合管钠重吸收（如Liddle综合征、表观盐皮质激素过量、Gordon综合征、糖皮质激素可治性醛固酮增多症）。在这些情况下，过量的钠潴留几乎完全抑制肾素分泌，导致在高钠摄入期间无法进一步减少肾素释放和血管紧张素Ⅱ（Ang Ⅱ）生成。因此，血压变得对盐高度敏感。

用血管紧张素转化酶（ACE）抑制剂、血管紧张素Ⅱ受体阻滞药（ARB）或盐皮质激素受体（MR）拮抗药阻断RAAS，也使血压对盐摄入量的变化更加敏感，尽管许多高血压患者血压降低，当盐摄入量正常或减少时，这些抗高血压药通常比盐摄入量升高时有效得多。

3. *内皮素与盐敏感性*　内皮素-1（ET-1）是一种强效血管收缩剂，但其在肾脏的作用，特别是在集合管（CD）中的作用，在长期血压调节和盐敏感性方面具有特殊重要性。CD产生ET-1，它以自分泌方式与内皮素A/B（ET-A/B）受体结合，从而抑制NaCl的重吸收。盐/容量负荷是在肾小管滤过率增加时，通过感知盐的输送和剪切应力等局部机制刺激集合管生成ET-1，局部释放ET-1，然后激活ET -B受体并抑制钠的重吸收。此外，ET-B受体的集合管特异性缺失增加了血压盐敏感性。CD中ET-1的CD特异性缺失或ET-A/B受体的缺失比单独缺乏ET-B受体产生更大的盐依赖性BP升高。阻断ET-1受体也能减轻或消除Dahl盐敏感性大鼠和DOCA盐敏感性（脱氧皮质酮醋酸盐敏感性高血压大鼠模型）高血压。

尽管ET-1在包括肾脏在内的许多组织中是一种强效血管收缩剂，并可能刺激SNS活性、调节血管外钠储备，但这些肾外作用是否最终影响肾压力性钠尿反馈、盐敏感性和慢性血压调节尚不确定。然而，ET-1的肾活性，尤其在集合管系统，在抗盐敏感性高血压中起着重要作用。

4. *盐敏感性高血压的遗传因素*　迄今为止发现的所有单基因型高血压几乎都具有肾NaCl重吸收增加和盐敏感性高血压的共同表型（图5.5）。相反，那些与NaCl重吸收减少相关的单基因疾病趋向于在血压方面盐敏感性降低。尽管这些疾病占人类高血压的比例不到1%，但它们提供了盐敏感性高血压与肾远端和集合管过度重吸收氯化钠相关的额外范例。

假性醛固酮减少症Ⅱ型（Gordon综合征）是由编码*WNK1*和*WNK4*的基因突变引起的，WNK是远端肾单位表达的丝氨酸-苏氨酸激酶WNK家族的两个成员。*WNK1*突变是增加WNK1表达的大内含子缺失，而*WNK4*突变是错义的，导致功能丧失。这两种突变都增加了远端肾单位中噻嗪类药物敏感的NaCl转运蛋白的活性，并且这些突变的患者可使用噻嗪类利尿药有效

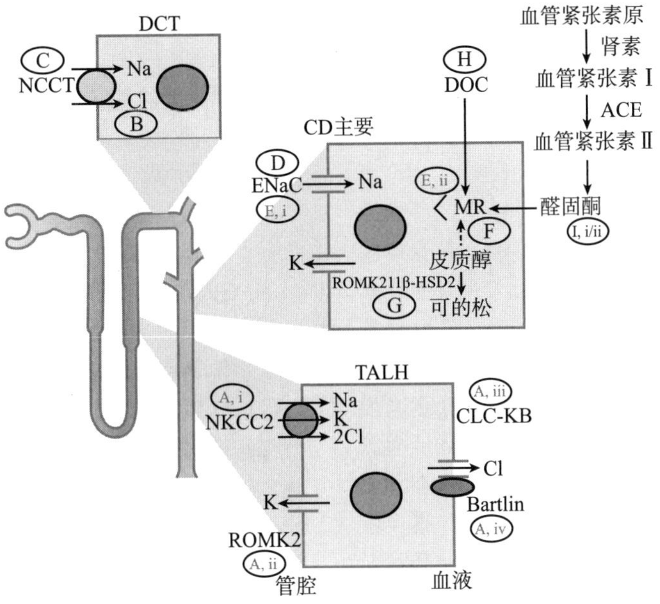

图5.5 人类单基因型高血压和低血压直接或通过激活肾素-血管紧张素-醛固酮系统影响肾小管钠重吸收

图中显示了一个肾单位，其钠重吸收细胞包括髓袢升支粗段（TALH）、远曲小管（DCT）和集合管（CD）的主要细胞，以及调节钠重吸收的主要激素系统RAAS通路。带圆圈字母表示：（A，ⅰ～ⅳ）Ⅰ/Ⅱ/Ⅲ/Ⅳ型Bartter综合征（NKCC2功能缺失突变）；（B）Gordon综合征（NCCT过度活动）；（C）Gitelman综合征（NCCT功能缺失突变）；（D）Liddle综合征（ENaC活性过度）；（E，ⅰ、ⅱ）隐性/显性假醛固酮增多症Ⅰ型（PHA Ⅰ，ENaC或MR的功能缺失突变）；（F）由于妊娠而激活MR；（G）11β-HSD2缺乏导致表观盐皮质激素过量综合征；（H）先天性肾上腺皮质增生症或17α-羟化酶或11α-羟化酶缺乏导致的脱氧皮质酮（DOC）过度分泌；（Ⅰ，ⅰ/ⅱ）家族性醛固酮增多症Ⅰ（糖皮质激素可治性的醛固酮增多症）和Ⅱ导致醛固酮分泌过多。11β-HSD2、11β-羟类固醇脱氢酶2。ACE.血管紧张素转化酶；CLC-KB.编码Henle细胞环路中的基底外侧氯通道；ENaC.上皮钠通道；MR.盐皮质激素受体；NCCT.钠-氯共转运体；NKCC2.钠-钾-2氯共转运体；ROMK2.肾髓质外钾通道（引自：Lifton RP，Gharavi AG，Geller DS. Molecular mechanisms of human hypertension. Cell 2001，104：545-556 and O'Shaughnessy KM，Karet FE. Salt handling and hypertension. J Clin Invest，2004，113：1075-1081.）

治疗，该利尿药通过抑制NaCl的肾重吸收而慢性降低血压。

Liddle综合征是由上皮钠通道（ENaC）β或γ亚单位功能获得性突变引起的，这种突变导致钠重吸收增加、醛固酮降低和血浆肾素活性降低，阿米洛利或氨苯蝶啶能有效地治疗这种疾病，它们能阻断ENaC并抑制集合管重吸收，Liddle综合征患者移植正常肾脏后高血压也得到缓解。在肾移植后至少5年内血压保持正常，尽管与增强的ENaC活性相关的潜在肾外效应仍然存在，提示肾功能不全在高血压的发病机制中起着重要作用。

表观盐皮质激素过量（AME）是11β-HSD2缺乏引起糖皮质激素激活MR的盐敏感性高血压的一种单基因形式。尽管皮质醇与MR结合的亲和力很高，但肾上皮细胞通常受到11β-HSD2的“保护”，后者将皮质醇局部转化为可的松，11β-HSD2是一种不与MR紧密结合的类固醇，因此，11β-HSD2缺乏引起MR过度刺激，激活醛固酮敏感的远端肾单位的ENaC，导致NaCl重吸收增加和高血压，其特征类似于原发性高血压醛固酮增多症。高血压形成后，除低钾血症和肾压力性钠尿反馈受损外，大多数肾功能指标正常，血压升高后开始出现多处血管异常。有证据表明，11β-HSD2缺乏导致肾功能不全而不是某些肾外效应介导了这种盐敏感性高血压的形成，这是因为发现将正常肾移植到AME患者体内可导致高血压和电解质的异常完全缓解。

糖皮质激素可治性醛固酮增多症（GRA）、先天性肾上腺皮质增生症、未经糖皮质激素治疗的家族性醛固酮增多症和妊娠加重的高血压也是与MR过度激活相关的盐敏感性高血压的单基因形式。所有这些都可以通过阻断肾小管ENaC、MR或醛固酮分泌的药物得到有效治疗。在每种情况下，血压盐敏感性增加的主要驱动力是增加远端和集合管NaCl的重吸收。

5.引起盐耐受性高血压的肾脏疾病 并非所有的肾脏疾病都会增加血压的盐敏感性。由于肾上动脉缩窄或一条肾动脉收缩和切除对侧肾（一肾一夹Goldblatt高血压模型）引起的肾小球前阻力普遍增加可导致盐耐受性高血压。肾动脉或主动脉收缩后，GFR和钠排泄量开始下降，肾素分泌增加。随着血压升高，狭窄远端的压力恢复正常，大多数肾功能测量，包括钠排泄和肾素分泌，在收缩不太严重的情况下恢复到接近正常。如果仅存的一个肾脏的肾动脉收缩严重，可能会发展成恶性高血压。

高盐摄入通常不会加重由肾小球前阻力增加引起的

高血压，一个主要原因是，当血压升高到足以恢复肾灌注压和肾素分泌正常时，RAAS完全能够在高盐摄入期间进行适当的抑制。正如前述，有效调节RAAS活性是防止血压盐敏感性的关键机制。

功能获得磷酸二酯酶3A（PDE3A）突变，与已发现的所有其他形式的单基因性高血压相比，可导致血管阻力增加和盐耐受性高血压，这是一种与短指/趾有关的常染色体显性遗传高血压，是由PDE3A催化水解细胞内第二信使环磷酸腺苷（cAMP）和环磷酸鸟苷（cGMP）活性增加引起的。突变的PDE3A引起血管平滑肌细胞增殖和血管收缩，导致TPR升高，可能增加肾血管阻力。交感神经阻滞及氢氯噻嗪治疗对降低血压无效，而硝普钠则会导致血压急性下降，这与内在的血管异常一致。尽管有明显的血管收缩和TPR升高，但这些患者对盐不敏感，肾素、醛固酮和去甲肾上腺素正常。

因此，在没有增加肾小管重吸收、降低肾小球滤过率和（或）降低RAAS反应性的肾脏异常的情况下，全身性血管收缩似乎不会增加血压盐敏感性。肾前肾小球血管收缩可使血压升高，但这种高血压通常对盐不敏感。

6.盐敏感性的临床评价及意义　虽然采用各种实验方法评估盐敏感性，但没有一种在临床上得到广泛应用。大多数盐敏感方案涉及钠摄入量相对短期的变化，通常在几天内。例如，盐敏感性也被定义为平均血压比低钠（10 mmol）饮食和服用三剂呋塞米1天后早晨测得的水平高10 mmHg或更高。据Weinberger报道，使用该方案，51%高血压患者和26%血压正常的受试者对盐敏感。然而，目前尚不清楚这些短期方案是否能可靠地预测盐摄入量变化的长期影响。

在大多数情况下，通过鼓励患者减少盐摄入量和测量他们的血压反应来确定盐敏感性。一些研究表明，与盐耐受患者相比，盐敏感患者可能有最大的风险发生高血压靶器官损伤和早期死亡。Weinberger等对受试者进行了20多年跟踪研究，发现盐敏感性增加的正常血压个体的死亡率几乎与高血压个体的死亡率相同，比正常血压的盐耐受个体的死亡率要高得多（图5.6）。这种死亡率的增加是否与盐的血压效应有关，还是与其他效应有关尚不清楚。也不清楚持续多年的慢性高盐摄入是否会导致一个最初对盐不敏感的人由于逐渐的肾损伤而变得对盐敏感。

有证据表明，盐敏感性高血压常与肾小球滤过功能亢进和肾小球静水压升高有关，而肾小球静水压升高又被高血压进一步放大；高血压和肾滤过功能亢进可能共同促进肾小球损伤，并最终导致肾单位功能丧失。临床研究支持这一概念，并证明与盐耐受个体相比，盐敏感个体在盐负荷下的肾小球静水压和白蛋白排泄量显著高于盐耐受个体，需要进一步研究来评估血压正常和高血压受试者血压盐敏感性的总体影响，以及盐敏感性与靶器官损伤和过早死亡之间的相关机制。

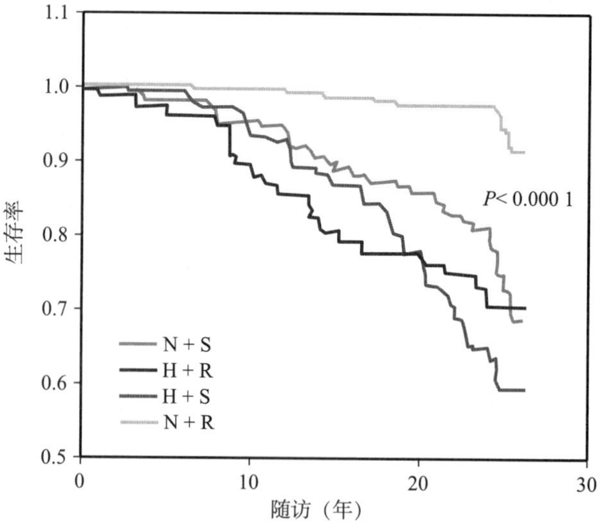

图5.6　血压正常的耐盐受试者（N＋R）、血压正常的盐敏感受试者（N＋S）、高血压耐盐受试者（H＋R）和高血压盐敏感受试者（H＋S）在随访期间的Kaplan-Meier生存曲线。如前所述，只有N＋R组生存率提高

（引自：Weinberger MH，Fineberg NS，Fineberg SE，et al. Salt sensitivity，pulse pressure，and death in normal and hypertensive humans. Hypertension，2001，37：429-432.）

四、肾素-血管紧张素-醛固酮系统

RAAS是人体调节钠平衡和血压的最强大系统之一，RAAS阻滞药可降低正常血压和高血压患者肾小管钠重吸收和血压。虽然RAAS有许多成分，但其对钠排泄和慢性血压调节最重要的作用是由Ang Ⅱ和醛固酮发挥的。血管紧张素Ⅱ和醛固酮均能增强钠的重吸收，而血管紧张素Ⅱ也具有重要的肾血流动力学效应，这有助于其抗利尿和长期血压调节作用。

1.Ang Ⅱ与长期血压调节　血管紧张素Ⅱ具有强大的血管收缩作用，有助于在出血、脱水、心力衰竭和其他引起循环抑制和（或）容量衰竭紊乱时维持血压。然而，Ang Ⅱ也通过其对肾脏的钠保留作用在慢性血压调节中发挥关键作用。如前所述，在低盐摄入期间激活RAAS，在高盐摄入期间适当抑制RAAS，可以在较大范围钠摄入时维持平衡，而保持血压最小的变化。

RAAS拮抗药（ACE抑制剂、ARB、肾素抑制剂、MR拮抗药）能提高肾的钠排泄能力，并在血压较低时维持钠平衡。然而，RAAS阻断也使血压对盐更加敏感，因为在高盐摄入过程中，Ang Ⅱ和（或）醛固酮的作用已经被阻断，因此不能有效地抑制。相反，RAAS拮抗药在联合利尿药治疗或减少盐摄入后可更有效地降低血压。

Ang Ⅱ通过直接作用于肾脏增加NaCl重吸收和刺激肾上腺释放醛固酮而导致盐和水潴留。Ang Ⅱ还能够收缩肾出球小动脉，减少肾血流量和管周毛细血管静水压，同时增加肾小球滤过率和肾小管周围胶体渗透压；这些肾血流动力学效应共同增强了肾小管周围毛细血管的重吸收，从而促进了肾小管对盐和水的重吸收。此外，肾髓质血流量的减少或Ang Ⅱ对直肠血管的直接作用可能会增强Henle袢和集合管环中钠的重吸收。

Ang Ⅱ通过作用于肾小管管腔膜和基底外侧膜直接刺激钠的重吸收。Ang Ⅱ通过增加Na^+/H^+交换酶和Na^+/K^+-ATP酶的活性来刺激近端小管的钠重吸收。此外，Ang Ⅱ刺激Henle袢的$Na^+/K^+/2Cl^-$转运，以及远端肾单位和集合管中的多种离子转运蛋白，以增加NaCl的重吸收。

Ang Ⅱ主要作用于两个受体。AT1受体的激活导致血管收缩，增加肾NaCl转运，释放醛固酮，最终导致盐和水潴留。AT2受体拮抗AT1受体的功能，抑制细胞增殖，促进细胞分化，引起血管舒张和利钠。与AT1受体相比，成年动物的AT2受体表达相对较低，但在某些情况下（如伤口愈合），AT2受体的表达可能显著增加。

虽然Ang Ⅱ的慢性血压效应通常归因于其对大脑、肾上腺和非肾血管的影响，但激活肾脏AT1受体是Ang Ⅱ引起慢性高血压的必要条件（图5.7）。Crowley和他的同事发现，在野生型（WT）小鼠中输注Ang Ⅱ会增加血压，并导致心肌肥厚和纤维化。相比之下，接受AT1受体敲除小鼠移植肾的WT小鼠（即AT1受体存在于外周血管、大脑、心脏和其他器官，但不存在于肾脏），Ang Ⅱ输注没有导致慢性血压升高或心肌肥厚/纤维化。在接受WT小鼠移植肾的AT1受体敲除小鼠（即AT1受体只存在于肾脏中，而不存在于外周血管、大脑、心脏或其他器官中），Ang Ⅱ输注导致血压慢性升高（尽管速度较慢），以及与WT小鼠相似的心肌肥厚/纤维化。这些观察表明，肾脏AT1受体被Ang Ⅱ激活，而不是外周血管或其他非肾脏效应介导了慢性血压升高和心肌肥厚。

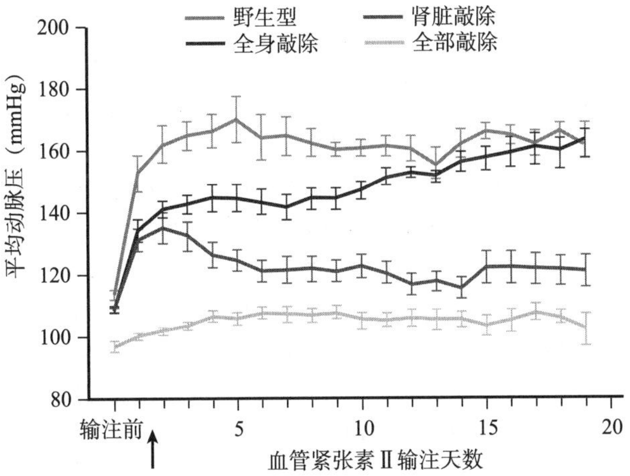

图5.7 肾移植后野生型小鼠和Ang Ⅱ AT1受体缺失小鼠的血压

实验组在输注Ang Ⅱ之前（“前”）和21天内每24小时血压与全身有AT1受体的野生型小鼠相比；只有移植肾中存在AT1受体的全身敲除（KO）；除了肾外，余处都有AT1受体的肾脏敲除；全身缺失AT1受体的全部敲除（引自：Crowley SD，Gurley SB，Herrera MJ，et al. Angiotensin Ⅱ causes hypertension and cardiac hypertrophy through its receptors in the kidney. Proc Natl Acad Sci USA，2006，103：17985-17990.）

2.血管紧张素Ⅱ介导的靶器官损伤的机制 血管紧张素Ⅱ被认为是通过血流动力学和直接组织作用对肾、心脏和其他器官造成损害。Ang Ⅱ促进靶器官损伤的非血流动力学效应的许多证据来自于体外研究，通常使用Ang Ⅱ的超生理剂量，但也有来自于体内的研究表明，RAS阻滞药（ACEI和ARB）可比其他抗高血压药物更多地减少靶器官损伤［即慢性肾脏病（CKD）和左心室肥大］。然而，在没有血压升高的情况下，高水平的血管紧张素Ⅱ似乎不会造成靶器官损伤。例如，二肾一夹Goldblatt高血压模型，夹肾暴露于非常高的Ang Ⅱ水平，但夹子保护它不受高血压的影响。夹肾（只要狭窄不太严重）被保护不受肾损伤，而暴露于较低Ang Ⅱ水平但较高血压的非夹肾则表现出实质性的损害。令人信服的证据表明，血管紧张素Ⅱ对靶器官损伤的血流动力学效应是必不可少的，这些证据来自Crowley等先前讨论过的实验。在这些研究中，除非血压也升高，否则在慢性血管紧张素Ⅱ输注过程中不会发生心肌纤维化和肥大，除非肾脏中存在AT1受体，否则血压不会升高。

3.醛固酮、盐皮质激素受体激活与长期血压调节 醛固酮是肾上腺皮质球状带合成的一种盐皮质激素，主要是由于细胞外血管紧张素Ⅱ和钾浓度的增加而分泌的，但与体液体积变化和压力有关的其他一些因素也会影响醛固酮的分泌。人类约90%的盐皮质激素活性通常来自醛固酮。醛固酮刺激远端小管、皮质集合小管和集合管主要细胞的MR，增加钠的重吸收和钾的分泌。

醛固酮对心血管和肾脏系统具有基因组和非基因组效应。基因组效应是由基因转录介导，在盐皮质激素被激活后需要60～90分钟才能发生。醛固酮的基因组效应包括合成和向基底外侧膜内插入Na^+，K^+-ATP酶泵蛋白，以及主细胞管腔膜内阿米洛利敏感的钠通道，导致肾钠重吸收和钾分泌增加。虽然醛固酮非基因作用的膜受体和细胞信号传送机制尚未完全清楚，但其作用却非常迅速。例如，醛固酮可以在不到4分钟的时间激活血管平滑肌中的Na^+-H^+交换。目前，醛固酮对血压调节的非基因组效应的功能意义尚未阐明。

醛固酮对肾压力性钠尿反馈的影响与Ang Ⅱ相似。当盐摄入量减少时，醛固酮释放，增加肾钠的重吸收，从而减少钠的流失，防止血压的大幅度降低。高盐摄入可抑制醛固酮分泌，减少钠潴留，增加血压。过量的醛固酮，通过刺激肾钠重吸收，损害压力性钠尿反馈，促使血压对盐更加敏感。然而，即使醛固酮水平升高到10倍，如果钠摄入量低，血压也可能不会升高。正常或高盐摄入似乎也是与醛固酮增加相关的靶器官损伤的必要条件。因此，低钠饮食期间高浓度醛固酮与血压升高或靶器官损伤无关。

当与正常或高钠摄入同时发生时，高水平的醛固酮和盐皮质激素激活会导致过量钠潴留、高血压和靶器官损伤。醛固酮增多或不能充分抑制醛固酮对钠潴留的反应可能比以前认为的更为常见，尤其是在高血压患者对常用的抗高血压药物治疗产生抵抗的情况下。研究显示，原发性醛固酮增多症患病率高达20%的难治性高血压患者被转诊到专科诊所就诊。此外，阻断盐皮质激素或阿米洛利敏感的钠通道可降低血压，减轻许多难治性高血压患者的心血管和肾损伤，即使在醛固酮水平并未显著高于正常水平。来自PATHWAY-2研究的有力证据显示，盐皮质激素阻断治疗难治性高血压有效性与高水平醛固酮无相关（基于算法的高血压防治），该研究也提供了证据，钠潴留在高血压患者中起关键作用。

许多对盐皮质激素阻滞药或阿米洛利有反应的难治性高血压患者超重或肥胖。如后文所述，肥胖可能激活盐皮质激素，增加肾ENaC活性，而不依赖于醛固酮。此外，尽管同时使用ACEI、ARB、钙通道阻滞药或噻嗪类利尿药治疗，但给肥胖高血压患者使用盐皮质激素拮抗药仍能降低血压，提示肥胖患者的盐皮质激素激活可能独立于Ang Ⅱ介导的醛固酮分泌物。

五、交感神经系统

交感神经系统（SNS）在血压的短期和长期控制中起着重要作用。几乎所有的血管和心脏的组成部分都由交感神经纤维支配。SNS激活可以通过其血管收缩作用和增加心输出量（增加变时性和肌力效应）在几秒钟内使血压升高。神经系统可多层次调节SNS激活，包括中枢神经系统（CNS）、神经节的传递及神经递质的释放、清除和再吸收，以及肾上腺素的敏感性或肾上腺素受体的密度。

肾交感神经在血压的长期控制和高血压的发病机制中起着重要作用。在一些实验性高血压动物模型中，肾去神经支配（RDN）降低血压的作用证明了这一点。肾血管、球旁器和肾小管广泛受神经支配，这些神经的过度激活可促进钠潴留、肾素分泌增加，肾压力性钠尿反馈受损。虽然SNS在大多数高血压中的激活通常不足以减少肾血流量和肾小球滤过率，但即使是轻微的SNS激活也能增加肾单位不同部位的肾素释放和肾钠重吸收，包括近端小管、髓袢、远端小管和集合管。因此，肾神经提供一种将SNS与体液容量控制和长期血压调节联系起来的机制。

多项研究（如SYMPLICITY HTN-1和HTN-2）表明，SNS可能通过激活肾交感神经而导致人类高血压。正如随后关于肥胖性高血压部分讨论的，肥胖者肾交感神经活性通常增加，特别是那些增加内脏脂肪的人。经皮手术切除肾神经治疗难治性高血压患者的临床试验表明，后续的血压降低持续3年之久，然而，包括假手术组在内的SYMPLICITY HTN-3试验，未能证明肾去神经支配后24小时动态血压的显著降低超过假手术对照组。在RDN治疗难治性高血压的SYMPLICITY HTN-1、HTN-2和HTN-3试验中，这些血压反应差异的原因尚不清楚，仍然留下很多猜测。

在这些试验中，RDN不能降低血压的重要解释是，患者已经服用了至少3种抗高血压药，包括至少可以部分调节肾神经对血压影响的RAAS阻滞药。另一种可能的解释是，由于RDN的程度没有得到证实，在不同的试验中，程序的有效性可能有所不同。通常的射频方法即使在最佳的操作条件下也只能产生40%～50%的RDN。实验研究表明，如果射频消融包括靠近肾门的肾主动脉的所有分支，可以达到75%的肾神经消融。然而，这种广泛的去神经支配在任何一个联合干预性试验中都没有实现。还需要进一步的研究来确定RDN是否是抵抗高血压患者的有效治疗方法，并且需要改进方法来预测哪些患者将从RDN中受益最大。此外，正如实验性RDN动物模型中的观察，还需要更长的随访时间来确定肾神经是否最终再生并重新开始增加血压。

交感神经过度激活在许多患者，尤其是内脏肥胖的患者中起着重要作用。如前所述，肥胖是人类原发性高血压的主要危险因素。在原发性高血压一节中，我们讨论了一些可能导致肥胖患者SNS激活和高血压的机制。然而，除了肥胖之外，还有许多其他的因素被认为是导致高血压患者SNS激活的原因，正如一些优秀的评论中所讨论的那样。最近受到广泛关注的两个因素包括压力感受器功能障碍和SNS的化学受体激活。

1. *动脉压力感受器与长期血压调节*　动脉压力反射系统在血压瞬时调节中的作用是众所周知的，但其在长期血压控制中的重要性仍有争议。尽管通过颈动脉窦去神经支配卸下压力感受器明显增加了血压变异性，但数天后24小时平均动脉压并没有明显改变。另外，在慢性高血压患者中，动脉压力感受器可能会重置为较高的血压水平，导致压力反射在长期血压调节中可能失去作用。如果压力感受器发生重置，它们作为血压长期控制器的效力将降低。这一发现支持了这一观点，即犬的动脉压力感受器去神经支配可能增加血压升高的速度，但不会增加几种慢性高血压的最终严重程度。相反，对啮齿动物的研究表明，压力感受器去神经加剧了慢性高盐饮食引起的血压升高。其他研究也表明，压力感受器在高血压中可能不会完全复位，从而缓冲了血压升高。因此，压力感受器功能障碍是否仅仅改变了启动高血压的时间过程或在长期血压调节中起重要作用仍然不清楚。

慢性电刺激颈动脉窦压力感受器的传入神经，可使血压正常犬和高血压性肥胖犬的SNS活性和血压持续降低。虽然在这些高血压动物模型上，电刺激颈动脉窦神经引起的压力反射激活也会导致注射血管紧张素Ⅱ或醛固酮犬的血压短暂降低，但对血压的长期影响很小。然而，对于难治性高血压患者，电刺激压力感受器导致血压显著和持续的降低。这些观察结果表明，颈动脉窦神经的、强烈的慢性激活可降低那些难治性患者的血压，并可降低部分（但并非全部）实验性高血压患者的血压。

电刺激颈动脉窦传入神经可绕过机械感受器，而机械感受器可能有助于慢性高血压患者压力感受器的重置。因此，长期刺激压力感受器传入神经降低血压的观察，并不一定揭示动脉压力感受器在长期血压调节中的生理重要性。

尽管压力感受器功能障碍在慢性高血压发病中的生理作用仍有争议，但压力感受器功能障碍导致血压不稳定的增加是毫无疑问的。也有证据表明，血压的大幅度波动与压力反射受损有关，最终导致肾损伤，可能加剧其他高血压刺激的影响。例如，失神经压力受体的动物有明显的肾小球损伤和心脏肥大。因此，动脉压力感受器似乎在保护心脏、血管和肾免受因血压不稳定升高而发生的损害方面发挥了重要作用。

2.外周化学感受器与血压调节 颈动脉体是一种化学感受器，在低氧血症时引起通气和SNS活性反射性增加。这些化学感受器可能与动脉压力感受器存在相互作用，因此，化学感受器激活损害压力感受器的敏感性，而颈动脉体抑制和（或）切除可改善压力感受器反射功能。对自发性高血压大鼠（SHR）和原发性高血压患者的研究表明，外周化学受体活性的持续性增加可能导致SNS活性持续增加，包括肾交感神经活性（RSNA）及高血压，如颈动脉体去神经支配后降低RSNA和降低SHR的血压。100%氧吸入使高血压男性颈动脉体化学感受器失活降低肌肉SNS活性，而在对照组却没有发生变化。

据报道，手术切除颈动脉体治疗支气管哮喘或慢性阻塞性肺疾病导致高血压的患者，血压持续6个月显著下降，而血压正常的患者没有血压下降，却发现低血压患者的血压升高。然而，目前还没有临床试验来检验单侧颈动脉体切除术治疗高血压的效果。

睡眠呼吸暂停时外周化学感受器的反复激活被认为有助于肥胖受试者的血压升高及代谢紊乱。然而，在伴有睡眠呼吸暂停的肥胖患者中，建立化学感受器激活与高血压之间的因果关系仍然是一项挑战。即使在没有阻塞性睡眠呼吸暂停的情况下，肥胖也可能激活或使颈动脉化学感受器变得敏感。据报道，一些肥胖患者出现低氧血症，尽管在肥胖患者中的总体患病率尚不清楚。Lohmeier和他的同事报道说，只喂肥胖的犬高脂肪食物5周，它们的血压和呼吸频率就会增加，且伴有低氧血症。此外，颈动脉窦区域的去神经支配减弱了肥胖犬血压的增加，并在低氧血症加重时暂时降低呼吸频率。这些发现表明，低氧血症可能是肥胖犬模型外周化学感受器刺激的原因，这种激活可能导致换气和中枢交感神经传出的代偿性增加，从而导致神经系统介导的血压升高。然而，低氧血症和外周化学感受器刺激在人类高血压发病中的作用尚不清楚。

六、内皮素

内皮细胞也能释放血管收缩物质，如内皮素（ET），内皮素只需要纳米剂量就可以引起血管收缩。虽然ET可以表达为3种肽，但ET-1是心血管系统表达的主要亚型，是人类已知的最强的血管收缩剂。在某些形式的高血压中，组织中ET-1的浓度可能升高，但在原发性高血压患者或大多数实验性高血压模型中，ET-1的循环水平通常不会升高，除非伴有肾衰竭、内皮损伤或动脉粥样硬化。循环内皮素-1水平不能反映局部血管生成情况，ET-1以旁分泌方式作用于邻近的血管平滑肌细胞（VSMC）引起血管收缩。

ET-1有不同的作用取决于它激活的受体。内皮素A型（ET-A）受体的激活可通过血管收缩和肾压力性钠尿反馈受损引起高血压效应，并对血管平滑肌细胞产生增殖作用。肾中ET-A受体的慢性激活可能参与高血压和肾损伤的发生。ET-1通过VSMC和系膜细胞收缩降低GFR和肾血流量。此外，慢性ET-1可刺激系膜细胞增殖、细胞外基质沉积和VSMC肥大，从而增加肾血管阻力。在高血压和肾损伤的动物模型中发现ET-1表达增加。此外，在这些模型中，长期阻断ET-A受体可减轻高血压和肾损伤。

激活内皮素B型（ET-B）受体可通过诱导内皮依赖性血管舒张发挥降压作用，这可能是通过释放一氧化氮（NO）和前列腺素介导。ET-B受体也可能在肾钠和水处理中发挥重要作用。ET-B受体敲除小鼠发生严重的盐敏感性高血压，药物阻断ET-B受体可导致大鼠血压升高。动物研究表明，ET-1调节肾小管运输。内皮细胞中ET-B受体缺失导致内皮功能不全，但如前所述，ET-B受体的全身敲除导致盐敏感性高血压，这种差异提示非内皮细胞中ET-B受体失活可导致高血压。因此，集合管中ET-B受体基因缺失可导致高血压，提示集合管中ET-B受体的激活对降低血压有很强利钠、利尿作用。ET-1对集合管和髓袢升支粗段中ET-B受体的利钠、利尿作用，以降低血压，似乎至少部分由NO介导的。

ET-1还可引起肾细胞增殖，ET-1过度表达可导致肾小球硬化和间质纤维化。ET-1在介导肺血管重构、血管收缩和细胞增殖方面也起着重要作用，因此是治疗肺动脉高压的靶点。虽然ET-1受体拮抗药对肺动脉高压患者有益，但在人类原发性高血压治疗中的作用尚不清楚。目前，由于这些药物的副作用，包括液体潴留和水肿，它们不用于治疗原发性高血压。最初，非选择性内皮素受体拮抗药波生坦被用于原发性高血压和舒张压降低的患者。达鲁森坦是一种更具选择性的ET-A受体拮抗药，随后在难治性高血压患者中进行评估，发现与安慰剂相比，达鲁森坦可显著降低收缩压和舒张压。尽管这些药物具有降低血压的作用，但不良反应限制了其在原发性高血压患者中的使用。

理论上，选择性阻断ET-A受体对治疗高血压有益处，但不能对抗ET-B受体的降压作用。尽管这些药物的大量临床试验尚未证明对原发性高血压患者的治疗耐受性可接受，但ET受体拮抗药可能对某些病理生理状态（如先兆子痫或接受治疗的癌症患者）使用抗血管生成药产生有益影响。

七、一氧化氮

NO是一种亲脂气体和强大的血管扩张剂，在多种化学或物理刺激下从健康内皮细胞释放出来。血管NO主要由内皮型一氧化氮合酶（eNOS）产生。NO的半衰期很短（约6秒），主要作用于分泌的组织中。NO激活可溶性鸟苷酸环化酶，催化cGTP转化为环状cGMP，并激活介导血管舒张的激酶，cGMP被磷酸二酯酶（PDE）降解。NO在减缓ET-1的血管收缩作用方面也起着重要作用，而一氧化氮合酶（NOS）抑制增强ET-1的血管收缩作用。然而，目前还不清楚这种效应是仅仅与抑制内源性ET-1释放而抑制血管收缩有关，还是与NO抑制ET-1的释放有关。

NO在肾血流和血压的慢性调节中起重要作用。肾内NO的产生降低肾血管阻力，增加尿钠排泄，并帮助缓冲血管收缩剂引起的肾髓质血流量减少和组织缺氧。长期抑制NOS可导致持续性高血压和肾压力性钠尿反馈功能受损，包括血流动力学和肾小管效应，每一个过程都可能受到肾内在或外在过程的调节。通过减少*L*-精氨酸合成和NO生物失活来减少NO的生成，因为氧化应激增加导致慢性肾脏病患者NO缺乏，最终导致难治性高血压。

肾脏NO生成增加，反映在尿NO代谢产物或cGMP（NO第二信使）的排泄增加，似乎对饮食盐负荷期间维持正常血压至关重要。防止肾NO生成增加导致盐敏感性高血压。高血压的遗传模型，如Dahl盐敏感（DS）大鼠，有与NO缺乏相关的压力性钠尿反馈受损。长期补充*L*-精氨酸刺激NO的产生，通过增加肾灌注压的过程中产生增加的肾间质静水压的能力，使DS大鼠钝化的压力性钠尿反馈反应正常化。

八、氧化应激

氧化应激由于活性氧（ROS）的失衡成为心血管疾病的危险因素。实验证据表明，ROS在高血压中起着重要作用，常见的ROS包括超氧化物、过氧化氢和过氧亚硝酸盐等。尽管这些自由基对维持正常细胞信号和体内平衡具有重要作用，但当其水平超过人体的抗氧化机制时，ROS可对细胞和组织造成损害。在某些种类的高血压中，增加的ROS似乎主要来自还原型烟酰胺腺嘌呤二核苷酸磷酸（NADPH）氧化酶，这可能是氧化剂解偶联内皮型一氧化氮合酶的触发因素。NADPH氧化酶（Nox）酶家族的4个成员被认为是血管系统中ROS的重要来源，即Nox1、Nox2、Nox4和Nox5。

实验研究表明，氧化应激在高血压的病理生理学中起作用。例如，血管紧张素Ⅱ介导的高血压与血管超氧化物生成增加和血管舒张功能受损有关。DS大鼠血管和肾的超氧化物生成增加，过氧化氢水平增加。DS大鼠肾中超氧化物歧化酶的肾表达降低，长期服用tempol（一种超氧化物歧化酶模拟物）可显著降低血压并减轻肾损害。缺乏NAPDH氧化酶亚单位p47（phox）的小鼠，与野生型小鼠相比，血压降低，对AngⅡ的高血压反应减弱，血管生成的超氧化物也没有增加。与对照组相比，对盐负荷性卒中易发性自发性高血压大鼠（SHR）给予tempol可减轻血管重塑，降低超氧化物水平，并防止高血压恶化。

ROS还可以调节一些血管转录因子和其他调节细胞生长、迁移和炎症的血管信号通路。此外，ROS似乎在调节血管平滑肌细胞钙浓度和血管收缩中起作用。在SHR中，过氧化氢促进了L型钙通道激活，增加钙内流，但超氧化物减弱这些作用，表明ROS对钙通道有不同的激活作用。原发性高血压患者的血浆过氧化氢水平高于血压正常的患者。虽然ROS生成增加被认为与人类高血压有关，但使用慢性抗氧化疗法的临床研究却未能证实这一观点。对人类原发性高血压的一些研究（但并非全部）已经报道了人类原发性高血压患者体内氧化剂总量与抗氧化能力之间的失衡。对人类的研究中模棱两可的发现部分是由于难以评估氧化应激所致的作用。由于组织中活性氧水平低，半衰期短，所以检测活性氧具有挑战性。大多数人体研究发现，补充维生素E和维生素C的慢性抗氧化治疗对血压几乎没有影响。然而，高浓度的这些维生素起到氧化剂的作用，导致细胞损伤，并可能解释一些临床试验的负面结果。一些抗高血压药，如RAAS阻滞药（ACEI或ARB）或β受体阻滞药的有益效果，部分原因可能是卡维地洛和坎地沙坦已被证明具有抗氧化作用，从而减少了ROS的产生。

九、原发性高血压

高血压病（也称为“原发性”或“特发性”高血压）至少占人类高血压的90%。根据病史、临床特征、体格检查和实验室检查，只有一小部分患有“继发性”高血压的患者血压明显升高。框5.1总结了一些最常见的继发性高血压的病因，包括由药物引起的血压升高或加重导致高血压的潜在疾病。许多高血压与肾损伤、肾缺血或导致肾功能不全的SNS/内分泌紊乱有关。更详尽继发性高血压的发病机制的讨论在这本书的其他章节。

如前所述，许多长期血压控制者直接或间接影响肾功能。在原发性高血压患者中，钠平衡维持在较高水平的血压，这表明肾压力性钠尿反馈已经被重置。在一些高血压患者中，这种重设与肾小管重吸收增加有关，而另一些人由于肾内、神经内分泌或免疫介导的机制，肾血管收缩和GFR降低。高血压确立后，由于血压升高，肾功能的许多指标（如肾小球滤过率、肾小管重吸收、血浆肾素）往往恢复到接近正常水平，因此，许多肾脏变化很难被检测出来。

轻度原发性高血压与衰老、肥胖、动脉粥样硬化、高氯化钠摄入、低钾摄入或过量饮酒有关，可演变为继发性高血压，尤其是肾损伤。因此，在很多多年高血压控制不佳的患者中，原发性和继发性高血压的区别并不总是很清楚。

十、基因变异、基因-环境相互作用和表观遗传学在原发性高血压中的可能作用

人们一直致力于寻找高血压的遗传原因。虽然已经发现了一些增加肾钠重吸收和导致高血压的单基因疾病，但在人类高血压中只占很小的比例（＜1%）。尽管取得的成功有限，但对家族血压模式的研究却促进了对原发性高血压基因变异的研究，这些研究表明，遗传因素可能占血压变异的30%～50%。

多项研究表明，遗传相关性越密切，单卵双生子血压的相似性越大（遗传相似性为100%），收缩压的相关系数为0.5～0.8（平均0.6）；双卵双生子收缩压的相关系数为0.19～0.46（平均0.35）；对于非双胞胎兄弟姐妹（遗传相似性在50%左右），相关系数平均约为0.23。生物学儿童的血压值也比收养儿童的血压值有更好的相关性。

虽然许多研究表明基因多态性与血压有关联，但导致原发性高血压的基因改变仍然不明确。即使对广泛研究的多态性，如血管紧张素转化酶的插入/缺失和血管紧张素原多态性，也得到了不同的结果。其他基因的多态性和突变，如尿调制蛋白、α-内收蛋白、心房钠尿肽素、胰岛素受体、β_2肾上腺素能受体、降钙素基因相关肽、血管紧张素酶C、肾素结合蛋白、内皮素-1前体、G蛋白β_3-亚单位在一些研究中也与高血压有关；然而，这些多态性与血压的相关性较弱，许多早期研究尚未得到证实。

大规模全基因组关联研究（GWAS）对成千上万的常见遗传变异进行基因分型和BP相关性分析，但在确定导致高血压的基因方面取得的成功有限。国际血压全基因组关联研究联盟采用了多阶段设计在200 000名欧洲血统的个体中采用了多阶段设计，发现了16种新型功能性遗传变异与高血压相关。这些基因位点中有6个与已知的调节血压的基因有关，而其他基因变异则暗示了新的途径。然而，即使有了这些勇敢的尝试，所发现的遗传变异总体上只占血压变异和高血压风险的一小部分。

考虑到短期和长期血压调节的多种神经、激素、肾和血管机制的复杂性，找到一些占血压变异主要部分的变异等位基因可能并不奇怪。BP的遗传变异不仅是由单基因变异引起的，而且是由遗传多态性差异、多个基因间复杂的相互作用，以及遗传和环境因素之间的相互作用引起的，使得这一复杂性问题更加复杂化。

高血压被认为是多个变异基因共同作用于血压升高的叠加效应。每种基因变异都被认为对血压的影响很弱，但当在必要的环境条件下共同作用时，可能会产生显著的高血压。然而，尽管使用复杂的数学模型来计算

框5.1　继发性高血压的原因

A.肾血管性
- 肾动脉狭窄/压迫
- 肾内血管炎
- 肾上腺主动脉缩窄

B.肾实质疾病
- 急慢性肾小球肾炎
- 慢性肾炎（如肾盂肾炎、放射性）
- 多囊性疾病
- 糖尿病肾病
- 肾积水
- 肿瘤

C.肾功能缺乏（肾衰竭、肾组织丢失）

D.内分泌失调
- 原发性醛固酮增多症
- 皮质醇增多症（又称库欣综合征）
- 嗜铬细胞瘤（肾上腺或肾上腺外嗜铬肿瘤）
- 产生肾素的肿瘤
- 肢端肥大症

E.妊娠高血压

F.睡眠呼吸暂停

G.颅内压升高（脑瘤、脑炎）

H.外源激素和药物（部分列表）
- 过量饮酒
- 非甾体抗炎药
- 药物滥用（如苯丙胺、可卡因）
- 拟交感神经药
- 糖皮质激素
- 盐皮质激素
- 含酪胺的食物和单胺氧化酶抑制剂
- 明显的盐皮质激素过量（如甘草）
- 环孢素

基因-基因和基因-环境的相互作用，但非线性相互作用的可能性使其很难量化基因和环境在血压变异中的确切作用。

发现遗传因素对高血压的影响的进一步复杂化是，表观遗传修饰可能通过有丝分裂或减数分裂改变基因的蛋白质产物，而不改变DNA序列，这些表观遗传变化可以贯穿整个生命，从早期胚胎到老年。一些研究表明，表观遗传变异可以通过亲代配子传递几代。然而，表观遗传修饰对人类高血压的影响仍然是一个很大的未知数。

环境因素在原发性高血压中的关键作用得到了以下观察的支持：生活在非工业化社会中的狩猎采集者很少发生高血压和与年龄相关的血压升高。此外，包括双胞胎以外的其他亲属在内的综合家族分析表明，环境对血压变异的贡献至少为30%。这些观察结果显然并不意味着遗传因素在高血压中不重要，遗传变异可能是一个群体中基线血压和正态血压分布差异的原因。当产生高血压的环境因素（如体重增加过多、高钠摄入、低钾摄入）加入人群基线血压时，正态频率分布向较高血压偏移，曲线随总体血压变异性增加而变平。然而，实验、临床和人群研究表明，现代久坐不动的生活方式在原发性高血压中扮演着越来越重要的角色。

十一、超重和肥胖在原发性高血压中的作用

肥胖迅速成为医疗保健的一大挑战。肥胖症自1980年以来几乎翻了一番，目前的估计表明，超过14亿成年人超重或肥胖。仅在美国，约65%的成年人超重，35%的人肥胖。超重或肥胖的主要后果包括高血压的高患病率和一系列相关的心血管及肾脏疾病和代谢紊乱。对世界各地不同人群的研究表明，体重指数（BMI）与血压呈线性关系；人口研究表明，65%～78%的高血压风险是由于体重增加过多所致；临床研究表明，将BMI维持在25 kg/m^2以下对预防高血压是有效的，并且减体重可以降低大多数高血压患者的血压。

尽管有令人印象深刻的证据表明体重增加过多会增加血压，但并非所有肥胖者都有高血压。有些人可能更容易受到肥胖对血压的影响，但也很明显，过度体重增加会使血压分布频率向更高的水平移动，从而增加一个人血压在高血压范围内的可能性。因此，尽管有些肥胖者的血压低于140/90mmHg，这一水平通常被认为是“高血压”，但这些肥胖的“正常血压患者”的血压高于他们在较低体重时的血压。此外，在“正常血压”和“高血压”肥胖受试者中，减体重会降低血压。肥胖对血压的影响还取决于一个人超重的时间和目标器官损伤的程度，当肥胖持续多年导致糖尿病、血脂异常和肾损伤时，高血压通常会恶化，并变得更加难以治疗。

另一个影响肥胖对血压影响的因素是多余脂肪的分布。大多数肥胖人群研究都调查了血压与体重指数（BMI）之间的关系，而不是内脏或腹膜后脂肪，后者似乎比皮下脂肪更能预测血压升高。

1. *肥胖性高血压的血流动力学和肾脏改变* 肥胖与细胞外液体积扩张有关，在许多组织中，高血流量会增加静脉回流和心输出量。肥胖受试者的肾脏、骨骼肌和心脏等组织的血流量增加，即便在正常组织重量增加的情况下也是如此。因此，肥胖与功能性血管舒张有关，这可能是由于代谢率和组织耗氧量增加。然而，尽管静息血流量较高，但在诸如骨骼肌等组织内皮功能障碍、动脉壁硬化和骨骼肌血流“储备”减少时，限制了运动诱发的充血。

肥胖患者血管功能障碍的机制尚不完全清楚，但可能涉及血压升高、炎症、高血糖、脂肪酸过度非β-氧化代谢引起的脂毒性、氧化应激和多种神经内分泌系统激活的相互作用。过量的内脏脂肪也是导致氧化应激、炎症、内皮功能障碍、血管硬化和最终导致动脉粥样硬化的细胞因子和其他因素的重要来源。

2. *肥胖增加肾钠重吸收和损害肾压力性钠尿反馈* 肾钠重吸收增加和肾压力性钠尿反馈受损在引发与超重相关的血压升高中起主要作用。在快速、过度的体重增加过程中，至少有3个主要因素会增加肾钠重吸收和血压（图5.8）：①增加内脏、腹膜后和肾窦脂肪压迫肾脏；②RAAS激活，包括不依赖醛固酮的盐皮质激素刺激；③SNS激活和增加肾交感神经活性（RSNA）。此外，CKD可能在更长的时间内放大这些机制对血压的影响，使肥胖相关的高血压更难以控制，更不容易通过减体重来逆转。

3. *内脏、腹膜后和肾窦脂肪增加压迫肾脏* 肾内和肾周围的脂肪堆积过多可能导致肾脏受压和血压升高；在内脏肥胖患者中，腹内压与腹部矢状径成比例上升，高达35～40mmHg。这些高压压迫肾静脉、淋巴管、输尿管和肾实质。腹膜后和肾窦脂肪的增加与高血压和增加患CKD的风险有关，即使在调整了BMI和内脏肥胖之后也是如此。

除了压迫肾脏外，腹膜后和肾窦脂肪还可引起肾髓质细胞外基质的炎症和扩张，从而进一步损害肾功能。肾内和周围脂肪的积聚可能会对肾脏产生额外的“脂毒性”影响，因为氧化应激、线粒体功能障碍和内质网应激增加。

4. *肾素-血管紧张素-醛固酮系统激活导致肥胖性高血压* RAAS在血压调节中的重要性已在本章之前讨论过，其在肥胖性高血压中的作用已被广泛回顾。肥胖人群，尤其是内脏肥胖者，总体来说血浆肾素活性（PRA）、血管紧张素原、血管紧张素转化酶（ACE）活性、Ang Ⅱ和醛固酮均有轻度至中度升高；尽管钠潴留和高血压通常会抑制血管紧张素Ⅱ的形成，但仍会激活

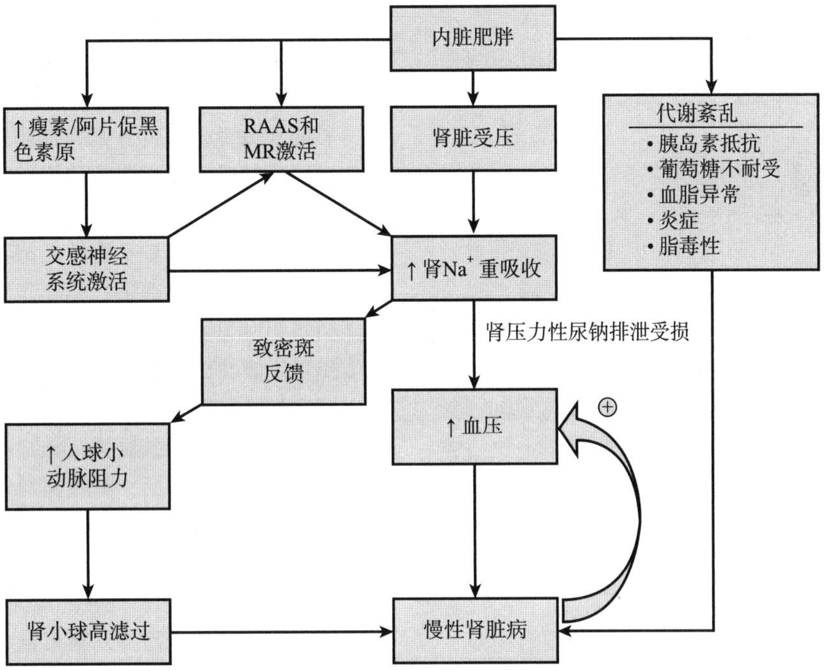

图5.8 肥胖导致高血压和肾损伤的机制概述

内脏肥胖通过激活交感神经系统（SNS）和肾素-血管紧张素-醛固酮系统（RAAS），以及通过物理压迫肾脏周围的脂肪来增加血压。这些作用增加肾钠重吸收并损害压力性钠尿。SNS的激活部分可能是由瘦素的中枢神经系统效应引起的，瘦素作用于下丘脑和脑干中的阿片促黑皮素原（POMC）神经元。肥胖引起的高血压和肾小球滤过过多可能导致肾损伤，尤其是当合并血脂异常、高血糖和其他代谢紊乱时。肾损伤会加重高血压，使其更难控制。MR.盐皮质激素受体

RAAS。肾受压和SNS活性的增加可能是肾素分泌增加的原因。

一些研究还表明，局部RAAS在脂肪组织中起作用。血管紧张素原在脂肪细胞中产生，但脂肪组织作为AngⅡ形成来源的重要性仍然不清楚。据我们所知，目前还没有研究直接证明脂肪细胞特异性来源的血管紧张素原或血管紧张素Ⅱ对肥胖患者的血压调节有重要影响。

（1）血管紧张素Ⅱ增加肥胖性高血压患者的钠重吸收：血管紧张素Ⅱ在刺激肥胖性高血压患者肾钠重吸收中的重要作用得到了研究的支持，研究表明，ARB或ACE抑制剂可减少肥胖啮齿动物和高脂肪饮食犬的钠潴留、容量扩张和血压升高。尽管PRA较低，在肥胖的Zucker大鼠中，AngⅡ对血压影响的敏感性增加，而ARB降低血压的程度比瘦的大鼠更大。

尽管小规模的临床试验已经证明ARB、肾素抑制剂或ACE抑制剂能有效降低肥胖性高血压患者的血压，还没有大规模的临床研究比较RAAS受体阻滞药在肥胖和消瘦型高血压患者中的有效性。

RAAS的激活通过增加血压和肾内效应导致肥胖受试者肾损伤。血管紧张素Ⅱ对出球小动脉的收缩加剧了全身性动脉高压引起的肾小球静水压升高。ACE抑制剂或ARB延缓肥胖2型糖尿病患者CKD的进展。然而，与其他抗高血压药相比，RAAS阻滞药在治疗高血压和降低非糖尿病、肥胖患者肾损伤风险方面的疗效尚需进一步研究。

（2）盐皮质激素受体激活增加肥胖高血压患者钠重吸收：螺内脂（安体舒通）或依普利酮阻断盐皮质激素是降低肥胖性高血压患者血压、减轻靶器官损伤的重要治疗手段。例如，在肥胖的犬身上，MR拮抗药可以显著减轻钠潴留、高血压和肾小球滤过。尽管血浆醛固酮水平与血压反应之间没有相关性，但MR阻断对难治性肥胖患者有降压作用；尽管同时使用ACE抑制剂或ARB进行治疗，MR拮抗后血压仍降低，这表明肥胖患者的MR激活可以独立于AngⅡ介导的醛固酮分泌刺激而发生。事实上，联合阻断MR和AngⅡ受体可能在降低肥胖受试者血压和预防靶器官损伤方面特别有效（图5.9），虽然还没有大型随机对照临床试验为这种治疗方法提供明确的支持。

为什么尽管血浆醛固酮只有轻微升高甚至轻微下降，但MR阻滞药在降低肥胖患者的血压方面却如此有效，目前仍不清楚。一种解释是肥胖增加了对醛固酮介导的盐皮质激素激活的敏感性，因为肾脏中ENaC α亚单位的丰度增加。肥胖还可能增加肾小管上皮细胞Rac1的表达，一种小的GTP结合蛋白，属于GTP酶的Rho家族，可激活MR信号转导。糖皮质激素皮质醇也可促进肥胖患者的盐皮质激素激活。皮质醇激活盐皮质激素的能力可能受到细胞内氧化还原状态的影响，氧化应激增加导致皮质醇激活盐皮质激素增加。然而，这些机制的重要性尚不清楚，需要进一步研究来确定盐皮质激素阻断降低肥胖性高血压患者血压的机制。

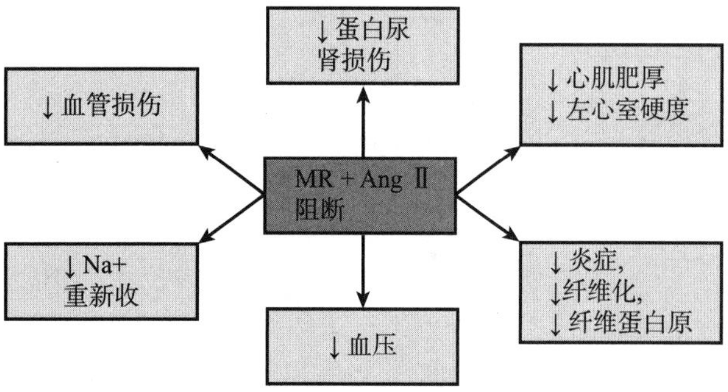

图5.9 联合阻滞盐皮质激素受体（MR）（使用螺内酯或依普利酮）和血管紧张素Ⅱ（使用血管紧张素Ⅱ受体阻滞药或血管紧张素转化酶抑制剂）可能对肥胖、难治性受试者降低血压和防止靶器官损伤特别有效

MR拮抗药在一些患者中的不良反应包括男性乳房发育（约6%）、高钾血症（约4%，血浆$K^+ > 5.5$ mmol/L，尽管糖尿病患者患病率较高）、低钠血症（约1%，血浆$Na^+ < 130$ mmol/L）

5. 交感神经系统激活与肥胖性高血压的关系 对实验动物和人类的研究表明，SNS活性的增加有助于肥胖性高血压。①通过直接记录肌肉交感神经活动（MSNA）或肾去甲肾上腺素释放评估SNS活性在肥胖性高血压患者中增加；②α/β肾上腺素能阻滞药或可乐定可刺激中枢α_2肾上腺素能受体并降低SNS活性，可防止肥胖动物因肥胖引起的血压升高，α/β肾上腺素能阻滞药可显著降低肥胖患者的动态血压；③肾去神经支配（RDN）可显著降低肥胖动物和难治性高血压肥胖患者的钠潴留和高血压。

肥胖者患有SNS激活的几种介质被提出，包括：①压力感受器反射受损；②与睡眠呼吸暂停和间歇性缺氧相关的化学感受器介导反射的激活；③高胰岛素血症；④血管紧张素Ⅱ；⑤脂肪细胞释放的细胞因子，如瘦素、肿瘤坏死因子-α（TNF-α）和白细胞介素-6（IL-6）；⑥中枢神经系统阿黑皮素原（POMC）通路。我们在本章前面讨论了压力反射受损和外周化学感受器激活的潜在作用。尽管许多因素的作用尚不确定，但脂肪细胞分泌的瘦素和CNS-POMC通路似乎至少部分介导了肥胖诱导的SNS激活和高血压。

（1）瘦素可能与交感神经系统激活有关：瘦素是脂肪细胞分泌的一种细胞因子肽，与肥胖程度成比例。血浆瘦素浓度与MSNA活性呈正相关，啮齿类动物急性给药瘦素增加了包括肾脏在内的各种组织的SNS活性。急性高瘦素血症也增加了人类的MSNA。血浆瘦素的慢性增加，与严重肥胖的患者相比，导致啮齿类动物血压和心率持续升高。瘦素介导的血压升高在几天内逐渐发生，这与SNS活性的适度增加一致，后者不足以直接导致血管收缩，但足以增加肾钠重吸收。联合α/β肾上腺素能受体阻滞药可完全消除瘦素的血压效应，而阻断NO可增强瘦素的血压效应，因此，瘦素的生理水平可通过激活SNS使血压升高，而当NO缺乏时，这种效应会加剧，这种情况常发生在伴有内皮功能障碍的肥胖患者中。

内源性瘦素在肥胖性高血压中的作用得到了以下发现的支持，瘦素受体拮抗药的使用降低了高脂饮食喂养的肥胖兔子的血压和肾SNS活性。同时，患有瘦素基因突变的肥胖儿童尽管有早发的病态肥胖和许多其他代谢综合征的特征，包括严重的胰岛素抵抗、高胰岛素血症及高脂血症，但血压正常。这些观察结果表明，瘦素的功能作用可能在肥胖与SNS激活和高血压之间的联系中是至关重要的。

（2）中枢神经系统阿黑皮素原通路可能参与肥胖患者交感神经系统的激活：中枢神经系统POMC通路调节食欲、能量消耗和体重。下丘脑和脑干中表达POMC的神经元释放α-促黑素细胞激素（α-MSH），这是促黑素4受体（MC4R）的激动剂（图5.10）。CNS-POMC-MC4R系统除了调节能量平衡外，还可能参与肥胖诱导的SNS激活和高血压。慢性药物激活中枢神经系统MC4R可增加血压，同时降低啮齿动物和人类的食欲和体重。相反，阻断中枢神经系统MC4R可增加食物摄入，导致体重迅速增加，但会降低而不是增加血压。MC4R拮抗的降压作用在SHR中尤为显著，SHR是一种以SNS活性增加为特征的高血压遗传模型。

与对照组相比，尽管存在严重的肥胖和相关的代谢紊乱，但MC4R缺陷人群的高血压患病率较低。此外，完整的CNS-POMC通路对于瘦素升高血压是必要的。在POMC神经元特异性缺失瘦素受体的小鼠中，瘦素的高血压效应被完全消除。因此，在人类和啮齿类动物中，慢性激活MC4R可升高血压，而功能性POMC-MC4R系统似乎对肥胖和高瘦素血症增加SNS活性和血压是必要的。

6. 慢性肾损伤加重肥胖对高血压的影响 如果考虑到与肥胖密切相关的2型糖尿病和高血压占终末期肾病（ESRD）的70%以上，肥胖对CKD的影响是显而易见的。此外，在过去的30年中，慢性肾脏病的迅速增加与肥胖的增加是并行的，有证据表明，肥胖可能是CKD的一个独立的危险因素，而不仅仅是它导致高血压和糖尿病。在6500名非糖尿病受试者中，BMI和腰围的增加与估计GFR（eGFR）降低和CKD增加相关。在对320 252名成年人的回顾性分析中，随访15～35年，ESRD的发生率随着BMI的增加而逐步增加，在调整了血压、糖尿病、吸烟、年龄和其他几个变量后，这种关系仍然存在。

在肥胖的早期，常有间质纤维化、微量白蛋白尿或蛋白尿、系膜基质扩张、肾小球肥大、局灶性节段性肾小球硬化，以及与肾小球超滤相关的足突细胞紊乱。随着肥胖高血压和代谢异常的持续存在，肾小球滤过功能减退，并可能被与肾单位丢失相关的肾小球滤过率下降

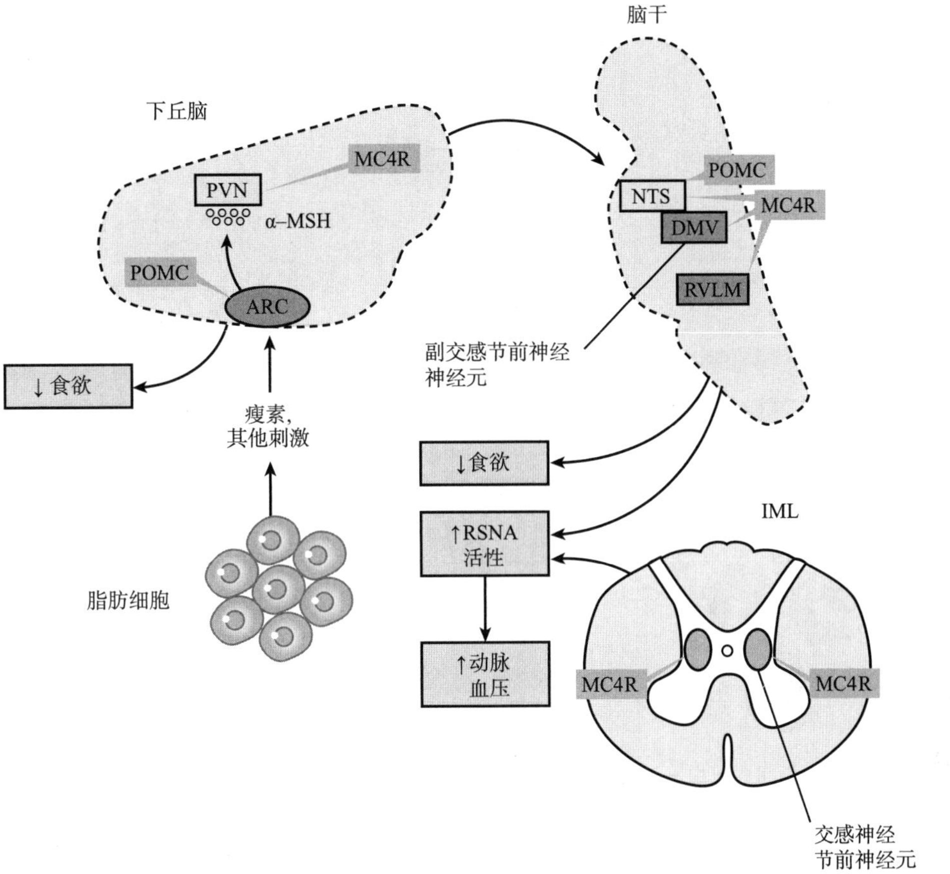

图5.10 下丘脑和脑干中的瘦素-促黑素信号差异调节食欲、肾交感神经活动（RSNA）和动脉压

POMC神经元中的瘦素受体激活后，下丘脑、脑干和脊髓中间带外侧核（IML）的二级神经元释放α-MSH，刺激MC4R。ARC.弧形，弓形；DMV.迷走神经背侧运动核；IML.中间带外侧细胞柱；NTS.孤束核；PVN.室旁；RVLM.延髓头端腹外侧

所代替。肾单位丢失时，血压的盐敏感性增加。肥胖还会加重其他原发性肾损伤的有害影响，包括单侧肾切除、肾移植、单侧肾发育不全，以及IgA肾病。

除了高血压和糖尿病外，肥胖引起肾损伤的机制还不清楚，超出了本综述的范围。然而，已经提出了多种因素，包括炎症、线粒体功能障碍、氧化应激、血脂异常和脂肪浸润引起的“脂毒性”。不管涉及的机制如何，在超重或肥胖的受试者中，肾功能的逐渐下降很可能导致难治性高血压。

十二、总结与展望

尽管慢性高血压是一种异质性疾病，但迄今为止，在各种形式的实验性高血压和人类高血压研究中都发现了肾功能不全和肾压力性钠尿受损。肾功能不全可由影响肾内、神经内分泌、免疫和炎症系统的遗传和环境因素的复杂相互作用引起（图5.11）。在许多情况下，异常的肾功能被代偿性改变所掩盖，这些代偿性变化允许肾脏维持盐和水的平衡，尽管存在较高的血压，血管功能障碍可能伴随或继发于血压升高，但非肾血管阻力的增加尚未被证明会导致慢性高血压，除非肾压力性钠尿反馈也受损。

虽然继发性高血压有许多不同的病因与肾损伤、肾缺血或SNS/内分泌紊乱有关，但它们在人类高血压中所占比例不到10%。目前的证据表明，超重和肥胖可能占原发性高血压患者血压升高风险的65%～75%，尽管其他因素，如高盐摄入、久坐的生活方式和遗传倾向可能会加重体重增加对血压的影响。肥胖患者肾功能异常和血压升高的介质很复杂，包括肾内、外脂肪对肾脏的物理压迫、RAAS的激活和SNS活性的增加。随着长期肥胖和器官损伤，特别是肾损伤的发展，高血压变得越来越难以控制，往往需要多种抗高血压药和其他危险因素的治疗，包括血脂异常、胰岛素抵抗和糖尿病、炎症。除非开发出有效的减肥药，否则随着肥胖患病率的不断增加，肥胖对高血压及相关的心、肾和代谢紊乱的影响在未来可能变得更加重要。

致谢

作者的研究得到了国家心肺和血液研究所（PO1 HL51971）、国家普通医学研究所（P20 GM104357）、国家糖尿病和消化与肾脏疾病研究所（1K8DK099415-01A1），以及美国心脏协会的资助。我们感谢Stephanie Lucas在准备本章节时提供的专业协助。

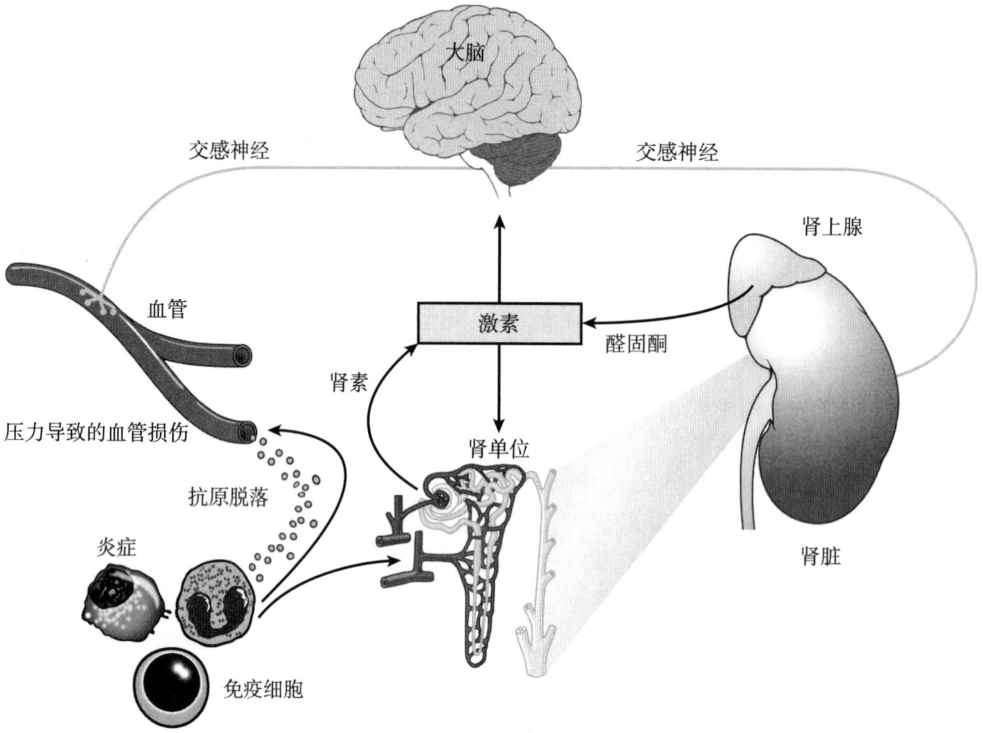

图5.11 长期血压由一系列复杂的肾内和肾外因素（如神经、激素和免疫系统）调节

当这些因素中的一个或多个损害肾脏排出钠和水的能力，并将压力性钠尿反馈重置为更高的血压时，就会发生慢性高血压。肾小管重吸收的初始增加或肾血管的作用降低了肾小球滤过率（GFR），可能导致这种重设。肾小管性高血压的许多异常可由肾小管重吸收增加而确定。这些途径中的一些是当前抗高血压治疗的目标，但研究正在揭示新的途径，包括免疫和炎症机制，这些途径也影响肾功能和血压控制，并在本书的其他章节中讨论

第6章　高血压遗传学

Georg B. Ehret

不同的医疗专业人员对高血压遗传学感兴趣：在缺乏危险因素的情况下，临床医师因经常被患者问到血压升高的原因是什么而感到尴尬。在临床上，种种迹象表明，识别罕见的单基因遗传性高血压综合征对于诊断很重要。临床试验者可以在孟德尔随机研究中找到血压和诸如靶器官损害之间因果关系的证据。遗传或基因组医学领域的科学家对血压感兴趣，因为在群体中具有典型量化特征，也是罕见家系中的单基因疾病。

高血压（HTN）或血压遗传学研究在原发性高血压和罕见的家族性单基因遗传性高血压向两个不同的维度发展。前者需要对成千上万个个体基因变异进行基因分型，而这只有通过微阵列和全基因组关联研究（GWAS）才能实现。家族性单基因的潜在基因特征可以通过数百个遗传标记来识别，因此，更早的确定致病基因是可行的。这两种类型的实验在很大程度上推进了我们对血压遗传学体系结构的理解。

一、遗传学对血压分布的作用

遗传学对血压分布的贡献有两种类型。在多数情况下，分离于家族中的罕见突变会使血压大幅度提高，并使受影响的个体成为血压分布中的异常值，这是由单基因引起的继发性高血压，将在本章的第一部分详细讨论。第一次描述这种缺陷是在1991年，最近一次描述是在2015年。这种单基因遗传性高血压是经典医学遗传学研究的典型范例。

另一方面，收缩压（SBP）和舒张压（DBP）在一般人群中的分布存在偏倚，但在其他方面接近正态分布，是典型的定量特征。血压在一般人群中具有惊人的高遗传率，达30%～50%，这为了解观察遗传率的起源、更好地解释血压水平的个体差异提供了机会。原发性HTN遗传结构的本质在1950年前后一直是Robert Platt和George Pickering之间争论的主题，当时Dr. Platt主张原发性HTN是单基因显性疾病，而Dr. Pickering主张原发性HTN是多基因遗传和连续性表型特征。今天，Dr. Pickering原发性高血压模型已被大量数据清楚地记录下来。因为HTN被定义为血压的任意阈值，所以解释血压值个体间差异的原因也解释了HTN（或排除HTN的其他特定原因时的原发性高血压）。在许多遗传实验中，血压（连续表型）比HTN（二分表型）更受欢迎，因为使用连续表型具有更高的精确度，因此具有更强的统计学力度。本章的第二部分将更详细地描述过去10年中在原发性高血压遗传结构方面所取得的进展。

二、单基因遗传性（继发性）高血压

单基因遗传性高血压应该被认为是继发性高血压，因为潜在的遗传缺陷是可以明确识别的。单基因遗传性高血压诊断所必需且充分的遗传缺陷使其有别于原发性高血压遗传变异的独特特征（表6.1）。表6.2描述并总结了8种不同的单基因遗传性高血压综合征（MHS）。有3种MHS具有典型的醛固酮水平增高，有2种MHS具有典型的醛固酮水平降低，另外3种MHS具有特殊的特征（发生在妊娠期间、短指/趾或男性化特征）。在这3个群体之间有相当大的重叠。

即使是整体而言，单基因家族性高血压也被认为是罕见的，在普通人群中的发病率可能低于1/5000。但这些估计受到挑战，病理突变可能比既往认为的更频繁地发生，这些基因作为明确证据对普通人群确诊单基因家族性高血压的重要性尤为突出，尽管可能很罕见，但MHS背后的遗传变异重要性有两方面。

·对于偶然携带致病性单基因遗传性高血压变异的

表6.1　罕见家族性单基因遗传性高血压和普通人群常见原发性高血压的主要遗传学特征

特征	单基因遗传性高血压	原发性高血压
群体中等位基因频率	罕见（＜1/1000）	约30%
每个基因变异的效应大小	大（平均约20 mmHg）	小（平均为0.5～1 mmHg）
已知基因（位点）总数	13	约90
涉及的所有基因（位点）的估计数量	可能为15～20	＞500

表6.2　单基因遗传性高血压综合征

疾病简称	COMPLETE DISEASE NAME	OMIM号	基因	RENIN BLOOD LEVEL	ALDOSTERONE BLOOD LEVEL	遗传方式
高醛固酮						
GRA	glucocorticoid remediable aldosteronism ＝familial hyperaldosteronism type Ⅰ ＝glucocorticoid suppressible hyperaldosteronism	#103900	*CYP11B2*	↓	↑	AD
Gordon综合征	＝pseudohypoaldosteronism type Ⅱ（PHA2） ＝Gordon hyperkalemia-hypertension syndrome ＝familial hyperkalemic hypertension（FHHt）	%145260	*WNK1*，*WNK4*[24] *KLHL3*[25，26] *CUL3*[25]	↓	↑	AR和AD
家族性Ⅲ型醛固酮增多症	家族性Ⅲ型醛固酮增多症	#613677	*KCNJ5*[28]	↓	↑	AD
低醛固酮						
Liddle综合征	＝假性醛固酮增多症	#177200	*SCNN1B*[31]， *SCNN1G*[30]	↓	↓	AD
AME	11β-羟类固醇脱氢酶缺乏 ＝表观盐皮质激素过多综合征	#218030	*HSD11B2*[37]	↓	↓	AR
低醛固酮及相关特征						
孟德尔型高血压	高血压伴短指综合征 ＝影像综合征	#112410	*PDE3A*[6]	↓	↓	AD
常染色体显性遗传伴妊娠期加重的高血压	染色体显性遗传，妊娠期加重的高血压	#605115	*NR3C2*[44]	↓	↓	AD
先天性肾上腺皮质增生症	Ⅳ型CAH（先天性11β羟化酶缺乏导致的肾上腺皮质增生） Ⅴ型CAH（17α羟化酶缺乏导致的先天性肾上腺皮质增生）	#202010 #202110	*CYP11B1*[5] *CYP17A1*[46]	↓	↓	AR

本表不包括间接导致血压升高的实体疾病（如遗传性嗜铬细胞瘤和单基因糖尿病）。AD.常染色体显性遗传；AR.常染色体隐性遗传；OMIM，Online Mendelian inheritance in man database.

（引自：Amberger J, Bocchini C and Hamosh A. A new face and new challenges for Online Mendelian Inheritance in Man (OMIM®). Hum Mutat. 2011;32:564-567.）

高血压患者来说，识别这种综合征很重要，因为在某些病例，特殊的治疗方法可以产生显著的治疗效果，并且由于对家族性单基因遗传性高血压的认知使得级联筛选成为可能。在MHS中，未经治疗的高血压通常非常高，并早期发生靶器官损害而恶化，在某些情况下可观察到因卒中而过早死亡。

· 毋庸置疑由单基因遗传性高血压的基因缺陷所阐明的途径和机制，为理解高血压总体途径带来极大的优势，除一种外，所有其他单基因遗传性高血压要么作用于肾脏、要么作用于类固醇代谢或盐皮质激素受体（图6.1）。唯一的例外是最近发现的单基因遗传性高血压基因*PDE3A*，它是一种磷酸二酯酶，可能在血管中介导高血压效应。Dr. Richard Lifton的研究小组已经发现了13个基因中的许多基因突变可能导致单基因遗传性高血压，因此，这些基因也被称为“Lifton genes”（“利夫顿基因”）。在导致低血压的家族中发现的基因突变也已被描述过，这里不再详细讨论。值得注意的是，尽管肾素水平总是很低，醛固酮水平对某些实体疾病来说是升高的，而对另一些实体疾病来说是降低的，但通常是处于临界或正常水平。表6.3总结了提示临床医师怀疑单基因遗传性高血压的特征，家族史尤为重要。一旦确定了单基因遗传性高血压综合征，就会有一些特殊的治疗方法，通常情况下，这些方法会获得较大的治疗效果。表6.4总结了可能进行特殊治疗的实体疾病。

1.糖皮质激素可治疗的醛固酮增多症 11-β羟化酶基因和醛固酮合成酶基因之间通过不等交换形成嵌合基因，这种嵌合基因以一种独特的方式被促肾上腺皮质激素（ACTH）刺激醛固酮合成。与其他单基因遗传性高血压疾病相似，遗传模式是常染色体显性遗传（见表6.2），因此，该疾病通常在家族中很明显。高血压通常在年轻时被观察到，在一项研究中，一个大家系中所有受影响的成员在21岁之前都被诊断出患有高血压，一般不会出现低钾血症，可以通过证明尿液中皮质醇C-18氧化产物过量来作出诊断。当以类固醇为标准定义该疾病时，全世界描述的病例约有100例，这是罕见病，但受影响的个体可能有轻度高血压和正常的电解质水平，使其很难与原发性高血压区分，有可能导致诊断不足。治疗方法是在睡前给予生理剂量的中间作用糖皮质激素

表6.3 单基因遗传性高血压的临床识别

特征	典型的单基因遗传性高血压
肾素水平	总是低
家族史	早发性高血压通常呈阳性
患者年龄	通常年轻
血压升高	通常很重要

表6.4 对特殊治疗有效的单基因遗传性高血压

单基因遗传性高血压疾病	通常疗效大的治疗
GRA（家族性醛固酮增多症Ⅰ型）	生理剂量的糖皮质激素或盐皮质激素受体拮抗药
Gordon综合征	低盐饮食或噻嗪类
Liddle综合征	阿米洛利或氨苯蝶啶
AME（表观性盐皮质激素过多综合征）	高剂量盐皮质激素拮抗药、糖皮质激素（长期治疗有严重的副作用）

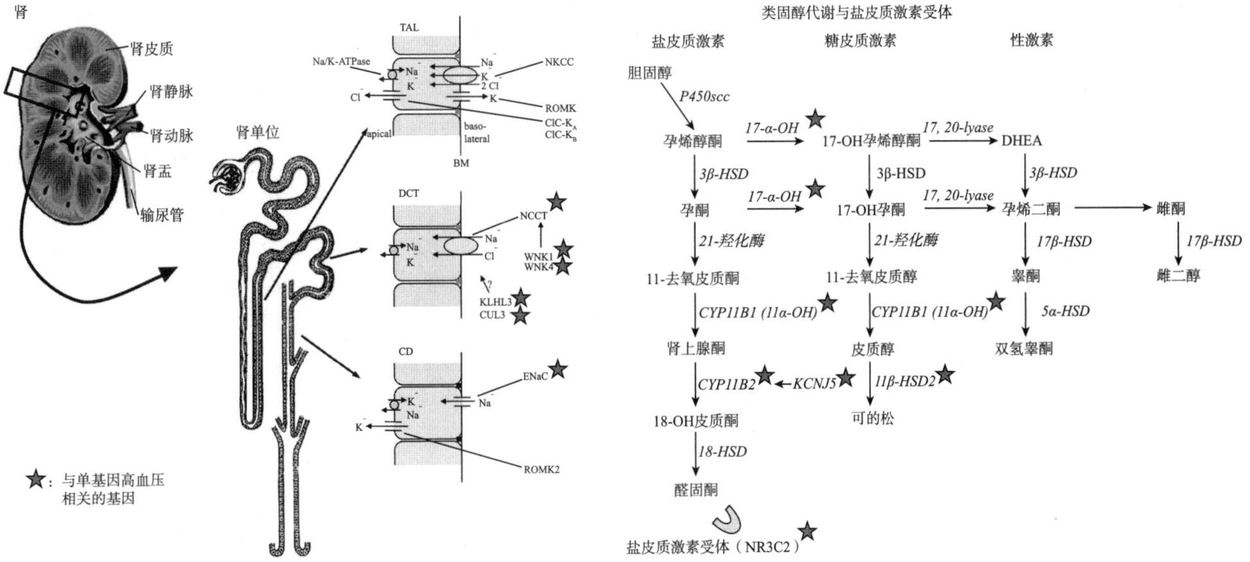

图6.1 单基因遗传性高血压基因的组织和通路定位

蓝色星号表示单基因遗传性高血压基因的位置（引自：Ehret GB and Caulfield，MJ. Genes for blood pressure：an opportunity to understand hypertension. Eur Heart J，2013，34：951-961.）

（如泼尼松），以抑制ACTH的清晨激增。另一种方法是使用盐皮质激素受体拮抗药，该药可能同样有效，并能避免潜在的下丘脑-垂体-肾上腺轴的破坏和医源性副作用的风险。

2.戈登综合征　本病的临床特征是高血压、高钾血症和代谢性酸中毒。由于高钾血症，醛固酮水平通常会升高，尽管容量超负荷。据报道，全世界约有100名Gordon综合征患者，确切的患病率尚不清楚。在一个法国的大家族中，所有受影响的成年人都有高血压，而所有受影响的儿童都血压正常。在另一份报道中，Gordon综合征的高血压患者平均年龄为27岁。Gordon综合征的病因只是最近才被部分发现：编码WNK激酶1和WNK激酶4基因或*KLHL3*和*CUL3*基因的突变导致肾对氯和钠重吸收增加，继而导致血容量增加。增加的氯重吸收通过降低管腔电负性导致钾潴留和高钾血症。血压通常可以通过噻嗪类利尿药迅速纠正或通过低盐饮食缓慢纠正。

3.家族性醛固酮增多症Ⅲ型　这种实体疾病非常罕见，是由于钾通道KCNJ5（inwardly-rectifying channel，subfamily J，member 5）的功能缺失突变。致病突变导致肾上腺皮质球状带膜去极化，开放电压依赖的钙通道，触发不适当的醛固酮生物合成，遗传模式占主导地位。典型表现是儿童期有严重的低钾血症伴高血压和醛固酮水平升高。可以观察到增大的肾上腺，部分伴有明显的增大。治疗方法有药物治疗（与其他原发性醛固酮增多症相同）或者手术治疗。

4.Liddle综合征　这也是一种罕见的情况，在世界各地的文献中报道了近100例。因果缺陷是ENaC钠通道的两个亚基之一（SCNN1B、SCNN1G）的功能获得突变，致病突变导致钠转运大量增加，细胞内钠升高对通道激活的抑制消失。高血压通常很严重，早发于年轻的成年人，但有些病例只是在较晚的时候才被诊断出来。通常有明显的低钾血症、代谢性碱中毒，以及相关的低血浆肾素和醛固酮水平，但一些患者不具备所有这些特征，可以有接近正常的血钾水平。儿童通常血压正常。基于典型的临床、血液和尿液特征，以及阳性家族史（显性遗传，表6.2）可疑诊断，尽管已经描述了散发性病例。确定诊断需要通过基因测试。有针对性的治疗是选择抑制ENaC活性的阿米洛利或氨苯蝶呤，其他的抗高血压治疗在很大程度上是无效的，患者也应该遵循低盐饮食。

5.盐皮质激素过多综合征　这是一种罕见的隐性单基因遗传性高血压，全世界报告的病例不超过100例。导致缺陷的原因是*HSD11B2*基因的功能丧失突变或基因缺失，该基因编码肾脏11β-羟类固醇脱氢酶的亚型，通常负责皮质醇向可的松的转化，允许可的松激活盐皮质激素受体。皮质醇与醛固酮类似，对盐皮质激素受体有亲和力，因此，在醛固酮敏感部位（如肾脏）转化为可的松。临床上，该病通常起病非常早，表现为严重高血压、肾素和醛固酮水平低、低钾血症、碱中毒，常有肾钙盐沉着症。已经观察到有明显盐皮质激素过多的儿童发生卒中，但也存在更温和的形式，它们会在以后的生活中显现出来。治疗方法是螺内酯或其他盐皮质激素拮抗药，通常大剂量使用，联合噻嗪类药物预防肾钙盐沉着症。使用盐皮质激素阻滞药比螺内酯可能会更好，因为药物使用剂量较低，副作用也较少。外源性糖皮质激素可用于减少皮质醇的内源性分泌，但长期治疗有严重的副作用，通常需要额外的非特异性抗高血压药。慢性摄入大剂量甘草可以模拟明显的盐皮质激素过多综合征，甘草中含有的甘草次酸可抑制11β-羟类固醇脱氢酶。

6.常染色体显性遗传性高血压伴短指畸形　最初于1976年报道，最近发现了这种综合征的潜在基因。cGMP抑制的磷酸二酯酶3A（*PDE3A*）基因的激活突变可能导致磷酸化依赖的血管舒张功能的抑制。严重的年龄依赖性高血压的典型临床表现与短指畸形E型有关（手指较短，主要是因为掌骨畸形）。据报道，受影响的家庭成员经常在50岁之前死于卒中。神经血管压迫被认为是高血压的原因，但仍未得到证实。目前还没有已知的治疗这种综合征的特殊治疗方法。

7.妊娠加重的早发常染色体显性遗传性高血压　这种情况极其罕见，到目前为止只发现了一个家系。该缺陷已被定位于盐皮质激素受体基因（*NR3C2*），激活突变诱导受体的自发激活和非特异性激活。最早报道是在21年前，受影响的个体出现早发性高血压，在女性妊娠期间高血压会严重恶化。尽管分娩能够改善与妊娠相关的高血压情况，但标准抗高血压治疗在很大程度上难以抵抗血压的升高，而且目前还没有明确的治疗方法。

8.先天性肾上腺皮质增生症　导致高血压的先天性肾上腺皮质增生症有两种形式，都是由于皮质醇生成减少导致促肾上腺皮质激素介导的肾上腺的激活。在醛固酮水平较低情况下，伴随盐皮质激素效应和类固醇前体的增加，导致高血压、低钾血症。一种类型归因于11β-羟化酶缺乏，另一种归因于17α-羟化酶缺乏。在前一种情况下，*CYP11B1*基因的突变也诱导不同程度的男性化，通常发生在早期，但也可以在后期观察到。在*CYP17A1*突变的形式下，高血压经常伴有性腺功能减退。这些明显的相关特征与类固醇代谢失衡有关，这种代谢失衡可以在尿液中发现，然后做出诊断。

三、原发性高血压的基因组学

单基因遗传性高血压综合征的罕见意味着它们最多只能解释很少的原发性高血压，是我们这个时代最重要的心血管危险因素，而原发性高血压的患病率约为

30%。如上所述，由于高血压在人群中是中度遗传，人们了解原发性高血压的遗传基础也很有意义。

在过去的30年里，大量的连锁和候选基因研究只产生了很少的可重复的遗传结果。但建立在现代微阵列平台上，可以对数百万计基因变异进行基因分型，从而可以对接近全基因组的基因进行探查，以确定是否与诸如血压等特征相关。最常见的变异类型是单核苷酸多态性（SNP），但也存在其他类型，如拷贝数多态性和结构变异、甲基化标记和其他变异性。由于SNP是迄今为止最常见的变异类型，因此，很可能它们对血压等特征的影响最为显著。

1.血压全基因组关联研究的关键挑战　当计算GWAS中成千上万个SNP和血压特征之间的关联统计量时，多个测试产生低p值，因此，p值需要根据测试次数进行调整。对于常见变异，通常假设有效测试次数为1×10^6，因此，当应用Bonferroni多重测试校正时，p值显著性阈值为5×10^{-8}。

在评估GWAS中全基因组SNP的频率时，很快就可以清楚地看到，罕见的SNP比常见的SNP更多。另一方面，许多遗传学研究也清楚地表明，包括迄今为止确定的血压基因变异，变异的效应大小通常与变异的频率成反比。对于血压基因来说，罕见的单基因家族基因变异具有较大的效应值（在许多情况下超过20mmHg），而出现频繁的BP-GWAS变异具有较小的效应值（约1 mmHg），其效应值太小以至于对个体意义不大（图6.2）。这对血压基因研究的设计有着深远的影响，因为统计学力度取决于效应大小和变异频率。

利用数十万个SNP进行的全基因组关联研究，改变了普通人群对血压基因组学的理解，并证明了存在明显可重复的BP基因位点，尽管到目前为止，它们还不能解释大多数血压的原因。该方法的优点是无偏倚的假设生成方法；缺点是由于多重测试负担，统计学力度总体较低。

2.血压全基因组关联研究的最新发现　从2008年开始，许多关于BP-GWAS的研究已发表，这些研究发

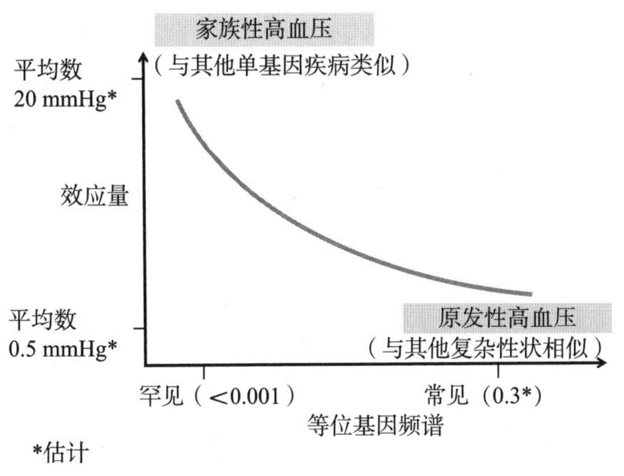

图6.2　高血压遗传学/基因组学中的等位基因频谱

现了与BP一致的基因位点和特定变异。表6.5列出了目前所有已发表的带有前哨SNP的BP位点。迄今为止，从GWAS对血压的研究来看，可以得出以下关于原发性高血压的起源和普通人群中血压的基因组结构的总体结论。

3.总计血压基因位点的数量，它们在人群中的等位基因频率，以及血压的变异　影响原发性高血压的遗传变异总数尚不清楚。目前描述了83个独立变异（见表6.5），根据预测和未公布的数据，在达到稳定之前，该列表会持续延伸。显然，原发性高血压很可能是由至少数百个，甚至数千个独立的血压基因位点引起的（见表6.1）。迄今为止，发现的几乎所有的血压变异在人群中都很常见（见图6.2），并且每个变异作用都很小，SBP大多低于1 mmHg，DBP低于0.5mmHg，对应的表型分布标准差接近0.05。即使把目前已知的所有BP位点加在一起，到目前为止也仅有小部分BP遗传可能性得到解释（4%～6%）。目前的研究，即使样本量超过10万人，由于全基因组分析需要多重测试，仍然无法检测到罕见的变异。因此，能够看到正在进行的更大规模研究的结果令人兴奋。

4.血压全基因组关联研究确定的血压变异的位置及其多种族性　目前发现的绝大多数BP基因位点都不是已知的高血压基因。除了一两个例外，这些信号与家族性高血压的致病基因相距甚远（见上一节）。相反，一组相似的变异似乎在多个种族中起作用，这意味着潜在基因的跨种族作用。大量的BP基因位点似乎具有多个独立的信号。基因-基因相互作用的证明仍然突出，尽管在当前的研究中已经发现了这种基因-基因相互作用的大的影响。

5.血压基因组学在临床上的应用　虽然通过GWAS对BP位点的发现对于更好地理解原发性高血压的遗传结构具有重要的指导意义，但目前还没有直接进入临床应用。已确认的变异可预测血压，但预测的影响范围很小，目前尚不允许从临床意义的角度预测个体高血压。

目前，研究结果的大多数应用都可以通过寻找BP变异附近的多个基因的作用途径来实现。到目前为止，几乎没有证据表明存在特定的通路，但一些有限的信号可能涉及微血管内皮细胞和利尿钠肽途径。

获得临床证据的最重要的应用是孟德尔随机化研究，它有助于证明血压对其他结果的因果影响。使用多个BP的SNP的遗传风险评分可以清楚地预测BP。如果同样的风险评分也能预测靶器官损害（如心肌梗死或卒中），那么这一发现就可以有力地证明血压在心肌梗死或卒中发病机制中的因果关系。除了肾脏表型（肾衰竭、清除率、微量白蛋白尿）外，所有常见的靶器官损害类型都可以显示这种关系，血压风险评分对这类靶器官损害没有影响，这可能表明血压不是或是较弱的肾衰竭的因果因素。

表6.5 全基因组关联研究确定的基因位点列表，基因组位置以hg38坐标表示

位点名称	单核苷酸多样性（SNP）	染色体（CHR）	位置	表型	初次表达
CASZ1	rs880315	1	10，736，809	SBP/DBP	66
MTHFR-NPPB	rs17367504	1	11，802，721	SBP/DBP	65
ST7L-CAPZA1-MOV10	rs2932538	1	112，673，921	SBP/DBP	50，55
MDM4	rs2169137	1	204，528，785	DBP	67
AGT	rs2004776	1	230，712，956	SBP/DBP/HTN	68
OSR1	rs1344653	2	19，531，084	PP	54
KCNK3	rs1275988	2	26，691，496	SBP/DBP	52
FER1L5	rs7599598	2	96，686，103	SBP/DBP	52
FIGN-GRB14	rs16849225	2	164，050，310	SBP/DBP	55，62
STK39	rs6749447	2	168，184，876	SBP/DBP	69
PDE1A	rs16823124	2	182，359，400	DBP/MAP	61
HRH1-ATG7	rs347591	3	11，248，436	SBP/DBP	67
SLC4A7	rs13082711	3	27，496，418	SBP	50
ULK4	rs9815354	3	41，871，159	SBP/DBP	56
MAP4	rs319690	3	47，885，994	SBP/DBP	62
CDC25A	rs6797587	3	48，156，124	MAP	60
MIR1263	rs16833934	3	164，019，462	DBP	60
MECOM	rs419076	3	169，383，098	SBP/DBP	50
CHIC2	rs871606	4	53，933，078	PP	62
CHIC2	rs11725861	4	53，936，138	multi-phen	63
FGF5	rs16998073	4	80，263，187	SBP/DBP	57
ARHGAP24	rs2014912	4	85，794，517	SBP	54
SLC39A8	rs13107325	4	102，267，552	SBP/DBP	50
ENPEP	rs6825911	4	110，460，482	SBP/DBP	55
GUCY1A3-GUCY1B3	rs13139571	4	155，724，361	SBP/DBP	50
NPR3-C5orf23	rs1173771	5	32，814，922	SBP/DBP	50，55
GPR98/ARRDC3	rs10474346	5	91，268，322	DBP	70
PRDM6	rs13359291	5	123，140，763	SBP	54
ABLIM3-SH3TC2	rs9687065	5	149，011，577	DBP	54
EBF1	rs11953630	5	158，418，394	SBP/DBP	50
HFE	rs1799945	6	26，090，951	SBP/DBP	50
BAT2-BAT5	rs805303	6	31，648，589	SBP/DBP	50
TTBK1-ZNF318	rs1563788	6	43，340，625	SBP	54
ZNF318-ABCC10	rs10948071	6	43，312，975	SBP/DBP	52
RSPO3	rs13209747	6	126，794，309	SBP/DBP	51
PLEKHG1	rs17080102	6	150，683，634	SBP/DBP	51
HDAC9	rs2107595	7	19，009，765	PP	54
HOXA-EVX1	rs11564022	7	27，297，427	multi-phen	63
HOXA-EVX1	rs17428471	7	27，298，248	SBP/DBP	51
IGFBP1-IGFBP3	rs11977526	7	45，968，511	multi-phen	63
IGFBP3	rs10260816	7	45，970，501	PP	54
CDK6	rs2282978	7	92，635，096	PP	61

续表

位点名称	单核苷酸多样性（SNP）	染色体（CHR）	位置	表型	初次表达
PIK3CG	rs17477177	7	106，771，412	SBP/DBP/PP	62
NOS3	rs3918226	7	150，993，088	DBP	53
PRKAG2	rs10224002	7	151，717，955	SBP	61
BLK-GATA4	rs2898290	8	11，576，400	SBP/DBP	67
CDH17	rs2446849	8	94，091，269	multi-phen	63
NOV	rs2071518	8	119，423，572	PP	62
SMARCA2-VLDLR	rs872256	9	2，496，480	SBP-age spec.	71
CACNB2	rs11014166	10	18，419，869	SBP/DBP	56
C10orf107	rs1530440	10	61，764，833	SBP/DBP	57
VCL	rs4746172	10	74，096，084	DBP，MAP	61
PLCE1	rs932764	10	94，136，183	SBP/DBP	50
CYP17A1-NT5C2	rs1004467	10	102，834，750	SBP/DBP	56，57
ADRB1	rs1801253	10	114，045，297	SBP/DBP/MAP	62，68
LSP1-TNNT3	rs661348	11	1，884，062	SBP/DBP/MAP	53
H19	rs217727	11	1，995，678	SBP	61
ADM	rs7129220	11	10，328，991	SBP/DBP	50
PLEKHA7	rs381815	11	16，880，721	SBP/DBP/MAP	56
NUCB2	rs757081	11	17，330，136	SBP/PP/MAP	61
LRRC10B-SYT7	rs751984	11	61，510，774	MAP	54
RELA	rs3741378	11	65，641，466	SBP/MAP	61
FLJ32810-TMEM133	rs633185	11	100，722，807	SBP/DBP	50
ADAMTS8	rs11222084	11	130，403，335	PP	62
PDE3A	rs12579720	12	20，020，830	DBP	54
HOXC4	rs7297416	12	54，049，306	SBP	61
ATP2B1	rs2681492	12	89，619，312	SBP/DBP/HTN	56
SH2B3	rs3184504	12	111，446，804	SBP/DBP	56，57
RPL6-PTPN11-ALDH2	rs11066280	12	112，379，979	SBP/DBP	55
TBX5-TBX3	rs2384550	12	114，914，926	SBP/DBP	55，56
FBN1	rs1036477	15	48，622，729	PP	61
ITGA11	rs1563894	15	68，343，437	SBP-age spec.	71
CYP1A1-ULK3	rs6495122	15	74，833，304	SBP/DBP	56，57
FURIN-FES	rs2521501	15	90，894，158	SBP/DBP	50
UMOD	rs13333226	16	20，354，332	SBP/DBP	58
NFAT5	rs33063	16	69，606，314	PP	61
PLCD3	rs12946454	17	45，130，754	SBP/DBP	57
GOSR2	rs17608766	17	46，935，905	SBP/DBP	50
ZNF652	rs16948048	17	49，363，104	SBP/DBP	57
C17orf82-TBX2	rs2240736	17	61，408，032	MAP	54
AMH-SF3A2	rs740406	19	2，232，222	PP	54
JAG1	rs1327235	20	10，988，382	SBP/DBP	50
GNAS-EDN3	rs6015450	20	59，176，062	SBP/DBP	50

可以在www.bloodpressuregenetics.org找到此表的更新版本

四、总结

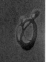

高血压的遗传学有两种类型，一种是罕见的家族性单基因综合征，识别时应被标记为继发性高血压；另一种是原发性高血压的基因组学。阐明单基因家族性高血压的遗传机制对于理解一般的血压途径非常有价值，这些特征的识别对临床非常重要，可以为某些病例提供特定的治疗方法。相反，原发性高血压的基因组学无法用罕见的单基因遗传性高血压基因来解释。在过去的10年里，通过GWAS方式鉴定了大量的小效应的基因变异，这些变异有助于更好地理解导致原发性高血压的途径。

第7章 高血压的炎症与免疫

David G. Harrison and Kenneth E. Bernstein

约1/3的西方人口患有高血压，随着年龄的增长变得更加高发。高血压也是心血管疾病的主要危险因素，导致卒中、心力衰竭、肾衰竭和认知能力下降。尽管高血压的发病率高，对人类健康有深远影响，但大多数人类高血压病例的确切病因基本上仍不清楚。单基因遗传导致的高血压是肯定的，但是极为罕见，且不能被认为是大多数高血压病例的病因。中枢神经信号的失调、肾功能不全和血管反应性的改变都与此密切相关，但是，对于这些异常是如何发生的以及它们如何相互作用产生临床高血压的机制一直不完全清楚，多个全基因组关联研究（GWAS）已经确定了与高血压相关的基因位点，但究竟是什么将这些基因位点联系在一起，并引起临床疾病尚不清楚。在过去的几年里，高血压往往伴随着免疫细胞浸润并改变肾脏和血管系统的功能和结构的炎症过程。正如本章所强调的，一个新兴的范例是，这种炎症反应不仅促进血压升高，而且还促进与高血压相关的终末器官损害。

炎症是对入侵生物体、刺激物或损伤的生物反应，对抵抗入侵的有机体、异物和肿瘤至关重要。不幸的是，炎症偶尔会变得过度而持续超过了最初的损伤，导致多种慢性退行性过程。Celsus将炎症的主要症状描述为疼痛、发红、灼热和肿块（即疼痛、发热和红肿）。值得注意的是，这主要是由血管扩张、通透性增加，以及某些情况下血管细胞释放内皮素-1和P物质等疼痛介质导致的血管现象。炎症的一个基本方面是免疫细胞通过血管壁渗入到受影响组织间质，受内皮细胞产生的黏附分子控制，最初黏附分子使免疫细胞黏附到内皮表面，趋化因子通过内皮细胞之间的连接促进这些细胞的渗出。随后的过程涉及白细胞和内皮细胞之间的分子相互作用，以及内皮细胞连接的重新排列和松脱。这个过程中一个真正不可思议的方面是，免疫细胞识别激活的内皮细胞所表达的黏附分子的配体增加，将炎症过程定位于感染或损伤的部位。

一、免疫系统的概述

免疫系统的两个主要分支是固有免疫和适应性免疫。固有免疫包括化学和体液介质，如一氧化氮、活性氧（ROS）、补体、急性期蛋白、趋化因子和细胞因子。天然免疫球蛋白M（IgM）和免疫球蛋白G3（IgG3）抗体主要由B1细胞产生，在接触抗原前存在于婴儿和成年人体内，对病毒和细菌具有先天性保护作用，但也可能参与类风湿关节炎和系统性红斑狼疮等自身免疫病。一些天然抗体靶向凝集素，存在于微生物和凋亡细胞表面。固有免疫的细胞成分包括吞噬细胞（如粒细胞、单核细胞、巨噬细胞）和自然杀伤细胞（NK）。固有免疫系统的其他细胞，包括树突状细胞、新近发现的先天性γ/δT细胞和上皮细胞，它们为入侵生物体提供了屏障。近年来，对固有免疫的这些特征进行了深入的研究。

固有免疫系统的几个组成部分将在后面更详细地讨论，但是特别提到单核细胞和单核细胞来源的细胞是有必要的。有5%～10%的循环白细胞是单核细胞。这些细胞在循环中存活1～2天，不进行进一步的增殖，但是有巨大的表型分化能力。如前所述，这种分化的一个主要动力是这些细胞由各种炎症刺激触发通过内皮细胞的迁移，当单核细胞进入内皮细胞间隙时，单核细胞至少可以经历3次命运（图7.1）。最常见的是它们转化为巨噬细胞，巨噬细胞保留在间质中，能吞噬损伤的机体并释放有效的介质，包括活性氧（ROS）、一氧化氮（NO）、细胞因子和基质金属蛋白酶。现在人们已经认识到，还有一群在组织驻留的巨噬细胞，不是来自循环单核细胞，参与组织修复愈合。与单核细胞来源的巨噬细胞不同，组织内的巨噬细胞能进行增殖和自我更新。单核细胞的第二个命运是分化为树突状细胞，树突状细胞是激活T细胞的强大抗原提呈细胞，稍后将对此进行更全面的讨论。单核细胞的最终命运是在没有分化的情况下从血管壁重新融合。现在人们认识到，单核细胞可以进入组织，获得抗原，并将这些转移到淋巴结，在那里它们可以激活T细胞而不成为树突状细胞或巨噬细胞。这些最小分化单核细胞的典型特征是其表面表达主要组织相容性复合体Ⅱ型和活化标记物Ly-6C，以及激活T细胞的能力增强。

虽然固有免疫系统是非特异性的，并提供即时的保护，但它不具备在反复的抗原挑战时增强保护的能力。相比之下，适应性免疫对先前遇到的抗原提供了强大而特异的防御。适应性免疫反应的组成部分包括负责细胞免疫的T细胞和B细胞，在T细胞激活后，B细胞可分化为产生短期或长期抗体的浆细胞。

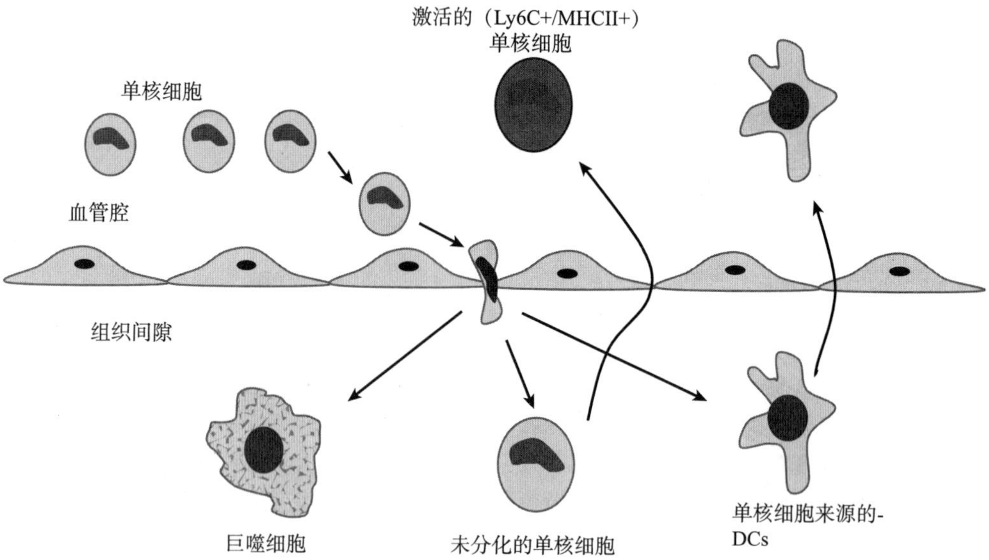

图7.1 单核细胞的命运

经内皮细胞迁移后，单核细胞可以变成炎性巨噬细胞、单核细胞衍生的树突状细胞，或保留单核细胞并重新进入激活状态

启动适应性免疫反应的一个关键步骤是抗原提呈细胞（APC）摄取和处理抗原。虽然有几种细胞可以提供抗原，但主要的APC是巨噬细胞、B细胞和树突状细胞（DC）。$CD4^+$T细胞通常由源于Ⅱ型主要组织相容性复合体（MHC）中细胞外抗原衍生的多肽激活，而$CD8^+$T细胞则由Ⅰ型MHC呈现的细胞内抗原（如入侵病毒）激活。已获得抗原的APC经历成熟、增加共刺激分子的表达和细胞因子的产生，这些细胞因子可以引导T细胞活化。活化的APC迁移到次级淋巴器官，寻找一个具有识别和结合MHC/肽复合物的T细胞受体，随后由这两种细胞形成的免疫突触导致T细胞活化，包括增殖、细胞因子分泌增加和表面受体的改变，这些受体使细胞离开次级淋巴器官并迁移到炎症的外周组织。B细胞也吞噬和提呈抗原，并与辅助T细胞形成免疫突触，促进其增殖，并在淋巴结及第三部位形成生发中心。

T细胞亚群表现出职责分工。$CD4^+$T细胞在最初的刺激下受到细胞因子的调节或极化，导致了独特的T辅助表型。TH1细胞产生促炎性细胞因子，如干扰素（IFN）-γ、IL-2和肿瘤坏死因子（TNF）α。TH2细胞产生IL-4、IL-5和IL-13，这些细胞因子参与对变应原和蠕虫感染的反应。TH17细胞产生独特的细胞因子IL-17，在银屑病、实验性变应性脑炎和炎性肠病等疾病中发挥着重要作用。调节性T细胞代表另一种抑制免疫反应的T细胞亚群。活化的$CD8^+$T细胞具有细胞溶解活性，主要表现为释放颗粒酶和穿孔素的异构体，但也能释放细胞因子，实际上是IFN-γ的主要来源。适应性免疫的这些特征已在其他地方进行了深入的研究。

二、炎症与高血压的关系

半个多世纪以来，人们已经认识到炎症与人类高血压的相关性，在一些实验模型中发现免疫细胞会导致血压升高。1953年，Heptinstal报道说，在因高血压而接受交感神经切除和（或）肾上腺切除术的人，肾脏中普遍观察到淋巴细胞浸润。1964年White和Olsen证实，在肾梗死引起的高血压大鼠模型中，可的松和巯基嘌呤可以降低血压。随后Okuda和Grollman发现这些大鼠身上转移的淋巴结细胞可以被动地升高正常受试者大鼠的血压。1970年，Olsen发现，在大鼠体内长期输注血管紧张素Ⅱ会导致淋巴细胞和单核细胞的显著动脉周围浸润。此后不久，Dr. Olsen提出了高血压患者动脉周围免疫细胞的显著浸润，并指出这些细胞似乎是淋巴细胞和单核细胞。1976年Svendsen证实，无胸腺裸鼠在受到醋酸脱氧皮质酮（DOCA）刺激后表现出迟钝的高血压反应，但这种表型通过将胸腺组织移植到这些动物体内使其正常化。随后，Olsen发现，从DOCA盐高血压大鼠身上移植脾细胞可使受体大鼠的血压升高。抗胸腺细胞血清被证明能降低自发性高血压大鼠的血压。这些研究和其他研究结果非常一致，支持免疫系统通过当时尚不清楚的机制导致高血压的观点。

最近的证据表明免疫细胞与高血压有关 免疫学领域的进步显著提高了我们理解免疫细胞对高血压所起作用的能力。例如，缺乏重组激活基因-1小鼠的发育使Guzik等证明了T细胞对高血压的发展至关重要。这些小鼠缺乏T淋巴细胞和B淋巴细胞，发现它们对慢性输注Ang Ⅱ或DOCA盐激发表现出迟钝的高血压反应。重组T细胞完全恢复了这些小鼠的高血压。对Dahl盐敏感

大鼠的研究证实了T细胞在这种盐敏感性高血压模型中的作用。对缺乏T细胞刺激蛋白或各种细胞因子（包括IL-17A、IFN-γ和IL-6）的小鼠的机制研究表明，这些介质在高血压中起着重要作用。一个不断发展的概念是$CD8^+$T细胞似乎通过尚未完全明确的机制发挥重要作用，与缺乏$CD4^+$T细胞的小鼠相比，特异性缺乏$CD8^+$T细胞的小鼠更容易预防高血压。此外，高血压患者的循环$CD8^+$T细胞表现出衰老的表型和活化迹象，这些细胞产生大量的IF。

B淋巴细胞也与高血压有关。Chen等发现Ang Ⅱ诱导的高血压与血清IgG和主动脉外膜显著增加有关，而缺乏B细胞的小鼠对Ang Ⅱ的高血压反应减弱。B细胞的确切作用以及他们的抗体产生和向高血压患者的T细胞提呈抗原的能力尚不清楚。在先兆子痫，有抗血管紧张素Ⅱ型1受体的激动性抗体在血压升高中起重要作用。

也有大量证据支持固有免疫细胞在高血压中的作用。Wenzel等证明，高血压增加了动脉壁中单核细胞/巨噬细胞的聚集，单核/巨噬细胞的缺失完全阻止了Ang Ⅱ诱导的小鼠高血压。作者提供了证据，证明这些细胞有助于血管活性氧的产生和血管功能障碍。越来越多的证据证明，树突状细胞，特别是来自单核细胞的炎性树突状细胞，在T细胞活化和高血压发病中起着关键作用。自然杀伤（NK）细胞是IFN-γ的重要来源，在高血压中浸润动脉壁，导致血管功能障碍和活性氧的生成。

最近，发现骨髓源性抑制细胞（MDSC）对高血压有保护作用，这些是不成熟的细胞，可以抑制T细胞反应和减少炎症，尤其明显的是在肿瘤形成的环境中。在高血压的实验模型中，骨髓源性抑制细胞（MDSC）的增加和这些细胞衰竭会加剧血压升高和肾损伤，而这些细胞的过继转移则会钝化高血压。

前述讨论表明，几乎所有免疫系统的组成部分都会导致高血压，这是许多炎性疾病的典型表现，反映了固有免疫、适应性、细胞和体液免疫的相互依赖性。

三、炎症导致高血压的基本机制

在讨论免疫细胞如何导致高血压之前，先学习一下目前公认的高血压机制有助于了解炎症细胞如何影响高血压发生过程。正如引言中的讨论，对于大多数成年人高血压病例的病因存在着大量的争论。事实上，高血压的病因是多种多样的。尽管如此，出自对于肾功能、血管功能和中枢神经控制的认识得到了广泛的研究支持。有令人信服的证据表明，高血压必然存在一定程度的肾功能不全。这是基于血压钠尿反馈曲线的概念，血压升高会导致利尿，使血压恢复到初始设定值。相反，血压降低会导致尿量减少，导致尿量和钠潴留，直到血压上升到设定值。Guyton指出，所有形式的高血压都与该设定值重置到更高的水平有关，这样在较高的压力水平下，肾脏不再对利尿作出反应。虽然明显的肾衰竭通常与高血压有关，但血压钠尿反馈曲线的改变可能涉及肾功能的细微变化，而不是表现为肾小球滤过率降低或血尿素氮或血清肌酐升高。事实上，高血压的单基因原因包括Liddle综合征和假醛固酮增多症Ⅱ型，都与肾功能正常的远端肾单位钠重吸收增强有关。自分泌和旁分泌因子包括Ang Ⅱ、一氧化氮、活性氧、内皮素-1和前列腺素影响肾钠转运，它们对肾单位的作用与高血压有关。许多肾外刺激，包括儿茶酚胺、醛固酮、升压素和炎症细胞因子，都可以影响血压-钠尿反馈曲线，但不会引起肾功能参数的明显变化。正如本章后面所讨论的，一些免疫细胞释放的细胞因子影响肾小管和血管功能，可能促进高血压患者的钠水潴留（图7.2）。

血压是心输出量和全身血管阻力的乘积，因此，血容量和心输出量的增加会增加血压。血管阻力，特别是肾血管阻力，在许多人类原发性高血压病例中升高，表明是血管性的病因。实际上，高血压与阻力血管功能和结构的若干扰动有关（图7.3）。血管扩张，特别是由内皮型一氧化氮产生介导的舒张作用，在高血压和血管重塑中通常会受到影响，包括中层厚度增加和管腔直径减少。这些影响部分是通过细胞因子刺激活性氧生成来介导的。血管的纤维化发生在阻力血管以及后面讨论的大血管两个水平。血管稀疏，或毛细血管和小阻力血管消失，也是高血压的常见后果。这些过程使正常的自动调节功能失效，并导致全身血管阻力增加。

高血压新的血管机制与中心大动脉硬化程度有关，特别是主动脉。虽然大血管在调节全身血管阻力方面并不重要，但已经很清楚的是主动脉变硬化是高血压一个常见预兆。中心动脉在收缩时扩张，容纳一部分排出的血液，并在舒张时反冲，将血液输送至远端组织，这种健康的动脉就可以维持舒张期灌注。主动脉硬化的临床表现为脉搏波速增加，并在多种情况下变得异常，包括衰老、糖尿病、肥胖、烟草滥用和高血压等。在大样本人群研究中，主动脉硬化进展先于高血压几年。将主动脉硬化与高血压逐渐增高相联系的确切机制尚不明确，但可能涉及到达肾脏、微循环和大脑等周围组织的脉搏波轮廓的变化，最终导致这些组织的损伤。事实上，主动脉硬化增加预示着肾衰竭、心力衰竭、动脉粥样硬化、卒中和痴呆。

除外导致高血压的肾脏和血管因素，另有令人信服的证据表明中枢神经系统紊乱也会导致高血压。前脑终板由穹窿下器官（SFO）、正中视前区（MPO）和外侧终板血管器（OVLT）组成。SFO和OVLT具有发育不良的血脑屏障，对循环介质如血管紧张素Ⅱ和盐敏感，后者促进这些结构中神经元放电并传出到下丘脑，特别是室旁核（PVN），室旁核反过来传入脑干外侧延髓。后者将压力反射传入与来自更高级中枢的信号结合共同调节血压。高血压与所有这些结构中的异常神

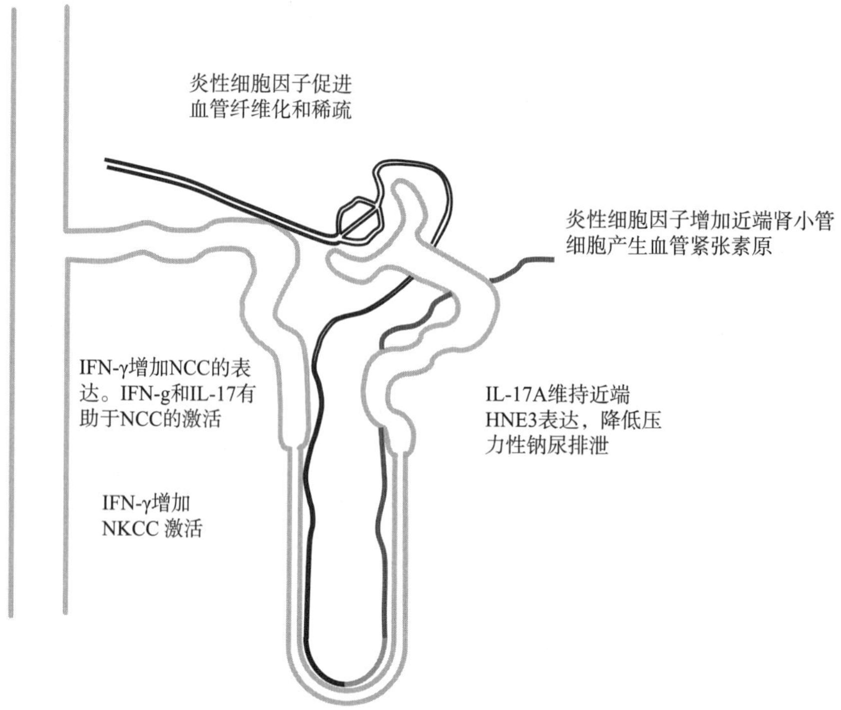

图7.2　基因敲除小鼠研究中的炎性细胞因子引起的肾血管和肾小管功能的改变

IL-17A可阻止近端小管中氢/钠交换器-3（HNE3）的下调。IFN-γ增加Henle袢升支钠/钾/氯共转运体（NKCC）的激活。IFN-γ和IL-17A都增加了钠/氯共转运体（NCC）的磷酸化和活化，IFN-γ增加了远端小管中这种转运体的蛋白水平。几种细胞因子已被证明能增强肾小管细胞血管紧张素原的生成，促进肾内血管紧张素Ⅱ的生成

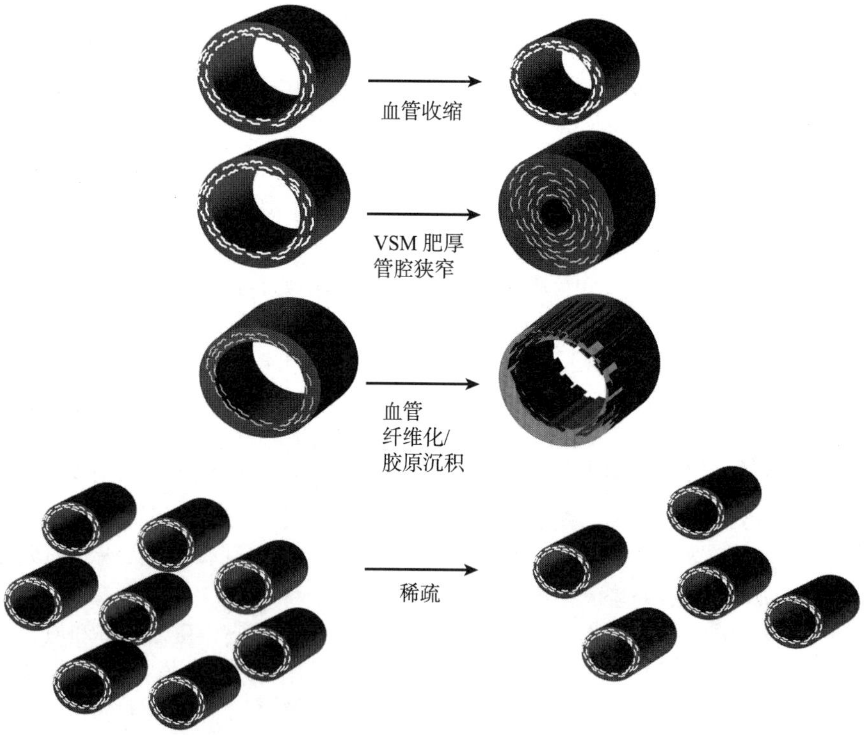

图7.3　炎性细胞因子对血管功能的影响

使用敲除小鼠和细胞因子拮抗药的研究表明，IL-17A和TNF-α有助于减少内皮依赖性血管舒张，部分原因是通过增加血管超氧化物的产生。IL-17A和TNF-α也同样被证明能促进血管平滑肌产生超氧物。IL-17A刺激内皮型一氧化氮合酶在抑制部位（苏氨酸495）磷酸化，减少一氧化氮的产生。用肿瘤坏死因子α拮抗药或IL-17A基因敲除治疗可减少高血压引起的血管平滑肌肥大。包括IL-17A和TNF-α在内的细胞因子促进血管平滑肌产生活性氧，而活性氧反过来又改变血管运动，增强血管平滑肌肥大。T细胞释放的细胞因子似乎也介导血管纤维化和血管稀疏

经元放电、血管紧张素Ⅱ信号和氧化信号增加有关。重要的是，这些结构内病变和肾素-血管紧张素系统的局部阻断对血压有着深远的影响。例如，前腹侧第三脑室（AV3V）区域的病变会破坏从SFO到OVLT的神经纤维，防止了大多数模式的实验性高血压。同样，将血管紧张素受体阻滞药注入延髓头端腹外侧区（RVLM）也可以预防高血压。神经免疫轴是一个新概念，交感神经外流调节免疫细胞激活（图7.4），而来自外围的传入信号则抑制进一步的交感神经流出。有证据表明，高血压患者的这种抑制回路被破坏。

四、免疫和炎症在高血压发病中的作用

很难理解肾脏、血管系统和大脑如何相互作用来调节血压。一个新兴的概念是免疫细胞被激活并渗透到这些不同的器官中，并可能提供传递和强化大脑、血管系统和肾脏功能的改变。需要强调的是，炎症通常不会单独导致高血压，而是会加剧肾脏、血管系统和中枢神经系统的功能障碍，加重高血压。因此，轻度或高血压前期转变为临床高血压可能标志着免疫系统的激活和各终末器官的炎症。稍后我们将讨论由炎性细胞介导的几种一般事件有助于这一过程。

1.细胞因子释放　几乎所有免疫细胞的主要作用是释放各种细胞因子。这些细胞非常强大，并作用于局部邻近细胞，包括血管和肾小管细胞。几种T细胞、巨噬细胞和树突状细胞衍生的细胞因子与高血压有关，包括IL-6，IL-17A，IFN-γ和TNF-α。例如，缺乏IL-17A的小鼠高血压会减轻，并且小鼠在输注AngⅡ时不会表现出内皮依赖性血管扩张变化或血管超氧化物生成的增加，血管节段直接应用细胞因子抑制内皮细胞NO生成，输注IL-17A会通过Rho激酶激活的机制升高血压。IFN-γ的应用也与高血压引起的组织损伤和功能障碍有关。AngⅡ诱导的高血压增加了大鼠和小鼠的T细胞产生IFN-γ，这种细胞因子与心脏和肾损伤有关。小鼠缺乏T细胞表达的转录因子T盒（Tbet），这是产生IFN-γ所必需的，对内皮功能障碍有保护作用，并减少数个NADPH氧化酶亚基的血管表达。同样，缺乏IL-6对通过Janus激酶2/信号转导和转录激活物3（JAK2/STAT3）途径，对血管紧张素Ⅱ诱导的高血压小鼠有明显的保护作用。

虽然大量的研究集中在这些细胞因子的血管作用上，但也有大量证据表明，这些介质可能以改变肾功能方式促进高血压。固有免疫细胞产生的IL-6在影响T细胞产生IL-17中起关键作用，同时也促进肾小管细胞产生血管紧张素原，并促进肾内AngⅡ的生成。IFN-γ也被证实可以诱导这些细胞产生血管紧张素原。细胞因子的另一个主要作用是促进肾小管钠潴留。我们最近发现，在缺乏IFN-γ或IL-17A小鼠中，AngⅡ引起的肾小管钠转运体表达和激活的变化被减弱，而这些变化

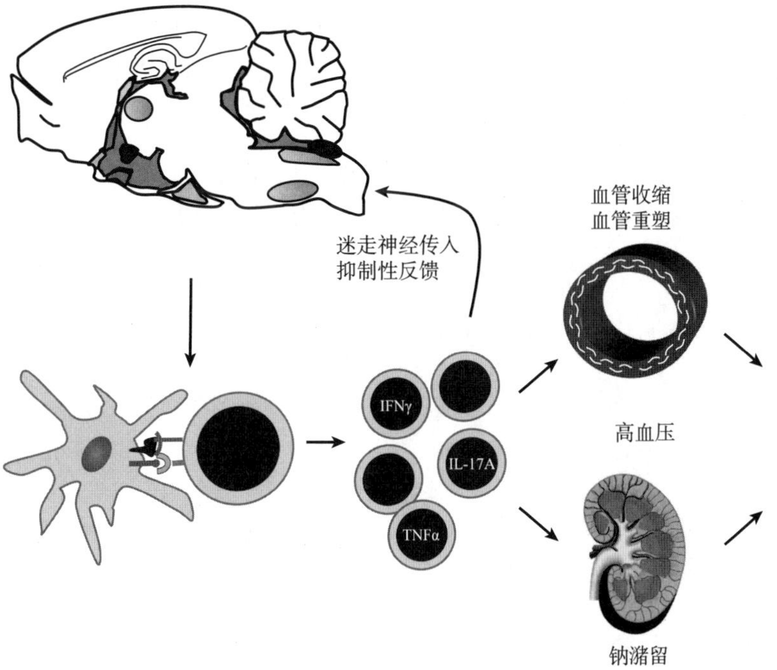

图7.4　高血压的神经免疫轴合并肾和血管功能障碍

来自中枢神经系统的信号促进T细胞的活化，部分是通过刺激抗原提呈细胞。活化的T细胞和单核细胞/巨噬细胞浸润肾脏和血管系统，增强血管收缩、血管重塑和肾钠潴留。由炎症组织引起的迷走神经传入神经发出抑制信号以减少炎症，这种神经免疫反射在高血压中被破坏，从而进一步促进的炎症

与Ang Ⅱ的抗利尿和抗尿钠排泄作用的降低相一致。因此，高血压患者肾内浸润的免疫细胞可能会产生这些细胞因子，进而影响局部血管紧张素Ⅱ的生成，并增强钠潴留。

越来越多的证据表明，中枢神经系统的炎症会导致高血压。Shi等证明，与假灌注大鼠相比，Ang Ⅱ诱导的高血压大鼠下丘脑室旁核（PVN）内的小胶质细胞产生的IL-1β，IL-6和TNF-α含量增加。侧脑室（ICV）输注抑制小胶质细胞活化的抗生素米诺环素，减少这些细胞因子的产生，会降低全身去甲肾上腺素水平，降低血压和左心室肥大。作者进一步证明，在室旁核表达抗炎细胞因子IL-10也能降低血压和减轻左心室肥大，而ICV输注IL-1β可引起高血压。在一项相关研究中，研究者显示，将正常Wistar Kyoto大鼠的骨髓移植到自发性高血压大鼠体内，可降低小胶质细胞的活化和受体小鼠的血压。Pallow等表明，Ang Ⅱ诱导的高血压与T细胞浸润大脑穹窿下器官增加有关，这是性别依赖性大脑脑室旁器官中一种抗氧化酶缺失，增加了交感神经的流出，同时升高血压和促进T细胞激活。相反，NADPH氧化酶的一种成分缺失，减少了交感神经的流出，降低了T细胞的活化。最近，我们的研究结果表明，肾去神经支配显著降低了肾脏中树突状细胞和T细胞的活化，提供了肾脏可能是免疫激活的主要场所的证据。暴露于情绪应激模式的小鼠出现高血压和T细胞活化，而缺乏T细胞的小鼠则对应激性高血压有保护作用。

2.氧化损伤　细胞因子和免疫细胞的许多作用与氧化应激和损伤有关。吞噬细胞如单核细胞/巨噬细胞在激活时利用NADPH氧化酶产生大量ROS，当它们在血管或肾脏中积累时，很可能是ROS的来源。缺乏这种酶复合物各种成分的小鼠可部分抵御各种形式的实验性高血压。此外，细胞因子，如IFN-γ、TNF-α、IL-6和IL-17可增强NADPH氧化酶亚单位在各种细胞中的表达，从而增加血管超氧化物的生成。血管中，ROS使一氧化氮失活，促进血管收缩，促进血管平滑肌肥大和生长，激活基质金属蛋白酶，促进血管重塑；ROS还促进细胞凋亡，导致血管稀疏。在肾脏中，除了促进肾血管收缩外，ROS还可以激活近端小管、髓袢升支粗段和皮质集合管内的钠转运。也有证据支持ROS在调节足细胞损伤中的作用。ROS在高血压中的这些作用以前已被深入研究过。

3.基质重组　血管壁增厚、管腔变窄和变薄在高血压中很常见，容易导致系统性血管阻力增加。为了细胞增殖、体积的变化或迁移，包裹细胞的细胞外基质必须发生降解。基质金属蛋白酶（MMP）是这一过程的主要介质。虽然几乎所有的细胞都能产生这些强有力的酶，但固有免疫系统的细胞，包括巨噬细胞、单核细胞、中性粒细胞和肥大细胞是其主要来源。这些多潜能的酶不仅能降解基质，还能激活其他酶，释放细胞结合介质，促进组织钙化和促进凋亡、坏死和细胞衰老。由MMP释放的短肽被称为激活其他免疫细胞的基质因子。MMP激活的一个重要结果是潜在的转化生长因子β（TGF-β）转化为活跃的TGFβ，借助Smad信号传导通路，在基质沉积中起多种作用。Smads作为转录因子，促进胶原合成的和肌成纤维细胞的信号形成，肌成纤维细胞是细胞外基质的主要来源。TGF-β是抗原提呈细胞（包括巨噬细胞和树突状细胞）的产物，也是调节T细胞形成的重要调节因子。IL-17A由活化的$CD4^+$T细胞释放，通过p38MAPK刺激成纤维细胞产生多种胶原和纤维连接蛋白的异构体。基质沉积的一个重要肾脏后果是肾硬化，这是高血压肾病的一个标志，是肾衰竭的主要原因。

越来越明显的是，专门化的单核细胞样细胞，通常被称为纤维细胞，在组织纤维化中起主要作用。这些是骨髓来源的细胞，以类似于其他单核细胞的方式被召集到炎症部位，其特点是产生大量的胶原和纤维连接蛋白。我们最近发现在实验性高血压中，约60%主动脉壁的胶原生成细胞来自于骨髓。有趣的是，原成纤维细胞似乎不到主动脉胶原生成细胞的20%，这强调了这一过程的复杂性以及免疫细胞在组织纤维化中的重要性。

4.趋化性增强　高血压反复观察到的是肾脏和血管中的免疫细胞的产物强化了其他免疫细胞的积累。例如，在缺乏IL-17A的小鼠诱发高血压时，血管壁中的T细胞和单核细胞/巨噬细胞的数量显著降低。同样，在缺乏淋巴细胞的小鼠中，由于长期输注Ang Ⅱ而导致的所有白细胞的血管积聚减少。这可能是因为细胞因子如IL-17A和TNF-α促进了吸引其他免疫细胞趋化因子的产生。此外，这些细胞因子可促进内皮细胞活化和黏附分子的表达，从而增强对其他免疫细胞的吸引力。这种相互作用强调了高血压中可能发生的炎性反应的前馈性质，并说明了固有免疫细胞和适应性免疫细胞之间局部相互作用的重要性。

五、高血压免疫激活机制：新抗原的可能作用

T细胞活化在高血压及相关心血管疾病中的机制尚不明确。如前所述，这通常涉及将抗原提呈到具有T细胞受体的T细胞，该T细胞能识别与主要组织相容性复合物蛋白结合的抗原肽。在某些情况下，包括肿瘤、动脉粥样硬化、1型糖尿病和自身免疫，认为自身蛋白被改变成新抗原。最近，我们发现这样一种翻译后修饰，包括γ-酮醛或异缩酮对蛋白质的加合作用，在高血压小鼠中似乎能产生新的抗原。γ-酮醛是脂肪酸的氧化产物，可迅速与蛋白质上的赖氨酸连接。这些蛋白质加合物是在高血压动物的树突状细胞中形成的，并出现在1类主要组织相容性复合体中（图7.5）。将小鼠树突状细胞暴露于γ-酮醛加合蛋白后，使其能够促进高血压小鼠记忆

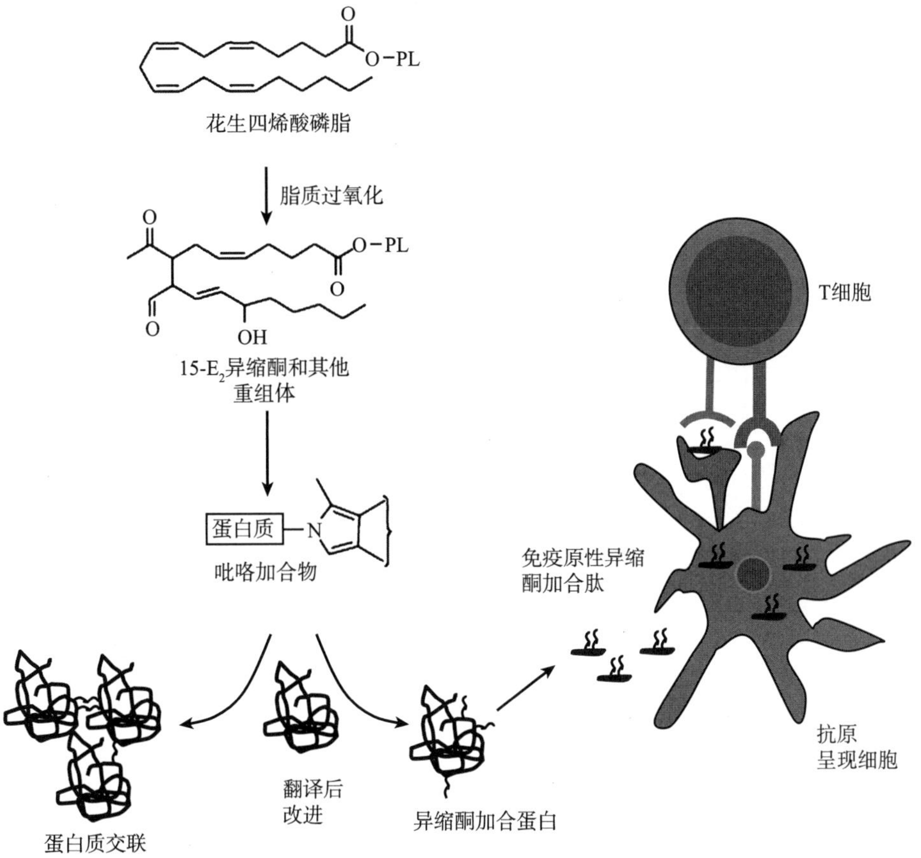

图7.5 免疫原性异缩酮加合物的形成促进了高血压的炎性反应

各种高血压刺激增加脂质的氧化，包括花生四烯酸，导致高活性γ-酮醛或异缩酮的形成。这些蛋白质与赖氨酸迅速形成吡咯加合物。这些修饰蛋白具有免疫原性，由抗原提呈细胞处理，呈现在主要的组织相容性复合体中，导致T细胞活化

性T细胞的增殖，清除γ-酮醛可预防高血压并阻止树突状细胞的免疫原性。我们还观察到高血压患者单核细胞中这些加合物的数量增加。因此，以这种方式改变自身蛋白可能是高血压和相关心血管疾病中T细胞活化的触发因素。这一过程也说明了氧化事件可导致高血压的一种新机制。

免疫记忆与高血压的相关性研究 适应性免疫的一个主要特征是记忆，或免疫系统对第二次抗原暴露做出反应的能力，其反应比第一次接触的反应更迅速和有力。初次接触抗原后，幼稚T细胞增殖并成为活化的效应细胞，这些细胞中的大多数最终都会死亡；然而，也有少数细胞仍然是记忆T细胞。我们发现，这些记忆性T细胞是肾脏细胞因子的主要来源，并且这些细胞积聚在反复受到高血压刺激的小鼠骨髓中。此外，我们观察到，这些记忆细胞似乎促成了严重高血压，而第二次高血压刺激通常不会自己升高血压。这些发现可能与反复情绪压力、睡眠呼吸暂停（在呼吸暂停发作期间会导致血压反复飙升）或先兆子痫等临床症状有关。这与最后一种情况有关，先兆子痫使妇女在其余生中容易发生心血管事件和高血压。有意思的推测是，记忆T细胞在人类中可以存活几十年，可能会使这些人对通常不会使血压升高的轻微伤害产生高血压。图7.6展示了记忆T细胞在重复的高血压刺激下是如何被激活的。

六、高血压炎症的临床意义

虽然有大量的数据支持炎症在高血压实验模型中的作用，但在人类中这类数据却很少。C反应蛋白（CRP）水平与收缩压相关，与高血压发生的风险增加有关；CRP水平也与高血压继发的终末器官损害相对应。其他炎症的生物标志物在高血压中也有升高。如前所述，Youn等发现高血压患者循环衰老和活化的$CD8^+$T细胞增多。糖尿病合并高血压患者的循环血浆中的IL-17A水平与单纯糖尿病患者相比同样升高。另有人报道，IL-1β、IL-10和TNF-α水平在难治性高血压患者中更高。

最近的全基因组关联研究发现，在LNK（SNP rs3184504）的262（R262W）位点，*SH2B3*基因的单核苷酸多态性与许多自身免疫病和心血管疾病有关，包括1型糖尿病、乳糜泻、高胆固醇血症、心肌梗死及高血压。LNK是Src同源2B（SH2B）衔接蛋白家族的一员，似乎整合了多种细胞信号通路。LNK主要在造血细胞和内皮细胞中表达，是造血和内皮细胞信号转导的负调节

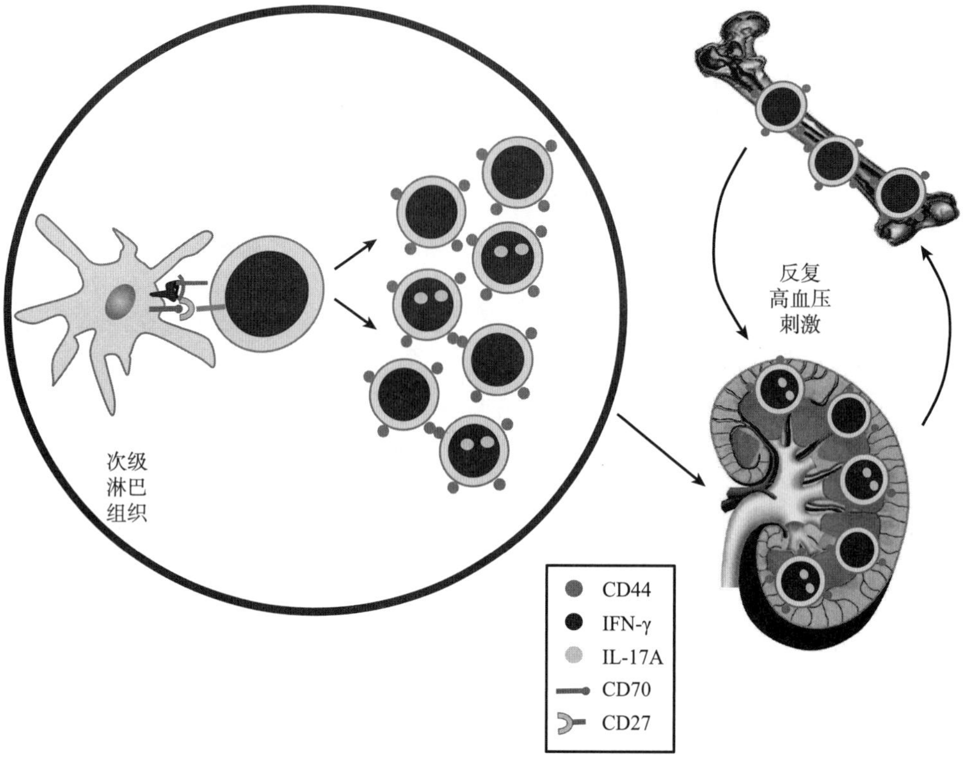

图7.6　高血压患者效应记忆T细胞的转运

效应记忆细胞在周围淋巴器官中形成，并浸润肾脏和血管系统。这些细胞寿命很长，可以持续存在于骨髓和周围淋巴器官，并且可以被轻度反复的高血压刺激下重新激活（引自：Itani HA，Xiao L，Saleh MA，et al. CD70 Exacerbates Blood Pressure Elevation and Renal Damage in Response to Repeated Hypertensive Stimuli. Circ Res，2016，118：1233-1243.）

因子。Saleh等最近研究表明，缺乏LNK的小鼠在输注正常降压剂量的Ang Ⅱ（图7.7A）后，会出现显著的T细胞和单核细胞/巨噬细胞血管和肾脏浸润，并出现明显的血管功能障碍的高血压，这与显著的高血压反应有关，在正常小鼠中未观察到（图7.7B）。LNK缺乏的骨髓移植完全赋予正常野生型小鼠高血压的倾向，这项研究证实了*SH2B3*在高血压炎症中的重要作用。在相关研究中，Huan等最近使用了一种系统生物学方法，该方法涉及弗雷明翰人群中3679名个体的全基因组关联数据和全血信使RNA表达谱，以发现与人类高血压发生有关的新基因模块。*SH2B3*被确定为一个大型蛋白-蛋白相互作用网络中的关键驱动基因（图7.8）。该网络中的一些基因在正常小鼠和缺乏LNK的小鼠间存在差异表达。这些基因及其产物在高血压中的功能尚不明确，但其中许多与炎症、免疫介导的细胞毒性和细胞内稳态有关。

目前很少有数据表明抗炎治疗可以降低血压，部分原因是实验设计困难，以及不愿意在可以使用传统有效抗高血压药的患者中使用此类药物。在一项小型研究中，Herra等发现霉酚酸酯（一种T细胞抑制剂）可降低一小部分自身免疫病患者的血压。最近，Yoshida等证明了TNF-α拮抗药英夫利昔单抗可降低类风湿关节炎患者的血压。抗TNF-α治疗也被证明可以改善炎症性关节病患者的主动脉硬化。值得注意的是，一些药物，如非甾体抗炎药（NSAID）和环孢素，反而升高血压。这可能反映了一个事实，即有多种复杂的途径导致免疫激活，而非甾体抗炎药并没有阻断这些药物的靶向效应，从而使血压升高。特别是T细胞抑制剂环孢素具有肾毒性，增加交感神经外流，刺激肾内皮素-1的表达。变得日益突出的是免疫调节剂的作用具有显著特异性，如抗IL-17对银屑病有效，但对其他自身免疫病无效。在对这些途径进行深入研究之前，在人类身上进行此类干预是必不可少的。值得强调的是，治疗高血压的主要目的是预防终末器官损害，降低死亡率。正如本章所强调的，高血压患者终末器官损害的一个主要原因是局部炎性反应导致细胞功能障碍、死亡和替代。因此，限制炎症的治疗干预可能是有用的，特别是在那些终末器官损害无法通过传统疗法控制的人群。

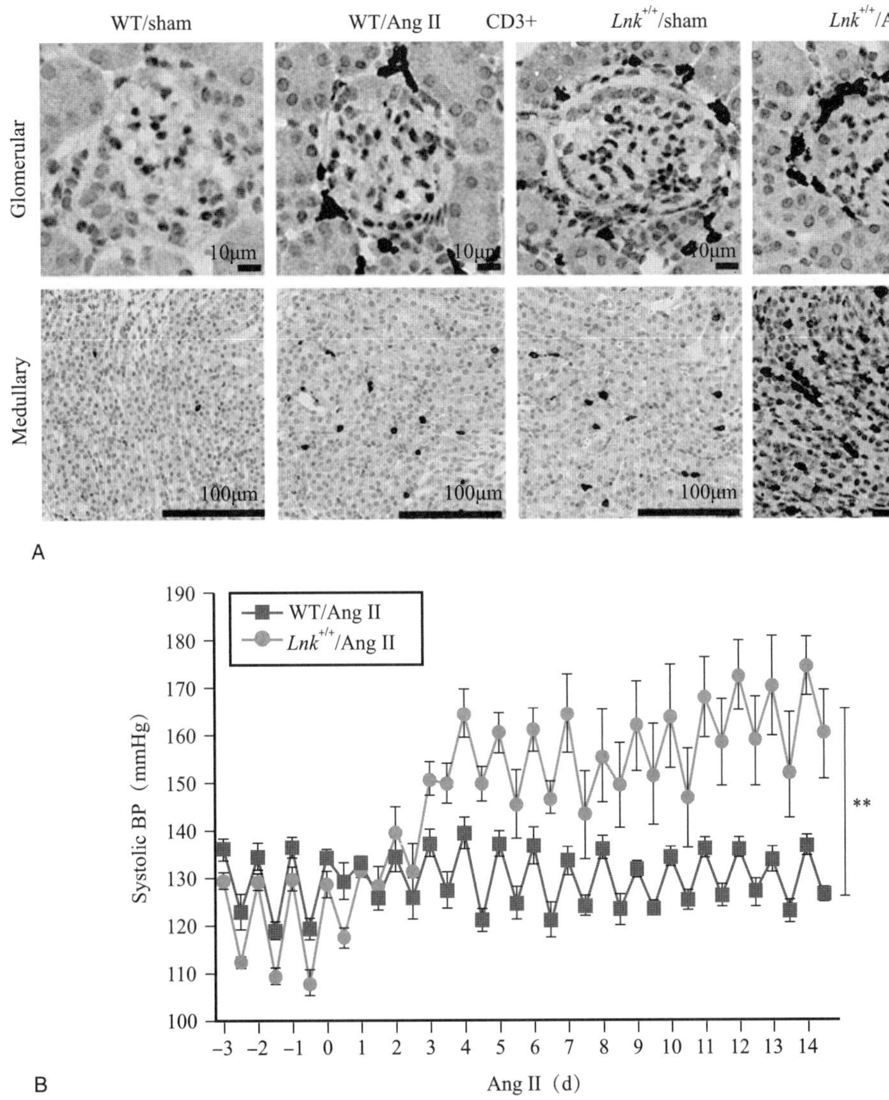

图7.7 Role of LNK（SH2B3）in hypertension. Renal T cell infiltration is markedly enhanced in mice lacking LNK（panel A）upon Ang Ⅱ infusion. Panel B illustrates the markedly augmented hypertensive response to a generally subpressor infusion of Ang Ⅱ.

（Data are from Saleh MA，McMaster WG，Wu J，et al. Lymphocyte adaptor protein LNK deficiency exacerbates hypertension and end-organ inflammation. J Clin Invest. 2015；125：1189-1202.）

注：LNK（SH2B3）在高血压中的作用。输注Ang Ⅱ后，缺乏LNK的小鼠（A组）肾T细胞浸润明显增强；图B显示了血管紧张素Ⅱ在低压下输注后明显增强的高血压反应

Glomerular. 肾小球；Medullary. 肾髓质；Systolic BP. 收缩压

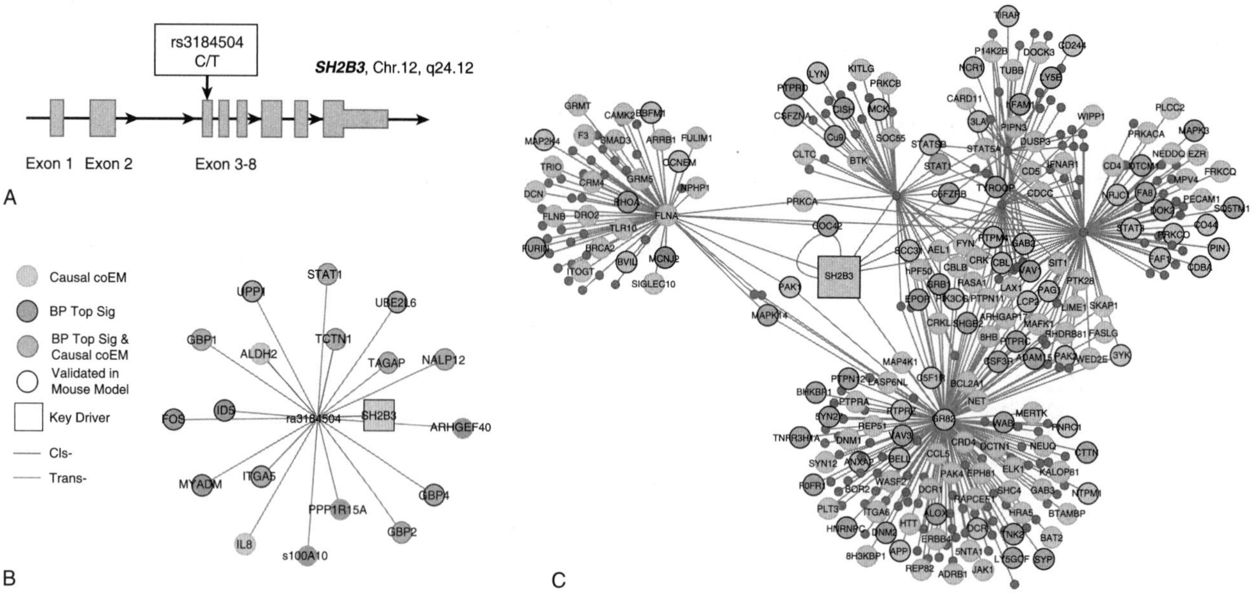

图7.8 综合网络分析揭示了*SH2B3*在人类高血压中的关键作用

A.显示了与高血压相关的人类错义单核苷酸多态性；B.分析表明*SH2B3*与19个基因呈顺式或反式相关；C.显示了预测的*SH2B3*蛋白质-蛋白质相互作用（PPI）子网络。绿色节点表示Framingham心脏研究数据中确定的差异表达BP基因；绿松石色节点表示BP因果共表达网络模块；黄色节点表示BP Top Sig集合和BP因果共表达网络模块中存在的基因。用红色边界标记的节点表明，野生型小鼠和缺乏LNK的小鼠之间也存在差异表达的基因（引自：Huan T，Meng Q，Saleh MA，et al. Integrative network analysis reveals molecular mechanisms of blood pressure regulation. Mol Syst Biol，2015，11：799.）

第三部分 诊断与评价

第8章 环境与高血压

Robert D. Brook

高血压是一种多基因疾病，由可治愈的因素（如钠摄入量）和不可改变的因素（如老龄化）引起。高血压占心血管事件的50%，并且是全球发病率和死亡率的主要危险因素。为防治这一公共卫生流行病，多年来，多种生活方式干预措施（如减少钠摄入量）已被广泛研究和证明能有效降低血压。因此，所有指南都认可的高血压管理的一个中心方面是识别和减轻个体患者中已确定的可改变的危险因素。相反，很少有人注意到另一个重要并且潜在的、可补救的导致高血压的因素——环境暴露。越来越多的证据表明，较冷的环境温度、冬季、较高的海拔、过度的噪声和空气污染物能够使血压升高。尽管升压效应通常不大（5～15 mmHg），但每天仍有数十亿人受到影响。在某些环境下，一些暴露也往往重叠，例如在城市（如噪声加空气污染）和旅游目的地（如高海拔加寒冷）。环境暴露的全部公共卫生负担仍有待确定。然而，鉴于其无所不在的性质，这种影响可能是巨大的。本章回顾了环境因素与高血压相关的证据，以及对临床实践的启示。

一、高血压的环境危险因素

1.较冷的环境温度和冬季　较冷的温度可使血压在数小时至数天内升高，并且是升高的血压持续更长时间。对一项广泛人群和气候的研究表明，血压与同一天和（或）前几天的环境温度呈负相关。在中国进行的一项规模最大的研究（$n > 500\,000$）表明，10°C的低温与收缩压升高5.7 mmHg有关。这种环境在老年人，特别是体重指数较小的老年人中，影响更为强烈，但家庭集中供暖可消除这种影响。与夏季相比，冬季收缩压比夏季平均高10 mmHg。这些结果与我们在密歇根州2078名心脏康复患者中的发现相似，在过去的1～7天中，室外温度降低10.4°C可使收缩压升高3.6 mmHg。此外，在这两项研究中，低于5°C的温度不会使血压进一步升高。最近的其他研究也报道了室外温度和血压之间的类似负相关，包括心血管疾病患者、居住在中国农村的人（如冬季高血压控制率降低13%）、大量的荷兰人（$n = 101\,377$）和意大利的几个地区。

冬季和低温对血压的独立影响已经被报道。使用个人监护仪测量的冷暴露与日间的较高收缩压水平有关，即使在调整了日间（即季节）的变化后也是如此。相反，在这项和其他一些研究中发现，夏季（即温暖的日子）夜间血压高于冬季。我们最近通过个人监测证明了类似的发现，温暖的夜间（与季节无关）导致几小时后的第二天下午血压水平升高。连同一些既往的研究，这些观察结果支持存在一种高度复杂的相互关系，涉及几个与暴露相关的因素（日间的时间、持续时间、室内和室外温度水平），这种关系决定了随后血压变化的真实性质。

短暂的寒冷暴露会导致快速的体温调节性血管收缩，从而升高血压。尽管导致冬季更持久的升压反应机制可能相似，但它们可能并不完全相同（表8.1）。进一步的生理适应（如维生素D降低、体重增加、活动减少、饮食/体液平衡的变化）可能会起到额外的作用。相反，其他气象因素，如湿度和大气压的变化与血压并没有一致的联系。

总体证据支持，较冷的环境温度（几小时到几天）和冬季（更长时间）都会导致血压升高，具有临床意义。这可能在已知的冬季心血管事件增加中起作用。从临床角度来看，高血压患者应在寒冷天气中更仔细地监测，以确保适当的血压控制。在一项研究中，38%的患者在冬季需要补充抗高血压药。尽管一些流行病学证据表明，住宅供暖可能减轻寒冷对高血压的影响，但在这方面提出明确建议之前，还需要进一步的研究，其唯一目的是预防冬季引发的高血压。高血压患者可以采取任何其他实际措施（如空间加热器、保暖衣物）来减轻寒

表8.1 环境因素与原因

环境因素	暴露对血压的影响	可能的机制
温度 寒冷 炎热 夜间血压 夜间温度	所有影响： 室外/室内环境温度越低，血压越高 寒冷增加血压变异性和中央主动脉脉压 急性热（如桑拿浴）可降低血压 白天较温暖，夜间血压较高 夜间温度高，次日血压升高	直接体温调节介导的血管收缩 HPAA和SNS活化 钠/水潴留 内皮依赖性血管舒张功能受损 寒冷机制的逆转可能会降低睡眠质量
季节 冬季	总体影响： 冬季与较高血压有关 温度降低可能是主要原因；然而，冬季可能有一些额外的独立影响	寒冷诱导机制可能增加慢性改变：维生素D水平降低、活性降低、体重增加、体液平衡改变（醛固酮增加）和动脉硬化增加
地理环境 海拔高度	总体影响： 高海拔（＞2500 m）升高血压 上升更高的海拔血压会更高（个体间的差异） 可能受种族、适应、攀爬速度或暴露时间的影响。由于许多混杂变量，长期人群研究在确定慢性血压水平的影响和显示异质性结果方面能力有限	海拔诱导的低氧血症激活化学反射和代偿反应，导致SNS和肾上腺活性增加 长期适应可能导致不同的应答反应 其他相关因素，如较冷的温度和压力也可能起作用。红细胞质量的长期增加可能是原因之一
噪声	总体影响： 暴露于噪声中升高血压 涉及多种情况（环境、交通、机场）	急性SNS激活、HPAA激活、内皮功能障碍 因为夜间噪音可能影响睡眠质量
污染物 室外 PM 室内 PM 二手烟 其他	总体影响：接触污染物会升高血压 短期和长期PM暴露与血压升高和高血压有关 多种大小的PM（细、粗、超细）和暴露源（城市、农村、生物量、个人生活水平）与较高BP相关； SHS暴露升高血压； 铅、镉、砷、汞、POP、双酚A、强烈气味、邻苯二甲酸盐	通过肺自主神经反射急性激活SNS可迅速升高血压； PM成分到达全身血管系统并促进血管收缩也可能发挥作用 由于PM介导的在血管及中枢神经系统的炎症和氧化应激，慢性暴露可能通过内皮功能障碍或动脉顺应性降低（一氧化氮减少和内皮素升高）改变血管张力

HPAA.下丘脑-垂体-肾上腺轴；PM.颗粒物；POP.持续性有机污染物；SHS.二手烟；SNS.交感神经系统

冷暴露对血压的不良影响，还需要进一步的研究。

2.噪声　包括交通、飞机和职业噪声在内的多种噪声环境都与血压升高有关。短暂的暴露可以在几分钟内使血压增高。其他研究表明，居住在长期受噪声影响的地方（如交通和飞机）会明显增加高血压的风险。考虑到所涉及的各种条件以及分贝强度和血压升高之间的线性关系，噪声源似乎是次要的。然而，一些研究表明，夜间暴露（即飞机噪声）可能会产生特别有害的影响。

最近的报道进一步加深了我们关于噪声对高血压的不良影响的理解。对24项横断面研究的荟萃分析表明，在16小时平均交通噪声暴露中，每增加10分贝，高血压患病率增加7%。对美国一组女性（$n>38\,000$）研究中，居住在主要道路50m范围内也与高血压发病率增加13%独立相关。另外的研究试图将噪声的不良影响与其他共同暴露（如交通噪声与空气污染）分离开来。尽管许多研究支持噪声与血压升高和（或）高血压独立相关，但其他研究发现很难区分个体因素。

噪声引起急性血压升高和促进慢性高血压的机制已经阐明（表8.1），主要途径包括交感神经系统的激活、应激激素的释放和下丘脑-垂体-肾上腺轴的刺激。最近的试验表明，即使患者没有意识到或被噪声吵醒，夜间暴露也会扰乱睡眠质量并损害血管内皮功能。

目前，全球50%以上的人口生活在城市。约40%的欧洲人口暴露在过量的交通噪声中。据估计，美国约有1.5亿人暴露在噪声中，使他们处于高血压的过度危险中。有记录的噪声升高血压的影响对健康的重要性尚不完全清楚，但它可能在交通和飞机噪声与急性心血管事件的联系机制中发挥重要作用。关于城市规划的大规模政策（如道路和机场近邻），以及寻求减少有害噪声的地方法规（如建筑）可以减轻暴露。不清楚卫生保健提供者是否应该建议患者在工作（如戴防护耳罩）、在家（如关闭窗户、使用噪声消音器），或在医疗环境（即住院治疗）中采取行动，以减少暴露在过度噪声中的情况，其唯一目的是降低血压。

3.高海拔　在上升到更高海拔的过程中，血压会在几天内升高，而不受较冷温度的影响。个体内部和个体之间的反应程度不同，甚至可能在种族之间有所不同。然而，暴露的敏锐度似乎是一个重要因素，因为那些已经适应了数周以上的人往往表现出较小的变化。尽管反应的持续时间尚未完全阐明，但一些研究表明，如果保持在较高的海拔高度，反应可能会持续数周至数月。总的证据有力地支持了海拔高度对短期上升超过2500m的个体血压的不利影响；而一少部分研究表明，即使更低的海拔（1200m）也可能存在一些风险。在各种机制中，一个关键因素是缺氧诱导的化学反射的激活和交感神经传出增强（表8.1）。其他途径包括动脉硬化增加、内皮素释放和血液黏度升高。适应率、暴露持续时间、最高海拔和患者易感性（如黑种人种族）的影响需要更多的研究。

关于生活在高海拔地区和慢性高血压，以及心血管事件风险的文献更为复杂。这可能反映了由于共同暴露（如寒冷、压力），以及种群间其他生态、遗传和生活方式变量的差异而造成的干扰。然而，最近对生活在西藏海拔3000～4300m个体的8项研究（$n=16\,913$）的荟萃分析显示，高血压与海拔高度呈正相关。海拔每升高100m，高血压患病率就增加2%。鉴于这一问题对公共卫生的重要性，需要进行更多的研究。

最近的研究也评估了药物干预对预防高海拔对血压影响的有效性。在珠穆朗玛峰大本营（$n=45$）停留12天后，24小时血压水平升高。从3400m到5400m，收缩压逐渐升高（10～15 mmHg）；海拔超过5400m时，血浆去甲肾上腺素水平立即开始升高，并在长时间的高原暴露过程中持续升高。此外，恢复到海平面后，血压恢复正常。血管紧张素受体阻滞药（ARB）不能减轻对高原的升压反应，但在3400m时，与安慰剂相比，它稍微降低了绝对血压水平（4mmHg），但在更高海拔（5400m）时，在这方面无效。这与高海拔地区肾素-血管紧张素活性循环标志物被抑制的结果一致。在一项对89名在安第斯山脉海拔3260m的轻度高血压患者的研究中，也报道了类似的结果。联合应用ARB加钙通道阻滞药（CCB）并不能减弱高海拔引起的血压升高的幅度（收缩压10～15 mmHg）。然而，在所有海拔高度，联合治疗期间的绝对血压水平仍然显著低于安慰剂。

从临床的角度来看，已经发表了对上升到更高海拔（通常在2500m以上）患者的高血压和心血管风险的管理指南。鉴于每年约有3500万人在这个海拔以上的世界范围内旅行，这个问题对公共健康的重要性与日俱增。建议包括适当的准备和适应，以及在高海拔地区进行仔细血压监测。这甚至可能包括高危或易感患者前往相对较低海拔（如1200m）的旅行（或季节性迁移）。在某些情况下，如严重或难治性高血压时，返回低海拔甚至是合理的。β受体阻滞药和ARB不能阻止升压反应；而ARB联合CCB治疗在控制高海拔绝对血压水平方面显示了一定的疗效。当改变高血压管理（如增加或添加药物）以控制海拔引起的血压升高时，最佳方案和适当的临床方案仍有待澄清。

4.空气污染　空气污染是全球发病率和死亡率的主要危险因素。最重要的污染物之一是细颗粒物（PM）2.5μm，通常来源于许多现代活动（如交通、发电、工业）通过燃烧矿物燃料（如煤炭）产生的颗粒物。在过去的10年中，越来越多的研究表明，接触PM2.5和几种不同的空气污染物能够升高血压。例如，我们最近在密歇根州东南部观察的2078名患者中显示，前几天环境PM2.5水平（8.2μg/m^3）的日常变化与血压显著升高（2.1～3.5）/（1.7～1.8）mmHg独立相关。尽管患者使用现代二级预防药物（如他汀类药物、β受体阻滞药）治疗良好，而且从全球角度来看，空气质量良好，但仍发生了这种情况。事实上，PM2.5的平均水平（12.6μg/m^3）完全符合美国国家环境空气质量标准（＜35μg/m^3）。在剂量谱的另一端，北京等城市更极端的PM2.5水平（从50μg/m^{3}到＞550μg/m^3）也与血压的短期和长期升高有关。最近对来自世界各地多达25项研究的荟萃分析得出结论，前几天PM2.5增加10μg/m^{3}与血压升高1.4/0.9mmHg有关。与前一年相比，慢性暴露导致更为强烈的反应（7.3/9.5mmHg）。为了支持这些发现，几项暴露于细、粗颗粒（2.5～10μm）和柴油废气（10～100 nm）中的随机双盲对照试验表明，急性吸入各种大小的颗粒物和各种来源的颗粒物，能够在数小时内迅速升高血压（2～10 mmHg）。

除急性升压反应外，长期接触PM2.5与显性高血压的发生有关。在一项有33 303名生活在清洁环境中的成年人（加拿大安大略省）的横断面研究中，PM2.5水平长期升高10μg/m^{3}与高血压发病率升高13%有关。同样，生活在洛杉矶的黑种人女性中，高血压发病率增加了14%，这与长期接触交通相关污染物有关。甚至有证据表明，生活在美国周围PM2.5水平较高的地区会增加高血压相关死亡率。

空气污染介导的血压升高涉及多种生物学机制。吸入的PM2.5可刺激肺动脉树上的多种受体（如瞬时受体电位通道），通过自主反射激活交感神经系统。另一个重要途径是由大量循环因子（细胞因子、活化免疫细胞、氧化脂蛋白）从肺部"溢出"引起的全身性炎症的发生。此后，这可能通过引发血管收缩和内皮功能障碍对整个心血管系统产生不利影响。最后，有确凿的证据表明，吸入颗粒（如纳米颗粒、金属、有机化合物）的某些氧化成分可能能够达到体循环，从而直接影响心血管系统。

除了广泛的环境空气污染的区域（如工业）和点源（如交通）外，一个更局部的来源，香烟的二手烟（SHS）也会升高血压。SHS增加了家庭血压升高的风险，也增加了隐性高血压的患病率。我们通过控制暴露和个人监测显示，短期吸入SHS会导致血压升高，持续数小时至数天。也许更重要的是，很多研究也开始表明长期接触能够促进慢性高血压的发展。

空气污染对血压的负面影响具有临床意义。在包括加拿大（低水平）和中国（极高水平）在内的几个国家，随着空气污染天数的增加，急诊室高血压就诊人数也有所增加。高血压相关死亡率也与长期PM2.5暴露有关。由于政府的规定，全市和全国环境空气污染水平的降低极大地改善了心血管健康，降低了全因死亡率。从临床实践的角度来看，一些研究表明，一些个人层面的干预措施可以有效地减少有害的暴露，从而减缓或减轻原发性高血压反应。这些措施包括在户外佩戴高效过滤器（HEPA）面罩和（或）在污染严重的城市关闭外窗，以及使用家用和汽车座舱HEPA过滤系统。在制订吸烟条例的几个月内，减少暴露于SHS也会导致心血管事件的大幅度减少（10%～20%）。关于评估和减少与空气污染有关的心血管风险的实用方法的临床建议已被详细概述。

5.*其他环境因素* 现代社会常见的一些附加环境因素已经证明能够升高血压，包括暴露于持久性有机污染物、强烈的气味（如附近的农场动物）、某些金属（如铅、镉、汞、砷）和一些内分泌干扰化学物质用于塑料，如饮料瓶（如双酚A）和食物包装（如邻苯二甲酸盐）。面部浸入冷水中也会使血压急剧升高（即潜水反射）。有其他证据表明，生活在更极端的北部或南部纬度地区与血压升高有关（可能与维生素D降低有关）。最后，在一些病例报告中显示的、极为罕见的暴露显著改变血压，包括宇航员吸入月球尘埃（升高血压）和零重力太空飞行（尽管心输出量增加，但由于血管扩张而降低血压）。

6.*证据概要* 表8.1总结了已发表文献中的主要发现以及环境暴露与血压变化之间的生物学机制。大多数研究报道，在现实生活中经常或可能遇到的相关暴露后，平均收缩压升高在5～15 mmHg。需要注意的是，一些患者可能会经历更大的反应，极端暴露可能会产生比通常报道更大的升压反应。

二、临床实践意义

表8.1概述了卫生保健提供者何时怀疑和评估环境暴露对血压潜在影响的建议方法。实际建议包括向患者提供教育和咨询，以了解在搬迁（如旅行、居住或职业迁移）至预期暴露增加的环境（如高海拔、较冷/受污染的环境）期间的潜在风险。预防原则还规定，一些高危患者（如严重或不受控制的高血压、心血管疾病不稳定的患者）应尽可能避免不必要的旅行（如自愿旅行）。完全避免暴露可能需要不切实际的生活改变（如移动），只有在极少数情况下，在极易受影响或极易受伤害的患者中才考虑。另一方面，有一些证据支持一些更现实的行动（如空气过滤器、家庭取暖），患者可以根据具体情况（在前面的章节中概述）实施这些行动。

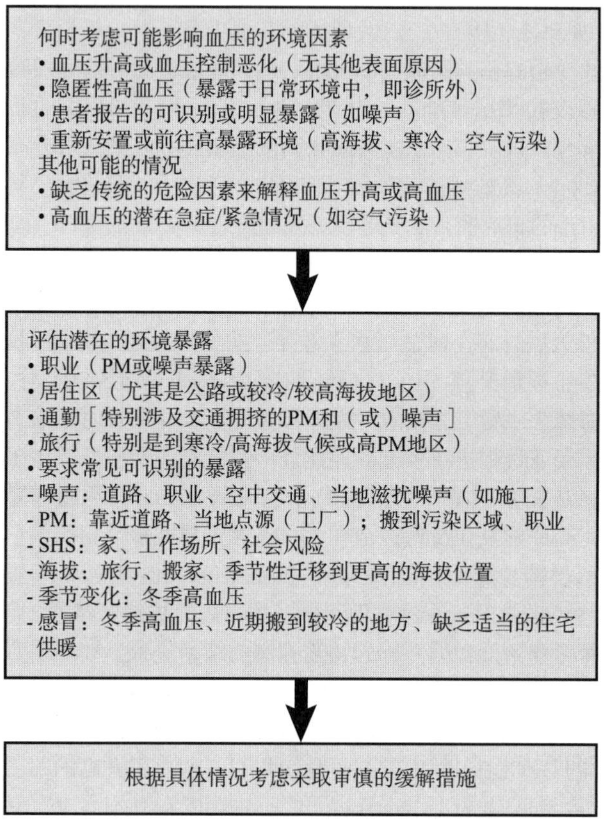

何时考虑可能影响血压的环境因素
•血压升高或血压控制恶化（无其他表面原因）
•隐匿性高血压（暴露于日常环境中，即诊所外）
•患者报告的可识别或明显暴露（如噪声）
•重新安置或前往高暴露环境（高海拔、寒冷、空气污染）
其他可能的情况
•缺乏传统的危险因素来解释血压升高或高血压
•高血压的潜在急症/紧急情况（如空气污染）
评估潜在的环境暴露
•职业（PM或噪声暴露）
•居住区（尤其是公路或较冷/较高海拔地区）
•通勤［特别涉及交通拥挤的PM和（或）噪声］
•旅行（特别是到寒冷/高海拔气候或高PM地区）
•要求常见可识别的暴露
-噪声：道路、职业、空中交通、当地滋扰噪声（如施工）
-PM：靠近道路、当地点源（工厂）；搬到污染区域、职业
-SHS：家、工作场所、社会风险
-海拔：旅行、搬家、季节性迁移到更高的海拔位置
-季节变化：冬季高血压
-感冒：冬季高血压、近期搬到较冷的地方、缺乏适当的住宅供暖
根据具体情况考虑采取审慎的缓解措施

图8.1 处理环境暴露对血压影响的临床算法

PM.颗粒物

第9章 诊室血压测量

Clarence E. Grim and Carlene M. Grim

因为血压升高到不正常水平的患者通常因为没有症状显示存在血压增高的情况，所以检测“沉默杀手”的唯一方法就是准确测量血压。因此，在诊室测量血压的主要原因是检测不正常血压的演变，以便将血压降到正常水平的治疗纳入患者的治疗计划。与任何筛查试验一样，尽量减少假阳性和假阴性结果是关键。只有严格遵守指南，才能做到这一点。不幸的是，这些指南在目前的医疗实践中几乎从未得到遵守。本章的目的是确保在每次就诊和筛查过程中能准确测量血压。希望每次测量血压时都能遵循“筛查”的标准来指导临床治疗。美国预防工作队已经研究了这一重要的保健问题，建议的筛选准则见表9.1。

表9.1　建议的血压筛查

每3～5年	每年
年龄18～39岁，诊室血压<130/85mmHg且无危险因素	年龄≥40岁或体重>30（肥胖）非裔美国人，血压130～139/85～89 mmHg

（引自：Newsroom. U.S. Preventive Services Task Force. June 2016. http://www.uspreventiveservicestaskforce.org/Page/Name/newsroom.）

表9.1总结了他们的建议。值得注意是，他们不建议每次就诊都做血压检查（这样可以节省时间和金钱），只能根据患者的年龄在指定的时间间隔内进行。我们的倾向是，在所谓的“筛查或诊断性血压”测量中，必须采用特定的方案进行血压测量。测血压时，应该完全按照美国心脏协会（AHA）协议的要求，通过听诊，休息5分钟，使用3个读数的平均值来完成。在其他就诊中，除非有充分的理由，否则血压甚至都不给测量。他们没有纳入收缩压干预试验（SPRINT）数据，该数据表明，如果高危受试者的收缩压超过120mmHg，则应每年进行筛查，我们对SPRINT的解释是，这只应使用欧姆龙907进行测量。

他们建议在某些情况下每隔3～5年进行一次血压筛查，其余情况下每年进行一次（见表9.1）。

一、为什么要详细阅读本章

“在你的医疗生涯中，最重要的技能是测量血压。正确地做这件事，你对患者健康的帮助将比你所学的任何其他技能都更多。如果做错了，你对患者的伤害将超过你在职业生涯中犯下的任何其他医疗错误。”CE Grim MD 1991：加州大学洛杉矶分校预防医学课程，血压测量培训和认证计划，第一年。

本章的目标是更新你的血压技能，这样你总能获得或得到最准确的血压。根据我们40年来在评估和更新执业医师（及其员工）血压测量技能方面的经验，很可能您没有接受掌握此技能所需的详细培训和指导实践，也没有从您的初始培训开始评估您准确测量血压的能力。将这种测量技能委托给其他人是可以接受的，也许更可取，但您必须掌握相关知识和技能，以确保为您测血压的人员能够正确地进行。持续评估和更新您和他们的技能对于提供最高质量的心血管护理至关重要。

我们建议您快速进行自我评估，因为它将为您需要更新的知识和实践领域提供指导。所有这些问题都将详细讨论。

1.2015年的SPRINT研究验证了将收缩压降低到120 mmHg以下的假设优于将血压降低到120 mmHg至低于140 mmHg的目标值。因为低血压组的死亡率、卒中和充血性心力衰竭的发生率明显较低，这项研究很早就停止了。用于诊断和治疗这些患者的血压测量方案有什么独特之处？（在室内无人的情况下休息5分钟后，用欧姆龙907设备测量血压，进行了3次测量并取平均值）。

2.患者坐在检查台边缘测量血压，与让患者正确坐在椅子上测量血压相比，这将在多大程度上，以及在哪个方向上改变血压读数？

3.平均而言，使用美国医疗器械促进协会（AAMI）认可的自动血压仪测量血压的患者中，血压下降超过5 mmHg的比例是多少？也就是说在舒张压为90mmHg你的患者中，设备自动读取的读数有多少会超过5mmHg？5%、12%、25%、50%？

4.美国心脏协会推荐的诊室血压测量金标准是：①使用水银压力计听诊的方法；②经AAMI确认为准确的任何电子设备？

5.为什么在第一次就诊时要测量双臂的血压？

6.您听诊器的哪一个头在检测血压的声音方面被证

明是最准确的？

7.您希望您的工作人员测量患者血压的准确性有多高？在2mmHg、4mmHg、6mmHg、8mmHg或10mmHg？

8.您希望您的工作人员使用的血压测量装置有多精确？在2mmHg、4mmHg、6mmHg、8mmHg或10mmHg？

9.一旦在既往血压正常的患者中记录到血压超过140/90 mmHg的诊室血压，在开始治疗之前，下一步建议如何确定诊断？更多的诊室读数、家庭自测血压读数、24小时动态血压读数。

10.如果您的工作人员将血压计袖带的中心正确地放置在患者手臂的心脏水平，但这比转诊医师的诊室工作人员使用的血压计袖带低5cm，那么在您诊室测量的血压（所有其他条件都相同）是高还是低？约是多少？

11.您的工作人员如何验证您诊室或患者使用的自动血压仪是否"足够准确"，满足您对每位患者的指导？

随着自动化设备的引入和医师时间的限制，医师测量血压的作用已经减弱。然而，大多数实践者并没有意识到听诊方法仍然是金标准，因为没有一种自动装置被证明是准确可靠的。他们也不明白，所有的自动装置都必须通过金标准听诊方法在每个患者身上验证其准确性，这只能通过听诊来完成。必须指定您或您团队中的某个人为金标准，以确保您的患者得到最好的心血管护理。本章将使您能够更新您在血压测量方面的知识和技能，并确保您的工作人员知识是最新的。

血压（BP）作为死亡率和因不健康血压（患心血管疾病的持续时间）引起心血管并发症的生命百分比的预测指标，继年龄和吸烟之后，排在第三位。测量患者血压的原因是确定其是否存在不健康的血压（我们称之为高血压或HTN）。研究证明，降低血压水平可降低因HTN引起的心血管疾病的风险，延长寿命，并减少因HTN并发症引起的残疾。准确的血压测量对于患者的诊断与治疗至关重要。不幸的是，自1938年以来，血压测量几乎从未按照AHA定期发布的公认指南进行过。世界高血压联盟最近发布了一份指南，要求制造商开发一种在低资源环境下使用的准确可靠的血压测量装置，因为HTN现在是世界上每个国家死亡和致残的主要原因。我们认为，这种设备目前存在：一个受过训练的卫生保健工作者使用精确的压力计和听诊器。这些建议强调，每个诊所都必须有一名训练有素的血压测量观察员，他们可以验证所有自动设备的准确性，以及听诊测量的准确性。

二、一个多世纪的血压测量简史

20世纪初，随着测量血压标准化方法的出现，血压升高显然是报道患者过早死亡和残疾的重要预测因素。1904年，霍普金斯大学第一位全职医学教授Theodore C. Janeway发表了第一篇关于如何用充气袖带和水银压力计触诊桡动脉来测量血压的临床文章。脉搏在舒张时消失，在收缩时重新出现的时间点是"触诊收缩压"。8年后，他报道了他和父亲对7872名有症状患者的发病率和死亡率的观察结果，870名随访9年的高血压患者的血压均＞160mmHg。根据这一分析，他提出了"高血压性心血管疾病"一词。他指出，有症状的高血压患者中有53%男性和32%女性在这9年期间死亡，而死亡的患者中有50%是在观察后的前5年死亡的。死亡患者中心功能不全和卒中者占50%，尿毒症占30%。因此，仅仅通过触诊来确定收缩压也是预测心血管死亡的一个显著方法。到1914年，人寿保险业了解到，即使在无症状的男性中，继年龄后，血压的测量也是预测早期死亡和残疾的最佳方法。人寿保险业的目标是为那些活得最长的人提供保险，而不是为那些过早死亡的人提供保险。血压很快就成为最好的解决办法，所以很快所有的保险审查员都被要求在一个人获得人寿保险单之前测量血压。1913年，西北互助人寿保险公司的首席医疗官说："任何医生都不应该没有血压计，这是诊断方面最有价值的帮助。"1918年，大都会人寿保险公司的医务主任从WA-Baum公司订购了1000台气压计，供他们的体检人员用于筛选申请人使用，以确保他们只按标准费率为那些风险最低的人投保。

1948年，弗雷明翰心脏研究开始了以人群为基础的研究，旨在调查预测心血管病患者危险因素的作用。在第一次就诊时，由训练有素的医师用水银压力计听诊测量血压。在6年内，很明显得知血压是未来心血管疾病的关键预测因子，并且风险从收缩压的最低水平持续增加到最高水平，而且所有的预测信息都包含收缩压。此外，当取平均血压（每两年检查一次）时，收缩压预测结果更好。至少91%的心力衰竭（HF）患者在出现明显HF前都有高血压。明尼苏达州最近的一份报道显示，10年的血压轨迹可能是预测心血管疾病患者寿命更好的指标。在乔治亚州埃文斯县，血压对非裔美国人的影响更具破坏性，在非裔美国人女性中，40%的死亡归因于血压过高。在有效的抗高血压药出现之前，只有严格的钠盐限制被证明是将血压降低到正常水平并迅速逆转晚期慢性HF的有效方法。然而，在20世纪50年代发现抗高血压的药物，导致在20世纪60年代进行了大规模的试验，以确定是否降低血压的风险超过不降低血压的风险的血压水平。这些试图改变高血压自然史的早期试验（见第18章）需要设计和实施机制，以确保许多研究中心的所有人员在5年内以最高的准确性和可靠性测量血压。为这些试验和其他试验以及以人口为基础的国家健康和营养检查调查（NHANES）制订的培训方法，发展成为一个标准化的培训、认证和质量保证计划。从这些培训计划中吸取的经验教训尚未转移到今天医学实践中高血压患者的基础培训上。对在NHANES工作的人员实施这些培训和认证计划，提高了这一重要计划中血压测量的质量。密歇根州和阿肯色州已经将该计划调整为线上学习，以提高临床实践中血压测量的质量（详见www.michigan.gov/hbpu；该程序也可在http://sharedcare.trainingcampus.net上在线获取）。阿肯色州的公共卫生护士通过这1小时的在线课程学习，其听诊血压的知识和阅读能力明显提高。一位护士注意到，30多年来她一直都是不正确地测量血压！

在大多数大规模高血压试验中，5年以上治疗组和未治疗组之间的血压差异小于10/5 mmHg。因此，这种程度的误差，如果被错误地低估，将使数百万真正血压高但却被错误地告知其血压不高而不值得治疗的人得不到经证实的治疗益处。参见图9.1和后面的讨论。

自动间接血压示波法（见第10章）最早于1979年由Ramsey描述，其中从袖带下动脉传输的脉搏波振荡被转换为收缩压和舒张压的估计值。不幸的是，自动化设备所使用的算法因制造商不同而不同，不同的设备在同一个人身上的读数往往不相同，并且在实践中常不准确。为了确保这些设备“足够精确”以供临床使用，AAMI确定，通过验证的设备读数误差不太可能超过10 mmHg，AAMI使用的金标准和AHA推荐的金标准仍然是听诊技术。

三、仔细测量血压对医疗系统的重要性

图9.1显示了一个“小”（5 mmHg）系统血压测量误差对高血压患病率的影响，这是有史以来最大的全国高血压筛查项目，依然反映了美国的医疗保健系统。横轴为舒张压（DBP），间隔为5mmHg，纵轴是1983年美国人口的百分比，在每个5 mmHg间隔内有一个DBP。90 mmHg的纵轴黄线将人群分为DBP 90mmHg或更高的人群，他们被诊断为HTN。在这个样本中，25%成年人（约5000万人）的DBP为90mmHg或更高，如果血压测量“只”升高5mmHg，那么DBP为85～90mmHg的人会被告知他们患有高血压，这将使被诊断为HTN的美国人增加54%（约2700万人），事实上，他们的血压应该是降低的。换言之，美国高血压人口将错误地增加54%，这将给医疗体系增加巨大的负担（时间、成本和努力）。如果误差是这样的，即DBP被系统地测量为“仅”降低5mmHg，那么那些DBP在90～95mmHg的人将被贴上非高血压的标签，42%的真正高血压患者将被剥夺降低血压的益处。因为一个训练有素的人使用水银压力计仍然是血压测量的金标准，而且我们的临床试验数据库绝大多数都是基于这种方法，真正的循证医学信徒应该坚持使用这种技术来测量血压，而不是接受其他的血压测量方法。最近的SPRINT试验可能已经改变了这一点，因为在试验期间，只有一个自动设备被用来

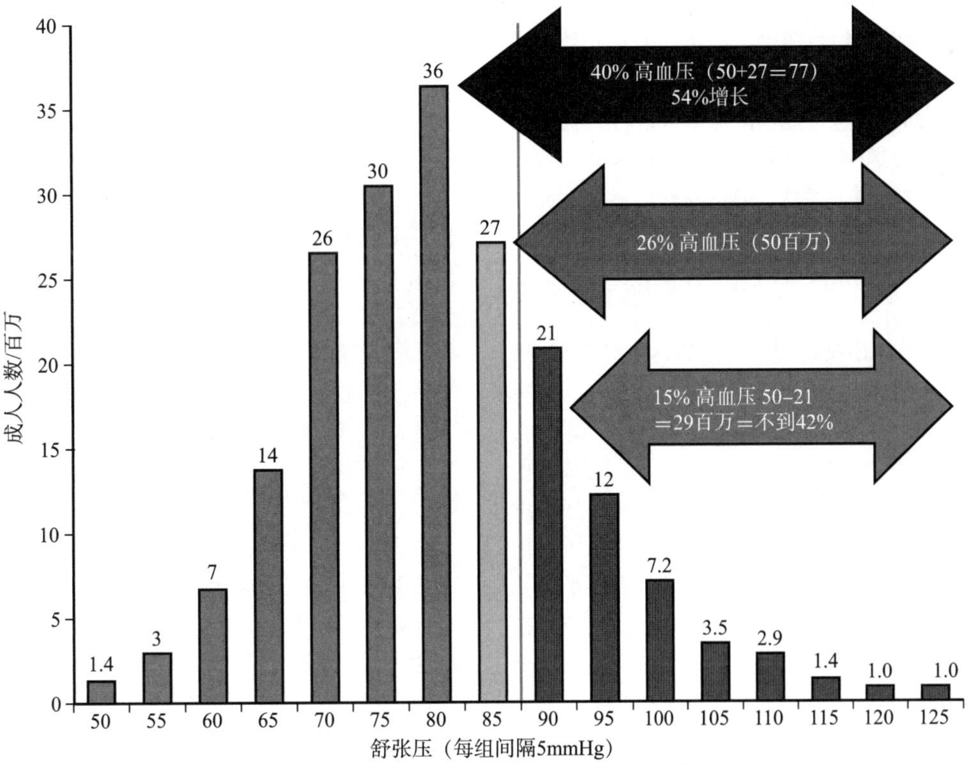

图9.1 血压偏高和不偏高人群中血压测量的小误差影响

［引自：Daugherty SA. Hypertension detection and follow-up program. Description of the enumerated and screened population. Hypertension，1983，5（6 Pt 2）：IV1-43.］

注册和调整药物。

四、医疗工作场所元素汞的环境问题

自20世纪90年代初以来，监管部门（包括美国职业健康与安全管理局）敦促所有工作场所减少/去除汞（水银）和其他已知有毒物质。在某些管辖区（如瑞典、明尼苏达）和卫生保健系统（如美国退伍军人事务医疗中心），水银血压计已被禁止使用，并正在更换。汞压力计对全球汞负荷的贡献必须非常小，而且比广泛推荐的含汞低能耗能灯泡的贡献要小得多。然而，华盛顿州禁止购买新的水银压力计，除非它正在取代一个已经在使用中的血压计。另一方面，密歇根州允许每个医师的诊室都有一个水银校准装置。这既是挑战，也是机遇。

去除元素汞已知毒素的明显好处是，医护人员将不再接触到低水平的汞蒸气。慢性吸入汞蒸气与精神敏锐度下降、肾功能损害、周围神经病变和死亡有关。除了多年前在不通风的设施中修理过血压计的人之外，其他人没有报告血压计汞暴露的问题。显然人们担心的是水银血压计将难以取代。这种传统的、非常精确的、高度重复性的、简单的血压测量方法成为诊室血压测量的标准技术已经有100多年了。事实上，今天水银血压计的设计与100年前的设计基本上没有变化，只是今天的仪器不太可能排出液态汞，特别是如果掉下去的话。由于汞在所有海拔和居住环境中的密度恒定，并且汞在各个科学分支的所有压力测量中都起着“标准”的作用，所以不同品牌之间的精确度差别不大，其他类型的血压计肯定不是这样。尽管水银血压计很简单，但它必须经常保养和清洁。巴西医院对水银血压计的调查发现，21%的设备存在技术问题，这可能会降低其准确性，英国的一项类似研究发现，50%以上的水银柱存在缺陷。然而，这些设备的大多数问题与气囊、袖带和阀门有关，而不是水银压力计本身。因此，即使更换了汞设备，诊室/卫生系统也必须对最常见故障的血压设备的所有部件实施质量控制措施。

不幸的是，目前还没有公认的水银压力计替代品，欧洲和AHA最近的一套指南继续建议使用汞（如果有的话）。虽然高血压预防、检测、评估和治疗全国联合委员会（JNC 7）最近的报道没有完全赞同使用水银血压计的替代品，但许多中心正在采用新的血压测量设备（不含汞）。不幸的是，很少有“专业”的血压测量设备能像水银柱那样被彻底测试或证明是可靠、准确和耐用的。根据最新的AAMI标准，很少有自动血压计在儿童中使用Korotkoff四期或四期（消音）被证实是准确的。目前市面上大多数便宜的设备都是家用的，在家里它们可能每天被激活一次。这些方法可能既不准确，也不够持久，不足以推荐用于每天要测量数百次血压的繁忙医疗机构。然而，这种家用设备广泛应用于诊室，尤其是老年医疗设施。由于家用电子设备没有金标准，所以用7种不同的家用血压设备在几周内对一个受试者进行了测试，为了确定这些设备测量的平均家庭血压是否相似。遗憾的是，这些设备估计的平均2周家庭血压收缩压（SBP）和DBP上分别为31mmHg和19mmHg。因此，医师必须在每个患者身上验证用于作出医学判断的每个自动设备。一个看起来像大型无液压力计的电子设备已经过验证，本电子血压计或任何其他电子血压计都没有报告长期的精度、耐久性、漂移和滞后问题。廉价的无液血压计很容易损坏（特别是掉到地板上后），导致测量不准确，且不易识别。这些设备最常用于家庭保健专业人员，如探访护士，建议这些设备使用橡胶防护罩和定期校准。即使是经过验证的示波器也会在许多患者身上产生较大的误差（>10mmHg）。2006年，Sterigou观察到最广泛使用的设备之一BPTru的3次读数（与金标准同时听诊血压相比）的平均值超过10mmHg，至少有40%的受试者出现了误差，所以，其提出不可靠的示波血压测量（UOBPM）这个术语。在对AAMI验证协议的详细分析中，指出高达50%的读数预计至少会降低5 mmHg。因此，有必要对每一位患者的任何自动设备的准确性进行评估，确保其准确性并足以用于诊断和治疗中的血压。欧洲高血压学会（ESH）和AAMI协议的新修订将增加无法通过标准的家用设备的数量。新ESH协议的分析标准，将市场上已发布设备的故障率从17%提高到42%。失败的主要原因是，当对33名受试者进行测试时，只有3个设备的3个读数与包含每个设备读数的人连续读数相差超过5mmHg。新的和更严格的AAMI验证方案测试了设备误差大于10mmHg的概率在15%的水平上。统计测试方案是基于AAMI首次设定标准时血压测量值超过10mmHg的“临床显著”误差的历史定义。现在，降低到最小的5mmHg，以最大限度地减少自动设备产生血压上下误差超过5mmHg的可能性。AHA和欧洲专家委员会目前的建议是，无论何时使用不含水银的血压计，都应定期对照标准水银柱进行检查，以确保准确性。即使是电子校准器也必须定期进行水银校准，以评估和校正随时间的电子漂移。目前，除了水银装置外，临床上没有推荐使用的标准来校准压力计。

五、在临床实践中如何提高血压的测量技术

最新的AHA指南包括以下重要结论。

鉴于测量不准确的后果，包括过度处理和处理不足，委员会认为，管理机构应制订标准，确保使用经验证的设备，并对设备进行常规校准和对手动观察员进行培训和再培训。由于使用自动化设备并不能消除所有人的主要错误源，因此即使使用自动化设备，也应要求对观察员进行培训。

尽管所有学校都为卫生保健专业人员教授血压测量技术，从办公室助理到医学院，但根据AHA的指南，

正确的测量技术几乎从未教授过，因此也从未实践过。这可能是由于未能初步掌握获得准确血压测量所需的知识、技能和技术，以及此后缺乏定期再培训和再评估（AHA建议每6个月进行一次）造成的。声称学习过正确血压测量技术的医学生，41名在澳大利亚或中国台湾的执业护士、43名在印度的医师、44名在纽芬兰的全科医师、45名在阿肯色州的执业公共卫生护士，在血压测量中都没有足够的知识通过关于正确血压测量技术的标准化测试。应按照现行AHA指南，以标准化方式提供血压测量指导。

英国地区心脏研究表明了再培训和再测试的重要性，在这项研究中，培训期间由受过培训的护士和三头听诊器同时读取血压读数。在最初训练之后，该领域的个体间变异性很小（图9.2），但在接下来的6个月里，个体变异性逐渐增加。在预先计划6个月的再培训后（图9.2），个体间变异性再次降低，接近基线水平。由于护士们认为培训是乏味和不必要的，所以原定12个月的第二次再培训没有举行。然而，在研究开始的第14个月，观察者1和观察者2记录的收缩压平均相差21mmHg；经过18个月的再训练，个体间变异性恢复到0mmHg。专家建议研究性研究应每隔几个月进行一次再培训和再测试，但这在常规医学实践中可能不可行。因为他们的数据仅用于流行病学研究，而诊室和家庭血压则用于诊断和指导诊室最常见的慢性疾病的治疗而不同意。因此开发、测试和出版了一个视频辅导课程，该课程教授AHA，测试获得准确可靠的血压读数所需的知识、技能和技术的掌握情况。该课程需要6～8小时的

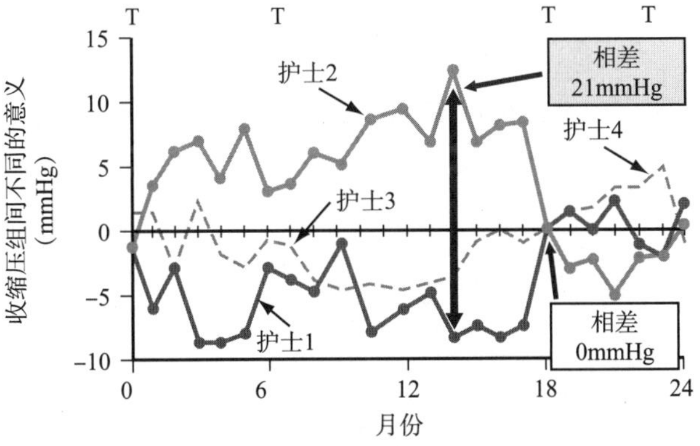

图9.2　观察者之间血压测量差异的培训减少。在这项为期24个月的英国区域心脏研究，在一项人口调查中三名护士测量了血压，并将他们的个体变化绘制在y轴上，培训课程结束后（顶部用T表示），个体间差异显著减少。当计划在12个月时进行的培训课程被省略时，变化达到高峰，但在14个月时的下一次培训课程结束后，变化降至很小

（引自：Bruce NG，Shaper AG，Walker M，Wannamethee G. Observer bias in blood pressure studies. J Hypertens. 1988，6：375-380.）

接触时间，但很少有医疗、护理或者健康助理职业花足够的时间练习，然后测试学生对这一关键技能的掌握程度。一旦接受培训，很少有课程在毕业前重新测试这一技能，很少有卫生保健系统在进入医疗保健提供系统后需要重新测试或更新知识。定期设备维护和观察员质量保证计划都应该是课程的一部分。

六、血压测量：质量保证和改进的适当技术

本部分总结了我们出版的课程，对知识、技能进行的回顾、强化和测试，以及获得准确血压所需的技术。它基于AHA关于血压测量的建议，以及多年来在实践中教授这些技能和认证从业人员的经验，或者基于由国家卫生研究院、制药行业，以及公共和私人卫生保健提供系统资助的研究。

许多人认为，使用自动血压测量设备可以消除人为误差。然而，除了听诊血压测量所需的原理和技巧外，当使用自动化设备时，还必须遵循通过听诊获得准确血压所需的所有步骤。事实上，除非遵循这些指导原则，否则使用自动设备也会提供不可靠的数据。

七、任何血压观察者的关键技能

任何测量血压或解释他人读数的人必须具备图9.3中总结的技能、知识和技术熟练程度。正确的血压测量包括手、眼、耳和心的协调，任何一个部位的缺陷都可能导致测量不精确和错误。在对“有经验”的观察者进行测试时，发现有些人的听力不好，无法辨认出Korotkoff的声音；有些人在袖带放气期间，如果不写下来，就记不住收缩压。通过使用标准录像带和多听筒听诊器进行血压测量（稍后介绍），并直接观察个人的技术，可以对每个机构的工作人员进行初步筛选和每年筛选，并解决上述问题。还提供在线更新。

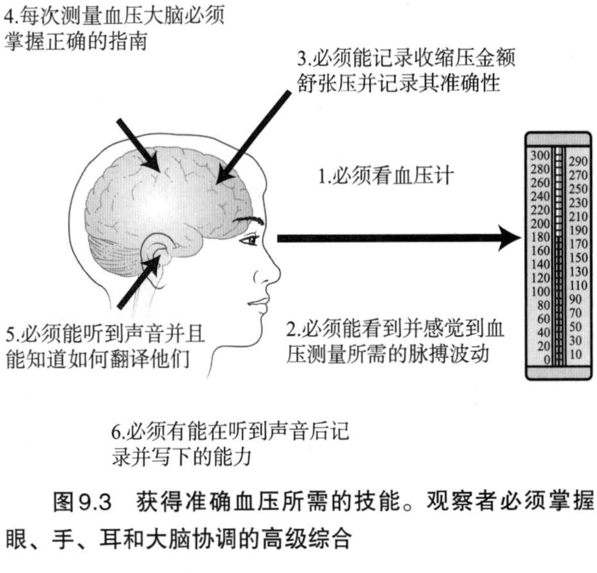

图9.3　获得准确血压所需的技能。观察者必须掌握眼、手、耳和大脑协调的高级综合

八、压力计及其校准

一个水银压力计、两个无液压力计（一个完好，一个去除表面）和一个电子血压测量装置如图9.4和图9.5所示。水银压力计是科学、工业和医学中所有压力测量的主要参考标准。在液态水银弯月面顶部读取压力，精确到2 mmHg。使用非汞仪器测量血压的从业人员，应至少有一个可用于定期检查其他仪器的参考汞仪器，或有一个可直接追溯到汞标准的电子校准装置。装有水银的管子应足够大，以允许压力迅速增加和降低。2 mm刻度标记应在管子上。标准的玻璃管可能会破裂，应该用聚酯薄膜包裹的玻璃管或塑料管代替。无液装置的内部视图（图9.4）显示了一个由齿轮和波纹管组成的精密系统，这些齿轮和波纹管很容易因粗暴操作而损坏。这种装置也会随着时间的推移而产生金属磨损，而导致不精确。最近在德国医院进行的一项调查中，60%的无液设备没有校准，误差总是读数太低。要检测出不准确的无液设备，应检查表面是否有裂纹，并确保指针处于零位。如果有裂纹或读数不为零，则几乎总是不准确，应在重新使用前重新校准。一旦无液装置超出校准范围，如果不对照汞或其他参考标准对其进行校准，就很难检测出变化的方向。这个过程在美国和欧洲都不常见。据称，“使用未经维护和校准的设备的临床医师可能在医疗上疏忽大意”，但这还没有经过法律检验。

1.校准压力计　如果水银装置处于零的位置，柱体清洁，并且随着充气和放气迅速上升和下降，那么根据定义，压力计是准确的。其他校准用的压力计应采用Y形管并联连接（图9.5）。应通过将血压计袖带缠绕在圆柱（如锡罐）上并将袖带充气至200 mmHg来检查水银或无液装置是否泄漏。如果1分钟后的压力低于170mmHg，则一定发现泄漏。如果在充气球停止泄漏之前捏住管子，泄漏就在阀门中，可以将阀门拆开并清洗或更换。如果在压力计前面捏紧管子时继续泄漏，则泄漏在压力计中。如果是这种情况：①注意水银柱是否平稳上升和下降；②通过更换适当的零件来定位和纠正任何泄漏（由于这是正确的放气速率，可以容忍小于2 mm/s的泄漏）；③标明设备最后一次检查/维修的日期。现在再充气到200 mmHg，缓慢放掉系统中的压力，并在血压的关键决定点：180、160、140、130、120、110、100、90、80和70 mmHg处，对照汞柱检查无液压力计。水银和无液压力计的读数标准如下：①当水银柱或无液指针尖端位于或高于2mm标记的中间时，若出现Korotkoff的声音，则应将读数四舍五入至上方最接近的2mmHg的计数；②若读数低于2mm标记的中间，则读数四舍五入至下方最接近2 mmHg的计数；③使用Y形管连接无液压力计和水银压力计，如果非水银装置的读数平均值与水银柱的读数平均值相差超过4 mmHg，则应由经过培训的人员重新校准或丢弃非水银装置。

要校准电子设备，请使用Y形管连接电子仪器和汞柱。如前所述，如果设备有校准设置，则检查电子压力计上记录的压力；如果没有校准设置，则必须激活电子设备的充气机构，并将数字显示器上的压力与水银柱进行比较。由于许多自动化设备（尤其是家用设备）没有一种简单的校准方法，因此有必要有节奏地挤压卷起的袖带来模拟脉动臂，以避免错误信号和电子监视器的自动放气。

建议采用3个步骤来验证单个患者的任何自动设备。

（1）测试压力测量系统本身。所有电子压力系统都有不可避免的漂移和疲劳。如前所述进行测试。

（2）当自动设备在患者手臂上充气和放气时，通过触诊SBP来测试自动设备的粗略准确性。记录触诊的SBP；大多数患者收缩压应该在仪器记录SBP的

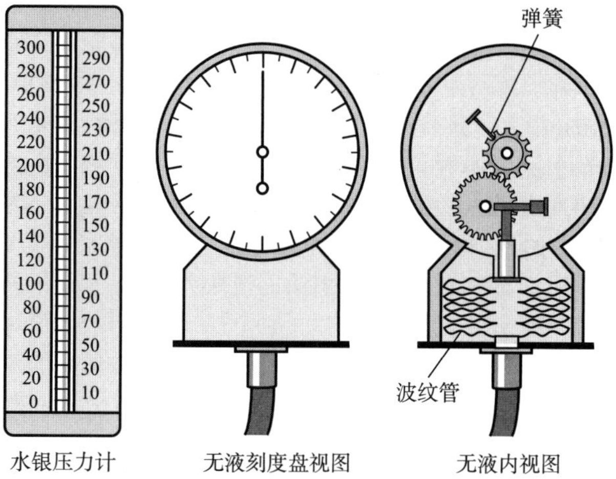

图9.4　血压测量中常用的3个压力计。汞柱（左侧）一直是科学、工业和医学中压力测量的传统金标准；图中显示了无液压力计（变盘位于中间）和已拆下的表盘（位于右侧）

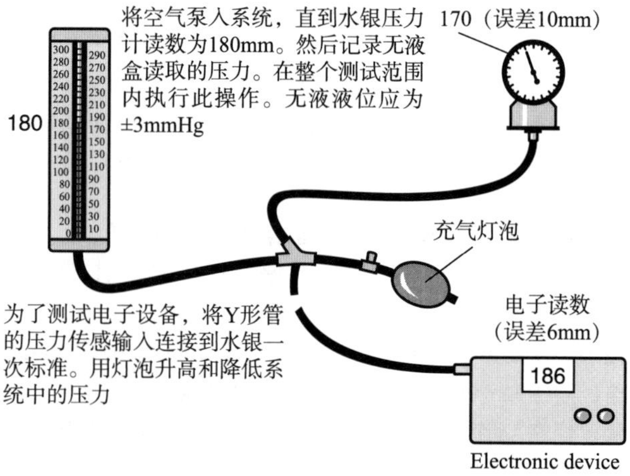

图9.5　根据水银柱校准压力计的示意设置。Y形管将被校准的装置与基准水银压力计连接起来，用于同时静态比较被校准装置中的压力读数。建议每6个月进行1次

15mmHg范围内。

（3）如果可能的话，测试由机器记录的SBP和DBP的准确性，在设备采集血压的同时进行听诊血压，使用设备上的显示器来估计SBP和DBP。对于SBP和DBP，它们都应该在5mmHg以内。每秒放气速度超过3 mmHg的自动设备更难用听诊方法进行验证；它们可能需要送回厂家进行校准。

图9.6显示了通过AAMI和ESH验证协议的一个设备出现的错误。横轴显示两个观察者用水银压力计测得的平均读数。纵轴为每个人的读数绘制机器误差。在纵轴上，向左画零误差线，一台机器的读数大于人的读数将落在这条线之上，而机器的读数低于人的读数将落在零误差线以下。机器的错误在患者之间有很大的差异：一个人的机器读数25mmHg过高，而另一个人的机器读数25mmHg过低。AAMI协议对这些数据进行平均处理，并且该装置被分级为“零误差”，在90mmHg DBP（X轴上）的黑色垂直线定义了“真实高血压”（DBP≥90 mmHg，由经受过训练的人测量）。如果应用于临床，将会产生大量的假阳性和假阴性的高血压诊断结果。

2.这台电子设备用于个体患者时是否准确　现在电子压力计已经正确校准，问题是这个设备是否能在特定患者身上记录准确的血压。不幸的是，没有标准的方法。因此，最好的指南似乎是遵循自动设备验证中使用的新AAMI或ESH指南。如果设备以2～3mmHg/s的速率放气（假设参考设备在放气期间提供数字读数），则以下内容非常有用：①将电子压力计和汞压力计与Y形管并联。②用一张纸盖住数字读数（避免偏差）。③触发自动设备，以传统方式测量血压，观察水银压力计，用听诊器检测Korotkoff声音（详见下文）。④立即记录血压读数，然后打开数字读数并记录电子设备的读数。如果另一个观察者同时测量血压，两个观察者应使用双头听诊器。⑤至少读取3个读数，并将观察到的平均值与电子设备的平均值进行比较（示例见表9.2）。⑥为了测试使用AAMI协议的设备，使用双听诊器经过验证的读取器的两个人对其他人的读数是盲的，并且必须测试85名受试者。总共读取7个读数，在每个主题的人和设备读数之间交替进行。为了满足AAMI电子显示器的当前标准，85名受试者中每3个读数（255个读数）的平均差值SBP和DBP必须小于5 mmHg，且方法之间的差值的标准偏差必须小于8 mmHg。

重要的是要检查设备是否充气到高于SBP 30 mmHg或更高的初始压力，这是通过确定设备的初始（峰值）压力至少比能使触诊的肱动脉或桡动脉脉搏消失的压力高30 mmHg来完成的。许多设备都有一个开关，患者可以使用这个开关来限制由于初始压力过高而

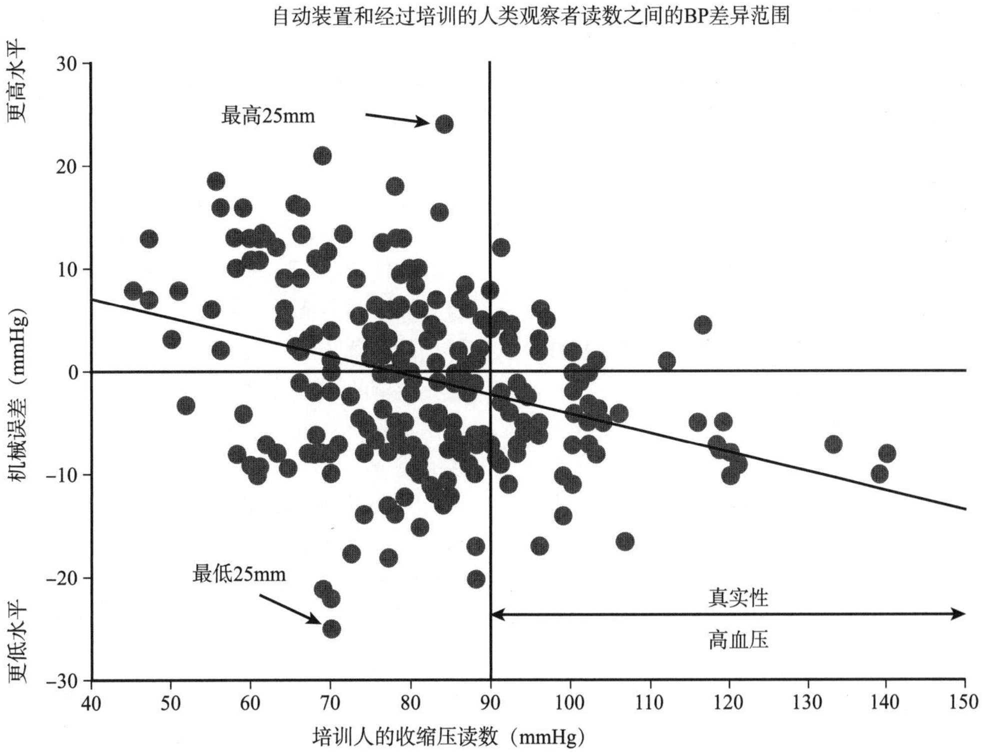

图9.6　对85名受试者进行测试后生成的图，该受试者是医疗器械验证方案进展所需的受试者。两名观察者使用双听诊器（4个读数）和装置（3个读数）交替测量血压。x轴是听诊测得的舒张压，y轴是设备读数与听诊人体读书之间的差值。显示了人和设备读书之间的零差水平线（y轴上）。舒张压90mmHg或更高的垂直黑线表示界定高血压的阈值。对于许多受试者来说，这种装置会产生高血压的假阳性和假阴性诊断

表9.2　来自单个患者自动装置测试的数据

读数	收缩压（mmHg）			舒张压（mmHg）		
	人为	设备	误差[a]	人为	设备	误差[a]
1	140	144	4	80	88	8
2	136	140	4	76	84	8
3	132	138	6	74	78	4
均值[b]	136.0	140.7	4.7	77	83	6.7
标准差[c]	4.0	3.1	1.2	3.1	5.0	2.3
P	*t* 检验[d]	0.02			0.04	

按人和设备输入收缩压和舒张压。

[a]通过从设备读数中减去人的读数，计算收缩压和舒张压（BP）的误差

[b]计算每种方法的平均值

[c]这些是典型的电子表格功能

[d]计算双尾配对t检验

在本例中，装置的收缩和舒张压读数明显高于人的收缩和舒张压读数。如果这是该患者可以容忍的误差，医生必须做出决定。如果误差太大，则应推荐另一种设备并对该患者进行测试

产生的不适；如果他们经常有很高的SBP读数，这会导致读数不准确。如果设备没有数字读数，在充气期间读取读数，或在手腕处测量血压，放气速度超过2 mmHg/s，则必须交替读取顺序读数。AAMI指南建议7个读数（4个人与3个设备读数交替）。通常认为误差大于5 mmHg或标准偏差大于8 mmHg是不可接受的。

2002年，ESH的一个专家小组提出了一套更简单的验证标准，只需要4个同时读数，如果4个读数中至少有两个的SBP和DBP读数都在标准的5mmHg范围内，则建议使用该设备。英国高血压学会只推荐在其网站上列出的设备已经用ESH测试协议进行了验证。每90天，dabl教育信托基金（www.dableducational.com/）更新其网站，按类型和验证状态列出可用的血压监控器。如上所述，根据最近更新的指南，当前站点上的许多设备都是不可接受的。在美国销售的设备也应该通过AAMI验证协议。

九、听诊器

听诊器的钟形头或低频头被设计成更精确地传送低频（如Korotkoff或K）声音，并且可以更精确地放置在肱动脉脉搏上，而不是隔膜上。最近对K音的起源进行了回顾，一般不推荐使用电子听诊器，因为很难调整扩音器，使使用听诊器的人听到标准观察者听到的铃声。连接钟形听头和听筒的管子应该很厚，长度为12～15in（30.5～38.0cm）。对于声音传输，耳塞应向耳道的方向倾斜（即朝向鼻子）。有多种类型的耳塞可供选择，每个观察者都应确定哪种类型的耳塞最适合将声音传输到耳朵中。确定这一点的一种方法是“触摸测试”：轻轻触摸放置在肱动脉上的听头旁的患者的皮肤，如果听不到声音，则确保听诊器头部旋转以选择听诊器、听诊器耳塞在皮肤上有一个气密的密封、听诊器耳塞朝前，最后确保听诊器耳塞在耳道内贴合很好。

十、合适血压袖带的选择与应用

30多年来，选择尺寸不正确的血压袖带一直是血压测量中最常见的错误。在1983年对英国高血压患者的一项研究中，83%的此类错误是选择的袖带太小而不适合较粗的手臂。如果患者肱二头肌中部的臂围（在初次就诊时测量，然后每年测量）可以与适当大小的袖带相匹配，就可以避免这些问题（表9.3）。不幸的是，血压袖带的尺寸没有标准，不同的制造商生产不同尺寸的气囊，都用同一个名字销售。此外，许多袖带上标注的袖带范围往往不符合AHA根据气囊长度和宽度提出的建议。最新的AHA指南从根本上改变了袖带尺寸的建议，但在制造商之间关于气囊大小存在很大的不一致性（这几乎完全不符合新的或旧的指南或袖带名称）。

所有指南都同意袖带气囊的宽度至少应为臂围的40%，气囊的长度必须至少环绕臂围的80%。由于肥胖人群的增加，袖带的宽度至少是臂围的40%，许多人会超过腋窝和肘窝之间的距离。一些制造商在血压计袖带上提供标记，表示袖带大小合适的最小和最大手臂，在袖带上做这样的标记可能有用（图9.7）。气囊有两种尺寸，需要适当的位置才能得到准确的血压读数。气囊长度的中心必须越过肱动脉，通常就在肘前窝的正上方和内侧，就在肱二头肌内侧沟的正下方。气囊宽度的中心应该是上臂长度的50%，气囊宽度的中心点必须放在心脏水平（第四肋间），见图9.8.

表9.3　基于手臂周长和袖带尺寸的推荐袖口尺寸

袖带名称	最近的指南					先前的指南				
	臂周长范围	宽度	长度	40%宽度	80%长度	臂周长范围[a]	宽度	长度	40%宽度	80%长度
新生儿	8 ～ 10	4	8	10	10	＜6	3	6	7.5	7.5
婴儿	12 ～ 15	6	12	15	15	6 ～ 15[b]	5	15	12.5	18.8
大龄儿童	18 ～ 22.5	9	18	22.5	22.5	16 ～ 21[b]	8	21	20.0	26.3
青年	22 ～ 27.5	12	22	30	27.5	22 ～ 26	10	24	25.0	30.0
成年	30 ～ 37.5	16	30	40	37.5	27 ～ 34	13	30	32.5	37.5
老年	38 ～ 47.5	16	38	40	47.5	35 ～ 44	16	38	40.0	47.5
成人大腿	42 ～ 52.5	16	42	40	52.5	45 ～ 52	20	42	50.0	52.5

根据指南改编。所有测量值均以厘米为单位

[a]手臂周长的建议范围存在一些重叠，以限制袖带的数量；建议在可用时使用较大的袖口

[b]为了使婴儿和儿童的袖带宽度：臂围比接近0.40，可使用附加袖带

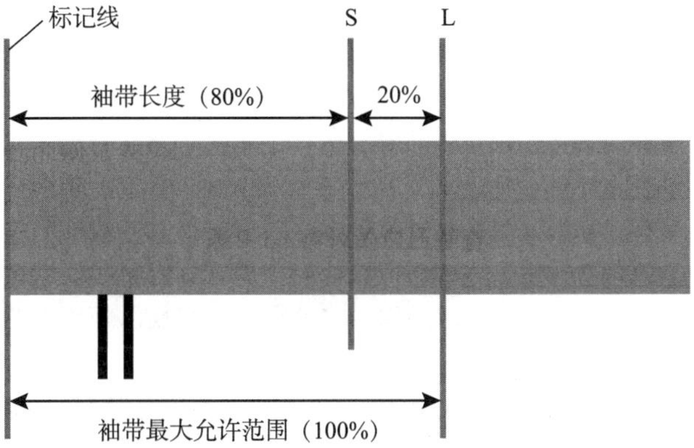

图9.7　标记血压袖带以指定应使用的臂围下限（与袖带长度相同，标记为“S”）和应使用的臂围上限（比袖带长度长20%，标记为“L”）的示意图

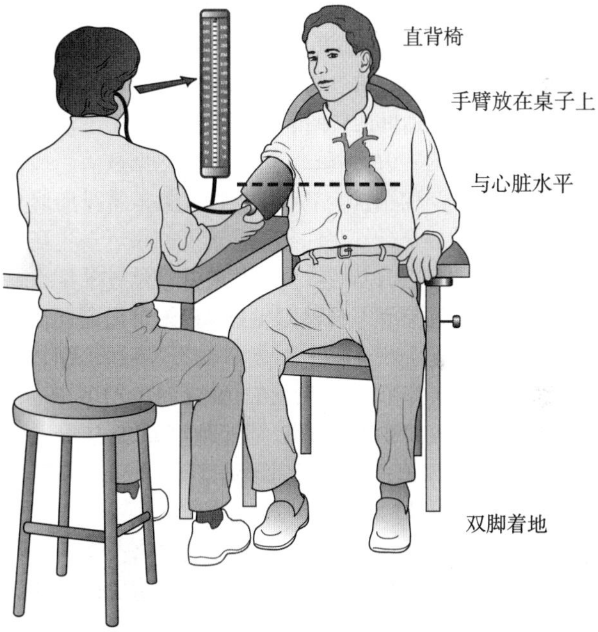

图9.8　坐位血压测量的观察者、压力计、袖带和患者的标准化定位。姿势的重要特征包括：受试者舒适地坐在椅子上，背部靠在椅子上，双脚平放在地板上，手臂在肘部弯曲，由桌子支撑，袖口位于心脏水平（第四肋间），并位于肱骨中点。观察者舒适地坐着，压力计与眼睛平齐，安静，听诊器的钟声不接触袖口（鉴于此图的分辨率，最后一个细节很难理解）

十一、准备精确读数

在美国，血压测量传统是坐姿；在欧洲大多数国家，血压测量常规是仰卧位。坐着时舒张压通常比仰卧时高约5 mmHg，但收缩压的差异较小。准备的目的（图9.8）是询问、注意和控制可能导致血压变异的因素，包括疼痛、最近吸烟、肠或膀胱扩张、食物或咖啡因摄入、非处方药（包括感冒药和非甾体抗炎药），或在过去30分钟内剧烈运动。测量血压时环境应该是安静和放松的，因为说话会使血压升高约10 mmHg，而听只提高约50%。如果坐着的话双脚应放松并平放在地板上，因为交叉双腿会使收缩压升高约5 mmHg。戴上血压计袖带的手臂应该由扶手或附近的桌子（如果坐着的话，图9.8）、可调高度的桌子或观察者（如果站着的话）做支撑，通常在肘部。当患者坐在检查台上而没有背部支撑时，测量血压会使收缩压增加约5mmHg。应将压力计放置在观测者视线水平的位置，使刻度清晰可见。观察者坐着时更舒服，双臂支撑，专注于手指的精细动作，同时协调视觉、听觉和充气球放气。

手臂袖带宽度的中心应该放在哪里才能得到最准确的压力　如果患者手臂周围穿着长袖或紧身衣，则提供长袍或从衣袖中取出手臂，并建议在以后穿宽松的短

袖上衣，因为穿衣服涉及手臂的肌肉活动，增加血压。患者手臂上气囊宽度的中心应该在“心脏水平”（第四肋间），高于此水平每英寸可使血压降低2 mmHg或更多，反之亦然；这种变化对高血压患者（23/10mmHg，坐位）的影响比血压正常者（8/7mmHg）更大。站立时手臂的位置尤为重要，因为不是将前臂放在可调节的Mayo支架上，使袖带中心正确定位在心脏水平，而允许手臂在侧面摆动，则血压会增加13/8mmHg。

在测量仰卧位血压时，对于桶状胸或肥胖患者，通常需要一个小枕头来支撑肘部和上臂。否则，手臂上的袖带中心会在右心房下方5～8cm处，会使测得的血压偏高。

十二、测量血压

在简要说明需要安静后，使用适当大小的血压计袖带；调整姿势、手臂和足的支撑；然后让患者单独安静5分钟，然后在短时间内读取多个读数（通常为3个），每次读数间隔通常为60秒。如果3个读数之间的变化大于12/8 mmHg，则应重复该顺序。

1. *应该用哪只手臂* 第一次就诊时，应测量两臂血压，这是为避免遗漏两臂间显著差异（高达100 mmHg）的唯一方法，这将改变鉴别诊断。第一次就诊后，传统上使用血压较高的手臂。老年人臂间差异最常见的原因是左锁骨下动脉粥样硬化性狭窄，这样的狭窄发生在左侧的可能性是右侧的10倍。虽然大多数主动脉缩窄导致下肢血压降低，但导致两臂血压差异的缩窄也会导致左臂血压降低。在只有一只手臂测量血压筛查的情况下，除非受试者知道一只手臂更高，否则传统上选择右臂。这一建议最近在854名正常血压和2395名高血压患者中得到了验证，因为在所有6次连续血压测量中，右臂血压显著高于左臂（3/5 mmHg）。

2. *为了避免遗漏听诊间隙，袖带应该充气多高* 听诊间隙是指当Korotkoff音在第一和第四阶段之间暂时消失，但在血压较低时又出现的情况。在这个间隙中，取决于一个人开始或停止倾听的位置，可能导致DBP的超读或SBP的低读。在脉压和靶器官损害较大的老年人中更为常见。避免漏掉这一间隙，将血压袖带充气至最大充气水平（MIL；30 mmHg高于触诊SBP，在充气过程中被闭塞；然后在可触及桡动脉脉搏的通透性中重现）。

3. *在哪里可以听到最好的血压声音* 当听诊器听头直接放在肱动脉上时，Korotkoff的声音会更大，肱动脉可以直接触摸到，位于肘前窝的肱二头肌腱的内侧和下方。手掌向上，伸展前臂，可以更容易地检测到Korotkoff的声音。听诊器听头的边缘必须与皮肤接触才能形成密封，这样Korotkoff的声音会更柔和，否则会听到外部的声音，导致收缩压降低和舒张压升高。在听诊器头施加过大的压力会压迫下方的动脉，甚至在袖带没有压力的情况下也会发出类似的声音，这将导致舒张压降低的错误读数。如果两个肱动脉都无法触及，则袖带可以放在前臂，桡动脉位于腕部，这会使SBP升高，这种情况很少见。

4. *正确测量和记录压力的步骤是什么* 为了读取读数，①快速将袖带充气至MIL；②立即以每秒2 mmHg的速度开始放气；③在至少听到两个规则或重复的Korotkoff第一阶段声音中的第一个音时确定SBP；④在每个听诊声音处无声地重复此数字，直到Korotkoff第五阶段（即最后一个规则的声音）被检测到，这是DBP，立即记下读数；⑤如果Korotkoff声音被听到为零，重复读数并记录第四阶段Korotkoff［在第四阶段，敲击（Korotkoff）声音的音调变低并发生消音；消音是声音变得柔和并吹出的点］，并记录所有3种声音（如142/66/0mmHg）；⑥记录使用的手臂、位置、袖带尺寸，以及SBP和DBP。再重复两次这个过程。许多专家建议放弃第一次读数和平均后两次读数，因为这是许多流行病学和干预研究遵循的方案。国家质量保证委员会目前接受任何位置的最低SBP和DBP测量值（而不是来自同一读数）作为“该次访问的血压”，这就是为什么大多数托管护理机构要求对每一读数进行图表化的原因。

5. *怎么能让Korotkoff的声音更响* 可以选择两种方法中的一种或两种。第一种方法是通过运动来增加术后血流量。要执行此操作，将袖带充气至MIL，并要求患者用力松拳和握拳10次，然后放松手，以标准方式测量血压。第二种方法是将手臂直接举过头部30～60秒，使手臂的静脉血排出，然后将袖带充气至高于MIL 30mmHg，将手臂放低，并记录Korotkoff的声音。心律失常使血压测量变得困难和不精确，这在许多自动化设备中得到了广泛的认可。由于心房颤动和其他心律失常时心输出量的逐搏变异性，建议在常规临床护理中使用一次坐位获得的几个血压读数的平均值。在极端情况下，可能有必要进行动脉内血压测量，特别是当患者有一个阳性的“Osler maneuver”时。

十三、准确性、再现性和观察者偏倚的标准化监测

可以通过标准化视频测试和（或）带有两套或多套听筒的听诊器来评估观察者血压测量的准确性。这两种方法都是可以推荐的，因为在真实的人中，Korotkoff的声音往往比精心挑选的录音更难理解。图9.9显示了在两种情况下用于评估观察者精度的试验形式。其中一个是根据视频剪辑（一个下落的水银柱，一个带下落指针的无液压力计，或者用灯光代替指针的绿灯）和一个带有相应Korotkoff声音的音频轨迹，观察者记录12个BP，然后提供正确答案并计算差异。同样的形式也适用于双听诊器，在双听诊器中，指导者/监督者与被测者

血压测量

分级血压的准确性和可靠性

姓名＿＿＿＿＿＿＿＿＿＿日期＿＿＿＿＿

观看录像带并在下面的空白处记录您的答案。

Example number		你的回答		T	正确回答	Difference (record sign [±] of diff.)
例子	Sys	1	2	8	126	+2
1	Dias		5	8	62	−4
例子	Sys	2	2	0	220	0
2	Dias	1	1	0	118	−8
影像	Sys					
1	Dias					
影像	Sys					
2	Dias					
影像	Sys					
3	Dias					
影像	Sys					
4	Dias					
影像	Sys					
5	Dias					
影像	Sys					
6	Dias					
影像	Sys					
7	Dias					
影像	Sys					
8	Dias					
影像	Sys					
9	Dias					
影像	Sys					
10	Dias					
影像	Sys					
11	Dias					
影像	Sys					
12	Dias					

血压测量–质量评估

分级血压精确度和可靠性：

从您的答案中减去正确答案，并将此差异（带符号）放入“差异”列。在下表中计算并记录您与正确答案之间的差异。

精确度表

范围	0	±2	±4	±6	≥±8
计算					

为了准确评分，您应该至少有22个答案是±2，只有2个答案可以是±4mmHg。

你说得对吗？是　不是

如果您的答案为±8或更大，则很可能您误读了压力计约10mmHg。

可靠性：

您在标准化视频测试中看到的每个示例都是按顺序重复的。你应该在所有重复中为2毫米汞柱。完成下表以评估您的可靠性。

Pair	1和11	2 和8	3和10	4和7	5和9	6和12
±2?						

你测量的可靠吗？是　不是

如果您不可靠则可能需要更仔细地读取压力计读数或者您记忆问题。

方向偏差：

如果你在正确答案的上方或下方阅读，你就有方向偏差，在下表中记录您的答案高于正确答案的次数（个+）和低于正确答案的个数（个–）

+'s =		Least freq. sign =	1	2	3	4	5	6	7
–'s =		Sum of +'s, –'s =	8～10	11～12	13～15	16～17	18～20	21～22	23～24

你应该有大约50%的+和–。在此处输入+和–=＿＿。如果这数值是<7，您没有方向偏差＿＿，如果>8，匹配你的+和–与上表底行中的单元格是否对齐。如有您的做少频率记录是小<它上面的单元格的值（在顶行中），您有方向偏差（$P<0.05$）。如果你的倾向于把收缩压读得太低而舒张压读得太高可能有听力问题。

终端数字偏差：

如果您遵循AHA指南，BP读数的最后一位数字应以偶数结尾。计算答案以0结尾的次数，并将其输入下列0列下的“*n*”行。重复2、4、6和8次。任何以奇数结尾的答案都是错误的。

End digit =	0's	2's	4's	6's	8's	odd#?
n =						
n^2=						

现在将每个“n”平方，并将其输入n2=行。现在在这一行中添加n^2，然后在这里输入En2=＿。如果En>161，就存在终端数字偏差（$P<0.05$）。您需要更加小心。

你有终端数字偏差吗？是　不是

通过将你的答案与观看同一视频的其他人进行比较，可以评估观察者之间的偏见。

图9.9　作者标准化视频中显示的12次血压测量的准确度、再现性、方向偏差和末端数字偏差测试表

［引自：Grim CM，Grim CE. A curriculum for the training and certification of blood pressure measurement for health care providers. Can J Cardiol，1995，11（Suppl. H）：38H-42H.］

同时收听现场Korotkoff声音，结果以同样的方式评分。该形式还可用于评估不同患者的12个随机血压的终端数字偏好。理想情况下，终端数字（0、2、4、6或8）应均匀分布在24个（SBP/DBP）条目中。

所有测量血压的工作人员应至少每年进行一次观察，包括：①坐着/站着测量血压，必要时对其技术进行评估和纠正；②使用双听诊器测试其准确地听到、解释和记录血压的能力；③使用标准视频测试评估其准确性、可靠性、终端数字偏倚和方向偏倚。对犯这些错误的人，应该每个月对他们进行辅导和重新测试，直到没有偏倚为止。在几次培训后不能被证明是准确可靠的人员，应被引导从事其他工作，不允许测量血压。

十四、检查设备的质量保证

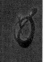

在每一个医疗机构中，至少有一名工作人员应接受培训，并负责对血压进行定期校准和质量控制，以便准确可靠地测量所有患者的血压。这个过程包括以下几个步骤。

1.测试水银压力计。至少每年一次，负责人员应检查每个血压测量装置，记录结果，并在需要时启动维护。

2.测试所有无液/电子压力计。应使用Y形管（见图9.5）根据水银压力计对每个压力计进行校准。每年至少两次，负责人员应检查每个血压测量装置，记录结果，并在需要时启动维护。

3.测试所有听诊器和袖带。应定期检查听诊器和血压计袖带是否磨损、损坏和泄漏。

十五、评估血压测量知识

所有参与血压测量的员工应在招聘时应重新接受培训并重新测试，此后每6个月进行一次，以便使血压测量标准化。一系列问题通常有助于快速确定哪些员工应接受更频繁的血压测量再培训。每一个问题后面都有其指定的答案。

1.听诊器的哪个部分更适合听到低沉的Korotkoff音？铃响。

2.如何证明一个人的听力足够好，能够准确识别出Korotkoff的声音？双听诊器和视频血压测试。

3.如何证明日常使用的血压测量装置的准确性？用汞柱校准。

4.测量血压时让患者坐在检查台上有什么效果？增加SBP和DBP。

5.有些患者的血压可以相差20mmHg。哪只手臂应该用来测量血压？读得更高的那个。

6.如何为患者选择正确的血压袖带尺寸？测量手臂中间的周长，并将其与就诊时该患者合适大小的袖带相匹配。

7.当把血压袖带放在手臂上时，气囊长度的中心在哪里？在手臂的内侧，以触诊的肱动脉为中心。

8.当患者坐在直背椅上或站立血压测量时，应如何放置手臂，以避免由于静水压力导致测量错误？袖带的中心应与心脏水平（第4肋间空间），弯曲的前臂支撑，手掌朝上。

9.听诊器的听头应该放在哪里才能得到最好的Korotkoff声音？在触诊的肱动脉上，通常在会前窝的内侧。

10.在开始听Korotkoff的声音之前，应该充气使压力升到多高？比触诊的血压高30 mmHg。

11.压力计的放气速度（以mmHg/s为单位）？每秒2～3 mmHg/s。

12.哪个Korotkoff声音定义了SBP读数？第一期或K1。

13.哪个Korotkoff声音定义了DBP读取？第五期或K5。

14.本文报道了一位75岁慢性肾脏病患者，经心电图、胸片及超声心动图检查发现左心室肥厚。可以触及桡动脉和肱动脉的脉搏，但听不到Korotkoff的声音。将血压计袖带充气至300mmHg可减少腕部的搏动，但桡动脉仍能触及。这是什么原因？肱动脉钙化（Mónckeburg硬化症）。

15.一位84岁男性，心绞痛伴跛行，右臂血压为122/74mmHg，左臂血压为86/50mmHg，心电图、超声心动图显示明显的左心室肥厚和Ⅱ级高血压性视网膜病变。在心导管术中，主动脉血压为240/140mmHg。最可能的诊断是什么？主动脉和肱动脉之间的双侧狭窄。

16.表9.4中记录的每一个血压读数可存在什么问题？答案见表9.4的右栏。

17.为提高血压准确性的质量，推荐的知识、技能和技术演示频率是多少？AHA建议每6个月一次。

十六、评估血压测量的表现

电子病历为分析、评估和提高质量提供了数据。最简单的线索是“终端数字偏好”，一个简单的卡方检验可以评估一个终端数字（通常为“0”或“8”）的记录

表9.4 诊断血压测量错误：听诊读数有什么问题？

读数记录（mmHg）	这种读数的问题
122/74	只读一个数。AHA，JNC 7和NCQA指南建议每次就诊时记录2～3个血压读数
170/75，165/75，160/65	这些血压读数以奇数（5）结尾。AHA指南建议将血压四舍五入至最接近的2mmHg
140/80，150/90，140/80	末尾数字偏差为0。可能放气过快，或四舍五入到最接近的10mmHg，而不是最接近的2mmHg
146/84，146/84，146/84	未能获取第二个和第三个血压，而只是重新记录最后两个血压的第一个读数
188/166，180/164，182/162	未能识别听诊间隙，导致假高舒张压

AHA.美国心脏病学会；JNC 7.美国高血压预防、检测、评估和治疗联合委员会

频率是否显著高于20%的预期概率。如果不同的工作人员在同一次访问中进行连续读数，则可以评估观察者之间的差异（如英国区域心脏研究），并且可以确定应该从再培训中受益的人。

对上述任何基于标准的问题的不正确或不确定的答案，或麻烦的绩效评估，应激励卫生保健专业人员更新准确血压测量所需的基本理论和技术。

十七、总结

随着对血压测量的持续质量控制，您的患者将继续受益于所有心脏病学技能中最重要的一项：使用听诊器检测Korotkoff声音来测量血压。

第10章 家庭血压监测

George S. Stergiou and Anastasios Kollias

尽管传统的诊室血压测量（OBP）在几十年来一直都是高血压诊断和治疗的基石，但人们认识到，这种方法往往会产生误导，主要是因为未经治疗和正在治疗的高血压患者中普遍存在白大衣和隐匿性高血压现象。另外，血压读数少、设置和条件通常不规范、观察者的偏倚和误差，进一步降低了OBP在高血压诊断和治疗中的可靠性。

在最近几十年来的高血压治疗中，患者在家自我血压监测（HBPM）和24小时动态血压监测（ABPM）均较OBP取得进展，目的是克服上述缺点。这些方法都有很大的相似之处，因为它们都提供了在个体熟悉的环境中进行多种测量。然而，它们也有重要的区别，因为HBPM只能在家中坐位下进行，而ABPM则可以在诊室、工作、家中，以及睡眠中进行。因此，它们在高血压临床治疗中的作用是可以互换还是互补的，仍有争议。

ABPM的临床价值得到短期和纵向试验的有力支持，但关于HBPM的研究较少。然而，最近从HBPM的诊断价值及其与靶器官损害和心血管风险关系的研究中积累到的证据，支持该方法作为血压升高的初步评估、治疗的启动和调整，以及对高血压治疗长期随访的一种必不可少的工具。

一、优点及局限性

表10.1介绍了HBPM的主要优点和局限性。HBPM被广泛应用并被患者长期接受，它与OBP和ABPM相似，具有更好的还原性，能识别白大衣和隐匿性高血压现象，准确诊断高血压，提高长期治疗的依从性，从而提高高血压控制率。另一方面，HBPM需要对患者进行教育和培训，以及使用经过验证的设备。另外，患者经常误报自己的血压读数，这是HBPM的“致命弱点”，可能导致过度治疗或治疗不足，特别是在高危的高血压患者或血压变异性高的患者中。值得一提的是，即使在理想的情况下进行HBPM，它也只是在完全标准化的条件下提供在家和坐位时的血压读数，因此不能代表日常活动中血压的动态行为。

二、临床适应证

HBPM的主要临床适应证包括白大衣和隐匿性高血压的检测，鉴别白大衣现象和隐匿性高血压对高血压治疗的影响，克服OBP在相同或不同就诊中的显著变异性，鉴别真假难治性高血压。

以往一些ABPM的横项研究为参照，对HBPM的

表10.1 家庭血压监测的优势和局限性

优势	局限性
· 大样本血压读数	· 设备通常没有正确验证
· 无安慰剂效应	· 患者对读数的误报（过高或过低）
· 没有观察者误差和偏差（带有内存或电脑链接的自动化设备）	· 需要用户培训（自动化设备最少）和医疗监督
· 重现性好	· 可能会引起一些患者的焦虑
· 白大褂和隐性高血压现象的检测	· 有些患者可能会在随机的血压读数上自行调整药物治疗
· 与前期器官损害相关	· 测量不反映日常活动
· 预测心血管事件	· 无法监测夜间血压（一些新型家用监护仪可能会出现这种情况）
· 广泛的可用性	· 心律失常时示波仪的准确性有问题
· 需要最少的培训（使用自动化设备）	
· 用户的良好接受度	
· 提高患者对药物治疗的依从性	
· 提高高血压控制率	
· 成本高效益	

诊断性能进行了研究。这些研究大多着眼于选定的高血压诊断表型（持续性、白大衣、隐匿性或耐药性），包括具有不同特征的人群（未经治疗的受试者、经治疗的高血压患者、2型糖尿病患者、慢性肾脏病）。总的来说，这些数据表明，这两种方法在70%～90%具有相当大的诊断一致性，特异性和阴性预测值始终较高（＞80%），敏感性和阳性预测值较低（60%～70%）。其中一项研究分别检测了613名未经治疗和经治疗的受试者的HBPM诊断准确性，结果显示，未经治疗的受试者对高血压诊断的敏感性在48%～100%，而特异性在44%～93%；治疗的受试者敏感性在52%～97%，其特异性在63%～84%。另一项关于难治性高血压的研究也表明，HBPM是ABPM可靠的替代诊断方法。这些发现应该谨慎的诠释，因为它们基于一种假设，把ABPM认为是完全可重复和可靠的参考方法，而事实并非如此。另外，两种方法之间的诊断分歧主要出现在血压水平非常接近诊断阈值的受试者身上，并且可能在很大程度上是由于所有血压测量方法的不完全还原性。

如前所述，HBPM的有效性通过识别白大衣高血压和隐匿性高血压现象来体现，但仅限OBP测量时未确诊和治疗不当。白大衣高血压的定义是正常的HBPM（＜135/85mmHg），但OBP值升高（＞140/90mmHg），因此不能反映个体的“真实”血压。这些人的血压不应被视为正常，因为他们的心血管病风险介于血压正常和高血压之间，并且在未来几年内更有可能发展为持续性高血压。另一方面，隐匿性高血压患者的HBPM升高（＞135/85mmHg），而OBP水平正常（＜140/90mmhg），其表现出较高的临床前期靶器官损害和心血管风险增加的患病率，与持续性高血压相似。在治疗高血压的患者中，隐匿性高血压现象也很常见（隐性非控制性高血压）。在这些患者中，OBP的测量通常反映了早晨抗高血压药物治疗对血压的峰值效应，而早晨和晚上的HBPM读数则分别显示低谷和稳定期效应。当这些现象的诊断被反复的OBP和HBPM或ABPM所证实时，应考虑调整治疗，特别是对心血管风险高的受试者。

三、预后价值

1.*与靶器官损害的关系* 临床前期的器官损害被认为是心血管疾病事件链中的一个中间阶段，它的存在表明在评估无症状高血压患者时心血管风险增加。一些横项研究评估了HBPM与包括心脏、大动脉和肾脏在内的临床前期靶器官损害指数的相关性。最近两项荟萃分析包括评估HBPM与临床前靶器官损害的相关性的研究。第一项研究了HBPM、OBP和ABPM与器官损害指数的关系。大多数可用的超声心动图左心室质量指数数据和10项研究的分析显示，HBPM与OBP的相关性更强（收缩/舒张，$r=0.46/0.28$ vs. 0.23/0.19）。9项研究的数据显示，HBPM和ABPM的系数相似。颈动脉内膜-中膜厚度、颈后价值和尿蛋白排泄的证据较少，HBPM的相关系数比OBP的相关系数高，但后者没有达到统计学意义。第二项荟萃分析包含了更多的数据，并证明HBPM是比OBP更强的蛋白尿决定因素。

2.*心血管事件预测* 与OBP相比，HBPM在确定靶器官损害方面的优越性证实了HBPM能更好地反映真实血压状态的假设；然而，这种优势是指中间（替代）终点，本身并不意味着在心血管风险分层或预后预测（心血管事件或死亡）方面具有优势。事实上，在临床实践中确定评估心血管危险因素的有用方法的最终标准是预测未来心血管事件的实际能力。两项荟萃分析调查了来自普通人群、初级保健和高血压患者的结果试验的证据，并与OBP测量值比较，评估了HBPM的预后能力。这两项研究均基于8项前瞻性研究的数据，17 688名患者随访了3.2～10.9年，这导致了基于近10万人/年随访的信息的可用性，并且表明HPBM优于OBP测量，这种差异超出了收缩压的可能性。此外，在Ward等的荟萃分析中，即使调整了OBP，HBPM仍然是心血管死亡率和心血管事件的重要预测因子，表明其独立的预后价值超过了OBP。然而，上述分析的一个主要限制是，这些分析是基于综合数据的。

2012年，利用个体参与者发表的评估HBPM预后价值人群研究（$n=6753$，平均随访9.2年）的数据，建立了家庭血压与心血管结局的国际数据库（IDHOCO）。这项分析的一个主要发现是，HBPM显著改善了OBP水平的风险分层，具体表现为不具有或仅有轻微增加的风险，特别是存在隐匿性高血压的情况下。具体地说，在最佳和正常OBP的受试者中，复合心血管终点与收缩压增高10mmHg相关的危险比分别为1.28（95%*CI*：1.01～1.62）和1.22（95%*CI*：1.00～1.49）。在高于正常OBP和轻度高血压情况下，所有心血管事件的危险率约为1.20，卒中的危险率约为1.30。对未治疗和治疗的受试者分别对同一数据集进行进一步分析，在未治疗的受试者中，白大衣高血压组（校正危险比1.42）、隐匿性高血压组（校正危险比1.55）和持续高血压组（校正危险比2.13）的心血管风险均高于正常血压组。在接受治疗的患者中，高诊室血压和低家庭血压（白大衣效应）的患者和接受治疗的对照组（低诊室血压和低家庭血压）的心血管风险没有差异。然而，接受隐匿性高血压（低诊室血压和高家庭血压）和难控制性高血压（高诊室血压和家庭血压）治疗的受试者比接受治疗的对照组有更高的心血管风险。

总之，HBPM具有独立的预后价值，比OBP更能准确地进行危险分层，尤其是在隐匿性高血压患者中。

四、家庭血压监测与高血压的管理

1.*治疗调整* 如前所述，HBPM在识别高血压表型方面的诊断准确性，以及HBPM在未治疗和治疗受试者中检测到的这些表型的预后意义，使得该方法对于治疗开始和滴定非常重要。

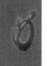

有两项研究探讨了治疗引起的家庭、门诊和诊室血压变化与治疗引起的临床前期器官损害指数变化之间的关系。在206名高血压患者随访12个月的动态血压监测和赖诺普利评价（样本）研究中，治疗引起的左心室肥大消退与动态变化的关系比在诊室血压或家庭血压更密切。然而，本研究只获得了两个HBPM读数，与建议的最低3天计划相反，因此，HBPM的潜力并未耗尽。另一项对116名高血压患者进行13.4个月的随访研究表明，24小时的ABPM和7天的HBPM测量后治疗引起的器官损害（左心室质量指数、脉搏波传导速度、蛋白尿）的变化与OBP测量后治疗引起的相比，更密切相关。有趣的是，HBPM和ABPM在与不同器官损害指数的变化方面存在差异，这意味着这些方法在监测抗高血压治疗对靶器官损害的影响方面是互补的，而不是可替代的。

9项随机研究评估了基于HBPM的治疗调整与OBP（7项研究）或ABPM（2项研究）进行了比较。应注意的是，这些研究在纳入标准、人群特征、血压测量方法、血压目标和随访时间等方面存在重要差异。其中3项研究对OBP和HBPM使用相同的阈值，这不符合当前指南，并导致HBPM的血压控制较差；其他4项研究显示，基于HBPM而不是OBP测量的治疗调整，血压下降幅度更大。两项研究比较了HBPM和ABPM的治疗调整，第一项研究中的98名受试者在使用HBPM或ABPM 6个月后发现血压控制没有差异；第二项研究随机选择116名受试者，根据HBPM单独或联合使用OBP和ABPM进行治疗开始和滴定，平均随访13.4个月后，两组患者的血压下降与HBPM或ABPM评估的高血压控制之间没有差异，更重要的是，治疗引起的临床前期靶器官损害的几个指标的变化也没有差异。

2.长期随访　HBPM具有独特的优势，使患者不仅可以在几天内，而且可以在几周、几个月甚至几年内，以最低的成本进行多次测量。此外，这种方法通过提高患者的意识并使其积极参与随访来激励患者。目前的指南建议高血压患者长期使用HBPM，因为HBPM可以增强他们对治疗的依从性，并防止他们仅在诊室就诊坚持治疗，这种现象被称为“白大衣依从”，与增加心血管风险有关。然而，缺乏基于HBPM或ABPM的长期监测高血压治疗效果的对比数据。

3.改善患者的依从性和控制血压　一些随机对照试验表明，接受HBPM治疗的高血压患者长期坚持药物治疗的情况有所改善，从而提高了高血压的控制率。对72个随机对照试验的系统回顾表明，HBPM是最有效的方法，这些试验评估了几种改善血压控制干预措施的有效性（HBPM、教育干预、药剂师或护士主导的护理、组织干预、预约提醒系统）。在治疗的非控制性高血压患者中的监测研究表明，2个月的HBPM方案（无药物滴定）比ABPM控制的常规治疗对照组效果更好。另一项对1350名在血压门诊就诊的高血压患者的研究表明，使用HBPM的患者血压控制率高。

4.夜间家庭血压监测　越来越多的证据表明，ABPM评估的夜间血压在心血管风险方面具有较高的预后价值。新型HBPM监护仪允许在夜间睡眠时自动监测血压。一些研究提供了夜间HBPM和ABPM之间关于它们的差异，以及与临床前期靶器官损害指数关联的比较数据。4项主要包括高血压的研究报道了HBPM和ABPM夜间收缩/舒张压和血压的相似值。此外，3项研究报道了夜间HBPM和ABPM的收缩/舒张压之间的相关系数，范围为0.6 ～ 0.8。夜间HBPM和ABPM在非勺型高血压方面的一致性在两项研究中得到74% ～ 79%的检测率。两项研究报道了夜间HBPM与ABPM在靶器官损害方面（左心室质量指数、颈总动脉内膜-中膜厚度、尿白蛋白排泄）相关系数的相似范围；然而，在多变量分析中，夜间HBPM是尿白蛋白排泄的较好决定因素。

总之，初步数据表明，夜间HBPM与夜间ABPM具有相似的数值，而最重要的是，在确定临床前期靶器官损害方面，夜间HBPM至少同样可靠。然而，这些数据是横向的，需要进行结果研究来证实夜间HBPM在预测心血管疾病发病率和死亡率方面的价值。

五、特殊人群的家庭血压监测

1.儿童　与成年人一样，儿童和青少年的OBP可能由于白大衣和隐匿性高血压现象而导致误诊。因此，经常需要在诊室外测量血压，一些研究已经证明ABPM在儿童高血压治疗中有不可或缺的价值。目前关于儿童HBPM的数据较少，但越来越多的证据表明，HBPM是可行的，可以提供可靠的读数，并且在以ABPM为参考时，在检测高血压表型方面似乎与成年人具有相似的诊断价值。一项针对儿童和青少年的研究表明，HBPM在与临床前期靶器官损害指数的关系方面与ABPM相当，并优于OBP，但缺乏进一步的数据。一项以学校为基础包含778名儿童和青少年的研究提供了第一组BP正态数据，似乎儿童和青少年的家庭BP低于日间动态血压，而在成年人中不存在这种差异。3天的HBPM和重复的早晚测量似乎是所需最低的时间表，但建议6 ～ 7天的监测。

2.老年人　由于老年人白大衣高血压患病率较高，血压变异性增加，血压过度下降的潜在危险性较大，因此，对老年人进行户外血压监测对准确评估高血压病具有重要意义。尽管老年人HBPM的相关数据有限，但高血压诊断和治疗的推荐阈值与成年人相同。老年人HBPM的一个局限性是无法评估由ABPM确定的直立性低血压，但是HBPM的读数可以是在坐位和立位时。

3.*孕妇* 在妊娠期间，血压呈动态变化，先下降后升高。因此，在妊娠期间频繁准确地测量血压对于及时发现先兆子痫是至关重要的，先兆子痫可以突然发展，并与母婴死亡率相关。HBPM在妊娠期监测血压变化方面是理想的，因为它可以在延长的时间内提供多个读数，并且可以减少产前诊室就诊的次数而不增加焦虑。但是，值得一提的是，对于妊娠高血压借助HBPM的治疗，目前还没有确定的阈值或算法。另一个令人担忧的问题是，妊娠期间血流动力学的改变需要对有（无）先兆子痫的孕妇的示波法进行特殊的验证研究。只有少数可以推荐的器械在妊娠期通过方法学上可接受的研究得到验证。按照OBP的建议，HBPM也应该在女性坐位或侧卧45°、手臂与心脏水平平齐的情况下进行。

4.*肥胖* 肥胖患者的血压测量可能存在问题。首先，肥胖与白大衣和隐匿性高血压现象的高患病率相关。其次，袖带尺寸不当可能导致血压读数不准确，更具体地说，会高估血压值。另外，不仅袖带的尺寸，其形状也可能同样重要。在肥胖的人中，锥形的手臂会使袖带很难安装，而且在充气和不准确的测量时，容易引起疼痛带来不便。因此，有必要对肥胖者使用不同袖带的血压监护仪进行特殊的验证研究。腕部设备的使用可以避免这些困难，是一种替代选择，但还需要进一步的调查、技术改进和特殊的验证研究。

5.*心房颤动* 高血压和心房颤动（简称房颤）常并存，尤其是在老年人群中，是卒中的危险因素。目前房颤患者的血压测量指南建议使用听诊方法进行重复测量，而自动化设备的准确性则被认为是存在问题的。评价自动血压监护仪在房颤患者中的应用的研究是存在限制的，并且在方法和程序上具有显著的异质性。总之，示波法是可行的，它对收缩压的测量似乎比舒张压的测量更准确。由于单纯收缩期高血压在老年人中特别常见和重要，所以可用HBPM自动血压测量方法，只要进行重复（重复3次）测量。在常规HBPM过程中自动检测无症状心房颤动的嵌入式算法是一种筛查老年高血压患者的有效工具，该算法具有较高的诊断准确率。

6.*糖尿病* HBPM在糖尿病患者中的适用性与隐匿性高血压的检测有关，该人群中隐匿性高血压的检出率似乎更高，如果不加控制，则具有不良预后。在2型糖尿病患者中，HBPM优于OBP测量，可以更准确地检测高血压。

7.*慢性肾脏病* 高血压在慢性肾脏病患者中非常普遍，与预后不良相关。与OBP相比，HBPM在心血管事件、终末期肾病和全因死亡率方面具有更好的预后价值。HBPM也可以为透析患者提供有用的信息，血压变化很大，无法在诊室进行评估。虽然这些患者动脉硬化程度增加，但示波法可能仍然准确，只需要对这些患者进行特殊的验证研究。

六、成本效益

HBPM的成本效益尚未得到彻底研究。HBPM有可能减少未经治疗或已治疗的白大衣现象患者不必要的治疗，减少诊室就诊的需要，以及对有望降低心血管并发症发生率的隐匿性高血压患者的最佳治疗而显著节约成本。另一方面，HBPM也存在一些成本，如HBPM设备的成本、与HBPM的实施和使用相关的成本，以及与设备的必要验证、用户的培训、HBPM数据的审查和对患者关于治疗变化的建议相关的成本。一项过去的回顾表明，HBPM的年度资源成本不到ABPM的50%。一项基于日本国家数据库的Ohasama家庭血压结果研究数据的决策树模型得出结论，在高血压的诊断和治疗中引入HBPM将非常有效地节省成本。这主要是由于避免治疗白大衣高血压和改善预后更好地控制高血压。最近一项研究表明，对116名未经治疗的高血压受试者随机使用HBPM或OBP/ABPM进行抗高血压治疗启动和滴定，HBPM组在12个月内使用的与健康资源相关的成本较低。有趣的是，这种差异在5年的预测中变得更加明显。另一项研究从保险人的角度进行了成本效益分析，使用决策分析模型模拟健康状况从最初的医师就诊到高血压诊断、治疗到高血压相关心血管疾病以及患者死亡或退出计划的转变。本研究的结论是，从保险人的角度来看，HBPM的报销对高血压的诊断和治疗是有成本效益的。

七、家庭血压远程监测

Tele-HBPM的基础是对患者在家中获得的血压数据进行登记，并通过电话或互联网连接将其传输到远程计算机。越来越多的证据表明，tele-HBPM可以进行更准确的评估，并与较高的血压控制率和患者满意度有关。随着技术的进步和成本的降低，tele-HBPM可能变得更具成本效益，特别是在高危患者，或与其他生命体征或心血管危险因素（如糖尿病）的监测相结合时。需要更多的研究来提供与通常的HBPM的直接比较，包括血压降低、高血压控制、生活质量和成本效益在内的长期终点的直接比较。

八、家庭血压监测的研究

HBPM在一些研究领域有着巨大的潜力，如结果试验，以及评价药物效应或血压变异性的研究。

之前提到的，在欧洲和日本进行的大型纵向前瞻性研究证实，HBPM比OBP具有更高的预后价值。HBPM研究结果的IDHOCO数据库允许对个体受试者数据进行动力分析，并为基于结果的HBPM阈值、HBPM在治疗和未治疗受试者中检测到的白大衣和隐匿性高血压的预测值等提供重要信息。

关于药物疗效的评估，对6794名受试者30项研究的荟萃分析表明，抗高血压治疗使家庭血压降低约20%，这是由于基线血压水平的差异所致。回归到平均值，以及其他因素，如白大衣效应和安慰剂效应，可能导致OBP下降更多。因此，HBPM在评估药物引起的血压变化方面似乎比OBP更为准确。此外，研究表明，早晨/晚间家庭血压比值与ABPM评估的谷/峰比值提供了类似的抗高血压药物作用持续时间的信息。

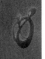

多项研究的初步数据表明，每天的家庭血压变异性在靶器官损害的进展，以及心血管疾病发病率和死亡率中具有重要而独立的作用。然而，基本的问题仍然没有解决，包括最佳变异性指数、所需的最佳HBPM时间表、家庭血压变异性增加的阈值，以及治疗引起的变异性变化对器官损害和心血管事件的影响。

九、家庭动态血压监测

虽然HBPM和ABPM在每个个体的平常环境中都提供了多个测量值，几个方法学也存在的差异，是因为HBPM总是在家中以坐姿休息几分钟后测量，而ABPM是在完全可移动的条件和姿势（行走、站立、坐位、卧位着）下进行的，在每次测量之前，在家里、工作中，或在睡眠中没有休息的时间。尽管存在这些差异，平均HBPM和日间ABPM似乎具有相似的正常阈值、重复性、白大衣现象和隐匿性高血压诊断准确度，以及对靶器官损害和心血管事件的预测价值，所有这些特征都优于常规OBP测量。然而，上述特性并不能使这些方法互相替代。在两项人群结果研究（PAMELA，Ohasama）中得到了明确的证明，其中诊室血压偏高但家庭血压偏低或诊室血压偏低但家庭血压偏高的受试者与血压正常者（低家庭血压、高诊室血压）相比心血管风险增加，这意味着每种方法都提供了独立的预测信息。因此，在高血压患者的评估中，这些方法应被视为补充性的而不是竞争性的。在理想的情况下，我们希望两种方法都能在24小时内和多天内获得完整的血压曲线图。在决定使用哪种方法测量时，还应考虑设备可用性和患者的偏好，HBPM在这两方面更胜一筹，特别是对于重复使用。HBPM在许多国家广泛使用，并且相对便宜且被患者接受，而ABP使用不广泛且相当昂贵，因为设备成本和设备初始化、下载和解释需花费的医生时间。随着门诊监护仪的成本降低，并且在药店也能使用该项技术，所以预计这一差异也将减少。

十、家庭血压监测建议（表10.2）

1.设备　经过检验的自动化电子设备，特别是那些使用示波算法和上臂袖带的设备，目前被推荐用于HBPM，因为它们相对准确，不存在观察者的偏倚，并且几乎不需要培训。同样，也可以使用无液听诊器或混合听诊器，但需要操作技巧、培训和更定期的校准，这通常在一般实践中是不可行的。听诊器在心律失常，或先兆子痫等情况下作为首选，但这也有争议。一些自动的腕部设备已经通过了国际公认的验证方案，但有人认为这些设备不如上臂设备准确，主要是因为腕关节的解剖分化和难以遵循正确的腕关节位置（与心脏同一水平和保持放松状态）。指尖设备不准确，已经退出市场。

电子血压监护仪的准确度应根据已建立的验证方案与传统的水银血压计进行比较。然而，市场上现有许多用于HBPM的电子设备没有经过独立的验证或失败。英国高血压协会网站（www.bhsoc.org）和评估血压监测仪的Medaval网站（www.medaval.org）提供了至少通过上述一种验证方案的最新设备列表。值得一提的是，即使是经过验证的设备，在某些情况下也可能会出现明显的测量误差，原因尚不清楚，可能与个体的动脉壁特性有关。

对于每个人的臂围，使用具有适当充气气囊大小的袖带与设备的准确性同样重要。充气气囊的长度应覆盖臂围周长的80%～100%，宽度应为长度的50%。太紧的袖带往往会高估血压（在肥胖人群中常见），而太松的袖带（儿童或瘦身女性）往往会低估血压。建议臂围大于32cm的受试者使用大于标准尺寸的袖带，而臂围小于24cm的受试者使用小于标准尺寸的袖带。

2.监测条件和程序　HBPM的条件应与OBP推荐的条件相似。患者应以坐位放松，背部挺直，不交叉双

表10.2　家庭血压监测最佳应用的实用建议

装置	根据既定协议验证的自动上臂装置
袖带	袖带大小根据个人臂围而定
情境	坐着休息并放松5分钟后
监控时间表	每次就诊前的7天监测，上午重复一次（服药前） 和晚间测量，不少于3天（12次读数）
评估	舍弃第一天，计算所有读数的平均血压。随机读数几乎没有临床相关性
诊断阈值	正常家庭血压：＜130/80mmHg；高血压：≥135/85mmHg；中级水平被认为是临界水平
长期随访	每周1～2次重复测量。过于频繁的监测和随机测量的基础上对治疗进行自我修正是无法避免的

腿，测量前应在安静舒适的房间内至少休息5分钟。测量过程中应避免交谈，如饮用咖啡或吸烟应至少30分钟后再进行测量。袖带应与心脏水平，充气囊中心位于肱动脉上方。第一次就诊时，医师应测量双臂血压，以排除动脉阻塞性疾病。对于重复测量臂间差异不一致的个体［如收缩压＞10 mmHg和（或）舒张压＞5 mmHg］，HBPM应在相同的臂上进行测量。

3.监测计划　目前的HBPM指南建议在初次评估血压水平（未经治疗的受试者）和每次就诊前（治疗高血压者）制订标准的HBPM计划，其中包括重复测量（间隔1分钟）、早晨（服药前，如果接受治疗）和晚间7个常规工作日（不少于3天），最好不包括周末，因为周末的血压值通常低于工作日。为便于决策，应常规获取24个家庭血压读数（7天，除去第一组读数），12个似乎是最低可接受样本。第一组监测日的家庭血压读数最好丢弃，因为它们通常比接下来几天的读数更高，变化也更大。对于治疗高血压的长期随访，每周1～2次HBPM似乎是适当的，以确保维持足够的血压控制。

4.家庭血压价值报告　必须保证准确地报告所有收缩/舒张压读数和心率，因为已有研究证明，患者报告的HBPM经常与实际测量值不同。建议使用具有自动储存和计算平均值的显示器，或PC下载。此外，应鼓励患者按照推荐的时间表以表格形式报告所有HBPM读数。

5.诊断的阈值及解释　根据荟萃分析、横断面研究和长期观察研究的证据，目前指南建议家庭平均高血压阈值为135/85mmHg，这与清醒时ABPM的高血压阈值相同。超过此阈值水平视为升高。收缩压在130～135mmHg、舒张压在80～85mmHg的家庭血压水平被视为临界值（高血压前期范围），低于130/80mmHg的家庭血压水平为正常值。

十一、总结

在过去的20年中，关于HBPM的证据越来越多，目前的指南建议在临床实践中广泛应用。它在高血压治疗中的主要作用来自以下方面的数据：它的预测能力、它对准确诊断的贡献、它在治疗调整和长期随访中的作用，从而改善高血压控制，以及其广泛可用性、低成本和患者的良好接受度。

第11章　动态血压监测在高血压治疗中的应用

William B. White and Line Malha

在20世纪70年代早期之前，动脉内记录跟踪提供了一段时间内日常生活中典型活动中血压变化的唯一方法。轻巧、安静、易于佩戴的自动无创血压记录仪的开发和商业应用，促进了受试者在从事日常活动时大量数据的收集（24小时内测量100次）。动态血压监测（ABPM）的数据对我们了解高血压及其并发症的病理生理学、昼夜正常血压的定义、动态血压的预后价值和治疗方法的评价有重要贡献。

一、血压昼夜变化

血压的昼夜变化及其与心血管事件（包括心肌梗死和卒中）的关系已得到充分证实。血压遵循一种高度可重复的模式，其特征是：①睡眠期间的低周期；②早晨醒来后的上升，与从睡眠到觉醒的过渡相一致；③醒后的一个更高、持续和更可变的周期。血压与睡眠-觉醒周期同步的证据也来自对轮班工作者的观察。例如，在第一次上夜班时，血压昼夜节律会完全的立即改变。由于工作时间（和睡眠时间）的改变，夜间工作者的收缩压峰值（SBP）记录在晚间11点左右，舒张压峰值（DBP）记录在晚上10点左右。夜班工作也与血压从杓型到非杓型模式的转变有关，当夜班工作停止时，这种转变也会停止。夜班和轮班模式与代谢综合征、炎症指标和血脂异常的发病率增加有关。

1.夜间血压降低（杓型）的临床意义　杓型血压模式的特点是夜间血压在相对“清醒”状态下降10%～30%，并且在大多数血压正常和高血压患者中都可见。然而，有25%～35%的高血压患者（可能还有一部分血压正常者）夜间血压没有下降。相反，这些人群表现为夜间血压下降迟缓或没有降低。夜间血压下降的情况因患者群体而异，老年人、非裔美国人、绝经后妇女（尤其是非裔美国女性）更为普遍。O’Brien发明了“反杓型”一词，用来描述那些夜间血压下降低于白天血压10%的人群，他们患卒中的风险增加。有证据表明，持续非杓型模式与严重的心脏受累有关，特别是左心室肥大（LVH）。也有学者认为这种非杓型模式可能与动脉粥样硬化、心血管及肾脏疾病有关。其中特别相关的是一项由8711名患者组成的大型队列研究，该研究表明，即使在血压正常的人群中，孤立的夜间高血压也能预测心血管疾病的预后。然而，属于高风险级别的夜间杓型患者通常会混淆结果；他们以老年人、肥胖者、糖尿病患者居多，或者有明显的心血管或肾脏疾病。同时也混淆了非裔美国人的非杓型高血压存在较高的心血管风险。即使在接受治疗后的高血压患者中，也有50%的患者夜间血压并没有充分下降。在调整了年龄、性别和糖尿病后，夜间收缩压平均下降5mmHg，而心血管风险下降17%。

尽管这些临床证据与睡眠期血压下降有关，但用成比例的阈值来定义杓型高血压仍存在疑问。在一些研究中，夜间血压降低的还原性不如日间血压好，因为睡眠质量和深度会影响杓型曲线的弯曲度。绝对血压值可以更好地定义夜间高血压，而不是血压的成比例下降。许多年前，美国高血压学会共识小组最初根据当时对靶器官疾病的流行病学和横项研究，提出了夜间高血压的定义，即夜间平均血压大于125/80mmHg。后来由美国心脏协会组织委员会建议使用125/75mmHg。欧洲高血压学会（ESH）更新的实践指南认为，夜间血压超过120/70mmHg是不正常的，进一步降低了这一阈值。

在过去的10年中，对动态血压数据的调查证实了与比例下降相比，夜间高血压绝对定义的可重复性。对经过标准诊室血压诊断的高血压患者进行的安慰剂磨合阶段等一系列临床试验，在高质量的24小时记录中获得数据。采用3种不同的标准对夜间高血压患者进行鉴定：夜间血压较日间下降5%以下的患者；夜间血压较日间下降10%以下的患者；夜间平均血压值大于125/80mmHg的患者。经分析证实，夜间平均血压大于125/80mmHg的患者比其他两个标准更具重现性。在第一次ABPM评估中被确定为非杓型患者中，约有50%在4～8周后进行的第二次评估中仍被认为是非杓型。使用SBP的绝对标准确定的杓型状态的再现性比DBP的类似标准更高（图11.1）。这些结果表明，绝对夜间血压比血压成比例下降更适合评价抗高血压药物的疗效。

2.早晨血压升高的临床意义　在大多数夜间睡眠正常的人群中，血压和心率在早晨醒来时都会迅速升高。在这段“早晨血压迅速增长”时期，心血管事件的发生

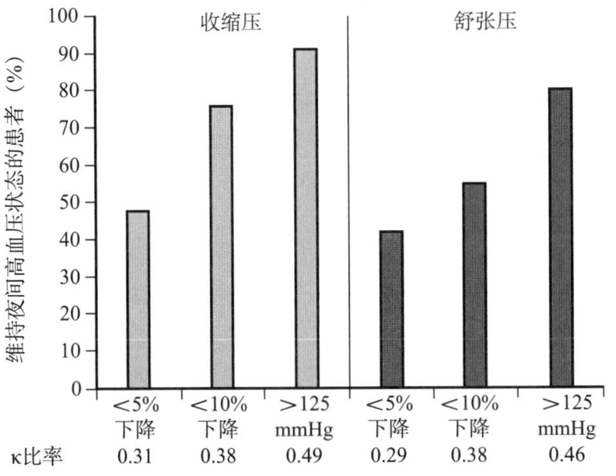

图11.1 维持夜间高血压状态的患者比例（定义为相隔4～8周的两次24小时动态血压监测后＜5%下降、＜10%下降或绝对值＞125/80mmHg）

κ，数据集之间的一致性（数据来自：White WB，Larocca GM. Improving the utility of the nocturnal hypertension definition by using absolute sleep blood pressure rather than the "dipping" proportion. Am J Cardiol. 2003；92：1439-1441.）

率也有所上升，包括心肌梗死和卒中。许多非血流动力学因素，包括斑块脆性和凝血能力增强，都会导致晨起血栓早期状态。有研究一致表明，急性心肌梗死在早晨6点到中午之间比日间或晚间的其他时间更为普遍。另外，蛛网膜下腔出血、缺血性卒中、出血性卒中及短暂性脑缺血发作的发病率在早晨觉醒后最高。

血压急剧升高与高血压相关疾病之间联系的主要证据来自一项对日本老年高血压患者进行的研究。使用ABPM测量，早晨血压急剧上升的定义为觉醒后2小时内SBP与浅睡眠SBP之间的差值。研究的519名患者根据升高波幅程度分为两组。第一组中，53名患者的基线波幅达55mmHg或更高（平均69mmHg），其中无症状脑梗死发生率为57%，而另一组患者中发生率只有33%，他们的平均SBP只升高了29mmHg。在平均随访的41个月内，有19%早晨血压波动较大的患者患有卒中，而波动相对较小的患者卒中率只有7.3%。控制早晨血压波动被认为是预防高血压患者心血管疾病的重要策略。研究者建议，在未来的大型随机试验中，应研究抑制早晨血压波动的抗高血压药物。后来，在更多不同的人群中进行的更大规模的研究发现，早晨血压升高会增加肾脏疾病患病风险甚至死亡的风险。然而，早晨血压波动与心血管结局事件之间的关系一直存在争议。早晨血压升高的控制与杓型模式的减弱和心血管疾病的恶化有关。重要的是，目前没有数据显示抑制这种波动在药理学上对患者有特殊的益处。合理的治疗方法是服用一种有效期为24小时或更长的抗高血压药物，在整个给药周期内对提器官进行保护。控制早晨血压是一个合理的治疗目标，它有助于ABPM和家庭血压监测的使用，以及适当的药物时间来反映肾素-血管紧张素和交感神经系统的昼夜变化。

二、动态血压预后价值

从前瞻性临床和人群研究的数据显示，在对常规（诊室）血压进行调整后，动态血压可以预测心血管事件的风险。Perloff和Associates目前进行的一项历史性前瞻性研究证实，日间活动血压较高患者的心血管风险高于日间活动血压较低的患者，并与诊室血压值无关。随后基于结果的研究表明，动态血压在预测心血管不良事件方面优于传统的临床血压测量。其中，有两项研究考虑了动态血压在一般人群中的预后价值。在这两项研究中，对性别、年龄、吸烟状况、基线的临床血压和抗高血压治疗进行调整后，证明动态血压与临床血压相比是更好的心血管死亡预测因子。另外，夜间血压和非卧床的SBP是心血管死亡的最佳预测指标。在都柏林结果研究中也观察到类似的结果，该研究对5000多名患者进行了5年的随访。

在许多研究中，用于预测心血管终点事件的动态血压数据都是来自于未经治疗参与临床试验的受试者，同时在磨合阶段接受安慰剂。在诊室与动态血压的研究中，没有关于治疗高血压患者动态血压预后价值的数据。有一项对1963名患者进行为期5年的随访研究，其中157名患者发生了新的心血管事件。经过年龄、性别、体重指数、降脂药物使用和心血管事件史的调整，24小平均动态血压和舒张压升高是新的心血管事件发生的独立危险因素。即使调整了临床血压，24小时的和日间的收缩压和舒张压也能预测预后。24小时动态的平均收缩压小于135mmHg的患者比大于和等于135mmHg的患者有更高的心血管风险，尤其是当患者根据其临床血压分类时。

三、动态血压监测在高血压治疗中的应用

传统上来说，高血压的诊断和决定开始药物治疗是基于诊室血压测量。前瞻性队列研究清楚地表明，诊室血压的预后能力低于动态血压。最值得注意的是，临床血压测量与24小时平均动态血压没有什么相关性，尤其是进行抗高血压治疗前期和治疗期间的男性。西班牙ABPM注册中心，收录了190 000份高血压患者的临床记录，证明了在临床中应用ABPM可以使高血压控制率提高1倍。诊室与动态血压研究和西班牙注册中心的结果都支持在临床实践中更广泛地使用ABPM。ABPM具有潜在的优势，但仍需要考虑设备和数据评估的成本、多数国家的低保险覆盖率，以及获得的信息、额外咨询给患者带来的不便等。一种用于血压和自我血压监测的改进算法，有助于减少ABPM的过度使用，同时也有助于确定哪些患者将从中受益（图11.2）。

自我血压监测可能会限制ABPM的使用，尤其是

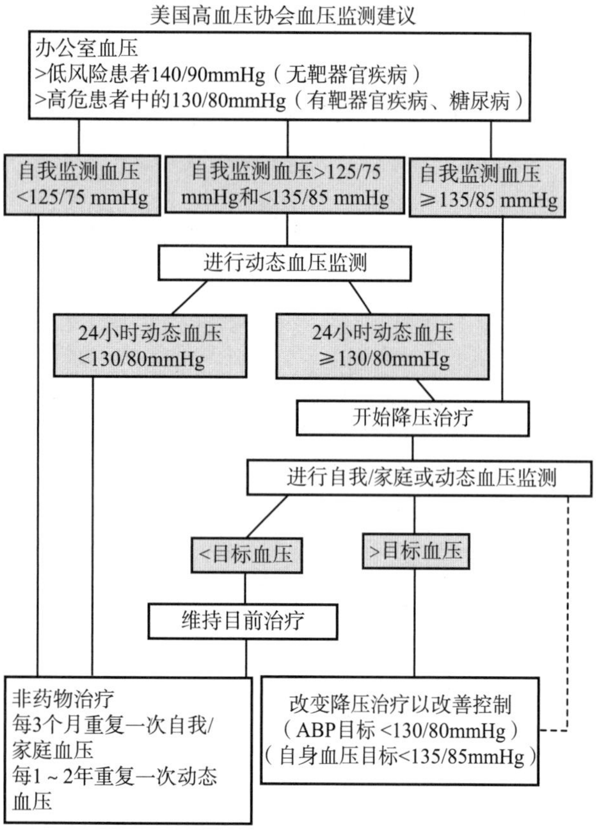

图11.2　动态和家庭血压监测在临床实践中的作用

ABP.动态血压［引自：Pickering TG，White WB. ASH Position Paper：When and how to use self（home）and ambulatory blood pressure monitoring. J Clin Hypertens（Greenwich），2008，10：850-856.］

在那些临床测量值与非临床测量值之间存在较大差异的患者身上。理想情况下，患者在家和（或）工作时每天测量两次血压，至少持续1周。2015年美国预防服务特别工作组首次建议使用ABPM来确认诊室血压升高患者的高血压诊断。英国国家临床指南中心在2011年发布了一项类似的建议，即使用ABPM诊断诊室血压升高的高血压患者，并考虑将其用于治疗性监测中。其他一些协会，包括世界卫生组织、英国高血压协会、美国心脏协会、美国高血压协会、欧洲高血压协会，并不推荐使用ABPM诊断患者的高血压，但这些组织也没有更新最新的指南。在大多数指南中，ABPM的适应证仅限于：排除白大衣高血压、确定难治性高血压、评估阵发性低血压或高血压，以及评估杓型血压。为所有血压升高患者推荐ABPM的主要障碍是设备购买和维护成本及覆盖范围等实际问题。最近的美国预防服务特别工作组建议明确鼓励从业人员超越这些困难，制定ABPM的计划和方案，以便更多地传播到高血压和心血管社区。

1. *动态血压监测对治疗进展的影响*　ABPM不仅在临床中可用于鉴别有患病危险的患者，还是临床试验中评价药物治疗的金标准。ABPM揭示了抗高血压药之间的差异，尤其是药物作用时间，许多常用的每日1次口服抗高血压药可以在给药间隔结束时提供次优控制。每天早晨给药1次可以鼓励患者坚持治疗，在给药间隔结束时血压控制不佳，实际上可能与发生急性心血管事件风险的时间重合。

为了说明ABPM在高血压治疗中的作用，我们评估了两种血管紧张素受体阻滞药：缬沙坦（半衰期约为7小时的ARB）和替米沙坦（半衰期约为24小时的ARB）。研究证明，替米沙坦在每日1次给药间隔结束时能提供更好的血压控制。在临床试验中ABPM的明显优势是与诊室血压测量相比，它的重复性强，因此，它在评估药物疗效方面的精确度提高，需要受试者的人数较少，尤其是在两种药物之间进行比较时。

2. *抗高血压药物试验中动态血压数据分析*　高血压试验中动态血压研究数据可以通过多种方式进行分析。尽管全球不同的委员会进行了多次尝试，但并没有一种公认的、更好的分析方法分析ABPM数据。使用24小时血压的平均值、日间和夜间血压的平均值（或者最好是清醒和睡眠时的数值）、BP负荷（日间、夜间的收缩压与舒张压超过正常上限次数的百分比，一般将日间的阈值定为＞140/90mmHg，夜间的阈值定为＞120/80mmHg）、24小时血压曲线下的面积，而为了消除原始BP数据分析中的某些变异性而设计的处理技术是最常用的分析方法之一。

对动态血压数据进行分析的方法应包括统计计算的简便性、测量的临床相关性，以及与高血压疾病过程的参数关系等特点，这些分析方法都符合所有这些标准。例如，在抗高血压药物试验中，24小时平均血压是一个重要的评价参数，因为它可能是高血压靶器官损害的一个强有力的预测因子，它易于计算，使用了所有的动态血压数据，如前所述，在短期和长期研究中都具有显著的可重复性。

血压负荷是评价抗高血压药疗效的一种简单分析方法。在我们的实验室中，血压负荷被定义为患者清醒时超过140/90mmHg的BP百分比，加上睡眠时超过120/80mmHg的BP百分比。几年前，我们评估了高血压患者血压负荷与心脏靶器官指数之间的关系。在40%的DBP负荷下，LVH患病率接近80%，但低于40%的DBP负荷下，LVH患病率仅为8%。相比之下，诊室血压甚至24小时平均血压在未经治疗的患者中预测左心室肥大方面没有区别。因此，大多数1级高血压患者在抗高血压药物治疗期间，人们希望血压负荷较低（起码BP负荷＜30%）。

在血压波动范围较大的研究中，血压负荷比例（或百分比）失去作用。因为血压负荷的上限是100%，这个值可能代表了大量2级高血压患者。为了解决这一问题，我们设计了一种整合动态血压曲线下面积的方法，并将其结果与未经治疗的原发性高血压患者的血流动力学指标相关联。分别计算了清醒期和睡眠期的血压曲线下面积（AUC），并合并了血压曲线下24小时的面积。用阈值计算AUC，例如清醒时的收缩压为135 mmHg或140 mmHg，舒张压为85 mmHg或90 mmHg；睡眠时收缩压降为115 mmHg和120 mmHg，舒张压降为75 mmHg和80 mmHg。该方法简化了数据处理过程，提高了ABPM的诊断性。

经过处理的动态血压数据可用于帮助确定抗高血压药物的峰谷效应。由于精神和体力活动，个体血压曲线的变异程度很大，因此，评估短效或中效药物的抗高血压峰值效果可能会变得困难。除了与新型抗高血压药的药效学有相关益处外，24小时血压监测的数据和经过处理的曲线与临床无关。另外，编辑协议在文献中不统一，失访的数据可能在较短的时间内改变平均值的平衡。为了避免临床试验中数据的减少，一位统计专家建议，数据处理应在个人血压曲线上进行，而不是在一组数据的平均值上进行。

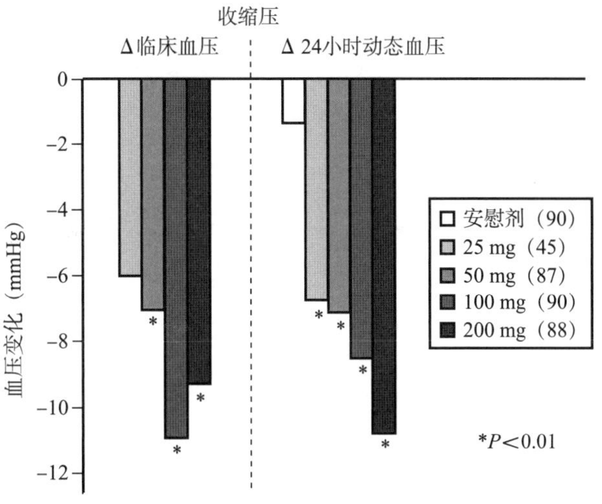

图11.3　依普利酮给药临床和动态血压基线的变化

（引自：White WB，Carr AA，Krause S，et al. Assessment of the novel selective aldosterone blocker eplerenone using ambulatory and clinical blood pressure in patients with systemic hypertension. Am J Cardiol，2003，92：38-42.）

四、动态血压监测在抗高血压药试验中的应用

1.*动态血压监测在剂量研究中的应用*　自20世纪90年代初以来，许多研究都是用ABPM来全面评估大剂量新型抗高血压药物的疗效。在剂量发现研究中ABPM的优势是在治疗组与对照组之间，可以提高统计能力的差异。下面给出了一些例子。

（1）依普罗沙坦：为了确定新型血管紧张素Ⅱ受体拮抗药依普罗沙坦在第二阶段的敏感性，使用ABPM研究了该药物在100mg、200mg、300mg和400mg(每日2次)剂量下的反应性，与安慰剂相比，只有400mg的剂量显示动态收缩压和舒张压呈持续性显著降低。这一发现导致在第三阶段的临床开发项目中使用了更高的剂量，每天使用600mg和1200mg进行更大的试验。与基线相比，两种剂量药物的波谷血压（给药期最后4小时）的变化明显大于安慰剂，而1200mg的下降趋势大于600mg。当使用临床BP评估其与基线的变化时，1200 mg与600 mg与安慰剂的差异均不明显。

（2）依普利酮：一项多中心、随机、与安慰剂对照的试验，研究了新型选择性醛固酮受体拮抗药依普利酮对417例原发性高血压患者的疗效。在这项试验中，使用50mg、100mg或400mg（每日1次）的给药方案或25mg、50mg或200mg（每日2次）的给药方案来评估药物，比较临床和动态血压与基线及安慰剂组的疗效。如图11.3所示，临床和动态血压的波谷收缩压降低与剂量与关（舒张压的变化也有类似的结果）。与每日1次的给药方案相比，每日2次服用依普利酮可使血压明显降低，但这些差异无统计学意义。

2.*动态血压监测在临床对照试验中的应用*　ABPM在比较抗高血压药物方面非常有用，特别是评估其作用时间。文献中有许多例子说明了这一点，包括在评估各种药物的峰谷比时，动态血压比临床血压更适合。

（1）同类比较：在一项目前较经典的多中心研究中，Neutel和他的同事比较了服用β受体阻滞药比索洛尔和阿替洛尔的606名患者，他们同时使用临床血压监测和动态血压监测。治疗后，比索洛尔和阿替洛尔分别使血压降低12/12mmHg和11/12mmHg。虽然这些变化与基线数据存在显著差异，但药物之间没有明显的差异。相比之下，比索洛尔比阿替洛尔更能显著降低日间的收缩压和舒张压（早晨6时到晚间10时）和给药间隔的最后4小时的收缩压和舒张压（早晨6时到晚间10时），无论是评估总体均值、曲线下面积还是血压负荷。这些数据表明，尽管在诊室血压监测无差别，但是在24小时血压监测下，比索洛尔的疗效和作用时间上比阿替洛尔更有显著差异。

最近一项关于选择性血管紧张素Ⅱ受体拮抗药阿齐沙坦酯、缬沙坦和奥美沙坦在1291例1级和2级高血压患者中的随机、平行、双盲试验中，针对降压疗效与安慰剂进行了比较。在单盲安慰剂治疗2～3周后，患者随机接受每日1次的阿齐沙坦酯40 mg或80 mg、缬沙坦320 mg、奥美沙坦40 mg或安慰剂。根据测量动态收缩压，发现与其他两种血管紧张素受体阻滞药相比，阿齐沙坦酯每日80mg的剂量可以更明显的降低血压（表11.1）。ABPM可以揭示治疗组之间微小但具有统计学意义的变化，这可能与反复动态血压与临床血压研究相比出现的较低方差有关。

（2）不同类别药物的比较：一项由Lacourcière及其

表11.1 每日一次服用血管紧张素受体阻滞剂后24小时平均动态收缩压与基线数值的变化

	安慰剂 n＝134	阿齐沙坦 40 mg n＝237	阿齐沙坦 80 mg n＝229	缬沙坦 320 mg n＝234	奥美沙 40 mg n＝254
基线收缩压，mmHg（SEM）	144.3（0.9）	144.4（0.6）	144.6（0.7）	146.3（0.7）	144.4（0.6）
基线变化，mmHg（SEM）	-0.3（0.9）	-13.4（0.7）	-14.5（0.7）	-10.2（0.7）	-12.0（0.7）
与安慰剂相比的平均差异 （95%置信区间） P值vs.安慰剂		-13.2 （-15.5，-10.9） ＜0.001[a]	-14.3 （-16.5，-12.0） ＜0.001[a]	-10.0 （-12.2，-7.7） ＜0.001[a]	-11.7 （-14.0，-9.5） ＜0.001[a]
平均差异与奥美沙坦 （95%置信区间） P值vs.奥美沙坦		-1.4（-3.3，0.5） 0.14	-2.5（-4.4,-0.6） 0.009[a]		
缬沙坦与缬沙坦的平均差异 （95%置信区间） P值 vs. 缬沙坦		-3.5（-5.1,-1.3） ＜0.001[a]	-4.3（-6.3,-2.4） ＜0.001[a]		

a. 差异有显著性$p<0.05$数值表示为基线的最小二乘平均值和平均值的标准误差（SEM）

（数据来自White WB，Weber MA，Sica D，et al. Effects of the angiotensin receptor blocker azilsartan medoxomil versus olmesartan and valsartan on ambulatory and clinic blood pressure in patients with stages 1 and 2 hypertension. Hypertension. 2011；57：413-420.）

同事在加拿大进行的临床试验中，将血管紧张素Ⅱ受体阻滞药替米沙坦（剂量为40～120mg，每日1次）与长效钙离子拮抗药氨氯地平（5～10mg，每日1次）进行比较，在基线和双盲治疗12周后均使用24小时ABPM。尽管这两种药物有相似的血浆半衰期（＞24小时），但它们的作用机制完全不同。众所周知，当血压和心率在睡眠中下降时，血浆肾素活性会逐渐增加。早晨醒来时，交感神经系统被激活，增强了肾脏球旁器肾素的分泌。因此，在早晨醒来时，肾素-血管紧张素-醛固酮系统进一步被激活，增加了血管紧张素对清醒后血压波动的作用。

氨氯地平和替米沙坦在给药结束时均能将临床血压降到差不多的程度。然而，在夜间和给药间隔的最后4小时内，替米沙坦对动态舒张压的降低程度大于氨氯地平。另外，替米沙坦治疗后的动态血压控制率（24小时舒张压＜85mmHg）为71%，而氨氯地平动态血压控制率为55%，替米沙坦明显高于氨氯地平。因此，这些发现可以作为额外的数据，证明ABPM能够更好地识别两种具有相似药代动力学特征的药物之间的不同。

3.动态血压监测在评价慢性药物疗效中的应用 一般来说，慢性治疗是将药物的作用与治疗或预防疾病的时间相匹配。高血压和冠心病的病例与临床相关，因为血压和心率具有明显的、可重复的昼夜节律。大多数人的血压和心率在睡眠中最低，日间最高，尤其是在早晨醒来时。大多数心血管疾病，包括心肌梗死、心绞痛、心肌缺血、卒中、心血管死亡和心房颤动，都有昼夜节律，其特征都是早晨发病率最高。

给药时机：慢性治疗高血压和心绞痛的方法不同于传统的“稳态”治疗，即不管血压的昼夜节律如何，药物都能达到恒定的疗效。几名研究者试图通过睡前给药来改变传统药物的效果，在其中一项研究中，ABPM和活动性都被用于前瞻性评估2000多名患者服用抗高血压药物的时间效果。该研究表明，在睡前服用药物的受试者睡眠期平均BP显著降低，非杓型患病率降低（34% vs. 62%；$P<0.001$），控制性动态血压的患病率升高（62% vs. 53%；$P<0.001$）。在平均随访5.6年后，睡前服用一种或多种抗高血压药的受试者，总心血管事件风险显著低于早晨服用抗高血压药的受试者（*OR*：0.39；95%置信区间：0.29～0.51），总心血管事件数量较少（187 vs. 68；$P<0.001$）。这些数据表明，与传统的晨起服用抗高血压药的治疗相比，夜间使用抗高血压药可以降低心血管疾病的发病率。西班牙的MAPEC（心血管事件监测）研究将2156名受试者随机分为两组，一组在觉醒时服用所有抗高血压药，另一组在睡前服用至少一种药物。在5.6年的平均随访中显示，睡前服用至少一种药物在动态血压控制、血压下降模式和心血管风险方面均有改善。

4.动态血压监测在器械治疗研究中的应用 在过去的十几年里，肾交感神经阻断装置已经被研发用来治疗严重的、难以控制且耐药的高血压。多种设备和技术程序通过使用射频导管消融肾动脉的交感神经，从而降低儿茶酚胺导致的血压升高。早期的非盲和非随机临床试验显示，与此相关的诊室收缩压显著降低，并为该领域创造了极大的获益。然而，肾失神经支配后的动态血压变化不到3个月和6个月时临床血压测量值的1/3，这可能是由于消除了观察者的偏倚。交感神经HTN-3试验是首次使用肾神经消融导管的随机、假对照、盲目临床试验。本研究评估了535例严重高血压患者的肾失神经

对5种抗高血压药平均使用6个月对动态收缩压的影响。研究结果显示，失神经组和假神经组的动态血压或夜间收缩压没有统计学上的显著差异。但开放标签和随机盲目试验之间的差异是复杂的，可能是由于试验设计、导管本身，以及试验期间患者行为的变化引起的。此外，在交感神经HTN-3试验中动态血压测量结果与临床血压测量结果一致。

德国的一项注册研究荟萃分析包含346名接受肾失神经支配治疗的受试者，该研究发现肾失神经支配治疗可显著降低真难治性高血压患者的动态血压，但不降低假难治性高血压患者的动态血压（24小时平均收缩压＜130mmHg）。如图11.4所示，两组之间的差异不能仅仅基于诊室BP测量。这些发现强调了在临床试验中随机化前对研究受试者进行全面描述的重要性。

五、结论

由ABPM产生的数据已经证实，即使在对已知的心血管危险因素进行调整后，随着24小时、日间和夜间血压的升高，心血管发病率和死亡率的风险也在逐渐增加。国际动态监测和心血管预后数据库（IDACO）的研究表明，早晨血压升高对高血压靶器官受累和心血管事件发生有重要意义。动态血压监测技术已被广泛应用于确定有效的治疗方案中，从而在整个给药周期内提供血压控制。

在一些基层保健机构中，ABPM对高血压患者管理

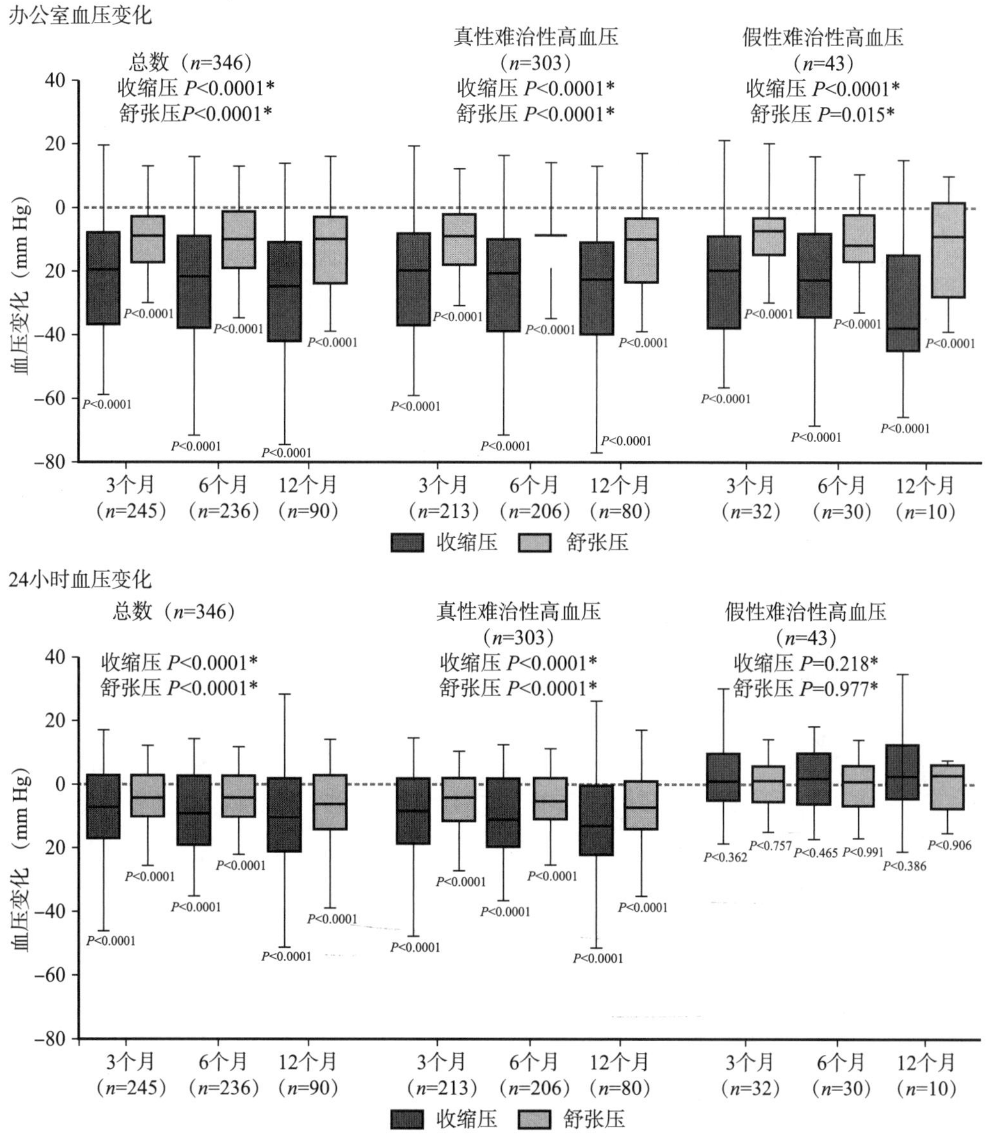

图11.4 通过办公室测量和24小时动态监测确定去肾交感神经支配后3、6和12个月的血压变化

区间范围从第5百分位到第95百分位。使用线性混合效应模型计算的p*，将指定时间点与基线值进行比较（数据引自：Mahfoud F，Ukena C，Schmieder RE，et al. Ambulatory blood pressure changes after renal sympathetic denervation in patients with resistant hypertension. Circulation. 2013；128：132-140.）

的贡献越来越得到人们的认可。虽然在20世纪80年代至21世纪，这项技术被认为是“实验性”的，但现在这一观念已经发生了变化，在美国一些组织提高了在特定患者中实施ABPM的保险覆盖率，并支持在某些高血压患者中使用ABPM，包括高血压预防、检测、评估和治疗全国联合委员会、美国心脏协会高血压研究委员会、美国高血压学会。动态血压监测现在是美国预防服务特别工作组和英国国家临床指南中心评估诊室血压升高的公认的金标准。

第12章 白大衣高血压与隐匿性高血压

Gianfranco Parati and Juan Eugenio Ochoa

传统意义上高血压的诊断与管理都是基于诊室血压测定结果，然而采用一定方法评估患者日常生活中的血压值后，通过24小时动态血压监测（ABPM）或家庭血压监测（HBPM），人们越来越意识到这些在“非诊室”测量得到的血压值与传统的诊室血压（OBP）数据之间存在巨大的差异。这就导致了高血压有4种表型，其分类是由诊室血压与非诊室血压协同决定：①“真性”或“持续性”正常血压（SN），即诊室血压与非诊室血压均在目前明确的正常值内；②“持续性”高血压（SH），即诊室血压与非诊室血压均高于正常值；③“白大衣”高血压（WCH），也称“孤立性诊室血压”，指诊室血压偏高，但非诊室血压还在正常范围内；④“隐匿性”高血压（MH），即诊室血压正常，但是非诊室血压偏高。关于WCH与MH的实际临床意义这些年来一直存在争议，然而通过近几年的观察研究和荟萃分析表明，以上这几种血压表型与真性正常血压的人相比还是会对心血管疾病预后有负面影响，而且MH与SH带来的影响是非常相似的。然而，在临床的实际应用中，这几种情况的治疗通常都过于简单，并且忽视了他们的诊断与管理相关的一些重要问题。

在其第一部分，本章将阐述未确诊人群的白大衣高血压与隐匿性高血压的临床意义和初步诊断与治疗方法，因为诊室血压与非诊室血压的差异即使在开始抗高血压治疗后仍可能存在，所以本章的第二部分将讨论接受过抗高血压治疗的患者人群中高OBP与诊室外血压正常（即所谓的“白大衣高血压”）在治疗期间的顽固性，以及诊室血压正常而平时血压偏高（即所谓的隐匿性高血压）的顽固性。

一、未经治疗的白大衣高血压与隐匿性高血压患者

1.定义

（1）白大衣高血压：在看病时因为紧张情绪引起的血压升高也叫作“白大衣效应”（WCE），它代表了由于传统的血压测量方法引发的主要问题，即初始血压水平被高估，结果就是有相当数量的患者是诊室高血压，日常生活中的血压水平其实是正常的［定义为“白大衣”高血压（WCH），或“孤立性诊室”高血压］。一般来说，WCH被定义为在诊室中测量的收缩压≥140mmHg和（或）舒张压≥90mmHg，同时在诊室外的动态血压或家庭血压监测均始终正常。由于日间和夜间的血压水平不同，血压可能是在这两个时间段或整个24小时内升高，所以诊室外血压的正常定义必须把整个血压记录期都考虑进去，认识到这一点，以及夜间血压相对于ABPM更具有普遍预后相关性。目前欧洲高血压学会/欧洲心脏病学会（ESH/ESC）高血压指南和ABPM指南扩大了WCH的定义范围，要求日间动态血压值正常（即，＜135/85mmHg）；在使用该方法时，24小时（即，＜130/80mmHg）和夜间（即，＜120/70mmHg），以及家庭平均血压水平（即，＜135/85mmHg）正常（图12.1和表12.1）。

（2）隐匿性高血压：隐匿性高血压定义为诊室血压正常，但非诊室内血压偏高。基于这个诊断，通常把在诊室内测得血压＜140/90mmHg都视为血压正常，然而根据最新的指南，像过去那样只关注日间血压而忽视夜间血压的定义诊室外血压升高是不恰当的，事实上隐匿性高血压不仅体现在日间血压升高，同时也反映在夜间血压上，有7%的患者只有通过24小时血压监测才能诊断为高血压。隐匿性高血压的定义已经被扩展到包括日间血压（即，≥135/80mmHg）和（或）24小时动态血压（即，≥130/80mmHg），和（或）夜间血压（即，≥120/70mmHg）水平升高；和（或）家庭平均血压水平的升高（即，135/85mmHg）（图12.1和表12.1）。

尽管ABPM被视为目前评估诊室外血压的标准方法，也可用于评估了解高血压患者的日常血压控制情况，但并不是所有地方都能够实行，并且也需要接受过专业训练的临床工作人员、十分专业的设备和分析软件。相反，根据最新的ESH指南建议，HBPM很容易在常规基础上被接受，事实上，在常规基础上，遵循标准化的治疗方案，患者日常在家进行反复的血压测量能够准确地评估自己一天、数天、数周、甚至数月的诊室外血压，从而可以真实可靠且连贯地评估血压的分级和控制情况。

除此之外，最近的研究表明，尽管与ABPM相比，HBPM提供了诊室外血压更多的补充信息，但HBPM与ABPM在鉴别WCH和MH方面几乎同样的可靠。基于这个不可否认的优势，HBP较OBP具有更强的前瞻价值，根据目前的指南推荐，HBMP不仅应该应用于高血

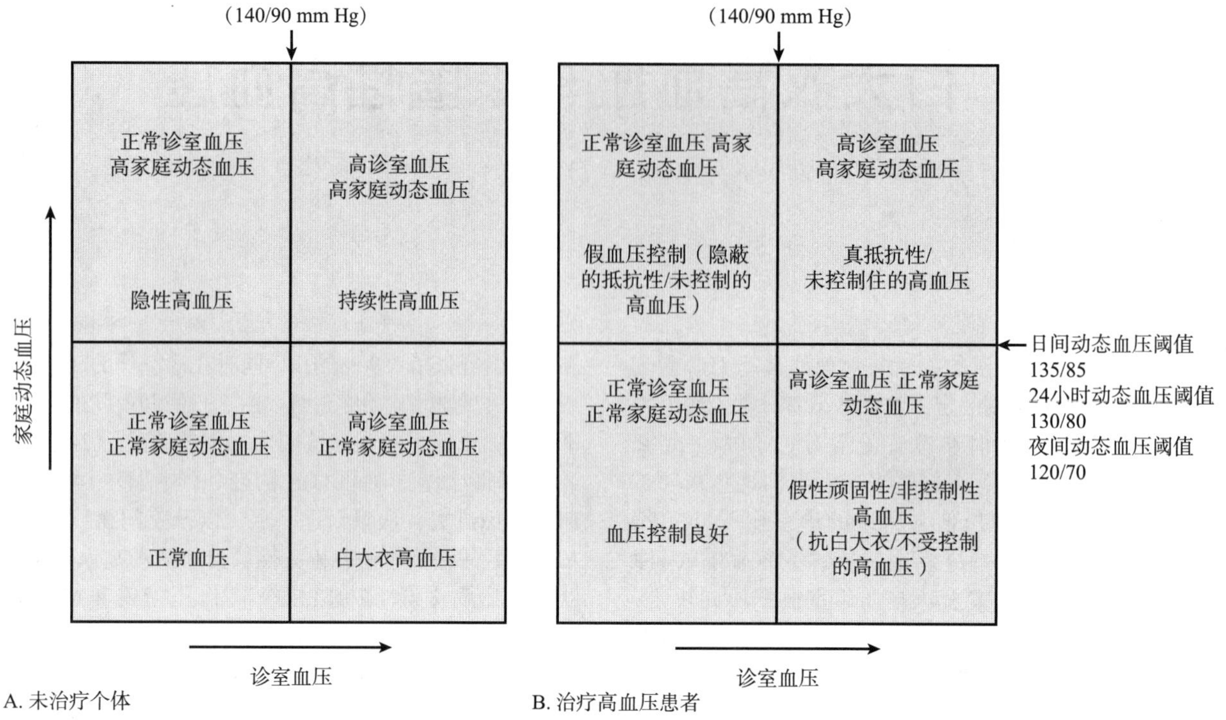

图12.1 根据未治疗个体（A）和治疗高血压患者的家庭动态血压（ABP）水平的比较对患者进行分类

白天ABP水平的参考阈值（即135/85mmHg）；根据O' Brien E,Parati G, Stergiou G等人的最近新指南，提供了24小时，即130/80mmHg）和夜间（即120/70mmHg）以及平均家庭血压阈值水平（即135/85mmHg）. European society of hypertension position paper on ambulatory blood pressure monitoring. J Hypertens. 2013；31：1731-1768 and Parati G, Stergiou G，O' Brien E，Asmar R，Beilin L，Bilo G，et al.European Society of Hypertension practice guidelines for ambulatory blood pressure monitoring. J Hypertens. 2014；32：1359-1366.

表12.1 白大衣和隐匿性高血压的定义标准

白大衣高血压（或孤立性高血压）	未经治疗的高血压患者≥140/90mmHg[a]和24小时动态血压测量＜130/80mmHg，清醒动态血压测量＜135/85mmHg，睡眠测量＜120/70mmHg或家庭血压＜135/85mmHg
隐匿性高血压	未经治疗的个体，血压水平＜140/90mmHg，24小时动态血压≥130/80mmHg和（或）清醒ABP≥135/85mmHg和（或）睡眠ABP≥120/70mmHg[b]或家庭BP≥135/85mmHg
隐匿性未控制的高血压	经治疗的个体，血压水平＜140/90mmHg，24小时动态血压≥130/80mmHg和（或）清醒ABP≥135/85mmHg和（或）睡眠ABP≥120/70mmHg[b]或家庭BP≥135/85mmHg

诊断需要在3～6个月内重复进行动态血压监测或家庭血压监测，这取决于患者的心血管总风险。

[a]在24小时记录的第一个或最后一个小时内，临床获得的动态血压值也可能部分反映白大衣效应。

[b]诊室血压＜140/90mmHg、24小时动态血压＜130/80mmHg、清醒血压＜135/85mmHg，但睡眠血压≥120/70mmHg应定义为“孤立性夜间高血压”，被视为一种隐蔽性高血压

（改编自O'Brien E，Parati G，Stergiou G，et al. European society of hypertension position paper on ambulatory blood pressure monitoring. J Hypertens. 2013，31：1731-1768.）

ABP. 动态血压；BP. 血压.

压的初步诊断，更应该延伸应用于经过治疗的高血压患者的长期随访中，同时也可以作为WCH和MH另一个有效的判断途径。表12.1说明了目前基于此方法定义的WCH和MH的阈值，值得注意的是，在HBPM中用于诊断高血压的135/85mmHg或更高的这个值与日间的ABPM与家庭血压平均值均有关。

Pressioni Arteriose Monitorate e Loro Associazioni研究（PAMELA研究）报道，尤其是对于WCH（定义为诊室血压≥140/90mmHg，同时24小时血压≤125/79mmHg，或家庭测量血压≤132/82mmHg）的初始诊断10年后又被进行了重新评估，显示HBPM和ABPM识别WCH、持续性高血压、正常血压、隐匿性高血压的能力相似，甚至大多数患者由一种类型转为另一种类型，包括由正常血压转变为高血压，以及由WCH或MH转变为持续性高血压（真正高血压），见图12-2。

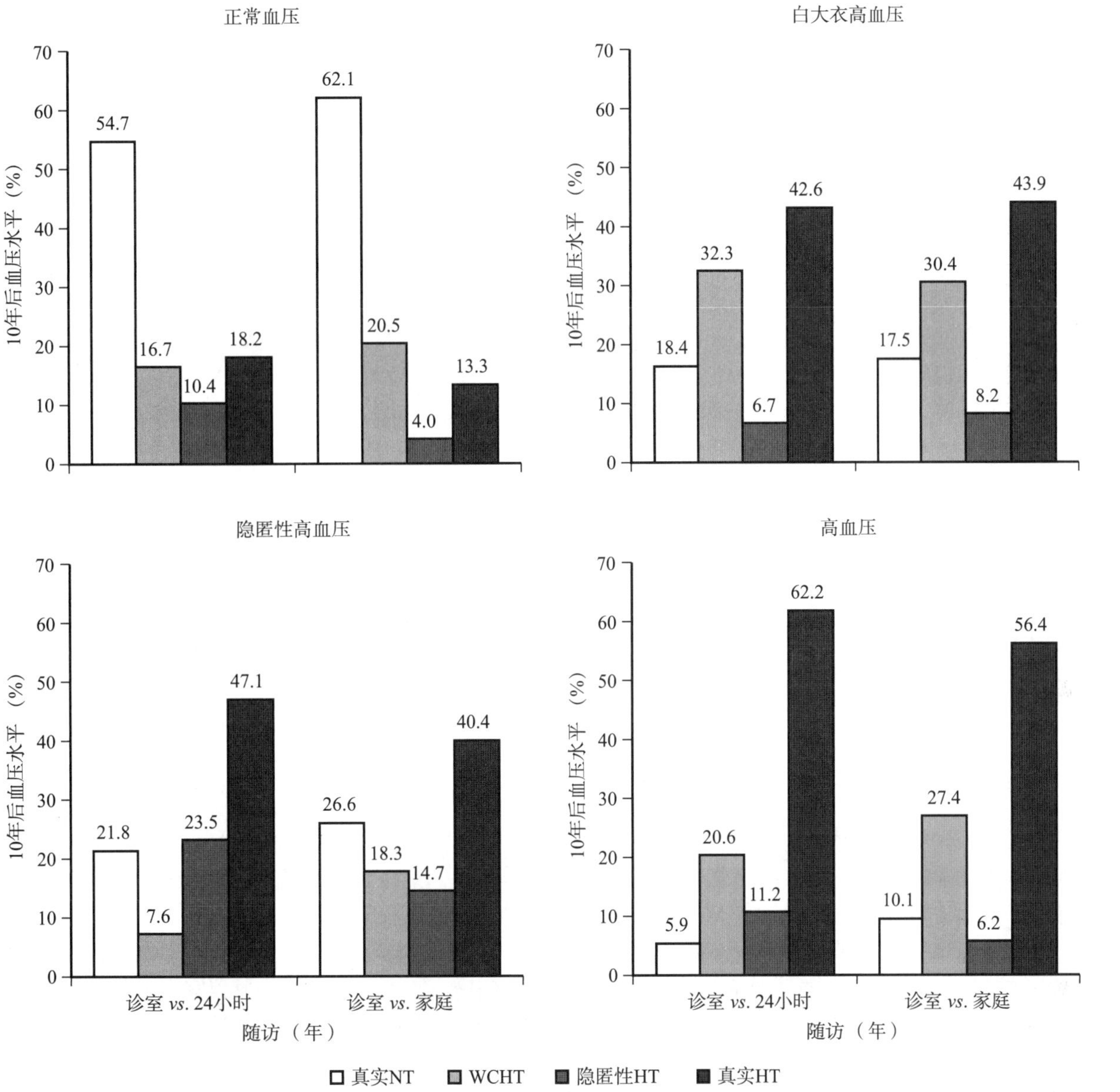

图12.2　在研究的10年间，正常血压（NT）、白大衣高血压（WCHT）和隐匿性高血压（MHT）患者血压水平的平均变化百分比。显示真实高血压（真实HT）的数据以供比较

（引自：Mancia G，Bombelli M，Facchetti R，et al. Long-term risk of sustained hypertension in white-coat or masked hypertension. Hypertension. 2009；54：226-232.）

然而我们之前提到过，尽管HBPM具有ABPM的许多优点，而且对于诊断WCH和MH的成本效益较高，HBPM还是不能完全替代ABPM，而是应该作为ABMP的补充，因为他捕捉到的血压数值只是患者日常生活中的某一刻血压。

2.*患病率*

（1）白大衣高血压：当OBP的测量与现实生活中ABPM或HBPM一起进行反复研究后发现，WCH和孤立性诊室高血压已经是一个相当普遍的现象。WCH在不同的研究中都显示是相当多变的。文献中报道的WCH患病率在不同人群之间差异很大，研究范围从小于10%到大于60%，具有多个中间值。经过数次人群研究的证据及其荟萃分析支持的阈值等于或高于135/85mmHg可定义为平均日间非卧床血压的高血压。据报道，普通人群中WCH的发生率为9%～16%（平均13%），OPB高血压受试者的发病率为25%～46%（平均32%）。WCH发生率在某些临床特征出现时增加，如，办公室收缩压（S）在140～159mmHg或舒张压（D）在90～99mmHg、女性、年龄增长、非吸烟状态、最近诊断的高血压。在医师诊室BP测量的次数有限；应该强调的是，尽管家庭和门诊血压在“正常”范围内，但与正常血压对照相比，WCH患者的诊室外血压水平略高（图12.3）。

（2）隐匿性高血压：总体而言，在一般人群中，隐匿性高血压的患病率在8.5%～16.6%，在临床血压正常的人群中，患病率可能上升至30.4%。患病率估计值的

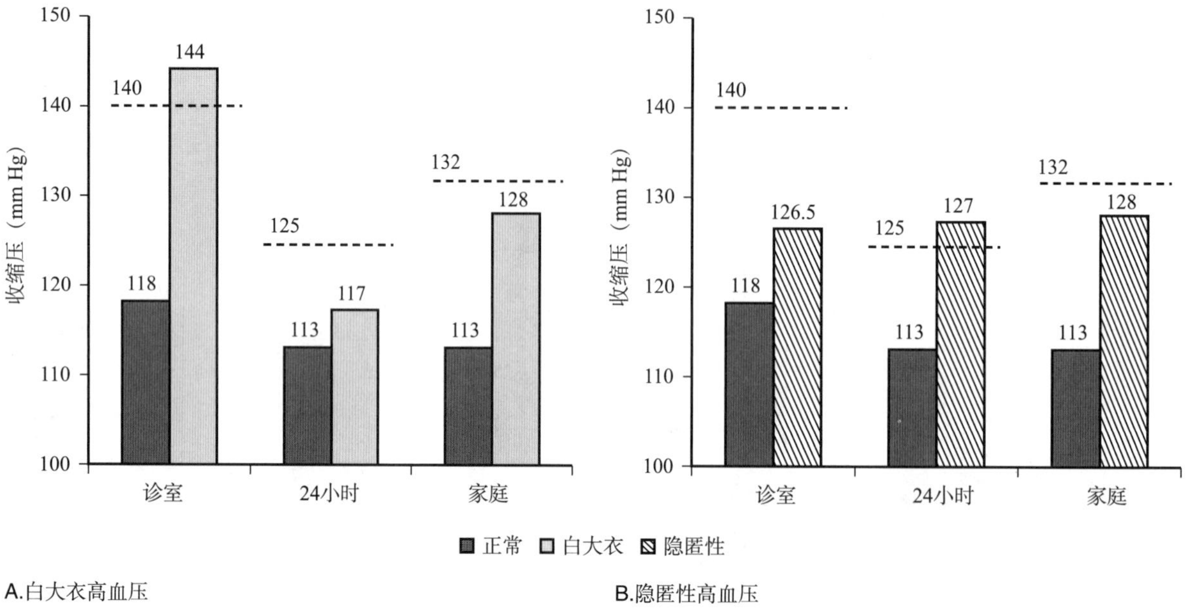

图12.3 A.白大衣高血压（WCH）受试者与正常血压（NT）受试者的办公室、家庭和24小时收缩压（SBP）；B.隐匿性高血压（隐匿性HT）受试者与正常血压受试者的办公室、家庭和24小时收缩压（SBP）值。数据显示为平均值。虚线表示每种血压测量技术的参考正常血压（BP）水平。尽管家庭血压和动态血压正常，但WCH患者的血压水平仍略高于正常血压对照组

（修改自：Mancia G，Facchetti R，Bombelli M，Grassi G，Sega R. Long-term risk of mortality associated with selective and combined elevation in office，home，and ambulatory blood pressure. Hypertension. 2006；47：846-853.）

差异归因于隐匿性高血压的定义不一致，以及整个研究中所调查人群特征的差异。在与心血管活动相关的国际动态血压数据库（IDACO）中，中老年患者（平均年龄为64岁）的MH患病率为44.5%。IDACO的后续报告显示非糖尿病人群中MH的患病率为18.8%，而血压正常的糖尿病患者中MH的患病率为29.3%。BP变异性增加的老年男性患者发生隐匿性高血压的可能性更高。在大餐后OBP立即显著降低可能有助于诊断MH；在工作或家庭中遭受精神压力的受试者（即在工作时间内血压升高，而常规诊室测量时血压正常）；在吸烟者中，进一步支持了我们小组先前的一项观察，即吸一支香烟可能会在15分钟内增加门诊血压；过量饮酒；久坐的肥胖个体，其特征是在日间的活动中缺乏运动耐力，而在医师诊室休息时，他们通常显示正常的BP值；是否存在代谢危险因素或糖尿病；慢性肾脏病与缩短的睡眠时间，或睡眠呼吸暂停综合征，以及其他以单纯夜间高血压为特征的非浸润性，或夜间BP模式升高的疾病有关，只要这些模式与常规诊室BP值相关。

3.临床意义

（1）白大衣高血压：人群研究表明，与真正的正常血压相比，WCH可能增加患持续性高血压的风险，导致将此情况视为高血压前状态（图12.4）。

此外，与持续性血压升高相比，已证明WCH患者的葡萄糖和脂质代谢改变（血糖、血清胆固醇、空腹血糖异常或糖尿病等）的发生率/严重性更高，尽管与真正的血压正常的人群相比，高血压患者的血压要低一些，这使得高血压患者的总体心血管风险会更高一些（图12.5）。

同时也有证据表明，与持续的正常血压相比，WCH与肾、脑、血管和心脏器官损害的发生和发展风险增加（即左心室质量指数增加和颈动脉内膜、中膜增厚）有关。此外，大多数人口研究（尽管不是全部）及其分析还显示，与真正的正常血压相比，尽管风险仍然低于正常血压，WCH的存在是与心血管疾病发病率和死亡率的风险增加相关的，但是低于MH和持续性高血压（图12.6）。因此，在上述证据的背景下，不能支持WCH是一种临床上没有危害性的疾病，应认为与真正的正常血压没有实质性差异。

（2）隐匿性高血压：大量队列研究的证据表明，MH与新发持续性高血压的风险增加（参见图12.4的下图），以及代谢改变和心血管危险因素的患病率升高（图12.5）有关。通过研究大量人群得到的一致性证据还表明，与真正的血压正常对照相比，MH患者更容易出现心脏（即左心室结构改变）和血管的病变，进展为亚临床器官损伤（即早期颈动脉粥样硬化），心血管事件和死亡率的发生率增加。尽管在某些报道中，仅持续性高血压而非MH与心血管预后显著相关，现有的分析包括普通人群、基层医疗和专科诊所在内的研究在以下方面提供了更一致的证据：在其中一项分析中，平均随访8年后，与持续的正常血压相比，心血管疾病事件调

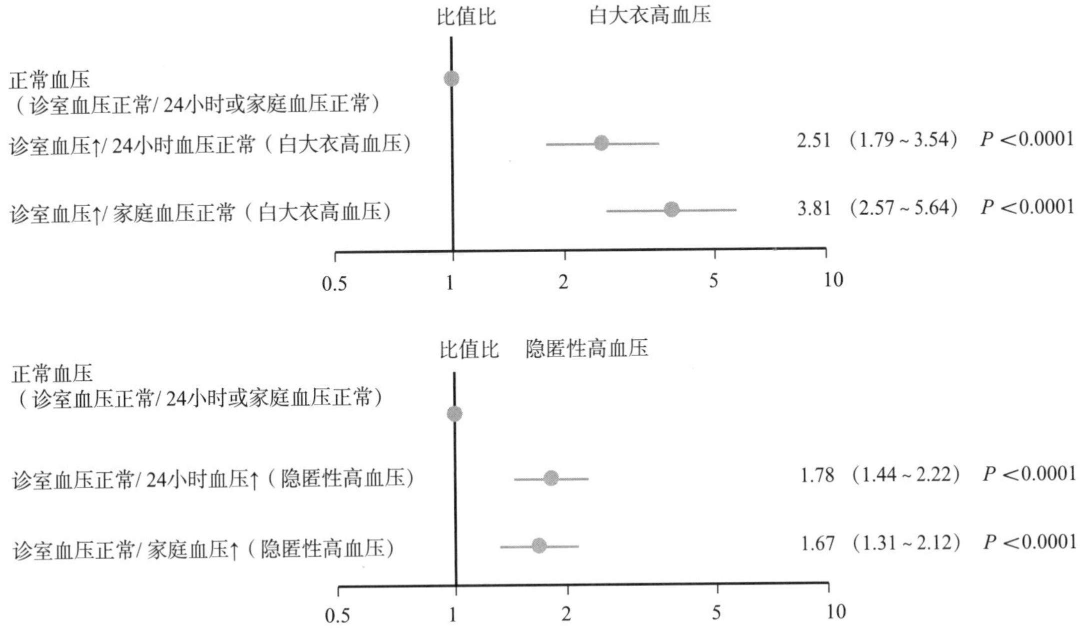

图12.4 校正年龄和性别后，白大衣高血压和隐匿性高血压患者与正常时相比的发病率

（引自：Mancia G，Bombelli M，Facchetti R，et al. Long-term risk of sustained hypertension in white-coat or masked hypertension. Hypertension. 2009；54：226-232.）

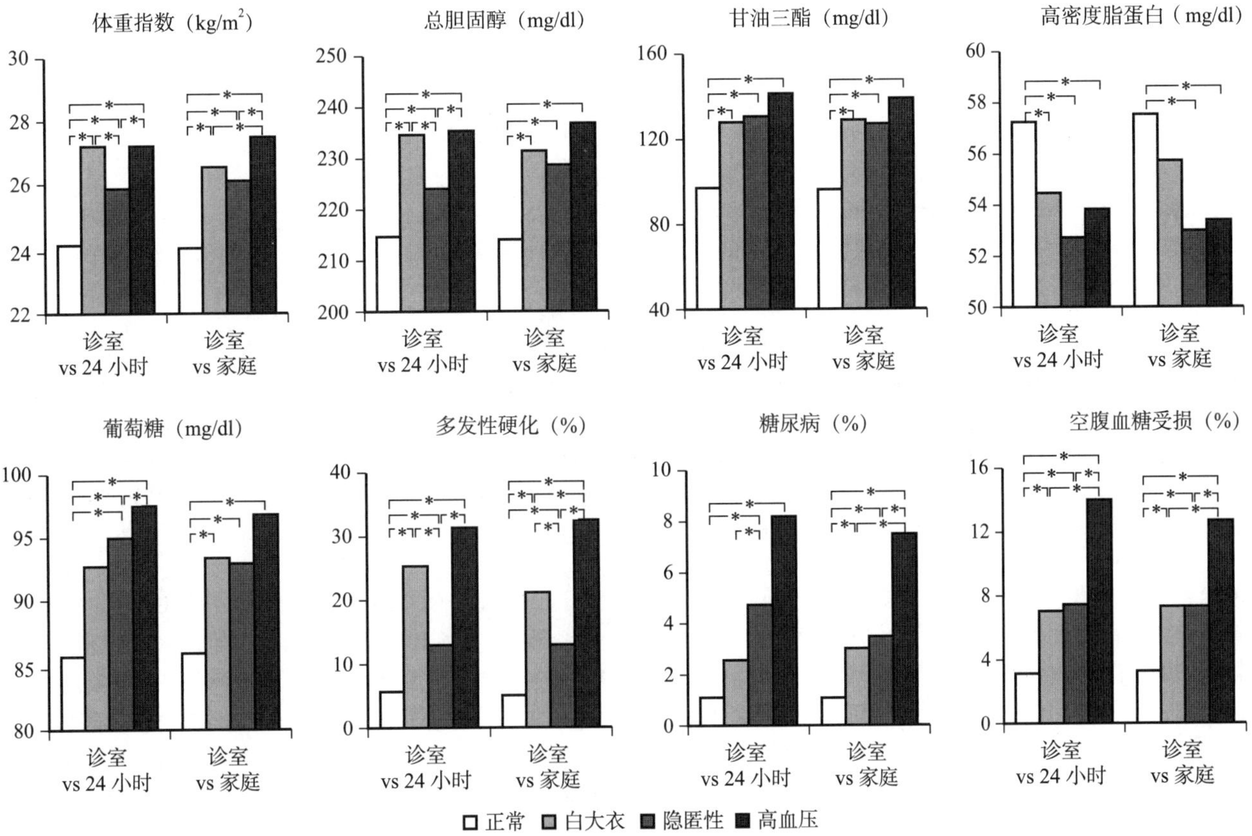

图12.5 正常血压受试者和白大衣和隐匿性高血压患者的人体测量和代谢变量。分组是根据诊室与24小时以及诊室与家庭血压（BP）之间的差异进行分组。*表示组间差异的统计意义（*，$P<0.05$）

（修改自：Mancia G，Facchetti R，Bombelli M，Grassi G，Sega R. Long-term risk of mortality associated with selective and combined elevation in office，home，and ambulatory blood pressure. Hypertension. 2006；47：846-853.）

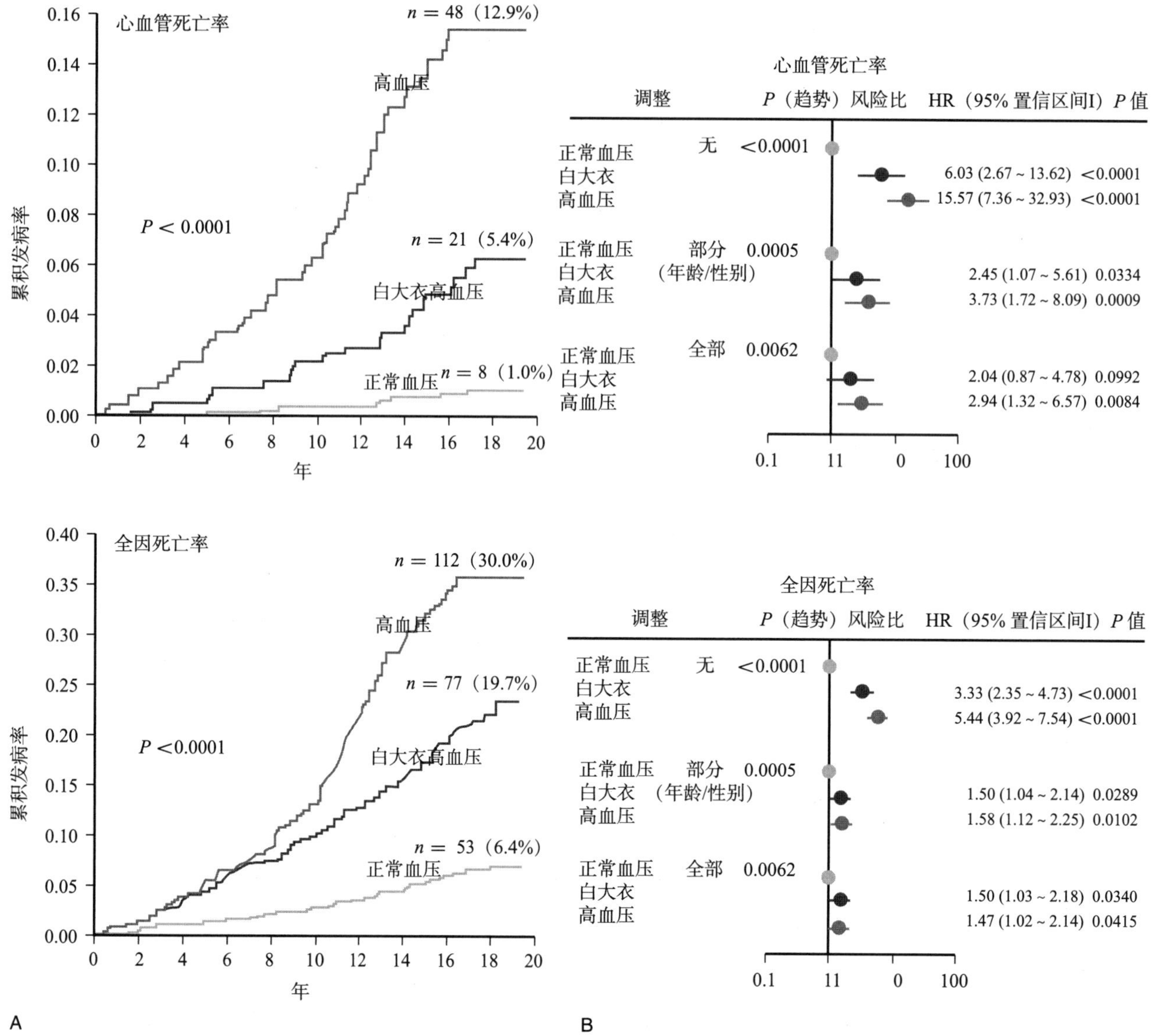

图12.6 PAMELA研究的长期观察期（平均16年）中，正常血压（NT）、白大衣高血压（WCH）和真高血压（HT）患者心血管（CV）和全因死亡率的累积发病率（A）和（B）危险比（HR）。NT和真实HT分别由诊室、家庭和动态血压正常和升高来定义。WCH的定义是：在门诊或家庭血压正常的情况下，中心血压升高。完全调整是指根据年龄、性别、吸烟、血糖、血清总胆固醇、体重指数、抗高血压治疗和心血管事件史进行调整

（修改自：Mancia G，Bombelli M，Brambilla G，et al. Long-term prognostic value of white-coat hypertension: an insight from diagnostic use of both ambulatory and home blood pressure measurements.Hypertension. 2013；62：168-174.）

整后的危险比为1.12（95%*CI*为0.84～1.50）；白大衣高血压、隐匿性高血压为2.00（95%*CI*为1.58～2.52），持续性高血压为2.28（95%*CI*为1.87～2.78）。在各个研究中，结果没有显著差异（$P=0.89$）。同时其他分析发现，患有隐匿性高血压的受试者发生心血管事件的风险增加［危险比（*HR*）1.62，95%*CI*为1.35～1.96］，不仅高于WCH（*HR*为1.22，95%*CI*为0.96～1.53），与持续性高血压（*HR*为1.80，95%*CI*为1.59～2.03）也无显著差异（图12.7）。

4.管理

（1）白大衣高血压：考虑到这种情况的预后相关性和临床实践中的频繁发生，目前的高血压指南已将怀疑未经治疗个体中的WCH纳入诊室外BP监测的令人信服的临床指征中。研究建议，符合以下标准才能确诊为WCH：在3～6个月曾被诊断过WCH，每年进行一次随访，并进行诊室外BP测量（如ABPM或家庭BP监测），以检测是否以及何时出现持续性高血压。WCH患者是否应该接受抗高血压治疗的问题仍存在不确定性，一些专家建议，由于WCH与血压正常无差异，因此不需要治疗干预。按照这种思路，WCH的鉴定将避免在日常生活中对血压正常的受试者进行“不必要的”治疗，从而使他们避免因不适当的长期用药而可能产生的不良反应，从而改善其生活质量，并降低医疗费用。在老年受试者或存在严重的动脉粥样硬化疾病的情况下尤

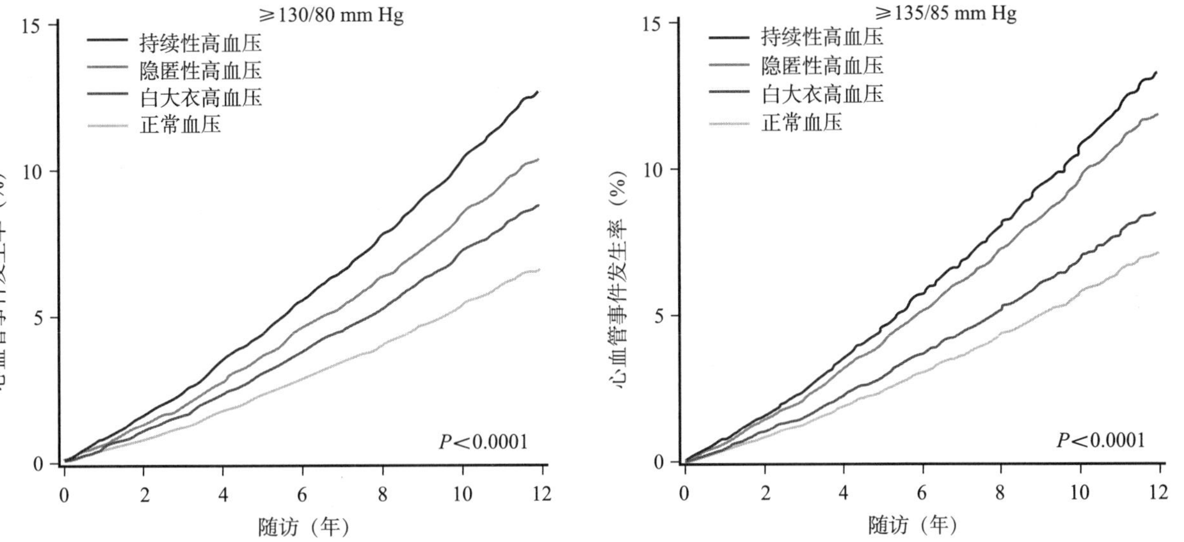

图12.7 根据常规和日间动态血压交叉分类的受试者心血管事件发生率。这些分析基于（a）较低的成本(≥130/80mmHg）或（b）更高(≥日间动态高血压的临界值（135/85mmHg）。发病率标准化为整个研究人群的性别分布和平均年龄。*P*值代表各血压组的趋势

（改编自：Hansen TW，Kikuya M，Thijs L，et al. Prognostic superiority of daytime ambulatory over conventional blood pressure in four populations：a meta-analysis of 7 030 individuals. J Hypertens. 2007；25：1554-1564.）

其如此，在这种情况下，不必要的降低血压的治疗可能会损害肾脏和（或）心脏的灌注，从而导致急性肾损伤或冠状动脉缺血的发作。最近的证据表明，与真正的血压正常个体相比，WCH患者更容易发生持续性高血压、代谢改变和心血管并发症（尽管仍然比真正的高血压患者低），受试者可能会从积极的治疗干预中受益。由于尚无证据表明抗高血压药对WCH有益，因此在大多数情况下，该干预措施仅限于随访和改变生活方式，以期改善这些受试者的不良风险状况。根据2013年ESH/ESC高血压管理指南，可以考虑在器官受损并有心血管疾病史的情况下考虑药物治疗。

（2）隐匿性高血压：尽管有关MH的不良心血管后果的证据强烈表明降低BP有潜在的益处，但最新的临床试验尚未明确探讨MH的治疗是否可以改善心血管预后。尽管缺乏证据，但2013年ESH/ESC指南建议在MH患者中也应考虑药物治疗，因为在这些受试者中，高血压亚临床器官损害和不良心血管结果的风险与持续性高血压受试者的风险非常接近。因此，管理MH患者的第一步应包括仔细的诊断工作，以评估其他危险因素的存在，包括代谢紊乱和寻找靶器官受累。最初，应实施非药物治疗策略，如改变生活方式，以减少诊室外血压水平并改善代谢。如果非药物治疗不足以使血压水平正常化，则可以开始药物治疗，尽管在这方面仍缺乏来自随机对照试验的证据。欧洲高血压学会和ARTEMIS联盟正在进行的一项MASTER试验［基于诊室BP或诊室外（非活动性）BP测量的隐匿性高血压的管理］，旨在填补这一难题未来几年的差距。

当测量动态血压时，可根据日间或夜间血压是否升高来调整药物治疗。

二、治疗白大衣难治性高血压和隐匿性不受控制的高血压

1.定义

（1）白大衣难治性高血压：在就诊期间，与警觉反应相关的血压升高，即所谓的“白大衣效应”（WCE），也出现在接受抗高血压治疗的受试者中，这代表了常规血压测量的主要问题：导致错误的诊断，从而低估了抗高血压药在治疗对象中的作用。因此，尽管通过抗高血压药实现了诊室外血压的适当控制，但仍存在相当多的诊室患者患有明显的难治性高血压，该疾病被定义为白大衣难治性高血压（WCRH），或假性难治性高血压。确实，将诊室BP读数与门诊或家庭BP监测相结合以评估接受治疗患者的BP控制，并考虑阈值以评估当前指南针对这些不同BP测量技术推荐的BP控制（诊室BP＜140/90mmHg；日间动态血压＜135/85mmHg，24小时动态血压＜130/80mmHg，夜间动态血压＜120/70mmHg；3～6天的家庭血压平均＜135/85mmHg）。接受治疗的高血压患者可分为4类：①真正的BP控制（正常诊室血压和诊室外血压）；②真正的难治性高血压（诊室和诊室外血压均升高）；③假性难治性高血压/未控制高血压（诊室血压升高，但诊室外血压正常）也被称为白大衣难治性/未控制高血压（WCRH）；④错误的BP控制（正常诊室血压，但诊室外血压升高）也称为隐匿难治性/失控性高血压（MRH）（图12.1B）。

（2）不受控制的隐匿性高血压：关于隐匿性高血

压的定义是否也适用于抗高血压药治疗的个体而不是未经治疗的个体，人们同意不应将该术语应用于治疗的个体，因为根据定义，在治疗中对于个人，高血压已经被诊断出来，而没有被“掩盖”。因此，对于被治疗的个体来说，“隐匿性未控高血压”是更合适的术语。

尽管ABPM被认为是描述不同亚型高血压和难治性高血压的参考标准，但事实证明，HBPM在区分假性和真性高血压/难治性高血压，以及真性和假性正常血压/血压控制方面同样有效，并且能减少错误分类。因为有的患者临床BP升高而家庭BP正常，但门诊BP升高与家庭血压升高有关，所以为了准确识别诊室、门诊血压，理想情况下应实施家庭BP监测。

2.患病率

（1）白大衣难治性高血压：除OBP外，对进行ABPM和HBPM高血压患者的观察和介入性研究的大型数据库分析显示，最初诊断为难治性高血压接受治疗的受试者人群中，大多数人实际上都是假性难治性高血压（白大衣难治性高血压，WCRH）。总体而言，高血压人群中有10%～30%的受试者可能对抗高血压治疗有耐药性。然而，这种患病率可能会持续增加，这是由于抗高血压治疗剂量不足、利尿药使用不当，以及依从性差所致。确实，对高血压的观察性研究和临床试验分析表明，在高血压患者中，难治性高血压的受试者OBP的持续升高实际上应属于WCRH（假性难治性高血压）。在西班牙门诊血压监测注册中心最近的一份报告中，对6.8万名OBP和24小时ABPM的高血压患者进行了血压监测登记，仅考虑OBP时（即服用3种抗高血压药时OBP≥140/90mmHg）的难治性高血压患病率为12%（n＝8295名受试者）。值得注意的是，这些受试者中约37.5%的患者24小时ABP相对正常（24小时动态血压收缩压/舒张期＜130/80mmHg），因此，其中OBP升高可通过“白大衣效应”来解释。这种假性难治性高血压的高患病率超出了先前在一般高血压人群中对此现象的估计（18%～33%）。在J-HOME研究的框架中，诊室高血压的临界值为140/90mmHg，家庭高血压的临界值为135/85mmHg，根据诊室BP读数，有明显难治性高血压的患者中WCRH（假性难治性高血压）的患病率为27.4%。

（2）隐匿性未控制高血压：研究发现，隐匿性未控制高血压（MUCH）的患病率存在差异。在西班牙注册处，我们发现MUCH中31%接受治疗的高血压患者中［OBP＜140/90和24小时动态SBP＞130和（或）DBP＞80mmHg］，根据OBP测量基础得到了明显的控制，而在J-HOME研究中，患病率甚至更高，达到43.1%。值得注意的是，我们发现治疗后的高血压患者隐匿性高血压患病率高于未治疗的个体，可能是由于抗高血压治疗对诊室血压和诊室外血压差异的影响所致（即ABP值的降低可能仅相当于传统诊室内BP降低的60%）。尤其是在治疗前SBP水平较高的患者中，抗高血压治疗引起的OBP降低甚至比动态血压更高。与隐匿性高血压不同的是，在开始进行抗高血压治疗后，白大衣效应在SBP/DBP平均降低10/5mmHg，因此，进一步降低的是诊室BP而不是ABP。最后，测量早晨的OBP水平，因为通常在早晨服用抗高血压药的血浆水平达到峰值时，未必反映出日间和晚上晚些时候达到的低谷BP水平（即，早晨通常服用药物的血浆水平较低）。如果这些差异很大，则MUCH的患病率可能会进一步增加。

3.临床意义

（1）白大衣难治性高血压：尽管许多研究支持WCH对未经治疗的受试者的心血管疾病发病率和死亡率的预后相关，但有关治疗患者中WCRH的证据较少。Ben-Dov等进行这项研究，旨在确定白大衣现象对治疗患者预后的影响，发现与MRH和持续性高血压相比，WCRH是一种良性疾病。Pierdomenico等的研究，比较和评估了正常血压患者的（OBP＜140/90mmHg和日间BP＜135/85mmHg）致命性与非致命性心血管事件的发生，隐匿性无法控制的高血压（诊所BP＜140/90mmHg和白天BP＞135或85mmHg），白大衣难治性高血压［临床BP≥140和（或）90mmHg，日间BP＜135/85mmHg］和真正难治性高血压［临床BP≥140和（或）90mmHg并且日间BP＞135或85mmHg］。经过近5年的随访，与有隐匿性和真正难治性高血压的受试者相比，WCRH患者的心血管风险较低，与真正具有BP控制的受试者无差异。最近，基于事件的队列研究，随访时间为10.6年，发现334名未治疗的白大衣高血压受试者的心血管事件发生率不高于未治疗的血压正常对照人群［相对危险度（RR）1.17，95% CI为0.87～1.57］。此外，被确诊为白大衣高血压的162名服了抗高血压药的患者与经治疗的血压正常者相比，具有类似的心血管风险。相比之下，患有白大衣高血压的受试者与未经治疗的血压正常者相比，心血管风险高约2倍（RR 1.98，95%CI为1.49～2.62）。

（2）隐匿性未控制高血压：现有证据表明，MUCH与心血管风险增加有关。Pierdomenico等的一项研究表明，在患有MUCH［危险比（HR）：2.28，95%CI：1.1～4.7］和真正的难治性高血压（RR：2.94，95%CI：1.02～0.92）的被治疗受试者中，与真正实现BP控制的患者相比，致命和非致命心血管事件的风险明显更高。另一项关于2285名接受治疗的高血压的报道发现，MUCH（HR：1.88，95%CI：1.08～3.27）和持续性未控制高血压患者的全因死亡率风险显著增高（与WCRH相比，HR：2.02，95%CI：1.30～3.13）。最近，证据表明，抗高血压治疗（相对于诊室外BP控制通常以每次给予适量处方药物），不仅会增加失控高血压的患病率，也会增加这些受试者的心血管风险。在IDACO针对非糖尿病患者的最新研究中，研究了抗高血压治疗与不治疗对持续性高血压心血管风险的影响，MUCH和持续性正常血压状况相比，未经治疗的有隐匿性高血压和持续性正常血压的受试者，接受治疗受试者的心血管风险增加（图12.8）。当初被确定为患有持续性高血压的受试者通过不规范的抗高血压治疗转化为隐匿性高血压时，这种增加的风险很可能出现，这种抗高血压治疗可以实现OBP控制，但不能使诊室外的BP水平正常。在适当的时候，降低血压的最佳效果不仅不能有效消除与先前升高的24小时BP相关的终生负担（部分风险取决于高血压持续时间），也可能无法进一步有效地预防高血压的发生和进展、亚临床器官损害和心血管事件。相比之下，使用诊室外BP来监测抗高血压治疗的BP降低效果，对隐匿性高血压的最佳治疗将促进大量受试者转化为持续性正常血压，从而降低MUCH的患病率。但是，Franklin等的研究表明，与自发性降压从未治疗的个体相比，即使通过治疗实现的持续性正常血压，也不能完全被心血管风险的残余增加所剥夺，尽管这一风险低于MUCH（参见MUCH）（图12.8）。上述正在进行的MASTER研究可能会提供对这些复杂临床问题的进一步见解（NCT028047074）。

4.管理

（1）白大衣难治性高血压：如前所述，多达1/3的治疗性高血压可能被错误地归类为难治性高血压，相反，它们仅受WCRH的影响（白大衣难治性高血压，即假性难治性高血压，因为白大衣作用持续存在）。鉴于OBP测量的局限性，我们越来越清楚，对BP控制的充分评估不能仅基于孤立的OBP数据，而WCRH的识别则需要将其与诊室外BP监控结合使用。考虑到这一点，当前的高血压指南已将WCRH作为进行ABPM的有力临床指征。对WCRH（假性难治性高血压）的识别，一方面可以防止为确定高血压的继发原因而进行不必要的和昂贵的诊断测试；另一方面，它可以避免引入不必要的抗高血压治疗方法，即不必要地增加抗高血压药物的剂量或数量，从而减少与不正确处方多药治疗的相关不良反应，这种不良反应经常会干扰患者的治疗效果和生活质量，最终导致对治疗的依从性差。另外，这可减少不必要的额外药物治疗和（或）介入设备（即颈动脉压力感受器激活和肾去神经支配）相关的成本，这些策略最近已被引入用于难治性高血压的治疗。确实，考虑到这些方法的高昂成本和侵入性诊疗特点，以及当没有恰当的适应证时它们潜在的不良影响，在进行难治性高血压的介入治疗之前，放弃WCRH而纳入诊室外BP测量合格的标准之一，图12.9提出了通过联合使用OBP和（或）ABPM/HBPM在治疗的高血压患者中识别白大衣难治性高血压的初步诊断方法。

（2）隐匿性难治性高血压：大型数据库的分析表明，多达30%的接受治疗的受试者可能仅基于OBP就被错误地归类为血压控制，他们的诊室外BP水平实际上仍然很高（隐匿性难治性高血压或被误认为BP控制）。以MUCH的预后为背景，当前的高血压指南建议对已经接受治疗的高血压个体尽可能进行ABPM，以评估血压控制的有效性，不仅通过诊室BP的治疗，还通过日间、夜间和24小时动态BP的治疗来评估，从而防止了不受控制的诊室外高血压的心血管后果。特别是，确保最佳的夜间BP控制在已治疗的高血压患者中至关重要。西班牙ABPM注册中心的最新报告显示，经过4年的心血管事件随访，夜间而不是日间的SBP可以预测心血管结局，这是心血管风险的最重要预测因子。最近一份来自大量（$n = 14\,840$）接受过治疗的高血压患者的报告显示，这些患者基于常规BP得到了明显的控制，发现

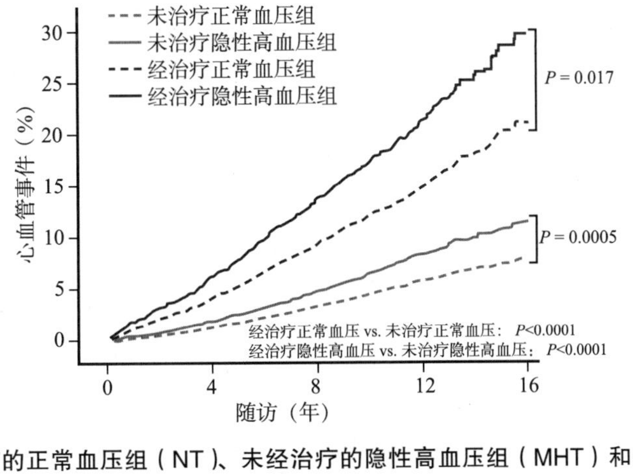

图12.8 未经治疗和治疗的正常血压组（NT）、未经治疗的隐性高血压组（MHT）和经治疗的隐性非控制性高血压组（MORE）非糖尿病组（IDACO）心血管事件的队列、性别和年龄标准化发病率（与心血管结局相关的动态血压国际数据库）荟萃分析。经治疗与未经治疗的蒙面高血压患者的完全校正危险比（HR）如下：HR，2.27（95%置信区间，1.6～3.2；$p < 0.0001$）

（改编自：Franklin SS，Thijs L，Li Y，et al. Masked hypertension in diabetes mellitus: treatment implications for clinical practice. Hypertension. 2013；61：964-971.）

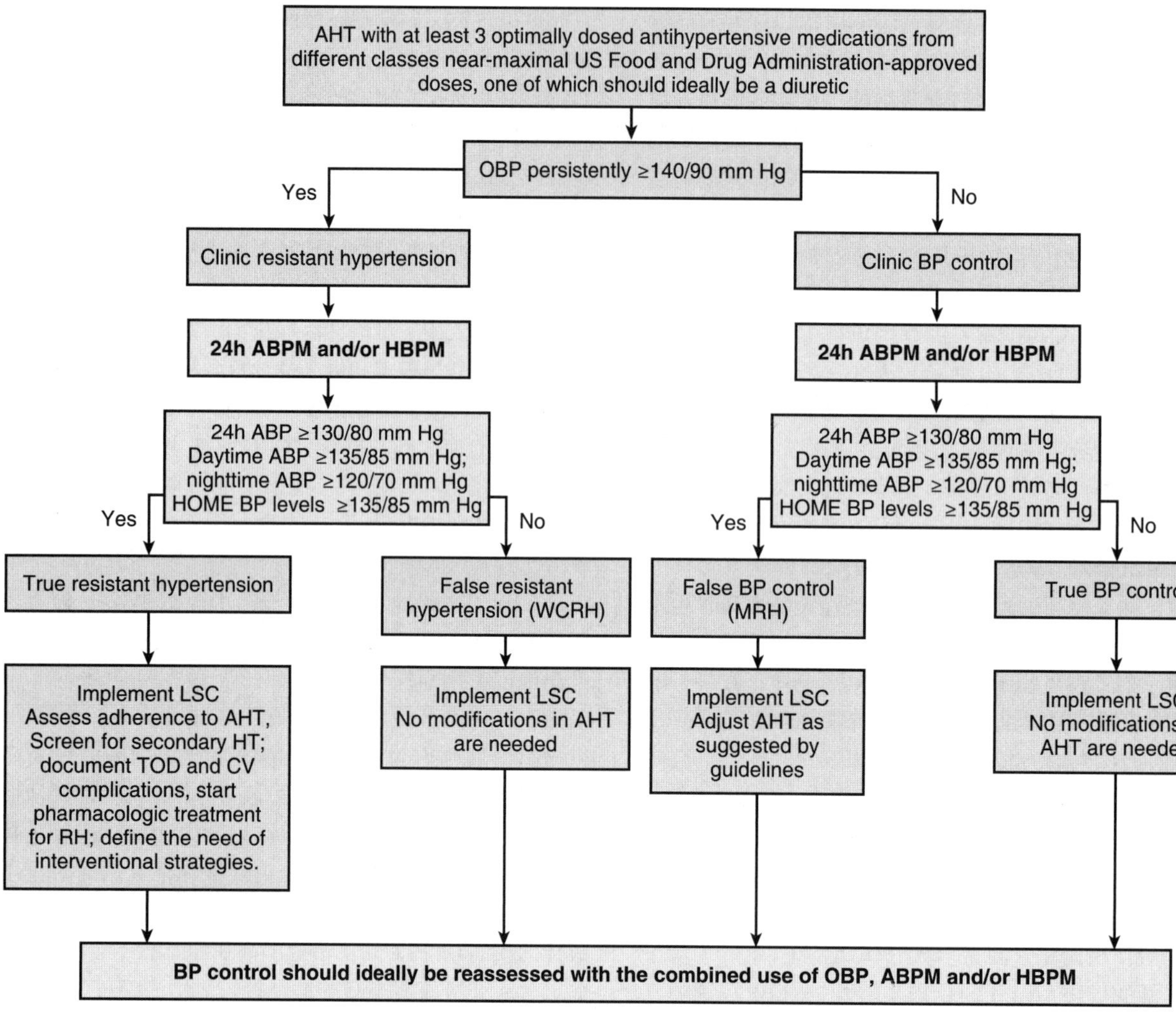

图12.9 Initial diagnostic approach to the patient with clinic resistant hypertension

ABPM, Ambulatory blood pressure monitoring; AHT, antihypertensive treatment; BP, blood pressure; CKD, chronic kidney disease; CV, cardiovascular; DM, diabetes mellitus; HBPM, home blood pressure monitoring; HT, hypertension; MRH, masked resistant hypertension; OBP, office blood pressure; RH, resistant hypertension; WCRH, "white-coat" resistant hypertension. (Modified from: Parati G, Ochoa JE, Bilo G. False versus true resistant hypertension. In: Mancia G, ed. Resistant Hypertension: Epidemiology, Pathophysiology, Diagnosis and Treatment, 1st ed. Springer Milan Heidelberg New York Dordrecht London: Springer-Verlag Italia Srl, 2013: 277.)

注：临床顽固性高血压患者的初步诊断方法。ABPM.动态血压监测；AHT.抗高血压治疗；BP.血压；CV.心血管；HBPM.家庭血压监测；HT.高血压；MRH.隐匿性顽固性高血压；OBP.诊室血压；RH.顽固性高血压；WCRH.白大衣性抵抗性高血压

31%的患者在应用24小时ABPM时血压偏高，他们夜间BP控制较差的频率是日间血压控制较差频率的2倍。事实上，许多有MUCH耐药的患者无法持续控制夜间BP升高，其中24%的患者只有夜间血压升高异常。因此，要诊断和管理已治疗的MUCH患者，还需要联合使用OBP和（或）ABPM/HBPM。

关于此问题的少数可用研究提供的结果强调，需要有更多证据来证明识别和适当管理WCRH或MUCH患者的重要性，这些证据应来自经过适当设计的纵向随机干预结果试验。

三、总结

诊室血压与诊室外血压水平之间的重大差异导致大量受试者（无论是否高血压以及是否接受抗高血压治疗）的血压水平明显高估/低估和错误分类。

基于ABPM在选择患者进行治疗或评估抗高血压药治疗效果方面的临床价值的多项研究提供的证据，ABPM目前被认为是在临床实践中鉴定WCH和MH的标准方法，认识到夜间BP水平相对于24小时ABPM的其他组成部分具有普遍的预后价值，目前的高血压管理指南扩大了夜间和24小时动态BP水平对WCH和MH的定义。未来需要进行研究以根据这一新定义确定WCH和MH的患病率，更好地定义诊室外血压测量的结果和阈值，以及时间间隔（24小时日间和夜间）来诊断WCH和MH。

还需要进一步的研究来阐明HBPM在这方面的作用，旨在确定何时以及如何使用ABPM和HBPM，以及是否可以在特定的临床条件下交替使用它们，或者应始

终联合使用。特别是，HBPM在治疗高血压患者的长期随访中似乎特别重要，尽管仍有许多实际问题尚待充分界定，例如使用家庭血压监测时需要掌握自我测量的次数和时机。从治疗的角度看，最近的研究表明，WCH可能具有潜在的长期影响，它具有发展持续性高血压、代谢改变和心血管结局的更高风险。这表明患有这种情况的受试者可以从积极的随访和生活方式咨询中受益，而对药物治疗需求需要进一步研究。尽管公认的与MH相关的不良心血管预后可能与持续性高血压相似，但是否治疗这种情况会改善心血管保护，需要来自具有适当对照组的前瞻性研究的文献，并侧重于无可争议的预后意义的结果。作为端点，特别是需要针对隐匿性（未经治疗的）高血压患者和（或）隐匿性未控制（接受治疗的）高血压患者进行研究，以评估诊室外血压测量作为指导高血压管理工具的实际作用，以及在发病率，死亡率、中间终点和降低成本方面，通过诊室外BP测量指导的抗高血压治疗是否可以优于诊室BP指导的治疗策略。

第13章 肾血管性高血压和缺血性肾病

Stephen C. Textor

一、进展和重点

1.归因于肾血管疾病的进行性临床表现谱的定义。

2.认识到肾血流量的适度减少不会引起组织缺氧或损伤，从而允许对肾血管性高血压进行药物治疗。

3.将有限的前瞻性试验结果整合到临床实践中，以利于使用能够阻断肾素-血管紧张素系统的药物进行优化的药物治疗。

4.确定与肾脏血运重建导致死亡的高风险亚群。

5.确定肾脏对血液减少适应能力的极限，超过这个极限，组织缺氧和炎症通路的激活就会发生。

80多年过去了，最初的观察表明，肾动脉的收缩导致全身动脉压力的上升。这些研究确定了肾脏在调节血液循环和血压方面的原始作用。自那时起，闭塞性肾血管病变被公认为“继发性高血压”的主要形式，已被广泛应用于了解肾素-血管紧张素-醛固酮系统（RAAS）的作用。在临床上，这引发了外科手术和血管内尝试恢复肾脏循环的漫长过程，并最终导致了RAAS的药理学阻断。特别是与动脉粥样硬化性肾血管疾病（RVD）相关的临床表现范围变化很大，并且继续给临床医师带来挑战。尽管恢复肾脏血流具有直观上的好处，但一些前瞻性、随机临床试验试图阐明将肾脏血供重建纳入优化药物治疗的现代作用，其结果尚不明确。由于严重疾病的患者成功进行血供重建后，主要临床益处的历史限制了医师对患者进行随机分组的意愿，阻碍了研究登记。结果，在药物治疗失败后，有关何时进行肾脏血供重建的临床决定最常见于经验丰富的临床医师。那些关注复杂的血管和肾脏疾病的医师熟悉这些疾病的病理生理学和治疗方法。

二、疾病定义

肾血管性高血压（RVH）和缺血性肾病都出现与闭塞性肾血管疾病相关的临床症状。RVH可以来自多种疾病，这些疾病是由于肾灌注压的降低引起的动脉压升高。20世纪30年代的实验将减少的肾脏灌注与全身压升高联系起来。应该强调的是，这可能在肾压高于损害肾脏功能的水平时发生，尽管肾血流量的进一步降低最终会导致其他后遗症，包括容量控制受损、循环充血和最终不可逆的肾损伤。因此，闭塞性肾血管疾病（RVD）包括一系列临床疾病，从偶发性、轻度疾病到动脉粥样硬化性疾病的早期组织缺血阻塞，如图13.1所示。缺血性肾病是指肾小球滤过的晚期血流动力学损害，最终威胁肾脏存活。认识到该疾病谱及其在个别患者中的特定表现是心血管临床医师或肾脏科医师的重要职责。

三、流行病学

在西方国家，导致RVD的主要原因（至少85%）是动脉粥样硬化性肾动脉狭窄（ARAS）。这一直是系统性动脉粥样硬化疾病的一部分，影响各种血管床，包括冠状动脉、脑和外周血管区域。ARAS的危险因素包括年龄增长、吸烟、血脂异常、原发性高血压和糖尿病。基于社区的研究表明，高达6.8%的65岁以上的个人患有ARAS产生的闭塞率超过60%。筛查研究表明，高血压受试者中可检出的ARAS患病率随着年龄增长从3%（50～59岁）上升到25%（70岁以上）。对有症状的冠状动脉或周围血管疾病患者的影像学研究表明，在14%～33%的此类个体中，可以检测到超过50%的肾动脉管腔阻塞。必须强调的是，许多此类病例本质上是偶发性的，对血流动力学或临床的重要性很小。具有临床意义的动脉粥样硬化RVD最常表现为患有高血压的老年患者的血压升高或加速升高。建立偶然发现的动脉粥样硬化RVD的临床意义仍然具有挑战性，但在着手进行血管介入治疗之前应仔细考虑。

RVH的其他原因来自影响肾脏循环的其他限流性病变。这些可能源于各种纤维肌发育不良（FMD），例如通常表现为“串珠”外观的内侧纤维增生（图13.2）。可能有多达3%的正常血压男性或女性作为潜在的肾脏供体而被检出某种形式的口蹄疫。那些发展为肾血管性高血压的人主要是女性，其中一些是吸烟者。这种性别优势表明，激素因素可调节这种疾病及其临床表型的进程。产生RVH的其他疾病包括肾外伤、解剖或血栓形成引起的动脉闭塞，以及肾动脉栓塞闭塞（表13.1）。特别是在东南亚，炎症性血管疾病（如高动脉炎）通常会影响肾脏循环。一种新兴的医源性RVD包括血管内主动脉支架移植造成的肾动脉闭塞，其贴壁区可能会迁移或被故意放置在肾动脉起始处。血管受损导致的肾功能丧失降低了血管内主动脉修复的临床获益。

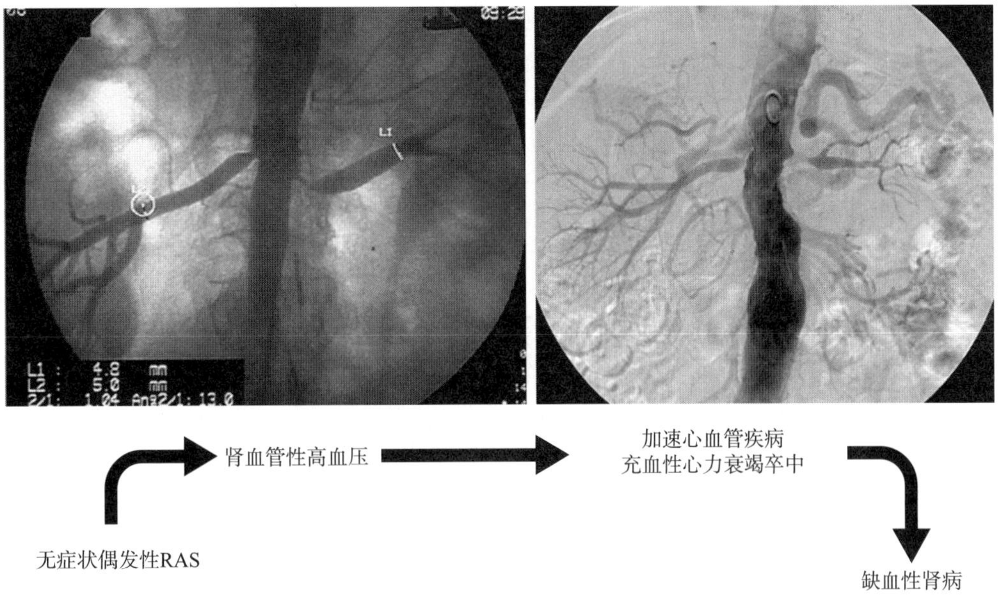

图13.1 与闭塞性肾血管病（RVD）相关的逐渐加重的临床表现示意图。轻微程度的管腔阻塞表现为血流动力学重要性最小的“偶发”病变。由于梗阻导致压力降低并流出病变部位，肾血管性高血压和心血管事件加速随之发生，尤其是当双侧疾病与钠排泄受损相关时。最终，严重和长期的RVD激活肾实质内的损伤途径，可能不再主要依赖狭窄的血流动力学效应，仅对恢复血管通畅起部分反应

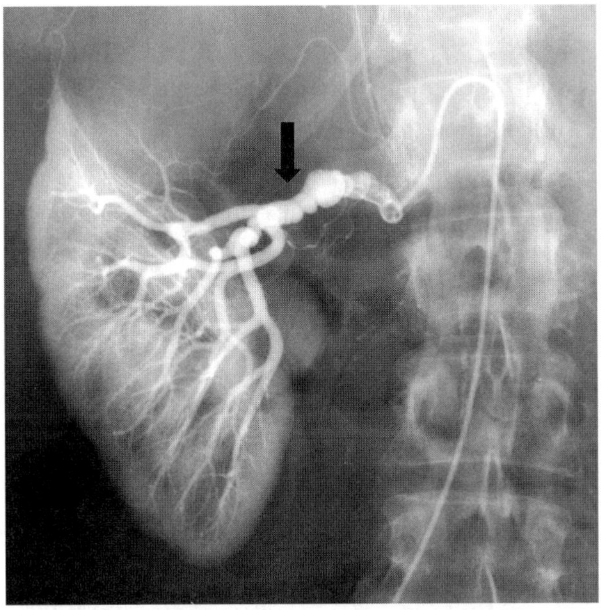

图13.2 血管造影显示典型的“串珠状”外观，作为纤维肌发育不良的一个例子。血管壁的凹陷表现为一系列内部网，这些网减少远端灌注并触发肾血管性高血压。这种病变可对动脉压降低的经皮肾腔内血管成形术（PTRA）产生反应

四、病理生理学

RVH最初是通过激活升压激素（主要是来自肾内肾小球旁的肾素）的释放而触发的。循环肾素作用于其底物血管紧张素原，释放出血管紧张素Ⅰ，在许多部位，特别是肺部，血管紧张素Ⅰ转化为血管紧张素Ⅱ（Ang Ⅱ）。几十年来的研究已经确定了Ang Ⅱ的许多作用，包括直接血管收缩、刺激醛固酮肾上腺释放和诱导钠潴留。Ang Ⅱ还调动了其他的升压机制，如交感肾上腺素途径、血管重塑和前列腺素依赖性血管舒张的改变。实验研究表明，肾素-血管紧张素系统的阻断或AT1受体的基因敲除阻止了RVH的发生。Ang Ⅱ被认为可诱导T细胞活化，从而导致高血压加剧和终末器官炎性损伤。在最初激活RAAS后，次级血管收缩途径可能占主导地位，结果是药理学RAAS阻滞和（或）肾脏血运重建可能不再完全逆转RVH。

已经提出了两个经典的RVH模型，取决于剩余肾（非狭窄肾或对侧肾）的功能作用（图13.3A，图13.3B）。当对侧肾正常时，它对系统压力的上升做出反应，抑制自身肾素的释放，增强钠的排泄，称为压力性钠尿。这种2肾1夹状态的特点是肾素单侧释放到肾静脉，血浆肾素活性和动脉压的升高明显依赖于Ang Ⅱ的压力效应。这些特征已被用作诊断性试验，以确定RVH的诊断和动脉高压对狭窄肾血运重建的可能反应。这种测试是在外科肾血供重建术时代常规进行的，专门用于治疗肾血管性高血压。第二种模型已被命名为1-肾1-夹RVD，对侧肾不存在功能或能够持续进行压力性钠尿（图13.3B）。这通常发生在一个孤立的功能肾或双肾严重RVD的情况。结果，全身压力的上升不再被钠排泄的增加所抵消，导致体积膨胀和肾素从狭窄的肾脏二次释放减少。这些事件导致循环血浆肾素活性降低，肾静脉肾素侧化丧失，系统性高血压可检测到的血管紧张

表13.1 导致肾低灌注和肾血管性高血压综合征的血管病变实例

单侧病变（类似于1-夹-2-肾高血压）	· 单侧动脉粥样硬化性肾动脉狭窄 · 单侧纤维肌发育不良(FMD) · 中层纤维增生 · 周围纤维增生 · 内膜纤维增生 · 内侧增生 · 肾动脉瘤 · 动脉栓塞 · 动静脉瘘（先天性/外伤性） · 节段性动脉闭塞（创伤后）或节段性动脉弥散(SAM) · 肾动脉压迫，例如嗜铬细胞瘤 · 肾脏压迫，例如转移性肿瘤
双侧病变或孤立功能肾（模拟1-夹-1-肾模型）	单侧的孤立功能肾 · 双侧肾动脉狭窄 · 主动脉缩窄 · 系统性血管炎（例如大动脉炎、多动脉炎） · 动脉粥样硬化疾病 · 血管内主动脉支架引起的血管闭塞

（修改自Textor SC. Renovascular Hypertension and Ischemic Nephropathy. In：Skorecki K，Taal MW，Chertow GM，Yu ASL，Marsden PA，ed. Brenner and Rector's The Kidney. Philadelphia：Elsevier；2016：1567-1609.）

素依赖丧失，除非或直到利尿和体积收缩完成。在现实中，2肾1夹肾血管性高血压患者的对侧肾很少完全正常，可能是由于血管紧张素Ⅱ和（或）其他途径的直接作用造成的组织损伤。因此，在许多长期存在RVH的患者中，对侧肾功能受损通常会损害钠的排泄和肾功能。因此，人类受试者的临床实验室表现在1肾和2肾实验模型预测的极端之间差异很大。

“缺血性肾病”被用来指实质性肾损伤，发展超过血管闭塞病变。值得注意的是，使用血氧水平依赖（BOLD）磁共振（MR）的临床研究表明，在没有明显的组织缺氧或明显的长期肾纤维化的情况下，血流的大量减少（高达35%～40%）也可以发生（图13.4）。部分原因是肾皮质作为其过滤功能的一部分的丰富灌注，反映在满足肾脏的能量要求所需的氧气不足10%这一事实。相比之下，髓质是由肾小球后小动脉供应，血流量较低，由于能量依赖的活性溶质转运而具有更大的氧气提取量。因此，肾脏通常有一个大的皮质-髓质氧梯度，在深髓区氧张力降低。血流量的适度减少只会对皮层的氧传递和肾小球滤过的减少产生轻微的影响，这也会减少溶质的净转运，从而降低髓质区域的氧需求。总之，肾脏通常适应异质性血流和局部缺氧。这些观察的一个重要推论是，肾血管性高血压的药物治疗（尽管一定会降低灌注压和狭窄后肾的血流）是可以耐受的，有时长达多年，而不一定会引起实质性肾损伤。

当然，肾对血流量减少的耐受性有限制。更严重和更长时间的血流量减少最终威胁组织氧合和术后肾的生存能力。实验和人类RVD的研究表明，皮质缺氧最终与炎症通路的激活有关。其特征为丰富的肾静脉促炎细胞因子水平，如肿瘤坏死因子-α［TNF-α，单核细胞趋化蛋白1（MCP-1）］、损伤生物标志物，如中性粒细胞明胶酶相关脂蛋白（NGAL），以及组织实质内T淋巴细胞和巨噬细胞的出现（图13.4）。与严重缺血有关的炎症改变导致小管闭塞，导致肾小管内上皮细胞再生失败，从而形成小管型肾小球。在某些时候，尽管肾血流量部分恢复和组织缺氧得到逆转，这些过程仍难以通过血运重建来恢复血管通畅。

五、诊断

1.*临床表现* RVH和缺血性肾病主要是通过识别与这些疾病一致的临床综合征来诊断的，特别是进行性或继发性高血压伴有或不伴有不明原因的慢性肾脏病（CKD）。闭塞性RVD在一系列表现中表达，一般与血管闭塞的严重程度和（或）持续时间有关，如图13.1所示，许多偶然的病变现在被发现在其他适应证的成像程序中，包括计算机断层扫描（CT）和（或）MR血管造影。应该强调的是，在管腔闭塞达到70%～80%的“临界水平”之前，管腔闭塞的血流动力学效应，如横压或血流的变化，几乎无法检测到。研究表明，在人类中，肾动脉逐步部分球囊阻塞，梗阻后压力至少有10%～20%的梯度降低，以检测可测量的肾素释放。一个重要的推论是，如果不能确定这种血管病变的压力梯度，就不太可能使肾血供重建术具有可检测到的血流动力学益处。

动脉粥样硬化性RVH的临床特征包括动脉压的

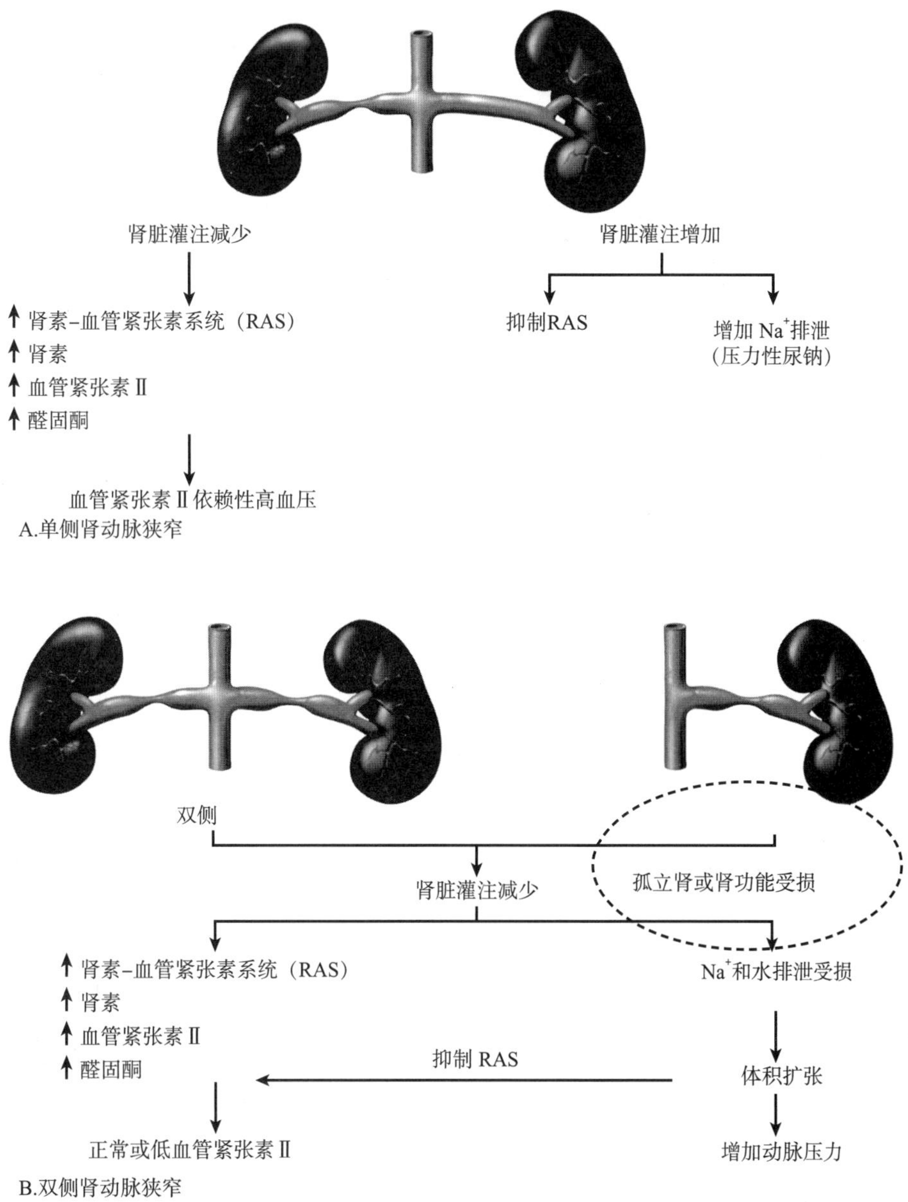

图13.3 描述在正常的“对侧”肾脏［指定为二肾一夹肾血管性高血压（RVH）］情况下减少一个肾脏的肾脏灌注压的初始激素反应。全身压力的升高抑制了对侧肾脏的肾素释放，并促进了对侧的压力性尿钠排泄。B.当两个肾脏都狭窄或存在孤立功能肾脏［指定为一肾一夹肾血管性高血压（RVH）］时的激素反应总结。在这种情况下，肾素释放的初始升高触发压力升高并最终导致钠潴留，它抑制血浆肾素活性的循环水平。这两种情况最初都是由肾灌注减少引起的，在通过血供重建恢复肾血流后，可以以较低的动脉压做出反应。实际上，对侧肾脏常常不能正常工作，使得血浆肾素活性的临床测量诊断价值有限

快速变化，通常发生在有高血压病史的受试者中（表13.2）。RVH近期介入报告的平均年龄在70岁以上。在西方社会，动脉压随着年龄的增长而升高，因此这些人中的大多数人以前都会发现高血压。认识到最近的进展和不断增长的抗高血压药需求，应该提出一个叠加的次级过程的问题，如动脉粥样硬化RVH。与原发性高血压相比，RVH患者肾素-血管紧张素系统的激活更明显，交感神经激活增加，有时与广泛的压力波动和变异性有关。临床表现提示RVH，而不是原发性高血压，见表13.3。与年龄匹配的原发性高血压患者相比，RVH更常见的靶器官表现包括血管损伤、左心室肥大和肾功能障碍。

仅基于临床特征，一些作者指出，基于年龄、性别、吸烟史、近期高血压发病和血清肌酐升高的评分系统可以很好地估计识别肾血管病变的预试验概率。

闭塞性RVD和RVH的存在可加速其他血管疾病的表现。与RVD相关的容量控制受损使与左心室功能障碍相关的循环充血恶化。当RVD触发动脉压的额外升高时，由此产生的左心室流出阻力会引起充血性心力衰竭，有时被称为急性肺水肿。这是一个可识别的临床综

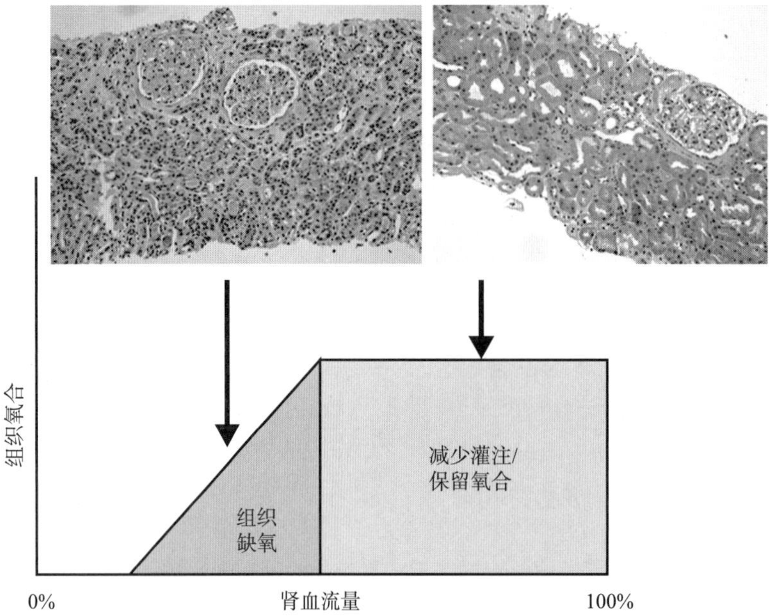

图13.4 肾血流量减少与狭窄后肾组织氧合之间关系的示意图。血流量的适度减少不会引起明显的缺氧，部分原因是基线血流量过多，部分原因是过滤和再吸收能量消耗减少（见正文）。这种适度的减少不一定会损害肾实质，如右侧狭窄后肾的活检所示。然而，随着更严重和更长时间的血管闭塞，会出现缺氧和炎症性损伤的缺血性肾病，如左侧活检所示。这些伴随肾小管破坏的炎症变化在恢复血管通畅后可能不会逆转。因此，肾血供重建的临床结果在很大程度上取决于狭窄后肾的状况

表13.2 与肾血管性高血压相关的综合征

1. 早发性或晚发性高血压（＜30岁＞50岁）
2. 加速治疗原发性高血压
3. 经治疗的原发性高血压肾功能恶化
4. 高血压治疗期间的急性肾功能衰竭
5. 急性肺水肿
6. 进行性肾衰竭
7. 难治性充血性心力衰竭

上述“综合征”应提醒临床医生注意特定患者肾血管疾病的可能影响。后3种最常见于双侧疾病患者，其中许多人在出现这些特征之前被视为“原发性高血压”（见正文）

表13.3 支持肾血管性高血压的临床特征

・持续时间少于1年
・发病年龄超过50岁
・3～4级眼底病变
・腹部杂音/其他血管疾病

合征，当动脉压降低和（或）利尿时，经常与快速恶化的肾功能有关一系列的观察报告显示，合并充血性心力衰竭的RVD患者的死亡率和再住院率较高。

最终，进行性动脉粥样硬化性RVD导致受影响肾脏的肾功能丧失。前瞻性试验包括ASTRAL（血管成形术和肾动脉病变支架）和CORAL（肾动脉粥样硬化病变的心血管结果）表明，15%～22%的RVD患者在3～4年的随访期间进展到肾脏“终点”。作为一个实际问题，确定这种进展是否在特定个体中引起临床问题往往是动脉粥样硬化性RVD管理的核心要素。

2. 体格检查　血压测量的详细回顾超出了本章的范围（详见美国心脏协会建议）。RVH动态血压监测通常能识别昼夜节律紊乱与夜间正常下降的情况。视网膜检查可能揭示长期高血压的血管变化，尽管医师对其分级不一。由于其他血管的血管闭塞性疾病，外周脉搏可能减少和（或）不对称。可在腹部和（或）其他血管部位听到杂音，如颈动脉或主动脉区域，但非特异性并相对不敏感。外周动脉闭塞性疾病的其他证据，包括跛行、温差、抬高肢体灌注丧失、四肢毛发脱落和外周动脉粥样硬化栓塞病变可能为潜在的外周动脉疾病提供线索。

3. 实验室研究　血液和电解质水平的一般值正常或与肾小球滤过率（GFR）降低程度（CKD期）一致。不明原因的血清肌酐升高至少需要用超声双工成像进一步评估。尿分析通常是“正常的”，很少有细胞成分或正常蛋白尿。而显著蛋白尿（或尿白蛋白/肌酐比值升高）的则应考虑其他实质性肾脏疾病，包括糖尿病肾病。

测定循环血浆肾素的活性。如前所述，升高的水平与RVH一致，尽管钠潴留、药物作用和向替代升压途径的转变会使其水平保持正常或较低。醛固酮/肾素比值的检查通常与继发性醛固酮过量一致，可能是自发或利尿药治疗期间观察到的低钾血症的原因。这些激素和电解质水平受许多其他因素影响，限制其诊断价值。当它们呈阳性并存在明显可识别的异常模式时，它们是最有用的。

测量肾静脉肾素水平通常是在计划肾动脉手术时进行的，这是RVH的主要治疗方法。在90%以上的受试者中，发现狭窄后肾明显侧化，同时抑制肾素从对侧肾释放有关。再次，这种方法的效用受到测量的可变条件的限制，这些条件通常与生理盐水给药在成像过程中抑制肾素有关。因此，至少50%的病例未能识别侧化与血压改善有关，使其敏感性和特异性有限。钠耗竭后的重复测量可以揭示肾静脉侧化和识别RVH。作为一种临床测量，在考虑治疗性肾切除术以控制血压时，确定一个特定的肾为单侧肾素释放的升压肾是最有用的。

4.*影像学研究*　确定闭塞性RVD的诊断本质上需要证明肾动脉阻塞。因此，影像学检查是诊断的必要条件。在开始详细的成像程序（其中一些是昂贵的和潜在的危险）之前，临床医师将很好地确定成像研究的确切目标。目的是否只是为了确定一条或两条动脉是否有明显的闭塞性疾病？是为了确定狭窄后肾的活力和功能特征吗？是为了确定RVD的具体位置和严重程度以进行血供重建吗？是为了识别跨膜梯度信息和（或）对血供重建的反应吗？也许最重要的是，特定患者的临床条件在多大程度上保证了影像学数据的作用，特别是肾血运重建或肾切除术？因此，诊断成像的选择和速度在一定程度上取决于对医疗治疗的反应和特定患者的临床状况。

（1）双重超声检查：双谱多普勒肾超声是一种很好的初始成像工具，提供了一定程度的功能和结构评估。由于它相对便宜，超声可用于连续跟踪患者和评估血运重建后的血管通畅。峰值收缩速度（PSV）具有最高的性能特征，在经验丰富的实验室中对动脉粥样硬化性RVD的诊断灵敏度为85%，特异性为92%。图13.5中显示出了极高PSV的示例。这项技术的局限性取决于它对操作者技能和患者身体习惯的依赖，导致报告的准确性估计从60%到超过90%。阻力指数（RI）是根据节段动脉血流特性确定的。RI被定义为收缩期峰值速度的高度减去舒张末期速度（EDV）的高度除以收缩期峰值速度［RI＝（PSV － EDV）÷PSV］，从而反映了肾主动

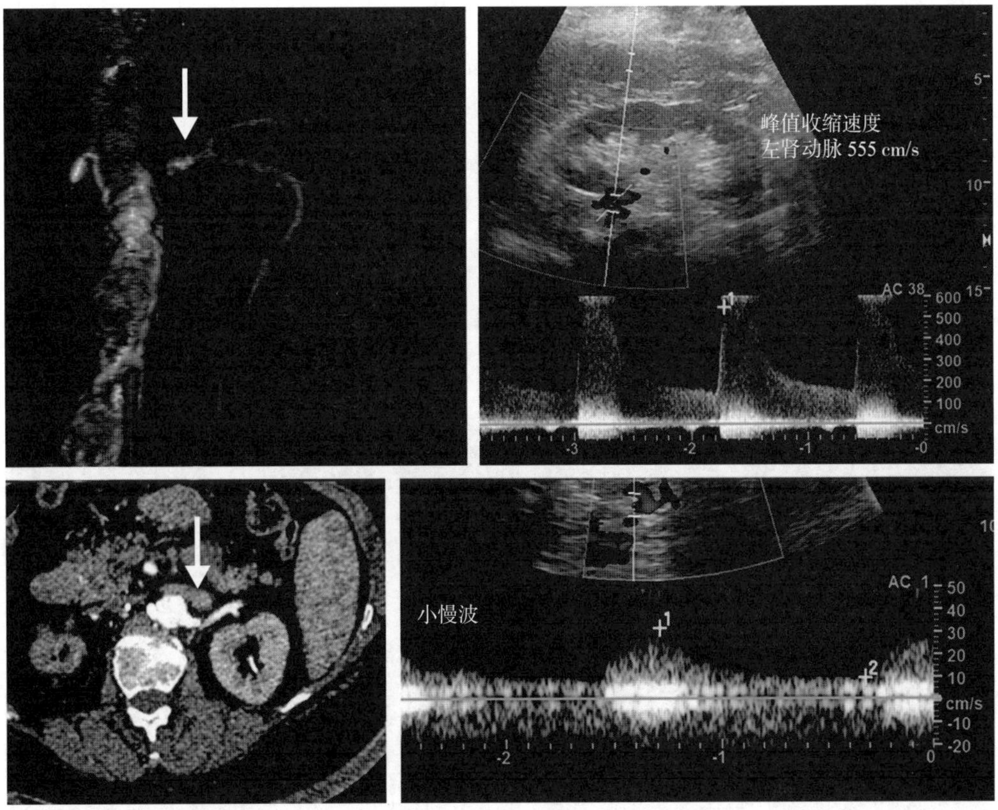

图13.5　确定血管闭塞性疾病的血流动力学影响和狭窄后肾的状况可能受益于组合成像模式。左上图描绘了一名72岁女性的重建计算机断层扫描血管造影照片，该女性有一个有功能的孤立肾。双重超声（右上图）识别出555 cm/s的峰值收缩速度，这反映了严重的血管闭塞，尽管肾图看起来保存完好。延迟的上冲显示为动脉粥样硬化节段性波形，证实了由从主动脉口（左下图）延伸的动脉斑块产生的缓慢的动脉血流（右下图）。在使用血管紧张素受体阻滞剂 (ARB) 进行抗高血压药物治疗期间，此人的血清肌酐值已超过4.5 mg/dl。停用ARB与血清肌酐降低有关，但会出现严重的高血压和突发性肺水肿。肾血运重建与消除充血性心力衰竭的发作、重新开始ARB治疗以及稳定肾功能，使血肌酐保持在1.7 mg/dl有关。此人不会成为CORAL等前瞻性随机试验的候选者

（修改自：Textor SC，McKusick MM. Renal artery stenosis：if and when to intervene. Curr Opin Nephrol Hypertens. 2016；25：144-151.）

脉以外的肾微循环的血流特征。RI升高表明舒张期血流受限，可能反映内在实质或小血管疾病。结合临床研究结果，RI被认为是预测血运重建后获益的有用参数。初步报告表明，血管成形术前RI低于0.8的患者在血压和肾功能方面比，RI高于0.8的患者有更好的结果。其他作者发现，基于节段性动脉阻力的分离不太一致，尽管低RI值的肾狭窄后的一般情况和血运重建后的恢复可能更好。因此，依赖RI作为ARAS管理的预测参数仍然不明确。我们对这些研究的解释是，较低的RI可能与更多保留的肾流量特征和更好的肾功能有关，但不应成为决定血运重建的最终决定因素。

（2）计算机断层扫描和磁共振血管造影：成像技术的进步有利于扩大螺旋多探测器CT血管成像（CTA）和磁共振血管成像（MRA）作为ARAS可视化的有效方法。与基于导管的肾血管造影相比，这些方法具有较小的侵入性，允许对动脉和软组织进行多平面成像，适用于复杂的重建分析。CTA和MRA具有相当的准确性，与导管血管造影相比，在许多单一中心研究中达到90%以上的敏感性和特异性。在96例无纤维肌性发育不良的肾血管患者中，屏气对比增强MRA的应用表明，MRA对肾动脉狭窄检测的敏感性为97%，阴性预测值为98%，至少为60%。磁共振血管成像的一个例子如图13.6A所示。尽管CTA目前提供了更好的空间分辨率，但MRA具有避免辐射的优势。这些影像学研究的主要局限性包括CTA对比剂肾病的风险，以及对接受钆对比剂后明显肾功能不全的MRA患者［GFR＜30ml/（min·173m^2）］发生肾源性系统性纤维化的可能性的关注。

（3）血氧水平依赖性磁共振：血氧水平依赖性（BOLD）MR成像已被应用于检查血管闭塞病变以外的肾脏组织氧合。该技术依赖于脱氧血红蛋白的顺磁性，不需要对比，并允许实时估计氧气的输送和消耗。实验和临床研究确定了肾皮质和深髓区之间的主要氧梯度，在严重的血管闭塞性疾病中被放大。优化其分析仍然是困难的，BOLD成像仍然是主要的研究工具，尽管它可以识别与血管疾病相关的全肾和皮质缺氧。

（4）放射性核素研究（卡托普利肾动态显像）：使用卡托普利的放射性核素研究已用于评估RVD。二乙基三胺五乙酸（DTPA）和巯基-乙酰三甘氨酸（MAG 3）是最常用的制剂，后者在评估肾功能不全方面更可靠。RVD的标准包括：①受影响肾脏吸收核素的百分比减少到总数的40%以下；②延迟时间，使核素吸收峰值时间在10～11分钟以上，远高于6分钟的正常值；③核素的延迟排泄，保留时间为25分钟或＞20%。加入卡托普利并与基线肾图（非卡托普利）进行比较，可以估计血管紧张素在维持肾小球滤过中的功能作用。然而，该测试不能可靠地区分单侧和双侧ARAS。在双侧病变的患者中，受影响较严重的肾脏可发现不对称性，但对侧肾是否有狭窄不能确定。重要的是，肾动态现象的敏感性和特异性随着肾功能的下降而降低，特别是对于那些血清肌酐水平大于176.8μmol/L的患者。因此，肾动态显像在当今时代不太常用，在考虑对“受压”肾进行治疗性肾切除术之前，主要用评估每个肾脏的相对功能。

（5）选择性血管造影：目前，动脉造影仍是定义肾脏血管解剖和狭窄病变的金标准。通常，它是在计划干预时完成的，如血管内血管成形术和（或）支架置入术

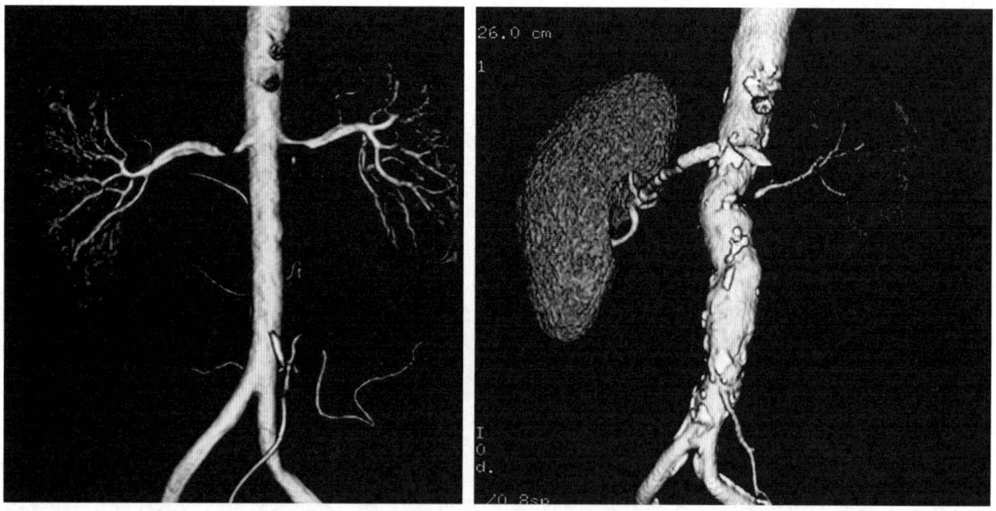

A　磁共振血管造影　　B　计算机断层扫描血管造影

图13.6　A.磁共振血管造影(MRA)可识别二十多年前接受“地幔”辐射治疗的双侧肾动脉狭窄个体。尽管钆与肾小球滤过率降低［低于30ml/（min·1.73 m^2）］受试者的肾源性系统性纤维化有关，但MRA仍可提供出色的主要肾血管成像；B.含碘造影剂的计算机断层扫描血管造影可以提供出色的血管成像和灌注肾造影的描绘。这个人除了右肾动脉的血管支架外，还有保存了完好的实质，但有严重的闭塞性疾病和左肾组织灌注减少

（图13.7）。前瞻性随机试验表明，对患有动脉粥样硬化性肾血管疾病的稳定患者进行肾血运重建术的益处有限，故血管造影术的应用较少（见后文）。因此，RVD病变的血管内治疗通常应局限于有强烈的肾血运重建术指征的患者。

对比剂毒性仍然是传统碘化剂的一个问题。血管内超声检查已开始使用罂粟碱评估狭窄病变以外的血流储备。以前对狭窄病变压力梯度测量的研究不能预测肾血运重建的临床反应。然而，使用目前可用的低轮廓线探针的测量表明，压力梯度和肾素-血管紧张素系统激活之间存在关系。血管舒张后测量血压梯度的患者结果表明，测量收缩期充血梯度超过21mmHg最准确地预测高级别狭窄（血管内超声平均为78%）和支架置入术后血压的有益反应。

5.鉴别诊断　RVH仍然是难治性高血压最常见的原因之一。难治性高血压的鉴别诊断还包括其他继发性原因，包括阻塞性睡眠呼吸暂停、原发性肾脏疾病、醛固酮分泌/活性不当等。最常见的问题是，肾功能障碍是否代表高血压本身造成的肾实质损害（高血压性肾硬化）。后者在很大程度上是一种排除性诊断，人们一直质疑非恶性高血压是否真的会导致肾衰竭。最近的研究表明，其他因素，包括非裔美国人特定的遗传易感性，可能决定这些个体的肾功能不全风险。有些人患有小血管疾病，有或没有类似大血管RVD的血栓形成现象，目前对此还无能为力。排除RVD是一个重要的诊断步骤，评估其他原因不明的伴或不伴有高血压的肾功能不全。

六、肾血管性高血压与缺血性肾病的治疗

在肾脏病学中，很少有比RVH的治疗经历更彻底的范式转变。在恢复血管开放（见图13.7）和灌注压方面，它仍然是研究继发性高血压可逆性原因的原型，有时灌注压可以使血压降至正常水平。这尤其适用于年轻的个体，如有纤维肌性发育不良引起的肾血管性高血压的妇女，她们的高血压有时通过技术上成功的肾动脉血管成形术而完全消退。相比之下，患有广泛动脉粥样硬化性血管疾病和既往存在高血压的老年人，无论血运重建是否成功，都可能需要持续的药物抗高血压治疗。在能够阻断肾素-血管紧张素系统的药物出现之前，药物治疗有效控制RVH的时间为40%～50%。引入这些药物后，药物治疗达到目标血压超过80%，尽管可能需要多种药物。为这些患者选择长期的最佳治疗方法仍然是临床医师面临的主要挑战。

RVH的管理从优化药物治疗开始，这必然包括减少烟草使用、引入他汀类药物、葡萄糖控制和有效的抗高血压药物治疗，最常见的包括血管紧张素转化酶（ACE）抑制剂或血管紧张素受体阻滞药（ARB）（图13.8）。对参加CORAL试验的受试者的评估表明，在随机分组前，只有50%的动脉粥样硬化性RAS患者接受了ACE/ARB治疗，尽管有多份登记报告显示生存获益。这样的报道表明，ACE/ARB治疗在RVH患者中未得到充分利用，特别是在美国GFR降低的患者中。如果这种医疗方法达到良好的血压水平与稳定的肾功能，除了监测疾病进展外可能不需要采取措施。

动脉粥样硬化本质上是进展性的，尽管个体之间的速率不同。狭窄后灌注压低于主动脉或狭窄前水平，从而导致肾脏灌注减少。如前所述，肾脏可以承受适度的压力降低，而不会出现组织缺氧或结构性肾损伤（有时可持续多年）。然而，在某些情况下，确实会出现明显的缺氧，同时伴有炎症损伤。在肾灌注压降低的情况下，肾小球滤过最终取决于血管紧张素Ⅱ的肾小球后传出小动脉效应。因此，在肾灌注临界水平时，RAAS的阻断尤其能够降低滤过压。在这些患者中，GFR的渐进性损失有时可以通过抑制这些ACE抑制剂和（或）ARB

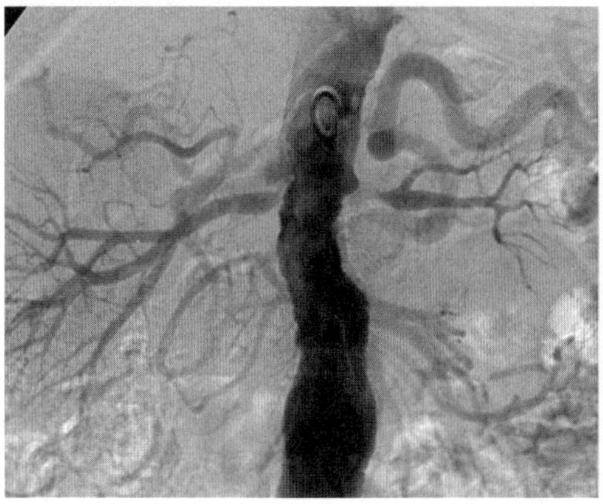

双侧动脉粥样硬化性肾动脉狭窄（支架前）

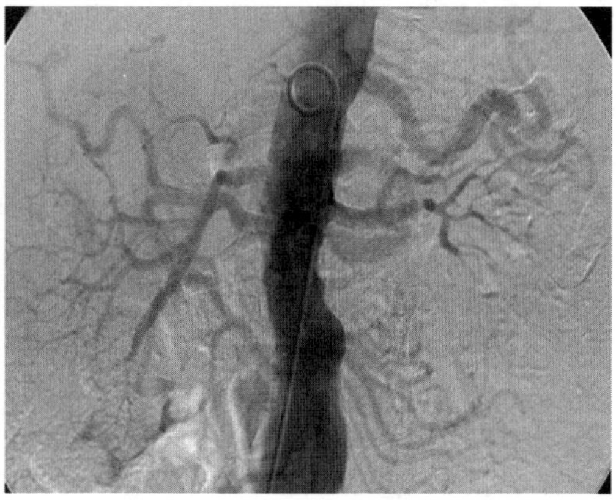

支架后

图13.7　严重动脉粥样硬化性肾血管疾病之前（左图）和之后（右图）血管内肾动脉支架术成功的血管造影照片。使用血管内再通技术可以治疗许多以前不适合手术修复的个体。使用薄型导丝和精湛的技术，目前有经验的中心其严重并发症发生率已经下降，例如：CORAL不到3%

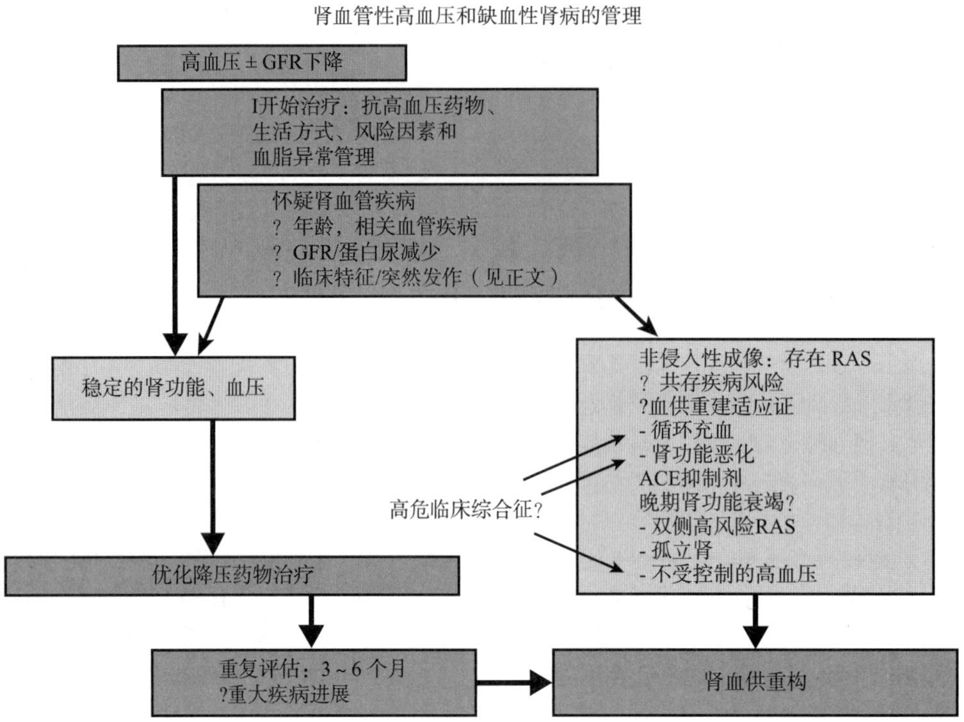

图13.8　肾血管性高血压和缺血性肾病的管理流程示意图。首要目标是通过在保留肾功能的情况下达到目标血压来降低与高血压相关的发病率。如果药物治疗无法实现，或者肾血管疾病进展为如图所示的“高危临床综合征”，则应考虑通过血管内或手术干预进行肾血运重建（见正文）

（修改自 Textor SC.Renovascular Hypertension and Ischemic Nephropathy. In：Skorecki K、Taal MW、Chertow GM. Yu ASL、Marsden PA，ed.Brenner 和 Rector's The Kidney.Philadelphia：Elsevier；2016：1567-1609.）

得到实质性的恢复，就像一些人经常提倡的那样。如此严重的依赖标志着接近闭塞性疾病的临界水平，可能受益于肾血运重建术。

1.肾血运重建术　狭窄病变后恢复肾血流是改善肾血管性高血压和阻止进展性血管闭塞损伤的一个有效方法。在20世纪90年代，血管内支架的应用出现了从外科重建到血管内支架的重大转变。虽然有些患者能获得巨大的益处，但血运重建术既有好处也有风险。老年患者在既往患有高血压的情况下出现肾动脉狭窄，治疗高血压的可能性很小，特别是在动脉粥样硬化疾病中。虽然并发症并不常见，但可能是灾难性的，包括动脉粥样硬化和主动脉夹层。了解血运重建时机的益处大于风险是管理血管疾病的两难困境的核心。

2.纤维肌性发育不良的血管成形术　大部分内侧纤维增生的病变位于距离肾动脉口较远的地方。其中许多在血管内交织成网，可以通过球囊血管成形术成功地穿过和扩张。20世纪80年代的经验表明，技术成功率超过94%。其中一些病变（10%～15%）发展为再狭窄，需要重复手术治疗。虽然治愈率较低，但在观察结果研究中，65%～75%的患者反映了血压控制的临床益处。在不使用抗高血压药的情况下，35%～50%的患者可以控制高血压，即持续血压低于140/90mmHg。治疗的预测因素（血管成形术后6个月以上没有药物治疗的正常动脉压）包括较低的收缩压、年轻和高血压持续时间较短。大多数FMD患者为女性，一般主动脉疾病较少，血管成形术的主要并发症风险较低。大多数临床医师赞成对FMD的高血压患者进行早期干预，希望在血管成形术成功后减少抗高血压药的需求。

3.动脉粥样硬化性肾动脉狭窄的血管成形术和支架置入术　对于近端或动脉开口处发生动脉粥样硬化病变，血管成形术通常不能保持通畅，部分原因是斑块的广泛回缩延伸到主动脉的主要部分。即使早期成功，这些病变也会迅速发展为再狭窄。血管内支架的置入具有无可争议的优势。图13.7显示了一个成功的肾动脉支架置入术的例子。随着技术成功率的不断提高，尽管支架内再狭窄的发生率持续达到14%～25%，但许多报道表明，在早期血管通畅方面技术成功率接近100%。

一些观察性研究表明，缺血性肾病的肾衰竭进展可通过血管内手术减少。哈登及其同事在23例（32例）患者中绘制了相对的肌酐图，提示肾动脉支架术后GFR损失的斜率可以得到良好的改变。需要强调的是，69%的患者好转或稳定，31%的患者恶化，这与其他系列的结果一致。在这方面，也许最具说服力的组数据来自于对33例严重（>70%）狭窄至影响整个肾脏（双侧病变或狭窄至仅单肾存在功能）患者的连续肾功能测量，这些患者的肌酐水平为132.6～353.6μmol/L。平均20个月的随访表明，GFR每损失的斜率从负（-0.007 9dl/mg）转换为正（0.004 3dl/mg）。这些研究与其他观察结果一致，即双侧病变患者的长期生存率降低，且这类患者发生肾功能不全和心血管疾病加速风险最高。

4.*治疗性试验* 在过去的20年里，一些前瞻性的随机对照试验试图量化加入药物治疗后肾血运重建的作用。20世纪90年代开始的三项肾血管性高血压的早期试验探讨了使用PTRA不带支架的血管内修复与动脉粥样硬化性RVH的医学治疗相比的附加价值。药物治疗失败的交叉率为22%～44%，表明PTRA在难治性高血压中起作用，尽管总体意向治疗分析为阴性。双侧肾动脉狭窄患者行PTRA后血压获益更大。

最近的前瞻性试验包括STAR（放置支架、降低血压和降血脂以预防肾动脉粥样硬化性狭窄引起的肾功能不全的进展）、ASTRAL和CORAL，如表13.4所示。在某些情况下，血运重建术略微改善了血压水平和（或）降低了药物需求，但差异很小。在这些持续3～5年的试验中，还没有确定在恢复肾功能、控制血压或减少严重的共病血管事件方面的确切疗效。这些阴性结果已经削弱了对动脉粥样硬化性RVD进行早期干预的观点。因此，近年来血管内支架手术的发生率有所下降。

然而，这些试验的局限性很大，尤其是许多快速进展为肾功能不全、难治性高血压和（或）偶发性肺水肿的严重病例还没有被纳入试验。因此，正如登记册和观察报告所强调的那样，这些试验缺乏高危疾病的代表性。这些附加报告和系列确定了有快速进展的疾病和（或）与液体滞留（肺水肿）、ACE/ARB治疗开始期间的急性肾损伤（AKI）或快速发展的肾衰竭相关的高危患者亚群，这些患者从血运重建中获益极大。如图13.5所示，该病例发展为进行性狭窄，仅单肾存在功能，并发急性肾衰竭和循环充血。临床医师识别和干预这类人至关重要。

七、肾血管性高血压与缺血性肾病的管理策略

治疗RVH和缺血性肾病的策略如图13.8所示。在大多数情况下，RVH表现为进行性（或突发）高血压，肾功能有所下降。降低心血管风险是最重要的，尤其是对于动脉粥样硬化性疾病患者，包括抗高血压治疗达到目标血压水平，同时戒烟，服用他汀类药物和阿司匹林。彩色多普勒超声将评估肾脏的基本结构、大小，以及单侧或双侧是否存在闭塞性疾病。在大多数情况下，药物治疗将足以达到BP的目标。如果肾功能和血压在治疗中是稳定的，前瞻性随机试验的结果表明，至少在3～5年的随访，血供重建术不能立即取得进一步的进展。然而，进展速度和稳定性在个别患者之间差异很大。重要的考虑因素包括：RAAS阻断时肾功能是否恶化和（或）出现高风险综合征，包括循环充血（肺水肿）和（或）快速进行性肾功能不全，无法达到血压指标。一些专业协会提出了一个共识（表13.5），承认对这类人进行肾血运重建术是适当的。在这种情况下，在肾功能可以恢复时，临床医师必须仔细权衡恢复受影响肾脏血管通畅以及血运的潜在益处和风险。

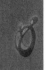

表 13.4 随机临床试验：经皮腔内肾血管成形术与支架术对比单独药物治疗肾功能和（或）动脉粥样硬化性肾血管疾病的心血管结局

试验	患者数	人群	纳入标准	排除标准	结局
STAR （2009） 10 个中心 随访 2 年	医学治疗：76 PTRA：64	肾功能受损、各种影像学检查发现起始段 ARVD 且服用他汀和阿司匹林后血压稳定的患者	ARVD＞50% 肌酐清除率＜80 ml/（min · 1.73 m^2） 入组前一个月控制血压	肾大小＜8cm，肾动脉直径＜4mm，eCRCL＜15ml/（min · 1.73m^2），DM 伴蛋白尿（＞3g/d）、恶性高血压	GFR 下降无差异（主要终点≥20% 清除率的变化），但由于血管造影中 ARVD＜50%，许多人没有接受 PTRA PTRA 组的严重并发症研究动力不足
ASTRAL （2009） 57 个中心 随访 5 年	医学治疗：403 PTRA：403	使用他汀类药物和阿司匹林的单侧或双侧 ARVD 未控制或难治性高血压或不明原因肾功能不全的患者	ARVD 适合血管内介入治疗的实质性疾病和医师对血运重建临床获益的不确定性	有可能6个月内行经皮肾血管成形术无 ARVD，既往患有 ARVD、PTRA、FMD	血压、肾功能、死亡率、心血管事件无差异（主要终点：血清肌酐水平倒数的平均斜率降低 20%） PTRA 组中的重大风险
CORAL （2014） 109 个中心 随访 5 年	医学治疗：480 PTRA：467	CKD ≥ 3 期，服用2 种或更多降压药；ARVD，单侧或双侧疾病使用他汀类药物	SBP＞155 mm Hg，至少2周药物治疗 ARVD＞60% 后续变化包 SBP＞155mmHg，只要患者有 CKD 3期，就不再定义收缩压	FMD 肌酐＞4.0 mg/dl 肾大小＜7 cm 和使用＞1 个支架	心血管或肾脏原因死亡无差异。支架组 SBP 适度改善 共 26 项并发症（5.5%）

［总结自：Herrmann SM，Saad A，Textor SC. Management of atherosclerotic renovascular disease after Cardiovascular Outcomes in Renal Atherosclerotic Lesions（CORAL）.Nephrol Dial Transplant. 2015；30：366-375.］

ARVD. 急性病毒性呼吸道疾病；ASTRAL. 血管成形术和支架置入术治疗肾动脉病变；CKD. 慢性肾脏病；CORAL. 肾动脉粥样硬化病变的心血管结局；CV. 心血管；DM. 糖尿病；eCRCL. 肌酐清除率估计值；FMD. 纤维肌发育不良；GFR. 肾小球滤过率；PTRA. 经皮肾血管成形术；SBP. 收缩压；STAR. 支架置入和血压和降脂预防动脉粥样硬化性肾动脉狭窄引起的肾功能不全的进展

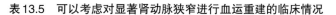

表13.5 可以考虑对显著肾动脉狭窄进行血运重建的临床情况

适应证	· 心脏紊乱综合征［急性肺水肿或急性冠状动脉综合征（ACS）伴严重高血压］ · 难治性高血压（HTN）（未控制的高血压，至少3种抗高血压药的最大耐受剂量失败，其中一种是利尿药，或对药物不耐受 · 缺血性肾病伴慢性肾病（CKD），无法解释的估计肾小球滤过率（eGFR）＜45 ml/min和全身性肾缺血［单侧显著肾动脉狭窄（RAS）伴孤立肾或双侧显著RAS］
相对适应证	· 单侧 RAS 伴 CKD（eGFR ＜45 ml/min） · 既往有充血性心力衰竭发作的单侧 RAS（C期） · 解剖学上具有高难度或高危病变（早期分叉、小血管、严重的同心钙化和严重的主动脉粥样硬化或壁血栓）
禁忌证	· 单侧、单侧或双侧 RAS · 可控制血压和正常肾功能 · 单侧、单侧或双侧 RAS，肾脏长度 ＜7 cm · 单侧、单侧或双侧 RAS 伴血液透析 ＞3 个月的慢性终末期肾病 · 单侧、单侧或双侧肾动脉慢性完全闭塞

显著肾动脉狭窄是血管造影中度病变（50% ～ 70%），生理学证实严重或＞70%狭窄（修改自：Parikh SA，Shishehbor MH，Gray BH，et al. SCAI expert consensus statement for renal artery stenting appropriate use. Catheter Cardiovasc. 2014；84：1163-1171.）

第14章 继发性高血压：原发性醛固酮增多症和盐皮质激素过多状态

William F. Young, Jr.

盐皮质激素过多所致的高血压可以根据肾素和醛固酮水平进行分类（框14.1）。醛固酮、脱氧皮质酮和皮质醇是盐皮质素受体的3种主要配体。本章对3种肾素非依赖性盐皮质激素过多状态的临床表现、诊断评估和治疗进行综述。

一、原发性醛固酮增多症

原发性醛固酮增多症以高血压、血浆肾素活性（PRA）受抑和醛固酮分泌增加为特征，首次描述于1955年。醛固酮腺瘤（APA）和特发性醛固酮增多症（IHA）是原发性醛固酮增多症最常见的亚型（框14.1）。体细胞突变约占APA的50%，包括编码以下成分基因突变：钾通道（KCNJ5）Kir 3.4（GIRK4）；钠/钾ATP酶和钙ATP酶（ATP1A1和ATP2B3）；C型电压依赖性钙离子通道（CACNA1D）。单侧肾上腺增生或原发性肾上腺增生（PAH）是较少见的类型，主要由一侧肾上腺球状带小结节或者大结节样增生所致。家族性醛固酮增多症（FH）也很少见，3种亚型已经描述（见下文）。

过去，临床医师不太考虑原发性醛固酮增多症的诊断，除非患者表现为自发性低钾血症，然后诊断评估需要停用抗高血压药至少2周。这种诊断方法导致高血压患者中原发性醛固酮增多症预测患病率低于0.5%。目前已经认识到多数原发性醛固酮增多症患者没有低钾血症，如果患者正在口服抗高血压药，可以用简单的血液检测计算血浆醛固酮浓度（PAC）与PRA的比值来筛查该病。PAC/PRA比值作为病例筛查试验，随后醛固酮抑制作为确诊试验，对原发性醛固酮增多症可以得到更高的患病率评估，所有高血压患者5%～10%为原发性醛固酮增多症。

二、临床表现

原发性醛固酮增多症通常在30～60岁患者中被诊断，特异性症状很少。明显低钾血症患者可以有肌肉无力和痉挛、头痛、心悸、烦渴、多尿、夜尿，或者这些症状组合出现。周期性麻痹在高加索人中非常罕见，亚裔患者相对多见。例如，我国香港报道的50例APA患者中，21例（42%）表现为周期性麻痹。另外少见的临床表现是手足搐搦，由明显低钾碱中毒引起离子钙浓度降低所致。多尿和夜尿是低血钾导致肾脏浓缩功能受损的结果，男性患者常被误认为是前列腺增生。原发性醛固酮增多症缺乏特异性体征。水肿并不常见，因为存在盐皮质激素逃逸现象，前面章节已有描述。高血压程度常表现为中度至重度，对常用药物治疗抵抗。梅奥诊所（1957—1986）最初诊断的262例原发性醛固酮增多症患者中，最高血压260/155 mmHg；均数［±标准差（*SD*）］为（184/112±28/16）mmHg。APA患者倾向于比IHA患者血压更高。

低血钾通常缺乏，因此，所有高血压患者都是本病的候选者。另外一些患者，低钾血症只有应用失钾利尿药（如氢氯噻嗪、呋塞米）时变得明显。60%长期低钾血症的患者中可以发现深部肾囊肿。由于渗透状态重新设定，血钠浓度倾向于正常高值或者轻微高于正常上限。这个临床线索对潜在的原发性醛固酮增多症的初始评估非常有用。

一些研究表明，原发性醛固酮增多症患者心脏和肾脏靶器官损害风险高于其他高血压患者。慢性肾脏病在长期存在的原发性醛固酮增多症患者中非常普遍。当年龄、血压和高血压病程匹配时，原发性醛固酮增多症患者左心室质量测量值高于其他类型高血压患者（如嗜铬细胞瘤、库欣综合征、原发性高血压）。APA患者肾上腺切除术1年后左心室壁厚度和左心室质量显著减低。一项124例原发性醛固酮增多症和465例原发性高血压患者（年龄、性别、收缩压和舒张压匹配）的病例对照研究发现，APA或者IHA患者心血管事件（如卒中、心房颤动、心肌梗死）发生率显著高于匹配的原发性高血压患者；血液循环中的醛固酮对心脏功能的负面效应在年轻的非高血压GRA患者中可以观察到，与年龄和性别匹配的对照组相比，其左心室壁厚度增加，舒张功能降低。

三、诊断方法

原发性醛固酮增多症的诊断方法分为3个阶段，即病例检测试验、确诊试验、亚型评估试验。

1.病例检测试验　单纯性高血压患者自发性低钾

框14.1 盐皮质激素过多状态

低肾素和高醛固酮

- 原发性醛固酮增多症
  - 醛固酮腺瘤（APA）—35%
  - 特发性醛固酮增多症（IHA）—60%
  - 原发性（单侧）肾上腺增生—2%
  - 分泌醛固酮的肾上腺皮质癌—＜1%
  - 家族性醛固酮增多症（FH）
    - 糖皮质激素可抑制性醛固酮增多症（FH Ⅰ型）—＜1% of cases
    - FH Ⅱ型（APA或IHA）—＜2%
    - FH Ⅲ型（KCNJ5钾通道种系突变关联）—＜1%
  - 异位分泌醛固酮的腺瘤或者癌—＜0.1%

低肾素和低醛固酮

- 脱氧皮质激素增多
  - 先天性肾上腺增生
    - 11β-羟化酶缺乏
    - 17α-羟化酶缺乏
  - 分泌脱氧皮质酮的肿瘤
  - 原发性皮质醇抵抗
  - 表观盐皮质激素过多（AME）/11β羟类固醇脱氢酶缺乏
    - 遗传性
    - 获得性
      - 甘草或生胃酮摄入
      - 库欣综合征
- 库欣综合征
  - 医源性应用糖皮质激素最常见病因
  - 内源性
    - ACTH依赖-85%
      - 垂体性
      - 异位性
    - 非ACTH依赖-15%
      - 单侧肾上腺疾病
      - 双侧肾上腺疾病
        - 双侧大结节性肾上腺增生（罕见）
        - 原发性色素性结节状肾上腺疾病（罕见）

高肾素和高醛固酮

- 肾血管性高血压
- 利尿剂使用
- 分泌肾素的肿瘤
- 恶性高血压
- 主动脉缩窄

ACTH.促肾上腺皮质激素；AME.表观盐皮质激素过多；APA.醛固酮腺瘤；FH.家族性醛固酮增多症；IHA.特发性醛固酮增多症

血症不常见，如果出现，强烈提示与盐皮质激素过多有关。一些研究显示，多数原发性醛固酮增多症患者血清钾基线水平在正常范围内。因此，低钾血症不应作为启动原发性醛固酮增多症病例检测试验的主要标准。符合以下条件的患者需要筛查原发性醛固酮增多症：同时有高血压和低钾血症（无论推测病因是什么）、难治性高血压（三联抗高血压药控制血压不佳）、严重高血压（收缩压≥160 mmHg或者舒张压≥100 mmHg）、高血压伴肾上腺意外结节，或者高血压起病年轻（图14.1）。

对于疑似原发性醛固酮增多症病例，可以通过随机早晨动态采集血标本（最好上午8：00～10：00采血），同步检测PAC和PRA（图14.1）完成筛查试验。如果患者正在口服抗高血压药（其他例外情况后面讨论），可以进行该试验，不需要体位姿势刺激。明显的低钾血症可以减少醛固酮分泌，进行诊断研究前应将血清钾水平恢复至正常范围。

对应用盐皮质激素受体拮抗药（螺内酯和依普利酮）治疗的患者解释获得数据比较困难。这些药物阻止醛固酮与活性受体结合，导致钠盐丢失、血容量减少、PRA升高，这将降低PAC/PRA比值的实用性。由于该原因，直至评估完成，最后决策药物治疗方案前不应起动螺内酯和依普利酮治疗。当然该规则也有些极少例外情况。例如，尽管患者应用螺内酯或者依普利酮治疗，但仍有低钾血症，盐皮质激素受体没有完全被阻断，这

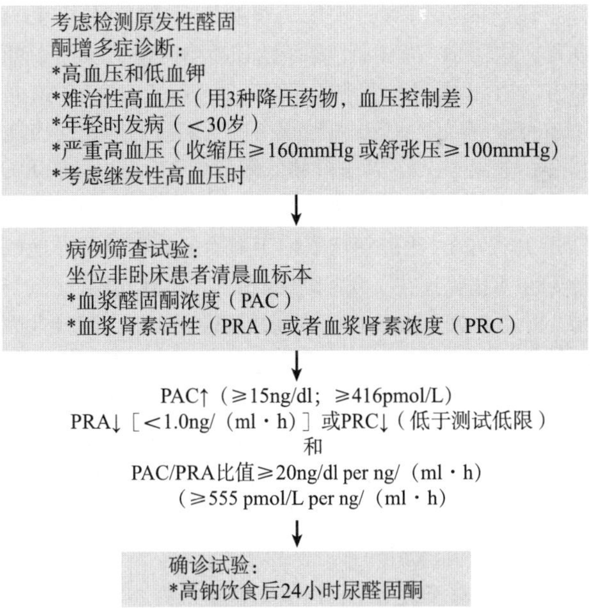
考虑检测原发性醛固酮增多症诊断：
*高血压和低血钾
*难治性高血压（用3种降压药物，血压控制差）
*年轻时发病（＜30岁）
*严重高血压（收缩压≥160mmHg或舒张压≥100mmHg)
*考虑继发性高血压时
病例筛查试验：
坐位非卧床患者清晨血标本
*血浆醛固酮浓度（PAC）
*血浆肾素活性（PRA）或者血浆肾素浓度（PRC）
PAC↑（≥15ng/dl；≥416pmol/L）
PRA↓［＜1.0ng/（ml·h）］或PRC↓（低于测试低限）
和
PAC/PRA比值≥20ng/dl per ng/（ml·h）
（≥555 pmol/L per ng/（ml·h）
确诊试验：
*高钠饮食后24小时尿醛固酮

图14.1 考虑检测原发性醛固酮增多症，应用血浆醛固酮浓度与肾素活性比值作为病例筛查工具

PAC. 血浆醛固酮浓度；PRA. 血浆肾素活性；PRC. 血浆肾素浓度

些原发性醛固酮增多的患者PAR或者PRC可以是被抑制的。在这种特殊情况下，尽管已经应用盐皮质激素受体拮抗剂，原发性醛固酮增多症仍可以继续评估。多数已经接受螺内酯治疗的患者，应该停药至少6周。其他

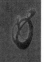

保钾利尿药，如阿米洛利和氨苯蝶啶通常不干扰试验，除非应用高剂量。

血管紧张素转化酶（ACE）抑制剂和血管紧张素受体阻滞药（ARB）可以潜在假性升高PRA。如果患者正在应用这些药物，发现可以检测的PRA水平或者PCA/PRA比值较低，并不能排除原发性醛固酮增多症诊断。患者正在服用ACE抑制剂或者ARB，PRA水平低至检测不出，倾向于原发性醛固酮增多症。几乎所有的原发性醛固酮增多症患者PRA都被抑制［＜1.0 ng/（ml・h）］。

PAC/PRA比值基于成对激素测定的概念，在1981年首次被提出做为原发性醛固酮增多症的病例检测试验。PAC测量单位为ng/dl，PRA测量单位为ng/(ml・h)。同时有高血压低血钾的患者，如果PRA和PAC均升高，PAC/PRA比值小于10，则应考虑继发性醛固酮增多症（如肾血管疾病）；如果PRA和PAC均被抑制，需要考虑盐皮质激素受体激动药的其他来源（如皮质醇增多症）。如果PAR抑制［＜1.0 ng/（ml・h）］，PAC升高，应疑似诊断原发性醛固酮增多症。至少有14项前瞻性研究发表了应用PAC/PRA比值来检测原发性醛固酮增多症。尽管试验特征存在某些不确定性，缺乏标准化（后面讨论），PAC/PRA比值作为原发性醛固酮增多症的病例检测试验被广泛接受。

理解不同PRA化验检测变异范围的低限值至关重要，这对PAC/PRA比值有显著影响。举个例子，如果PRA可以测得的低限值为0.6 ng/（ml・h），PAC是16 ng/dl，那么PAC/PRA比值在PRA“测不出”时可能为27；如果PRA可以测得的低限值为0.1 ng/（ml・h），相同的PAC水平可以得到PAC/PRA比值为160。因此“高”PAC/PRA比值切点依赖于实验室，相对特异地依赖于PRA化验。在一项回顾性研究中，PAC/PRA比值＞30，PAC＞20ng/dl，APA诊断敏感性为90%，特异性为91%。在梅奥诊所经外科手术证实的APA患者中90%的病例同时存在PAC/PRA比值≥20和PAC≥15 ng/dl。非原发性醛固酮增多症患者PAC/PRA大多数变异于正常范围内。高PAC/PRA比值是阳性筛查试验结果，有必要进一步检测。

临床医师意识到PAC/PRA比值只是一个病例检测工具，这一点至关重要，所有阳性结果需要在起始治疗前进行醛固酮抑制试验，以确定存在醛固酮自主生成增多。一个包含16项研究，3136例受试者的系统回顾中，PAC/PRA切点水平变异于7.2～100。诊断APA的敏感性介于64%～100%，特异性波动于87%～100%。然而，在研究结束时，参考标准的描述和诊断的归属不完整，一系列举措缺乏标准化，包括研究队列来源、持续应用的抗高血压药、高盐和低盐饮食摄入、抽血时的状况。作者总结，没有一个研究提供试验特性（敏感性、特异性、不同切点水平的似然比）的有效评估。在一项118例原发性高血压患者的研究中，既没有抗高血压药，又没有饮食钠盐短期变化对PAC/PAR比值的准确性产生不利影响，该比值对治疗前后的敏感性分别为73%和87%，特异性分别为74%和75%。另一项研究，受试者为伴有难治性高血压的非裔美国人和高加索人，在58例原发性醛固酮增多症个体中，45例PAC/PRA比值升高（＞20）；207例没有原发性醛固酮增多症的患者中，35例比值增高（敏感性78%，特异性83%）。

PRA测定耗时，实验室间变异性高，需要特殊的分析前提。为了克服这些缺点，一些相关实验室应用活性肾素的单克隆抗体测定血浆肾素浓度（PRC）代替PRA。很少有研究比较原发性醛固酮增多症的不同检测方法，这些研究缺乏确诊试验。如果PAC超过15ng/dl，且PRC低于可测定值低限，考虑PAC/PRC检测为阳性结果是合理的。

2.确诊试验　PAC/PRA比值增高本身不具有诊断性，原发性醛固酮增多症必须确证醛固酮不适当分泌。影响RAA轴的药物和激素广泛存在，“药物污染”评估在控制不佳的高血压中通常不可避免，这些患者常三药联用。钙离子阻断药和α_1肾上腺素能受体阻滞药对多数病例的诊断没有影响。接受盐皮质激素受体拮抗药（如螺内酯和依普利酮）治疗的患者，PRA不被抑制时数据解读是不可能的（如前所述）。因此，盐皮质激素受体拮抗药不能起始治疗，直到评估完成，最后决定治疗方案。醛固酮抑制试验可以通过口服氯化钠、测定尿醛固酮或者静脉输注负荷剂量氯化钠和测定PAC进行。

（1）口服钠盐负荷试验：高血压和低钾血症控制后，患者应高盐饮食（如果需要可以补充氯化钠片）3天，目标钠盐摄取量为5000mg（等于218 mEq钠盐或者12.8g氯化钠）。每个严重高血压患者必须评估增加饮食钠盐的风险，因为高钠饮食能增加尿钾排泄，加重低钾血症，可能需要补充大量的氯化钾，应该每天测定血清钾浓度。高钠饮食第3天，采集24小时尿标本测定醛固酮、钠和肌酐。为了足够的钠盐补充，24小时尿钠排泄量需要超过200 mmol，这种情况下24小时尿醛固酮排泄超过12μg与醛固酮自主分泌相一致。口服钠盐负荷试验的敏感性和特异性分别为96%和93%。

（2）静脉钠盐输注试验：静脉钠盐输注试验也广泛应用于诊断原发性醛固酮增多症。正常个体等渗盐水扩张血容量后PAC出现抑制，原发性醛固酮增多症未显示PAC抑制现象。试验是在一夜禁食后进行，患者卧位，应用静脉泵输注0.9%氯化钠溶液2 L，输注时间超过4小时，输液过程监测血压和心率。输液结束时采血测定PAC，正常受试者PAC降至5 ng/dl以下，多数原发性醛固酮增多症患者不能抑制到10 ng/dl以下。输液后PAC值在5～10ng/dl为不确定的，可见于IAH患者。从前，钠盐输注试验一般采取仰卧位，假阴性率过多。

初步数据显示，钠盐输注试验采用坐位进行，准确性得到提高。

（3）氟氢可的松抑制试验：在氟氢可的松抑制试验中，口服醋酸氟氢可的松4天（0.1mg，每6小时1次），联合氯化钠片（2g，每日3次，与食物同服）。每日必须监测血压和血清钾浓度。试验第4天，在低PRA情况下，10AM直立体位PAC不能抑制低于6 ng/dl可以诊断原发性醛固酮增多症。曾有报道，氟氢可的松抑制试验过程中出现Q-T间期延长和左心室功能恶化，大多数中心不再使用该试验。

3. 亚型研究　病例检测试验和确诊试验之后，第三步处理是鉴别病因为APA和PAH还是IHA和GRA，以指导治疗。单侧肾上腺切除术可以让所有APA或者PAH患者低钾血症正常化，高血压均有改善，30%～60%可以治愈。IHA和GRA，单侧或者双侧肾上腺切除很少能纠正高血压，IHA和GRA需要药物治疗。APA约占原发性醛固酮增多症患者的35%，双侧IHA约占60%（框14.1）。APA在计算机体层摄影（CT）通常显示为肾上腺低密度小结节（直径＜2 cm），手术切面呈金黄色。IHA肾上腺CT显示正常或者结节改变。产生醛固酮的肾上腺癌多数直径超过4cm，CT表现为不均质性表型改变。

（1）肾上腺计算机体层摄影（CT）：原发性醛固酮增多症的亚型评估需要一种或者多种检测，首要的是肾上腺CT影像学检查。如果年轻患者（＜35岁）伴有严重的原发性醛固酮增多症，CT显示单侧实性低密度（HU＜10）大腺瘤（＞1 cm），对侧肾上腺形态正常，单侧肾上腺切除术是合理的治疗选择（图14.2）。在许多病例中，CT显示肾上腺外观正常，单侧肾上腺一肢增粗，单侧微腺瘤（≤1 cm），或者双侧肾上腺大腺瘤。这些病例需要额外检测确定过量醛固酮分泌的来源。

小APA在CT显示为双侧肾上腺结节或者正常肾上腺可以被误认为IHA。同样有些外观表现为肾上腺小腺瘤实际上是增生，进行单侧肾上腺切除不合适。另外，无功能的单侧肾上腺大腺瘤并不少见，特别在年龄较大的患者中（＞40岁）。CT上可见单侧PAH，或CT显示PAH肾上腺正常。总的来说，与IHA相比，APA患者有着更严重的高血压，更常见的低钾血症和更高的血浆醛固酮（＞25ng/dl）和尿醛固酮（＞30μg/24 h），更年轻（＜50岁）。符合这些描述的患者，无论CT影像学发现如何，被认为有“APA高可能性”，41%“APA高可能性”患者，CT扫描显示正常肾上腺，证实为单侧醛固酮高分泌。

肾上腺CT不能准确鉴别APA和IHA。在一项203例原发性醛固酮增多症患者的研究中，同时进行CT扫描和肾上腺静脉采血，只有53%的患者CT准确；如果仅根据CT发现，42例（22%）可能被错误排除在肾上腺切除术的候选者之外，48例（25%）可能不必要或者不恰当被进行手术治疗。在一项涉及950例原发性醛固酮增多症患者的38项研究的系统回顾中，359例（38%）肾上腺CT/磁共振成像（MRI）与肾上腺静脉采血结果不一致；如果仅依据CT/MRI，950例患者中19%可能进行非治愈性手术，19%可能接受药物治疗而不是治愈性肾上腺切除手术。因此，肾上腺静脉采血对原发性醛固酮增多症病因为“APA高可能性”患者指导正确的治疗方案很关键，以寻求潜在的外科手术治愈。

（2）肾上腺静脉采血：肾上腺静脉采血（AVS）是鉴别原发性醛固酮增多症患者单侧疾病和双侧疾病的标准化检测试验。AVS操作复杂，因为右侧肾上腺静脉细

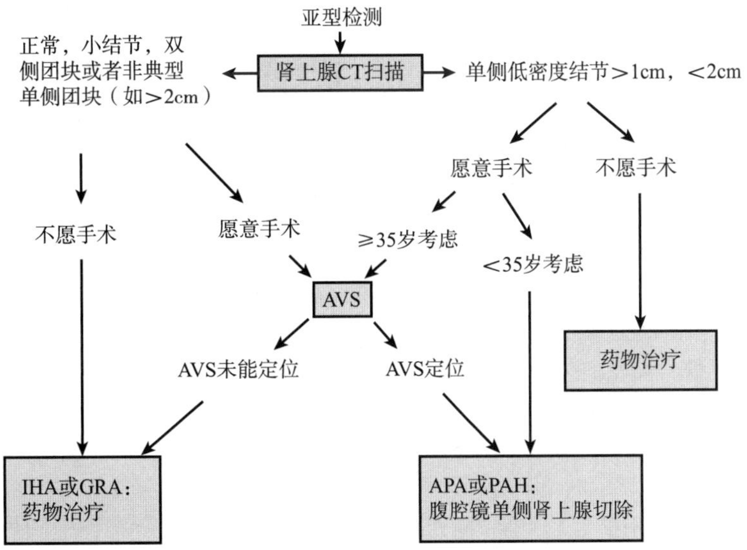

图14.2　原发性醛固酮增多症亚型评估

愿意接受手术治疗的高血压患者，肾上腺静脉采血通常是诊断的关键，详见正文。APA. 醛固酮腺瘤；AVS. 肾上腺静脉采血；PAH，原发性肾上腺增生（引自：Young WF，Jr.，Hogan MJ. Renin-Independent hypermineralocorticoidism. Trends Endocrinol Metab，1994，5：97-106.）

弱，可能难以定位和插管，成功率依赖于血管造影师的熟练程度。一项对47份报告的综述发现，384例患者右肾上腺静脉插管的成功率为74%。转诊中心拥有经验丰富专业知识集中于一名或两名放射科医师，AVS成功率可高达96%。

AVS操作成功的5个关键点：①合理选择患者；②仔细的术前准备；③聚焦技术专长；④确定的协议书；⑤准确的数据解释。必须遵循中心特定的书面协议方案，协议书应该由内分泌科医师、高血压专家、内科医师、影像医师和实验室人员组成的兴趣团队进行完善。需要采取安全保障措施预防放射科血管误贴标签和实验室标本混淆。

在梅奥诊所，AVS过程中我们用替可克肽（24肽促皮质素）连续输注（抽血前30分钟开始，速度为50 μg/h，持续于整个操作过程），原因如下：①在非同时AVS过程中，尽量减少应激诱导的醛固酮分泌；②肾上腺静脉至下腔静脉（IVC）皮质醇梯度最大化，以确保血标本成功取自于肾上腺静脉；③APA醛固酮分泌最大化。肾上腺静脉需经皮股静脉穿刺置入导管，导管尖端的位置通过平缓注射小量非离子型对比剂在X线下确定。从双侧肾上腺静脉和肾静脉下方的IVC取血，化验醛固酮和皮质醇浓度。为确保没有交叉污染，IVC血液标本需要从髂外静脉获得。左侧静脉血标本通常取自膈总静脉邻近汇入肾上腺静脉入口处。取自肾上腺静脉和IVC血标本的皮质醇浓度测定用于确保导管置管成功；肾上腺静脉/IVC皮质醇比值通常超过10∶1。

用右侧和左侧肾上腺静脉血PAC值除以相应的皮质醇浓度，可以校正膈下静脉流入左肾上腺静脉的稀释效应，该比值被称为皮质醇-校正比值（图14.3A和图14.3B）。APA患者，平均皮质醇-校正醛固酮比（APA侧与正常侧PAC/皮质醇的比值）为18∶1。该比值切点4∶1用于提示单侧醛固酮分泌过量。IHA患者，平均皮质醇-校正醛固酮比为1.8∶1（高侧与低侧之比）；比值小于3.0∶1，提示双侧醛固酮高分泌。因此，单侧醛固酮来源的多数患者皮质醇-校正醛固酮比值超过4.0，比值高于3.0低于4.0代表有重叠区域，比值不高于3.0与双侧醛固酮分泌相一致。肾上腺采血检测单侧醛固酮分泌（APA或者PAH）的试验特征敏感性为95%，特异度为100%。具有AVS经验的临床中心，并发症发生率为2.5%或者更低。并发症包括有症状的腹股沟血肿、肾上腺出血、肾上腺静脉夹层。大多数经历过AVS相关肾上腺出血的患者，肾上腺皮质功能保持完整。

一些医学中心和临床实践指南推荐，所有诊断为原发性醛固酮增多症的患者都应该进行AVS。AVS应用需要基于患者意愿、年龄、临床合并症，以及发现APA临床可能性。更具有实践性的方法是选择性应用AVS（图14.2）。

伴随着更多醛固酮特异性对比剂开发，将来有希望获得准确而应用范围广泛的无创性亚型检测。

4.家族性醛固酮增多症

（1）糖皮质激素治疗敏感性醛固酮增多症（GRA）：家族性醛固酮增多症Ⅰ型（FHⅠ型）。于1966年首次在单个家族中被描述。26年后，致病性*CYP11B1*/*CYP11B2*嵌合体基因被发现。GRA是醛固酮增多症的一种亚型，醛固酮高分泌可以被生理剂量的糖皮质激素逆转。该病罕见，一项300例连续入组的原发性醛固酮增多症病例研究，只有2例诊断为GRA（患病率＝0.66%）（框14.1）。GRA临床特征：早发高血压，通常严重且对传统高血压治疗表现为难治性，醛固酮分泌过多，PRA受抑制，18-羟皮质醇和18-氧皮质醇过量产生。GRA盐皮质激素生成由促肾上腺皮质激素（ACTH）调节，而不是正常的促泌物血管紧张素Ⅱ。所

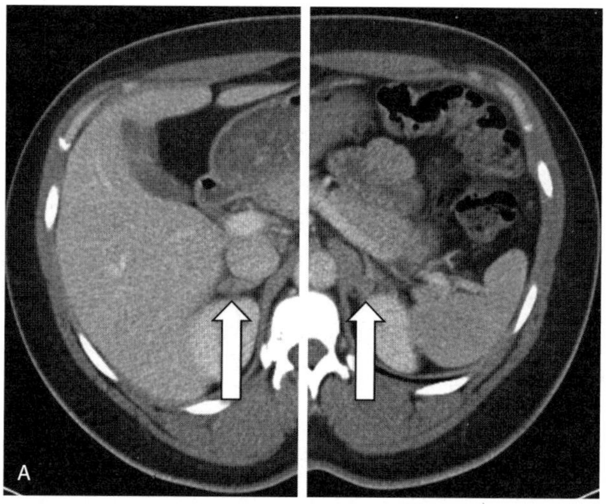

双侧深静脉采血结果[a]

静脉	醛固酮（A）ng/dl	皮质醇（C），μg/dl	A/C比值	醛固酮比值[b]
右侧肾静脉	250	647	0.4	–
左侧肾静脉	4267	495	8.6	21.5
下腔静脉	98	22	4.5	–

[a]促皮质素持续静脉输注，50 g/h

[b]优势侧肾静脉A/C比值除以非优势侧肾静脉A/C比值

B

图14.3　39岁女性，高血压和低血钾病史8年

原发性醛固酮增多症病例筛查试验阳性，血浆醛固酮浓度（PAC）41ng/dl，伴低肾素活性（PRA），低于0.6ng/（ml·h）（PAC/PRA比值＞68）。原发性醛固酮增多症确诊试验也呈阳性，高钠饮食后24小时尿醛固酮排泌28μg（尿钠＞200mEq/24h）。A.肾上腺CT扫描：右侧肾上腺见9mm结节（左面箭头），左侧肾上腺见8mm结节（右面箭头）。B.肾上腺静脉采血定位醛固酮分泌来自左侧肾上腺，腹腔镜左侧肾上腺切除发现两个小皮质腺瘤。术后血浆醛固酮浓度低于1.0ng/dl。低钾血症治愈，无须降压药而血压正常

以，可以通过糖皮质激素治疗抑制醛固酮分泌。如果缺乏糖皮质激素治疗，这种基因突变可以引起醛固酮以及混合性甾体18-羟皮质醇和18-氧皮质醇过量产生，可以通过尿检化验做出诊断。

基因检测是诊断GRA灵敏和特异的方式，无须化验尿18-羟皮质醇、18-氧皮质醇或者进行地塞米松抑制试验。有原发性醛固酮增多症家族史，原发性醛固酮增多症年轻发病（＜20岁），或者有年轻时卒中家族史患者需要考虑GRA基因检测。

（2）家族性醛固酮增多症Ⅱ型：FH-Ⅱ是常染色体显性遗传，可能为单基因病变。FH-Ⅱ醛固酮增多不能被地塞米松抑制，GRA突变检测阴性。FH-Ⅱ比FH-Ⅰ更常见，仅占所有原发性醛固酮增多症不足6%。FH-Ⅱ的分子基础还不清楚，尽管最近一个关联分析研究显示与染色体区域7p22有关。

（3）家族性醛固酮增多症Ⅲ型：FH-Ⅲ首次报道于2008年单一家庭。这个初始病例报道包括1个父亲和2个女儿均表现为7岁前难治性高血压，3个人都进行了双侧肾上腺切除手术。肾上腺显示大量增生。3年后这个家系的致病种系突变基因被发现，钾通道*KCNJ5*选择性过滤器及附近的点突变。*KCNJ5*突变引起钠电导增多和细胞除极，触发钙离子进入肾小球细胞，信号表达为醛固酮产生和细胞增殖。其他早发原发性醛固酮增多症家系也证实*KCNJ5*基因种系点突变。欧洲FH家系（GRA排除），一个新的种系G151E *KCNJ5*突变在2个意大利原发性醛固酮增多症患者中被发现，表现为相当轻微的临床和生物化学表型。另外4个早发原发性醛固酮增多症家系中，2个家系被发现种系G151R *KCNJ5*突变，伴随严重肾上腺增生，需要外科手术；2个家系为G151E突变，表现为轻微的原发性醛固酮增多症。

5.*KCNJ5*、*ATP1A1*、*ATP2B3*和*CACNA1D*基因体细胞突变　在切除的醛固酮腺瘤中，约50%的病例发现*KCNJ5*、*ATP1A1*、*ATP2B3*和*CACNA1D*基因体细胞突变。一项474例醛固酮腺瘤非选择性患者研究中，*KCNJ5*基因体细胞杂合突变占38%，*CACNA1D*突变占9.3%，*ATP1A1*突变占5.3%，*ATP2B3*突变占1.7%。一项包含1636例原发性醛固酮增多症患者的荟萃分析，*KCNJ5*基因体细胞突变患者有着更明显的醛固酮增多症；*KCNJ5*突变的APA患者表型特征为年轻、女性、肿瘤更大。另外，*KCNJ5*突变患者与*CACNA1D*突变携带者或者非携带者相比，更多为女性，诊断时更年轻。不过这些体细胞突变的临床表现不影响诊断和治疗。

另外的APA体细胞突变被证实为其他3种基因：*ATP1A1*和*ATP2B3*分别编码Na^+，K^+-ATP酶1和Ca^{2+}-ATP酶3；CACNA1D编码电压门控性钙通道。在后续研究中，112例APA中*ATP1A1*、*ATP2B3*和*KCNJ5*的体细胞突变分别占6.3%、0.9%和39.3%。此外，现在已经报道了两名原发性醛固酮增多症儿童的*CACNA1D*种系突变。

四、治疗

治疗目标为预防与高血压、低血钾和心血管损害相关的发病和死亡。知晓原发性醛固酮增多症的病因有助于确定合适的治疗方案。血压正常化不应该是唯一的治疗目标。除了肾脏和大肠外，盐皮质激素受体表达于心脏、脑和血管。过量醛固酮分泌与心血管疾病和并发症风险增高有关。因此，所有原发性醛固酮增多症患者，应该把循环中醛固酮正常化或者盐皮质激素受体阻滞作为管理计划的一部分。但是，临床医师必须了解，多数长期存在的原发性醛固酮增多症患者存在某种程度的肾功能不全，而与醛固酮过多相关的肾小球高滤过掩盖了肾功能不全。肾功能不全的真实程度可能只有在有效药物或手术治疗后才能显现。

1.单侧肾上腺切除术　单侧腹腔镜肾上腺切除术是APA或者单侧肾上腺增生患者最佳治疗选择。尽管100%患者术后血压控制得到改善，但APA单侧肾上腺切除术后高血压的平均长期治愈率在30%～60%。肾上腺切除术后持续性高血压与以下因素直接相关：存在超过1个以上的高血压一级亲属，术前应用2种以上抗高血压药，年龄更大，血清肌酐升高，高血压持续期间，很可能与原发性高血压共存引起。

与开放性手术相比，腹腔镜肾上腺切除术是首选手术方式，与住院日更短及长期并发症更少有关。由于APA很小且可能为多个，因此，应切除整个肾上腺。为了减少手术风险，术前低钾血症应该用钾补充剂或者一种盐皮质激素受体拮抗药，或者两者共用来纠正。这些药物术后应该停用。手术后1～2天检测PAC以证实生物化学治愈。术后每周监测血清钾，持续4周，给予富含钠盐的饮食，避免因长期RAA轴抑制引起低醛固酮血症所致的高血钾。术后约有5%的APA患者发生临床显著高钾血症，可能需要短期氟氢可的松补充治疗。通常，与醛固酮过量有关的高血压，手术后1～3个月可以改善。学者们发现APA肾上腺切除所需费用不比长期药物治疗更昂贵。

2.药物治疗　IHA和GRA应该药物治疗。另外APA可以药物治疗，如果药物治疗方案包括盐皮质激素受体阻滞药。限盐饮食（钠盐＜100 mEq/d）、保持理想体重、避免吸烟和进行规律有氧运动有助于药物治疗成功。随机非安慰剂-对照临床试验已经评估药物治疗原发性醛固酮增多症的相对有效性。

螺内酯作为原发性醛固酮增多症的药物选择，临床应用已经超过40年。片剂有25mg、50mg、100mg 3种剂型。起始剂量为每日12.5～25mg，病情需要可增至400mg/d，以达到血清钾正常高值范围，不需要口服氯化钾补充剂的辅助。低钾血症对药物反应迅速，高血压需要4～8周被纠正。经过数月的治疗，螺内酯的剂量通常可以减至25～50mg/d；剂量滴定调整基于目标血清钾浓度保持正常高值范围。治疗的前4～6周应该频繁检测血清钾和肌酐（特别是肾功能不全或者糖尿病患者）。螺内酯可以延长地高辛的半衰期，开始口服螺内酯时需要调整地高辛剂量。避免与水杨酸制剂同时应用，因为后者干扰一种活性代谢产物肾小管分泌，减低螺内酯的有效性。螺内酯并非选择性作用于盐皮质激素受体，例如，拮抗睾酮受体可以引起痛性男性乳腺发育、勃起功能障碍、男性性欲减低，对孕激素受体的激动作用可以引起女性月经不规律。

依普利酮是一种类固醇基础的抗盐皮质激素类药物，作为一种竞争性和选择性盐皮质激素受体拮抗药，于2003年经美国食品和药物监督局（FDA）批准用于治疗单纯性原发性高血压。与螺内酯相比，依普利酮的9,11-环氧基引起孕激素和抗雄激素作用显著减低，依普利酮与雄激素受体结合亲和力只有0.1%，孕激素受体结合亲和力不到1%。一项随机双盲对照临床试验，在原发性醛固酮增多症患者中，比较依普利酮与螺内酯的有效性、安全性和耐受性（分别为100～300 mg vs. 75～225 mg），研究发现螺内酯抗高血压作用优于依普利酮，但与男性乳腺发育（21% vs. 5%）和女性乳房痛（21% vs. 0%）相关。依普利酮有25mg和50mg两种片剂类型。对于原发性醛固酮增多症，合理的起始剂量为25mg，每日2次（每日2次因为依普利酮比螺内酯半衰期更短），滴定上调剂量；治疗目标是无钾补充剂辅助达到正常血清钾高值。FDA批准用于高血压的最大剂量为每日100 mg。依普利酮的药效研究表明，与螺内酯相比，每毫克药效降低了25%～50%。与螺内酯一样，密切监测血压，血清钾和血肌酐水平也很重要。副作用包括头晕、头痛、疲劳、腹泻、高三酰甘油血症和肝酶升高。

IHA患者通常需要第二种抗高血压药来实现良好的血压控制。高血容量是药物治疗抵抗的主要原因，低剂量噻嗪类（如每日12.5～50mg氢氯噻嗪）或者磺酰胺类利尿药联合盐皮质激素受体拮抗药有效。因为这些药物可以导致血清钾更低，应该检测血清钾水平。

对GRA起始治疗前，GRA诊断需要基因检测确定。GRA患者，长期生理剂量糖皮质激素可以使血压正常，并纠正低钾血症。临床医师应该谨慎关注由于糖皮质激素所致的医源性库欣综合征，特别是在儿童中应用地塞米松。应该处方短效药物，如泼尼松或者氢化可的松，使用与体表面积有关的最低有效剂量［如氢化可的松10～12mg/（m^2·d）］。儿童的目标血压应根据年龄特定的血压百分位指导，由具有糖皮质激素治疗专业知识的儿科医师对患儿进行监测，需要特别注意预防因过度治疗而导致的线性生长迟缓。在这些患者中，应用盐皮质激素受体阻滞药可能与糖皮质激素一样有效，避免潜在扰乱下丘脑-垂体-肾上腺轴和医源性副作用发生风险。此外，糖皮质激素治疗或者盐皮质激素受体阻滞药甚至可能对血压正常的GRA患者有作用。

3.妊娠　医学文献中报道的妊娠期原发性醛固酮增多症并不常见，不超过40例患者，多数为APA。原发性醛固酮增多症能够引起宫内发育迟缓、早产、宫内胎儿死亡、胎盘早剥。妊娠期女性原发性醛固酮增多症的病例检测试验与非妊娠患者相同：早晨采血测定醛固酮和血浆肾素活性。肾素受抑制和醛固酮浓度高于15 ng/dl为原发性醛固酮增多症病例检测试验阳性。如果患者有高醛固酮、肾素活性抑制，表现为自发性低钾血症，则不需要确诊试验。血清钾正常，而检测试验阳性的女性，应该进行确诊试验。卡托普利刺激试验禁忌用于妊娠期女性，盐水输注试验可能耐受不佳。选择之一是富钠饮食后收集24小时尿化验钠和醛固酮。

不用钆对比剂进行腹部MRI亚型检测是首选检查方法。肾上腺CT扫描、碘胆固醇闪烁显像和肾上腺静脉采血在妊娠期间应该避免。内分泌学会关于原发性醛固酮增多症修正指南着重指出，肾上腺静脉采血在以下情况可能不需要：典型的原发性醛固酮增多症患者，年龄低于35岁，断层扫描提示界限清晰的单侧肾上腺腺瘤。

妊娠时原发性醛固酮增多症具有迷惑性，疾病程度可因妊娠改善或者加重。一些原发性醛固酮增多症女性，妊娠相关血液中高浓度孕激素是盐皮质激素受体的拮抗剂，可以部分阻滞醛固酮的作用；这些患者原发性醛固酮增多症的临床表现在妊娠期间有改善。另外的妊娠期妇女中，有研究证实APA个体黄体生成素促绒毛膜性腺激素受体（LHCGR）和促性腺激素释放激素受体（GnRHR）表达增加，血液中妊娠相关的人绒毛膜促性腺激素升高，醛固酮增多程度加重。

妊娠期原发性醛固酮增多症的治疗依赖于处理高血压和低钾血症的难易程度。如果患者是妊娠期原发性醛固酮增多症可以缓解的亚型，手术或者应用盐皮质激素拮抗药治疗可以避免，直至生产后进行。如果高血压和低钾血症明显，提示需要手术和（或）药物干预。那些确定为原发性醛固酮增多症的女性，边界清晰的单侧肾上腺大腺瘤（＞10 mm）可以考虑在妊娠中期进行腹腔镜单侧肾上腺切除。

螺内酯可通过胎盘，属于FDA妊娠药物分级C类药物，有报道证实使新生雄性大鼠雌性化。在医学文献中，只有1例妊娠期应用螺内酯男性婴儿外生殖器性别模糊；发生于该患者妊娠前应用螺内酯治疗多囊卵巢综合征持续至妊娠第5周。依普利酮属于FDA妊娠药物分级B类药物。那些需要药物治疗的妊娠期女性，高血压可以应用FDA批准的妊娠用药，标准化抗高血压治疗。如果存在低钾血症，应通过口服钾补充剂治疗。对于难治性高血压和（或）低钾血症的患者，应谨慎考虑添加依普利酮。

五、盐皮质激素过多的其他形式或者效应

框14.1列出了11-脱氧皮质酮（DOC）和皮质醇引起的过量盐皮质激素效应相关的医学疾病。如果患者同时有高血压和低钾血症，而PAC和PRA均低，需要考虑这些诊断。

1. 高脱氧皮质酮血症

（1）先天性肾上腺皮质增生症：先天性肾上腺增生（CAH）是一组常染色体隐性遗传性疾病，病因为肾上腺类固醇生成酶缺陷，导致皮质醇分泌不足。约90%的CAH病例为21-羟化酶缺乏，不引起高血压。缺乏11β-羟化酶（*CYP11B1*、*P450c11*）或者17α-羟化酶会因盐皮质激素DOC高分泌引起高血压和低钾血症。血液循环中DOC水平增加会导致肾素和醛固酮分泌减少。这些突变为常染色体隐性遗传，通常诊断于儿童期。然而，部分酶缺陷可以引起成人高血压。

（2）11β-羟化酶缺乏症：所有CAH病例中约5%为11β-羟化酶缺乏症；高加索人患病率为1/100 000。编码11β-羟化酶的基因*CYP11B1*已有超过40种突变被报道。摩洛哥的Sephardic犹太人患病率增加，提示奠基者效应。DOC转化为皮质酮受损导致血液中DOC和11-脱氧皮质醇浓度增高，其底物质量效应引起肾上腺雄激素水平升高。女孩在婴儿期或儿童期出现高血压、低血钾、痤疮、多毛症和男性化。11β-羟化酶缺乏的CAH男孩表现为高血压、低血钾，假性性早熟。约2/3的患者有轻度至中度高血压。疾病的初始筛查试验包括测定血液中DOC、11-脱氧皮质醇，雄烯二酮、睾酮和脱氢表雄酮（DHEA-S）；所有指标应该超过相关参考范围上限。确诊试验包括种系突变检测（www.genetests.org）。

（3）17α-羟化酶缺乏症：17α-羟化酶缺乏症是CAH非常罕见的病因，具体患病率不清，似乎低于活产儿的1/1 000 000。17α-羟化酶是合成皮质醇和性激素的关键酶，缺乏可以导致皮质醇和性类固醇的生成减少。遗传学46，XY男性表现为假两性畸形或者女性表型，46，XX女性表现为原发性闭经。因此，这种类型CAH通常直至青春期才引起医疗关注。儿童、青少年和年轻的成年人表现为高血压和自发性低血钾，伴醛固酮和肾素浓度低，应该筛查CAH。尽管非常罕见，但在荷兰门诺派教徒中，17α-羟化酶缺乏症呈现增长的患病率。初始筛查试验包括测定雄烯二酮、睾酮和脱氢表雄酮（DHEA-S）、17-羟孕酮、醛固酮和皮质醇，所有指标应该很低，或者处于相关参考范围的低四分位数。DOC和皮质酮血浆浓度应该超过相关参考范围的上限。确诊试验包括种系突变检测（www.genetests.org）。

2. 产生脱氧皮质酮的肿瘤　单纯产生DOC的肾上腺肿瘤非常罕见，通常体积大且呈恶性。一些患者被证实为产生DOC的良性肾上腺皮质腺瘤。这些肾上腺新生物除了生成DOC外还同时分泌雄激素和雌激素，可引起女性男性化或者男性女性化。典型临床表现为相对快速发病的显著高血压，与低钾血症相关，血醛固酮和肾素水平低。血浆DOC浓度升高或者尿四氢脱氧皮质酮增加，CT见到肾上腺大肿瘤，以上发现可以确定诊断。这些患者醛固酮分泌经常是被抑制的。

3. 原发性皮质醇抵抗　皮质醇分泌增加，血皮质醇浓度增高，没有库欣综合征的证据，被发现存在于原发性皮质醇抵抗（糖皮质激素抵抗）患者中，是一种罕见的家族性综合征。原发性皮质醇抵抗源自糖皮质激素受体和类固醇-受体复合物存在遗传性缺陷。该综合征临床特征：低钾性碱中毒、高血压、DOC血浆浓度增加、肾上腺雄激素分泌增加。高血压和低钾血症源自DOC过量和过多皮质醇结合盐皮质激素受体的联合作用，导致皮质醇高速率合成，超过11β-羟类固醇脱氢酶2型（HSD11B2）的活性。多数患者表现为儿童期高血压和自发性低钾血症，伴低醛固酮和低肾素。初步筛查试验包括测定血液中皮质醇、DOC、11-脱氧皮质醇、雄烯二酮、睾酮和DHEA-S；所有检测指标应该是增高的，高于相关参考范围的上限。另外，24小时尿皮质醇分泌超过参考范围上限，ACTH不被抑制。确诊试验包括种系突变检测（www.genetests.org）。

4. 表观盐皮质激素过多综合征　表观盐皮质激素过多综合征是微粒体酶HSD11B2活性受损的结果，正常状态下该酶可以使皮质醇在肾脏转化为非活性的11-酮化合物——可的松而失活。皮质醇能作为一种强效的盐皮质激素，当HSD11B2遗传缺陷或者活性被阻断，高浓度皮质醇在肾脏中积累。HSD11B2活性减低可以为遗传性，也可以继发于甘草酸对酶的药理学抑制，甘草酸是甘草（Glycyrrhiza glabra）的活性成分。先天缺陷类型是罕见的常染色体隐性遗传性疾病，全球被证实的患者不超过50例。先天性表观盐皮质激素过多通常表现为儿童期高血压、低钾血症、低出生体重、难以茁壮成长、多尿和烦渴、生长发育不良。由甘草摄入所致的获得性表观盐皮质激素过多表现为高血压和低钾血症；获取良好的病史即可明确病因。此外，当HSD11B2因异位ACTH综合征而被库欣综合征相关的大量皮质醇高分泌所淹没时，低钾性高血压可以是结果之一。HSD11B2的先天性缺陷或者抑制引起的表观盐皮质激素过多，临床表型包括高血压、低钾血症、代谢性碱中毒、低肾素、低醛固酮和正常血浆皮质醇水平。表观盐皮质激素过多可以通过24小时尿皮质醇/可的松异常（高）比值确定诊断。异常的尿皮质醇-可的松代谢产物谱特征可反应HSD11B2活性下降；皮质醇与可的松比值通常高于正常值的10倍。DOC水平在严重的ACTH-依赖性库欣综合征中也是增高的，对该疾病高血压和低钾血症有贡献。

5.Liddle综合征（肾小管离子转运异常） 1963年，Grant Liddle报道了一种常染色体显性肾脏疾病，临床表现类似于原发性醛固酮增多症伴高血压、低钾血症、不适当尿钾排泄。但是血浆醛固酮和肾素水平非常低，因此这种疾病被称为假性醛固酮增多症。Liddle综合征为肾小管上皮细胞阿米洛利敏感钠通道β或γ亚基常染色体显性突变所致。该病绝对少见，全球报道不超过30个家系。基因突变导致肾小管上皮细胞钠通道活性增高，患者表现为肾小管钠重吸收增加、失钾、高血压和低钾血症。如上所述，血醛固酮和肾素水平较低。患病个体通常表现为儿童或者青年高血压、自发性低钾血症、低水平醛固酮和肾素。与低钾血症相关的高血压家族史倾向于存在Liddle综合征。低钾性高血压患者中发现醛固酮和肾素水平低可以增加Liddle综合征的可能性。当其他病因已经排除，可以考虑试验性应用阿米洛利或者氨苯蝶啶。Liddle综合征很容易与表观盐皮质激素过多进行鉴别：联合限盐饮食、阿米洛利或者氨苯蝶啶临床反应良好，螺内酯和地塞米松治疗无效，24小时尿皮质醇/可的松比值正常。临床遗传学检测可由以下网址获得（见see www.genetests.org）。

第15章 继发性高血压：嗜铬细胞瘤和副神经节瘤

Debbie L. Cohen and Lauren Fishbein

内分泌疾病占继发性高血压的5%～10%。嗜铬细胞瘤和副神经节瘤是一种虽然罕见但是被公认的继发性高血压病因。嗜铬细胞瘤和副神经节瘤是自主神经系统肿瘤，分别起源于肾上腺髓质和肾上腺外神经节的嗜铬组织。嗜铬细胞瘤和多数副神经节瘤起源于分泌儿茶酚胺和甲氧基肾上腺素的交感神经系统组织。一些副神经节瘤起源于副交感神经节，特别是头颈部位，多数无分泌功能。

人群中嗜铬细胞瘤和副神经节瘤发生率约为每100万人2～8例，是高血压的少见病因（占所有高血压患者的0.2%～0.6%）；而嗜铬细胞占到肾上腺意外瘤的4%～7%。如果未被诊断，这些肿瘤与高致残率和死亡率有关，继发于未控制的儿茶酚胺水平所致的高血压、心脏疾病、卒中，甚至死亡。有趣的是，嗜铬细胞瘤和副神经节瘤多数与遗传性基因突变有关。尽管多数肿瘤为良性，恶性可高达25%，与不良的预后有关。对该病做出诊断非常关键，一经诊断，采取合适的医疗处理对于减少肿瘤致残率和降低相关手术风险是必须的。嗜铬细胞瘤以前被认为是“数个十的肿瘤”，10%为双侧，10%在肾上腺外，10%是恶性，10%为无症状性，如今这些观点不再正确。本章将讨论嗜铬细胞瘤和副神经节瘤独特的临床特征、诊断和治疗，以及有关的遗传性疾病。

一、筛查和诊断

伴有高血压的年轻人和任何年龄出现新发而难以控制的高血压，应该寻找继发性病因，包括嗜铬细胞瘤和副神经节瘤。筛查嗜铬细胞瘤也是高血压和正常血压患者肾上腺意外瘤功能评估的一部分。此外，症状提示可能为嗜铬细胞瘤和副神经节瘤的患者需要筛查，包括经典的头痛、心悸和出汗三联征，还有焦虑、震颤、新发或者既往确诊的糖尿病恶化、晕厥或者晕厥前。患者也可能无症状，其比率高于既往评估。通常，特别是那些阵发性发作的患者，容易因为焦虑或者惊恐发作而未被考虑。鉴别诊断很多（表15.1），临床医师必须怀疑到嗜铬细胞和副神经节瘤才能做出诊断。

表15.1　嗜铬细胞瘤/副神经节瘤与各系统疾病鉴别诊断

系统	鉴别诊断
心血管系统	心绞痛
	心血管功能失调
	不稳定型原发性高血压
	直立性低血压
	阵发性心律失常和尖端扭转
	肾血管疾病
	晕厥或晕厥前
内分泌系统	碳水化合物不耐受
	类癌综合征
	甲状腺功能亢进症
	低血糖症
	胰岛素瘤
	甲状腺髓样癌
	绝经或原发性卵巢/睾丸衰竭
	嗜铬细胞瘤/副神经节瘤
神经系统	自主神经病变
	脑血管供血不足
	间脑癫痫（自主神经癫痫发作）
	高肾上腺素
	偏头痛
	直立性心动过速综合征
	卒中
心理学	人为的
	广泛性焦虑症
	过度通气
	惊恐发作
	躯体化障碍
药物性	非法药物摄入
	拟交感神经药物摄入
	万古霉素（“红人”综合征）
	肾上腺素能抑制剂撤药
	精神类药物撤药
其他	肥大细胞增多症
	复发性特发性过敏反应

1. 实验室检查 一旦疑似嗜铬细胞瘤或者副神经节瘤，可以用两种方式进行筛查，化验血浆游离甲氧基肾上腺素或者24小时尿甲氧基肾上腺素。血浆和尿检对嗜铬细胞瘤和副神经节瘤的敏感性均超过90%。血浆甲氧基肾上腺素测定与24小时尿检相比更受偏爱，因为操作更容易且特异性更高（特异性分别为79% ～ 98%和69% ～ 95%）。儿茶酚胺和甲氧基肾上腺素测定容易出现假阳性增高，源于多种因素。直立体位或者近期运动可以增高这些物质的水平。因此，指南推荐血浆检测于患者仰卧位安静休息20分钟后进行，尽管这一点在临床上通常不具备实践性。血浆儿茶酚胺对体位和运动特别敏感，因此不推荐作为首选的筛查试验，假阳性结果可能性增加。大多数实验室对仰卧位和直立体位血浆检测设定不同的参考范围，用于解释结果时这些举措是必须的。血浆和尿检的儿茶酚胺和甲氧基肾上腺素水平也可因为药物干扰出现假阳性增高（表15.2）。

表15.2 干扰嗜铬细胞瘤和副神经节瘤筛查试验的药物

对乙酰氨基酚
左旋多巴
单胺氧化酶抑制剂
选择性5-羟色胺再摄取抑制剂
拟交感神经药物
三环类抗抑郁药
某些β受体阻滞药（特别是非选择性）
某些α受体阻滞药（酚苄明）

2. 影像学 一旦确认儿茶酚胺和（或）甲氧基肾上腺素水平升高，应进行影像学研究以定位肿瘤。腹部/盆腔计算机断层（CT）或者磁共振成像（MRI）横截面成像是首先推荐的影像学检查，因为绝大多数肿瘤在肾上腺或腹部或盆腔。对于已知易感基因突变的患者，根据相关联的表型进行影像学其他部位检查是必须的（见遗传综合征部分）。起源于副交感神经链的副神经节瘤，例如，来自头颈部的副神经节瘤通常无分泌功能。因此，如果怀疑存在副交感神经节副神经节瘤，无论生物化学检测结果如何，必须进行影像学检查。此外，因为副交感神经节副神经节瘤通常无分泌性，如果患者存在已知的副交感神经肿瘤的甲氧基肾上腺素升高，必须进行腹部/盆腔影像学检查，以评价其他交感神经来源的原发性嗜铬细胞瘤或者副神经节瘤。

^{123}I-间碘苄胍（MIBG）显像通常不作为一线研究，因为正常肾上腺可以有对称或者不对称生理性摄取增加导致的假阳性结果。^{123}I-MIBG显像经常用于横断面成像未发现肿瘤，而生物化学检测提示甲氧基肾上腺素升高的患者，或者有转移性疾病，需要评估病变是否具有MIBG高亲和性，用于准备可能的^{131}I-MIBG治疗。指南推荐氟代脱氧葡萄糖正电子发射断层摄影（[^{18}F]-FDG PET）/CT扫描诊断转移性疾病优于^{123}I-MIBG，特别是种系琥珀酸脱氢酶亚单位B（*SDHB*）基因突变的患者，正电子发射断层摄影（PET）显像的敏感性是74% ～ 100%。

二、治疗

1. 手术 手术切除是治疗嗜铬细胞瘤和副神经节瘤的首选方法。由于儿茶酚胺高分泌，手术切除在围手术期的发病率和死亡率较高，但是随着围手术期药物阻滞的引入，外科手术现在相对安全，发病率和死亡率低至0% ～ 2%。与开放性肾上腺切除手术相反，嗜铬细胞瘤和副神经节瘤腹腔镜手术与结局改善相关。实际上，腹腔镜肾上腺切除术是肾上腺嗜铬细胞瘤首选的治疗方法，通常小肾上腺嗜铬细胞瘤可以治愈。开放性肾上腺切除术常用于非常大的肿瘤，直径超过8cm，还有肾上腺外副神经节瘤。开放性肾上腺手术一般整个肾上腺被切除，双侧肾上腺嗜铬细胞瘤和有遗传易感性的双侧嗜铬细胞瘤［如多发性内分泌肿瘤2型（MEN2）和von Hippel Lindau（vHL）］患者，应该尝试保留皮质功能的手术。如果保留足够的皮质功能，患者可以避免终身糖皮质激素和盐皮质激素替代治疗。肾上腺皮质保留手术复发风险较高。肾上腺切除过程中做到不侵犯肿瘤包膜和不离断囊性化分隔的嗜铬细胞瘤非常重要，因为术中这些溢出的组织可能种植于腹腔，导致肿瘤在肾上腺床或者腹膜复发生长。有经验的外科手术团队和经验丰富的麻醉师至关重要。

术前准备，患者应该于手术前接受α受体阻滞药治疗10 ～ 14天，手术当天指导患者早晨应用这些药物。手术期间应避免使用某些诱导药物和麻醉药物（如芬太尼、氯胺酮和吗啡），因为可以潜在刺激儿茶酚胺释放。阿托品是副交感神经系统阻滞药物，可引起心动过速，也应避免使用。可选择的诱导药物包括丙泊酚、依托咪酯、巴比妥盐和合成的阿片类药物。多数麻醉气体可用，但应避免氟烷和地氟烷。术中和围手术期提供连续密切的血流动力学和心血管监测非常重要。

手术期间，患者需要术中静脉注射酚妥拉明或尼卡地平。插管、手术操作和肿瘤处理期间，常见血压升高。一旦肿瘤被切除，由于儿茶酚胺大幅度下降，血压迅速下降。血流动力学不稳定的危险因素包括肿瘤直径超过3 ～ 4cm、茶酚胺水平升高、血压未控制，或者术前直立性低血压。术后24 ～ 48小时患者可能需要补充液体和胶体，有时要用α肾上腺素能激动药来维持血压，可能需要在重症监护病房监测。术后低血压在那些接受合适的术前α受体阻滞药治疗的患者中较少见。血压通常于术后数日恢复正常，但是部分患者可以仍保持高血压，特别是有长期潜在高血压或者广泛转移疾病的患者。

2.围手术期阻滞 围手术期阻滞对减低与肿瘤切除相关的发病率和死亡率至关重要。其他手术操作和活检前也需要药物阻滞，当转移性疾病接受治疗，如化疗、放疗和高剂量^{131}I-MIBG治疗，特别是儿茶酚胺水平非常高时，也需要考虑药物阻滞。目前还没有标准的指南用于围手术期药物阻滞方案，现存数据过少缺乏随机对照临床试验。通常一经诊断即开始术前应用α受体阻滞药，手术一般预定于诊断后的2～3周。多种不同的药物方案用于控制儿茶酚胺高分泌作用，包括应用α受体阻滞药、钙通道阻滞药和酪氨酸羟化酶抑制剂。经典药物和剂量方案见表15.3。

3.药物治疗

（1）α受体阻滞剂：α受体阻滞药是嗜铬细胞瘤和副神经节瘤患者围手术期管理应用最广的药物。这些肿瘤引起α受体激活，儿茶酚胺过量分泌，导致严重的血管收缩，引起高血压、心律失常和心肌缺血。竞争性和非竞争性α受体阻滞药均可用于术前处理。最常用于围手术期管理的α受体阻滞药是酚苄明，一种非竞争性抑制剂，共价结合于α_1和α_2受体。酚苄明非竞争性抑制两种α受体，在手术和肿瘤处理过程中难以取代儿茶酚胺的过量释放，提供更为完全的α受体阻滞药。这种不可逆结合显著降低术中高血压危象发生风险，然而也可以引起肿瘤切除后的低血压。术后24～48小时需要血管升压药物支持和静脉输液以保持血压。

选择性α_1受体阻滞药包括多沙唑嗪、特拉唑嗪和哌唑嗪。这些竞争性抑制剂的作用时间相对短，因此术中儿茶酚胺过量释放可以克服受体阻滞效应，潜在导致术中高血压危象。然而，半衰期更短，肿瘤切除术后低血压发生更少。我们通常在长期使用α受体阻滞药的症状性转移性疾病患者中保留应用选择性α受体阻滞药，或者用于病情需要较低剂量的α阻断，例如，因为转移性疾病儿茶酚胺水平升高而准备拔牙的患者使用。这些药物提供不完全性α阻断，比酚苄明费用显著减低，耐受性更好。

（2）钙通道阻滞药：钙通道阻滞药抑制去甲肾上腺素介导的钙跨膜流入平滑肌。尼卡地平是最常用的钙通道阻滞药，可以术前口服给药和术中静脉给药。目前尚无前瞻性研究直接比较α受体阻滞药和钙通道阻滞药用于术前诊断的作用，但是有些内科医师更喜欢使用钙通道阻滞药鉴于其心脏和肾脏保护作用。

（3）β受体阻滞药：嗜铬细胞瘤或者副神经节瘤患者应用α受体阻滞药前绝不能用β受体阻滞药，因为可以导致无对抗的α肾上腺素能刺激，导致严重的血管收缩和高血压危象。患者达到充分α受体阻滞后，发生反射性心动过速，通常加用选择性β_1受体阻滞药如美托洛尔。这种心动过速是期望的副作用，提示已经达到完全性α受体阻滞。酒石酸美托洛尔一般以25mg（每日2次）的剂量加用，可滴定上调以达到心率60～80次/分。拉贝洛尔，具有α受体和β受体双重阻滞特性，不推荐使

表15.3 嗜铬细胞瘤和副神经节瘤常用术前阻滞药物

药物	作用	特点	常用剂量	常见不良反应[a]
酚苄明	非选择性α_1和α_2受体阻滞剂	非竞争性拮抗药	10mg，每日2～3次（最大剂量60mg/d）	直立性低血压、鼻黏膜充血
多沙唑嗪	选择性α_1受体阻滞剂	竞争性拮抗药	2～4mg，每日2～3次	直立性低血压、头晕
哌唑嗪	选择性α_1受体阻滞剂	竞争性拮抗药	1～2mg，每日2次	直立性低血压、头晕
特拉唑嗪	选择性α_1受体阻滞剂	竞争性拮抗药	1～4mg，每日1次	直立性低血压、头晕
尼卡地平	钙通道阻滞剂	长效二氢吡啶	30mg，每日2次	头痛、水肿、血管扩张
氨氯地平	钙通道阻滞剂	长效二氢吡啶	每日5～10mg	头痛、水肿、心悸
甲基酪氨酸	酪氨酸羟化酶抑制剂	减少儿茶酚胺生成	250～500mg，每日4次，每2日增量250～500mg	严重嗜睡、锥体外系不良反应、胃肠道不适
美托洛尔	选择性β_1受体阻滞剂	仅用于治疗α受体完全阻滞后的反射性心动过速	25～50mg，每日1～2次	乏力、头晕

[a]许多常见不良反应是被需要的，提示完全性术前阻滞。如果可能和时机合适，这些不良反应不需要药物减量处理［引自：Fishbein L，Orlowski R，Cohen D. Pheochromocytoma/Paraganglioma：Review of perioperative management of blood pressure and update on genetic mutations associated with pheochromocytoma. J Clin Hypertens（Greenwich），2013，15：428-434.］

用，因为有报道称可致反常性高血压反应，据推测可能是α肾上腺素能不完全性阻滞所致。拉贝洛尔可能对转移性疾病和儿茶酚胺长期升高的患者血压管理有效。

（4）甲酪氨酸：α甲基酪氨酸或者甲酪氨酸是一种酪氨酸羟化酶抑制剂，阻滞酪氨酸转化为多巴胺，从而抑制儿茶酚胺的生物合成。这种药物能为患者提供显著的血流动力学稳定性，因为抑制儿茶酚胺过量生成，有助于预防潜在的术中高血压和肿瘤切除术前和术后经历的低血压。甲酪氨酸可以引起某些明显的副作用，包括严重嗜睡、胃肠道不适和锥体外系神经症状。不过，甲酪氨酸在一些医学中心与酚苄明联合用药，常开始于手术前8～10天，剂量从250mg（每日1次）起始，滴定增量，每1～2天增加250mg，至手术当日剂量达到250mg或者500mg（每日4次）。甲酪氨酸联合酚苄明可以提供心血管益处，一项回顾性研究显示能够减少围手术期心血管死亡率。该药可考虑用于心血管高风险或者术前儿茶酚胺水平很高的患者。对儿茶酚胺负荷很高，有症状的转移性疾病患者也有作用。

几项回顾性研究评估了嗜铬细胞和副神经节瘤不同的围手术期药物阻滞方案。最大的回顾系列是比较梅奥诊所和克利夫兰诊所的围手术期管理方案。梅奥诊所方案是术前给患者服用酚苄明1～4周，直到出现直立性低血压以确保完全α受体阻滞。如果患者心率超过80次/分，可以加用β受体阻滞剂；如果患者仍表现为高血压，加用钙通道阻滞药。另外，如果肿瘤很大，加用甲酪氨酸。克利夫兰诊所的治疗方案把多沙唑嗪作为一线治疗药物，通常加用钙通道阻滞药，如果需要治疗心动过速加用β受体阻滞药。回顾性分析显示，用酚苄明的患者术中严重高血压持续时间呈更短的趋势，但是术后低血压发生更多，酚苄明治疗的患者56%需要肾上腺素升压药支持，而多沙唑嗪治疗的患者仅27%需要。不过，两种治疗方案关联的术后结局或者住院时间没有差异。这个研究有明显的局限性：研究为回顾性，比较来自两个机构的非标准化方案，不同的患者人群，不同的外科医师，不同的术中护理。另外一些小回顾性单中心研究，每个包含39例患者或者更少，也发现酚苄明与选择性α受体阻滞药围手术期阻滞方案比较结果没有差异。

根据经验，我们推荐应用酚苄明非竞争性α受体阻滞用于外科手术。酚苄明通常剂量为10mg，每日2次；滴定上调至最大剂量20mg，每日3次。常见不良反应包括直立性低血压和鼻黏膜充血。治疗目标为保持血压于正常范围高值，收缩压120～140 mmHg，舒张压70～90 mmHg。期望看到反射性心动过速，此时达到全面α阻滞。如果心率持续高于100次/分，加用β受体阻滞药。如果患者有非常大的肿瘤或者儿茶酚胺水平很高，我们将于术前8～14天加用甲酪氨酸以减少儿茶酚胺生成。经常看到术后低血压，很少持续超过24小时，表示术前药物阻滞完全和足够。推荐静脉补液治疗术后低血压，如果需要，可应用α受体激动剂（如去钾肾上腺素）血管加压支持治疗。

我们从前的治疗方案是甲酪氨酸和酚苄明联合用于所有的嗜铬细胞瘤和副神经节瘤患者；后期由于甲酪氨酸短缺只能单独应用酚苄明。于是进行了一个回顾性队列研究，以确定术前酚苄明和甲酪氨酸联用和单独应用酚苄明的影响。174例患者，联合治疗组142例（81.6%），单独应用酚苄明组32例。两组患者术中抗高血压药物（83.9% vs. 78.1%; $P=0.443$）、血管加压药物（74.6% vs. 87.5%; $P=0.120$）、液体补充（平均每分钟24.4 vs. 24.8 ml; $P=0.761$）比例相当。尽管两组围手术期并发症发生率无明显差异，校正混杂因素后，单独酚苄明组的患者心血管并发症发生率高达15.8%（$P=0.034$）。与联合治疗组相比，单独酚苄明组患者术中血流动力学不稳定发生更多，心率变异更大（7.4次/分; $P=0.034$），收缩压波动更大（14.8 mmHg; $P=0.020$）。该研究显示术前应用甲酪氨酸，可以改善嗜铬细胞瘤/副神经瘤手术切除患者术中血流动力学的稳定性，减少心血管并发症发生率。

4.急性高血压危象　急性高血压危象可以是未经诊断的嗜铬细胞瘤或者副神经节瘤现有症状，也可以发生于已知肿瘤患者。高血压急症，我们推荐静脉用α阻滞剂酚妥拉明以控制血压。如果需要，可应用其他静脉血管扩张药，如硝普钠或尼卡地平。

三、妊娠期嗜铬细胞和副神经节瘤

妊娠期嗜铬细胞瘤和副神经节瘤对于母亲和胎儿是危险甚至致命的。围手术期药物阻滞与非妊娠患者相同，手术时机经常很棘手。通常推荐妊娠18～22周手术切除。如果晚期妊娠才被诊断，推荐同时进行剖宫产和嗜铬细胞瘤/副神经节瘤手术切除。自然分娩应当避免。有嗜铬细胞遗传易感性的患者，如vHL和MEN2患者，推荐筛查血浆甲氧基肾上腺素水平，以尽早发现嗜铬细胞瘤，筛查时间为计划受孕时和（或）确定妊娠时，避免疾病的延迟发现和由于未被发现嗜铬细胞瘤相关的妊娠期致残。如果患者在妊娠期发生高血压危象，治疗与非妊娠患者相同，因为氰化物对胎儿的毒性作用，硝普钠不可用。

四、随访

所有患者术后4～6周应该进行儿茶酚胺生物化学（优选血浆甲氧基肾上腺素）检测，以确保恢复正常。如果仍保持升高的水平，提示病灶残留或者疾病转移；如果患者双侧肾上腺切除，他们将需要终身糖皮质激素和盐皮质激素替代治疗。嗜铬细胞瘤和副神经节瘤确实容易复发，我们曾经见过长达25年之后复发。患者还可能发生其他原发性肿瘤。因此，所有的患者应该终身每年检测甲氧基肾上腺素水平。此外，所有患者应当进行基因检测，因为这类肿瘤种系突变检测率高。大多数肾上腺嗜铬细胞瘤完全切除的患者不需要随访横断面成像。已知种系基因突变易感的患者需要随访影像学检查，取决于该基因与复发风险增高或者其他原发肿瘤相关，还有*SDHB*突变病例，恶性肿瘤或者转移性疾病发生率高（有关建议见遗传综合征部分）。如果儿茶酚胺持续升高或者疑似转移性疾病应该考虑^{123}I-MIBG扫描。指南提议诊断转移性疾病，^{18}F-FDG PET/CT扫描优于^{123}I-MIBG成像，特别是种系*SDHB*突变患者，PET成像敏感性明显更高。

五、恶性肿瘤

不能仅根据组织学发现诊断嗜铬细胞瘤或者副神经节瘤为恶性。世界卫生组织将恶性肿瘤定义为远离原发肿瘤位置的非嗜铬组织转移受累。嗜铬细胞瘤和副神经节瘤常见转移部位为淋巴结、骨骼包括颅骨、肺和腹膜。嗜铬细胞局灶血管浸润很常见，无远处转移性疾病则不考虑为恶性。不幸的是，目前没有预测恶性嗜铬细胞瘤的可靠标志物。嗜铬细胞瘤的肾上腺分级评分（PASS）是2002年提出的组织学评分系统，用于预测恶性可能性。初始研究中，组织学特征评分从0～20，低于4分与良性肿瘤有关，≥4分潜在恶性风险增高。PASS评分容易导致在观察者组间和组内变异性较大，应该谨慎应用。不管怎样，特别是预测良性疾病，确定患者不需要随访很有用处。另外的病理学评分称为肾上腺嗜铬细胞瘤和副神经节瘤分级系统（GAPP），包括组织病理特征、生化分泌和增殖系数。GAPP把肿瘤分类为良好分化、中度分化和分化不良，目前尚未应用于临床，如果未来验证研究能够支持初始发现，可能比PASS预测恶性更有用。肾上腺肿瘤比肾上腺外肿瘤恶性疾病少，转移性疾病10%来自肾上腺原发性肿瘤，近20%来自肾上腺外肿瘤。转移性疾病容易发生于大肿瘤，肾上腺外副神经节瘤和有*SDHB*突变的患者。转移可以存在于诊断原发性肿瘤当时或者20～25年之后。转移性嗜铬细胞瘤的患者5年总体生存率为50%。

1.*治疗选择*　所有转移性疾病的治疗能够延缓疾病进展而不能治愈。手术减积仍然是恶性疾病初始治疗最好的选择。如果肿瘤具有MIBG高亲和力，对于转移性疾病患者MIBG是一种好的治疗选择。^{131}I-MIBG治疗方案采用高低不同的剂量，更高剂量与更多的骨髓毒性有关。一项系统性回顾和荟萃分析对^{131}I-MIBG治疗转移性疾病患者肿瘤体积的作用进行验证。总计7个研究，243例患者纳入分析。患者可以有也可没有前期治疗，接受不同剂量^{131}I-MIBG方案。结果显示，肿瘤完全或者部分缓解的患者分别为3%和27%，完全或者部分激素缓解的患者分别为11%和40%。目前有一种新型MIBG制剂［Azedra（Ultratrace碘苯胍I-131）］正在临床试验评估，对分泌儿茶酚胺的肿瘤细胞具有更强的特异性。

外照射治疗和质子治疗通常用于骨转移和控制无法切除的头颈部副神经节瘤。放射治疗对转移性疾病也有作用，限于少数大肿块或症状性病变，单独或者联合应用^{131}I-MIBG，因为这些治疗没有重叠的毒性。

化学治疗方案对转移性疾病治疗效果不佳。最常用的方案由环磷酰胺、长春新碱和达卡巴嗪（CVD）组成。目前没有前瞻性临床试验，但有一个系统性回顾和荟萃分析来评估转移性嗜铬细胞和副神经节瘤患者CVD化学治疗的效果。该分析包含4项研究，总计50例患者。结果显示，肿瘤完全或者部分缓解率分别为4%和37%，生物化学完全或者部分缓解率分别为14%和40%。缓解发生于CVD治疗的2～4个周期，这些数据来自2项研究，反应的中位持续时间为20个月和40个月。

替莫唑胺，一种DNA烷基化药物，曾用于一项很小的研究，15例转移性嗜铬细胞瘤和副神经节瘤患者（10例患者有*SDHB*突变）。研究者假设因为*SDHB*关联的嗜铬细胞瘤和副神经节瘤存在广泛甲基化，这些肿瘤可能对替莫唑胺治疗应答更好，因为它们可能在表观遗传学上沉默了对替莫唑胺进行DNA修复反应所需的酶。该研究发现*SDHB*突变携带者中位无进展生存期（19.7个月）比非突变携带者（2.9个月）更长（$P=0.007$）。

一些新药用于治疗转移性嗜铬细胞瘤，包括酪氨酸激酶抑制剂靶向治疗，如舒尼替尼和帕唑帕尼，为多靶向药物，具有抗新生血管生成和抗肿瘤活性。临床试验正在进行，部分初始结果令人失望，应用sunitinib治疗中位无进展生存期为4.1个月，4级高血压常见，也是一种限制性因素。有些伴转移性疾病患者奥曲肽扫描呈阳性摄取，提示生长抑素受体上调。如果呈阳性反应，奥曲肽或者长效作用的兰瑞肽可考虑作为另一种治疗选择。实体性肝转移可以手术切除治疗，如果出现多发性肝转移，化学栓塞也可以作为治疗选择。

2.*恶性嗜铬细胞瘤药物治疗的高血压效应*　治疗恶性嗜铬细胞瘤可能增加儿茶酚胺分泌，诱发高血压危象。另外，某些治疗本身可以诱发高血压危象。CVD治疗后需要密切监测血压，因为可以从溶解的肿瘤细胞大量释放儿茶酚胺致使血流动力学不稳定。临床试验显示，高剂量^{131}I-MIBG治疗与约15%的患者发生明显的3级高血压有关，通常出现于注射药物30分钟内。高血压恶化的作用机制尚不清楚。高血压是酪氨酸激酶抑制剂（TKI）治疗其他类型癌症的常见不良反应，在转移性嗜铬细胞瘤和副神经节瘤患者中，问题凸显，因为他们本身已经存在严重高血压。TKI诱导或恶化高血压的作用机制尚不清楚，据推测通过阻断血管内皮细胞生长因子（VEGF）作用，一氧化氮合成酶生成减少，阻止一氧化氮生成，与内皮素作用相反而引起高血压。另外的假说是VEGF功能减低导致血管床重塑和内皮功能失调。还有假说是TKI引起肿瘤细胞凋亡，导致储存的儿茶酚胺和甲氧基肾上腺素释放。建议恶性嗜铬细胞瘤和副神经节瘤患者，接受任何全身治疗时均需要评估治疗前的α受体阻滞药或钙通道阻滞药应用，同样评估围手术期药物阻滞应用，预防高血压恶化。此外，肿瘤对全身性治疗产生应答，儿茶酚胺分泌减少，这些患者在应用抗高血压药时需要密切监测低血压发生。

六、遗传综合征

高达40%的嗜铬细胞瘤和副神经节瘤患者有基因种系突变，目前已知超过14个基因可以增加此类肿瘤风险（表15.4）。因为嗜铬细胞瘤和副神经节瘤是遗传突变率最高的肿瘤，指南推荐所有这些肿瘤患者转诊进行临床遗传学检测。知道种系突变的存在对于患者和家庭成员具有筛查和监测意义。首先被关注嗜铬细胞瘤风险增加的综合征是经典的肿瘤抑制综合征神经纤维瘤病1型（NF1）、MEN2和vHL。随着时间推移，其他综合征和易感基因被证实。

1.*神经纤维瘤病1型* 每3000人中有1例发生NF1，是一种常染色体显性遗传综合征，由*NF1*肿瘤抑制基因失活种系突变所致。*NF1*基因产物、神经纤维蛋白，负性调节MAPK（丝裂原活化蛋白激酶）途径的细胞增殖。患者诊断NF1基于以下临床标准，符合2条或者2条以上：根据青春期状态，6个或者更多特定大小的咖啡牛奶色斑，Lisch结节即良性虹膜错构瘤，2个或者2个以上的皮肤神经纤维瘤，1个或者多个丛状神经纤维瘤，腋窝或腹股沟雀斑，视神经胶质瘤，蝶骨发育不良或者长骨变薄，一级亲属有NF1。这些标准不包括嗜铬细胞瘤或者副神经节瘤，但是NF1患者比普通人群发生肾上腺嗜铬细胞瘤的风险增加。NF1患者的嗜铬细胞瘤罕见，一旦存在，恶性风险高达12%。对NF1患者筛查嗜铬细胞瘤生物化学指标推荐用于任何高血压个体。

2.*多发性内分泌肿瘤2型* MEN2是一种常染色体显性遗传综合征，30 000人中有1例发生，由*RET*原癌基因激活性种系突变所致。RET蛋白是一种酪氨酸激酶膜受体，可以激活细胞内的PI3K信号通路。MEN2有两种亚型：MEN2A和MEN2B。MEN2患者超过90%为MEN2A，这些患者具有发生甲状腺髓样癌、嗜铬细胞瘤和甲状旁腺腺瘤或者增生所致的甲状旁腺功能亢进症的风险。MEN2A患者可以发生Hirshsprung病，也有些患者仅发生甲状腺髓样癌。少数MEN2患者为MEN2B，可以发生甲状腺髓样癌、嗜铬细胞瘤，并有黏膜神经瘤、胃肠道神经节神经瘤和马凡综合征的其他特征。MEN 2发生嗜铬细胞瘤风险的不同依赖于特异的*RET*基因突变；总的来说，50%的MEN2发生嗜铬细胞瘤，其中50%为双侧病变。MEN2副神经节瘤罕见，但是可以发生。2015年修订的指南建议，伴有高危突变（包括密码子634和918）的MEN2患者11岁起，以及伴有中危风险突变的患者16岁起，每年需要筛查嗜铬细胞瘤和副神经节瘤的生化检测。MEN2患者诊断嗜铬细胞瘤的平均年龄在30～40岁，恶性肿瘤风险低于5%。

3.*von Hippel Lindau病* vHL发病率为1/3.6万，是一种常染色体显性遗传综合征，由*VHL*基因种系突变失活所致。根据细胞内氧水平，VHL蛋白调节低氧诱导因子α（HIFα）功能，调节参与血管生成的基因转录。vHL病以不同的多发肿瘤和囊肿为特征，包括嗜铬细胞瘤、神经系统的血管母细胞瘤、肾囊肿、肾透明细胞癌、胰腺囊肿、胰腺神经内分泌肿瘤、内淋巴囊瘤和附

表15.4 嗜铬细胞瘤和副神经节瘤易感基因

基因	综合征	原发性嗜铬细胞瘤或副神经节瘤定位
NF1	神经纤维瘤1型	肾上腺嗜铬细胞瘤
vHL	von Hippel Lindau	肾上腺嗜铬细胞瘤
RET	多发性内分泌肿瘤2型	肾上腺嗜铬细胞瘤
SDHA	遗传性副神经节瘤综合征	任何部位
SDHB	遗传性副神经节瘤综合征	肾上腺外副神经节瘤（任何部位）
SDHC	遗传性副神经节瘤综合征	头颈部副神经节瘤（胸腔副神经节瘤）
SDHD	遗传性副神经节瘤综合征	头颈部副神经节瘤（任何部位）
SDHAF2	遗传性副神经节瘤综合征	头颈部副神经节瘤
TMEM127	家族性嗜铬细胞瘤/副神经节瘤综合征	肾上腺嗜铬细胞瘤（任何部位）
MAX	家族性嗜铬细胞瘤/副神经节瘤综合征	肾上腺嗜铬细胞瘤
FH	遗传性平滑肌瘤病和肾细胞癌综合征	任何部位
MDH2	家族性嗜铬细胞瘤/副神经节瘤综合征	任何部位
EPAS1	红细胞增多副神经节瘤综合征	任何部位

睾囊肿。有10%～20%的vHL患者发生单侧或者双侧嗜铬细胞瘤，副神经节瘤发生极为罕见。具有家系高危突变的vHL患者，需要从5岁起筛查嗜铬细胞瘤。vHL患者诊断嗜铬细胞瘤的平均年龄为30岁，约5%发生转移性疾病。

4.遗传性副神经节瘤综合征　下一组与嗜铬细胞瘤和副神经节瘤有关的综合征称为遗传性副神经节瘤综合征，由琥珀酸脱氢酶（SDH）复合物种系突变所致，该复合物为线粒体呼吸链的复合物Ⅱ，三羧酸循环中可以将琥珀酸转化为富马酸。该复合物由4个基因组成，即*SDHA*、*SDHB*、*SDHC*、*SDHC*和辅助因子*SDHAF2*。这些基因的任何突变可以增加发生嗜铬细胞瘤和副神经节瘤的风险，存在基因型/表型关联。*SDHB*突变最常见，通常与肾上腺外副神经节瘤有关，患者也可能发生肾上腺嗜铬细胞瘤和头颈部副神经节瘤。携带*SDHB*种系突变的患者发生转移性疾病风险最高（23%），高于其他*SDH*基因突变的任何一种（小于5%）。*SDHD*突变是复合物第二常见的突变类型，通常与头颈部副神经节瘤关系最密切，患者也可以发生肾上腺或者肾上腺外肿瘤。*SDHD*突变为父系表达，意味着突变遗传来自先证者的父亲，才会发生肿瘤，极少例外。其余亚基的突变更为罕见。*SDHC*种系突变是与头颈部副神经节瘤有关最常见的类型（超过80%），也可以发生胸部副神经节瘤、腹部副神经节瘤和肾上腺嗜铬细胞瘤。很少有嗜铬细胞瘤和副神经节瘤患者种系突变为*SDHA*或者*SDHAF2*。*SDHAF2*突变具有父源性遗传效应，受累患者容易仅发生多发头颈部副神经节瘤。

*SDHx*突变携带者具有发生多发原发性嗜铬细胞瘤和副神经节瘤的风险，也有发生其他肿瘤的风险，包括肾透明细胞癌、胃肠道间质肿瘤和垂体腺瘤。因此，*SDHx*突变携带者需要终身筛查。目前尚无正式指南关于如何筛查未受累的*SDHx*突变携带者。突变携带者家系需要长期监测研究已确定真正的恶性肿瘤发生率和疾病外显率。在获得这些数据之前，多数专家推荐5～10岁开始每年筛查生物化学指标，每2年全身影像学检查。多数中心应用MRI来筛查患者，以避免终身CT扫描所致的放射暴露。

5.其他遗传性病因　其他几种易感性基因在一小部分嗜铬细胞瘤和副神经节瘤患者中被证实。跨膜蛋白127（*TMEM127*）和Myc-关联蛋白X（*MAX*）种系突变经常与肾上腺嗜铬细胞瘤有关，患者也可以发生肾上腺外副神经节瘤。*TMEM127*被认为作用于mTOR通路，*MAX*是与*MYC*异源二聚体的转录因子。延胡索酸水合酶（*FH*）基因突变患者可以发生遗传性平滑肌瘤病和肾细胞癌综合征，近期几个家系发现这种基因突变可以发生嗜铬细胞瘤/副神经节瘤。*FH*参与三羧酸循环。另外一个作用于三羧酸循环的基因，苹果酸脱氢酶（*MDH2*），也在几个嗜铬细胞瘤和副神经节瘤家系中发现种系突变。*EPAS1*，编码转录因子低氧诱导因子2α基因，在一些有嗜铬细胞瘤，伴或者不伴红细胞增多症和（或）生长抑素瘤的患者中已经发现*EPAS1*突变。因为对嗜铬细胞瘤和副神经节瘤这些基因突变的外显率知之甚少，多数专家推荐携带这些少见易感基因突变的患者每年进行生化检测，每2年横断面成像检查。

6.体细胞遗传学　尽管嗜铬细胞瘤和副神经节瘤种系突变发生率高，仍有超过50%的嗜铬细胞瘤和副神经节瘤不认为是遗传所致。这些散发肿瘤中，经典易感基因*NF1*、*VHL*和*RET*中体细胞突变发生率较低，有趣的是，*SDHx*基因很少出现体细胞突变。高达10%的散发性肿瘤具有*HRAS*体细胞突变。约13%的副神经节瘤/嗜铬细胞瘤发现*ATRX*体细胞突变，这些突变与临床侵袭性疾病有关。*ATRX*是一种染色质重塑基因，另外一些神经内分泌肿瘤可见其突变，如神经母细胞瘤和分化良好的胰腺神经内分泌肿瘤。*ATRX*在肿瘤发生的作用尚未清楚。由国家卫生研究院资助的癌症基因组图谱（TCGA）正在完成嗜铬细胞瘤和副神经节瘤的整合基因组学研究，可能会深入了解这些肿瘤的生物学特性，识别侵袭性疾病的标志物，为治疗提供新靶点。

七、结论

嗜铬细胞瘤和副神经节瘤是继发性高血压少见而重要的病因。未被识别的肿瘤与高心血管发病率和死亡率有关。手术是治疗的主要手段，患者需要围手术期合适的α阻滞。高达40%的患者存在已知易感基因种系突变。确定种系突变存在对于治疗、筛查和监测患者及其家庭成员具有重要意义。因此，所有嗜铬细胞瘤和副神经节瘤患者应该转诊进行临床基因检测。

第16章 继发性高血压：睡眠障碍包括睡眠呼吸暂停

Ailia W. Ali and Patrick J. Strollo, Jr.

一、阻塞性睡眠呼吸暂停和高血压

阻塞性睡眠呼吸暂停（OSA）和高血压是经常共存的常见疾病。两种疾病之间有没有因果关系？多年来这个问题在文献中反复提出，至今仍是一个令人关注的领域。1976年Tilkian等首次报道OSA和高血压之间的关联，他们发现每次呼吸暂停发作伴随着周期性血压显著增高。1/3的OSA患者可以观察到全身性高血压。

本章我们将系统评述OSA和高血压的流行病学、OSA引起高血压发生和（或）发展的机制、治疗OSA对高血压的影响。

二、阻塞性睡眠呼吸暂停的定义

OSA定义为白天嗜睡、打鼾，被证实的呼吸中断，因为喘息或者气阻而憋醒，每小时睡眠中至少发生5次阻塞性呼吸事件（呼吸暂停、低通气、呼吸用力引起的觉醒）。每小时睡眠内发生15次或者更多的阻塞性呼吸事件，即便缺乏睡眠相关症状也足以诊断OSA，因为阻塞的严重性与重要后果如增加的心血管事件危险性之间有着较大关联。

阻塞性呼吸暂停或者低通气发生于上气道扩张肌不能在睡眠期间保持上气道开放和气流通畅。多种因素可以增加发生OSA的危险性，包括面部结构改变、上气道腔径缩小、上气道肌肉功能减弱、呼吸控制的不稳定性、觉醒反应增高、肺容量小、液体潴留、男性、肥胖、增龄、遗传因素、绝经和吸烟。

三、阻塞性睡眠呼吸暂停和高血压的患病率

普通人群中睡眠呼吸暂停发生于3%～7%的成年男性，2%～5%的成年女性。Peppard等近期报道30～70岁人群中OSA患病率为26%。瑞典一个基于人群年龄分层的病例对照研究评估了男性OSA患病率。该研究报道原发性高血压人群OSA患病率为35%。在Wisconsin睡眠队列研究中，每小时睡眠呼吸暂停低通气指数（AHI）≥15事件数的人群与AHI为0的人群相比，随访4年，发生高血压的比值比（*OR*）为2.89。该研究显示OSA严重程度与高血压发生呈剂量反应关系，与混杂因素无关。睡眠心脏健康研究也有类似发现，伴随着AHI增加，高血压患病率增高。

快速眼动（REM）睡眠通常与较高的上气道关闭倾向有关，因为该睡眠阶段肌肉张力呈抑制状态。因此，REM睡眠期OSA或者OSA恶化可能性增加。此外，REM睡眠还与交感神经活性增加有关，能引起血压上升。Wisconsin睡眠队列报道了REM AHI与高血压患病呈显著剂量关系。患高血压的受试者相对比值更高，在REM AHI≥15时最为明显。非REM AHI≤5的个体中，REM AHI增加2倍与高血压比值比增高24%有关。纵向分析也显示了较高的REM AHI与高血压发病之间的显著关联（*P*趋势＝0.017）。

最近一个来自睡眠心脏健康的5年随访研究得出结论，校正体重指数（BMI）后高血压与AHI之间的关联不再显著。与之类似，Vitoria睡眠队列也发现校正混杂因素后OSA与高血压的发生率没有关联。目前尚不清楚这些研究结果为何不同，可能由于样本人群差异，诊断睡眠呼吸暂停的技术或者AHI切点不同，上述差异可能解释OSA对高血压的患病和发病影响的变异。OSA与难治性高血压存在引人注目的关联。有报道难治性高血压患者OSA患病率为64%～83%。Pedrosa等证实OSA是难治性高血压患者最常见的继发性病因（图16.1）。

持续气道正压（continuous positive airway pressure，CPAP）治疗OSA可以降低患者队列的血压。CPAP对血压的类似影响在近期一个包括难治性和非难治性高血压和OSA人群中也已经观察到。这些发现支持OSA对患者高血压有致病作用（图16.2）。

四、阻塞性睡眠呼吸暂停的发病机制

解剖显示上气道骨性结构支撑有限。多种解剖或者生理因素容易促使上气道塌陷。这些因素的影响可以被扩张气道以维持呼吸道通畅的因素所抵消。

促使气道塌陷的两种基本力量是吸气时膈肌产生的胸腔内负压和气道周围组织产生的腔外组织压。咽部扩张肌特别是舌肌的作用，以及肺膨胀时气管牵张对气道的影响，可以克服上述气道塌陷力量。此外，非快眼

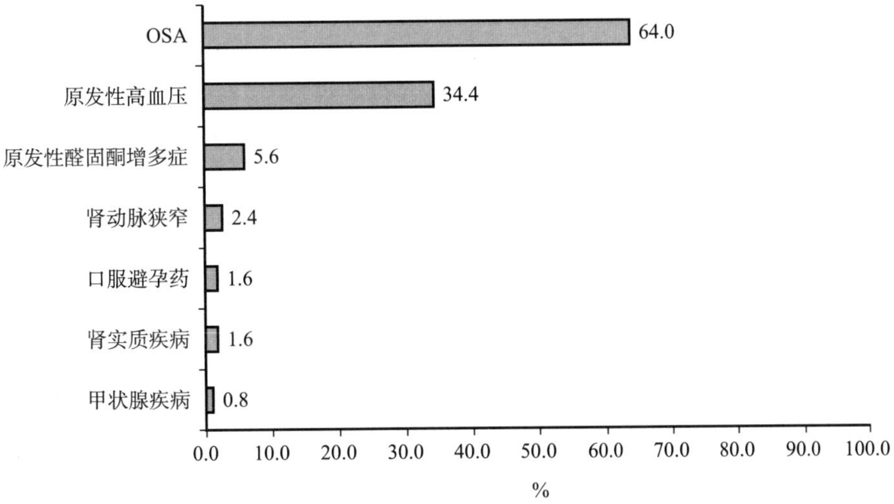

图16.1 难治性高血压相关的继发高血压病因患病率

OSA.阻塞性睡眠呼吸暂停（引自：Pedrosa RP，Drager LF，Gonzaga CC，et al. Obstructive sleep apnea：the most common secondary cause of hypertension associated with resistant hypertension. Hypertension，2011，58：811-817.）

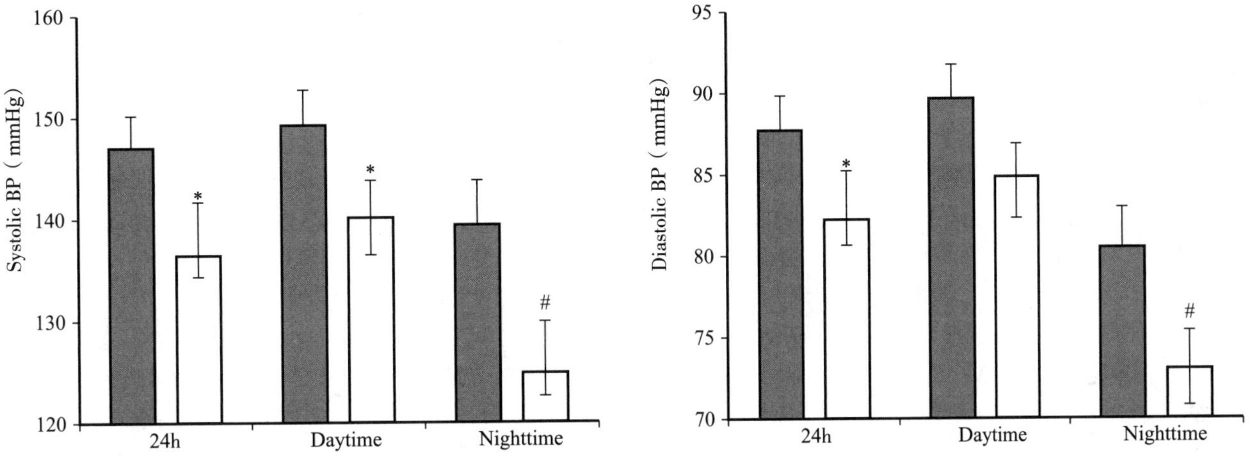

图16.2 Impact of continuous positive airway pressure on blood pressure

（Reused with permission from Logan AG，Tkacova R，Perlikowski SM，et al. Refractory hypertension and sleep apnea：effect of CPAP on blood pressure and baroreflex. Eur Respir J. 2003；21：241-247.）

注：持续气道正压对血压的影响。Systolic BP.收缩压；Diastolic BP.舒张压；Daytime.日间；Nighttime.夜间

动（nonrapid eye movement，NREM）睡眠期间肺容积低可以引起气道壁张力减低，与气流阻力和塌陷性增加有关。

OSA是由睡眠时上气道管腔完全或者部分塌陷引起的。清醒状态下，可以通过咽部扩张肌的活动得以保持上气道通畅。睡眠时这些肌肉活动减弱，伴随肺容积减少，增加了睡眠时气道完全塌陷的可能性。影响咽部扩张肌功能的因素包括疲乏，神经性和肌肉病变损伤也可引起气道阻塞。多数阻塞性呼吸暂停患者存在上气道解剖上管径较小，因为气道周围软组织增多，或者气道周围骨性结构较小所致。

呼吸控制系统的稳定性在睡眠时波动可以引起上气道扩张肌张力变化。中枢呼吸驱动力低导致上气道扩张肌活动减低，气道阻力增高，易于发生气道塌陷。

任何疾病状态所致的体液潴留，以及夜间液体从下肢流向颈部可以导致气道管腔狭窄，增加气道闭合倾向。这可能是心力衰竭和终末期肾病等疾病状态下发生OSA的重要因素（图16.3）。

肥胖和男性是OSA的危险因素。肥胖因为脂肪堆积，通过增加管腔外组织压力而促使气道塌陷。男性颈部软组织含量更多，气道更长，独立于身高之外，可能引起更多的气道塌陷。

增龄由于多种原因成为OSA的危险因素。老年个体气道塌陷增加原因如下：胶原蛋白丢失和咽喉部脂肪堆积，对负性管腔内压力咽部扩张肌反应受损，肺弹性回缩的减弱导致肺容积降低和上气道牵拉作用减少。

从睡眠状态觉醒的能力也可能参与OSA发病。通常睡醒后，患者短时间过度换气可以引起CO_2浓度下降。如果这种下降低于呼吸暂停阈值，中枢性呼吸暂停发生。如果上气道扩张肌接受呼吸输入，低碳酸血症降

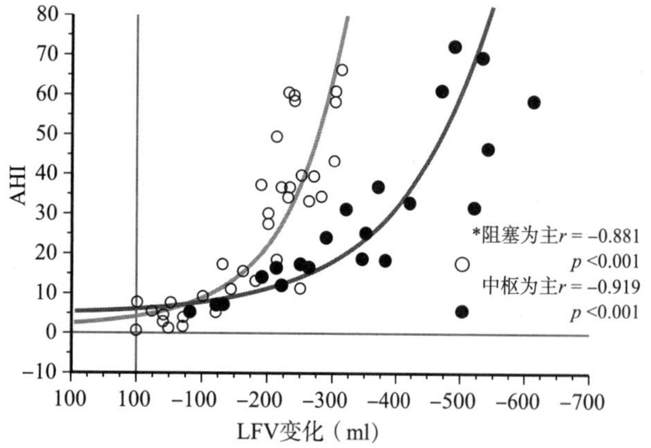

图16.3　下肢体量（LFV）变化对应的AHI

阻塞组和中枢组LFV变化与AHI的关系。空心圆和实线表示阻塞组AHI和LFV变化的关系［$y=2.4\times e^{(-0.011\times x)}$］。实心圆和虚线表示中枢组的AHI和LFV变化的关系［$y=5.18\ e^{(-0.004\times x)}$］。曲线的斜率显著不同（$P<0.001$）（引自：Yumino D，Redolfi S，Ruttanaumpawan P，et al. Nocturnal rostral fluid shift：a unifying concept for the pathogenesis of obstructive and central sleep apnea in men with heart failure. Circulation，2010，121：1598-1605.）

低上气道扩张肌活动，引起气道塌陷。

导致OSA的其他危险因素包括发生肥胖倾向的遗传因素和影响头颈面部解剖的种族因素。绝经因为体脂中心性分布，也被证实为OSA的一个危险因素。吸烟与OSA有关，可能是上呼吸道炎症和鼻塞增加的结果（图16.4）。

五、阻塞性睡眠呼吸暂停的心血管效应

气道闭合导致通气减少或者停止，发生低氧血症和高碳酸血症。这些变化可引起从睡眠中觉醒，增加呼吸驱动力直到上气道开放，血气异常得以纠正。每次气道阻塞发作启动一系列血流动力学、自主神经和化学改变。（图16.5）

每次OSA发作引起胸腔内负压生成，用力呼吸来对抗紧闭的声门，导致左心室（LV）透壁压增加，从而增加LV后负荷。

OSA发作同样也增加静脉回流从而增加右心室（RV）前负荷。同时作为低氧性肺血管收缩的结果，RV后负荷也增加。这些变化导致右室扩张和室间隔向左移

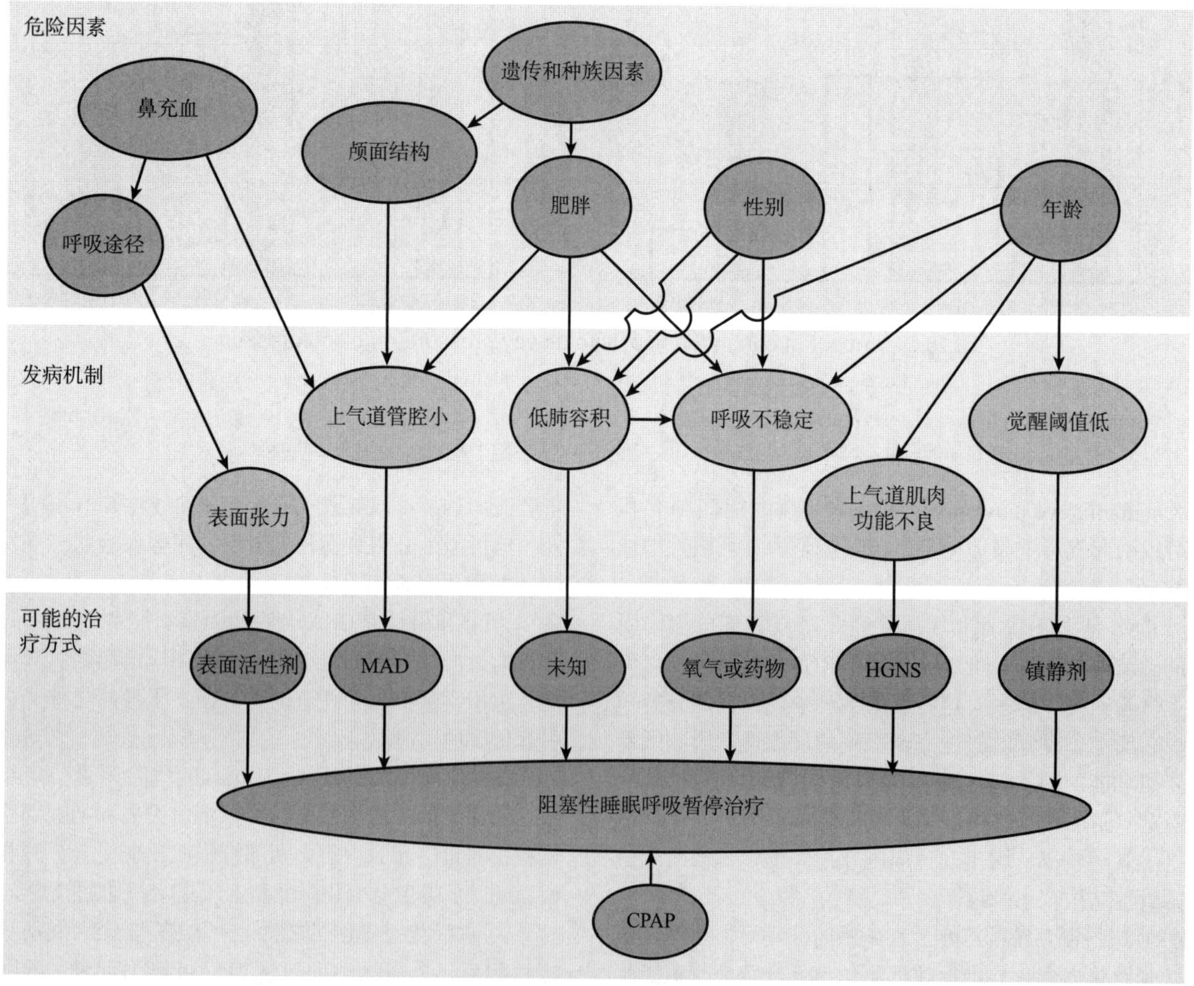

图16.4　影响阻塞性睡眠呼吸暂停的危险因素

（引自：Jordan AS，McSharry DG，Malhotra A. Adult obstructive sleep apnoea. Lancet，2014，383：736-747.）

位，损伤左心室充盈。阻塞性呼吸暂停期间，左心室后负荷增加联合左心室前负荷减弱，导致每搏输出量和心输出量减少。心脏后负荷增加提高心肌需氧量，而OSA相关的低氧血症减低氧供应。这些变化可以潜在促使那些已经存在冠状动脉疾病，心脏收缩功能受损和舒张功能受损的患者发生心肌缺血。反复OSA发作随着时间推移能诱发左心室肥大（图16.6）。

每次呼吸暂停发作引起低氧血症和高碳酸血症，潜在刺激化学感受器导致交感神经兴奋。呼吸暂停还可以通过肺牵张感受器抑制作用的消除引起交感神经兴奋。阻塞性呼吸暂停期间每搏输出量减低，减少颈动脉窦交感神经抑制性输入，增加交感神经传出。从睡眠中觉醒，呼吸暂停终止引起肾上腺素进一步激增，导致血压和心率升高。一旦继续入睡，同样循环往复（图16.7）。

低氧血症发作后复氧引起自由基生成，引发炎症。诱导的炎症引起血管内皮损伤和动脉粥样硬化。OSA患者一氧化氮水平减低，损伤内皮介导的血管舒张功能，引发高血压。研究显示CPAP治疗OSA可以减少氧化应激，改善一氧化氮水平（图16.8）。

一项随机临床试验报道了CPAP治疗的患者颈动脉内中膜厚度减少，而脉搏波传导速度、C反应蛋白和儿茶酚胺水平均有降低。

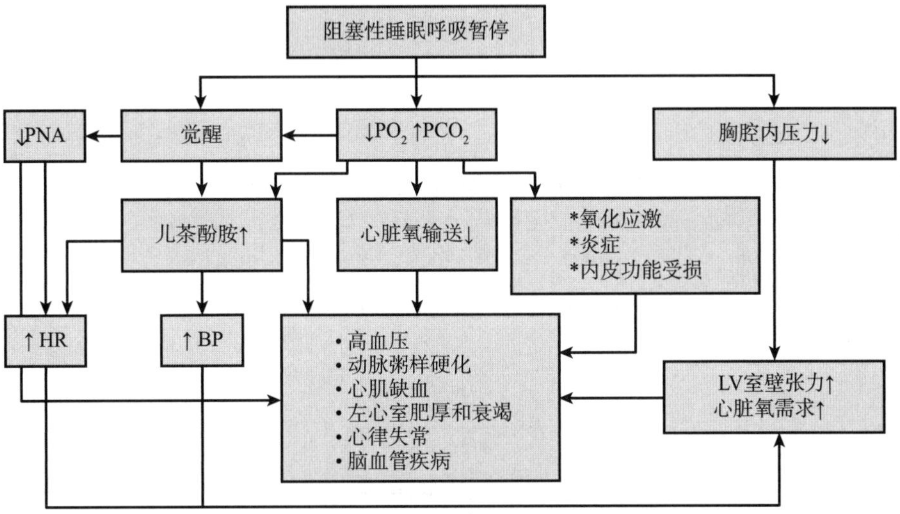

图16.5 阻塞性睡眠呼吸暂停对心血管系统的病理生理作用

BP.血压；HR.心率；LV.左心室；PCO_2.二氧化碳分压；PNA.副交感神经活性；PO_2.氧分压；SNA.交感神经系统活性（引自：Floras JS. Hypertension and Sleep Apnea. Can J Cardiol，2015，31：889-897.）

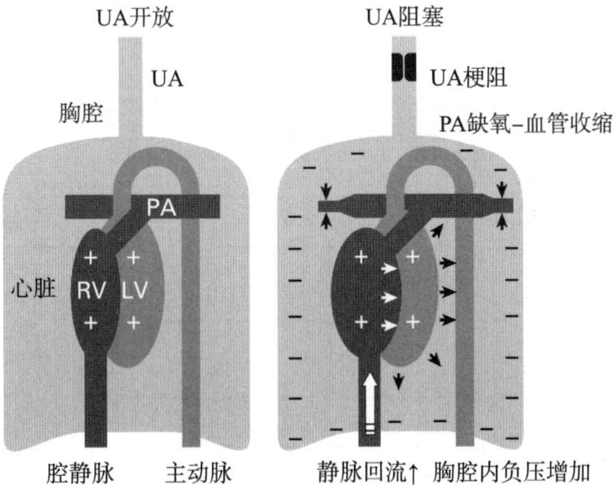

图16.6 阻塞性睡眠呼吸暂停（OSA）对右心室和左心室的影响

OSA期间，胸腔负压生成对抗阻塞的上呼吸道（UA），左心室（LV）透壁压力增高（心内压力-胸腔内压力），LV后负荷增加。还增加静脉回流，增高右心室（RV）前负扩张，左心室以为荷，OSA诱导的低氧血症引起肺动脉血管收缩和肺动脉高压。这些会在舒张期引起RV扩张和室间隔向左移位，从而LV充盈减低，LV前负荷和心搏出量减少。+.胸腔正压；-.胸腔负压［引自：Kasai T，Bradley TD. Obstructive sleep apnea and heart failure：pathophysiologic and therapeutic implications. J Am Coll Cardiol，2011 Jan 11，57（2）：119-127.］

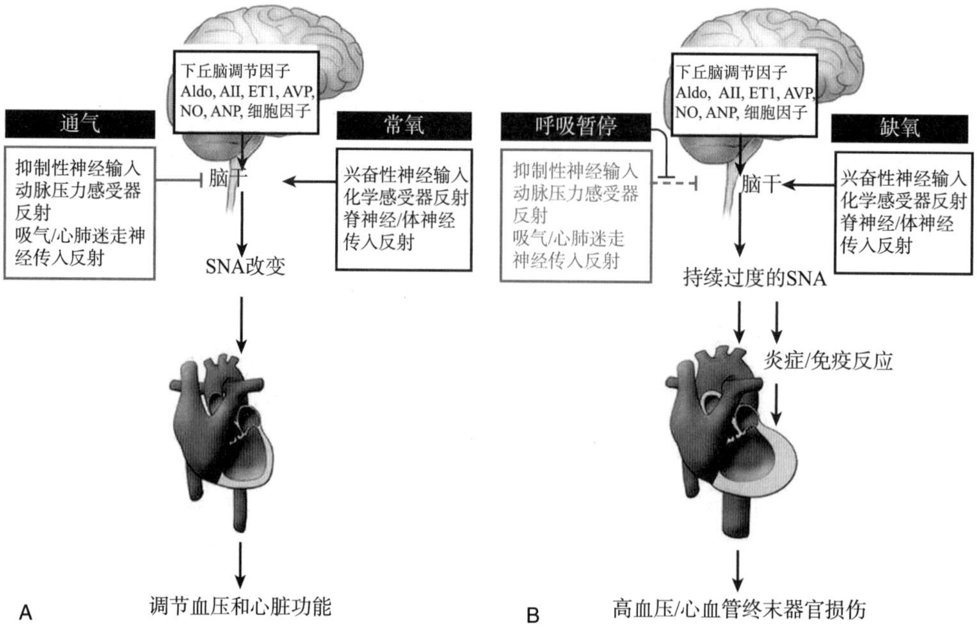

图16.7　阻塞性睡眠呼吸暂停和交感神经过度活跃的机制

增高的交感神经活性（SNA）增加心血管疾病风险。A.正常条件下，下丘脑调节因子，包括醛固酮（Aldo）、血管紧张素Ⅱ（AⅡ）、内皮素-1（ET1）、精氨酸血管升压素（AVP）、一氧化氮、心房利尿钠肽（ANP）和细胞因子可以影响SNA。在健康个体中，兴奋性神经传入（红色）促进SNA以对外界应激产生反应。同时，外周反应（绿色），如动脉压力感反射、心肺和其他迷走神经传入反射，缓冲SNA的升高以保持稳态。B.阻塞性睡眠呼吸暂停的患者表现持续过度的SNA，因为兴奋性神经传入（红色）的病理性增高和（或）保护性抑制信号减少（绿色）。持续的SNA激发炎症免疫反应，最终引起心血管疾病相关的器官损害［引自：Abboud F，Kumar R. Obstructive sleep apnea and insight into mechanisms of sympathetic overactivity. J Clin Invest，2014 Apr，124（4）：1454-1457.］

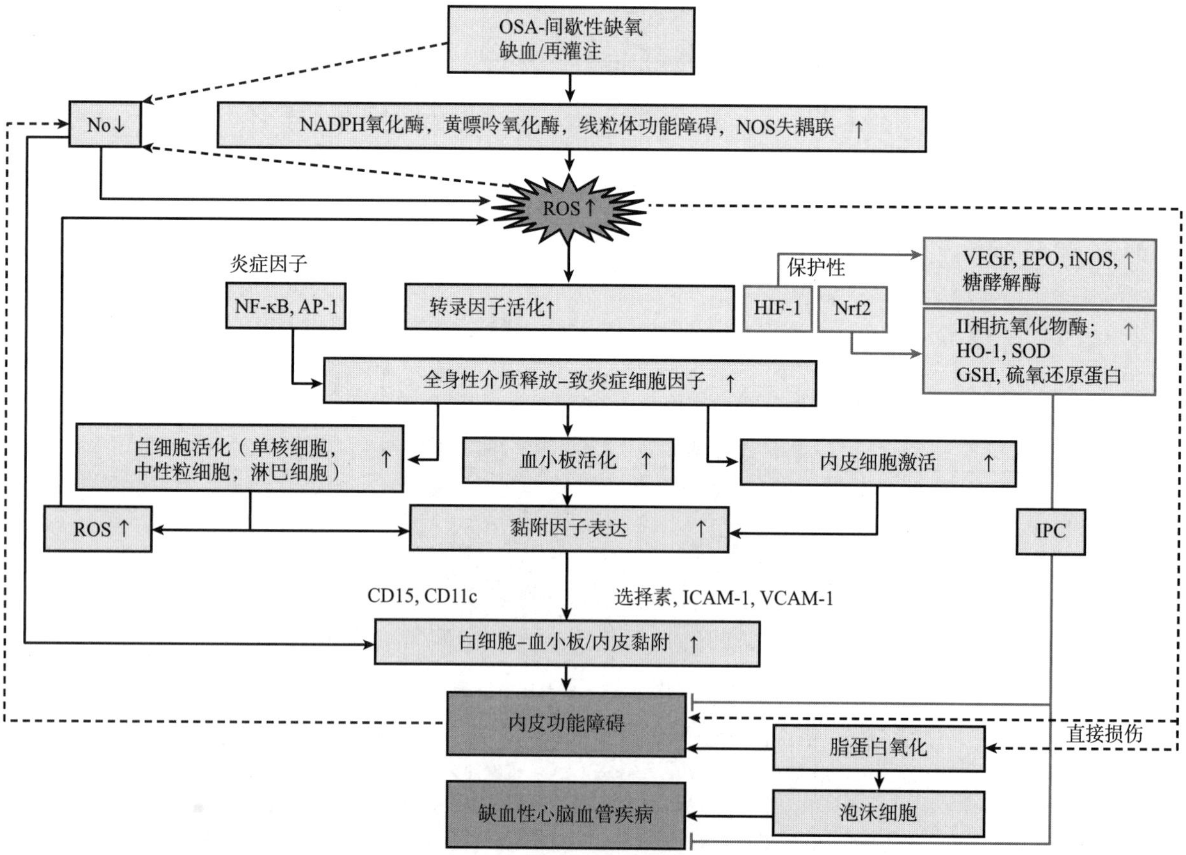

图16.8　阻塞性睡眠呼吸暂停患者间歇性低氧的相关分子途径

（引自：Alonso-Fernandez A，Garcia-Rio F，Arias MA，et al. Effects of CPAP on oxidative stress and nitrate efficiency in sleep apnoea：a randomised trial. Thorax，2009，64：581-586.）

六、特定人群中阻塞性睡眠呼吸暂停的机制

高血压　OSA与交感神经传出激增有关，从而升高血压和加快心率。Somers等报道，OAS患者在睡眠中突然觉醒时交感神经活性增加，进一步升高血压和睡眠时的交感神经活性，特别是第Ⅱ阶段和REM睡眠。研究者注意到交感神经活性峰值发生于每次呼吸暂停结束时，随后血压显著升高（图16.9）。有趣的是，睡眠所有阶段平均血压峰值高于觉醒状态［第Ⅱ阶段血压为（116±5）mmHg；REM阶段血压为（127±7）mmHg，*P*均＜0.000 1］。该研究还证实CPAP治疗可以改善睡眠时的交感神经活性和血压状态（*P*＜0.03）。

Spaak等也有类似发现，与无OSA的收缩期心力衰竭对照组相比，OSA在清醒状态下对肌肉交感神经活动的影响持续增强，这个发现进一步强化了OSA可能增加中枢交感神经递质外流的假说。Sin等也报道了校正混杂因素之后AHI与收缩压之间的显著关联。

所有这些研究都指向OSA在高血压发病中所起的作用。多个临床试验显示OSA与非杓型血压谱有关。最新近的Heart Beat临床试验受试者研究观察支持这一发现。研究对象为未治疗的轻、中度OSA患者，伴有心血管危险因素或者从心脏科招募的有已知心血管疾病但是静息状态血压控制良好，研究显示非杓型收缩压（SBP）

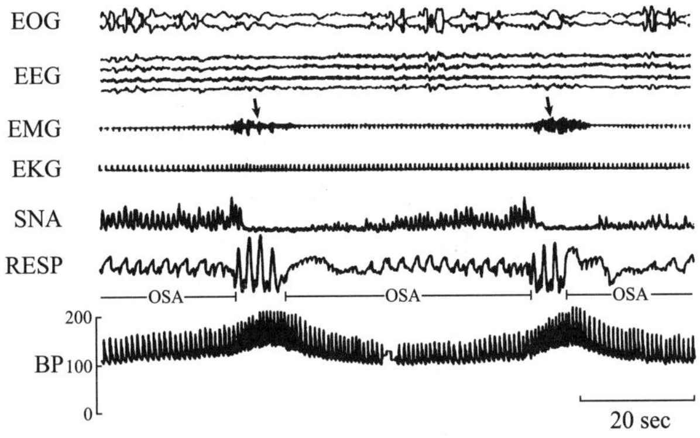

图16.9　快速眼动（REM）睡眠期的交感神经机制

阻塞性睡眠呼吸暂停患者REM睡眠期间眼电图（EOG）、脑电图（EEG）、肌电图（EMG）、心电图（EKG）、交感神经活动、呼吸（RESP）和血压（BP）的叠加记录。REM时的血压，即便是在最低阶段（160/105 mmHg），也高于觉醒状态（130/75 mmHg）。在呼吸暂停期结束时，血压激增高达220/130mmHg。EOG显示REM睡眠的快速眼球运动特征。到呼吸暂停期结束时，肌肉张力增加（EMG）和快速眼动停止，提示从REM睡眠转为觉醒（箭头）（引自：Somers VK，Dyken ME，Clary MP，et al. Sympathetic neural mechanisms in obstructive sleep apnea. J Clin Invest，1995，96：1897-1904.）

患病率增加与AHI和氧减饱和指数（ODI）升高有关（AHI和ODI每增加1单位，非杓型收缩压发生概率增加4%）（图16.10）。这个临床试验最值得关注的事实是尽

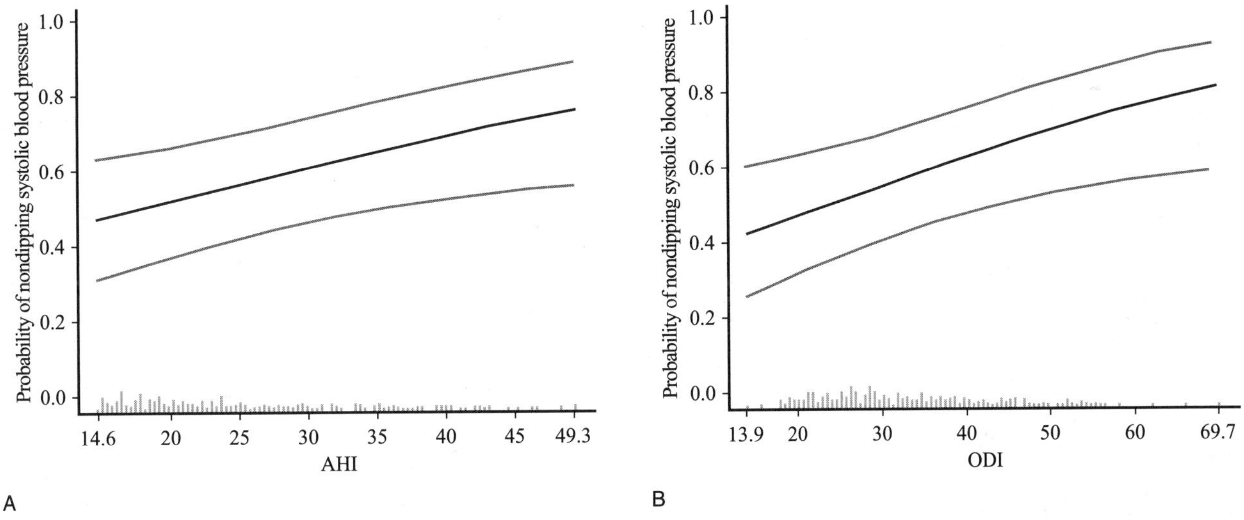

图16.10　Impact of apnea hypopnea index（AHI）and oxygen desaturation index（ODI）on nondipping blood pressure（BP）. Solid line represents the model-based probability of nondipping systolic BP for white men at Case Medical Center with an AHI between 14.6 and 49.3（A）or an ODI between 13.9 and 69.7（B）who are 63.2-years-old with a body mass index of 33.3 kg/m 2，6.4 smoking pack years with hypertension，dyslipidemia，and cardiovascular disease and without diabetes mellitus. Dotted lines represent the associated 95% confidence intervals (CIs)

（Reused with permission from Seif F，Patel SR，Walia HK，et al. Obstructive sleep apnea and diurnal nondipping hemodynamic indices in patients at increased cardiovascular risk. J Hypertens. 2014；32：267-275.）

注：呼吸暂停低通气指数（AHI）和氧减饱和指数（ODI）对非杓型血压（BP）的影响。实线代表在Case Medical Center白种人男性基于模型的非杓型收缩压的概率，AHI 14.6～49.3（A）或ODI为13.9～69.7（B），年龄63.2岁，体重指数33.3kg/m^2，吸烟6.4包/年，有高血压、血脂异常和心血管疾病，无糖尿病。虚线表示相关的95%置信区间（CI）。Probability of nondipping systolic blood pressure.非杓型收缩压的概率

管由心脏病科专家医疗管理，静息状态血压指数控制良好，而OSA的严重程度增加与非杓型收缩压有关联。这个发现强调了OSA在非杓型血压谱病理生理中的作用。

OSA引起高血压另外的发病机制是肾交感神经受到刺激。肾交感神经在肾脏有3种主要作用：肾交感神经活性（RSNA）增加通过刺激肾小球旁颗粒细胞β_1肾上腺素能受体增加肾素分泌，刺激肾小管上皮细胞α1b肾上腺素受体增加肾小管钠重吸收，刺激肾动脉α1a肾上腺素受体减少肾血流量。肾脏针对钠盐摄入量不同而改变钠盐分泌，通过调整全身体液容量来调节血压。RSNA增高能引起肾小管钠盐重吸收增多，尿钠排泄减少，肾脏钠潴留，最终引起高血压发生。鉴于OSA背景下交感神经递质释放增加，OSA个体经肾去神支配经治疗，6个月后诊室收缩压改善［(−17.0±22.4) mmHg vs. (−6.3±26.1) mmHg，$P=0.01$］，提示RSNA增高在OSA个体高血压的发病中起着作用。

OSA与内皮依赖性血管舒张功能受损有关，可引起高血压。Jelic等也有类似观察，他们发现OSA患者内皮一氧化氮（NO）合成酶表达显著降低，肱动脉血流介导的舒张功能减弱，OSA组氧化应激标志物硝基酪氨酸显著升高，与肥胖无关。NO合成来自左旋精氨酸，是氧依赖过程，OSA诱导的低氧血症可能潜在影响血管床合成NO，引起前面描述的作用。

七、难治性高血压

OSA被证实为难治性高血压最常见的继发性病因，有报道称难治性高血压患者64%为OSA。OSA患者难治性高血压的病因学可能为多因素所致。如前所述，OSA人群发生高血压的机制，交感神经递质释放增加，RSNA增高，NO介导的血管舒张功能受损，都在病因学上起着重要作用。难治性高血压患者与药物可控制的高血压患者相比，处于容量过负荷状态，夜间更多液体从下肢转移到头面部，与AHI严重程度呈强相关。与正常血压或者可以控制的高血压患者相比，血浆醛固酮浓度与难治性高血压患者OSA严重程度存在显著关联，提示醛固酮介导的液体潴留在难治性高血压的发病中起着作用。这个观察性研究进一步支持醛固酮的作用，难治性高血压患者加用醛固酮受体拮抗药8周，AHI显著降低［(39.8±19.5) vs. (22.0±6.8) 事件/小时，$P<0.05$］，体重减轻，诊室血压和动态血压改善。

八、治疗

治疗OSA的主要原因之一是日间过度嗜睡。然而，通过Epworth嗜睡量表测量自我报告的日间嗜睡与睡眠呼吸暂停的严重程度之间无关联。Wisconsin睡眠队列随访18年的结果显示，睡眠呼吸疾病与死亡率增加有关，无论是否存在嗜睡症状。未治疗的严重睡眠呼吸疾病（AHI＞30）患者全因死亡率和心血管死亡率显著增高，提示治疗决策不应取决于日间的嗜睡症状。

过去OSA治疗的选择包括气道正压通气、口腔矫治器、上气道手术、体位疗法和传统措施包括减重。新兴的治疗方法包括上气道起搏和肾脏去神经。

这些不同的OSA治疗方案对血压控制有何影响，将在后面讲述。

CPAP作为OSA有效的治疗选择首次报道于1981年，通过咽部正压通气来防止咽气道壁塌陷而起作用。多个临床试验评估了CPAP对OSA患者血压的影响，结果混杂。研究发现不一致可能由于研究人群特征不同。有些临床试验包含了正常血压或者血压控制良好的患者，因此，可能低估CPAP对于改善OSA患者血压的作用。另外，临床试验血压终点测定也各不相同。如前所述，交感神经活性高峰和血压升高发生于睡眠阶段呼吸暂停结束的时间。这种夜间周期性高血压似乎是监测CPAP对血压影响的合理终点，但是多数临床试验并未应用。

Somers等研究显示4例中重度OSA患者应用CPAP，睡眠阶段交感神经活性平均值和峰值减低。血压增加的平均值和峰值也得以改善（图16.11）。

随机临床试验评估CPAP对非嗜睡性高血压伴OSA患者血压参数的影响，结果显示CPAP治疗改善血压作用很小。Robinson等发现CPAP治疗4周后24小时平均血压没有明显改善，而西班牙睡眠和呼吸研究组显示变化很小但是有统计学差异，应用CPAP 1年后日间诊室血压有所下降（收缩压下降1.89 mmHg，$P=0.065\,4$；舒张压下降2.19 mmHg，$P=0.000\,8$）。西班牙睡眠和呼吸研究组还发现CPAP治疗非嗜睡性的OSA患者持续4年，高血压或者心血管事件发生率没有统计学差异的减少。高血压或者心血管事件发病率密度为：CPAP组每100人年9.2例［95%置信区间（CI）：7.36～11.04］，对照组每100人年11.02例（95% CI为8.96～13.08）。

CPAP治疗中重度OSA患者显示与血压明显下降有关。Becker等报道平均动脉压减低10 mmHg，而西班牙睡眠和呼吸研究组显示CPAP组24小时动态血压下降1.5mmHg（95% CI：0.4～2.7，$P=0.01$），变化虽然小但是具有统计学差异。

CPAP治疗难治性高血压伴有轻、中度OSA患者，结果显示3个月后比单独药物治疗患者24小时动态血压下降。

最近发表的一项研究比较了CPAP对难治性和非难治性高血压患者伴OSA的疗效，结果显示，伴随着CPAP在两组开始治疗后，收缩压、舒张压和平均动脉压均有相当程度的改善。

基于这些研究可以得出结论，中、重度OSA应用CPAP治疗可以降低高血压患者的血压。当前文献提示，非嗜睡性OSA高血压患者，应用CPAP治疗，血压改善幅度极小。

尽管OSA引起的间歇性低氧已被认为是心血管并

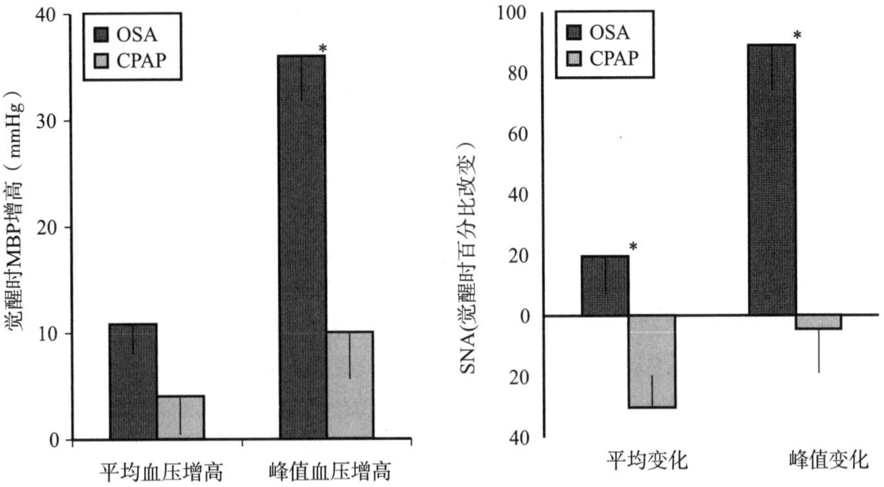

图16.11 持续气道正压通气（CPAP）对血压和交感神经活性的影响

比较4名OSA受试者在睡眠期（校正睡眠阶段后）与清醒期血压及交感神经活动变化的条形图。蓝色条形图为未治疗的OSA（对照组），金色条形图为CPAP（治疗组）（引自：Somers VK，Dyken ME，Clary MP，et al. Sympathetic neural mechanisms in obstructive sleep apnea. J Clin Invest，1995，96：1897-1904.）

发症发病机制中的重要因素，但氧气治疗OSA一直是有争议的领域。Heart BEAT临床试验评估夜间供氧和CPAP对心血管危险因素标志物的影响。患者具有心血管疾病或者多种心血管危险因素，采用CPAP治疗阻塞性睡眠呼吸暂停，而不是夜间供氧，导致血压显著下降。

因为肥胖与OSA和高血压发病均有关联，减重是治疗高血压的一种有吸引力的治疗选择。随机临床试验比较CPAP、减重，或者两者联合，对于治疗成年肥胖患者（BMI≥30）、中重度阻塞性睡眠呼吸暂停（AHI≥15）和血清C反应蛋白（CRP）＞1.0mg/L的影响。与任何单独干预措施相比，坚持减重和CPAP可使血压逐渐降低（联合干预组在24周时收缩压降低14.1 mmHg，减重组降低6.8 mmHg，CPAP组降低3.0mmHg）。

尽管CPAP治疗OSA应用最为广泛，但是因为操作烦琐，使得患者依从性不佳。这使口腔矫治器（OA）治疗成为有吸引力的治疗选择。OA治疗OSA对心血管结局的影响如何，包括高血压，是一个重要的考虑因素。缺乏设计良好的随机临床试验评估OA对高血压的影响。主要的数据来自小的非随机观察性研究。

加拿大一项前瞻性观察研究包含11例接受OA的OSA患者，结果显示，20小时内舒张压（DBP）和平均动脉压（MAP）显著下降，睡眠时收缩压（SBP）、DBP和MAP均有下降。值得注意的是，滴定治疗后呼吸紊乱指数［Respiratory Disturbance Index（RDI）］显著下降，从平均24.7降至6.1。Andren等进行的另外一项观察性研究显示，OA治疗3个月血压从基线显著下降（P＜0.001），随访3年血压改变持续存在，收缩压为（−15.4±18.7）mmHg，舒张压为（−10.3±10.0）mmHg。

一项包含72例OSA伴高血压患者的随机临床试验，研究设计分为两组：有下颌前移的OA（有效组），OA无下颌前移的OA（对照组），结果显示，OA对血压有微弱的下降趋势。排除基线门诊血压正常患者，降压效果显示更强趋势；再排除基线AHI为15或者更低的患者，则有显著的治疗效果。近期发表的研究，研究对象为日本轻、中度OSA患者，评估OA治疗对于血压下降的作用，结果显示，OA治疗8～12周后所有患者收缩压和舒张压均有下降。有趣的是，OSA患者接受OA治疗前血压更高的患者降压效果更好。

基于这些临床试验的研究结果，可以得出结论，在高血压OSA患者中，OA确实会导致血压降低，尽管幅度很小。

可以考虑在高选择组OSA人群中进行上气道手术。据我们所知，除气管切开术外，没有关于上气道手术对OSA患者高血压影响的数据。

鉴于肾交感神经活性增加导致高血压的发生发展，肾去神经支配治疗可能是一种潜在的治疗选择。SYMPLICITY HTN-3是一项大规模前瞻性随机双盲，假手术对照的肾去神经支配治疗临床试验，用于治疗未控制的或者难治性高血压。post hoc分析了肾去神经支配与假手术对照对有或没有OSA患者的诊室血压和动态收缩压的影响。与假手术组相比，肾去神经支配OSA患者6个月后诊室收缩压下降［（−17.0±22.4）mmHg vs.（−6.3±26.1）mmHg，P＝0.01］，非OAS患者无明显下降［（−14.7±24.5）mmHg vs.（−13.4±26.4）mmHg，P＝0.64］。OSA患者，肾去神经支配与夜间收缩压减低的最大值［（−4.8±21.8）mmHg vs.（4.5±24.6）mmHg，P＝0.03］和平均峰值［（−5.6±20.4）mmHg vs.（3.2±22.4）mmHg，$P=0.02$］降低有关。

九、总结

高血压人群约1/3存在OSA，难治性高血压的OSA患病率超过60%。呼吸暂停发作会引起各种生理变化，促进高血压发生或发展，每次呼吸暂停引起低氧血症和高碳酸血症，可以触发交感神经系统，导致外周血管张力增高，心率加快。肾脏交感神经兴奋引起水钠潴留。低氧血症也可损伤NO依赖的血管舒张功能引起高血压。夜间液体由下肢移向头面部至上气道，引起气道狭窄，睡眠时气道塌陷的机会增加。临床试验显示，启动CPAP治疗OSA后，血压有不同程度的改善，这种变化可能与不同研究人群和混杂因素有关。另外可能的解释是我们没有使用足够灵敏的工具去探知这些变化的影响。多数试验表明，在中度至重度睡眠呼吸暂停患者中血压有一定程度改善。口腔矫治器是OSA的另一种替代治疗选择，但是缺乏方法学上可靠的临床试验评价OA对高血压的影响。OSA患者应用OA可以观察到血压轻微下降。上呼吸道手术不常用于OSA，目前没有临床试验评价它对高血压的作用，气管切开术除外。肾去神经支配可能是一种有希望的治疗方式，用于OAS患者中高选择的难治性高血压个体。

十、未来方向

OSA患者治疗反应存在显著差异。当前没有可用的工具来识别对特定治疗方案有反应的患者。识别能可靠预测有利治疗反应的特定生物标志物，将是睡眠医学领域中令人兴奋且期待已久的进步。

小分子核糖核酸（miRNA）被认为是一类可调节基因表达的非编码RNA，在选择性OSA内型中实现生物学应答中起重要作用。

Sanchez-de-la-Torre等鉴定了与心血管系统功能相关的3个血浆miRNA簇，它们预测了难治性高血压和OSA患者对CPAP治疗血压反应良好。该研究还表明，坚持CPAP治疗与循环心血管系统相关miRNA的变化有关，这些变化可能会改变患者发生心血管疾病的风险。

该领域还需要进一步研究以识别其他miRNA谱，评估OSA治疗其他有意义的结果。同时使用CPAP和特定抗高血压药，检查这些生物标志物谱的变化也将很有趣。

除症状缓解外，改善血压指数一直是治疗同时伴有OSA和高血压患者的主要关注点。改变血压水平是否意味着长期心血管疾病风险的有益转化？有待回答。

第17章　儿童高血压的诊断与治疗

Coral D. Hanevold and Joseph T. Flynn

在过去的10年中，学者们对儿童高血压兴趣愈浓，越来越认识到成年人心血管疾病起源于儿童时期。激发的兴趣来自儿童肥胖的流行，少儿肥胖导致年轻时高血压及其并发症的发生。本章将讨论儿童高血压的新近趋势，聚焦准确识别和治疗儿童和青少年高血压；强调成年人和儿童高血压临床实践指南中的重要差异；简要回顾儿童高血压的精选专题，包括慢性肾脏病患儿的高血压和急性重症高血压的治疗。

一、儿童和青少年高血压的流行病学

近期筛查研究和基于人群的调查提供了有关年轻人高血压患病率的最新信息。应用第四次报告血压切点并包括来自3个筛查访视数据，高血压的持续患病率为3%～4%，高血压前期的患病率为7%～15%（有关定义参见以下部分）。

来自国家调查的数据，如美国国家健康和营养调查显示，儿童和青少年高血压和高血压前期患病率均有增加。尽管文献有些不一致，但多数专家把儿童高血压患病率上升归因于过去几十年来儿童肥胖患病率显著增高。实际上，最近对美国儿童的血压和血脂水平检查清楚地显示，超重和肥胖儿童的血压升高患病率高于整体人群。类似结果也可见于美国和国外进行的以学校为基础的筛查研究。这种现象的潜在机制超出了本章范围，但最近已有综述。疾病控制和预防中心最新数据显示，儿童肥胖患病率已经趋于平稳，至少在美国，儿童高血压的患病率可能会保持稳定。

二、儿童高血压的定义

定义儿童高血压具有挑战性，因为没有结果数据支持一个特定水平，如140/90mmHg被广泛应用于成年人（表17.1）。此外，血压伴随年龄和线性增长而逐渐增高，从婴儿长至青年，定义血压增高的绝对数值差异很大。儿童高血压的定义基于读取60 000多名美国儿童和青少年的标准数据进行统计分析得来。从分析表产生出相应年龄、性别和身高对应的第50、90、95和99百分位和数值（表17.2和表17.3）。高血压前期和高血压定义见表17.1。平均血压大于等于同年龄、同性别和身高儿童高血压的第95百分位，测量≥3次。某些医务人员应用身高百分位数可能有些问题；因此，创建了基于绝对身高而不是身高百分位数来定义血压百分位数的简化表，可以通过国际小儿高血压学会网站获得（http：//d706084.u55.profitability.net/wp-core/wp-content/uploads/BPLimitsChart0112.pdf）。表17.1对高血压1级和2级的范畴加以解释，对比了儿科和相应成年人高血压分级的定义。

国家高血压教育计划工作组和欧洲高血压学会均建议在诊断儿童和青少年高血压之前，应有3次就诊时血压升高的记录。20世纪70年代，学者们首次注意到在儿

表17.1　儿童高血压分级与成年人高血压分级对比

血压分级	18岁以下儿童和青少年[a]	18岁及以上[b]
正常	收缩压和舒张压＜第90百分位	收缩压＜120 mmHg和舒张压＜80 mmHg
高血压前期	收缩压或舒张压在第90～95百分位；或者虽然低于第90百分位，血压＞120/80mmHg	收缩压120～139 mmHg或舒张压80～89 mmHg
1级高血压	收缩压或舒张压≥第95百分位～99百分位＋5 mmHg	收缩压140～159 mmHg或舒张压90～99 mmHg
2级高血压	收缩压或者舒张压＞第99百分位＋5 mmHg	收缩压≥160 mmHg或舒张压≥100 mmHg

（[a]引自：National High Blood Pressure Education Program Working Group on High Blood Pressure in Children and Adolescents. The fourth report on the diagnosis，evaluation，and treatment of high blood pressure in children and adolescents. National Heart，Lung，and Blood Institute，Bethesda，MD 2005；National Institute of Health publication，05：5267.）

（[b]引自：Chobanian AV，Bakris GL，Black HR，et al. The seventh report of the Joint National Committee on Prevention，Detection，Evaluation，and Treatment of High Blood Pressure：the JNC 7 report. JAMA，2003，289：2560-2572.）

表 17.2 不同年龄和身高百分位男孩的血压水平

年龄（岁）	血压百分位数	收缩压（mmHg）←身高百分位数→							舒张压（mmHg）←身高百分位数→						
	↓	5	10	25	50	75	90	95	5	10	25	50	75	90	95
1	50	80	81	83	85	87	88	89	34	35	36	37	38	39	39
	90	94	95	97	99	100	102	103	49	50	51	52	53	53	54
	95	98	99	101	103	104	106	106	54	54	55	56	57	58	58
	99	105	106	108	110	112	113	114	61	62	63	64	65	66	66
2	50	84	85	87	88	90	92	92	39	40	41	42	43	44	44
	90	97	99	100	102	104	105	106	54	55	56	57	58	58	59
	95	101	102	104	106	108	109	110	59	59	60	61	62	63	63
	99	109	110	111	113	115	117	117	66	67	68	69	70	71	71
3	50	86	87	89	91	93	94	95	44	44	45	46	47	48	48
	90	100	101	103	105	107	108	109	59	59	60	61	62	63	63
	95	104	105	107	109	110	112	113	63	63	64	65	66	67	67
	99	111	112	114	116	118	119	120	71	71	72	73	74	75	75
4	50	88	89	91	93	95	96	97	47	48	49	50	51	51	52
	90	102	103	105	107	109	110	111	62	63	64	65	66	66	67
	95	106	107	109	111	112	114	115	66	67	68	69	70	71	71
	99	113	114	116	118	120	121	122	74	75	76	77	78	78	79
5	50	90	91	93	95	96	98	98	50	51	52	53	54	55	55
	90	104	105	106	108	110	111	112	65	66	67	68	69	69	70
	95	108	109	110	112	114	115	116	69	70	71	72	73	74	74
	99	115	116	118	120	121	123	123	77	78	79	80	81	81	82
6	50	91	92	94	96	98	99	100	53	53	54	55	56	57	57
	90	105	106	108	110	111	113	113	68	68	69	70	71	72	72
	95	109	110	112	114	115	117	117	72	72	73	74	75	76	76
	99	116	117	119	121	123	124	125	80	80	81	82	83	84	84
7	50	92	94	95	97	99	100	101	55	55	56	57	58	59	59
	90	106	107	109	111	113	114	115	70	70	71	72	73	74	74
	95	110	111	113	115	117	118	119	74	74	75	76	77	78	78
	99	117	118	120	122	124	125	126	82	82	83	84	85	86	86
8	50	94	95	97	99	100	102	102	56	57	58	59	60	60	61
	90	107	109	110	112	114	115	116	71	72	72	73	74	75	76
	95	111	112	114	116	118	119	120	75	76	77	78	79	79	80
	99	119	120	122	123	125	127	127	83	84	85	86	87	87	88
9	50	95	96	98	100	102	103	104	57	58	59	60	61	61	62
	90	109	110	112	114	115	117	118	72	73	74	75	76	76	77
	95	113	114	116	118	119	121	121	76	77	78	79	80	81	81
	99	120	121	123	125	127	128	129	84	85	86	87	88	88	89
10	50	97	98	100	102	103	105	106	58	59	60	61	61	62	63

续表

年龄（岁）	血压百分位数	收缩压（mmHg）←身高百分位数→							舒张压（mmHg）←身高百分位数→						
	↓	5	10	25	50	75	90	95	5	10	25	50	75	90	95
	90	111	112	114	115	117	119	119	73	73	74	75	76	77	78
	95	115	116	117	119	121	122	123	77	78	79	80	81	81	82
	99	122	123	125	127	128	130	130	85	86	86	88	88	89	90
11	50	99	100	102	104	105	107	107	59	59	60	61	62	63	63
	90	113	114	115	117	119	120	121	74	74	75	76	77	78	78
	95	117	118	119	121	123	124	125	78	78	79	80	81	82	82
	99	124	125	127	129	130	132	132	86	86	87	88	89	90	90
12	50	101	102	104	106	108	109	110	59	60	61	62	63	63	64
	90	115	116	118	120	121	123	123	74	75	75	76	77	78	79
	95	119	120	122	123	125	127	127	78	79	80	81	82	82	83
	99	126	127	129	131	133	134	135	86	87	88	89	90	90	91
13	50	104	105	106	108	110	111	112	60	60	61	62	63	64	64
	90	117	118	120	122	124	125	126	75	75	76	77	78	79	79
	95	121	122	124	126	128	129	130	79	79	80	81	82	83	83
	99	128	130	131	133	135	136	137	87	87	88	89	90	91	91
14	50	106	107	109	111	113	114	115	60	61	62	63	64	65	65
	90	120	121	123	125	126	128	128	75	76	77	78	79	79	80
	95	124	125	127	128	130	132	132	80	80	81	82	83	84	84
	99	131	132	134	136	138	139	140	87	88	89	90	91	92	92
15	50	109	110	112	113	115	117	117	61	62	63	64	65	66	66
	90	122	124	125	127	129	130	131	76	77	78	79	80	80	81
	95	126	127	129	131	133	134	135	81	81	82	83	84	85	85
	99	134	135	136	138	140	142	142	88	89	90	91	92	93	93
16	50	111	112	114	116	118	119	120	63	63	64	65	66	67	67
	90	125	126	128	130	131	133	134	78	78	79	80	81	82	82
	95	129	130	132	134	135	137	137	82	83	83	84	85	86	87
	99	136	137	139	141	143	144	145	90	90	91	92	93	94	94
17	50	114	115	116	118	120	121	122	65	66	66	67	68	69	70
	90	127	128	130	132	134	135	136	80	80	81	82	83	84	84
	95	131	132	134	136	138	139	140	84	85	86	87	87	88	89
	99	139	140	141	143	145	146	147	92	93	93	94	95	96	97

要使用该表，请首先在标准生长曲线（www.cdc.gov/growthcharts）上绘制儿童的身高。根据儿童的年龄和身高百分位数，将儿童的收缩压（SBP）和舒张压（DBP）与表中提供的数字进行比较（引自：National High Blood Pressure Education Program Working Group on High Blood Pressure in Children and Adolescents. The fourth report on the diagnosis，evaluation，and treatment of high blood pressure in children and adolescents. National Heart，Lung and Blood Institute，Bethesda，MD 2005；National Institute of Health publication，05：5267）.

表17.3 不同年龄和身高百分位女孩的血压水平

年龄（岁）	血压百分位数	收缩压（mmHg）←身高百分位数→							舒张压（mmHg）←身高百分位数→						
	↓	5	10	25	50	75	90	95	5	10	25	50	75	90	95
1	50	83	84	85	86	88	89	90	38	39	39	40	41	41	42
	90	97	97	98	100	101	102	103	52	53	53	54	55	55	56
	95	100	101	102	104	105	106	107	56	57	57	58	59	59	60
	99	108	108	109	111	112	113	114	64	64	65	65	66	67	67
2	50	85	85	87	88	89	91	91	43	44	44	45	46	46	47
	90	98	99	100	101	103	104	105	57	58	58	59	60	61	61
	95	102	103	104	105	107	108	109	61	62	62	63	64	65	65
	99	109	110	111	112	114	115	116	69	69	70	70	71	72	72
3	50	86	87	88	89	91	92	93	47	48	48	49	50	50	51
	90	100	100	102	103	104	106	106	61	62	62	63	64	64	65
	95	104	104	105	107	108	109	110	65	66	66	67	68	68	69
	99	111	111	113	114	115	116	117	73	73	74	74	75	76	76
4	50	88	88	90	91	92	94	94	50	50	51	52	52	53	54
	90	101	102	103	104	106	107	108	64	64	65	66	67	67	68
	95	105	106	107	108	110	111	112	68	68	69	70	71	71	72
	99	112	113	114	115	117	118	119	76	76	76	77	78	79	79
5	50	89	90	91	93	94	95	96	52	53	53	54	55	55	56
	90	103	103	105	106	107	109	109	66	67	67	68	69	69	70
	95	107	107	108	110	111	112	113	70	71	71	72	73	73	74
	99	114	114	116	117	118	120	120	78	78	79	79	80	81	81
6	50	91	92	93	94	96	97	98	54	54	55	56	56	57	58
	90	104	105	106	108	109	110	111	68	68	69	70	70	71	72
	95	108	109	110	111	113	114	115	72	72	73	74	74	75	76
	99	115	116	117	119	120	121	122	80	80	80	81	82	83	83
7	50	93	93	95	96	97	99	99	55	56	56	57	58	58	59
	90	106	107	108	109	111	112	113	69	70	70	71	72	72	73
	95	110	111	112	113	115	116	116	73	74	74	75	76	76	77
	99	117	118	119	120	122	123	124	81	81	82	82	83	84	84
8	50	95	95	96	98	99	100	101	57	57	57	58	59	60	60
	90	108	109	110	111	113	114	114	71	71	71	72	73	74	74
	95	112	112	114	115	116	118	118	75	75	75	76	77	78	78
	99	119	120	121	122	123	125	125	82	82	83	83	84	85	86
9	50	96	97	98	100	101	102	103	58	58	58	59	60	61	61
	90	110	110	112	113	114	116	116	72	72	72	73	74	75	75
	95	114	114	115	117	118	119	120	76	76	76	77	78	79	79
	99	121	121	123	124	125	127	127	83	83	84	84	85	86	87
10	50	98	99	100	102	103	104	105	59	59	59	60	61	62	62

续表

年龄（岁）	血压百分位数	收缩压（mmHg）←身高百分位数→							舒张压（mmHg）←身高百分位数→						
	↓	5	10	25	50	75	90	95	5	10	25	50	75	90	95
	90	112	112	114	115	116	118	118	73	73	73	74	75	76	76
	95	116	116	117	119	120	121	122	77	77	77	78	79	80	80
	99	123	123	125	126	127	129	129	84	84	85	86	86	87	88
11	50	100	101	102	103	105	106	107	60	60	60	61	62	63	63
	90	114	114	116	117	118	119	120	74	74	74	75	76	77	77
	95	118	118	119	121	122	123	124	78	78	78	79	80	81	81
	99	125	125	126	128	129	130	131	85	85	86	87	87	88	89
12	50	102	103	104	105	107	108	109	61	61	61	62	63	64	64
	90	116	116	117	119	120	121	122	75	75	75	76	77	78	78
	95	119	120	121	123	124	125	126	79	79	79	80	81	82	82
	99	127	127	128	130	131	132	133	86	86	87	88	88	89	90
13	50	104	105	106	107	109	110	110	62	62	62	63	64	65	65
	90	117	118	119	121	122	123	124	76	76	76	77	78	79	79
	95	121	122	123	124	126	127	128	80	80	80	81	82	83	83
	99	128	129	130	132	133	134	135	87	87	88	89	89	90	91
14	50	106	106	107	109	110	111	112	63	63	63	64	65	66	66
	90	119	120	121	122	124	125	125	77	77	77	78	79	80	80
	95	123	123	125	126	127	129	129	81	81	81	82	83	84	84
	99	130	131	132	133	135	136	136	88	88	89	90	90	91	92
15	50	107	108	109	110	111	113	113	64	64	64	65	66	67	67
	90	120	121	122	123	125	126	127	78	78	78	79	80	81	81
	95	124	125	126	127	129	130	131	82	82	82	83	84	85	85
	99	131	132	133	134	136	137	138	89	89	90	91	91	92	93
16	50	108	108	110	111	112	114	114	64	64	65	66	66	67	68
	90	121	122	123	124	126	127	128	78	78	79	80	81	81	82
	95	125	126	127	128	130	131	132	82	82	83	84	85	85	86
	99	132	133	134	135	137	138	139	90	90	90	91	92	93	93
17	50	108	109	110	111	113	114	115	64	65	65	66	67	67	68
	90	122	122	123	125	126	127	128	78	79	79	80	81	81	82
	95	125	126	127	129	130	131	132	82	83	83	84	85	85	86
	99	133	133	134	136	137	138	139	90	90	91	91	92	93	93

要使用该表，请首先在标准生长曲线（www.cdc.gov/growthcharts）上绘制儿童的身高。根据儿童的年龄和身高百分位数，将儿童的收缩压（SBP）和舒张压（DBP）与表中提供的数字进行比较（引自：National High Blood Pressure Education Program Working Group on High Blood Pressure in Children and Adolescents. The fourth report on the diagnosis，evaluation，and treatment of high blood pressure in children and adolescents. National Heart，Lung and Blood Institute，Bethesda，MD 2005；National Institute of Health publication，05：5267.）

童诊断高血压之前获取3次读取数据的价值，并且在最近研究中得到证实。例如，一个以学校为基础的筛查应用2004国家高血压教育计划工作组指南，McNiece等发现血压升高的患病率至第三次随访已从9.4%降至3.2%。以前的研究人员也已经证实每次访视获取多次读数的重要性。在生命体征站和检查室之间，血压可能在随后的测量呈现下降。血压改善是焦虑减轻的结果，数据反复读取回归于均值。当然，对于那些前面提到的有症状或血压明显升高的儿童，多次访视启动评估和等待验证而延迟治疗不合时宜。第四次报告意识到这个问题，准许立即诊断和治疗那些有症状或者血压严重升高的儿童。

三、血压测量

1.*偶测血压*　准确测量血压至关重要，具有挑战性。需要考虑的重点包括：器械类型、合适的袖带和环境/体位因素。目前临床实践很少应用水银压力计，但是可以通过适当维护的无液装置来获得准确的读数。偶测血压手动读数可能会因技术不当、四舍五入的读数趋势、测量前未充分休息，以及背景噪声而受到影响。与成年人一样，儿童用K5测定舒张压读数。读数者可以被引导很好浏览听觉测量技术，了解更多详细信息。示波器装置便捷、客观，对婴儿特别有用。但是监视器袖带会迅速膨胀充盈，可能引起不适，年幼的孩子因感到不适而适得其反。首次读数经常高于后续读数。在活动或不合作的或心律失常的儿童中，测量可能很困难或不可能。示波血压监护仪可检测到袖带充气过程中的动脉波动，最大波动发生于平均动脉压时，然后根据专有公式对收缩压和舒张压值进行反算；不同机器公式不同，计算数值有所变化。这些器械在儿科人群中应用并不普遍，应在使用前确认，尤其是在年幼儿童中。

美国高血压学会和国际高血压学会最近指出，自动读数优于手动读数，因为担心听诊读数不准确。然而，用于生成儿童血压表的数据是通过听诊获得的。几项儿童研究表明，示波器测量结果趋向于数值偏高，与听诊读数相关性不好。因此，为了保持一致性，推荐儿科人群中继续使用细心获得的听诊读数来确定高血压。

袖带尺寸非常重要，不能根据制造商的标签进行判断。袖带气囊宽度应至少包绕鹰嘴和肩峰中间臂围的40%。袖带气囊长度应包绕上臂围的80%～100%，其宽度与长度之比应为1∶2。袖带上的手臂尺寸标记可能会引起误导，应根据臂围进行选择。婴儿和肥胖的青少年很难找到合适的袖带。不推荐使用手腕和前臂袖带，因为儿科血压阈值是基于上臂获得的读数。袖带尺寸不合适会引起错误读数，最大的问题是，如果袖带太小，会得到假性高读数。

最后，血压应在安静环境下患者休息至少5分钟后进行测量。患者取坐位，背部支撑，双足置于地面，手臂位置摆放使肱动脉处于心脏水平。相隔约1分钟取2～3个读数，双侧测量读取数值。主动脉缩窄的患者右臂血压高于左臂。如果读数相近，随后可用右臂测量以保持一致性。儿童至少要测量一次下肢血压，以排除主动脉缩窄或主动脉中段综合征。患者躺下5分钟后测量下肢血压，并与仰卧位上臂读数进行比较。测量一侧下肢和右臂血压已经足够。腿部压力通常会超过手臂10 mmHg或更多，如果低于手臂压力，应考虑主动脉异常。立位血压不常考虑作为评估的一部分，除非报告有直立性低血压的症状。

2.*动态血压监测*　学者们越来越多认识到动态血压监测（ABPM）用于评估诊室偶然血压升高的儿童，是一种有效和有价值的操作。英国和加拿大推荐ABPM用于所有成年人以确定高血压诊断。至今尚未普遍推荐应用于儿科人群。几项研究表明，ABPM可作为检测白大衣高血压的一种有益方法，能节约成本，无须进行广泛的诊断评估。研究报道，儿童和青少年高血压检查，白大衣高血压高达46%。尽管家庭血压测量有助于排除白大衣高血压，ABPM可以对一天的过程提供更全面的血压模式评估，因为可以在日常活动和睡眠中获取读数。家庭血压测量的另外问题包括儿童正常值数据的缺乏，以及儿科人群中缺乏持续有效的设备。与偶然测量读取数据一样，ABPM高血压的阈值定义不限于成年人觉醒和睡眠时某一特定阈值。最近更新了有关小儿ABPM操作和解释的指南，其中包括身高和性别特异的血压第95百分位数值以及解释建议。根据平均收缩压/舒张压读数和血压负荷（高于阈值的读数百分比）对记录数据进行分类。ABPM研究把平均收缩压和（或）舒张压高于阈值分类为持续性高血压。如果血压负荷超过50%，ABPM进一步分类为严重动态高血压。ABPM研究把平均收缩压和（或）舒张压低于阈值，但压力负荷高于25%，分类为高血压前期。如前所述，关于家用监测仪，市面有很多ABPM设备，但实际上很少应用于儿科人群。计划提供这项服务时，调查此问题很重要。尽管ABPM已用于很小的孩子，但是通常选择7岁及以上的孩子应用。如图17.1所示，在西雅图儿童医院我们应用ABPM作为评估7岁及7岁以上儿童高血压的第一步。只有ABPM显示为持续性高血压或诊室确诊为高血压2级的患者才进行全面评估，稍后讨论。对于白大衣高血压或高血压前期患者，建议改变生活方式，一年内复查ABPM。

四、年轻人高血压的病因

传统上认为大多数儿童高血压继发于潜在疾病。婴儿、幼儿和学龄儿童确实情况如此。这些高血压儿童通常经过恰当的诊断评估可以发现肾脏疾病、肾血管疾病和心脏疾病（表17.4）。最近一项针对两种抗高血压药研究的受试者分析显示，年龄小于6岁的入选儿童中80%患有高血压的继发性疾病。因此，通常将幼小儿童

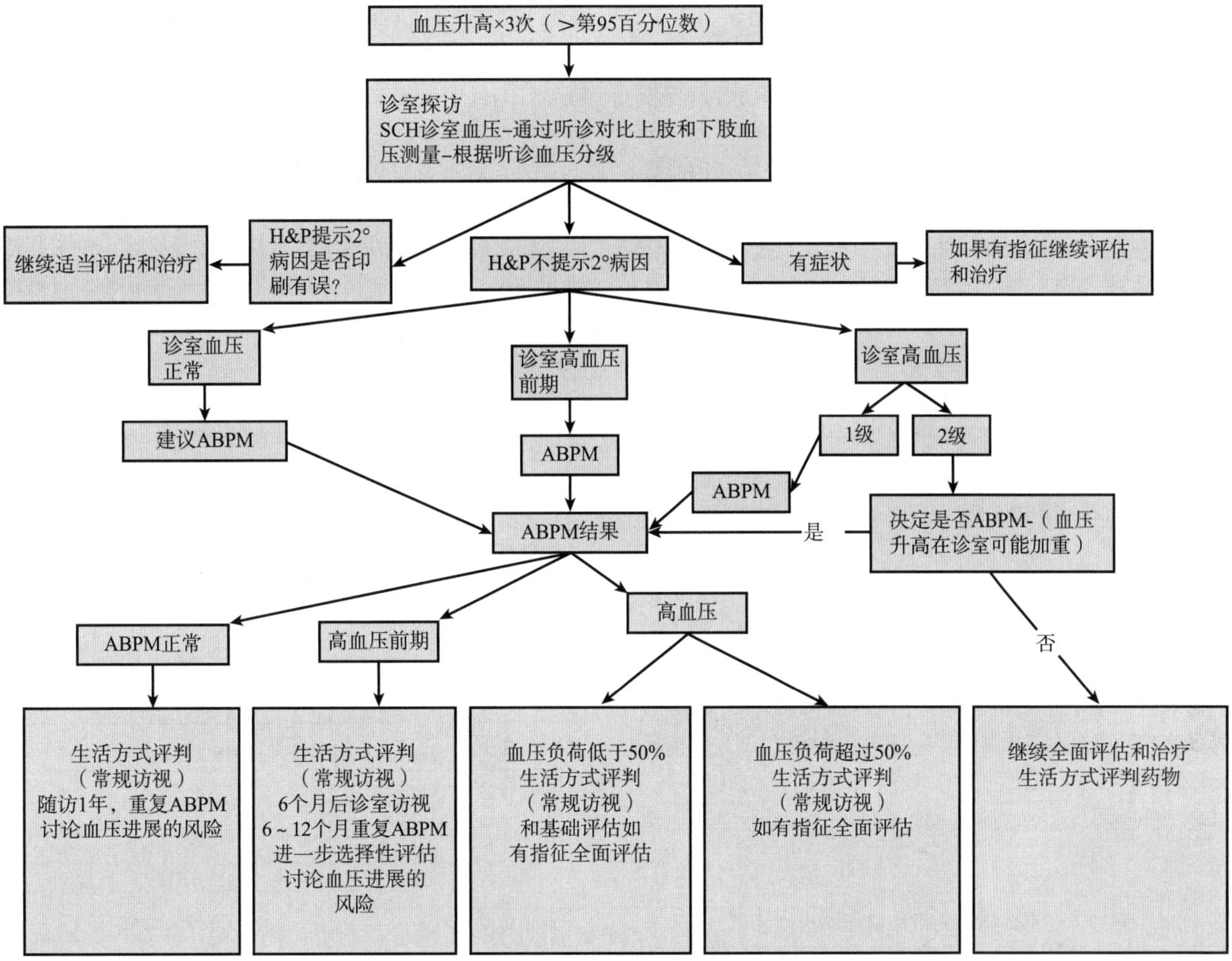

图17.1 门诊临床评估7岁及以上儿童血压的建议

基本评估：电解质、血尿素氮、肌酐、钙、脂质谱、尿液分析、超声心动图、肾超声。如果超重或肥胖，增加空腹血糖；如果肥胖，考虑睡眠研究，关注阻塞性睡眠呼吸暂停。全面评估：如果强烈怀疑继发性高血压或血压非常高，完成基本评估，并考虑进行表17.6所列的其他检查

原发性高血压作为排除性诊断，需要更全面的诊断评估（见下文）。

然而青少年高血压最有可能是原发性。20年前波兰儿童医院一项包含1000多名高血压儿童的研究，清楚地证实这一点。该研究系列中，绝大多数持续性血压升高的青少年未发现可识别的潜在原因，甚至许多6～12岁的轻度高血压儿童也可能患有原发性高血压。支持儿童和青少年原发性高血压诊断的其他临床和人口统计学特征包括肥胖、缺乏高血压症状、既往病史不明显，以及高血压家族史。具有这些特征的高血压年轻人可能不需要像幼儿那样全面评估。

另一方面，新生儿高血压需要考虑继发性病因（表17.4）。新生儿高血压最常见病因包括肾血管疾病（脐动脉插管相关的主动脉或肾血栓栓塞最为常见）、肾脏实质疾病、支气管肺发育不良、慢性肺病和胸主动脉缩窄。其他需要考虑的潜在病因包括内分泌疾病、遗传疾病，以及其他治疗的并发症（如体外膜氧合）。因此，当新生儿（或小于1岁的婴儿）发现高血压时，应进行全面诊断检查。关于新生儿/婴儿高血压更详尽的讨论，鼓励读者查阅其他文献。

五、评估儿童和青少年高血压

高血压评估程度应以多种因素为指导，包括血压升高的严重程度、年龄，以及病史和体格检查。一个古老但是有效的经验是儿童年龄越小，血压越高，越倾向于可能存在需要识别的继发性因素。另外补充说明，在幼儿中，医师有责任排除继发性病因或至少系统考虑可能的病因。相反，对于年龄较大的儿童或轻度高血压的青少年，评估可以是有限的。

1. *病史* 病史线索可以指导初步评估。无论高血压发生于任何年龄，都应获取完整病史。询问既往病史应包括新生儿期，注意有无早产，是否需要脐动脉插管，出生体重，有无新生儿窒息、急性肾损伤和支气管肺发育不良。低出生体重儿，特别是合并早产，与肾单位数目减少有关，潜在增加未来高血压发病风险。婴儿除外，不规则排尿史、反复尿路感染、不明原因的发热、

水肿、关节痛、血尿、皮疹或其他全身症状的病史可能提示肾实质性疾病或血管炎。肾脏创伤病史需要考虑，包括来自机动车事故或者非接触性运动，都要考虑其相关性，即使是患儿处于偏远地区，因为青少年和青年创伤后高血压发生频率比普通人群更高。内分泌病因所致高血压并不常见，但是如果儿童伴发头痛、震颤、心悸、静息状态出汗、发作性苍白或潮红、意外体重减轻或虚弱需要考虑。嗜铬细胞瘤和其他神经内分泌肿瘤在儿童期不常见，通常表现为持续性高血压而不是阵发性高血压。应该始终考虑药物应用史，特别是因注意力缺陷障碍或行为/精神问题而接受治疗的儿童，用于这些适应证的某些药物可能会导致血压轻度升高或体重快速增加。建议特别询问药物使用情况，因为患者可能会不提及使用避孕药以及非处方药，如减轻充血药和非甾体抗炎药。

关于家族病史，早发高血压的强家族史可能会引起医师对单基因、低肾素性高血压的怀疑，例如，糖皮质激素可治疗的醛固酮增多症。其他相关家族史可能包括（其中包括）胶原血管疾病、高脂血症、肥胖、肾囊肿病和神经性皮肤病的病史。还应关注生活方式，包括运动和饮食习惯、吸烟或非法吸毒和酗酒、咖啡因摄入、学校表现或其他应激因素。建议询问睡眠习惯以评估睡眠时间和质量。应注意阻塞性睡眠呼吸暂停的症状，如日间嗜睡，频繁的觉醒或呼吸暂停，因为阻塞性睡眠呼吸暂停与儿童夜间高血压有关。高血压潜在继发性病因的病史提示总结于表17.5。

2.体格检查　体格检查也有助于重点评估。身高、体重和体重指数应绘制于生长曲线上，并与过去可获得的数据进行比较。应该对所有儿童至少检查一次下肢脉搏和血压，以筛查是否存在胸主动脉缩窄和中主动脉综合征。上下肢脉搏强弱的差异、肱动脉和股动脉之间的脉搏延迟及下肢压力降低提示主动脉病变。尽管主动脉缩窄通常在婴儿中发现，但即使青少年也并不罕见，因此，所有高血压儿童和青少年初始评估必须进行这部分体格检查。

一般体格检查，发现身材矮小、面色苍白、水肿或有佝偻病的证据，可能提示存在慢性肾脏疾病。腹部或盆腔肿块、肝脾大或肋脊角压痛可能提示常染色体显性

表17.4　不同年龄儿童高血压的鉴别诊断

年龄组	病因[a]
新生儿	脐导管相关的血栓栓塞 支气管肺发育不良 先天性肾脏疾病/畸形 肾静脉血栓形成 主动脉缩窄 药物性
婴幼儿	肾实质性疾病 先天性肾脏疾病/畸形 肾动脉狭窄 主动脉缩窄 内分泌病因
青春期前儿童	肾实质性疾病 肾动脉狭窄 原发性高血压 主动脉缩窄 内分泌疾病
青春期	原发性高血压 肾实质性疾病 肾动脉狭窄 物质诱发的 主动脉缩窄 内分泌疾病

[a]大致按频率降序排列

表17.5　提示高血压继发性病因的病史和体格检查

存在的病史	提示
已知UTI/UTI综合征	反流性肾病
关节痛、皮疹、发热	血管炎、SLE
严重血尿急性发作	肾小球肾炎、肾栓塞
肾创伤	肾梗死、RAS
腹部放射史	放射性肾炎、RAS
肾移植	移植性、RAS
性早熟	肾上腺疾病
肌肉痉挛、便秘	醛固酮增多症
多汗、头痛、苍白和（或）潮红	嗜铬细胞瘤
一直违禁药物应用（吸毒）	药物诱发的高血压
体格检查阳性发现	**提示**
任何年龄血压＞140/100 mmHg	继发性高血压
下肢血压＜上肢血压	主动脉缩窄
生长不良、苍白	慢性肾病
特纳综合征	主动脉缩窄
咖啡牛奶斑	肾动脉狭窄
下肢脉搏延迟	主动脉缩窄
性早熟	肾上腺疾病
上腹部血管杂音	肾动脉狭窄
水肿	肾脏疾病
多汗	嗜铬细胞瘤
色素沉着过多	肾上腺疾病
男性紫纹	药物诱导的HTN

RAS.肾动脉狭窄；SLE.系统性红斑狼疮；UTI.尿路感染

或隐性多囊肾病、肾母细胞瘤、肾积水或者肾盂肾炎。如果发现腹部杂音，对于瘦弱儿童可能是非特异性发现，但肯定会促使评估肾血管疾病。皮纹和黑棘皮病在肥胖相关性高血压的青少年中经常见到，而真正的库欣综合征在儿童期非常罕见，除了医源性暴露于糖皮质激素类固醇之外。其他皮肤科表现，如蝶形红斑、血管病变或脓疱病可能提示肾小球肾炎。发现高血压相关综合征的痕迹，如特纳综合征、神经纤维瘤病、结节性硬化症和Williams综合征，需要考虑肾结构异常或肾动脉狭窄。对于可配合检查的高血压2级患者，应进行眼底检查以评估高血压性视网膜病。可以见到小动脉狭窄，但在儿童中通常没有更严重的异常。体格检查对潜在高血压继发性病因的提示总结见表17.5。

3.诊断检查　应对所有确诊为高血压的儿童和青少年进行基础筛查评估。尿液分析、血尿素氮（BUN）和血肌酐用于筛查肾脏疾病，是儿童继发性高血压最常见的病因。许多医务人员还会检查全血细胞计数，以筛查与慢性肾病相关的贫血。电解质通常为常规化学检查的一部分，对于筛查低肾素疾病最有用，将在后面讨论。肾脏超声用于评估肾脏异常、囊肿和肾脏大小的差异。其他基础检查应包括在大龄儿童和青少年进行空腹血脂和血糖检测，以筛查代谢紊乱，这些代谢紊乱会增加未来心血管疾病发生的风险。建议所有诊断高血压的儿童进行超声心动图检查，以评估左心室肥大并排除胸主动脉缩窄。计算左心室质量录入的身高数据应以米为单位，读数超过同年龄和同性别的第95个百分位提示左心室肥大（LVH）。多中心研究显示，新诊断的高血压儿童和青少年中有30%～40%伴有LVH。

年龄较大儿童或青少年的1级高血压，如果基本筛查未提示继发病因，则可能无须进一步评估。对于年龄较小的儿童和2级高血压患者，推荐额外检查以寻求潜在病因，见表17.6。此表并不详尽，应扩大评估范围，以解决个别患者中出现的特定问题。通常一旦排除了肾脏实质性疾病，下一步就是评估肾血管疾病。彩色多普勒超声检查肾动脉狭窄具有挑战性，因为许多孩子年龄较小，不能配合检查，或者可能太胖而无法获得准确的研究结果。多普勒超声对儿童肾血管疾病的敏感性令人失望，最多为73%～85%，特异性为71%～92%。随机血浆肾素活性不是可靠的指标，主要用于评估低肾素高血压。计算机断层扫描（CT）血管造影和磁共振血管造影可能会有所帮助，但仍不是确定的检查，两种方式均会出现假阴性和阳性结果。对于患有严重高血压、肾血管疾病（如Williams综合征）、需要使用两种以上的抗高血压药、既往有脐带插管史或血浆肾素水平升高的儿童，即使初步无创成像检查正常，也应考虑进行动脉造影。这些检查最好在有经验丰富的儿童介入放射医师的转诊中心进行。

低肾素高血压并不常见，患有严重高血压的儿童应予以考虑。通常有强家族史，尽管有散发病例，家族病史阴性不能排除需要检查的可能性。尽管低钾血症与相关的代谢性碱中毒是典型表现，但正常血清钾不能排除这些疾病。进一步测定随机血浆肾素活性和醛固酮是有用的，因为所有这些疾病最终都会导致远端小管中钠重吸收过多和肾素被抑制。有关详细讨论读者可参考其他资料。最后，嗜铬细胞瘤和神经内分泌肿瘤并不常见，但如果高血压严重则应该考虑。嗜铬细胞瘤可能与多种遗传综合征有关，如von Hippel-Lindau综合征，还有其他综合征。建议初始筛查用血浆甲氧基肾上腺素进行评估，并应根据特定年龄的正常参考范围进行解释。如果病情提示可进行腹部CT和MIBG（间碘苄胍）检查。其他与肾上腺皮质功能异常有关的皮质醇或其他类固醇过量产生的内分泌病因，如库欣综合征、先天性肾上腺增生等均不常见，但如果根据病史、体格检查和初步筛查有所提示应予以考虑。

六、儿童和青少年高血压的管理

儿童和青少年高血压治疗仍大部分依靠经验，因为尚未进行有关非药物干预或药物治疗的长期研究。尽管现在可获得的抗高血压药疗效的儿科数据比过去显著增多，但特定儿童或青少年是否应该接受药物治疗的决策必须个体化。

表17.6　儿童和青少年高血压的诊断评估

检查	目的
基础筛查试验（所有持续性血压大于第95百分位的儿童适用）	
检查	**目的**
电解质	评价原发性醛固酮增多症
尿素氮、肌酐、全血细胞计数、尿液分析	评价肾脏疾病
空腹血脂、血糖	识别其他心血管危险因素
肾脏超声	评估肾脏大小和结构
超声心动图	评估左心室肥大、主动脉缩窄
基于临床表现、年龄和（或）血压严重程度评估的其他检查	
检查	**目的**
药物筛查	确认药物滥用可能升高血压
肾素和醛固酮	确认低肾素性高血压
血浆和（或）尿甲氧基肾上腺素	评价儿茶酚胺分泌性肿瘤
多导睡眠图	评价阻塞性睡眠呼吸暂停
血浆和尿类固醇测定	评价类固醇诱导的高血压
肾血管成像（见正中）	评价肾血管疾病

1.*非药物治疗* 减轻体重、运动和饮食习惯改变均可降低儿童和青少年血压，因此被视为主要治疗，尤其是与肥胖相关的高血压。肥胖儿童的研究表明，适度的体重减轻不仅会降低血压，也可以改善其他心血管危险因素，如血脂异常和胰岛素抵抗。不幸的是减体重困难且常不成功。另外，在许多家庭中其他家庭成员也可能肥胖。但是，确定儿童肥胖症的医学并发症如高血压，有时可以为家庭提供必要动力，做出适当生活方式调整改变。这种情况下，应该鼓励以家庭为基础的干预措施，因为长期来看，这种干预被证明相当成功。

有氧运动通常是控制高血压的首选。许多儿童和青少年可能已经参加了一项或多项合适的活动，也许只需要增加活动的频率和（或）强度，即可对血压产生有益影响。增强体育活动对控制体重有明显益处，可以改善胰岛素抵抗、内皮功能和其他心血管危险因素。最近一项包括400多名儿童、9个随机对照试验的荟萃分析显示，运动能降低收缩压和舒张压。体力活动增加联合体脂减少带来的体形改善，可以预防或延缓危险个体2型糖尿病的发生。最起码，静坐的活动时间，如玩视频游戏等花费的时间（“屏幕时间”）应限制为每天少于2小时。

儿童和青少年高血压的饮食治疗通常始于限盐。国家调查多次证实，大多数成年人和儿童钠的摄入远超过共识组织的推荐量。高盐摄入会增加口渴，增加了甜味饮料的消耗，儿童饮食高钠摄入与肥胖流行有关。尽管降低儿童钠盐摄入量的个别研究并未显示出对血压有一致的影响，但一个包含10项研究的荟萃分析发现，钠摄入量减少54%与收缩压降低2.47 mmHg有关。这些发现提示，限制食物钠盐摄入可能对治疗伴有高血压的肥胖青少年有额外益处。

在高血压患者中验证过的其他营养素包括钾和钙均显示有抗高血压作用。一项对盐敏感高血压中国儿童补充钾和钙为期2年的临床试验表明，可显著降低收缩压。与只限制钠盐摄入的饮食相比，富含钾和钙的低盐饮食可能更有效地治疗高血压。经典案例是DASH（饮食方法阻止高血压）饮食，它富含水果、蔬菜和低脂乳制品，已经显示可以降低成年人的高血压，即便是正在接受抗高血压药治疗的成年人。Couch等证实DASH饮食方案也可以降低儿童和青少年的轻度高血压。

非药物治疗需要以系统方式实施，大量家庭参与和长期支持才能最为有效。DASH饮食方案对青少年有效，但成功实施需要训练有素的营养师支持。如上所述，运动方案可以有效改善血压，但与成年人一样，一旦儿童或青少年停止额外活动，血压将恢复至基线水平。即使有明确指征开始应用抗高血压药，也应制订这些方案，因为成功的生活方式干预将补充药物的疗效。

2.*应用抗高血压药* 鉴于非药物疗法的强度特性，同时因为某些青年高血压患者可能具有高血压靶器官损害，可以通过有效治疗来逆转，因此可能需要使用抗高血压药。如前文所注，未治疗的高血压对无症状，或者健康儿童/青少年的长期后果仍然未知。此外，关于抗高血压药对儿童生长发育长期影响的数据很少。因此，建议儿童和青少年高血压药物治疗限于以下适应证之一：症状性高血压、继发性高血压、高血压靶器官损害、糖尿病（1型和2型）、尽管实施非药物治疗仍为持续性高血压、2级高血压。

1997年，美国通过《食品药品管理局现代化法案》（FDAMA），很大程度填补了儿科药物临床试验的历史空白。该法案包含一项规定，如果药品制造商进行儿科临床试验，则授予他们额外6个月的专利保护。后续的法规（《儿童最佳药品法》《儿科研究公平法》《2007年FDA修正法案》）扩展了该规定，还引入其他举措，包括在互联网上公布FDA内部药理学公告和疗效评论，以及促进专利保护失效药物研究的机制。这些举措导致大量抗高血压药进行儿科临床试验，增加了带有特定儿科标记药物的数量，从而为实践者显著增加了一定数量有用的临床信息。

与成年人不同，未在儿童中进行过不同类别抗高血压药的大规模对比试验。因此，用于儿童的初始抗高血压药选择仍然取决于临床实践者的个人医师偏好。利尿药和β肾上腺素能阻滞药在第一次和第二次工作组报告中被推荐作为初始治疗药物，尽管现在它们主要作为二线药物，而其在高血压儿童中的安全性和有效性已有长期记录，仍适合儿科使用。新型药物包括血管紧张素转化酶抑制剂（ACEI）、钙通道阻滞药和血管紧张素受体阻滞药（ARB），最近在公司发起的临床试验中已被证明在高血压儿童中是安全的，且耐受性良好，因此可以处方用药。实际上这些新型药物，特别是钙通道阻滞药和ACE抑制剂，已成为儿科使用最广泛的初始药物。

尝试根据儿童高血压假定的病理生理来选择治疗药物是合理的。此外，某些特殊基础疾病或者合并其他疾病的高血压儿童和青少年应该考虑使用特殊类别抗高血压药。最好的例子是糖尿病或蛋白尿性肾病儿童应用ACEI或ARB有益于延缓病情进展。另外的例子是高血压青少年正在接受兴奋性药物治疗注意缺陷多动障碍，这类患者通常心动过速，可以从β受体阻滞药治疗中获益。

儿童和青少年的抗高血压药通常以阶梯方式进行处方（图17.2）。患者从初始药物的最低推荐剂量开始服用，逐渐增加剂量达到最高推荐量或出现药物副作用，此时应加用第二种不同类别药物，直到获得目标血压。因为现在许多抗高血压药都具有经FDA批准的特定小儿标记，所以全科医师应在这些药物中进行选择。用于高血压儿童和青少年的可选择抗高血压药推荐剂量见表17.7。

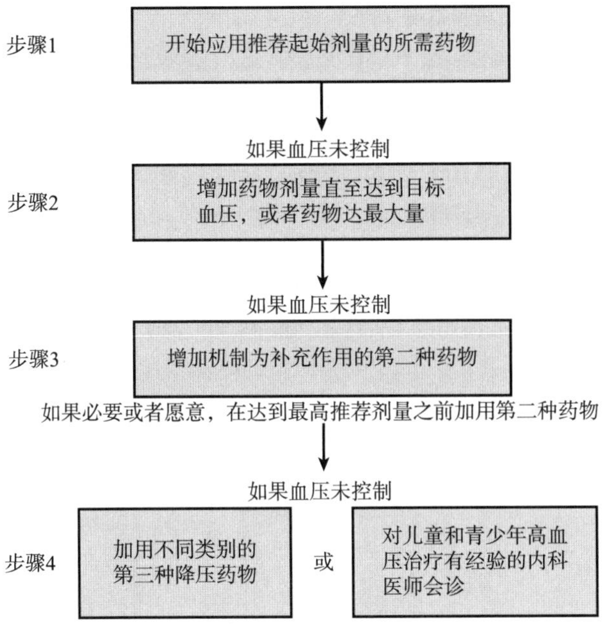
步骤1
开始应用推荐起始剂量的所需药物
如果血压未控制
步骤2
增加药物剂量直至达到目标血压，或者药物达最大量
如果血压未控制
步骤3
增加机制为补充作用的第二种药物
如果必要或者愿意，在达到最高推荐剂量之前加用第二种药物
如果血压未控制
步骤4
加用不同类别的第三种降压药物
或
对儿童和青少年高血压治疗有经验的内科医师会诊

图17.2 儿童和青少年降压药的阶梯方案

最近有人对年轻人处方抗高血压药的价值提出质疑。在一份美国预防服务工作组进行的分析中，Thompson等发现，尽管最近研究表明，抗高血压药确实降低了儿童和青少年的血压，但临床试验的持续时间短，治疗的长期益处没有见到。最近的系统综述也提出类似的顾虑。尽管可以观察到血压轻微下降，但大多数药物的可用数据有限，特别是在安全性方面。因此，在获得有关儿童和青少年使用抗高血压药的风险和益处的新信息之前，务必遵循上面讨论的保守原则。

3.慢性肾脏病儿童的高血压　如前所述，潜在肾脏疾病是儿童和青少年高血压最常见的继发病因。该人群血压下降很重要，因为有助于延缓潜在肾脏疾病进展。国家高血压教育计划工作组和欧洲高血压学会均建议，慢性肾脏病儿童的血压目标值要低于单纯原发性高血压儿童。最近，有学者对更低目标血压的支持证据以及该人群血压管理的各种临床实践建议进行了综述，治疗通常应以ACE抑制剂或ARB作为起始，必要时加用其他药物，直至达到目标血压；密切随访和重复应用ABPM对于确保目标血压实现很重要。

4.急性重症高血压　其他文献已对儿童和青少年重症高血压的病理生理、管理和结局进行了详细论述，许多方面与成年人高血压急症和重症相似，有一些独特的地方值得考虑。

已确诊的高血压患者中，药物不依从是成年人急性重症高血压发生的最常见原因，儿科患者很少发生，除非可能患有已确诊肾病。急性重症高血压的儿童或青少年几乎都有潜在疾病，如急性或慢性肾脏疾病、实质器官移植或肾血管性高血压。

儿童和青少年重症高血压最常危及生命的表现是高血压脑病，强调需要缓慢平稳控制血压降低，以预防因丧失正常自动调节过程而引起并发症。不太严重的症状可以包括恶心、呕吐或异常烦躁，因为这些症状没有明确的特异性，特别是年幼的儿童中，必须保持高度的临床怀疑。

尽管缺乏循证建议，高血压急症治疗常用目标是首个8小时内血压降低幅度不超过25%，并在24～48小时逐渐恢复至正常/目标血压。儿童高血压急症治疗通常以连续静脉输注抗高血压药开始，最常用的药物是尼卡地平和拉贝洛尔。其他可用于儿童重症高血压的静脉药物包括硝普钠、艾司洛尔、肼屈嗪和非诺多泮。口服抗高血压药可用于无威胁生命的急性重症高血压儿童。儿童重症高血压的口服抗高血压药选择相当有限，与成年人一样，不再推荐使用短效硝苯地平。用于治疗儿童和青少年急性重症高血压的口服和静脉药物推荐剂量见表17.8。

表17.7 儿童和青少年的抗高血压药和剂量

分类	药物	开始剂量	间隔	最大剂量[a]
α受体阻滞药	依普利酮	25mg/d	每日1～2次	100mg/d
	螺内酯[b]	1mg/（kg·d）	每日1～2次	3.3mg/（kg·d）（最高100mg/d）
血管紧张素受体阻滞药	坎地沙坦[b]	1～6岁：0.2mg/（kg·d）； 6～17岁：＜50kg，4～8mg，每日1次 ＞50kg，8～16mg，每日1次	每日1次	1～6岁：0.4mg/（kg·d）； 6～17岁：＜50kg 16mg/d ＞50kg 32mg/d
	氯沙坦[b]	0.75mg/（kg·d）（最高50mg，每日1次）	每日1次	1.4 mg/（kg·d）（max 100 mg，每日1次） 1.4mg/（kg·d）（最高100mg，每日1次）
	奥美沙坦[b]	20～35 kg：10mg，每日1次 ≥35 kg：20 mg，每日1次	每日1次	20～35 kg：20 mg，每日1次 20～35 kg：20mg，每日1次 ≥35 kg：40 mg，每日1次 ≥35 kg：40mg，每日1次
	缬沙坦[b]	＜6岁：5～10mg/d 6～17岁：1.3 mg/（kg·d）（最高40 mg，每日1次）	每日1次	＜6岁：80mg，每日1次 6～17岁：2.7 mg/（kg·d）（最高160 mg，每日1次）
血管紧张素转化酶抑制剂	贝那普利[b]	0.2 mg/（kg·d）（最高10 mg/d）	每日1次	0.6 mg/（kg·d）（最高40 mg/d）
	卡托普利[b]	每次，0.3～0.5 mg/kg	每日2～3次	0.6 mg/（kg·d）（最高450 mg/d）
	依那普利[c]	0.08 mg/（kg·d）	每日1～2次	0.6 mg/（kg·d）（最高40 mg/d）
	福辛普利	0.1 mg/（kg·d）（最多10 mg/d）	每日1次	0.6 mg/（kg·d）（最高40 mg/d）
	赖诺普利[b]	0.07 mg/（kg·d）（最多5 mg/d）	每日1次	0.6 mg/（kg·d）（最高40 mg/d）
	喹那普利	5～10 mg/d	每日1次	80 mg/d
α和β肾上腺素受体阻滞药	卡维地洛[b]	每次，0.1 mg/kg（最高6.25 mg每日2次）	每日2次	每次0.5 mg/kg，最高25 mg，每日2次
	拉贝洛尔[b]	2～3 mg（kg·d）	每日2次	10～12 mg/（kg·d）（最高1.2g/d）
β肾上腺素受体阻滞药	阿替洛尔[b]	0.5～1 mg/（kg·d）	每日1次	2 mg/（kg·d）最高100 mg/d
	比索洛尔/HCTZ	2.5/6.25 mg/d	每日1次	10/6.25 mg/d
	美托洛尔	1～2 mg/（kg·d）	每日2次	6 mg/（kg·d）（最高200 mg/d）
	普萘洛尔[c]	1 mg/（kg·d）	每日2～4次	8 mg（kg·d）（最高640 mg/d）
钙通道阻滞药	氨氯地平[b]	0.06 mg/（kg·d）	每日1次	0.3 mg/（kg·d）（最高10 mg/d）
	非洛地平	2.5 mg/d	每日1次	10 mg/d
	伊拉地平[b]	每次0.05～0.15 mg/kg	每日3～4次	0.8 mg/（kg·d）最高20 mg/d
	硝苯地平缓释片	0.25～0.5 mg/（kg·d）	每日1～2次	3 mg（kg·d）（最高120 mg/d）
中枢α受体阻滞药	可乐定[b]	5～20 mcg/（kg·d）	每日1～2次	25 mcg/（kg·d）（最高0.9 mg/d）
利尿药	阿米洛利	5～10 mg/d	每日1次	20 mg/d
	氯噻酮	0～3 mg/（kg·d）	每日1次	2 mg/（kg·d）（最高50 mg/d）
	呋塞米[c]	每次0.5～2 mg/kg	每日1～2次	6 mg/（kg·d）
	氢氯噻嗪	0.5～1 mg/（kg·d）	每日1次	3 mg/（kg·d）（最高50 mg/d）
血管扩张药	肼屈嗪	每次0.25 mg/kg	每日3～4次	7.5 mg/（kg·d）（最高200 mg/d）
	米诺地尔	0.1～0.2 mg/（kg·d）	每日2～3次	1 mg/（kg·d）（最高50 mg/d）

[a]不应超过成人最大剂量

[b]这些药物可提供有关制备稳定的临时混悬液的信息

[c]可作为美国食品和药品监督管理局批准的市售口服溶液使用

表17.8 儿童和青少年急性重症高血压的抗高血压药

用于威胁生命的急性重症高血压				
药物	分类	剂量	给药途径	备注
艾司洛尔	β肾上腺素受体阻滞药	100～500 μg/（kg・min）	静脉滴注	非常短效-推荐持续输注 可能引起显著心动过缓
肼屈嗪	直接血管扩张药	每次0.1～0.2 mg/kg，最高每次0.6 mg/kg	静脉注射，肌内注射	如果静脉注射，应该每4小时给药1次
拉贝洛尔	α和β肾上腺素受体阻滞药	Bolus：每次0.20～1.0 mg/kg，最高40 mg/dose infusion：0.25～3.0 mg/（kg・h）	静脉注射或者静脉滴注	支气管哮喘和明显的心力衰竭是相对禁忌证
尼卡地平	钙通道阻滞药	Bolus：每次30 mcg/kg up to 2 mg infusion：0.5～4 mcg/（kg・min）	静脉注射或者静脉滴注	可能引起反射性心动过速 增加环孢素和他克莫司的浓度
硝普钠	直接血管扩张药	Starting：0.3～0.5 mcg/(kg・min） Maximum：10 mcg/（kg・min）	静脉滴注	如果长时间应用（＞72小时），或者用于肾衰竭，或者联合应用硫代硫酸钠，需要监测氰化物水平，
用于症状不明著的重症高血压				
药物	分类	剂量	途径	备注
可乐定	中枢性α受体阻滞药	每次2～5 μg/kg，最高每次10 μg/kg，每6～8小时	口服	不良反应包括口干和嗜睡
非诺多泮	多巴胺受体阻滞药	0.2～0.5 μg/（kg・min）最高每次0.8 μg/（kg・min）	静脉滴注	高剂量加重心动过速而不进一步减低血压
肼屈嗪	直接血管扩张药	0.2 mg/kg，最高每次25 mg每6～8小时	口服	半衰期随遗传决定的乙酰化率而变化
伊拉地平	钙通道阻滞药	0.05～0.1 mg/kg，最高每次5 mg，每6～8小时	口服	接受吡咯类抗真菌药的患者可出现血压过度下降
米诺地尔	直接血管扩张药	0.1～0.2 mg/kg一次，最高每次10 mg每8～12小时	口服	最有效的口服血管扩张药；长效

第四部分 危险分层

第18章 未治疗高血压的自然病程

Elvira O. Gosmanova，William C. Cushman

对未治疗高血压自然病程的现有认识主要是基于既往相对较短时间段（20世纪初至20世纪70年代）的历史资料，在此期间，在理解血压升高对健康相关的影响与研发新型抗高血压药方面取得了的重大进展（图18.1），巩固了未治疗高血压与心血管疾病发病率、死亡率之间不良关联的认识。因此，从20世纪70年代初开始，开展了未治疗的舒张性高血压患者的观察性研究或高血压临床试验就不再符合试验伦理。同样，从20世纪90年代开始，单纯收缩期高血压也必须治疗。

在古代，高血压的诊断是基于动脉脉搏的分析。几千年来，人们一直知道“硬脉病”（我们现在称之为高血压）是中风或现代诊断称之为“脑卒中”的主要危险因素，通常会导致个体过早死亡。第一个有关脉管硬化与终末器官损害之间关系的科学报道出现在19世纪早期，Bright发表了一系列病例，描述了患者的脉管硬化、血尿素升高、水肿伴白蛋白尿、左心室肥大和肾脏硬化的组织学结果。然而，那些患者可能是一个包含了各种肾脏疾病病因的异质性群体，并且在许多病例中，血压升高是肾脏疾病本身的继发性结果。40年后，Mohamed描述了脉管硬化个体的肾小动脉硬化的组织学结果，他认为这种改变与原发性肾脏疾病无关，这是首次推测高血压本身会导致肾脏损害。随后，Gull与Sutton描述了高血压性左心室肥大，Gowers报道了视网膜的高血压性改变。于是研发一种间接测量血压的方法成为了解血压升高作用的下一个关键步骤。Samuel Siegfried Karl Ritter von Basch于1881年发明了第一台血压计，后来由Scipione Riva-Rocci在1896年对其进行了改进。然而，Riva-Rocci方法只允许通过触诊脉搏阻断压力来测量收缩压（SBP）。在1905年，Nikolai Korotkoff将听诊引入当时的血压测量技术，使得收缩压和舒张压（DBP）的区分和测量成为可能。这种方法允许常规准确血压测量，并能够开发平均年龄特异性血压图表，以了解不同血压水平与患者相关结果的关系。

20世纪10～30年代的早期科学报告将高血压描述为一种有两种变异的疾病。值得注意的是，许多血压升高的患者（通常在门诊）没有症状，很少有异常的体检和实验室发现，这种类型的高血压被认为是“良性的”，不需要任何治疗。直到20世纪50年代早期，许多著名的医师仍然坚称血压升高是一种生理反应，在血管系统日渐老化的情况下维持重要器官的适当血流量。第二种类型的高血压通常被称为恶性或急进性高血压，主要是住院患者出现明显的血压升高（SBP in upper 200s and lower 300s，DBP在120mmHg以上）和出现了高血压的终末并发症，如脑卒中、心力衰竭、视神经乳头水肿、肾功能衰竭。只有在那些血压极端升高的情况下才考虑需要治疗，而在当时，由于缺乏其他明确的治疗方法，大多数情况下是有症状时才考虑治疗。异常血压的阈值在缓慢降低，但仍远远高于目前所接受的水平，例如，在20世纪40年代两本权威的心脏病学教科书中，建议干预的血压水平为高于200/100mmHg和180/110mmHg。1950年版的哈里森内科教科书仍然主张无症状的高血压不应该治疗。

说明未治疗高血压自然病程的最佳病例之一是由最早的高血压治疗倡导者，Marin Moser医师所撰写，他描述了美国第32任总统Franklin Roosevelt的病史，值得注意的是，Roosevelt先生在20世纪30年代中期发生了中度的血压升高，在他的病例中，未治疗的高血压在7年内从中度升高160/90mmHg进展到较高的水平（＞180/110mmHg），这与Roosevelt先生健康状况急剧恶化、发生进行性心力衰竭及在不到1年内过早死亡（可能死于脑卒中）有关。

在本章中，我们将回顾一些虽然老旧但是非常重要的流行病研究和临床试验，这些研究得出了一个明确必然的结论，即血压升高与心血管和肾脏不良结果相关。

图18.2描述了讨论的框架，该框架更广泛地描绘了高血压前期进展到高血压、导致靶器官损害、进而出现不良临床事件、最终死亡的特征。

一、高血压前期和高血压

在典型的高血压之前，血压通常会从正常范围逐步上升到高血压前期的数值范围。高血压前期定义为SBP 120～139mmHg和（或）DBP 80～90mmHg。由于大多数高血压是无症状的，除非定期测量血压，否则往往无法检测何时发生了这种转变。然而，几个间接和直接的观察性研究支持血压的升高逐渐进展的过程。首先，从20世纪20～60年代的一系列人寿保险报告得知，平均SBP与DBP倾向于随着年龄增长而升高，该结果在后来的国家健康检查调查（NHES 1960—1962年）和3项单独的国家健康与营养检查调查（NHANES1～3）得到证实。NHANES-1完成于1971—1974年，尽管当时高血压的治疗方案尚不统一，但该调查显示：平均SBP从18岁开始每年升高0.2mmHg，直到35岁，此后平均SBP升高加速到平均每年0.8mmHg。虽然18～44岁男性的平均SBP数值高于女性，平均SBP差值高达9mmHg，但平均SBP每年升高的速度在18～44岁年龄组的女性超过男性，导致平均SBP数值在55岁左右达到均衡。55岁以后，女性平均SBP开始超过男性，相差多达4～6mmHg。男性平均DBP同样随着年龄增长而升高，然而，与SBP相比，DBP升高的速度相对不那么明显。与平均SBP相比，女性的平均DBP在18～64岁上升，此后保持稳定。此外，男性的平均DBP在54岁之前超过女性的平均DBP，在55岁之后变得相似。因为平

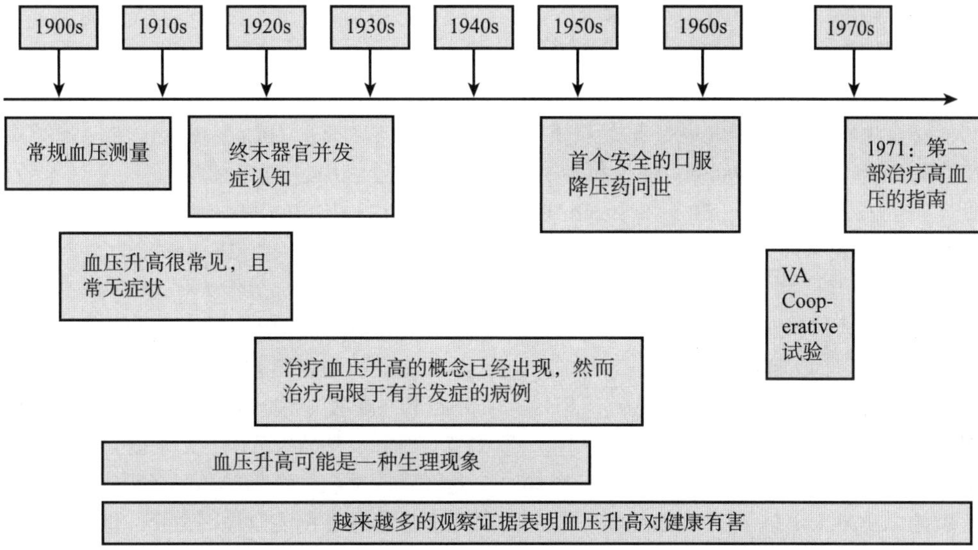

图18.1　20世纪对高血压的理解和方法演变的示意图模型

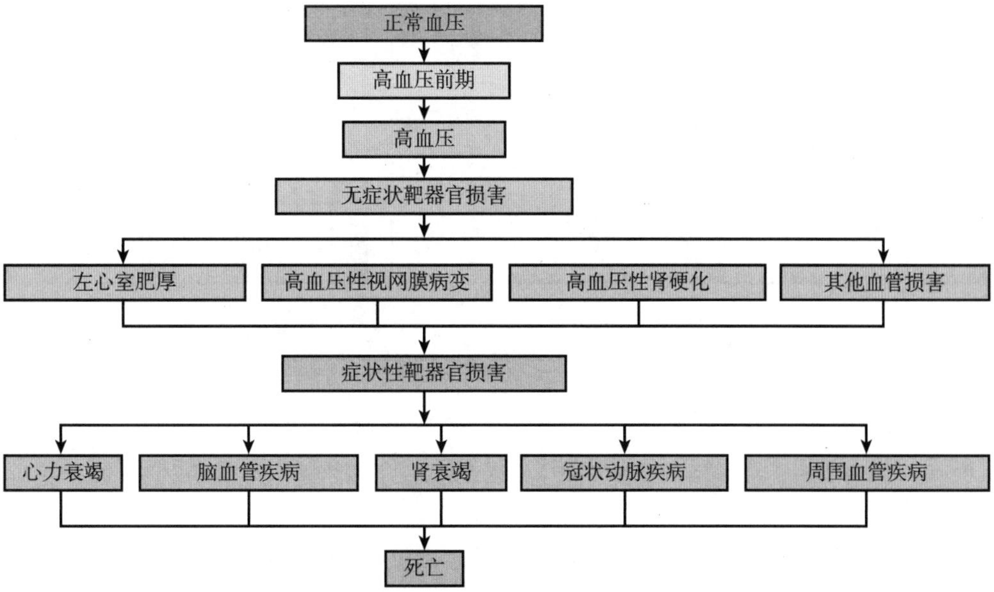

图18.2　未治疗高血压的示意图

均BP随着年龄增长而升高，高血压前期和高血压个体的比例也随着年龄的增长而增加。18 ～ 34岁的男性与女性相比，SBP ≥ 140mmHg和（或）DBP ≥ 90mmHg的患病率分别为13.8%与6.3%；在65 ～ 74岁的年龄组中，男性与女性患病率分别上升到65%和74%（NHANES 1971—1974年）。

几项前瞻性队列研究观察了正常血压与高血压前期进展至高血压的速率。

Framingham心脏研究（FHS）始于1948年，纳入了5209名30 ～ 62岁的男性与女性，随访了30余年。在平均26年的随访中，基线血压正常的男性和女性（定义为DBP < 85mmHg）发生高血压的比例分别为23.6%和36.2%（定义为DBP ≥ 95mmHg），而基线血压为高血压前期的男性和女性（定义为DBP 85 ～ 89mmHg）进展为高血压的比率则分别达到54.2%和60.6%。在年龄校正分析中，同基线血压正常相比，高血压前期增加了男性和女性随后发生高血压风险的3.4倍。青年成人代谢、生活方式和营养评估前瞻性队列研究，评估了26 980名平均年龄为17.4岁青少年的高血压发展情况，总体而言，12.4%的正常血压（BP < 120/80mmHg）和17.1%的高血压前期［BP（120 ～ 139）/（80 ～ 89）mmHg］的青少年在最长17年随访期间发生了高血压，且男性高血压发生率比女性高4倍（图18.3A）。在年龄和体重指数（BMI）校正的Cox回归分析中，从基线血压小于100/70mmHg开始，血压每增加10/5mmHg，其高血压的累积发病率也逐渐增加，而且没有阈值（图18.3B）。在一项更近期的调查中，预防高血压试验（TROPHY）在2年与4年随访期间，40%和60%的高血压前期个体分别发展为持续的高血压。在不可改变的（增长的年龄、非裔美国人）和可改变的（体重）危险因素之间存在一致的模式，该模式加速了高血压前期转化为高血压。

二、未治疗高血压和亚临床靶器官损害

1. *左心室肥大* 在心电图（ECG）和超声心动图诊断的左心室肥大（LVH）个体中，FHS证实了更高的未来临床冠心病风险。在早期的高血压系列报道中（在药物治疗之前的时期），ECG提示的LVH在高血压确诊时是非常常见的（通常为40% ～ 60%），而且在随访期间发生率更高。Janeway在其1912年的报告中证实：SBP中位数在200 ～ 220mmHg的患者中，有75.7%的患者存在体格检查诊断的LVH。大多数的LVH患者（81%）在体格检查时存在轻度至中度的LVH（定义为出现下述3种表现中的1种或2种：叩诊心界增大，心尖冲动向下移位，抬举样心尖冲动）。然而，在随访期间死亡的患者中，有22.8%的患者发现存在严重的LVH（定义为上述3种发现均出现），而依然存活患者中严重LVH的比例为7.8%（$P < 0.001$）。Perera在1955年报告了一个基线无靶器官损害的500例高血压患者（平均年龄32岁）系列，在平均20年随访中，59% ～ 74%的患者发生了LVH（分别通过ECG或胸部X线片诊断），其后这些患者仅存活了6年或8年（平均值）。LVH与SBP和DBP的水平相关。支持血压升高与LVH相关性的另一个有力证据来自于临床试验，如氯沙坦干预治疗终点减少研究（LIFE）显示抗高血压药治疗减少LVH，而LVH的减少与心血管事件减少相关。总而言之，LVH同收缩压而不是舒张压更加密切相关。已经观察到未治疗的单纯收缩期高血压患者同混合性高血压（SBP与DBP均升高）患

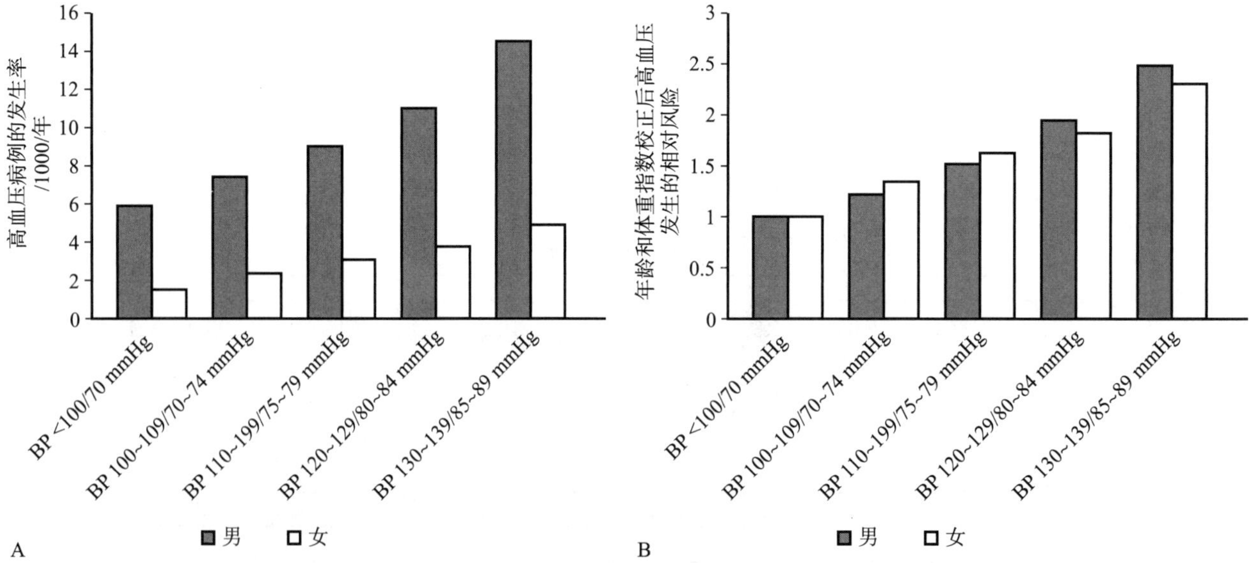

图18.3 基线正常血压或高血压前期成人17年随访的高血压发生率

BP.血压（引自：Tirosh A，Afek A，Rudich A，et al. Progression of normotensive adolescents to hypertensive adults: a study of 26，980 teenagers. Hypertension. 2010；56：203-209.）

者相比，具有同样显著的LVH，尽管单纯收缩期高血压患者的平均血压降低了12mmHg。

2.*蛋白尿* 高血压患者尿白蛋白排泄（UAE）超过正常值（每克肌酐含白蛋白≥30mg或24小时≥30mg），被认为是广泛内皮功能障碍的标志，并与其他无症状靶器官损害有关，如LVH、颈动脉内膜增厚、高血压性视网膜病变和症状性心血管疾病（CVD）的高风险。异常的UAE也与高血压（HTN）患者肾功能障碍进展风险以及终末期肾病（ESRD）的发生相关。UAE，即使在正常范围内，也与BP水平呈正相关。尽管异常UAC的发生率在不同队列人群有所不同，但在未治疗高血压患者常出现异常UAE。在一项纳入127名未治疗的1级高血压患者［平均血压（150.1±16.9）/（96.7±8.5）mmHg］的研究中，22.2%的患者存在微量蛋白尿（24小时尿微量白蛋白≥30mg）。24小时动态血压测定的SBP与DBP与微量蛋白尿出现的相关性最佳。另一项研究发现了更高的微量蛋白尿发生率，40%的1级未治疗的高血压患者出现了微量蛋白尿。然而，一项纳入更多（787例）未治疗高血压患者的研究发现，异常UAE的比例较低，仅为6.7%。同正常的UAE相比，高血压患者微量蛋白尿同较快的肾小球滤过率（GFR）下降速率相关。在一项纳入141例高血压患者随访7年的研究中，校正分析显示微量蛋白尿患者的估计肾小球滤过率（eGFR）下降显著快于UAE正常的患者［分别降低（12.1±2.77）ml/min与（7.1±0.88）ml/min，$P<0.03$］。

3.*视网膜微血管病变* 在无症状靶器官损害中，视网膜微血管病变是迄今为止未治疗高血压患者最常见的发现。在437例未治疗高血压患者中，非散瞳视网膜照相术检测的高血压性视网膜病变高达85%。相比之下，在未治疗高血压患者确诊时，LVH可达44%，其次是颈动脉内膜增厚21.8%，微量蛋白尿14.6%，血清肌酐浓度升高（SCr）11%。从历史上看，在抗高血压药可利用之前的时代，高血压性视网膜病变在评估靶器官损害中起着非常重要的作用。自从抗高血压治疗出现之后，其发生率及与进展率都有所下降。视神经盘水肿和Ⅳ级高血压性视网膜病变是恶性高血压的标志，与未治疗高血压个体的死亡率高度相关。然而，即便是较低级别的高血压性视网膜病变也具有重要的预后意义，且同全因死亡率和脑卒中增加相关。

三、未治疗的高血压和死亡率

当常规血压测量可行后，很快就可以发现，与血压正常个体相比，即便是血压轻微升高且无症状的个体也会发生较早死亡。Theodore C. Janeway于1913年发表了对458例高血压患者死亡率的最早描述。他的队列人群仅限于SBP＞165mmHg，因此排除了对血压轻度升高个体的观察。Janeway指出，21.8%的患者在高血压确诊1年内死亡，5年死亡率为42.5%。同死亡者血压中位数220mmHg相比，幸存者血压中位数为200mmHg。死亡最常见的病因为心功能不全（32.6%）、尿毒症（25%）、脑卒中（15.8%）和心绞痛（5.4%）。Janeway分析了血压与死亡病因的关系，发现死于心绞痛患者的SBP中位数最低，为175～180mmHg；而死于心力衰竭和尿毒症患者的SBP中位数为215～220mmHg。中位数较高的SBP与脑卒中（225～230mmHg）和肺水肿（245～250mmHg）死亡相关。50～59岁男性与女性死于心功能不全和尿毒症的年龄中位数相似，而同死于脑卒中的女性相比（60～69岁），男性的年龄中位数则提前了10年（50～59岁）。

在大规模人群水平上，人寿保险行业在检测及报告血压水平升高与死亡率之间的不良关联方面处于领先地位，尽管分析中包括了过多的中年男性雇员。1929年的医疗损害研究涉及了大约120万名投保人的资料，该报告称，尽管血压水平低于140/90mmHg，当SBP超过年龄限定的平均血压5mmHg时，所有年龄组（24岁至≥65岁）均观察到超预期（O/E）死亡率为1.74。当个体SBP分别超过年龄限定的平均血压25～34mmHg、35～45mmHg、＞45mmHg时，其O/E死亡率比数比分别为2.05、2.65、3.84。血压升高个体死亡的原因在整组中无法评估，然而，200名血压超过平均值的个体所构成的有限样本显示：较之于平均血压，脑血管疾病死亡和冠心病死亡分别增加了3.5倍与2.75倍。1959年和1971—1974年的建立与血压研究也进一步证实了随着血压水平的升高，死亡率增加的结论，但略有差异。此外，后期的两项研究尚表明，O/E死亡率随着DBP在平均水平以上逐渐增加而增加。该研究也可以更详细地评估高血压个体的死亡原因，血压在138/85～147/92mmHg和148/93～167/97mmHg之间的个体的死亡率高于标准全因死亡率，冠心病、脑出血、高血压心脏病和肾脏疾病发病率也更高（表18.1）。

John Fry发表了相似的观察结果，704名未治疗高血压的个体，随访从1949—1969年，在他的研究中，高血压的诊断基于DBP≥100mmHg，O/E死亡率与年龄成反比关系直至70岁。体较之于相应年龄组的血压正常对照者，30～39岁、40～49岁、50～59岁、60～69岁和70岁以上高血压个体易于死亡的风险分别增加了7.5倍、4.9倍、2.2倍、1.15倍与0.9倍。与Janeway报道的相似，最常见的死亡原因为心源性死亡（约50%）和脑血管死亡（约25%）。

退伍军人管理局（VA）协作试验调查了DBP≥90mmHg且从未接受过治疗的患者中使用抗高血压药降低血压的作用，安慰剂对照组无积极治疗，该调查为未治疗高血压的自然病程提供了重要信息。该研究的结果被报告为两个独立的队列。第一队列描述了143名DBP为115～129mmHg的患者，随机接受抗高血压治疗与安慰剂对照组的结果，受试者基线的平均

表18.1 体质与血压研究1959年和1971—1974年中的全因死亡率和心肾结果

	血压 138/83 ～ 147/92 mmHg	血压 148/93 ～ 167/97 mmHg	血压 168/93 ～ 177/102 mmHg
全因死亡率（超过标准值）			
体质与血压研究1959	48%	未报告	137%
体质与血压研究1971—1974	42%	93%	119%
冠状动脉疾病死亡（超过标准值）			
体质与血压研究1959	61%	未报告	140%
体质与血压研究1971—1974	51%	137%	59%
脑出血死亡（超过标准值）			
体质与血压研究1959	131%	报告	480%
体质与血压研究1971—1974	62%	140%	321%
冠状动脉心脏病死亡（超过标准值）			
体质与血压研究1959	未报告	未报告	未报告
体质与血压研究1971—1974	136%	312%	258%
肾脏疾病死亡（超过标准值）			
体质与血压研究1959	160%	未报告	350%
体质与血压研究1971—1974	21%	23%	250%

年龄为51岁，平均血压为187/121mmHg，在平均随访15.7个月的期间内，未治疗患者出现27个主要的CVD不良事件，包括4例死亡（3例死于灾难性的腹主动脉瘤和1例猝死），其余的事件包括急进性高血压伴3～4级高血压性视网膜病变、充血性心力衰竭（CHF）、脑血管意外（CVA）、冠心病（CAD）和2例肾衰竭。相比之下，在20.7个月随访期间，治疗组的血压从基线186/121mmHg降低至143/91mmHg，无死亡病例，仅有1例CVA。第二队列包括380例DBP在90～114mmHg的患者，随机分配至积极治疗组（186例）或安慰剂对照组（194例），对照组患者的平均年龄为50.5岁，平均血压为162/104mmHg。在3.9年的随访中，安慰剂组患者的SBP和DBP分别增加了4.2mmHg和1.2mmHg。另外，20例（10.3%）患者DBP出现持续升高且超过124mmHg，对照组共死亡19例。对照组共计56例疾病相关事件：脑血管事件20例（10.3%），充血性心力衰竭11例（5.7%），冠状动脉疾病13例（6.7%），进展性肾脏疾病3例（1.6%）。相比之下，接受治疗的患者血压在基线值为165/105mmHg的基础上下降了27.2/17.4mmHg；在平均3.7年的随访中观察到8例死亡（相对危险度：0.44，P＜0.001）。高血压治疗组的疾病相关事件数量也显著减少，治疗组中有5例（2.7%）发生CVA事件（RR：0.26，P＝0.003），5例（2.7%）发生CAD事件（RR：0.40，P＝0.066），无CHF或肾脏事件。总的来说，在基线DBP 90～114mmHg的患者中，高血压治疗可使全因死亡、未控制的高血压和疾病相关事件的复合终点结果降低70%。值得注意的是，在基线血压较高的未治疗患者中，不良事件更加明显。例如，在SBP＜165mmHg的患者，不良事件率为15.3%，相比之下，基线SBP≥165mmHg的患者，不良事件率则为42.7%。同样，基线DBP较高的患者不良事件率也高：基线DBP在90～104mmHg的不良事件率为25%，而DBP在105～114mmHg不良事件率则为31.8%。因此，血压降低的作用在基线血压较高的患者自然更加的明显。例如，在基线SBP＜165mmHg或DBP在90～104mmHg的患者，抗高血压治疗分别减少相关不良事件可达40%和35%；高血压的治疗效果在基线SBP≥165mmHg或DBP在105～114mmHg的患者中更为明显，其中高血压相关的不良事件率减少分别为64%和75%。这些数据强烈支持较高的心血管与肾脏并发症以及死亡率直接归因于血压的升高。此外，在VA协作试验中，未经治疗高血压的结局随年龄的变化而变化。年龄＞60岁的患者更易死亡，罹患CVA或CHF；而＜50岁的患者更有可能发展为进行性高血压伴DBP＞124mmHg或肾衰竭。然而，冠心病的发病率似乎并不随年龄而变化。

多种危险因素干预试验（MRFIT）评估了SBP和DBP水平与致死冠心病（CHD）之间的关系，其研究对象为临床随机试验筛选但未进入研究的356 222名35～57岁的男性患者；在6年的随访中，SBP从＜115mmHg到≥175mmHg或DBP从＜75mmHg到≥115mmHg存在一个很强的分级关系，单纯收缩期HTN

与冠心病死亡率之间的不良关联也是本研究的一个重要贡献。

血压升高与血管性死亡率之间关系的最新也可能是最有力的证据之一，来自于2002年发表的前瞻性研究合作，该研究包括61项单独的血压与死亡率关系的前瞻性观察性研究，涉及近100万受试者（958 074例）中死亡者的死亡原因信息。该荟萃分析采用时间相关分析，结果显示：日常（或长期平均）SBP和DBP与脑卒中、缺血性心脏病及其他血管相关的死亡率具有高度直接相关性（图18.4）。在40～69岁年龄段（不论性别），血压在115/75mmHg的基础上，SBP每增加20mmHg或DBP每增加10mmHg，脑卒中死亡率增加超过2倍，缺血性心脏病死和其他血管相关的死亡率增加2倍。尽管80岁以上人群死亡率的比例差异较小，但考虑到血管事件发生率较高，故而老年人群血管死亡的年绝对危险差异较大。

四、未治疗高血压与临床心血管疾病

需要强调的是，可能很难辨别未治疗高血压对CVD的纯粹影响，因为血压升高的患者往往伴有其他心血管危险因素。然而，与全因死亡率相似，有无可争议的观察证据支持未治疗高血压与心血管疾病之间的直接联系。此外，通过抗高血压治疗改善心血管结果进一步增强了CVD和高血压之间的联系。

1.*冠心病*　尽管CHD的患病率因年龄、总危险因素的数量与严重程度和地理区域的不同而有所不同，但高血压是迄今为止冠心病最重要的危险因素，因为它在整个人群范围的患病率很高。总的来说，非致死性CHD事件的发生率比致死性CHD事件高2倍。是收缩压还是舒张压抑或脉压（PP）与CHD的相关性更强，早期的研究之间存在着差异。对FHS研究的详细分析表明，不同年龄的人，不同血压测量值之间的相关性不同。例如，在50岁以下的人群中，SBP每升高10mmHg明确预测CHD事件［风险比（*HR*）：1.14，95%置信区间（*CI*）：1.06～1.24］。在同一年龄组中，DBP是未来CHD的一个更强的预测指标（*HR*：1.34，95% *CI*：1.18～1.51，每增加10mmHg）；而PP与冠心病的相关性不显著。50～59岁和59岁以上的人群，只有SBP（*HR*：1.08，P＝0.01和1.17，P＜0.001分别为两个年龄类别）和PP（*HR*：1.11，P＝0.02和*HR*：1.24，P＜0.001，分别为两个年龄类别）预测未来CHD。同样，MRFIT研究显示，基线SBP与DBP同随后的CHD死亡率独立相关，尽管SBP是比DBP更强的预测因子。

有鉴于BP与CHD的密切关系，BP已被纳入冠心病风险计算。例如，国家胆固醇教育计划（NCEP）的第三次报告中的计算显示：在非常年轻或低风险的男性与女性，未治疗的SBP＞160mmHg并不增加10年CHD风险，但的确增加了老年女性伴其他危险因素的CHD风险16%。在高危人群中，140～159mmHg未治疗的SBP可使10年冠心病风险增加6%（男性）或13%（女性）以上。最近，2013年美国心脏病学院/美国心脏病协会（ACC/AHA）评估心血管风险指南中陈述：45～50岁的非西班牙裔白种人成年人治疗的高血压、未治疗的SBP≥160mmHg或DBP≥100mmHg是CHD的主要危险因素，转化为39%～50%的冠心病终身危险。未治疗的SBP 140～160mmHg或DBP 90～100mmHg、SBP120～139mmHg或DBP80～89mmHg，即使在缺乏糖尿病和吸烟的情况下，也分别携带了39%～46%与26%～36%的CHD终身危险。

血压升高和冠心病之间联系的额外证据来自于设置了安慰剂或未治疗组的高血压治疗临床试验。图18.5显示：在X轴上，横跨包含安慰剂或未治疗组的26个临床试验的CHD绝对危险范围较宽（计算随访期间CHD事件/1000病人年），在这些研究中，每一个随机组至少50名受试者经历了CHD事件（CHD死亡或非致死性心肌梗死）。CHD事件的绝对危险在这些研究中差异很大，可能是因为他们纳入了广泛不同的人群。可预防的CHD事件数量（每1000名患者治疗年）与未治疗组CHD事件的绝对危险（即未治疗高血压患者未改变的自然病程）显著相关（r＝0.74，P＜0.001）。这种关系具有重要的经济意义，因为那些绝对危险最高的人从治疗中获益最多。当单独分析15个安慰剂组中未使用活性药物治疗的试验时，相关性没有变化（r＝0.72，P＜0.001）。

2.*脑卒中*　硬脉病和脑卒中之间的联系已知有上千年的历史了。这一相关性在常规测量血压机制建立后得到了的明确证实，抗高血压临床试验的数据进一步证实了血压控制的改善可降低脑卒中的发生率。总的来说，80%～87%的高血压相关脑卒中为缺血性，10%为出血性，剩余的是蛛网膜下腔出血。在未治疗高血压时代进行的一项研究（研究始于1965年），纳入年龄在65～74岁的个体2772名，在3年的随访期间，随着基线SBP和DBP的增加，脑卒中和缺血性脑卒中的发病率均进行性增加。例如，年龄调整、性别调整、种族调整后新发总脑卒中和缺血性脑卒中比例在SBP＜130mmHg个体中分别为47/1000和11/1000，在SBP130～143mmHg个体中分别为57/1000和19/1000，在SBP144～179mmHg个体中分别为65/1000和20.5/1000，在SBP≥180mmHg个体中则分别上升到135/1000和36/1000；年龄调整、性别调整和种族调整后新发总脑卒中和缺血性脑卒中同基线DBP的相关性：在DBP＜75mmHg的个体分别为50.5/1000和22.5/1000，在DBP75～84mmHg的个体分别76/1000和49/1000，在DBP85～94mmHg的个体分别在79/1000和45/1000，在DBP≥95mmHg则分别上升到95/1000和69/1000。

多项研究和荟萃分析均发现，血压升高与脑卒中风险之间存在类似的正相关关系，DBP每增加10mmHg，

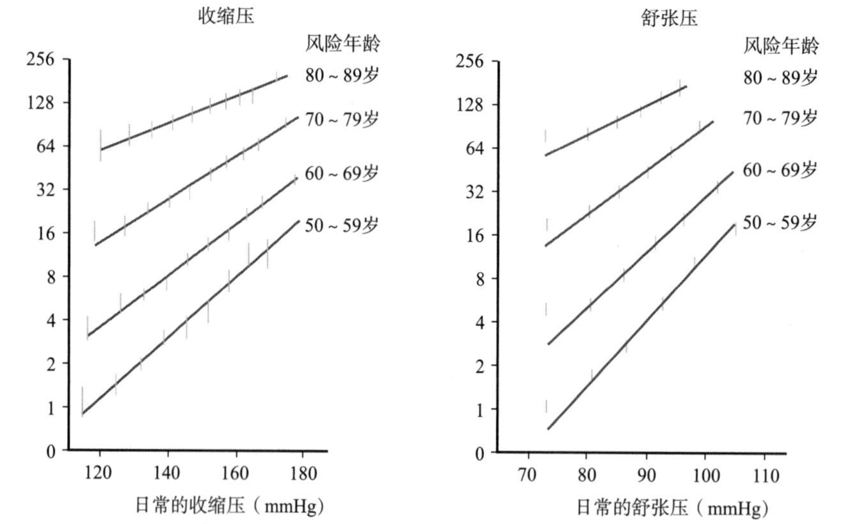

A 脑卒中死亡率（浮动的绝对风险和95% *CI*）

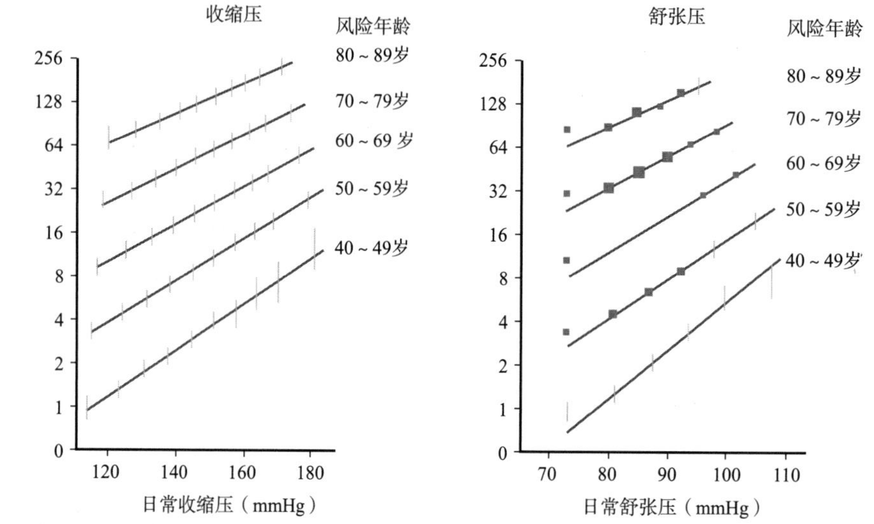

B 缺血性心脏病死亡率（浮动绝对风险和95% *CI*）

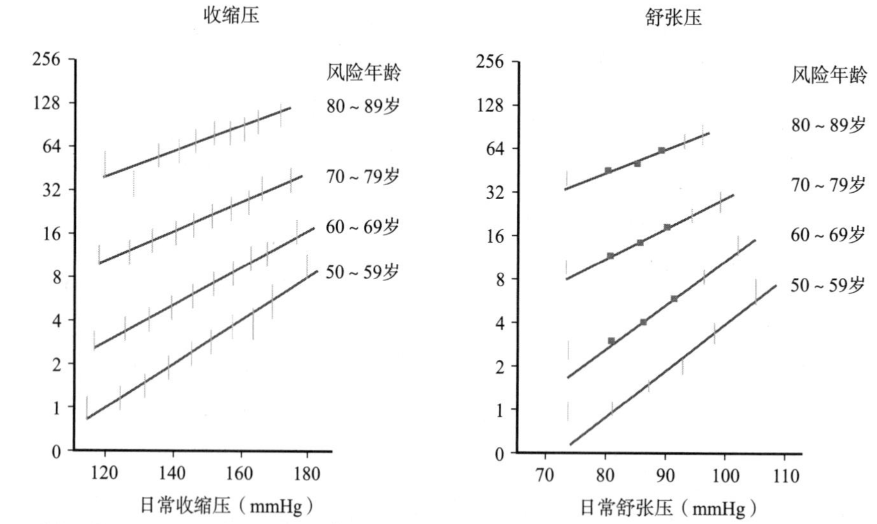

C 其他血管死亡率（浮动绝对风险和95% *CI*）

图18.4 每10年年龄的心血管死亡率与该10年开始时的日常血压

A.每10年年龄脑卒中死亡率与该10年开始时的日常血压；B.每10年年龄缺血性心脏病的死亡率与该10年开始时的日常血压；C.每10年年龄其他的血管死亡率与该10年开始时的日常血压（摘自Lewington S, Clarke R, Qizilbash N, Peto R, Collins R, Prospective Studies Collaboration. Age-specific relevance of usual blood pressure to vascular mortality: a meta-analysis of individual data for one million adults in 61 prospective studies. Lancet. 2002; 360: 1903-1913.）

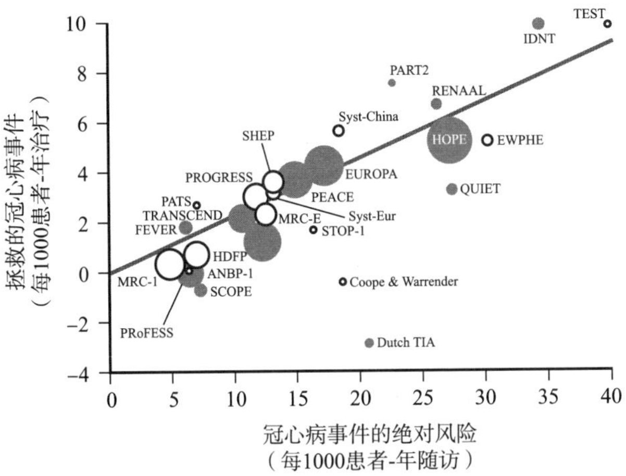

图18.5　冠心病的绝对风险与每1000患者-年治疗预防的冠心病事件数的相关性

在26个涉及安慰剂或未治疗（空心圈，$n=15$），以及在其他降压药物基础上安慰剂或无治疗的临床试验中，冠心病事件的绝对风险（以随访每1000患者-年计算）与每1000患者-年治疗预防冠心病事件数的相关性（$r=0.74$，$P<0.001$未加权或$r=0.78$，$P<0.001$，事件数量加权）。X轴的数值标志着临床试验中对照组（未经治疗的）高血压自然史的广泛变异性。圈的面积同试验中冠心病的时间数成比例

在糖尿病和血管疾病中的作用：preterAx和diamicroN对照评估；ANBP-1，澳大利亚国家血压试验1号；Coope & Warrender，Coope and Warrender研究；Dutch TIA，荷兰短暂性脑缺血发作试验；EUROPA，EUro-pean减少帕哚普利在稳定冠状动脉疾病中的心脏事件；EWPHE，欧洲老年人高血压工作组；FEVER，非洛地平EVEnt减少试验；HDFP，高血压检测和随访计划；HOPE，心脏结果预防评估；IDNT，厄贝沙坦糖尿病肾病试验；MRC-E，老年患者医学研究委员会试验；MRC-1，医学研究委员会试验（轻度高血压）；PART2，用Ramipril Trial No. 2预防动脉粥样硬化；PATS，脑卒中后抗高血压治疗研究；PEACE，血管紧张素转换酶抑制事件的预通风；PROGRESS，有效避免二次脑卒中的预防方案；QUIET，奎那普利缺血事件试验；RENAAL，通过血管紧张素Ⅱ拮抗剂氯沙坦试验减少非胰岛素依赖性糖尿病的终点；SCOPE，老年人认知和预后研究；SHEP，老年人收缩期高血压计划；STOP，瑞典在老年高血压患者中的试验1号；Syst-China，收缩期高血压在中国的试验；Syst-Eur，欧洲收缩期高血压试验；TEST，脑卒中和TIA之后的内诺明；TRANSCEND，替米沙坦RaNdomized评估研究在患有心血管疾病的aCe-iNtolerant受试者中

脑卒中的风险增加84%，尽管在80岁以上的人群中也存在明显的趋势，但这种影响在年轻人中尤为明显；在男性和女性之间没有显著差异，但在非裔美国人中，这一趋势更为明显。同样，FHS研究显示，在对原FHS队列进行36年随访期间，高血压（当时定义为BP≥160/95mmHg）同年龄调整的两年脑卒中风险高度相关，男性风险升高了3.8倍（12.4 vs. 3.3/100人事件），女性风险增加了2.6倍（6.2 vs. 2.4/100人事件）。有趣的是，在FHS研究中，高血压男性和女性患脑卒中的绝对危险较CHD低3.5倍；非高血压男性CHD风险超过脑卒中绝对危险约为6.8倍，女性约为4倍。

图18.6总结了关于致死性或非致死性脑卒中与血压和年龄关系的研究结果。1990年一项关于抗高血压药物治疗效果的荟萃分析显示，与基于流行病学研究的预期改善（42%±6%）相比，几乎全部预期的脑卒中减少（−46%±2%）。在早期的试验中，高血压治疗对卒中事件的减少尤为明显，部分原因在于存在安慰剂组作为对照组，部分原因也在于受试者的血压水平很高。

VA协作试验纳入了DBP为115～129mmHg的143例个体，随机分配至抗高血压治疗组与无治疗对照组（安慰剂组），安慰剂组有4例脑卒中和1例短暂性脑缺血发作，而积极治疗组仅有1例nondebilitating脑卒中。虽然当时没有对此单独分析，但在该研究中，脑卒中或短暂性脑缺血发作的相对危险显著降低了81%。在第二次VA协作试验中，纳入了DBP为90～114mmHg的患者，脑卒中显著降低（20 vs. 5，相对危险降低74%，95%*CI*：0.32～0.90）。美国公共卫生服务协作研究纳入了389名"轻度"高血压患者，也报道了脑卒中风险的降低（6 vs. 1，$P=0.13$），然而，其结果没有达到统计学意义，可能是由于许多最初分配至安慰剂组的患者血压不能控制而发生治疗交叉，以及样本量偏小所产生的混淆。

图18.7显示，在15项比较仅使用安慰剂或不使用任何药物与抗高血压药物治疗有效性的试验中，脑卒中风险的巨大差异（沿x轴）。两个随机组之间血压差异很小的试验（如允许使用其他抗高血压药的试验，或血压正常者使用β受体阻滞药的试验）被排除在这一分析之外。风险最高的患者是那些既往有神经系统事件病史的患者［如培哚普利预防脑卒中复发研究（PROGRESS）、脑卒中后抗高血压治疗研究（PATS）、高血压-脑卒中协作研究］或高龄患者［如瑞典老年高血压患者试验（STOP-1）］。在这些高危人群中，抗高血压药物治疗在预防脑卒中方面相当有效，甚至具有成本效益，如y轴上的相应值所示（每1000名患者-治疗年的卒中预防数）。相反，那些风险非常低的人，比如在第一次医学研究委员会轻度高血压研究中纳入的人群，在一年的治疗中，850名患者仅有1次脑卒中得到预防。

3.*心力衰竭*　血压持续升高是心力衰竭的主要危险因素，在高血压性心脏病的经典模式中，心力衰竭的发展始于血压升高导致的左心室肥厚，随后出现的是左心室扩张或左心室"精疲力竭"。在早期报道的血压非常高且未治疗的患者中（SBP＞200mmHg），心力衰竭的征象是常见的。例如，Janeway在1912年报道中提及870例BP中位数为200～220mmHg的未治疗个体，观察到其中42.7%、11.3%和3.0%的个体分别经历了呼吸困难、下肢水肿和肺水肿。此外，Janeway将队列中32.6%的死亡归因于进行性心力衰竭。

FHS研究为高血压是心力衰竭的主要危险因素提供了强有力的证据。在5192名男性和女性16年的随访

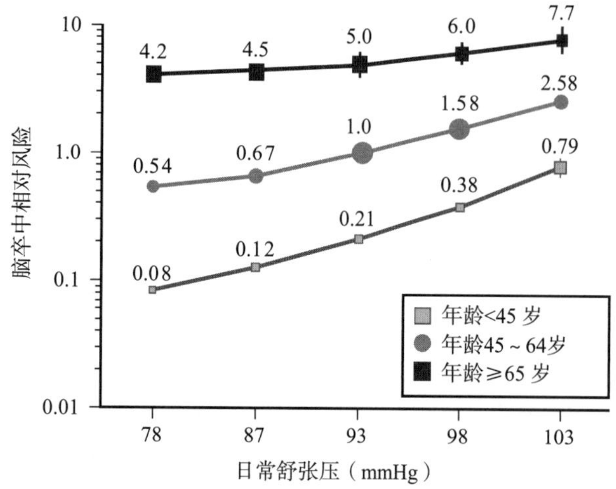

图18.6　致死性或非致死性脑卒中与日常舒张压和年龄的关系

448 415人平均随访13年的致死性或非致死性脑卒中的相对风险，期间观察到13 397例致死性或非致死性脑卒中，中年（45～64岁）且日常舒张压91mmHg个体的正常化相对风险设定为1.0。注意y轴上的指数刻度。符号所包含的面积与每一组的脑卒中数呈比例。符号外代表标准差［数据源自：Cholesterol, diastolic blood pressure, and stroke：13 000strokes in 450 000 people in 45 prospective cohorts. Prospective studies collaboration. Lancet. 1995；346（8991-8992）：1647-1653.］

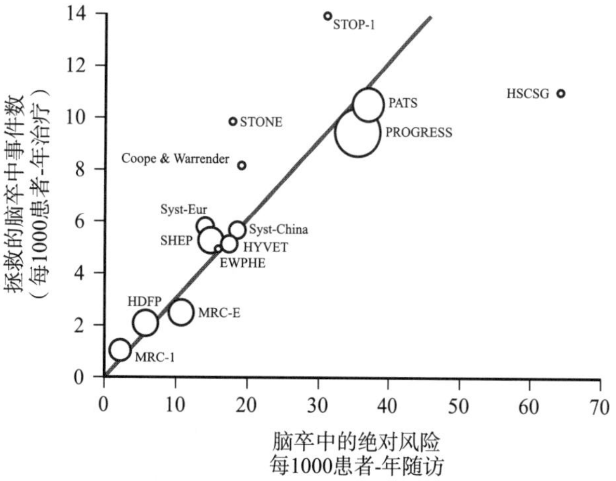

图18.7　脑卒中的绝对风险与每1000患者-年治疗预防脑卒中事件数的关系

在15个涉及有效降压与安慰剂或无治疗对照的研究中，脑卒中绝对风险（计算为每1000患者-年随访）与每1000患者-年治疗预防脑卒中事件数的相关性（$r=0.76$，$P<0.001$未加权或$r=0.82$，$P<0.001$脑卒中例数加权）。x轴上的数值在临床试验对照组中高血压（未经治疗）进展为脑卒中的变异范围高达28倍。圆圈的面积同试验中脑卒中例数成比例。试验的首字母缩略词同图5相同，但增加了：HSCSG.高血压-脑卒中合作研究小组；HYVET.高血压在非常老年试验中；STONE.上海硝苯地平在老年人中的试验

中，55%发生心力衰竭（HF）的患者有高血压，SBP和DBP与心力衰竭的发生均有很强的分级关系。与SBP相比，无论是DBP还是PP均不是新发心力衰竭的良好预测因子。心力衰竭预后较差，50%的患者在症状出现后的5年内死亡。在Framingham后代研究中，心力衰竭的终身危险在40岁的男性与女性分别为21%与20.3%，与基线BP＜140/90mmHg相反，如果基线BP≥160/90mmHg（1971年）则心力衰竭风险加倍。这些数据可能被抗高血压治疗所混淆（高血压治疗于20世纪60年代中期在Framingham地区开始广泛使用），所以未治疗高血压的自然病程可能导致一个不同的终身危险。

未治疗高血压和心力衰竭之间的直接关系的进一步证据来自抗高血压药物的临床试验。在VA高血压治疗协作试验中，对DBP≥115 mmHg患者进行抗高血压治疗，在平均15.7个月的随访期间，与安慰剂组2例发作相比，治疗组未观察到心力衰竭事件。在另一项VA协作试验队列中，DBP为90～114mmHg的患者，在平均3.9年的随访期间，最初分配至给予安慰剂组的194例患者发生了11次心力衰竭，而药物治疗组无心力衰竭发生。这相当于显著降低了相对危险95%（95%置信区间：20%～99%）。有趣的是，在比较有效抗高血压药物与安慰剂或无治疗的临床试验中，心力衰竭事件总体上很少被报道，不过大多数试验的主要结果并不包括心力衰竭。老年患者收缩期高血压计划（SHEP）中，新诊断的心力衰竭患者最多（150例），其中2371例最初给予安慰剂的受试者，有102例在平均4.5年的随访中出现心力衰竭（或大约24个事件/1000名患者随访年）。相比之下，给予氯噻酮（和阿替洛尔或利血平，如果需要的话）的那一组相对风险降低了52%。最近一项包含43 222 851名受试者，43个随机对照试验（RCT）的荟萃分析显示：SBP每降低10mmHg，心力衰竭的风险就会降低28%（*RR*：0.72，95%*CI*：0.67～0.78）。

值得注意的是，在高血压治疗的时代，心力衰竭的总体发病率实际上在上升。1970—1974年、1990—1994年，按年龄和性别校正的心力衰竭发病率增加了14%（95%*CI*：2%～28%）。这种增长主要见于老年人，抗高血压治疗可能延缓心力衰竭的发展，但不能完全消除其风险。

4.高血压和肾脏疾病　在19世纪即已提出高血压和肾功能不全之间的联系，那时尚无常规的血压测量方法。在高血压未治疗的时代，大多数将血压升高与肾脏疾病联系起来的观察结果来自于个别住院的恶性高血压患者。恶性高血压合并尿毒症通常预后严重，90%以上的患者在诊断肾功能不全后1年内死亡。

总的来说，有充分的证据表明血压升高与慢性肾脏病（CKD）的终末期ESRD有关。然而，很少有研究调

查未治疗高血压患者BP与肾脏疾病早期表现之间的关系，因为早期的观察研究没有包括对蛋白尿和肌酐的监测。因此，我们主要依赖于后来的至少一些受试者已经接受了抗高血压治疗的队列研究信息，以及包括安慰剂组和抗高血压治疗组的RCT。

线索研究是一项基于社区癌症筛查计划的观察性研究，于1974年主要纳入了1399名年龄在45～60岁的白种人受试者，BP131（16）/83（10）mmHg［平均标准差（*SD*）］，随访这些个体在1986—1989年发生SCr升高的比例。1974年的SBP和DBP水平与1986—1989年随访期间的SCr水平呈线性关系。总的来说，年龄调整、性别调整和瘦体重调整的相关性中，DBP强于SBP（DBP每增加20mmHg，SCr的变化是1.9μmol/L（95%*CI*：0.4～3.4）；SBP每增加20mmHg，SCr的变化是0.9μmol/L（95%*CI*：-0.1～1.9）。在12～15年的随访中，同DBP在第一四分位数的个体相比，DBP在第三和第四四分位数的个体发生异常SCr［男性：SCr＞115μmol/L（1.31mg/dl）；女性：97μmol/L（1.10mg/dl）］的风险分别增加2倍和3倍。同样，与SBP在第一四分位数相比，第四四分位数的SBP患者发生异常SCr的风险要高出2.2倍。

医师健康研究（PHS）纳入了8093名年龄在40～84岁受试者，拟评估基线BP和发生肾功能不全之间的关系，肾功能不全定义为eGFR＜60ml/（min·1.73m^2）。基线时，SBP正常（＜120mmHg）、高血压前期（120～139mmHg）和高血压范围（≥140mmHg）的比例分别为26.5%、63.1%和10.4%，在14年的随访中，随着SBP和PP的升高，肾功能不全发生的风险呈现有统计学差异的分级递增；DBP与肾脏预后之间也存在相关性，但未达到统计学意义（图18.8）。

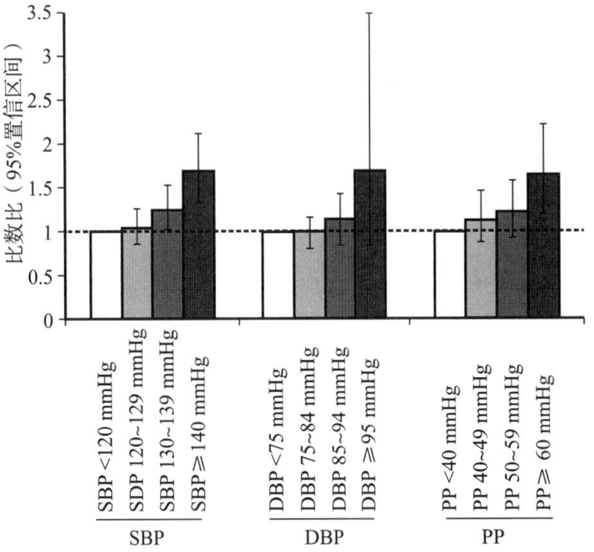

图18.8 14年随访中，基线测量血压与肾功能障碍的相关性

DBP.舒张压；PP.脉压；SBP.收缩压（改编自：Schaeffner ES，Kurth T，Bowman TS，Gelber RP，Gaziano JM. Blood pressure measures and risk of chronic kidney disease in men. Nephrol Dial Transplan. 2008；23：1246-1251.）

在SHEP研究中，对2181名年龄在65岁及以上的男性和女性进行二次分析，其结果基本相似，发生肾功能障碍（定义为在5年时间内SCr增加超过0.4mg/dl）的校正*RR*（95%*CI*）在SBP、DBP和PP最高与最低四分位数分别为2.44（1.67～3.56）、1.29（0.87～1.91）和1.80（1.21～2.66）。

在高血压检测及随访计划的10 940例患者中，阶梯治疗组与对照组分别有99例与101例出现肾功能不全（SCr≥2.0 mg/dl），平均随访5年期间SCr较基线值增加25%。尽管随着基线DBP的升高，肾功能不全的发生率也增加，但这种相关性未达到统计学意义。总的来说，在大多数设置了安慰剂或未治疗组的临床试验中，肾功能衰竭和肾功能不全并不常见，是因为几乎所有的研究都使用了研究退出阈值，所有患者当其BP超过了一个非常高的水平（通常是200/120mmHg）时，他们将从最初被分配的治疗组剔除，并给予开放标签的有效抗高血压药物。

MRFIT研究和美国退伍军人事务部高血压诊所医疗系统的资料一致显示，SBP和DBP与未来ESRD的风险显著相关。在MRFIT研究中，332 544名年龄为35～47岁的受试者，在16年随访期间，814名（0.25%）发生了ESRD；在校正基线变量（人口、合并疾病、基线SCr和蛋白尿）后分析，SBP和DBP均存在一个分级的强相关性。较之于BP＜120/80mmHg，BP≥210/120mmHg个体的ESRD校正风险增加了22.1倍。在VA高血压筛查和治疗计划（HSTP）中，11 912名男性［均数（*SD*）年龄52.5（10.2）岁；均数（*SD*）BP 154.3（19.0）/100.8（9.8）mmHg］从1974年随访至1976年，平均随访时间为13.9年，245例（2.1%）的受试者发生了ESRD；校正基线人口和临床变量后分析显示：ESRD与治疗前SBP显著相关（图18.9）。此外，ESRD的风险在早期治疗成功降低血压后显著降低。

五、总结

血压升高是主要不良心血管疾病和死亡率，以及肾脏疾病的一个强的、分级的和连续的危险因素。未治疗高血压的自然病程在不同的年龄组有所不同，受到其他因素，如血压升高的程度、生活方式因素、高血压的药物治疗，以及其他危险因素是否存在。然而，由于高血压的高发病率，它被认为是全因死亡率、心血管发病率和死亡率，以及ESRD的主要危险因素。虽然高血压的治疗并不能根除所有的相关并发症，但治疗性血压降低与大多数心血管事件风险的降低相关，与个体在治疗前的绝对危险成比例。这是倡导对所有危险因素进行治疗的主要原因，也是倡导将注意力至少集中在高血压前期患者的生活方式治疗上的主要原因，这些患者很可能受益于预防或推迟向明确的高血压过渡。

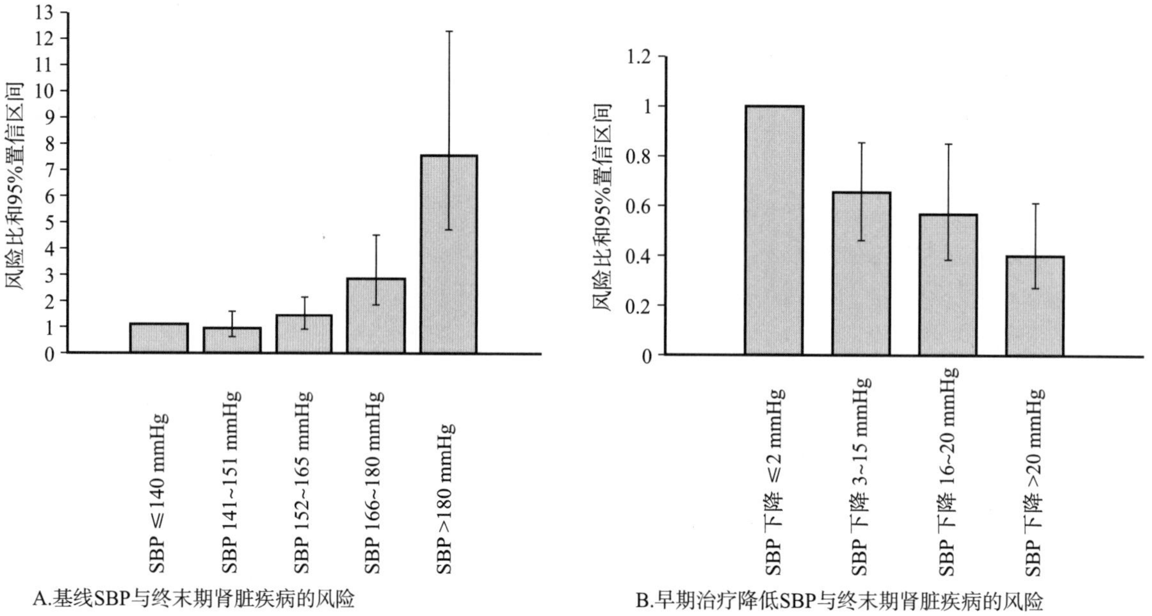

图18.9　13.9年随访中基线测量血压与终末期肾脏疾病发生的相关性

SBP.收缩压［改编自：Perry HM，Jr.，Miller JP，Fornoff JR，et al. Early predictors of 15-year end-stage renal disease in hypertensive patients. Hypertension. 1995；25（4 Pt 1）：587-594.］

第19章　单纯收缩期高血压

Peter Wilhelmus De Leeuw

多年来，临床医师一直将舒张压作为高血压患者的主要危险指标。然而，相关进展已经导致了我们将高血压作为危险因素的思考模式的转变。首先，从流行病学研究中认识到，较之于舒张压，收缩压能更强地预测未来的心血管事件。其次，许多研究表明，脉压与心血管风险独立相关，而脉压升高主要与收缩压升高有关。最后，随着世界人口的老龄化，人们越来越重视进展更加缓慢的以收缩期为主的高血压，而且主要影响中年人和老年人。

目前，单纯收缩期高血压（ISH）被定义为收缩压≥140mmHg，同时舒张压＜90mmHg。ISH已成为最常见的高血压类型，并且是最难以治疗成功的高血压，因此也是一个占很大比例的公共卫生问题。本章的目的是更好地理解ISH以及如何有效地治疗它。

一、单纯收缩期高血压的流行病学

Framingham心脏研究的纵向数据清晰地表明，收缩压（SBP）随着年龄的增长而持续升高，而舒张压（DBP）在青年期会升高，在50～55岁时逐渐趋于稳定，只有在60～65岁后开始下降。作为推论，脉压（PP），定义为SBP与DBP之差，在50～55岁后增加。年龄65岁的正常血压者如果再活20～25年，其发生高血压的终身危险为90%（几乎完全是ISH亚型）。

有关ISH在未治疗人群中患病率的研究结果并不一致，不同研究中的年龄与性别分布的差异以及ISH定义的不同，可能是或至少部分是研究结果不一致的原因。当然，当采用收缩压＞160mmHg作为ISH的标准时，ISH在年轻人中几乎就不存在了。然而，随着目前接受的阈值是140mmHg，情况可能会有所不同。例如，在芝加哥心脏协会工业研究检测项目中，18～49岁的受试者ISH的患病率在男性约是25%，在女性是13%。该患病率高于其他几项研究中的发现，很可能与肥胖等合并疾病情况有关。

在60岁以上的人群中，有1/4～1/3的人群患有ISH。特别有趣的是，国家健康和营养检查调查（NHANES）计划的数据，在第三次调查（NHANES 3，1988—1994年）中发现，ISH是50岁以上高血压的主要形式，占所有控制高血压病例的60%～90%。最近，Liu和同事分析了NHANES 1999—2010年6个周期的调查数据，有趣的是，他们发现未治疗ISH的总体患病率从1999—2004年的9.4%下降到2005—2010年的8.5%，具有非常显著的差异（P＝0.002 5，图19.1）。在年龄≥60岁的受试者中，ISH的患病率下降更加明显，从34%下降到25%（P＜0.000 1）。同既往报道一致，ISH在女性中的发病率高于男性，这很可能是因为随着年龄的增长，老年女性的血压上升速率比男性更快。然而，即便是在女性，ISH发病率也随着时间的推移而下降。最后，非西班牙裔黑种人是一组发生ISH风险非常高的人群，但在最后一次检查中病例也有所减少。这一积极的趋势在美国可能被视为反映了其公共卫生措施和高血压患者得到了更好的治疗。然而，该成果并没有在全球范围内出现。例如，在韩国的一个类似于NHANES的计划发现，尽管从1998—2012年未治疗高血压患者的比例保持相对稳定，但由于人口的迅速老龄化，ISH变得越来越普遍。在中国同样如此，ISH在过去20年里显著上升。因此，ISH问题在亚太地区可能特别值得关注。

一个经常出现的问题是，老年人的ISH是一种新发单独的疾病还是高血压过程中自然出现的一个阶段？在Framingham研究中，约有40%年轻时未治疗或舒张压控制不佳的高血压在以后的生存期中转变为ISH，但如

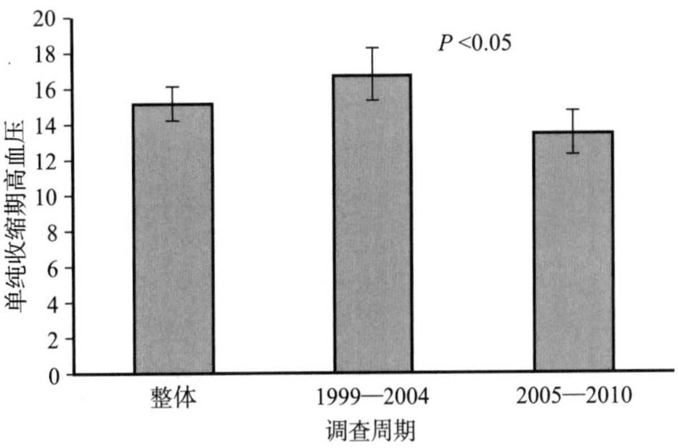

图19.1　未治疗成人单纯收缩期高血压的患病率与患病率95%置信区间，基于NHANES（National Health and Nutrition Examination Survey）1999至2010年数据

（引自：Liu X, Rodriguez CJ, Wang K. Prevalence and trends of isolated systolic hypertension among untreated adults in the United States. J Am Soc Hypertens. 2015；9：197-205.）

图19.2所示，大多数人在没有经历DBP升高阶段的情况下罹患了ISH。

Campania Salute网络研究旨在确定哪些因素可以预测收缩期-舒张期高血压向ISH转变。7801名没有心血管或严重慢性肾病的高血压患者，在平均55个月随访期间内，21%发展为ISH。ISH事件的独立预测因子为年龄较大、女性、较高的基线SBP、较低的DBP、较长的高血压病程、较高的心脏质量、较大的动脉僵硬度和较厚的颈动脉内膜-中膜厚度。这些预测因子独立于抗高血压治疗、肥胖、糖尿病和空腹血糖。这表明，ISH是动脉粥样硬化疾病加重的标志，且靶器官损害已经很明显。

年龄相关的PP变化提示血管老化与收缩期高血压的发生存在相互作用。事实上，Framingham心脏研究中的受试者，在30岁时平均基线血压为110/70mmHg，在未进行抗高血压治疗的情况下从30岁随诊到84岁，其PP在30岁～55岁时没有增加。然而，这组研究对象在60岁后确实显示出明显升高的PP和DBP降低，这可能是继发于老化的大动脉僵硬度增加所致。相反，依然是在没有降压治疗的情况下，30岁时平均基线血压为130/84mmHg的受试者，在60岁以后出现了更快的PP升高与DBP下降。这种发散的，而不是平行的跟踪模式表明，未治疗的高血压和随后的大动脉僵硬度增加与ISH的发展或恶化之间存在联系。

二、单纯收缩期高血压的病理生理特征

1.关于病因学的一些考虑　正常情况下，传导血管（主动脉和颈动脉、肱动脉、髂动脉和股动脉）能大幅度缓冲由于左心室射血（Windkessel函数）而引起的血压升高。传导血管凭借弹性蛋白高而实现该功能。在收缩期，主动脉壁被拉伸以适应每搏输出量的变换，同时增加了弹性拉伸势能。在收缩期后期和舒张期，储存的势能使主动脉弹性回缩，推动存储的血液进入外周血管系统，这种方式使得连续的血流得以保证。这一机制的结构基础主要在于血管壁的中膜层和外膜层。在正常老化过程中，中膜层的组成与结构变化导致全身动脉硬化。这一过程需要与内膜变化区分开来，内膜变化可能与动脉硬化同时发生，并且是形成动脉粥样硬化病变的基础。出于显而易见的原因，我们对人类年龄相关的动脉壁的病理变化了解有限，但共识是随着时间的推移，心脏附近较大的血管壁中的弹性蛋白会减少。事实上，弹性蛋白变薄、碎裂，继而降解，被胶原蛋白所取代，从而使胶原蛋白变得更硬。尚不完全清楚为何会发生这些变化。一些人认为，这是由于反复周期性负荷导致的疲劳衰竭。事实上，当一个人到了55岁的时候，心脏已经收缩了大约20亿次，在那个时候，中心传导血管中的弹性蛋白质可能会显示出磨损的迹象。

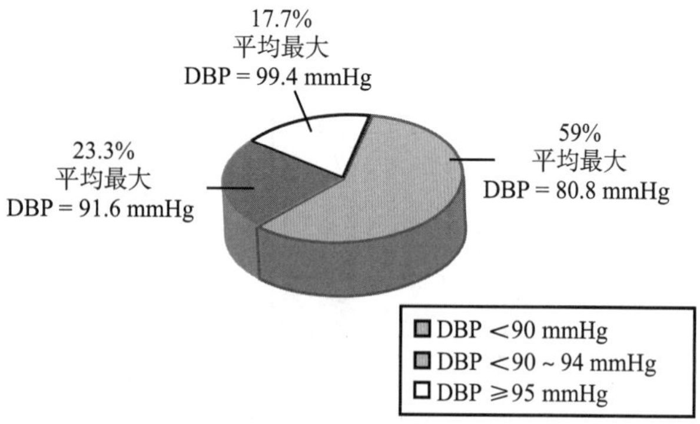

图19.2　在Framingham心脏研究中，发生单纯收缩期高血压之前最大的舒张压比率，分别为＜90mmHg，90～94mmHg以及≥95mmHg

（基于：Franklin SS, Pio JR，Wong ND，et al. Predictors of new-onset diastolic and systolic hypertension：the Framingham Heart Study. Circulation. 2005；111：1121-1127.）

另一种可能性是，中膜层钙化在较大动脉的硬化中具有一定的作用。这种矿化过程的机制非常复杂，涉及一系列的生物化学物质。由于该过程的大部分数据资料源自于动物和细胞研究，而不是直接来源于人类资料，所以这些机制在此不做详细讨论。然而，很可能是生化紊乱和钙化共同导致了动脉进行性硬化的状态。

尽管有大量的证据表明，弹性丧失和钙化通过增加动脉僵硬度而诱发新的ISH的发生，但是仍然缺乏不容置疑的证据来证明它们之间的因果关系。然而，几个临床观察支持这种关联性。例如，主动脉的延长或通常所说的主动脉展开，是一种与年龄有关的主动脉影像学变化，应该是由于弹性物质的丧失所造成。随着现代放射学技术的发展，至少在20～80岁血压正常的人群中，有可能证明胸主动脉升段（即最大压力下降位点）的长度几乎增加了2倍。有趣的是，主动脉的直径并没有发生太大的变化，因此，在心动周期中纵向张力似乎大于周向张力。值得注意的是，即使在这些血压正常的患者中，主动脉延长的程度也与动脉僵硬度测量值，以及主动脉收缩压和脉压的高低呈正相关。因此，我们可以合理地假设，在易感人群中，这将以收缩期高血压出现作为终点。

来自流行病学观察的第二个证据表明，糖尿病患者（1型和2型）比非糖尿病患者发生ISH的风险更大，而且更快；相反，ISH患者中2型糖尿病的患病率也很高。众所周知，动脉僵硬度的增加在糖耐量受损阶段就已经很明显，这很可能与晚期糖基化终产物的积聚导致主动脉变硬有关。第三，ISH在与钙化倾向增加的相关情况下变得更加普遍，如肾功能不全和骨质疏松症。最后，在其他方面貌似正常的患者，定量高分辨率计算机断层成像在升主动脉、降主动脉和腹主动脉测量显示，主动脉钙化与主动脉硬化和ISH的严重程度相关。

综上所述，这些观察结果与近端主动脉弹性蛋白的

丧失和（或）钙化导致或促成动脉硬化和ISH发生的观点一致。

2.*血流动力学* 在讨论ISH血流动力学时，区分中心血流动力和动脉硬化是很重要的。中心血流动力学（体循环）包括血管内压、心输出量（CO）和总外周阻力（TPR）。虽然血压正常的横断面研究表明，年龄相关性血压升高是TPR升高的结果，但纵向调查几乎没有显示血压、CO或TPR随时间的任何变化；随着年龄的变化，高血压患者的血流动力学变化更为明显，心输出量在10～20年的时间里下降约15%，这是由于每搏输出量减少而心率没有明显变化所致。直到50～55岁时，SBP、DBP和平均动脉压（MAP）几乎同步升高，其最好的解释是外周血管阻力的增加。

主动脉和较大血管弹性减低的后果是失去了Windkessel功能，因而减少了对脉动性的抑制，这将导致收缩压和脉压的大幅度升高。另一个后果是，压力波在硬化的动脉系统中的传播速度要远快于在富有弹性的动脉系统中的传播速度。由于微循环的高阻力，前向运动的压力波被反射，从而产生了逆行压力波并放大前向运动的压力波。虽然这一系列事件很好地解释了年龄增长相关的SBP上升和PP增大，但不太容易解释为什么DBP会下降。一种普遍的观点是，随着年龄的增长而主动脉僵硬度增加，在收缩期外周血流量更大；当舒张期开始时，由于主动脉内残余血液减少、主动脉弹性回缩减弱导致DBP降低，舒张压衰减曲线变陡。虽然对于新发的ISH这可能是真的，但为什么那些最初表现出高舒张压和高TPR的患者会降低他们的DBP，依然无从可解。

无论确切的机制是什么，PP从50～55岁开始增大，大动脉僵硬度增加是ISH伴宽PP这种高血压类型的主要原因。PP的增加既是大动脉僵硬度的一个标志，也是血管老化的一个指标。事实上，未治疗的高血压加速血管老化速度可达15～20年，如图19.3所示。因此，虽然升高的PVR可能引发原发性高血压，但大动脉僵硬度的加速是导致ISH发生的驱动力，同正常血压相比，ISH者50岁以后SBP上升更快，同时DBP下降。年龄超过60岁时，增加的中心动脉僵硬度与前向波振幅（而不是增加的TPR与MAP和早期反射波增强）成为正常血压及高血压患者的主要血流动力学因素。此时，心室射血时心脏工作负荷和心肌氧需求量将进行性增加，心输出量可能进一步下降。最终，如果没有治疗或治疗不当，左心室衰竭随之而发生。

3.*动脉波反射、中心血压、压力放大、脉搏波传导速度* 任何脉搏波的形态都是由入射（前行）和反射（逆行）压力波的总和决定的（图19.4）。时程取决于脉搏波传导速度（PWV）和到达主要或"有效"反射位点的距离。众所周知，在年轻的健康成年人中，入射压力波与反射压力波的叠加导致从主动脉至肱动脉压

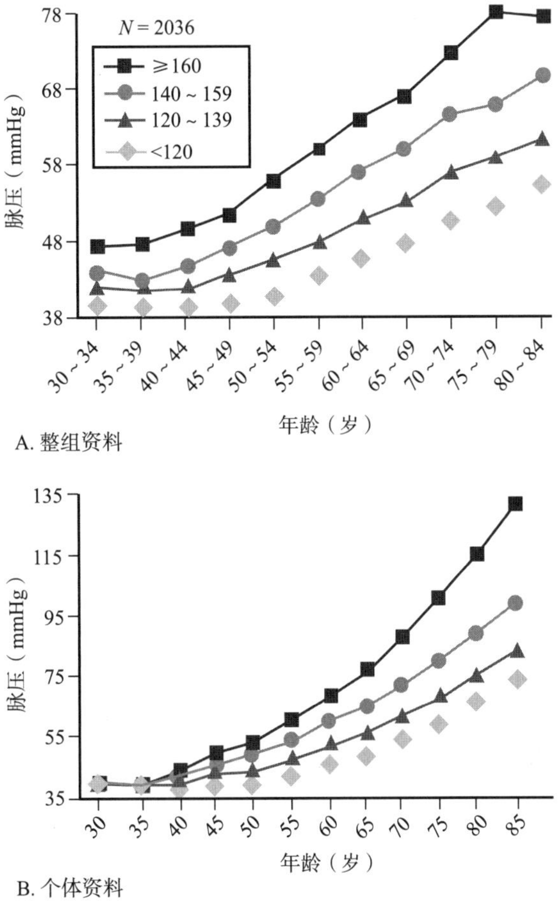

图19.3 年龄相关的脉压

组平均资料（A）和平均个体资料回归分析（B），除外所有的伴发死亡，心肌梗死和慢性心力衰竭的个体。根据收缩压组年龄间隔5年的血压预测值绘制曲线（修改自：Franklin SS，Gustin WT，Wong ND，Larson MG，Weber MA，Kannel WB，Levy D. Hemodynamic patterns of age-related changes in blood pressure. The Framingham Heart Study. Circulation. 1997；96：308-315.）

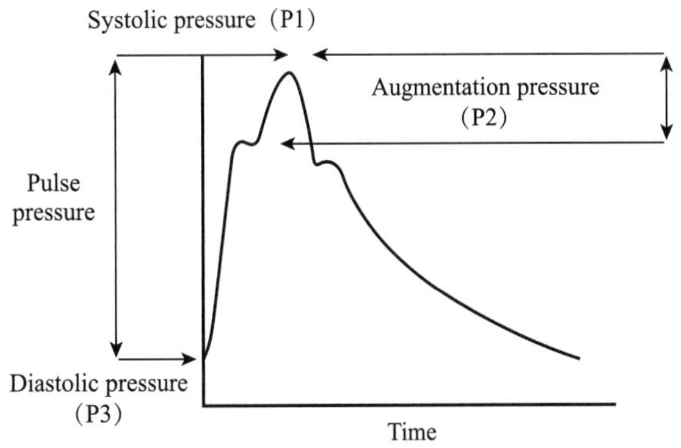

图19.4 反射波引起收缩压增强的压力波示意图。增强指数是增压与脉压的比值

（引自：Laurent S，Cockcroft J，Van Bortel L，et al. Expert consensus document on arterial stiffness：methodological issues and clinical applications. Eur Heart J. 2006；27：2588-2605.）

力放大的正常现象，致使远端的肱动脉处的SBP与PP高于近端的升主动脉位点。反射波增强的程度可以由反射波增强指数（Aix）加以量化。僵硬度或反射位点处阻抗的显著增加会产生更大的反射波，产生更大的增强指数。

重要的是，中心SBP和PP、反射波增强指数和压力放大均受到动脉僵硬度的影响，但并不需要准确测量动脉僵硬度本身。事实上，所有这些变量取决于波的传播速度、反射位点、反射波的振幅，以及左心室射血和心肌收缩力。另一方面，主动脉PWV是一个明确的动脉僵硬度的替代指标，它可以由脉搏传输的时间和脉搏在颈总动脉和股动脉（CF-PWV）之间移动的距离来确定。主动脉PWV随着年龄的增长和ISH的进展而增加，因此，是50～60岁以后生理性僵硬度的一个敏感指标，此时，DBP的下降和快速增宽的PP成为中心动脉僵硬度的替代指标。然而，在这个年龄阶段，主动脉僵硬度（由CF-PWV测量）达到并超过了外周动脉僵硬度（由颈动脉-肱动脉PWV测量）。因此，随着反射位点向远端移动，在此区域的反射波会减少。近端反射位点的这种阻抗匹配导致反射比降低，从而增加了远端搏动性的传输，结果是增加了肱动脉的PP和ISH的发展。

三、单纯收缩期高血压的靶器官损害

动脉僵硬度的增加应该被认为是脉压升高的原因还是结果?巴尔的摩老龄纵向研究（BLSA）的数据证实，基线动脉僵硬度越大，随着年龄增长，收缩压增加越多，高血压的发生率就越高。随着时间的推移，较高的基线SBP与动脉僵硬度更大的增加相关。因此，这是一个恶性循环，任何试图找到起点的尝试都注定要失败。

距硬化主动脉位置最近的器官当然是心脏，因此，并不奇怪ISH大部分的并发症来源于心脏。事实上，增加的PP甚至可能是几种可能的心脏异常的替代指标，所有这些均源于增加的中央动脉僵硬度和脉搏波反射。随着冠状动脉血流需求的增加，增加的主动脉搏动性后负荷是左心室肥大（LVH）发生的主要因素。此外，增加的湍流导致内皮细胞功能障碍，更容易导致冠状动脉粥样硬化和不稳定性动脉粥样硬化斑块的破裂。

老年ISH患者的SBP升高与DBP下降可能导致冠状动脉供血/需求失衡和心肌缺血。然而，DBP的下降很少会低至干扰冠状动脉血流自主调节所需的临界水平（＜60mmHg）。因此，在大多数ISH患者中发生的DBP降低不太可能危及冠状动脉的灌注，然而，在收缩期需求和冠状动脉供血之间存在潜在的不平衡。此外，心脏射血进入僵硬的动脉系统导致收缩期更多的冠状动脉灌注，使心脏对SBP和收缩心脏功能变化的易损性增加。除了动脉硬化外，左心室本身也出现收缩期僵硬度增加，也是一种适应性变化，以便于心脏射血并维持心脏与动脉之间的匹配耦合。心脏后负荷升高和左心室受损将最终导致心力衰竭。

重要的是，导致ISH发生的前向波幅的增加也增加了脉动性向大脑和肾脏微循环的传递，可以刺激局部肥大、重塑和稀疏，反过来又会导致TPR和血压进一步升高，并加重心脏负担。另外，硬化血管的内皮功能受损，这可能会加速动脉粥样硬化病变的发展。所有这些异常都显著增加了ISH患者的心血管风险。

四、单纯收缩期高血压患者的心血管风险

1. 冠心病的风险 大量基于人群的调查证实，ISH是心血管并发症的重要危险因素。Framingham对一个由基线年龄在50～79岁、1924名男性和女性构成的队列研究随访了20年。在Framingham研究开始时，所有的受试者都没有任何冠心病（CHD）的临床证据，也没有接受任何抗高血压药物。该人群中，在SBP＞120mmHg的任何水平，冠心病风险与DBP呈负相关，这表明脉压是ISH患者冠心病风险的重要组成部分（图19.5）。与PP恒定而SBP递增相比，一个给定的SBP基础上PP递增具有更大的CHD风险增加。这些观察结果符合以下的前提：在50岁以上的人群，较之于舒张期阻力的稳态应力（从SBP与DBP平行升高可以看出），舒张期弹性动脉僵硬度的搏动性应力与CHD事件的风险

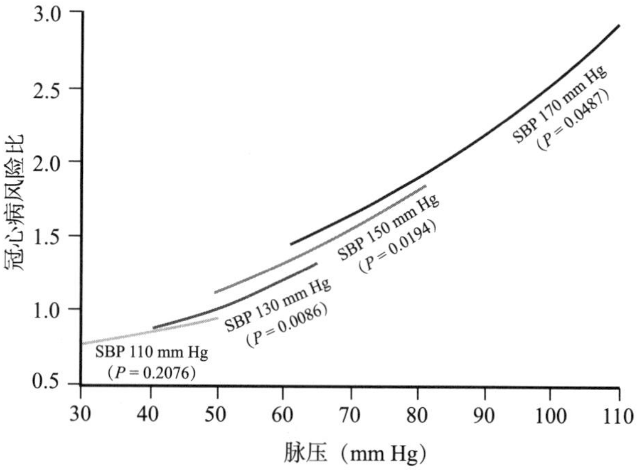

图19.5 收缩压（SBP）与脉压（PP）对冠心病（CHD）风险的综合影响。CHD风险（HRs）由收缩压组内的PP水平所确定。在SBP为130mmHg且PP为50mmHg时，CHD的HRs设定为1.0。图示绘制SBP分别在110/130/150和170mmHg水平的HRs。这种模式的概率值为β相关系数。所有的估计均进行了年龄、性别、体重指数、每天吸烟的支数、糖耐量和总胆固醇/高密度脂蛋白校正

（引自：Franklin SS，Khan SA，Wong ND，Larson MG，Levy D. Is pulse pressure useful in predicting risk for coronary heart Disease ? The Framingham Heart Study. Circulation. 1999；100：354-360.）

更加密切相关（从PP上升可看出）。

这种风险的增加不仅在65岁以上的人群中很明显，在年轻人中也很明显。芝加哥心脏协会工业研究检测项目跟踪调查了最初年龄在18～49岁的27 000人，平均随访时间为31年。在这一人群中，基线时存在ISH者其冠心病死亡率明显升高。

需要强调的是，ISH并不总是冠状动脉事件的重要预测因子。对涉及ISH患者治疗的8项试验的荟萃分析，未能显示其与冠状动脉事件的相关性，尽管其他结果测量也有关联。在该分析中，ISH与冠状动脉并发症缺乏关联可能是由于ISH的诊断阈值设定SBP为160mmHg。如果在140～160mmHg也有较多的冠状动脉事件，就可能稀释了有无ISH之间的差异。

中国一项包含了近2600名蒙古族成年人的近期队列调查，也未能令人信服地显示ISH个体心血管疾病的风险增加。尽管经校正年龄、性别，以及其他的心血管危险因素后，危险比为2.00，但未达到统计学差异。在所有的可能中，方法学上的差异、也许还有种族特征导致与其他研究结果的差异。

2.*脑血管疾病风险* 早在1980年，弗雷明汉研究就发现，与正常血压人群相比，ISH可使脑血管并发症的风险相对增加2～4倍，在2636名≥60岁的加州成年人的随访研究中证实了这一结论，该研究中6.3%的人在基线时存在单纯收缩期高血压，当时ISH依然定义为SBP≥160mmHg和DBP＜90mmHg；该队列随访6.4年后，男性ISH（而不是女性）脑卒中死亡的风险过高，即使在校正年龄和其他协变量后结果也是如此。与此同时，来自欧洲的研究报告也开始强调ISH的不良预后。从此以后，各种临床研究证实了ISH患者易罹患脑血管疾病和脑卒中。

Framingham研究中有关卒中发生率与血压关系的数据表明，与单纯收缩期高血压相关的风险独立于舒张压的高度，尽管舒张压与脑卒中的发生率也有关联，但舒张压对风险评估几乎没有影响，甚至与男性ISH的脑卒中发生率无关。

除脑卒中外，ISH可加重认知障碍。的确，巴尔的摩老龄纵向研究表明，非痴呆中年人的语言和非语言记忆测试分值下降，表明PP和PWV的升高与认知障碍有关。虽然认知障碍与ISH尚无明确的关联性，但来自巴尔的摩的数据至少表明这种联系可能存在。

3.*血管并发症* 亚临床异常，如舒张功能障碍或颈动脉内膜-中膜厚度（IMT）增加也与ISH相关。最近希腊的一项研究评估了隐匿性ISH患者的IMT，隐匿性ISH定义为诊室血压＜140/90mmHg，但动态血压监测平均SBP≥135mmHg，DBP＜85mmHg。这些患者的IMT明显厚于其他形式的隐匿性高血压。颈动脉IMT增加是动脉粥样硬化疾病的生物标志物，不仅在脑血管系统，在身体其他部位的血管也是如此。事实上，与正常血压组相比，ISH患者也有更多的颈动脉狭窄的证据，特别是当DBP＜75mmHg时。在鹿特丹研究中，增厚的IMT甚至与未来的脑血管和心血管事件相关。

外周血管并发症在ISH患者中也很常见，尽管这些并发症很容易被认为是潜在的动脉粥样硬化的表现。在前瞻性妇女健康研究中，ISH女性（SBP≥140mmHg，DBP＜90 mmHg）的外周动脉疾病发病率是正常血压女性的3～4倍。显然这项研究有一些局限性，但与其他的研究结果相符。综上所述，在ISH患者中，颈动脉和下肢动脉疾病似乎都是很常见的异常，但是其因果关系仍有待确定。

一个类似的问题涉及肾脏的作用。毫无疑问，肾功能受损会增加动脉僵硬度，随着慢性肾脏病的发展，ISH的发病率也会而逐步增加；反之是否也成立，就不那么容易确定了。在一项横断面研究中，ISH患者的肾血流动力学（肾血浆流量、肾小球滤过率）与脉压呈负相关，但经年龄校正后，该相关性仅在60岁以上的人群中存在（图19.6）。虽然这表明ISH对老年患者肾脏的损害，但这并不排除另一种可能性，即肾功能的轻微下降引起或加剧了动脉弹性的丧失，而动脉弹性的丧失反过来又导致了ISH的发生。

老年人收缩期高血压计划（SHEP）是一项前瞻性观察研究，该研究显示，随着时间的推移，基线SBP和PP均与肾功能下降显著相关。同样，这些数据也不能得出关于起始病因的确切结论；此外，几乎不可能排除年龄的影响。

4.*其他方面* 虽然关于血压各组成部分在预测风险中的相对重要性仍存在一些不确定性，但大多数预后性数据显示，PP和SBP之间没有差异。因此，SBP可能是CVD风险最好的整体单一预测因子，因为它包含了增加的阻力和僵硬度两个要素。重要的是要知道：风险不仅与诊室血压有关，还与24小时无创血压（图19.7）和家庭血压测量有关。

对于单纯收缩期高血压的患者，尽管肱动脉SBP和PP都是很强的危险指标，但心脏只能接触到中心血压，也就是升主动脉和颈动脉内的SBP与PP，正是这种压力决定心脏后负荷以及心脏的风险。虽然年轻人的肱动脉压力可能超过中心压力，但在较高的年龄，两者之间的差异较小，甚至没有差异。虽然中心压力在预测事件方面并不优于（如果有的话，也很少）肱动脉压力，但是反射波增强指数和主动脉脉搏波传导速度具有独立于周围压力的预测价值。在法国-意大利的一项有关年龄≥80岁的养老院居民的研究中，与脉压增幅的相关风险比血压相关的风险更大。

五、单纯收缩期高血压的治疗

1.*试验证据* 1991年，SHEP研究证实老年ISH患者受益于治疗；不久以后，Syst-Eur和Syst-China研究

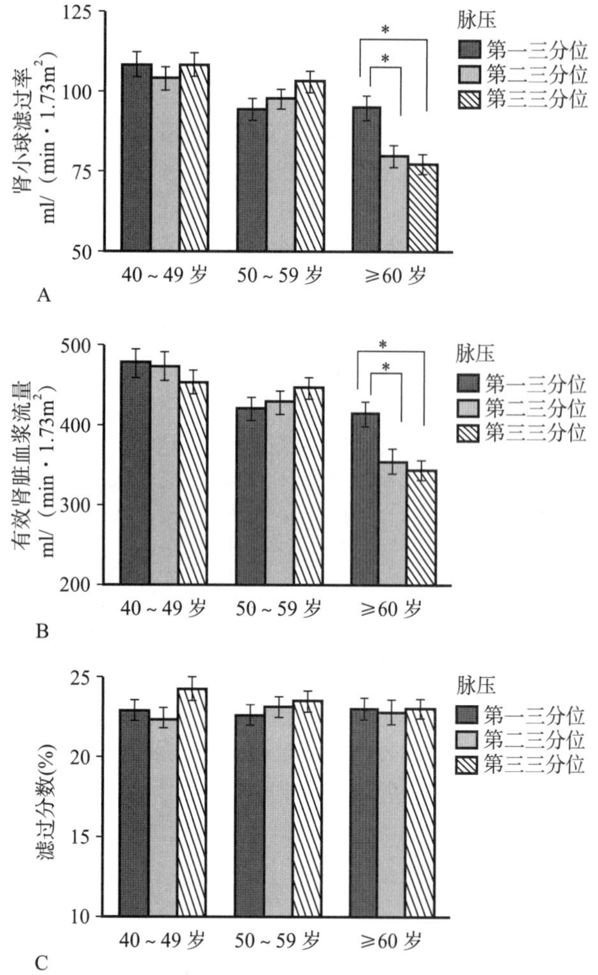

图19.6 根据三个年龄分类脉压三分位校正的肾小球滤过率（GFR）、有效肾脏血浆流量（ERPF）和滤过分数（FF）。所有的患者均为单纯收缩期高血压，定义为SBP≥140 mmHg且DBP＜90 mmHg

（引自：Verhave JC，Fesler P，du Cailar G，Ribstein J，Safar ME，Mimran A. Elevated pulse pressure is associated with low renal function in elderly patients with isolated systolic hypertension. Hypertension. 2005；45：586-591.）

证实上述结论，这些积极的结果可能在很长一段时间内得到很好的维持。高龄老年高血压研究（HYVET）是一项涉及高龄老年（基线年龄从80～105岁）SBP≥160mmHg患者的干预试验，其中1/3有ISH，虽然没有报告ISH亚组的结果，但试验的确显示了治疗的实质性益处。表19.1总结了这4项试验的主要结果。

来自于Syst-Eur的一些证据表明，积极治疗可以预防痴呆，但是在SHEP试验中这种关联性尚不清楚。同样地，在高龄老年高血压认知功能评估（HYVET-COG）试验中，高血压的治疗并没有减少偶发性痴呆。

2.*悬而未决的问题* 在老年人ISH的主要安慰剂对照试验中，招募入组时的SBP≥160mmHg。然而，目前定义采用的界值为140mmHg，所以仍然需要额外的研究以评估SBP为140～160mmHg时ISH患者的降压益处。

另一个问题是什么水平的血压可以安全降低，只有前瞻性试验才能明确治疗诱导的J型曲线是否存在。最近完成的一项研究是缬沙坦治疗老年单纯收缩期高血压研究（VALISH）。在这项试验中，3000多名70～85岁的ISH（SBP＞160mmHg，DBP＜90mmHg）患者被随机分为严格控制组（靶目标SBP＜140mmHg）和适度控制组（靶目标150mmHg＞SBP≥140mmHg）两组。经过近3年的随访，严格控制的组中复合主要终点更少，虽然差异很小且无统计学上差异，但该试验至少表明，在该人群中，将血压降至140mmHg以下是安全的。

另一项相关研究是收缩压干预试验（SPRINT）。该试验招募了SBP在130～180mmHg的高血压高危患者，随机分为标准治疗组（SBP靶目标为140mmHg）和强化治疗组（SBP＜120mmHg），基线平均DBP为78mmHg，因此该研究中一定有很大比例的ISH患者。结果显示，强化治疗组获得压倒性的益处，提示将血压降至如此低的水平不仅有效而且安全。

然而，在肾功能方面仍存在一些值得关注的问题。在Syst-Eur试验中，积极治疗对平均血清肌酐或计算肌酐清除率并无影响，甚至也未降低轻度肾功能不全和蛋白尿的发生率。相反，在SPRINT研究中，强化治疗组肾小球滤过率下降30%或更多达到低于60ml/（min·1.173m^2）的患者显著增加。

最后，还有体质虚弱的问题。有人关注体弱的患者从抗高血压治疗中获益较少，尽管在HYVET研究中没有发现这种效果的证据，但纳入临床试验的患者往往比同龄的患者更健康。事实上，一项在体弱的养老院居住者中进行的研究表明，抗高血压治疗甚至可能增加死亡率。总的来说，功能独立的高血压患者最好采用与年轻患者相同的治疗方法，但没有足够的证据表明体弱的、多种药物治疗的、80岁以上的老年人可从治疗中更多获益。

六、何种抗高血压药物治疗单纯性收缩期高血压？

在老年患者中，生活方式的措施应始终作为抗高血压方案的一部分，尽管其有效性尚未得到很好的证实，然而盐减少试验的再分析的确提供了证据，在ISH即便是少量的盐摄入量减少也可以降低SBP约10mmHg；但是在大多数情况下，单纯的生活方式改善并不足以控制血压，必须加用额外的药物治疗。

哪一类药物最适合作为ISH患者的起始治疗药物，尚存争议。只有那些在大型安慰剂对照结果试验中证实的药物才具有预后益处。对于ISH，这意味着只有氯噻酮和（或）阿替洛尔（SHEP）、尼群地平和（或）依那普利和（或）氢氯噻嗪（Syst-Eur）、卡托普利（Syst-China），也许还有吲达帕胺和（或）培哚普

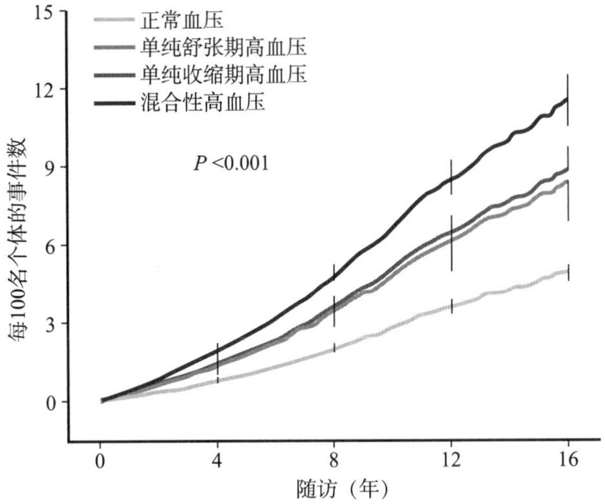

No. at Risk

5969	5490	4205	2803	1440
408	333	265	150	92
893	805	622	332	67
1071	924	732	433	114

A. 所有心血管事件

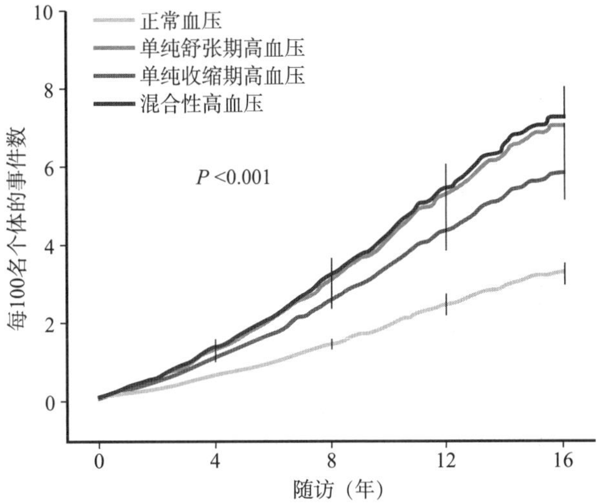

No. at Risk

5969	5508	4242	2838	1445
408	334	266	150	92
893	812	641	349	67
1071	939	758	449	115

B. 所有心脏事件

图19.7 动态血压提示的四类血压类型的复合终点事件发生率：心血管终点（CV）

（CV）（A）和致死及非致死心脏事件（B）。整个研究人群I性别分布及平均年龄标准化后计算发生率（引自：Li Y，Wei FF，Thijs L，et al. International Database on Ambulatory blood pressure in relation to Cardiovascular Outcomes I. Ambulatory hypertension subtypes and 24-hour systolic and diastolic blood pressure as distinct outcome predictors in 8341 untreated people recruited from 12 populations. Circulation. 2014；130：466-474.）

表19.1 单纯收缩期高血压患者抗高血压治疗的效果

	HYVET	SHEP	Syst-Eur	Syst-China	SPRINT
平均治疗后血压降低，SBP/DBP（mmHg）	−29/−13	−27/−9	−23/−7	−20/−5	−15/−7
脑卒中，%减少	−30%	−32%	−42%	−38%	−38%
冠心病，%减少	−23%[a]	−27%	−30%	＋6%	−22%[a]
心力衰竭，%减少	−64%	−55%	−29%	−58%	−33%

HYVET，SHEP，Syst-Eur和Syst-China，积极治疗组与安慰剂组的疗效比较；SPRINT，强化治疗组与标准治疗组的疗效比较

a.仅为心肌梗死

（修改自：Burney BO, Bakris GL. Hypertension and its management in the elderly.Semin Nephrol. 2009；29：604-609.）

利（HYVET）。如果站在一个更自由的立场，可以把它们转化为：利尿药、β受体阻滞药、钙通道阻滞药和血管紧张素转化酶（ACE）抑制剂，简而言之，就是5类主要抗高血压药物中的4类。在ISH患者中，血管紧张素Ⅱ受体1型（AT1）受体阻滞药没有相应的预后证据。然而，LIFE研究（氯沙坦干预降低高血压终点研究）ISH并有心电图诊断的左心室肥厚亚组证实：氯沙坦±氢氯噻嗪较之于阿替洛尔±利尿药益处更大。然而，我们应该记住，在所有这些试验中，大多数患者需要至少两种药物的联合治疗，因此，比较不同的治疗方案是有意义的。通过联合治疗避免收缩期高血压患者心血管事件试验（ACCOMPLISH）比较了不同的治疗方案的发病率和死亡率，11 506名高危男性和女性（平均年龄68岁）随机分配至两种初始联合方案中的一组：钙通道阻滞药（氨氯地平）加上血管紧张素转化酶抑制剂（贝那普利）或利尿药（氢氯噻嗪）加上同样的血管紧张素转化酶抑制剂。两种方案降低血压的能力几乎相当，均能使大约80%的患者血压降低至低于130/80mmHg的水平，但与另一种方案相比，贝那普利/氨氯地平组的心血管发病率和死亡率终点降低了20%。此外，使用贝那普利/氨氯地平能更好地保护肾功能。

目前，在ISH患者中，已对几种抗高血压药物联合应用的降压潜能进行了面对面的比较。这可能不会产生任何或仅产生微小的差异，但将为我们提供有用的信息：在没有进一步的结果资料可利用之前，哪些类型的药物值得使用。

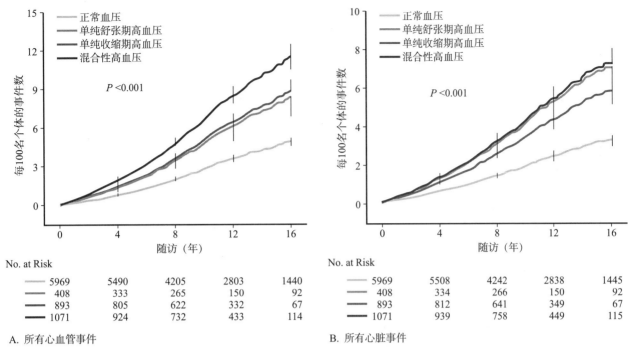

高血压治疗的近期进展是肾去神经支配，特别是对难治性高血压。简单地说，一个射频导管（或变种）被推进到肾动脉，消融沿着走行的肾动脉自主神经纤维，这将导致整体交感神经活动减少，因而降低血压。然而，这项技术的真正价值还没有完全确定，无论如何，对于ISH患者，肾去神经支配的效果似乎不太明显。

七、我们的目标是血压还是动脉僵硬度？

治疗高血压的经典方法是使用药物来降低血压。在ISH的情况下，这可能是不够的，我们可能不得不寻求能够减轻动脉硬化的治疗方法。Manisty及同事进行了一项荟萃分析，纳入了不同种类抗高血压药对中心动脉压、肱动脉压力和脉搏反射波增强指数疗效比较的随机对照研究，尽管样本量很小，他们发现与安慰剂相比，所有种类的药物都能降低肱动脉压力和中心动脉压，但对肱动脉压力的影响略大。他们进一步发现β受体阻滞药和利尿药对中心动脉压的作用小于对肱动脉压力的作用，而其他的单药治疗的效果相同。这意味着β受体阻滞药是不太适合使用的药物。然而，由于样本容量有限，这些数据仍然需要谨慎的解释。

几项其他的试验已经表明，多种抗高血压药物能够降低PWV，但尚不清楚该作用是否完全独立于对血压的影响。一项包含了15个随机试验中个体数据的荟萃分析表明了这种独立效应的存在。

具有血管舒张作用的抗高血压药物通过降低壁内压力和降低弹性动脉的张力来降低上游大动脉的僵硬度。然而，到目前为止还没有证据表明动脉僵硬度是可逆的，现有的抗高血压药物最多只能改善动脉僵硬度，而不能逆转它。

硝酸盐有时被推荐用于ISH患者。事实上，在不影响外周血管阻力的剂量下，它们可以减少早期脉搏波反射，降低中心PP，从而降低心脏左心室负荷，但无动脉僵硬度的显著变化；不过，这种作用能否转化为更好的预后，尚有待观察。

八、总结

ISH曾经被认为是老化过程中无关紧要的一部分，但现在却被认为是中老年人群动脉僵硬度增加的晚期表现；其增加血管事件风险的固有特性，强调了控制的重要性。大量证据表明，药物治疗ISH可减少老年人心血管事件的发生。矛盾的是，ISH比舒张期高血压更加难以控制，在这方面我们仍然不知道哪一类药物更可取。

第20章 靶器官损害评估

Christian Ott and Roland E. Schmieder

高血压引起的心血管（CV）疾病的发病率和死亡率是由大脑、心脏、眼、肾脏和血管系统的结构和功能改变所引起。重要的是，这些高血压靶器官损害（TOD）可以在早期亚临床阶段被检测发现，亚临床阶段是在致死性和非致死性CV事件发生之前，疾病的一个无症状和可逆阶段。用于评估总体心血管风险的经典评分系统没有考虑到TOD，因为这些评分系统仅适用于无TOD的高血压患者。一旦出现了TOD（如估计的肾小球滤过率降低、左心室肥大），即使是中等程度的TOD，其风险预测能力远远超过了任何CV危险因子计分系统。TOD是CV、脑血管和肾脏连续统一体的中间阶段，其进展取决于高血压（BP）的持续时间和严重程度。虽然动脉高血压毫无疑问与几个TOD有着独立的关联性，但高血压的个体影响是多样的。因此，本章主要探讨以动脉性高血压为最重要归因危险因素的TOD。

从治疗的角度来看，必须在TOD变化可逆的阶段治疗高血压，并积极迅速地实现血压控制。

目前诊断不同TOD的技术多种多样，但在敏感性和特异性上存在差异。TOD可以在临床工作中常规评估，但其适用性受限于各种技术的可用性和卫生保健系统的报销策略。TOD的临床重要性也强调了这一事实，即TOD不仅需要更积极的、立即的药物治疗，而且还需要有明确的观点来降低TOD及其相关的风险。因此，TOD的逆转在临床上是评价个体患者抗高血压治疗效果的有效工具。因此，本章也强调抗高血压治疗对TOD逆转的影响，并试图确定TOD的变化是否具有相关的预后意义。

一、靶器官“大脑”

一般来说，大脑非常易于受到血压升高不利作用的影响，BP诱导损伤的典型靶器官。动脉性高血压除了众所周知的引起临床（缺血性和出血性）脑卒中的效应外，还与无症状（亚临床）脑损伤的风险相关，如脑小血管病变（SVD）。在高血压患者评估中，广泛使用磁共振成像（MRI）筛查脑血管和脑的损伤仅具有有限的可用性（在一些国家）和较高的成本，尽管在所有的高血压伴功能紊乱、认知障碍，特别是记忆丧失的患者，都应该评估无症状性脑梗死。

1.脑卒中　在过去40的年里，高收入国家的脑卒中发病率下降超过了40%；但在同一时期，低收入和中等收入国家的发病率却增加了2倍。由于年龄是脑卒中最重要的危险因素之一，据此，世界人口的老龄化意味着风险人群日益增多。高收入国家卒中发病率的下降也被认为与更好的CV风险管理有关。在西方国家，大约80%的脑卒中是缺血性，剩余20%是出血性，出血性和缺血性脑卒中的甄别对于脑卒中的处理与治疗决策至关重要。

导致缺血性脑卒中的主要机制是血栓形成和栓塞。动脉粥样硬化是最常见的原因，斑块破裂导致下游缺血性脑卒中；引起血栓性缺、血性脑卒中的病理情况是颈内动脉的高度狭窄、纤维肌发育不良（FMD）、动脉炎（即巨细胞和大动脉炎）和血管夹层。栓塞性脑卒中可能是由于多种来源（如左心房、二尖瓣疾病、主动脉区域动脉粥样硬化血栓性斑块）的栓塞所致，但最常见的潜在原因是心房颤动。

多个梗死部位（在不同的血管床上）提示心脏（和主动脉）是栓塞的来源。根据TOAST（Org10172治疗急性脑卒中试验）分类，缺血性脑卒中可以再进一步分类，TOAST分类是基于临床症状和进一步检查的结果（框20.1）。

改变的预后价值：在脑卒中的一级和二级预防中，抗高血压治疗是治疗选择的基石。业已证明血压和脑卒中发生之间的连续性关系，相反，临床试验和荟萃分析显示，在一、二级预防中，降低血压可显著降低脑卒中的风险。

2.小血管疾病　必须考虑到SVD的术语和定义在不同的研究中有所不同（如白质病变、高信号、变化、疾病）。因此，在神经影像学中报告血管变化的标准（STRIVE）已经建议了MRI-术语和病变的表现（图20.1）。

（1）白质高信号：在SVD的所有亚型中，白质高信号（WMH）是普通人群最常见的病变。大约每秒钟就有一名40岁以上的患者有WMH，超过90%的80岁以上的患者患有WMH。

高血压被认为是WMH容量和进展的一个重要的危险因素。重要的是，系统回顾和荟萃分析显示，WMH预测脑卒中的风险增加3倍，痴呆和死亡的风险增加2倍。

框20.1 缺血性卒中的TOAST分型

一、大动脉的动脉粥样硬化（栓子/血栓形成）
特征：
1. 临床：皮质或脑干或脑细胞功能障碍
2. 显像：CT或MRI皮质、脑细胞、脑干或皮质下梗死＞1.5cm。
3. 检查：多普勒超声显像或动脉造影证实：一支主要脑动脉或皮质动脉分支狭窄＞50%或闭塞。
二、心源性栓塞（高/中风险）
特征
1. 临床：皮质、脑干或脑细胞功能障碍，或既往短暂脑缺血发作或超过一支血管区域的脑卒中的证据。
2. 显像：CT或MRI显示皮质、脑细胞、脑干或皮质下梗死＞1.5cm。
3. 检查主要的心源性栓子来运（例如……）：
a. 机械瓣置换术后
b. 心房颤动
c. 左心房/左心耳血栓
d. 左心室血栓
e. 扩张型心肌病
f. 左心室心尖运动丧失
g. 心房黏液瘤
h. 感染性心内膜炎
三、小血管闭塞（腔隙性）
特征：
1. 临床：腔隙性综合征，无皮质、脑干或脑细胞功能障碍的证据（糖尿病或高血压病史支持临床诊断）
2. 显像：CT/MRI检查正常；相关的皮质下或脑干梗死＜1.5cm。
3. 检查：无潜在的心源性栓子来源，大的颅内动脉评估时无同侧动脉＞50%的狭窄。
四、其他确定病因的脑卒中
血液检查或动脉造影应该显示如下至少一条脑卒中的非常见病因
a. 非动脉粥样硬化性血管病
b. 高凝状态
c. 血液疾病
此组患者应该具有急性缺血性脑卒中的临床和CT/MRI发现，不论梗死的大小与定位。
五、未确定病因的脑卒中
a. 识别了两个或更多的病因
b. 阴性的评估
c. 不完全的评估

（引自参考文献3）

改变的预后价值：越来越多的证据表明，BP控制可能减少WMH进展过程。而且研究表明，WMH的进展在未治疗、血压未控制高血压患者明显多于接受治疗但血压未控制和接受治疗且血压已控制的高血压患者。这些数据间接提示，在高血压人群中，抗高血压治疗可能阻止WML的进展。然而，直到今天，还没有一项研究表明有效的抗高血压治疗引起的WMH下降与改善预后相关（表20.1）。

（2）微出血：同样，衰老和高血压与大脑微出血（MB）独立相关。更重要的是，较高的BP与新发的MB相关[如比值比（*OR*）：2.69；95%的置信区间（*CI*），24小时BP每标准差（*SD*）增加1.40～5.21]。MB的出现与发生脑出血的风险增加有关，特别是抗凝治疗的患者。对于缺血性脑卒中后的患者，MB的存在增加了缺血性脑卒中后患者出血性和缺血性脑卒中的风险。研究显示，MB与脑卒中相关死亡风险及全因死亡率和CV死亡率的增加有关。

改变的预后价值：虽然血压升高的幅度与MB的发生有关，但奇怪的是，随访期间有效的血压降低对MB的进展没有明显的影响。

（3）皮质下小梗死：历史上通常被称为“腔隙性脑卒中”的皮质下小梗死（SSI）主要位于运动和感觉通路，故可解释腔隙大小的梗死灶会产生临床症状。在计算机断层扫描（CT）中仅能检测到50%的SSI，但在弥散加权MRI上至少70%的SSI是可见的。虽然高血压和SSI之间的发病机制在很大程度上尚不清楚，同其他任何类型的缺血性脑卒中相比，SSI患者的高血压患病率是最高的。SSI的存在和进展是脑血管疾病和认知功能损害的独立危险因素。

改变的预后价值：在最近发表的“皮质下小脑卒中二级预防（SPS3）”试验中，同SBP靶目标130～140mmHg相比，SBP靶目标＜130mmHg时，所有脑卒中（致残性或致死性）无显著减少，但颅内出血性脑卒中显著减少。欧洲高血压协会/欧洲心脏病学会（ESH/ESC）指南推荐，在脑卒中一、二级预防时，BP应降低至140/90mmHg以下；但对WMH、MB和SSI未做特殊推荐。

（4）腔隙：既往SSI、无症状脑梗死（SBI）和出血（一条穿通性小动脉的区域）均为腔隙的血管形成原因，但萎缩的纹状体包膜脑卒中也可能形成腔隙样空腔。虽然在无基线资料的患者中发现血压和相关腔隙之间存在相关性，但是在基线存在严重异常的患者中，较高的血压对病变的进展并无影响。

改变的预后价值：因为SBI使脑卒中的风险增加5倍，基于日本一项小型研究的间接证据证实，控制血压可以降低SBI的风险，SBI的减少是否与预后的改善相关，尚有待证实。

（5）血管周隙：贯穿动脉路径周围充满液体的间隙称为血管周隙（PVS）。北曼哈顿研究的近期研究结果表明，在脉压（PP）和SBP以及血压波动成分较高的患者中，扩张的PVS更为常见。

改变的预后价值：与血压正常的患者相比，随访期间未受控制的高血压患者发生扩张的PVS的风险增加，PVS增加或减少是否具有任何预后信息的研究缺失。

3. *痴呆* 高血压与痴呆的发病率和患病率之间的联系已经得到确认。高血压要么是痴呆的一个成因性危险因素，要么是间接促发因素。评估中年血压研究（测量年龄在40～65岁）揭示了较高的中年血压和血管性痴呆风险之间的关系。然而，值得注意的是，并没有发现

显像范例
图解

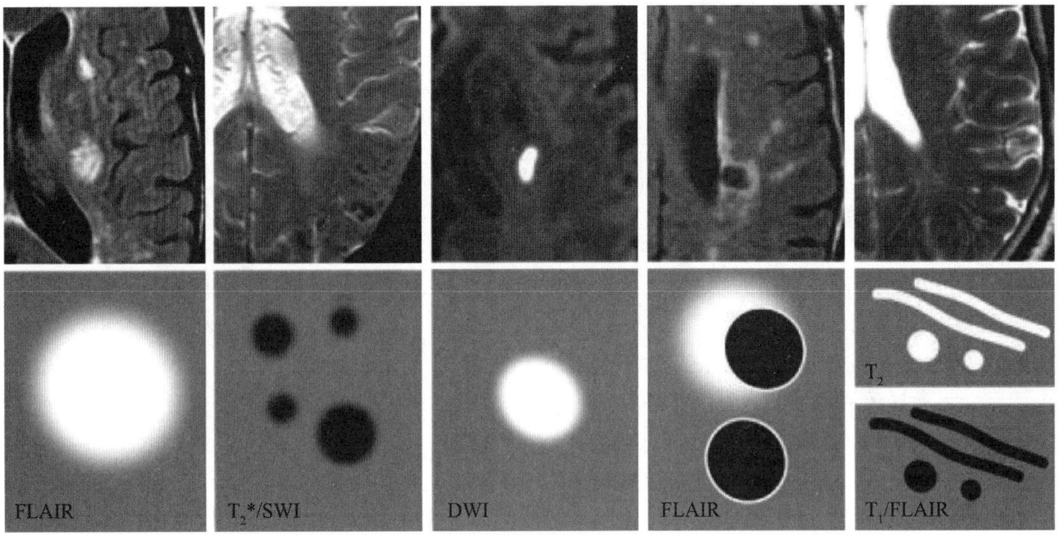

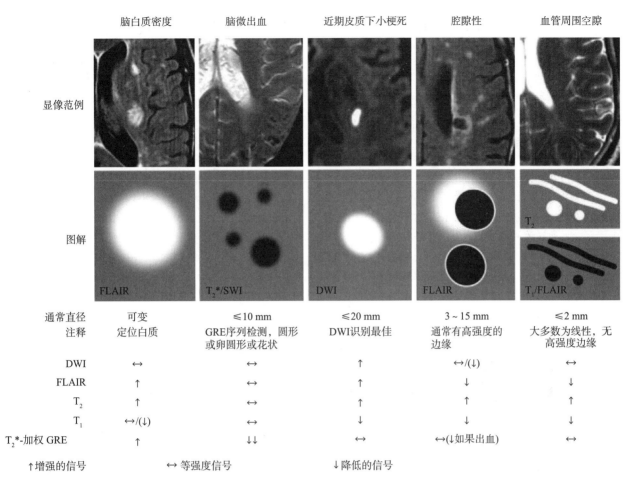

	脑白质密度	脑微出血	近期皮质下小梗死	腔隙性	血管周围空隙
通常直径	可变	≤10 mm	≤20 mm	3~15 mm	≤2 mm
注释	定位白质	GRE序列检测，圆形或卵圆形或花状	DWI识别最佳	通常有高强度的边缘	大多数为线性，无高强度边缘
DWI	↔	↔	↑	↔/(↓)	↔
FLAIR	↑	↔	↑	↓	↓
T_2	↑	↔	↑	↑	↑
T_1	↔/(↓)	↔	↓	↓	↓
T_2*-加权 GRE	↑	↓↓	↔	↔(↓如果出血)	↔

↑增强的信号　↔ 等强度信号　↓降低的信号

图20.1　磁共振成像术语和血管性脑损伤病变表现STRIVE推荐（欧洲神经显像报告血管标准）（摘至参考文献7）

表20.1　治疗诱导的靶器官损害变化（无症状）的预后意义

靶器官损害	变化的敏感性	变化的时间	变化的预后意义
脑			
小血管疾病	无资料	无资料	无资料
心脏			
左心室肥厚			
心电图	低	>6个月	是
超声	中	>6个月	是
磁共振	高	>6个月	无资料
眼睛			
定性改变	低-高	数周至数月	无资料
定量改变	无资料	无资料	无资料
肾脏			
估测肾小球滤过率	中	月至数年	是
白蛋白尿	高	数周至数月	是
血管树			
内中膜厚度	很低	>12个月	否
脉搏波速度	高	数周至数月	资料有限
中心血压	高	数天至数周	无资料

老年血压与痴呆的发生和发病率有明显的联系。关于痴呆的两个主要亚型，即阿尔茨海默病和血管性痴呆，高血压和血管性痴呆之间存在明确的相关性［如Hiyasama研究，风险比（*HR*）：10.07（3.25 ～ 31.25），BP范围（160 ～ 179）/（100 ～ 109）mmHg与正常BP范围（＜130/85mmHg）］；但是与阿尔茨海默病的相关性则不太清晰［如Hiyasama研究，*HR*：1.05（0.50 ～ 2.22），BP范围（160 ～ 179）/（100 ～ 109）mmHg与正常BP范围（＜130/85mmHg）］。相比之下，Launer等观察到高血压和阿尔茨海默病之间的显著相关性［*OR*：4.47（1.53 ～ 13.09），DBP≥95mmHg vs 80 ～ 89mmHg），支持血管因素导致或至少加速阿尔茨海默病的假设。

阿尔茨海默病和血管性痴呆常并存，因此，可能会发生错误的分类（如血管性痴呆或混合性痴呆，而不是阿尔茨海默病）。

虽然大多数指南中没有直接推荐，但认知评估工具理应是高血压患者常规临床工作的一部分，尤其是在风险增加或基于临床假设风险增加的患者中。不同的筛查问卷可供使用，如简易精神状态检查量表（MMSE）、老年人认知功能衰退问卷调查（IQCODE）和蒙特利尔认知评估量表（MoCA）（老年人认知障碍筛查：与证据更新：2013年美国预防服务工作组的证据更新。www.ahrq.gov.）。

尽管MMSE是应用最广泛的测试量表（包括5个部分，即定向、识记、注意和计算、回忆、语言），但它不能评价执行功能，认知障碍评价的灵敏度较低。MoCA整合执行功能和精神运动速度的子测试（通常在认知障碍中受损），是专为检测轻度认知障碍而设计的。与MMSE相比，MoCA测试显著提高了认知障碍评价的敏感性和特异性（18%和90%）。此外，即使在其他神经功能缺陷不明显的情况下，对于急性短暂性脑缺血发作或轻度脑卒中的患者，MoCA检测认知功能障碍的灵敏度也高于MMSE。

改变的预后价值：纵向观察研究发现，降低血压对血管性痴呆事件的风险有益处，但关于降低血压和阿尔茨海默病的结果尚不确定。血压降低持续时间越长，痴呆的风险越低。相比之下，大规模随机对照试验（主要是积极治疗与安慰剂）的荟萃分析显示，积极治疗并未明显降低认知障碍的风险，可能与相对较短的治疗时间（2 ～ 5年）有关。MoCA评分的改善或稳定（通过降低血压）是否与神经转归、认知障碍，以及卒中风险和死亡率相关，尚待证明。然而，尽管缺乏明确的证据，降低血压被认为可以延缓或阻断痴呆的过程和进展。

二、靶器官“心脏”

长期高血压可导致LVH，且受到多种致病因素的影响；如果不治疗，则会导致充血性心力衰竭（CHF）。

1. *左心室肥大* 最初，LVH是心脏所承受压力负荷的一种适应过程，以降低室壁张力，维持左心室泵功能和射血分数（EF）。其结果是，室壁厚度随着左心室内径的增大而增加，相对室壁厚度［室壁厚度与左心室内径之比（RWT）］也随之增大，即所谓的向心性左心室肥大。随着时间的推移，左心室重塑过程加剧，肥厚的肌纤维增厚短缩、血管周围及间质胶原含量增加，最终导致左心室扩张，即所谓的偏心性左心室肥大。然而，BP只能解释一小部分左心室质量（LVM）变化（超过30年的诊室SBP只有10%，24小时动态BP高达25%）。有确凿证据显示，几个非血流动力学因素［如体重指数、膳食盐摄入量、遗传因素、交感神经系统和肾素血管紧张素系统（RAS）的激活］决定了LVH的发生及程度（图20.2）。

几种方法可用于评价高血压的左心室肥大，但敏感性和特异性各不相同。几十年前的流行病学研究显示，左心室肥大是决定高血压患者预后的独立危险因素之一。临床和流行病学研究均表明，LVH无论是否通过心电图或超声心动图评估，都与CV数倍的增加和全因死亡率相关。有趣的是，心电图和超声心动图诊断的左心室肥大并不包括同一个实体，也就是说，它们反映了与LVH适应过程相关的不同病理方面，因为心电图和超声心动图所显示的LVH与死亡率独立相关。

（1）心电图：在高血压指南中，心电图被推荐作为检测左心室重塑和左心室肥大的主要诊断工具；在最近的26项研究分析中，强调了心电图作为识别亚临床心脏器官损害的一线检查的作用。

根据电压、复极化模式和（或）QRS波时限，心电图检测LVH有几个标准。最常用的标准是（修改后的）Sokolow-Lyon指数，即$SV_1+RV_5>3.5mV$和Cornell乘积标准（SV_3+R_{aVL}*QRS波时限＞244mV*ms）（表20.2）。在肥胖患者中，如果左前分支阻滞明显，Cornell乘积的其他标准可能是首选［如男性$S_{Ⅲ}$＋任何导联最大的R/S＞30mV（女性＞28mV）；有关详细信息，请

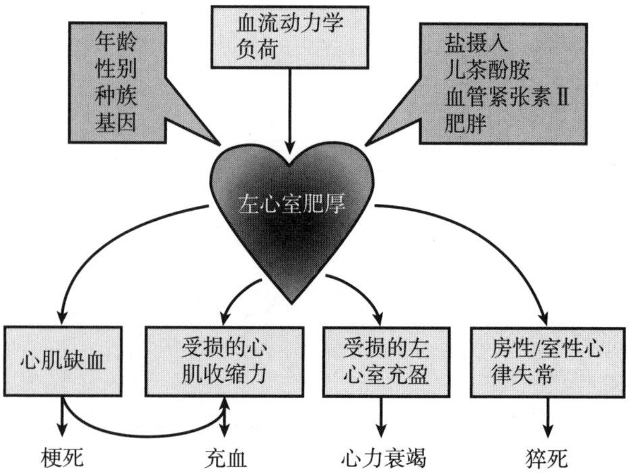

图20.2 左心室肥厚的决定因素与后续的心血管并发症

表20.2 评估心脏（无症状）靶器官损害的非介入常用参数截值

心电图		
Sokolow-Lyon指数	$S_{V1}+R_{V5}$	＞3，5 mV
Cornell电压标准	$S_{V3}+R_{aVL}$	＞2，8 mV
QRS 间期乘积	（Cornell voltage * QRS-duration）	＞244mV*ms
超声心动图		
LV质量（BSA，g/m^2）		＞95（♀）/＞115（♂）
LV质量指数（$height^{1.7}$，$g/m^{1.7}$）		＞60（♀）/＞81（♂）
类型		
·向心性	（LVH and）RWT	＞0.42
·偏心性	（LVH and）RWT	≤0.42
·向心性重塑	（no LVH）RWT	＞0.42
磁共振显像		
LV质量（BSA，g/m^2）（不包含乳头肌质量）		＞85（♀）/＞108（♂）
LV 质量（BSA，g/m^2）（包含乳头肌质量）		＞89（♀）/＞112（♂）

BSA. 体表面积；LV. 左心室；LVH. 左心室肥厚；RWT. 相对室壁厚度

参见Hancock等］，因为这些条件可能会对电压、复极化模式和QRS波时限产生不同的影响。

无论使用何种标准，检测LVH的灵敏度最多为50%～60%，但特异性较高（为85%～90%）。然而，所有高血压患者都应进行12导联心电图检查，因为还能够检测出其他高血压损害心脏的征象和（或）心血管并发症（如房室颤动）。值得注意的是，有证据表明新发房室颤动必须被认为是TOD，并推荐特殊的抗高血压治疗。

（2）超声心动图：超声心动图在检测左心室肥大方面比心电图更敏感，是定量高血压患者左心室结构和功能改变的金标准。超声心动图评估可以在舒张期（d）和收缩期（s）定量测量室间隔室壁厚度（IVST）、左心室内部直径（LVID）和后壁厚度（PWT）。在假设LV为长椭圆形的情况下，根据美国超声协会的一个数学公式可以计算LVM，即LVM＝0.8×{1.04［（LVIDd＋PWTd＋IVSTd）^{3}-（LVIDd）^{3}］＋0.6g}。为避免低估和高估，必须对不同体质的LVM进行标准化，尽管临床实践中仍在使用基于体表面积（BSA）的标准化指数，但身高1.7（$g/m^{1.7}$）指数值似乎是最好的。最近，来自左心超声正常值范围荟萃项目（EchoNoRMAL）数据表明，BSA与身高应根据性别和种族而应用不同的异速生长力；但这些复杂的算法尚未得到普遍接受。计算RWT（2×PWTd/LVIDd），其临界值为0.42，可以区分向心性（RWT＞0.42）、偏心性（RWT≤0.42）肥厚，以及向心性重构（正常LVM，RWT＞0.42）。区分LVH的类型很重要，因为LVH的类型与CV风险的相关性不同，而向心性LVH的风险最大。最后，需要强调的是，超声心动图提供了获取心脏解剖、功能和瓣膜额外信息的评估机会，因此，能够诊断其他高血压相关的TOD，如EF降低或保留的CHF、冠心病等。

（3）磁共振成像　有学者提出MRI是无创评估LVH新的“金标准”，但低可用性和高成本显然反对这一说法，必须予以驳斥。但在超声心动图质量较差的患者应考虑MRI检查。值得注意的是，磁共振成像能够回答LVH的类型及其原因。详细的方案及参考值已经发布（表20.2给出了一部分）。

（4）改变的预后价值：反复显示LVH的回归，无论是心电图还是超声心动图评估，都可以改善相关的CV风险。在LIFE研究超声心动图亚组中，LVM降低1个标准差（即25g/m^2）导致主要终点（死亡、非致死性心肌梗死和卒中）减少20%。对于单个患者，LVM改变10%～15%被认为可能具有临床意义。直接比较不同类别抗高血压药物LVH回归的荟萃分析显示：RAS阻滞药［血管紧张素转化酶（ACE）抑制剂或血管紧张素受体阻滞药（ARB）］和钙通道阻滞药（CCB）表现出最明显的效果，优于β受体阻滞药和利尿药。随后，一项最近发表的荟萃分析证实，RAS受体阻滞药比β受体阻滞药更能降低LVH。然而，实现BP的控制是达到LVM减少的最重要目标。有趣的是，除了LVM减少导致更少的CV事件这种关系被迅速证实外，高血压患者的LVH回归与那些从未有过LVH的患者相比，仍然有不良的CV预后，也就是说LVM减退后其CV预后改善，但CB事件依然升高。

2.*心力衰竭*　流行病学研究表明，高血压是CHF最常见的潜在病因。值得注意的是，在很大比例的患者中，抗高血压药物（ACE抑制剂、ARB、醛固酮拮抗药、受体阻滞药、利尿药）和血管紧张素受体-脑啡肽酶抑制剂是目前的标准治疗药物，其目的不仅是降低后负荷，而且也是为了抗神经内分泌的激活（CHF固有的）。

（1）射血分数正常的心力衰竭：左心室舒张性和充盈模式的改变是高血压舒张功能障碍的主要特征，可于收缩功能障碍改变之前出现。舒张功能障碍常伴有左心室重构和向心性LVH，尽管EF正常（HFpEF），但可导致CHF的临床症状。HFpEF的诊断具有挑战性，因为在很大程度上它是基于排除其他提示CHF症状的非心脏病因。

舒张功能障碍的诊断和分级均基于多普勒组织分析（E/e′ 比率），最好是在间隔和二尖瓣环外进行评估。心脏舒张期充盈受损的其他指标包括：舒张早期和晚期峰充盈速度（E/A比率）和心房大小的比值，是心脏舒张功能障碍的一个指标。在所有的多普勒参数中，E/e′ 比率已被证明是高血压患者首次心脏事件的最强预测因子，且独立于LVM和RWT。同样，左心房（LA）扩大反映了左心室充盈压力的增加，左心房容积指数（LAVi＞$34ml/m^2$）也可以预测CHF和死亡率。

（2）射血分数降低的心力衰竭：左心室收缩功能的整体改变是EF降低的心力衰竭（HfrEF）的主要诊断标准，目前导致心力衰竭的两种潜在的疾病是高血压和冠状动脉疾病。二维超声心动图的改良Simpson法（心尖四腔和双腔平均的平均值）是收缩左心室功能的传统测量方法，EF值＞55%定义为正常，EF在55%～45%为中度心功能障碍，35%以下为严重左心室收缩功能障碍。

如今，三维技术允许实时从三维数据集中逐帧检测心内膜表面。利用独立的参照技术（如MRI）验证，LV容积和LVEF的三维测量较之于二维测量具有更高的准确性和可复制性。

（3）改变的预后价值：预防CHF是最大的获益，主要与抗高血压药的使用有关。一项包含高血压患者的主要干预性随机试验的荟萃分析显示：CHF发生率的降低不仅与BP的降低有关，还与所使用的抗高血压药物类别相关；相比之下，只有少数研究调查了已经发生CHF患者的降压影响，直到目前为止，HFpEF尚无疗效肯定的治疗方法。相反，I-PRESERVE研究的亚分析表明，因任何原因住院的HFpEF患者，特别是因HF住院，其随后死亡的风险增加。现有的随机对照试验主要入选了HFrEF患者，高血压患者HFrEF的有效疗法是优先使用ACE、ARB、β受体阻滞药、利尿药和醛固酮拮抗药。

三、靶器官“眼”

几十年来，使用传统的直接眼底检查一直被认为是高血压患者标准评估的一部分，眼底病变采用四级分类系统，严重性逐渐递增。相比之下，由于其不可靠的可重复性，尤其是在低级别视网膜病变（1级和2级）中，其临床实用性在目前临床实践中一直受到质疑。仅对以出血和渗出（3级）和视盘水肿（4级）为特征的更高级别的病变，评估才是是可靠的。因此，不再被推荐常规的眼底检查。

数字化视网膜图像具有评估外小动脉和小静脉直径的能力，随后可以据此计算小动脉-小静脉比率（AVR）。在过去20年中，进行了几项评估视网膜图像的大规模、人群基础的研究，其中包括高血压患者和非高血压患者。有很好的证据表明，视网膜改变先于高血压的发展。在一项包含1572名6～8岁儿童的人群基础队列研究中，SBP每增加10mmHg与小动脉狭窄2.08μm相关（95% *CI*：1.38～2.79，$P<0.0001$），表明BP升高的影响在生命早期就显现出来。

关于CV风险和相关的小动脉与小静脉直径的描述一直都是模棱两可；在一些研究中，小动脉的狭窄和小静脉的扩张与卒中事件有关；而在鹿特丹的研究中，仅发现与小静脉的扩张有关；在后来的研究中，小静脉的扩张与脑梗死和颅内出血也有关联，但与小动脉的狭窄无关。在解释高血压患者的AVR结果时，必须考虑到小动脉和静脉直径预后的影响。AVR的改变可以归因于单个的和伴随的单个成分的整体变化。AVR没有进入常规临床实践。

目前正在研究中的新技术［如扫描激光多普勒血流仪（SLDF）］可以评估视网膜小动脉的壁腔比（WLR），因此可以直接测量血管重构。在一项小的横断面研究中，AVR无法区分正常血压、高血压和脑损伤患者；相比之下，与无脑血管事件的正常血压的对照组及高血压患者相比，WLR明显升高，因此，可以识别脑血管事件的患者。

改变的预后价值：在一些研究中，抗高血压治疗降低血压，可使严重（3级和4级）高血压性视网膜病变消失。相比之下，关于视网膜征象定量改善或消失的数据（如小动脉狭窄）则不太清楚。此外，治疗诱导的视网膜病变的消退是否与CV事件的减少有关，尚无资料。目前尚无应用SLDF评估视网膜病变的治疗变化及其相关预后价值的前瞻性研究分析。

四、靶器官“肾脏”

动脉高血压、慢性肾脏病（CKD）和CV疾病之间存在着强相关性，并且是一个恶性循环。此外，蛋白尿升高是CV事件的独立危险因子，也可预测CKD的进展。高血压诱导的肾脏损害是基于估计的肾小球滤过率的下降与尿白蛋白分泌增加（如蛋白尿），因此，两者应同时进行评估（图20.3）。

1.估计的肾小球滤过率　总的来说，30岁以后，eGFR随着年龄的增长而下降，下降每年递增1%。相比之下，未治疗高血压患者每年下降则高达4～8ml/min。然而，理解肾脏生理学与eGFR评估肾功能的缺

				持续性白蛋白尿分类描述与范围		
				A1 正常至轻度增加	A2 中度增加	A3 重度增加
				<30 mg/g <3 mg/mmol	30 ~ 300 mg/g 3 ~ 30 mg/mmol	>300 mg/g >30 mg/mmol
肾小球滤过率分类[ml/(min·1.73 m²)]描述与范围	G1	正常或高	≥90			
	G2	轻度减低	60 ~ 89			
	G3a	轻中度减低	45 ~ 59			
	G3b	中重度减低	30 ~ 44			
	G4	严重减低	15 ~ 29			
	G5	肾脏衰竭	<15			

图20.3　根据肾小球滤过率（eGFR）和白蛋白尿分类估测慢性肾脏病的预后（摘自参考文献95）

点是至关重要的。虽然，体表面积指数化的eGFR［即ml/（min·1.73m²）］减少了变异，eGFR的计算方程受到多种情况的影响（如饮食蛋白摄入量、肌肉质量、妊娠和几种药物）。已经有了几种计算eGFR的公式，这些公式在一定程度上或多或少都需要一定的信息。尽管不需要更多的信息（年龄、性别、种族和血清肌酐浓度），CKD-EPI方程在较高的GFR下［约＞60ml/（min·1.73m²）］更加准确，而在较低的GFRs下不论是CKD-EPI还是MDRD公式均比较可靠。了解公式的准确性十分重要，因为在CKD3期或以上［＜60ml/（min·1.73m²）］的CV风险最显著。

2012年“改善全球肾脏病预后组织”（KDIGO）临床实践指南评估和管理CKD推荐2009年CKD-EPI肌酐方程用于初始评估。与2009年CKD-EPI肌酐方程相比，其他已被证明能够提高GFR估计的准确性，基于肌酐的GFR估计方程也可以接受。重要的是，在一些国家（如法国）以及实验室供应商（Quest和Labcorp），用于报告eGFR的2009年CKD-EPI肌酐方程已经取代了MDRD。

改变的预后价值：必须考虑到，抗高血压治疗的开始及强化，特别是使用RAS阻断药，可能会导致eGFR下降。虽然降低10（-20）%通常被认为是临床相关的，但eGFR的最初降低可能并不能解释为肾脏进行性恶化的迹象，而是反映了RAS活性的降低，因此，会产生长期保护作用。

一项以患者为基础的包含170万名参与者的荟萃分析（CKD预测联盟中的35个队列）发现，尽管血清肌酐浓度增加两倍以下者的eGFR减低程度小于血清肌酐浓度增加两倍者，但也同终末期肾病（ESRD）的风险和死亡率呈持续的强相关，该荟萃结果支持对下降较少的eGFR（如超过2年减少30%）加以慎重考虑。然而，在另一个队列中，调整了最后测量的eGFR后，eGFR自身的下降不再与急性心肌梗死或卒中风险的增加相关；因此，这些结果证明了监测eGFR随时间的变化对于在随访期间监测CV风险的重要性。在一项包括4940名高血压患者研究的人群中，eGFR的降低与全因死亡和CV死亡率相关，即使在接受治疗的高血压受试者中也是如此。

2.*蛋白尿*　24小时尿液收集并同时评估蛋白白与总肌酐排出量（验证一个良好的取样）可能是最好的，但是，目前推荐早晨首次的点尿样本测定白蛋白/肌酐比率（UACR）。

蛋白尿分为微量蛋白尿［也称为轻度增加；A2类（KDIGO）］：UACR为30～300mg/g肌酐（或超过24小时的等量），大量蛋白尿［也称为严重增加；A3类（KDIGO）］：UACR大于300mg/g肌酐。虽然指南规定了异常蛋白尿的阈值，但应该考虑到，蛋白尿同CV死亡率呈线性或甚至指数关系，甚至没有阈值，即使是调整了心血管危险因素和eGFR后也是如此。

改变的预后价值：最近的一项研究表明，在抗高血压治疗期间，任何时候的蛋白尿增加都与CV风险的增加有关。来自包括23 480名血管疾病患者的ONTARGET研究的数据表明：即使在调整了基线蛋白尿、血压和其他混淆因素后，与蛋白尿变化较小的患者相比，蛋白尿减少50%或以上总体全因死亡率降低15%。最近，该研究的扩展分析显证明：在预测CV高危患者的死亡率、CV和肾结局方面，随时间变化的蛋白尿是一个比血糖状态和血压控制更好的参数。在一项荟萃回归和荟萃分析中证实，蛋白尿的变化提示肾和CV预后。

五、靶器官"小动脉和大动脉"

1.颈动脉内膜-中膜厚度　人群基础的研究（如Vobarno研究）表明，SBP是内膜-中膜厚度（IMT）增加的主要决定因素，特别是在动脉高血压中。对于高分辨率超声检查颈动脉IMT（血管壁两侧的双线征图像）和斑块的出现（局部结构进入动脉管腔内至少0.5mm或临近部位IMT值的50%或从中外膜界面至内膜管腔界面的厚度＞1.5mm），颈动脉应该分为3段：颈总动脉（CCA），颈动脉分叉（球部）和颈内动脉（ICA）。然而，CCA的IMT的测量和可重复性优于球部和ICA。有学者提出，球部IMT主要反映动脉粥样硬化，而在CCA则反映了血管肥厚。IMT和斑块均已被证明可预测CV事件。

在最近的指南（ESH/ESC，2013年）中，IMT的异常值为大于0.9mm，尽管在中年患者（1.16mm）和老年患者（1.06mm）中均报道较高的阈值。

改变的预后价值：在一项大型前瞻性研究中，尽管颈动脉基线IMT和斑块很重要，增加了高血压治疗人群（独立于血压和传统的危险因素）的CV结果风险，但未能证明治疗引起的IMT改变对任何类型的CV结果有重要的预测作用。

2.脉搏波传导速度　动脉僵硬度增加的主要原因是动脉硬化（中膜疾病），而不是动脉粥样硬化（内膜疾病）。原则上，顺应性的丧失导致脉搏波传导速度的增快。颈-股动脉脉搏波传导速度（PWV）的测定是无创评估动脉僵硬度的金标准。PWV是通过测量不同的波传导至两只脚速度而得，通常是测定CCA和右股动脉的波形及两个波在两脚间的时间延迟（Δt）。压力波走行的真实解剖距离比直接测量颈-股动脉距离（D）约短20%，这也是阈值调整为10m/s（替代12m/s）的根本原因。因此，PWC是由D（×0.8）/Δt计算。

一般动脉僵硬度，特别是主动脉僵硬度，可以被认为是随着动脉血管树老化所有已识别和未识别的CV风险因素的累积长期负荷的一个指标。已被提出不可改变的因素，如年龄、性别、遗传标志物，以及血压水平、高盐摄入或代谢异常等因素对血管结构重构的影响，因此也改变了CV风险。

调整经典的CV危险因素（如肱动脉BP）后，证明了PWV的独立预测价值，增加的预测价值高于或超过传统危险因素的组合（如FRS）。PWV每增加1m/s，导致年龄调整、性别调整和危险因素调整后的总CV事件增加14%，CV死亡率增加15%。最近（和具有实践意义的）研究显示，对于非吸烟、非糖尿病、血压正常和血脂正常的60岁男性，PWV每变化1m/s，导致CV事件的相对风险增加7%。此外，将风险重新分为较高和较低风险两个类别是可能的。因此，反映综合损伤的动脉壁损害已被提出作为"高血压病的标志"。

值得注意的是，美国心脏病学会/美国心脏协会（ACCF/AHA）并不推荐测量PWV，以评估无症状成年人的CV风险。

改变的预后价值：血压降低被动地减轻了主动脉壁硬化因素的组分，因此降低PWV（即主动脉僵硬度）。此外，长期的抗高血压治疗（通常需要数年）可能导致动脉重构，从而降低动脉僵硬度本身（即降压外作用）。事实上，有研究表明，长期动脉僵硬度（PWV）的降低仅极少部分可以由平均血压的降低来解释，但该分析的结果并不是结论性的，因为未对SBP进行调整，而SBP与PWV密切相关；值得注意的是，该研究仅观察了PWV测量前治疗导致血压显著降低的患者。目前，在ESRD中只有一项小型研究显示，血压降低后PWV未降低是全因死亡率［2.59（95%*CI*：1.51～4.43）］和CV死亡率［2.35（95% *CI*：1.23～4.41）］的一个强相关独立预测因子。

3.中心血压与脉压　脉压（PP）是一种有效的、广泛应用的动脉僵硬度的替代指标。在老年人中，诊室PP＞60mmHg是公认的影响预后的TOD标志物，因此，可用于总CV风险的分层。

目前，无论是外周血压还是中心血压，都可以在日常工作中通过压力波形而进行无创评估。使用不同的方法（如有效的传递函数）、主动脉压力波形可以计算主动脉中心压。中心压力并不等于肱动脉压，随着年龄的增长，不同的因素会加速中心压的增加（图20.4）。基于在82 930名受试者中的45 436名研究对象（53个中心的77个研究）所确定的参考值已被报道，且根据肱动脉血压对其进行分层。然而，需谨记的是肱动脉BP是对于中心压力校正所必需的。因此，正确测量外周血压（肱动脉）的所有建议及其局限性都必须加以考虑。

病理生理学上，主动脉的中心压力而不是手臂的压力，实际上是重要器官的灌注压力，能够提供更多的相关预后信息。事实上，一些研究表明，与外周压力相比，中心BP与TO如LVM的相关性更强。为了证明此观点，系统综述和荟萃分析表明，分别与外周SBP（肱动脉）和PP相比，中心SBP及BP与TOD如LVM（12个研究，n＝6341）、颈动脉IMT（7个研究，n＝6136）

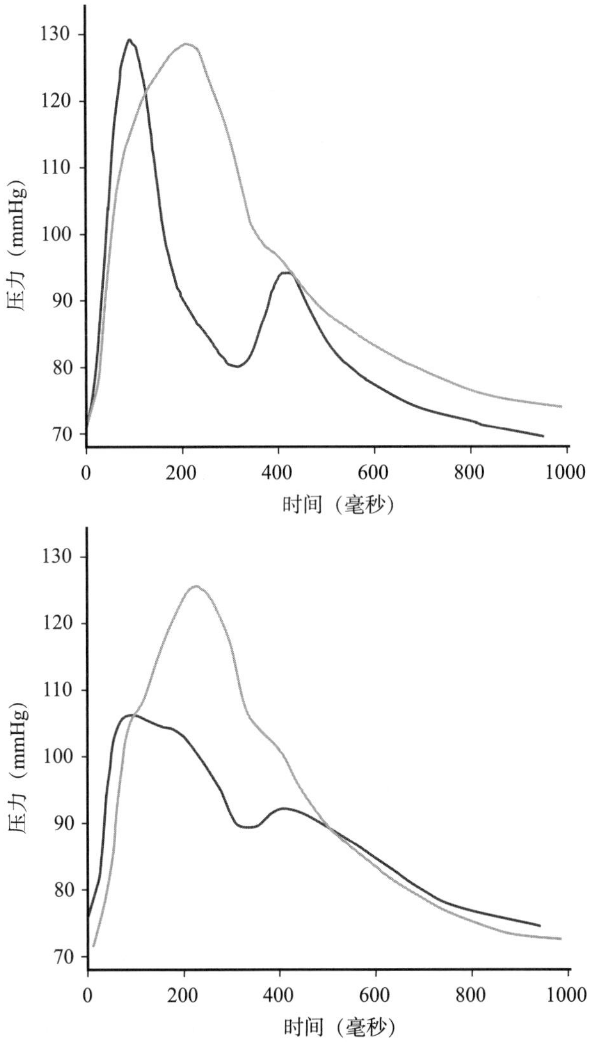

图20.4 一名青年（蓝色）与老年人（绿色）的桡动脉（上图）和相应的主动脉（下图）的压力波形

和PWV（14个研究中，$n=3699$）具有更强的相关性，但与蛋白尿（4个研究，$n=3718$）无此关联。此外，既往的研究还表明，中心压力较之于外周压力能够更加准确地预测全因死亡与CV死亡率。在传导动脉功能评估（CAFE）的研究中，Cox比例风险模型显示，cPP与同事后确定的复合终点结果显著相关（总心血管事件/过程和肾功能损害的发展）；值得注意的是，一项小的研究显示，LVM回归（抗高血压治疗）与中心血压的相关性比肱动脉血压更强；然而，该分析并未纳入所有的大型研究（如中心性PP有重要的独立预测价值的研究），研究结果是基于已发表的汇总统计数据，而不是单个患者数据。

改变的预后价值：尚缺乏关于中心血压降低是否与心血管事件的改善有关的研究。虽然CAFE研究显示在外周动脉压降低程度相似的情况下，氨氯地平为基础的治疗方案与阿替洛尔为基础的治疗方案相比，降低中心BP更为有效；但这种优势性并不能定论，因为在基线时并没有测定中心压力；因此，中心BP可能与预后相关的观点并无变化。

一项对高血压患者的前瞻性、开放标签、盲法终点研究发现，与常规治疗组相比，中心BP指导的高血压管理组其LVM下降幅度更大，尽管中心BP指导的高血压管理组的停药率显著升高。然而，还没有进行有关中心BP变化预后价值事件硬终点的研究。

六、总结

总体来说，基于可获得性、成本和临床意义，LVM、蛋白尿和eGFR的评估是检查无症状高血压TOD的最低要求（如ESH/ESCI级推荐，证据级别为B级）。到目前为止，数据清楚地表明，4种TOD中的任何一个（LVH、微量蛋白尿、颈动脉斑块和PWV升高）都能独立于SCORE分级（系统冠状动脉风险评估）而独立预测CV死亡率。在随访中，也应进行LVM（心电图或超声心动图检测的）、eGFR和蛋白尿的评估，因为这些TOD标志物的变化反映了有效的抗高血压治疗，意味着CV风险降低。

第五部分 抗高血压治疗

第21章 饮食与血压

Lawrence J. Appel

血压（BP）升高在世界范围内始终非常常见，并且是心血管（CV）和肾脏疾病的重要危险因素。根据2011—2012年美国国家健康和营养检查调查（NHANES），约有7000万成年美国人（29%）患有高血压（收缩压BP≥140mmHg，舒张压BP≥90mmHg，或正在接受抗高血压药治疗），并且绝大部分美国人都处于高血压前期阶段（收缩压120～139mmHg，舒张压80～89mmHg，非药物治疗）。遗憾的是，在过去的20年中，高血压的患病率基本保持不变，控制率仍保持在53%左右。

收缩压随着年龄的增长而逐渐升高，从而使高血压在老年人中几乎无处不在。由于与年龄相关的收缩压升高，大约90%的美国成年人在其一生中都会出现高血压，血压升高对男性和女性都有影响。非裔美国人的血压值平均高于非非裔美国人，而且与血压有关的疾病风险，尤其是卒中和肾脏疾病的发病率也增加。

血压是心血管疾病和肾脏疾病的一个强大的、一致的、连续的、独立的和病因相关的危险因素。重要的是，没有证据表明存在一个血压阈值，也就是说，在整个血压范围内（包括高血压前期范围内），心血管疾病的风险逐渐增加。据估计，在非高血压范围内，几乎有1/3的血压相关死亡是在冠心病（CHD）患者中发生的（图21.1）。因此，与血压正常（收缩压＜120mmHg和舒张压＜80mmHg）的人相比，高血压前期患者不仅具有较高的高血压发生风险，而且还具有心血管疾病的风险。全世界约有54%的卒中和47%的缺血性心脏病事件归因于血压升高。

环境因素（包括饮食因素）、遗传因素，以及这些因素之间的相互作用导致血压升高。在影响血压的这些环境因素（饮食、缺乏运动、毒素和社会心理因素）中，饮食是影响血压的主要因素。良好的可以降低血压的饮食习惯，是减少钠摄入量、减轻体重、适度饮酒（对于那些过量饮酒的人来说）和健康的饮食模式，尤其是预防高血压（DASH）饮食、素食和地中海式饮食。

在非高血压个体中，控制血压的饮食具有潜在的降压和降低血压相关心血管疾病的风险。确实，如果能够降低血压，即使降幅非常微小，如果将其广泛应用于整个人类群体中会产生非常大的有益的作用。例如，根据估计，每降低3mmHg收缩压可降低8%的卒中死亡率和5%的冠心病死亡率（表21.1）。在不复杂的阶段性高血压（收缩压140～159mmHg，舒张压90～99mmHg）中，饮食变化可作为抗高血压药治疗前的一线治疗。在高血压患者中，药物治疗后的饮食变化可以进一步降低BP，使其可能减少药物的种类和剂量。通常来说，在高血压患者群体中，通过改变饮食结构带来的血压降低比没有高血压的群体降幅更大。

尽管节食可使血压降低，但是关于节食是否能够使随年龄升高的收缩压也降低，证据却很少。平均而言，

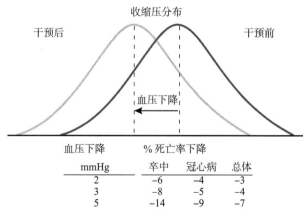

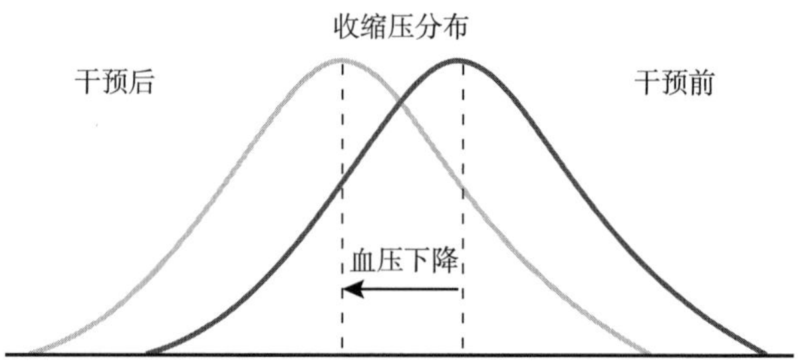

血压下降 mmHg	%死亡率下降 卒中	冠心病	总体
2	−6	−4	−3
3	−8	−5	−4
5	−14	−9	−7

图21.1　人口范围内收缩压变化对死亡率的估计影响。血压；冠心病，充血性心脏病

［经许可修改自Stamler R. Implications of the INTERSALT study. Hypertension. 1991；17［1 Suppl］：I16-120.］

收缩压每年上升约0.6mmHg。由于尽力的阻止这种收缩压与收缩压的相关性上升，从而最大程度地阻止了血压升高，并遏制了与血压相关疾病的流行。不幸的是，即使是最长的一次饮食-血压干预试验也持续不到5年。这些试验中所观察到的血压下降是否仅仅使年龄相关的血压升高曲线向下移动，而没有改变斜率（图21.2A），还是确实降低了斜率（图21.2B），我们还无法确定。尽管如此，来自移民研究、生态学研究和最近对软数据的观察性分析的证据均表明，饮食因素可使随年龄升高的收缩压降低。

本章的目的是综合饮食和血压的证据。证据的总结和相应的建议在很大程度上反映了以前的观点。表21.1提供了此证据的摘要，而表21.2提供了此建议的摘要。

一、降低血压的饮食因素

1.减体重　体重与血压直接相关。在全世界，肥胖症的患病率越来越高，这种关系越来越密切。在美国，大约69%的成年人体重指数（BMI）为25 kg/m^{2}或更高，因此被归类为超重或肥胖；大约35%的成年人体重指数（BMI）≥30kg/m^2。同样，在婴儿、幼儿、儿童和青少年中，高体重者的患病率没有任何改善的迹象。

减体重可以降低血压。血压降低发生在达到甚至没有达到理想的体重之前。在一个25项试验的荟萃分析表明，平均体重降低5.1kg时，收缩压平均降低4.4mmHg，舒张压平均降低3.6mmHg。在亚组分析中，减体重更多的一组血压下降的也更多。进行内部剂量反应分析和观察方法的研究，也显示了减体重越多，血压下降越多的证据。但是，考虑到体重可能大幅度减少，不太可能出现线性剂量反应关系。

其他研究表明，适度的体重减轻，无论是否行低钠饮食，都可以在超重和非高血压人群中预防约20%的高血压，并可以减少药物的数量和剂量。行为干预试验主要是通过减少能量摄入来实现短期体重减轻，在某些情况下，持续3年或更长时间的体重下降。定期的体育活动是公认的维持体重减轻的关键因素。减体重是否能

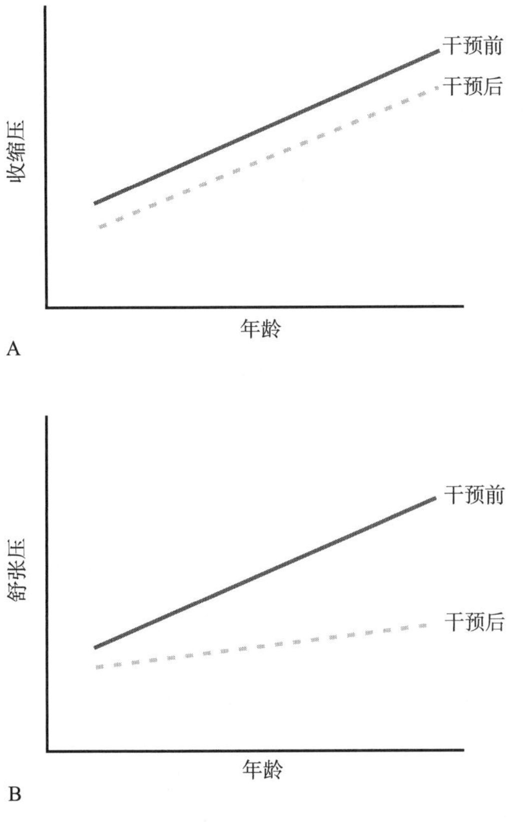

图21.2　A.饮食干预使年龄-血压（BP）曲线向下移动而不影响斜率的模型；B.模型中，饮食干预使年龄-血压曲线向下移动并降低其斜率

表21.1　饮食因素和饮食模式对血压影响的证据描述

	假设影响	证据
体重	确定的	＋＋
氯化钠（盐）	确定的	＋＋
钾	相反的	＋＋
镁	相反的	＋/−
钙	相反的	＋/−
饮酒	确定的	＋＋
肥胖		
饱和脂肪酸	确定的	＋/−
Omega-3多不饱和脂肪酸	相反的	＋＋
Omega-6多不饱和脂肪酸	相反的	＋/−
单不饱和脂肪酸	相反的	＋
蛋白质		
总蛋白	不确定	＋
植物蛋白	相反的	＋
动物蛋白	不确定	＋/−
碳水化合物	不确定	＋/−
纤维素	相反的	＋
胆固醇	确定的	＋/−
维生素C	不确定	＋/−
饮食模式		
素食	相反的	＋＋
阻止高血压饮食	相反的	＋＋
地中海饮食	相反的	＋

证据的关键：

＋/，有限或模棱两可的证据；＋，提示性证据，通常来自观察性研究和一些临床试验；＋＋，有说服力的证据，通常来自临床试验（经许可引自Appel LJ，Brands MW，Daniels SR，et al. Dietary approaches to prevent and treat hypertension：a Scientific Statement from the American Heart Association. Hypertension. 2006；47：296-308.）

表21.2 与降低血压相关饮食方面的生活方式建议

生活方式	建议
减重	对于超重或肥胖者，减肥，理想情况下达到体重指数＜25 kg/m^2
	对于非超重者，保持理想的体重指数＜25 kg/m^2
减少盐摄入	尽可能减少钠摄入量，目标是普通人群不超过2300mg/d，黑种人、中老年人和高血压、糖尿病或慢性肾病患者不超过1500md/d
饮食模式	食用富含水果和蔬菜的饮食方式来阻止高血压（DASH）（8～10份/天），富含低脂乳制品（2～3份/天），并减少饱和脂肪和胆固醇。素食和地中海式饮食是有效的选择
增加钾摄入	将钾摄入量增加到4.7g/d，这也是DASH饮食中提供的水平
适量饮酒	对于那些喝酒的人来说，喝≤2酒精饮料/天（男性）和≤1酒精饮料/天（女性）[a]

[a]一种酒精饮料定义为12盎司普通啤酒、5盎司葡萄酒（12%酒精）或1.5盎司80度蒸馏酒（经许可引自Appel LJ，Brands MW，Daniels SR，et al. Dietary approaches to prevent and treat hypertension：a Scientific Statement from the American Heart Association. Hypertension. 2006；47：296-308.）

减缓年龄相关的收缩压升高是不确定的。在一项持续时间最长的体重减轻试验中，那些体重下降超过10磅（4.5kg）的人血压较低，但随着时间的推移血压仍会上升（见图21.3）。

总的来说，可用的证据有力地证明了减轻体重是一种有效的方法，可以预防和治疗高血压。

2.减少盐（钠离子）的摄入 一般来说，随着饮食中钠摄入量的增多，血压也会随之升高。可用的证据类型包括动物研究、流行病学研究、剂量反应试验和试验的荟萃分析。迄今为止，已进行了100多次随机试验。在最近的一项荟萃分析中，每天减少2.3g的钠摄入量可使成年人收缩压降低3.8mmHg，老年人的血压下降幅度大于年轻人；非洲裔美国人与白种人相比，高血压患者与高血压正常人群相比，非高血压人群的血压降低幅度更大。在一项小规模但成熟的试验中，对接受药物治疗的难治性高血压患者，每日将钠摄入量减少约4.5g，可使收缩压/舒张压降低22.7/9.1mmHg。

有关钠摄入量对血压影响，最具说服力的证据来自严格控制剂量反应研究。每项试验都经过了至少3种钠水平的测试，并且每项试验都记录了具有统计意义的、直接的、渐进的剂量反应关系。在这几个较大规模的跟踪实验中，DASH钠饮食跟踪试验是最大规模的，测试了两种饮食模式中3种不同钠摄入量的影响：DASH饮食（请参阅下节）和美国人通常吃的控制性饮食。根据24小时的尿液收集量估计，3种钠水平（分别称为低、中和高）每日分别提供65、107和142mmol钠（分别对应于每日1.5、2.5和3.3g）。

本试验的主要结果如图21.4所示。血压对于钠摄入减少的反应虽然是直接和渐进的，但是非线性的。如果每日减少约0.9g（每日40 mmol）的钠摄入量，则血压有较为显著的降幅，同时如果每日摄入的钠低于100mmol，血压的降幅也会高于每日摄入钠高于100mmol时。在该试验的亚组分析中，研究的主要亚组（即非裔美国人、非非裔美国人、男性、女性）的钠摄

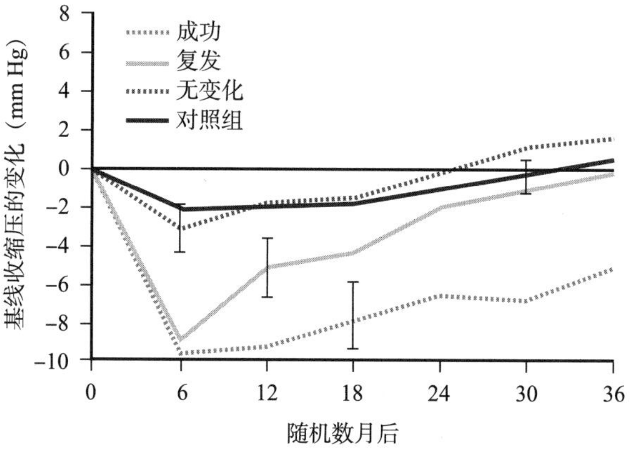

图21.3 4组受试者在高血压预防试验（TOHP2）中的平均收缩压变化：（1）分配给减肥组的受试者成功保持体重下降，（2）分配给减肥组的受试者体重下降但复发，（3）分配给减肥组的受试者从未减肥，以及（4）对照组

（经许可引自Stevens VJ，Obarzanke E，Cook NR，et al. Long-term weight loss and changes in blood pressure. Results of the Trials of Hypertension Prevention，Phase II. Ann Intern Med.2001；134：1-11.）

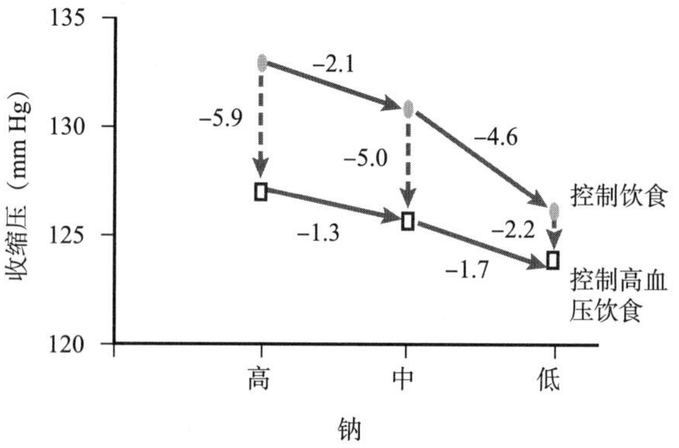

图21.4 DASH钠试验中的平均收缩压变化

样本量为412，59%为高血压前期，57%为非裔美国人。实线显示两种饮食中钠减少的效果；阴影线显示了DASH饮食在每个钠水平下的效果。DASH，通过饮食途径阻止高血压［经许可改编自Sacks FM，Svetkey LP，Vollmer WM，et al. Effects on blood pressure of reduced dietary sodium and the dietary approaches to stop hypertension（DASH）diet. DASH-sodium collaborative research group. N Engl J Med. 2001；344：3-10.］

入量显著降低了；重要的是，在非高血压个体中，钠的摄入量降低确实显著降低了血压。

除了降低血压外，试验还证明减少钠摄入量可预防高血压（相对危险度降低20%，伴或不伴体重减轻），即使已经在使用降低血压的药物时也可降低血压，可帮助高血压的良好控制。观察性研究表明，钠摄入量减少与收缩期血压升高相关。几项观察性研究探讨了心血管疾病与钠摄入量的关系。这些报告因其一致性和偶尔的自相矛盾的结果而引人注目，可能是由于方法学上的局限性，尤其是潜在的反向因果关系和准确估算正常钠摄入量的挑战。

迄今为止，几乎没有人报道临床心血管事件中钠摄入量减少是否有影响。两项试验测试了减少钠摄入量的生活方式干预，一项试验评估了减少钠/高钾盐替代品的效果。在每项研究中，都接受了经过干预的钠摄入，从而减少了21%～41%的临床心血管疾病事件（2项研究中的显著减少）。脑血管的试验很少能有结果，在一项荟萃分析中，显示脑血管疾病的结果可减少20%。因此，来自试验的直接证据尽管有限，但与减少钠摄入量对健康益处的间接证据一致。

与其他干预措施相似，血压对摄入钠量的反应变化也很大。尽管尝试对个体进行盐敏感和盐耐受的研究分类，但血压的变化或钠摄入量的变化不是二进制的。相反，由减少的钠摄入量引起的血压变化具有连续性，也就是说，个体反映出的血压降低或大或小。一般来说，限制钠盐摄入量带来的血压降低在非洲人、中年人和老年人，以及患有高血压或可能患有糖尿病或肾脏疾病的个体中更为显著。这些人群倾向于对肾素-血管紧张素-醛固酮系统无反应。人们推测钠敏感性表型反映了亚临床肾功能不全。后来经讨论后考虑遗传和饮食因素也影响血压对钠盐摄入的反应。在DASH饮食或高钾饮食的情况下，钠含量增加导致血压升高会减弱。

减少钠盐摄入量除了在控制血压方面有积极影响，应该在其他的一些方面也有优点。潜在的益处包括降低的亚临床心血管疾病风险（即左心室肥大、心室纤维化和舒张功能障碍）、肾损害、胃癌和电解质紊乱（即增加钙离子排泄，可能导致骨质疏松症）。具体而言，在横断面研究中，左心室（LV）质量与钠的摄入量直接相关，并且在20世纪90年代初的一项小试验证明，减少钠含量可以减少左心室的重量。

重要的是，减少钠摄入量没有令人信服的证据或一致的证据表明会带来危害。尽管一些钠摄入是必要的，但没有证据表明公共健康问题可能与钠摄入量不足有关。每日钠摄入量极低至低于20mmol，可能对血脂和胰岛素抵抗产生不利的影响；但是，适度的钠摄入量减少则无此影响。摄取钠的增加可能会引起不良反应，增加血浆肾素活性（PRA）和尿酸。但是，与公认的降压的益处相反，血浆肾素活性和尿酸的临床意义与钠还原和其他抗高血压疗法的相关性尚不确定。实际上，噻嗪类利尿药是一类可提高血浆肾素活性、尿酸的抗高血压药，可大幅度降低心血管疾病概率。

因为现在有较为广泛的证据支持减少钠盐摄入量，所以美国饮食指南和许多其他组织也推荐减少摄入钠盐。目前的饮食指南建议一般人群每日钠盐摄入量上限为2300mg，非裔、中年人和老年人、高血压、糖尿病、慢性肾脏病（CKD）的每日上限为1500mg；这些人群合起来占美国总人数的50%以上。在这种情况下，美国心脏协会建议对所有美国人每日的摄入量上限为1.5mg（65 mmol）。调查数据表明，大多数儿童和成年人都超过了该上限。

总而言之，可用的数据强烈支持当前降低人群中钠摄入量的建议。消费者应选择食品中钠含量低的食品，并限制添加到食品中的钠含量。但是，由于有75%的食用钠来自加工食品，因此，任何有意义的策略都会减少钠的摄入量，从而减少食品制造商和餐厅的消费。最近的指南建议，食品工业应在未来10年内逐步将食品中添加的钠减少50%。在没有通过自愿性建议而有意义地减少钠摄入量的情况下，建议通过美国食品药品监督管理局（FDA）实施的一项新的国家方法医学研究所（IOM）报告来实现广泛的钠摄入量减少。

3.钾摄入量增加　高钾摄入与低血压有关。可用的证据包括动物研究、观察研究、临床试验和对这些试验的荟萃分析。尽管来自个体试验的数据通常不一致，但数个荟萃分析都证明了高血压患者钾摄入量与血压之间存在显著负相关关系，而在非高血压患者中则存在不明确的影响。在一次荟萃分析中，每日尿钾排泄增加2 g（50 mmol）与高血压患者收缩压和舒张压分别平均降低4.4 mmHg和2.5 mmHg和非高血压的人中降低1.8 mmHg和1.0 mmHg相关。在低钾摄入量（如每日1.3～1.4 g，或35～40 mmol）或更高的摄入量（如每日3.3 g，或84 mmol）的情况下，低钾对血压的良性作用更为突出。重要的是，与白种人相比，非裔美国人增加钾摄入量会导致血压更大幅度降低，因此，这也可以作为减少与血压升高及其并发症相关的健康差异途径的重要工具。

由于可以通过饮食实现较高的钾摄入量，并且由于食物中所含的钾也伴随着其他营养素存在，因此，首选的策略是增加食用钾的摄入量，如水果和富含钾的蔬菜。在DASH试验中，增加水果和蔬菜摄入量的两组，血压均有所降低。DASH饮食每日提供约4.7 g（120 mmol）的钾。另一项试验证明，增加水果和蔬菜的摄入量降低了血压，但没有指明所提供的钾的量。

钾和钠相互作用，因此，钾对BP的影响取决于同时摄入的钠量，反之亦然。具体而言，在钠盐摄入量较高的情况下，增加钾的摄入量可以更有效地降低血压；当控制钠盐摄入量较少时，钾盐对血压的影响也随之降低。相反，当钾的摄入量也很低时，通过减少钠的摄入量引起的血压降低程度会更高一点。在非高血压非裔美国人中，高钾摄入（每日120mmol）钝化了高钠摄入对升压反应的影响（图21.5）。A2×2析因试验，在澳大利亚进行，测试了降低钠摄入量和增加钾摄入量对212名高血压患者的血压影响，这个试验中，减少钠的摄入量降低血压的程度与增加钾摄入量相同；但是，两者组合却没有进一步降低血压。总体而言，可用数据显示降低钠摄入量和增加钾摄入量对血压的次加性效应一致。

由于缺乏剂量反应研究，否认了对降低BP特定水平钾摄入量的肯定性推荐。但是，IOM委员会将钾的推荐摄入水平设定为每日4.7g（120mmol）。该水平类似于临床试验中钾的平均摄入量，可用剂量反应试验中的最大剂量和DASH饮食中钾的含量。

在肾功能正常的一般健康人群中，每日从食物中摄入4.7g（120mmol）以上的钾不会造成危险，因为过量的钾很容易被排出体外。然而，由于高血钾会导致不良的心脏影响（心律失常），因此对于个人尿钾排泄受损的，每日摄入量不超过4.7g（120mmol）。损害钾排泄的常见药物是血管紧张素转化酶抑制剂、血管紧张素受体阻滞药、非甾体抗炎药（NSAID）和留钾利尿药。与肾排泄钾障碍相关的疾病包括糖尿病、CKD、晚期肾病、严重心力衰竭、肾功能不全。老年人高钾血症的风险增加。现有的证据不足以从高饮食摄入量中确定肾功能不全引起的高钾血症患者的肾脏功能水平损伤的量。在这种情况下，专家小组建议钾摄入量为每日2000～4000 mg。

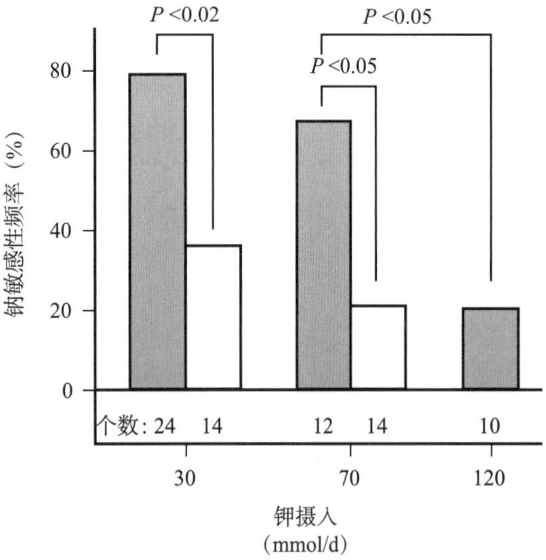

图21.5 正常血压人群（非裔美国人，蓝色条；白种人，浅棕色条）在三种钾摄入量水平下钠敏感性的患病率。钠敏感性由钠引起的平均动脉压至少增加3mmHg来确定

（经许可转载自：Morris RJ Jr，Sebastian A，Forman A，et al. Normotensive salt sensitivity：effects of race and dietary potassium. Hypertension. 1999；33：18-23.）

4.适度饮酒　观察与试验研究直观地显示了酒精摄入和血压之间的关系，尤其是每日2次以上摄入酒精。这种关系独立于潜在的混杂因素，如年龄、肥胖和钠摄入量、尽管一些研究表明，酒精摄入量-血压的关系也可以扩展到“轻度饮酒”范围，但必须是每日的饮酒量低于2次，而且适度饮酒可能会降低冠心病的风险。

一项对15个随机试验的荟萃分析报告称，减少了酒精摄入量（自我报告的酒精摄入量中位数减少了76%，范围从16%～100%）使血压降低了3.3/2.0mmHg。在非高血压患者和高血压患者中，降压作用相似，并且二者之间的关系呈现剂量依赖性。

总的来说，现有证据支持适度饮酒（在饮酒的人群中）作为降低血压的有效策略。普遍的共识是，女士每日最多饮不超过2杯含酒精饮料，而体重较轻的人每日饮不多于1杯以上的含酒精饮料，不超过1杯普通啤酒、5盎司酒（12%酒精）和1.5盎司80酒精度饮料。

5.饮食模式

（1）素食饮食：某些饮食模式，特别是素食饮食，与低血压相关。在工业化国家，血压升高极为普遍，素食者的血压明显比非素食者低。在工业化国家观察到的一些最低的BP记录在生活在马萨诸塞州严格素食者的身上。素食者也可能会有与年龄相关的血压升高。

素食这种生活方式可能在某些方面会影响BP。这些生活方式因素包括非饮食因素（如身体活动性）、已建立的具有危险因素的饮食（如钠、钾、重量、酒精），以及其他饮食因素（如高纤维素、不吃肉）。为确定能够控制血压的良好饮食的决定因素，在一定程度上控制了观察性研究结果。例如，第7天咨询专家的研究分析了体重的调整，但饮食中钠或钾的摄入量未调整。在对7个试验和32个队列研究的分析后发现，与杂食性饮食相比，素食者的饮食与低收缩压（均值差为-6.9mmHg）和舒张压（均值差为-4.7mmHg）相关。

（2）控制高血压的饮食方法：DASH试验进行了随机化的喂养研究，以测定这3种饮食对血压的影响效果。最有效的饮食（现称为DASH饮食），强调水果、蔬菜和低脂乳制品，包括全麦、家禽、鱼和坚果；并减少脂肪、红肉、甜食和含糖饮料。它含有丰富的钾、镁、钙和纤维素，并减少了饱和脂肪和胆固醇；还略微增加了蛋白。在所有参与者中，DASH饮食参与者的血压显著降低，达5.5/3.0mmHg，每个控制网均有所降低。饮食降血压的效果十分显著，在2周内就得以体现（图21.6）。

在亚组分析中，DASH饮食显著降低了所有主要亚组的血压（男性、女性、非裔美国人、非非裔美国人、高血压和非高血压参与者）。但是，DASH饮食对美国黑种人参与者的影响很明显（平均血压降低6.9/3.7mmHg），与白种人参与者的血压降低程度相比差异更大（平均血压降低3.3/2.4mmHg）。高血压个体（平

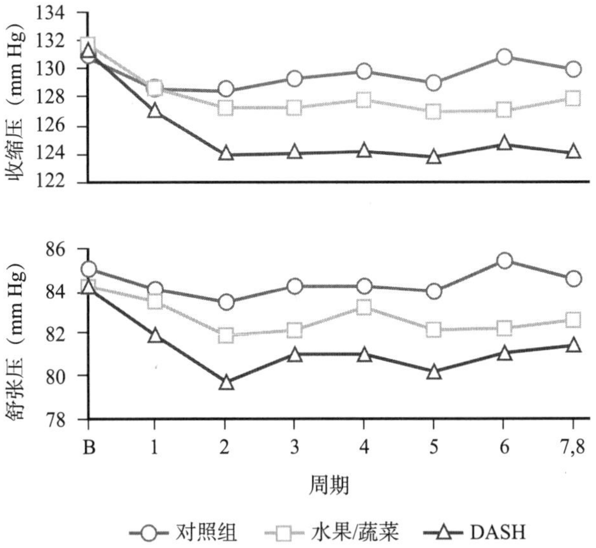

图21.6 在三种饮食（对照饮食、水果蔬菜饮食和"DASH饮食"）中，饮食法停止高血压（DASH）喂养研究期间每周的血压（BP）

（经许可改编自：Appel LJ，Moore TJ，Obarzanek E，et al. A clinical trial of the effects of dietary patterns on blood pressure. DASH col-laborative research group. N Engl J Med. 1997；336：1117-1124.）

均血压降低11.6/5.3mmHg）的临床意义明显；而非高血压个体（平均血压降低3.5/2.2mmHg）的研究结果对公众健康具有重要意义（图21.1）。在随后的一个类似人群的实验研究中，DASH饮食显著降低了3种不同钠水平的分组中的血压值（图21.4），DASH饮食与低钠饮食结合的食谱组的血压值最低。

是否修改宏量营养素含量的DASH饮食问题在OmniHeart第三次试验中进行了测试，该研究测试了3种DASH饮食［富含高糖类（占总热量的58%）饮食与原始的DASH饮食热量含量相似；第二种食谱富含蛋白质（约50%为植物源性）；第三种富含不饱和脂肪酸（主要是单不饱和脂肪）］。在很多方面，每种饮食方案都与原始DASH饮食相似；每种都降低了饱和脂肪、胆固醇和钠，富含水果、蔬菜、纤维和钾。尽管每一组的收缩压都降低（图21.7），但用部分蛋白质（约占植物来源的50%）或不饱和脂肪（几乎是单不饱和脂肪）代替一些糖类（约占总量的10%）的组别中血压降低更明显。

关于DASH饮食有效成分的推测应该是合理的。在这种饮食中可见蔬菜、水果对降低血压的影响达到了食谱总影响的50%以上（图21.6）。水果和蔬菜富含钾、镁、纤维和许多其他养分。这些养分中，钾最适合降低血压，尤其是在高血压人群和非裔美国人中。鉴于除水果和蔬菜饮食之外的DASH饮食血压值也出现降低，可见DASH饮食的其他方面对血压降低也有一定程度的影响。与水果和蔬菜饮食相比，DASH饮食可以食用更多

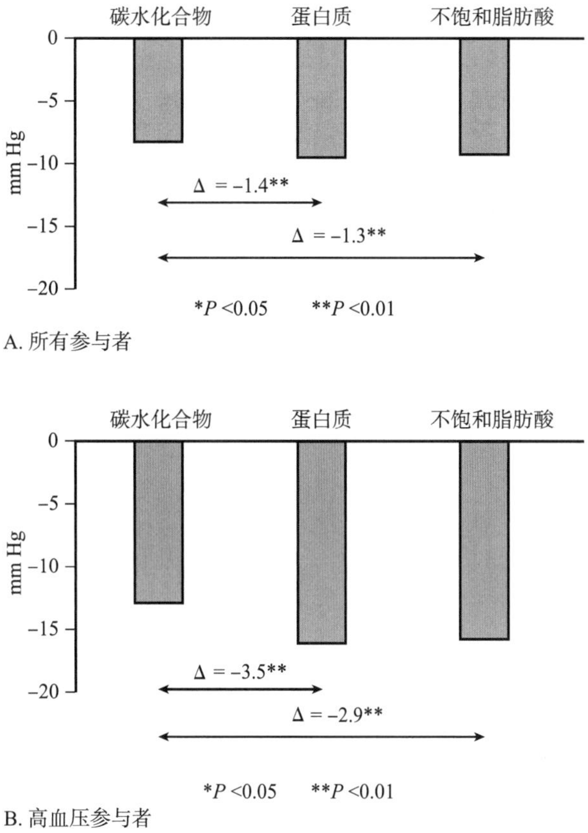

图21.7 全心喂养研究中测试的三种健康饮食模式对所有参与者（A）和高血压参与者（B）的收缩压［碳水化合物（类似于停止高血压饮食的饮食方法）、蛋白质（富含蛋白质，约一半来自植物）、不饱和脂肪酸（富含单不饱和脂肪）］的影响

（经许可转载自：Appel LJ，Brands MW，Daniels SR，et al. Dietary approaches to prevent and treat hypertension：a Scientific Statement from the American Heart Association. Hypertension. 2006；47：296-308.）

的蔬菜、低脂乳制品、鱼和低含量的红肉、糖和精制糖类。

DASH饮食是安全的，并且广泛适用于一般人群。但是，由于其钾、磷和蛋白质含量相对较高，因此，不建议晚期CKD患者使用该饮食方案。

（3）地中海饮食：地中海饮食是指地中海附近的多个地区食用的饮食。通常，这些饮食中富含植物性食物（水果、蔬菜、面包、谷类、马铃薯、豆类、坚果和种子）。其他形式的水果是典型的日常甜点，而橄榄油则是脂肪主要来源。乳制品（大部分为奶酪和酸奶）、鱼和家禽的食用量以低至中等量为主，每周食用0～4个鸡蛋，少量食用红肉，而葡萄酒以低至中量为主，通常随餐食用。这种饮食的饱和脂肪含量较低（≤能量的7%～8%），但总脂肪含量中等至高，其能量从不到25%到超过40%。这种与DASH饮食类似的饮食方法被称为UNSAT，已经在OmniHeart试验中得到验证。

在观测研究中发现，地中海饮食具有降低心血管疾

病风险和其他退化性疾病的可能。主要研究PREDIMED（Prevencióncon Dieta Mediterránea）建议食用地中海食物并补充食品（特级初榨橄榄油或混合坚果）可降低心血管疾病的风险，特别是卒中，主要反映在BP方面。

二、影响有限或不确定的饮食因素

1.鱼油补充　几个主要的小型试验和荟萃分析表明，大剂量的ω-3多不饱和脂肪酸（通常称为"鱼油"）补充可以减少高血压患者的数量，但在非高血压个体中，血压降低的趋势较小或不重要。在一些分析中显示，影响是具有剂量依赖性的，较大量，如每日摄入3g以上鱼油患者的血压有所降低。高血压患者的平均血压降低量为2.6/1.5mmHg。常见的副作用包括鱼腥味和嗳气。考虑到这些副作用和达到降低血压的摄入鱼油的高剂量，鱼油补充剂不能作为降低血压的长期建议。

2.纤维素　纤维素由植物食物中的难消化成分组成。来自观察研究和多项试验的证据表明，纤维素摄入量的增加可能具有降血压的作用。已经进行了20多次膳食纤维补充试验，大多数患者并没有将BP作为主要结果，也有许多人进行了多成分干预。同样，定义和分类上的差异也使对试验结果的解释变得复杂。两项荟萃分析预估了膳食纤维对于血压的影响，并发现净收缩压和舒张压降低均小于2mmHg，结果均不显著。总体而言，数据不足以建议补充纤维素或单独增加饮食纤维以降低血压。

3.钙和镁　增加饮食中钙摄入量可能降低血压的证据来自多种来源，包括动物研究、观察研究、试验和荟萃分析。在1995年进行的23项观察性研究中，Cappuccio等注意到饮食中的钙摄入量与血压呈负相关。但是，影响的规模相对较小，且有证据表明各研究存在出版物偏见和异质性。随后的随机试验的荟萃分析表明，补钙（每日400～2000mg）可使血压降低（0.9～1.4）/（0.2～0.8）mmHg。饮食中钙的摄入量可能会影响高血压患者对钠的升压反应。在3个小试验中，补钙可以减轻高钠摄入量对血压的影响。

镁是BP的主要决定因素的证据并不一致。在观察性研究中，通常是横断面研究，在饮食镁和BP之间通常呈负相关，这一关系在29项观察性研究的汇总分析中可见。但是，对20项随机临床试验进行的荟萃分析表明，增加镁摄入量对BP没有明显的影响。

总体而言，证据不足以建议补充钙或镁来降低血压。

4.其他不饱和脂肪酸的摄入　总脂肪包括饱和脂肪、ω-3多不饱和脂肪、ω-6多不饱和脂肪和单不饱和脂肪。早期研究着重于摄入的总脂肪量对血压的影响。但是，可能存在的生物学基础假设确定某些类型的脂肪（如ω-3多不饱和脂肪）可能降低血压，而其他类型的脂肪（如饱和脂肪）则可能升高血压。

（1）饱和脂肪：一些观察性试验和研究评估了饱和脂肪对于血压的影响。在包括两项前瞻性观察研究在内的绝大多数研究中，护士健康研究和健康专业人士进行的随访研究表明，饱和脂肪摄入量与高血压发病率无关。在几个少数临床试验中，饮食注重减少饱和脂肪的摄入量对于血压无明显影响。由于大多数试验测试的饮食会同时减少饱和脂肪和增加多不饱和脂肪量，因此，没有高血压效应也表明多不饱和脂肪没有益处。

（2）ω-6多不饱和脂肪的摄入：膳食摄入的ω-6多不饱和脂肪（主要是西方饮食中的亚油酸）对血压的影响很小或没有影响。一项BP与组织或血液中ω-6多不饱和脂肪水平相关的横断面研究综述表明，两者之间没有明显的关系。前瞻性观察研究和临床试验似乎都没有支持。

（3）单不饱和脂肪摄入：尽管最早的试验并不支持单不饱和脂肪和血压之间的关系，但随后的试验显示，富含单不饱和脂肪的饮食可以适度降低血压。然而，单不饱和脂肪的增加通常与碳水化合物摄入量的减少有关，甚至可能与碳水化合物类型改变有关。因此，仍然不清楚增加单不饱和脂肪摄入是否与增加了这种营养素和（或）减少了碳水化合物摄入量或碳水化合物种类的变化有关。

5.碳水化合物　碳水化合物的数量和类型均可能影响BP，但证据尚不确定。在全球范围内，与西方国家相比，许多饮用高碳水化合物、低脂肪含量饮食的国家血压水平更低。但是，观察性研究结果不一致。在小样本中，通过减少总脂肪含量来增加碳水化合物比例并没有降低血压。在OmniHeart喂养试验中，用蛋白质（植物来源的50%左右）或单不饱和脂肪部分替代碳水化合物降低了血压。后续试验中，高血糖与低血糖指数饮食相比，没有显著影响BP。

一项正在进行但尚未结论性的证据表明，增添糖的摄入量可能会提高血压。研究包括大鼠高剂量果糖摄入的动物研究、人类高剂量糖摄入的急性研究，以及最近的流行病学研究。在横断面研究中，高糖饮料摄入与青少年BP升高相关。在前瞻性观察研究中，每日饮用超过一杯软饮料显著增加了患高血压的概率。一项完整的试验分析后，减少含糖饮料摄入量与血压降低之间有明确关系。尽管如此，来自人类随机试验的结果仍然不一致。总的来说，在提出关于碳水化合物含量和类型作为降低BP的建议之前，必须进行其他研究。

6.胆固醇　少数研究检查了饮食中胆固醇的影响。在多种风险因素干预试验的观察分析中，研究人员发现胆固醇的摄入量（mg/d）与收缩压和舒张压两者之间存在显著的直接关系。而Keys评分与舒张压相关，但与收缩压无关。根据西部电力研究的纵向分析，8年收缩压变化与膳食胆固醇及Keys评分存在显著的正相关关系。尽管有这些报道，但缺乏证据表明饮食胆固醇与BP之间关系的确凿结论。

7.蛋白质摄入 通过广泛的观测研究，总体上一致的证据表明，BP与蛋白质摄入量（尤其是植物蛋白质）之间存在负相关。两项主要的观察研究，即国际宏量营养素和血压研究及芝加哥西部电力研究，均已证明蛋白质摄入与血压之间存在显著的负相关关系。在这些研究中，植物蛋白质对于降低血压有着明显影响，而来自动物的蛋白质却没有明显的影响。

与观察研究的大量证据相比，很少有试验检验蛋白质摄入量增加对血压的影响。两项试验表明，大豆补充蛋白摄入量的增加可降低BP。在一项试验中，补充大豆蛋白质（总计25%kcal蛋白，12.5%来自大豆）可以降低高血压患者24小时平均BP 5.9/2.6mmHg。在中国的一项大型试验中，补充蛋白质，使蛋白质的总摄入量从12%增加到16%kcal，平均血压降低了4.3/2.7mmHg，不包括对照组补充碳水化合物。一项对40个试验的荟萃分析表明，与碳水化合物相比，补充蛋白质食物，收缩压显著降低了1.8mmHg，舒张压降低了1.2mmHg，而动物和植物蛋白质的效果没有差异。总体而言，临床试验和观察性研究支持以下假设，即从植物中增加蛋白质的摄入量可以降低BP。但是，在进行推荐之前，还需要进一步的证据。

8.维生素C 实验室研究、消耗-补充研究和观察研究表明，较高的维生素C摄入量和较高的维生素C水平与降低血压有相关。大量的随机试验（通常带有少量样本）已通过测试维生素C的补充剂是否能降低血压。一项2012年Meta分析表明，维生素C的摄入在一定程度上可以降血压。但同时，究竟是直接摄入维生素C还是增加维生素C的食物摄入能降低血压，目前仍然不明确。

三、基因-饮食相互作用

有大量证据表明，遗传因素影响血压水平和血压对饮食变化的反应。目前的大多数研究都集中在影响血压对钠摄入量反应的遗传因素上。已经确定了几种影响BP的基因型，并且大多数影响肾素-血管紧张素-醛固酮轴或肾钠处理。在研究中着重研究了与较高或较低的BP相关联的孟德尔疾病，已鉴定出与较高的BP相关联的6个基因和与较低的BP相关联的8个基因。实际上，这些基因中的每一个都可以调节钠的处理；增加净氯化钠的重吸收的突变会使血压增高，而降低氯化钠的重吸收的突变会降低BP。

一些试验已经检验了特定基因型与BP对饮食变化之间的交互作用。在这3个试验中，血管紧张素原的基因变异改变了血压对白种人钠摄入量变化的反应，并且改变血压对体重变化和DASH饮食引起的反应，α-内收蛋白的多态性也似乎影响了BP对氯化钠的反应性，最后，血管紧张素转化酶插入-缺失（ACEI/D）多态性也可能影响BP对体重的反应。

四、多种饮食变化的影响

尽管有可能同时实施多种饮食改变而大幅度降低血压，但很少有试验对多组分干预措施的综合效果进行检查。一般而言，多组分干预试验已经证明了次可加性，即两种或两种以上组分干预的血压效应要小于单独实施每个组分干预的血压降低总和。尽管具有次可加性，但多组分干预的BP效果通常很大，并且和临床是相关的。一个小的但经过良好控制的试验测试了该综合计划的效果，该计划包括在监督下进行运动，并提供准备好的食物，以减轻体重、减少钠和DASH饮食；同时参与者是药物治疗的高血压患者。该计划在没有控制的情况下，大大降低了日间的动态血压达12.1/6.6mmHg。随后，进行的PREMIER行为干预试验，测试了对生活方式建议（体重减轻、钠摄入量减少、身体活动增加和DASH饮食）的效果。在非高血压患者中，平均血压减少量为9.2/5.8mmHg（3.1/2.0mmHg，控制净值）；在高血压组中，没有任何药物治疗，相应的血压减少量为14.2/7.4mmHg（6.3/3.6mmHg，控制净值）。

五、通过行为干预以改变生活方式

众多的行为干预试验测试了饮食变化对BP的影响。一些理论和模型已经为这些试验的设计提供了依据，包括社会认知理论、自我适应行为修饰技术、行为自我管理、预防复发模型，以及跨理论或改变阶段模型。这些理论和模型的应用通常会导致一种常见的干预方法，即试图改变行为技能的培训、自我监控、自我调节和激励面试。由于他们报告的自我改变的意愿，经常选择参加这项研究的个人。此外，这些研究还建议向熟练的治疗师（通常是健康的导师或虔诚的治疗师）提供了帮助。体重减轻试验发现这种特质会导致短期内通常无法成功进行更改，通常为期6个月或更短，然后即会发生反弹。这些密集干预计划的有限长期成功凸显了环境和土地政策变化的重要性，这些变化有助于在整个人群中广泛采用理想的生活方式。

六、特殊人群

1.儿童 高血压问题也会在童年时期就出现。许多观测研究表明，高血压在童年时期即有迹可循。因此，儿童高血压及预防必须提上日程。有证据表明，在1988—1994年和1999—2000年进行的调查表明，BP水平和儿童和青少年肥胖的患病率都有所提高。通过对儿童进行的试验分析，突出了儿童减少钠的重要性，但降低了饮食中钠的干预措施却降低了血压。此外，观察性研究报告还表明，美国儿童的中枢神经节律暴露水平超出了中年成年人的中枢神经节律水平。

另外，对儿童的饮食影响因素的证据是有限的，并且存在方法上的局限性，包括小样本量、不理想的血压测量和饮食对比的限制。因此，从进行的研究中可以推断出儿童死亡和青少年期的BP效应。此类推断是合理的，因为在整个童年和成年时期，由于BP的隐匿上升而导致的BP慢性升高。

2.老年人　饮食策略应该特别有益于成年人。与年龄有关的血压升高在中老年人尤为突出，而老年人群中与血压有关的心血管疾病的发病率尤其高。尽管大多数饮食BP试验都是在中年人中进行的，但也有一些是在老年人中进行的。其他研究结果按年龄分层显示，出现了许多重要发现。首先，证据表明老年人可以进行并维持饮食变化，特别是饮食中的钠减少和体重减轻。其次，与中年人相比，饮食干预对老年人降低血压作用更大。第三，由于老年人的高可归因风险与血压升高有关，因此饮食变化对血压的有益影响应能大幅度降低心血管疾病风险。

3.非裔美国人　与白种人相比，非裔美国人的血压更高，尤其是与卒中和肾脏疾病有关的BP并发症。如前所述，在药效受控的试验中，非裔美国人通过一些非药物疗法，特别是减少钠摄入、增加钾摄入和DASH饮食，使得血压降幅更大。改变这些饮食因素的好处被放大了，因为调查数据表明，平均而言，非裔美国人食用高水平的钠，而摄入钾的平均水平却低于白种人。在这种情况下，饮食变化的潜在好处是巨大的，应该提供一种方法来减少血压及其心血管疾病和肾脏并发症种族差异。

4.医疗保健机构　临床医师的办公室可以作为倡导和实现生活方式改变的强大环境。通过举例和说明，医师可以对患者改变生活方式的意愿产生强大的影响。尽管行为咨询通常超出了许多办公实践的范围，但通常可以进行简单的评估和咨询建议（如计算体重指数）。医师指导的、基于办公室的尝试能够实现生活方式变化的原因取决于多种因素，包括医师和工作人员的技能、可用资源、办公室的组织结构，以及结合了本地可用资源的算法的可用性。医疗保险和医疗补助服务中心（CMS）最近决定在初级保健环境中进行体重控制干预的强化行为疗法；但是，非医师在医疗机构以外的环境中进行干预的可用数据更具说服力。

患者的意愿应采用生活方式的改变，这在很大程度上应指导医师进行个体化的努力。积极的患者应被推荐给熟练的虔诚的监护人、健康的导师或行为改变计划，因为成功的临床试验通常需要频繁的探视和其他联系方式。即使没有辅助人员和项目的帮助，卫生保健提供者也应常规鼓励患者改变生活方式。

七、总结

许多有力的证据支持这一概念，即多种饮食因素会影响BP。可以有效降低BP的饮食改变包括减体重、减少钠的摄入量、增加钾的摄入量、适度饮酒（那些饮酒的人），以及DASH式和素食的饮食模式。其他饮食因素也可能影响BP，但影响较小和（或）证据不确定。

鉴于儿童和成年人的BP水平不断提高，以及与BP相关的CV和肾脏疾病的持续流行，努力在非高血压和高血压患者中降低血压是必要的。这种努力需要个人改变行为，需要社会改变环境来鼓励这种改变。卫生保健提供者、研究人员、政府官员和一般公众面临的挑战是制订和实施有效的临床和公共卫生策略，从而导致人们持续的饮食变化。

第22章 利尿药在高血压中的应用

Barry L. Carter and Michael E. Ernst

利尿药是治疗高血压最重要的药物类别之一。简而言之，利尿药应用的基本前提是减少细胞外液容量，增加钠排泄，从而导致血压降低。从历史上看，降压功效程度被认为与剂量成正比。利尿药用于高血压治疗已有60年，现在认为是一类更为复杂的药物，其在治疗中的作用持续更新认知。过去的指南认可利尿药作为一线治疗，最近，2014年高血压指南建议，利尿药是可作为初始药物治疗的5类药物之一。无论何处何时应用，利尿药一直是高血压药物治疗的主体。

本章将首先关注噻嗪类药物［氢氯噻嗪（HCTZ）、吲达帕胺、美托拉宗］和噻嗪样药物（氯噻酮），因为它们在原发性高血压的利尿药使用中占绝大多数，并且是唯一证实可有效降低与高血压相关致残和死亡的利尿药。

袢利尿药（布美他尼、呋塞米或托拉塞米）在高血压中有更特别的作用，尤其是对于患有肾脏疾病、肾小球滤过率低或伴有水肿性疾病的患者。保钾利尿药（特别是螺内酯）已被证实对难治性或难以控制的高血压患者有效。这些药物也将在本章中简要讨论。

一、药理学

1.*噻嗪类和噻嗪样利尿药*　这些利尿药主要作用于远端小管近端，减少钠和氯的重吸收。噻嗪类和噻嗪样利尿药必须分泌至肾小管，肾脏显著受损时分泌减少。尽管存在严重肾功能受损也会保留一些降压活性，当肾小球滤过率（GFR）低于20～30 ml/min，大多数临床医师改用袢利尿药。噻嗪类利尿药疗效丧失的确切GFR阈值目前尚未很好研究，转为应用袢利尿药主要基于以下理论：噻嗪类药物在慢性肾脏病（CKD）中存在上限效应，受多种因素控制，包括减少滤过溶质和药物向远端小管作用部位递送，而实际上即使在正常情况下远端小管中也只有少量钠重吸收发生。氯噻酮可能是由于其长效的特性，已显示在控制不佳的高血压和慢性肾脏病患者中常规剂量仍然有效，在这种情况下可能是首选。

噻嗪类、噻嗪样和袢利尿药（以下）都会引起初始容量减少，刺激肾素-血管紧张素-醛固酮系统（RAAS）。钠缺乏也会引起血醛固酮增加。极端病例中这些作用可能导致降压作用减弱，某些病例可能引起难治性高血压。利尿药首次给药比再次给药更有效，可能因为激发RAAS。这些效应使得RAAS阻滞药的加入成为有吸引力的改善血压控制的组合。

氢氯噻嗪（HCTZ）是最常处方的噻嗪类利尿药。近年来氯噻酮的使用有所增加，很大程度是由于其作用时间更长，间接证据表明它在降低高血压发病率方面可能优于HCTZ。由于两种药物药代动力学特性不同，氯噻酮的结局似乎是更合理的。氯噻酮作用时间更长，效力几乎是HCTZ的2倍（表22.1）。与其他利尿药不同，氯噻酮与碳酸酐酶结合而大量进入红细胞，然后缓慢“回渗”至血清中，这种回渗导致红细胞中与碳酸酐酶结合的药量以及血浆中可用的游离药量之间达到平衡。这种理论上的储存效应可能会引起长期的低水平利尿，维持其降压作用，缓和当利尿药血浆水平降至利尿阈值以下时发生的反弹抗利尿期。

表22.1比较了最常用利尿药的药代动力学和药效动力学。等效剂量的氯噻酮和氢氯噻嗪的降压效果近期才被研究。Ernst等比较50mg氢氯噻嗪和25mg氯噻酮对诊室和24小时动态血压监测值的影响。诊室血压下降类似，但24小时血压监测显示，使用氯噻酮的患者夜间血压显著降低，尽管氢氯噻嗪的剂量是氯噻酮的2倍。Peterzarl等进行荟萃分析，发现苄氟噻嗪、氯噻酮或氢氯噻嗪降低收缩压10 mmHg的预估剂量分别为1.4mg、8.6mg和26.4mg，没有证据表明高剂量不同噻嗪药物降低收缩压的最大值存在差异。舒张压的效价序列，血清钾和尿酸与收缩压相似。他们的数据表明，氯噻酮的效力是氢氯噻嗪的3倍。这些和其他数据也表明，理想情况下，氢氯噻嗪应每日服用2次，而氯噻酮每日服用1次。

2.*保钾利尿药*　保钾利尿药可分为拮抗醛固酮（螺内酯和依普利酮）和非依赖醛固酮（阿米洛利和氨苯蝶啶）两类。后者属于上皮钠通道阻滞药。保钾利尿药不是高血压的主要单药治疗方案，但是用于对抗失钾效应和（或）拮抗应用其他利尿药后增加的醛固酮。最近，阿米洛利和螺内酯与其他药物联合治疗难治性或难以控制血压的患者时，已被证明能有效地改善血压，后一种效应使得这些药物对于小部分患者来说特别重要，这些患者即使应用多种药物也无法达到血压控制。

这类药物都能抑制远端小管和集合管的钠吸收。伴随钠钾ATP酶减少，钾分泌降低，这种效应可导致高

表22.1 利尿药的药代动力学和药效学

药物	吸收百分率（%）	起效（小时）	峰值（小时）	半衰期（小时）	持续时间（小时）	循证剂量[a]（mg/d）	每日剂量[b]
噻嗪类利尿药							
苄氟噻嗪	90～100	2	4	3～4	6～12	10	1
氯噻酮	65	2～3	2～6	45～60	48～72	12.5～25	1
氢氯噻嗪	65～75	2	4～6	8～15	12～16	25～50	1～2
吲达帕胺	90	1～2	2	15～20	24～36	1.25	1
保钾利尿药							
阿米洛利	20	2	6～10	6～9	24	5～10	1
依普利酮	70	1～2	2	4～6	24	25～50	1
螺内酯	90	24～48	48～72	48～72	24～36[c]	12.5～50	1
氨苯蝶啶	＞80	2～4	6～8	3	12～16	100～200	2
袢利尿药							
布美他尼	72～96	0.5～1	1～2	1～2	4～6	0.5～2	1～2
呋塞米	10～100	0.5～1	6～8	1.5～2	6～8	40～80	2
托拉塞米	80	0.5～1	1～2	3.5	6～8	5～10	1～2

[a]仅噻嗪类药物被证明能降低发病率和死亡率；[b]持续降压作用的日剂量；[c]烯睾丙内酯（活性代谢物）

钾血症，从而限制肾功能减退和部分心力衰竭患者的使用。这些药物还可减少钙和镁的排泄。

螺内酯有两种活性代谢产物，即7α-硫代甲基螺内酯和坝利酮（烯睾丙内酯）。这些代谢产物带来缓慢作用和很长的半衰期。螺内酯与其他药物合用可显著降低难治性或难以控制血压患者的收缩压（20～30mmHg）。后一种作用对少数患者尤为重要，包括非裔美国人在内，尽管这些患者应用多种药物未能达到血压控制。一项随机交叉研究评估螺内酯、多沙唑嗪和比索洛尔，在335名高血压患者中3种药最大剂量未能控制血压。螺内酯对家庭自我监测收缩压平均降低幅度明显大于安慰剂组{-8.70 mmHg［95%置信区间（*CI*）：-9.72～-7.69］；$P<0.000\,1$}，与多沙唑嗪相比［-4.03（-5.04～-3.02）；$P<0.000\,1$］，与比索洛尔相比［-4.48（-5.50～-3.46）；$P<0.000\,1$］。尽管螺内酯尚未显示可以降低高血压的发病率或死亡率，但将其加入心力衰竭（HF）患者的标准治疗，死亡率确实降低了30%。

依普利酮是一种盐皮质激素受体拮抗药，与螺内酯相比，依普利酮对醛固酮受体选择性更高，对雄激素和孕激素受体的选择性较低，较少引起男性乳房发育。依普利酮是一种弱利尿药，但其降压作用类似于血管紧张素转化酶（ACE）抑制剂和钙通道阻滞药（CCB）。依普利酮也被证实对难治性高血压患者有效。依普利酮降低了近期心肌梗死（MI）和左心室功能不全或心力衰竭患者的发病率和死亡率，以及收缩性心力衰竭和轻症患者的发病率和死亡率。

芬尼酮是另一种盐皮质激素受体拮抗药，目前正在临床试验中评估。似乎比螺内酯或依普利酮引起的高钾血症少，特别是在慢性肾脏病患者中。一项研究评估糖尿病和高或极高蛋白尿患者每日应用7.5mg、10mg、15mg和20mg芬尼酮。90天时不同剂量芬尼酮组与基线相比，尿白蛋白与肌酐比值呈剂量依赖性降低［7.5mg/d，0.79（90%置信区间：0.68～0.91；$P=0.004$）；10mg/d，0.76（90%置信区间：0.65～0.88；$P=0.001$）；15mg/d，0.67（90%置信区间：0.58～0.77；$P<0.001$）；20mg/d，0.62（90%置信区间：0.54～0.72；$P<0.001$）］。安慰剂组和芬尼酮10mg/d组均未观察到因高钾血症导致的次要结局终止，而芬尼酮7.5mg/d组、15 mg/d组和20 mg/d组高钾血症发生率分别为2.1%、3.2%和1.7%。这些研究人员得出结论，糖尿病肾病患者中使用芬尼酮，其中许多患者接受RAAS阻断治疗，降低了尿白蛋白肌酐比值，同时减少了高钾血症风险。

阿米洛利在近端小管分泌活跃，阻止钠排泄。阿米洛利经肾脏广泛清除，可在CKD患者中蓄积，引起高钾血症。如果CKD患者需要阿米洛利治疗，应减少剂量或降低给药频率。在使用利尿药和钙通道阻滞药而未达到血压控制的黑种人中比较阿米洛利与螺内酯的疗效。加用阿米洛利可减低收缩压和舒张压9.8mmHg和3.4mmHg（$P<0.001$），加用螺内酯可减低收缩压和舒张压4.6mmHg（$P=0.006$）和1.8 mmHg（$P=0.07$）。这些作者的结论是，在已经接受传统降压治疗的黑种人中，用阿米洛利或螺内酯治疗可以额外降低血压。有研

究评价阿米洛利单用或与氢氯噻嗪联用对血清钾和葡萄糖的影响。这些研究者发现，与两个药物单药治疗相比，对血压等效剂量的阿米洛利与氢氯噻嗪联用可预防葡萄糖不耐受，并改善血压控制。

氨苯蝶啶是一种弱抗高血压药，通常与氢氯噻嗪联用以减少低钾血症和低镁血症，其代谢为活性代谢产物，可在CKD患者中积聚。氨苯蝶啶在CKD中很少是必须使用的，但如果用，应该减少剂量以防止高钾血症。氨苯蝶啶是一种潜在的肾毒素，与晶体形成、肾结石和间质性肾炎有关。当与其他潜在肾毒性药物（如非甾体抗炎药）一起服用时，能引起急性肾损伤（AKI），也许是由于肾血管阻力增加和肾血流量减少所致。

3.袢利尿药　袢利尿药主要作用于Henle袢升支，抑制钠和氯的重吸收。呋塞米（速尿）是历史上最常用的袢利尿药。然而，呋塞米具有不稳定的吸收和不可预测的生物利用度。布美他尼和托拉塞米具有更可预测的吸收和更长的作用持续时间，可能优于呋塞米。

袢利尿药不是单纯性高血压患者的基础治疗，在降低高血压相关的发病率和死亡率方面与噻嗪类药物没有相同的证据。袢利尿药是相对较弱的抗高血压药。药理学基础主要在于作用持续时间短，当血液水平低于利尿阈值时，会促使给药后钠潴留的代偿期，这是一种旨在减轻细胞外液流失的自然反应。其他适应性反应也起作用，但最终结果限制了它们的降压作用。袢利尿药在患有慢性肾脏病和（或）伴有水肿性疾病（如心力衰竭和肾病综合征）的高血压患者中具有重要作用。在这些情况下，噻嗪类药物可能降压作用更有限，可以导致潜在水肿时利尿不足。在一些孤立情况下，袢利尿药可以考虑与噻嗪类联合应用于一种称为序贯肾单位阻断的治疗策略，但存在电解质失衡和低灌注风险，仅在极少数情况下需要联合用药。

二、临床试验

以前的美国指南曾建议利尿药是高血压初始治疗的首选药物。然而，2014年国家指南委员会认为没有足够的证据表明利尿药是首选药物，而是将其列为5种首选药物之一。

有学者对部分噻嗪类利尿药和（或）其他药物与利尿药联合作为初始治疗进行研究（表22.2）。有趣的是，在结果为中性或阴性的试验中使用了氢氯噻嗪，而那些疗效较好的试验使用了氯噻酮；有良好结果的氢氯噻嗪研究，通常每天使用剂量≥50mg，经常给予HCTZ每日2次。一些现代利尿药试验证实了利尿药治疗高血压的作用，稍后将进一步讨论。

多危险因素干预试验（Multiple Risk Factor Intervention Trial，MRFIT）的研究者报告了一个有趣的发现，患者被随机分为特殊干预（SI）和常规治疗（UC）组。SI组高血压患者的初始治疗为氢氯噻嗪或氯噻酮，剂量范围为50～100mg，但不规定给药频率。值得注意的是，利尿药的选择是由诊所工作人员在当地决定的。该研究对8012名男性进行了6.9年的随访调查，发现SI组与UC组相比有优势，但差异无统计学意义。然而，在试验开始的6年中，研究人员观察到，在主要使用氢氯噻嗪的9个诊所中，SI组死亡率比UC组高44%。相反，在主要使用氯噻酮的6个诊所中，SI组死亡率低于UC组。结果，MRFIT数据安全监测委员会改变方案，在SI组中只使用氯噻酮（每日最大剂量50mg）。在最初使用氢氯噻嗪的诊所中，SI组死亡率高达44%，方案改变后趋势逆转，研究结束时，SI死亡风险比UC低28%（两个时间段的冠心病死亡率比较，$P=0.04$）。

MRFIT研究者对SI组在10.5年而不是6.9年随访时的死亡率更低的发现提出了几种可能的解释，包括：风险降低可能存在时限延迟，需要更长的随访观察效果，或在试验结束时，观察到改用氯噻酮治疗的方案产生了更有利的效果。我们在氢氯噻嗪和氯噻酮之间进行对比试验（讨论如下）显示，氯噻酮组24小时血压控制更好，这可能是其他研究者认可的MRFIT研究结果的一个解释。

几项研究对噻嗪类利尿药与其他药物进行比较，包括ALLHAT、第二次澳大利亚国家血压研究（ANBP2），以及联合治疗患有收缩期高血压患者避免心血管事件（ACCOMPLISH）试验。ALLHAT是一项随机双盲阳性对照抗高血压治疗临床试验，42 418名患者接受氯噻酮、ACE抑制剂（赖诺普利）、CCB（氨氯地平）或α受体阻滞药（多沙唑嗪）治疗。多沙唑嗪组随访3.3年后提前终止，观察到与氯噻酮组相比，心力衰竭发生率较高。平均随访4.9年，在降低血压和预防心血管（CV）疾病和肾脏预后方面，氯噻酮至少和对照药物一样有效，并且在预防心力衰竭（相对于每个比对组）、合并CV事件（与α受体阻滞药和ACE抑制剂组对比）和卒中［与ACE抑制剂组（仅限非裔美国人）和α受体阻滞药组对比］方面更具优势。

ANBP2是6083名受试者接受利尿药为主的治疗（主要是氢氯噻嗪）或ACE抑制剂（推荐依那普利）治疗的开放性试验。ACE组心血管事件发生率较低［相对风险（*RR*）：0.89，95%*CI*：0.79～1.00］，差异处于统计学显著性阈值（$P=0.05$）。ANBP2与ALLHAT的区别在于后者有更多的非裔美国人，CV事件是ANBP2的8倍。由于ANBP2是一项由个体从业者选择的药物开放性研究，因此，无法确定是否使用了基于证据的HCTZ剂量。

ACCOMPLISH研究纳入11 462名高危患者，平均随访42个月后提前终止。与氢氯噻嗪/贝那普利相比，氨氯地平/贝那普利的主要致死性和非致死性心血管事件*RR*为0.8（95%*CI*：0.72～0.90，$P=0.0002$），尽管诊室血压测量几乎相同。这项研究受到批评，因

表22.2 应用噻嗪类利尿药治疗的部分临床试验

临床试验（发表年份）	氢氯噻嗪为基础方案的临床试验		
	方案[a]	人群	结果
Oslo高血压研究（1982）[51]	氢氯噻嗪（HCTZ）50 mg/d（36%），HCTZ 50 mg/d＋普萘洛尔320 mg/d（26%），HCTZ 50 mg/d＋甲基多巴1000 mg/d（20%）或其他药物（18%），未治疗组比较	40～49岁男性（治疗406例，未治疗379例）；基线血压：156/97mmHg；与未治疗组相比血压降低17/10mmHg［收缩压/舒张压（SBP/DBP）］	未治疗组非冠状动脉事件增多（$P<0.001$）；与未治疗组（3）相比，治疗组冠状动脉事件增多（14），（$P<0.01$）
欧洲老年高血压工作组（EWPBE）（1985）[111]	HCTZ 25～50 mg＋氨苯蝶啶50～100 mg；可加用500～2000 mg甲基多巴，与安慰剂相比	840名60岁以上患者，基线血压：183/101mmHg；有效治疗组血压：148/85mmHg安慰剂组血压：167/90mmHg	有效治疗组心血管（CV）死亡率降低27%（$P=0.037$），心脏死亡率降低38%（$P=0.036$），总死亡率无变化（$P=0.41$）
医学研究委员会（MRC）（1992）[50]	HCTZ 25～50 mg＋阿米洛利2.5～5 mg vs.阿替洛尔50 mg vs.安慰剂	4396例65～74岁患者，基线血压：185/91mmHg；利尿药组血压：150/78mmHg；阿替洛尔组血压：152/78mmHg	与安慰剂组相比，HCTZ组卒中减少31%（$P=0.04$），冠状动脉事件减少44%（$P=0.000\,9$），心血管事件减少35%（$P=0.000\,5$）。阿替洛尔组不良预后无明显减少
多中心依拉地平利尿药动脉粥样硬化研究（MIDAS）（1996）[112]	HCTZ 12.5～25 mg，每日2次 vs 依拉地平2.5～5mg，每日2次；可添加开放标签的依那普利	883例患者，平均年龄58岁，HCTZ组血压从149/96mmHg降至130/82mmHg；依拉地平组血压从151/97mmHg降至135/84mmHg	HCTZ组主要血管事件（3.2% vs 5.7%，$P=0.07$）和非主要血管事件（5.2% vs 9.1%，$P=0.02$）发生率低于依拉地平组
国际硝苯地平GITS研究（INSIGHT）（2000）[88]	HCTZ 25～50 mg＋阿米洛利50～100 mg vs.硝苯地平GITS 30～60 mg，可加用阿替洛尔或依那普利	6321名55～80岁患者；两组血压降低相似，从173/99 mmHg降至138/82mmHg	合并的（主要和次要）终点事件总体无差异。与利尿药组相比，硝苯地平组有更多的致命性心肌梗死［16 vs 5，比值比（*OR*）3.2，$P=0.017$］和非致命性心力衰竭［24 vs 11，比值比（*OR*）2.2，$P=0.028$］
第二次澳大利亚国家血压研究（ANBP-2）（2003）[49]	随机分至HCTZ或依那普利治疗（剂量由家庭医生调整，未报告）	6083名65～84岁患者：基线血压168/91mmHg；HCTZ组血压：144/81mmHg；依那普利组血压：145/81mmHg	依那普利组心血管事件或死亡明显低于HCTZ组［危险比（*HR*）＝0.89，$P=0.05$］
通过联合治疗避免收缩期高血压患者心血管事件（Completion）（2008）[53]	随机分至氨氯地平5～10mg＋贝那普利20～40mg或贝那普利20～40mg＋HCTZ 12.5～25mg	11 462例患者≥55岁；收缩压≥160mmHg	氨氯地平-贝那普利组vs贝那普利-HCTZ组心血管病死亡率/发病率复合终点事件的相对危险度（*RR*）0.8（0.72～0.90）（$P=0.000\,2$）
氯噻酮为基础治疗方案的临床试验			
高血压检测随访计划（HDFP）（1979）[54]	以氯噻酮为步骤1的阶梯治疗（SC）与由多种药物和剂量组成的常规治疗（RC）相比	10 940例患者，年龄30～69岁；基线血压：159/101mmHg；仅报告DBP：RC组89mmHg；SC组84mmHg	SC组死亡率比RC组低17%（$P<0.01$）。SC组总卒中发生率低于RC组（$P<0.01$）

续表

临床试验（发表年份）	氯氯噻嗪为基础方案的临床试验		
	方案[a]	人群	结果
多危险因素干预试验（MRFIT）（1990）[20]	随机分为特殊干预（SI）或常规治疗（UC）。步骤1包括HCTZ或氯噻酮（50～100mg/d）。研究中期将HCTZ改为氯噻酮	8012名高血压男性；基线血压：141/91mmHg；UC组血压：130/86mmHg；SI组血压：122/81mmHg	与UC组相比，SI组死亡率降低36%（$P=0.07$），冠心病（CHD）减少50%（$P=0.000\,1$）。 与UC相比，使用HCTZ的SI诊所早期死亡率增高44%，但从HCTZ改为氯噻酮后早期死亡率降低28%（两个时间段比较$P=0.04$）
老年人收缩期高血压（SHEP）（1991）[56]	随机分配到氯噻酮12.5～25mg，与安慰剂组相比，可以添加阿替洛尔25mg或利血平0.05mg	4736名患者平均年龄72岁；基线血压：170/76mmHg；氯噻酮组血压：144/68mmHg；安慰剂组血压：155/71mmHg	与安慰剂相比，氯噻酮组卒中发生率显著降低（$RR=0.64$，$P=0.000\,3$）；氯噻酮组非致命和致命心血管事件合并发生率降低32%。与安慰剂组相比，氯噻酮组心力衰竭减少54%
维拉帕米在高血压和动脉粥样硬化研究中的作用（VHAS）[113]	氯噻酮25mg（707例）vs维拉帕米缓释片240mg/d（707例），可添加卡托普利25mg/d到两种方案	1414名患者平均年龄53.9岁；基线血压：169/102mmHg；氯噻酮组血压降低29/17mmHg，维拉帕米血压降低28/17mmHg	随访2年，两组致命性和非致命性事件发生无差异，43 vs 42
轻度高血压治疗研究（TOMHS）（1998）[114]	随机分为氯噻酮15～30mg/d（136例），醋丁洛尔400mg/d（132例），多沙唑嗪1～2mg/d（134例）、氨氯地平5mg/d（131例）或依那普利5mg/d（135例）与安慰剂组比较；如果医学营养干预血压未控制，可以加用氯噻酮至安慰剂组	45～69岁男性和女性；基线血压：140/91mmHg；氯噻酮组收缩压降低最多（17.7mmHg）	合并有效治疗组所有临床事件发生率11.1%，安慰剂组16.2%（$P=0.03$）；有效治疗组的LV质量、血脂水平或其他预后无一致性差异
降压降脂预防心脏病发作试验（2002）[57]	随机分为氯噻酮12.5～25 mg，赖诺普利10～40 mg，氨氯地平2.5～10 mg或多沙唑嗪2～8 mg	42 424名55岁以上患者；基线血压：146/84mmHg；氯沙利酮组血压：134/75mmHg；氨氯地平组血压135/75mmHg；赖诺普利组血压136/75mmHg	多沙唑嗪组提前终止原因：与氯噻酮相比，脑卒中（$P=0.04$）、心力衰竭（$P\leq0.001$）或合并心血管疾病（$P<0.001$）显著更多。赖诺普利或氨氯地平组与氯噻酮组的主要结果无差异。氨氯地平（$RR=1.38$）或赖诺普利（$RR=1.19$）组心力衰竭风险高于氯噻酮组。赖诺普利组合并CVD（$RR=1.10$）和卒中（$RR=1.15$）均高于氯噻酮组
单纯收缩期高血压的治疗（SHELL）（2003）[115]	氯噻酮12.5～25mg/d vs拉西地平4～6mg/d。可加福辛普利10mg/d或其他ACE抑制剂	1882名受试者，平均年龄72岁，基线血压178/87mmHg；32个月后，氯噻酮组血压降低37/8mmHg，拉西地平组血压降低38/8mmHg	复合主要终点危险比（HR）$=1.01$（0.75～1.36，$P=0.94$）。氯噻酮组全因死亡122例 vs 拉西地平组145例 $HR=1.23$（0.97～1.57，$P=0.09$）

续表

临床试验（发表年份）	氢氯噻嗪为基础方案的临床试验		
	方案[a]	人群	结果
吲达帕胺为基础方案的临床试验			
高龄老年人高血压试验（HYVET）(2008)[60]	吲达帕胺缓释片1.5mg,可增加培哚普利2～4mg vs安慰剂	3845例患者，年龄≥80岁（平均83.5岁），SBP＞160 mmHg，DBP 90～110 mmHg	吲达帕胺组致死或非致死性心血管事件33.7/1000人年，安慰剂组50.6/1000人年［$P<0.01$，HR 0.66（0.53～0.82）］
以苄氟噻嗪为基础治疗的临床试验			
美托洛尔预防高血压患者动脉粥样硬化（MAPHY）(1988)[52]	美托洛尔vs. HCTZ 50mg/d或苄氟噻嗪5mg/d	1609名40～64岁男性，基线血压：167/107mmHg；治疗后血压：142/89mmHg	与利尿药相比，美托洛尔组心血管死亡率（$P=0.012$）、冠心病死亡率（$P=0.048$）、卒中死亡率（$P=0.043$）或总死亡率（$P=0.28$）显著降低
医学研究委员会（MRC）试验（1985）[116]	苄氟噻嗪10mg vs 普萘洛尔240mg/d vs 安慰剂	17 354名受试者，平均35～64岁，收缩压＜200mmHg，舒张压＜90mmHg	各药物治疗组合并的心血管事件，冠状动脉事件或者死亡率无差异

为复合终点未包括心力衰竭，心力衰竭是高血压主要终点事件之一，在利尿药为主的治疗方案中心力衰竭风险减低50.5%～68%。还有其他设计特征可以帮助解释ALLHAT和ACCOMPLISH试验之间的差异。首先，贝那普利不具有持续的24小时血压覆盖率。因为ACCOMPLISH的2个研究组都包括贝那普利，比较主要来自氢氯噻嗪和氨氯地平之间。这项研究使用氢氯噻嗪的次优剂量仅为12.5～25mg，每日1次，作用时间最多只有8～15小时。如表22.2所示和指南建议，氢氯噻嗪的剂量应为目前的2倍，也许需要每日2次。氨氯地平是作用最长的抗高血压药之一，半衰期为38～50小时，提供明确的24小时覆盖率。一种解释是，氢氯噻嗪没有提供足够的24小时血压覆盖率。然而，ACCOMPLISH研究人员随后报告说，在接受24小时血压监测的受试者中，两组受试者血压值相似。

以吲达帕胺为基础的方案已被证明能降低高血压相关死亡率。高龄老人高血压试验（Hypertension in the Very Elderly Trial，HYVET）是一项随机、双盲试验，安慰剂对照研究，在3845名80岁以上的患者中，将缓释吲达帕胺（1.5mg）加或不加培哚普利（2～4mg）与安慰剂进行比较。目标血压低于150/80 mmHg，随访21年时全因死亡降低21%（95%*CI*: 4～35，$P=0.02$），致死性卒中减少39%（95%*CI*: 1～62，$P=0.05$），致死性和非致死性心力衰竭减少64%（95%*CI*: 42～78，$P<0.001$），任何CV事件减少34%（95%*CI*: 18～47，$P<0.001$）。使用长效化合物（缓释吲达帕胺和培哚普利）可有效降低夜间血压，导致此类阳性结果。

上述试验和其他研究表明，利尿药对老年和非裔美国人患者特别有效。因此，通常有必要添加噻嗪类利尿药，或存在中度CKD的情况下使用袢利尿药，以在这些人群中实现良好的血压控制。

2014年国家血压指南委员会成员由上述研究得出结论，科学证据表明噻嗪类利尿药、血管紧张素转化酶抑制剂和CCB作为初始治疗效力等同。也没有足够证据表明氯噻酮对主要CV终点的影响与氢氯噻嗪存在差异。然而，当所有以利尿药为基础的结果试验都被检验时，那些使用氯噻酮的试验都与安慰剂或其他疗法有显著差异。使用氢氯噻嗪的研究结果喜忧参半，约50%发现有益处，另50%发现与其他药物治疗相比没有益处或效果较差。基于这些原因，我们和其他专家认为，氯噻酮是首选的噻嗪类利尿药。如果使用氢氯噻嗪，则应每日2次。每日1次HCTZ唯一合理的时机是在一个组合方案中，该方案明显具有24小时血压覆盖，最好通过对每个特定患者进行动态血压监测来证明。

袢利尿剂和保钾利尿剂尚未被研究，以评估其对发病率或死亡率的影响。因此，除非肾功能非常差，或水肿非常严重，以致噻嗪类利尿药无效，否则不应选择袢利尿剂。保钾利尿剂不应单独使用，一般情况下与噻嗪类利尿药联合使用。

三、利尿药在多药治疗中的地位

最新的抗高血压指南表明，与ACE抑制剂、ARB或CCB相比，噻嗪类利尿药在发病率或死亡率方面没有独特益处。因此，没有令人信服的理由认为利尿药需要作为高血压的初始药物。然而，很明显如果利尿药，特别是噻嗪类药物不在治疗方案中，高血压就难以控制。因此，噻嗪类利尿药通常是多药方案中的第一种或第二种药物。然而，有证据表明，开始用氢氯噻嗪治疗随后添加阿替洛尔可导致收缩压比开始用阿替洛尔降低3～4mmHg，可能是因为氢氯噻嗪对RAAS的激发作用。尽管血压差异不大，但许多患者可能会带来更好的血压控制。

四、利尿药物剂量

"等效"剂量的氯噻酮和氢氯噻嗪的抗高血压作用比较最近才被研究。Ernst等比较50mg氢氯噻嗪和25mg氯噻酮对诊室和24小时动态血压监测值的影响。尽管诊室血压下降类似，但24小时动态血压监测显示，应用氢氯噻嗪1/2剂量的氯噻酮，夜间血压明显更低。氯噻酮单药治疗比HCTZ更有效，尤其是在整个24小时治疗期间降低血压。这些数据并不意味着氢氯噻嗪本身是一种很差的抗高血压药，也不意味着当用于适当联合方案时，它必然劣于氯噻酮。结局研究以氢氯噻嗪为基础的治疗优于非利尿药，氢氯噻嗪使用了更高的剂量，并且通常每日使用2次。因此，氯噻酮的剂量应为12.5～25mg，每日1次，而氢氯噻嗪达到类似血压控制的适当循证剂量可能为12.5～25mg，每日2次。在对噻嗪类药物与其他类药物的临床试验进行适当解释之前，必须考虑到剂量的显著差异。在同等剂量下，两种利尿药的代谢作用特别是低钾血症是相似的。然而，包括氢氯噻嗪在内的抗高血压药物更广泛的联合应用，除非选择单一药物，否则很难使用氯噻酮。

袢利尿药尚未被研究评估其降低发病率和死亡率的能力，因此，应保留用于不能服用噻嗪类利尿药的患者。表22.1展示了这些药物的经典剂量。呋塞米是一种短效药，用于高血压时应每日2次，以获得更持久的抗高血压效果，尽量缩短给药后的抗利钠期。布美他尼和托拉塞米被标记为每日1次给药，但两者的半衰期都显示可能每日2次给药是必要的，以实现持续的抗高血压效果。此外，托拉塞米具有降低醛固酮的作用，与其他利尿药相比，它引起的尿钾较少，可能对心力衰竭有益，但目前还没有随机试验来证实这些对人类的潜在益处。

保钾利尿药通常与噻嗪类利尿药合用，以减少钾和镁的排泄，而不是因为降压效果。很少用于单药治疗，并且剂量通过所含的特定组合片剂来调节（如氨苯蝶啶/氢氯噻嗪为12.5/25 mg）。新近研究发现低剂量的醛固酮拮抗药，如螺内酯可以作为难治性高血压患者的附加治疗。对于难治性高血压，初始剂量应为12.5～25mg，每日1次，最大剂量为50mg。一项研究使用剂量为每日100mg，但该剂量可能会导致更多的高钾血症和男性乳房发育。

依普利酮是另一种醛固酮拮抗药，与螺内酯相比，其对醛固酮受体的选择性更高，对雄激素和孕激素受体的亲和力更低。鉴于两种药物之间的传统成本差异，目前尚不清楚依普利酮的安全性和有效性是否比螺内酯有临床意义的进步。

五、利尿药的副作用

1.低钾血症和高钾血症　低钾血症是噻嗪类和袢利尿药常见的剂量相关效应，通常定义为血清钾低于3.5mmol/L。血清钾在开始治疗的3～5天内达到最低点，平均下降约0.4mmol/L，剂量相当于氢氯噻嗪每日25mg。人们普遍认为，氯噻酮引起的低钾血症比氢氯噻嗪多。对137项使用两种药物12.5～25mg的研究进行荟萃分析，发现用氢氯噻嗪的血清钾为0.36 mmol/L，而用氯噻酮的血清钾为0.45 mmol/L。然而，氯噻酮血压降低幅度更大，因此，在等效剂量下血清钾的降低量相似。呋塞米降低血清钾的作用较小（0.3mmol/L），但其抗高血压作用不如噻嗪类利尿药。

在高钠饮食、代谢性碱中毒或醛固酮增多时，低钾血症可延长或更难逆转。相反，当患者限制钠过量和（或）使用钾补充剂、保钾利尿剂或血管紧张素转化酶抑制剂治疗时，低钾血症可以逆转或最小化。

关于利尿药引起低钾血症的负面心脏效应的数据存在矛盾，部分与难以从血清钾水平推断细胞内钾有关。低钾血症和低镁血症对这些不良事件的相对贡献也存在疑问。多项研究发现，当患者入院时有低钾血症，急性心肌梗死患者的室性心律失常或心室颤动增加。利尿药引起的低钾血症后心血管事件风险在左心室肥厚、心力衰竭或心肌缺血患者中更常见。心力衰竭患者同时伴有低血钾和低血镁，死亡率增加。老年人收缩期高血压（SHEP）试验数据发现，尽管利尿药治疗与安慰剂相比减少了心血管事件，但那些发生低钾血症的患者未能获益。

CV事件的风险与剂量相关，更常见于氢氯噻嗪或氯噻酮的剂量为每日25～100mg。过去使用更高剂量的噻嗪类利尿药可能使其对CV事件的益处最小化。应用循证剂量应能优化药物的风险效益，过去人们对利尿药增加心血管事件风险的担忧现在很大程度上消除（表22.1）。

除关注心血管事件之外，使用钾补充剂逆转低钾血症也可以改善血压，降低平均动脉压5.5mmHg。有报道称维持血清钾可以将利尿药引起的高血糖降到最低（见下文）。维持血清钾高于3.5 mmol/L，也许接近4.0 mmol/L，可通过补钾或噻嗪类利尿药与保钾利尿药联合得以实现。接受噻嗪类利尿药和保钾利尿药联合治疗的患者心搏骤停的风险低于单独使用噻嗪类利尿药，随着氢氯噻嗪剂量从25mg/d增加到100mg/d，事件风险显著增加。然而，留钾利尿药可导致显著的高钾血症，尤其是老年患者和（或）GFR降低的患者；联合应用钾补充剂、ACE抑制剂、ARB、非甾体抗炎药（NSAID）或肝素；或代谢性酸中毒或低肾素低醛固酮血症等情况。

2.低钠血症　应用噻嗪类利尿药发生低钠血症比袢利尿药更为常见。虽然这种不良事件不常见，但可能很严重。利尿药引起的低钠血症可以是急性或逐渐发生，这在老年妇女中更为常见，但其他危险因素包括脱水、低钠摄入，或排泄自由水的能力减弱。

治疗利尿药引起的轻度无症状低钠血症（通常为125～135 mmol/L）可通过以下方法完成：限制水的摄入量，恢复钾损失（如有），停用利尿药，或将噻嗪转为袢利尿药治疗。症状性低钠血症（通常＜125mmol/L）需要加强治疗，但由于渗透性脱髓鞘综合征的风险增加，不宜纠正过快。低钠血症合并癫痫发作或其他神经后遗症是一种医学急症。持续低钠血症的风险必须与纠正过快的风险进行权衡。在最初24小时内，血清钠的校正量不应超过0.5mmol/（L·h）。一旦血清钠浓度达到125～130mmol/L，治疗应减慢或停止。低钠血症已超过几天可以不太积极治疗。选择性血管加压素-2受体拮抗药（如托伐普坦）已用于心力衰竭或容量超负荷患者的低钠血症，但不推荐用于利尿药引起的低钠血症。

3.低镁血症　噻嗪类或袢利尿药治疗通常会使血清镁的浓度降低5%～10%，但在某些患者中降低程度可能更严重。不管血清浓度正常与否，高达50%的患者细胞内镁缺乏。低镁血症多发生在老年人和接受持续高剂量利尿药治疗（如心力衰竭患者）的患者中，可能会增加死亡率。低镁血症常同时伴发低钾、低钠和（或）低钙血症。尽管保钾利尿药可以减少噻嗪类和（或）袢利尿药引起的尿镁丢失，但除非潜在的镁缺乏得到纠正，否则它们不能完全纠正血清钠或钙。

特征性心电图也可怀疑低镁血症，包括Q-T间期和（或）P-R间期延长、QRS复合波增宽、ST段压低、低振幅T波、室上性心律失常或室性心动过速。低镁血症可引起非特异性精神状态改变和（或）神经肌肉激惹。手足抽搐是镁缺乏的典型表现，但并不常见。缺乏特异性的体征，如震颤、肌肉抽搐、肢体运动异常、局灶性癫痫、全身性抽搐、谵妄或昏迷更常见。

血清镁不常规监测，伴低钾血症的患者绝对应该考虑。利尿药相关的低镁血症应予以治疗，因为纠正低镁可能降低血压，预防心律失常，和（或）预防或解决共存的电解质或神经肌肉症状。轻度缺乏状态通过限制促发因素［减少利尿剂药量和（或）钠摄入量］和膳食补镁可纠正不足，镁平衡通常可以重建。

静脉注射镁是纠正低镁血症最有效的方法，紧急情况下首选。镁不足患者的全身镁缺乏通常为1～2mEq/kg体重。经典治疗包括30分钟内静脉注射2g硫酸镁（16.3 mEq），然后持续输注32～64 mEq/d，直到估算的缺失得到纠正。

多种镁制剂可以口服。氧化镁不易溶于水，具有显著的导泻作用，因此，它对镁浓度有不可预测的影响。葡萄糖酸镁是首选的口服制剂，因为呈水溶性，很少引起腹泻。碳酸镁具有低水溶性，纠正低镁血症不如葡萄糖酸盐有效。紧急状态下不建议口服镁。肌内注射途径会带来疼痛，只在静脉注射无法获得时使用。

4.高尿酸血症　噻嗪类利尿药使用与尿酸盐相同的阴离子转运体。噻嗪类利尿药能降低肾尿酸清除率，由细胞外液缺失后肾小管再吸收增加和肾小管分泌竞争所致。口服氢氯噻嗪25mg治疗6周后，血清尿酸从基线的5.5mg/dl升至6.8mg/dl。维拉帕米治疗高血压和动脉粥样硬化研究（Verapamil in Hypertension and Atherosclerosis Study，VHAS）发现，10.8%的受试者每日服用25mg的氯噻酮出现高尿酸血症，而维拉帕米为3.9%（$P<0.01$）。因为这是剂量相关效应，高剂量会使血清尿酸增加更多，但痛风通常不会触发，除非患者有痛风倾向。利尿药使血清尿酸水平从6.3mg/dl升至7.1mg/dl，在一项以人群为基础的成年人高血压研究中，痛风的风险比为1.44。

高血压心脏病发作一级预防（Heart Attack Primary Prevention in Hypertension，HAPPY）试验发现，接受利尿药治疗的受试者中3.6%发生痛风，而应用β受体阻滞药的受试者为3.0%（$P>0.2$）。医学研究委员会（Medical Research Council，MRC）试验（表22.2）中，与β受体阻滞药（0.3%）或安慰剂相比，痛风患者利尿药的撤药率（2.6%）显著增加（0.16%，$P<0.001$）。在INSIGHT（Intervention as a Goal in Hypertension Treatment，高血压治疗干预目标）试验中，利尿药治疗组受试者2.1%出现痛风，而硝苯地平治疗组1.3%出现痛风（表22.2）。

尽管利尿药的使用是痛风发作的一个危险因素，但对有痛风病史的患者使用利尿药并非绝对禁忌证。同样，高血压患者使用利尿药治疗痛风发作不一定要停止使用利尿药或避免将来使用。关于继续使用利尿药的决定实际上取决于痛风发作的严重程度和频率（如果复发）、缓解后的尿酸水平，以及获得血压控制的困难程度。由于高血压和痛风是重叠疾病，因此，应始终采用生活方式改变。

六、代谢异常

1.高血糖　临床试验和观察性研究发现，利尿药与其他药物相比，治疗期间可以出现不良代谢生化效应，包括高血糖。与其他治疗相比，利尿药引起血糖水平升高幅度很小（3～4 mg/dl），随时间推移可能减弱。ALLHAT试验中，与氯噻酮相比，赖诺普利［0.55（*CI*：0.43～0.70）］或氨氯地平［0.73（*CI*：0.58～0.91）］在2年后发生新发糖尿病的优势比更低（$P<0.01$）。6年后，赖诺普利与氯噻酮的比值比为0.86（0.40～1.86），氨氯地平与氯噻酮的比值比为0.96（0.58～1.90），但差异不再显著。此外，以利尿药为基础的治疗方案与赖诺普利或氨氯地平相比，即使在糖尿病患者中，仍具有相似或更好的心血管益处。

噻嗪类药物引起高血糖和新发糖尿病的危险因素包括基线血糖、腹型肥胖、低钾血症、治疗前血糖和三酰甘油值。有趣的是，自20世纪50年代以来，噻嗪类药物引起的高血糖和低钾血症之间的关系已经得到很好的描述。

一份文献系统分析发现，低钾血症的程度与血糖升高之间存在显著相关性。值得注意的是，未加用钾补充剂研究组的血清钾平均降低0.37 mmol/L，血糖升高6.01 mg/dl。然而，提供钾补充剂的研究组中，血清钾平均减低0.23mmol/L，从而导致血糖仅增加3.26mg/dl。这些作者的结论是，血清钾与利尿药引起的高血糖间存在明显相关，建议把血清钾维持在4.0mmol/L左右。这项分析结果推动国家心脏、肺和血液研究所的一个工作组建议对噻嗪类药物引起的高血糖机制进行更广泛研究。这种关联的可能机制是钾对B细胞分泌胰岛素是必需的。对SHEP研究数据分析发现，在研究第1年，而不是1年之后，血清钾每下降0.5mmol/L，与调整后糖尿病风险升高45%（95%*CI*：0.24～0.70，$P<0.001$）呈独立相关。然而，一项较小的研究未能发现噻嗪类药物引起的低钾血症与高血糖发生之间的关系。

因为糖尿病患者仍然可以获得心血管益处，所以即使糖尿病发展，继续使用噻嗪类利尿药也很重要。补钾或使用保钾利尿药可能（但并不总是）改变对葡萄糖的负面影响。尽管应使用循证的噻嗪类药物剂量（表22.1），但减少剂量可改善葡萄糖稳态。

2.高脂血症　噻嗪类和袢利尿剂都可引起总胆固醇、低密度脂蛋白（LDL）胆固醇和三酰甘油的剂量依赖性增加。一份对474项临床试验65 000多名受试者的分析发现，利尿药仅使胆固醇水平增加0.13 mmol/L，较高剂量下增加0.25 mmol/L，非裔美国人的胆固醇比非非裔美国人高0.13 mmol/L。

轻度高血压治疗研究中，所有药物类别的总胆固醇和低密度脂蛋白胆固醇均降低，但与其他药物相比，氯噻酮的降低幅度不大。此外，1年后的效应4年后不复存在。低脂饮食和增加运动来减轻体重可以逆转利尿药的任何有害作用。

因此，利尿药对脂类影响相对较小，尤其是当使用当前较低的循证剂量时。利尿药对血脂的影响可以通过减肥和运动来克服，而他汀类药物背景疗法在高血压患者中的高流行率使得这一作用相对不重要。

3.其他不良反应

（1）阳痿：许多男性拒绝服用利尿药或停止使用，因为发生阳痿，包括勃起功能障碍和射精困难。然而，这个问题在高血压患者中更常见，尤其是在血压下降和糖尿病患者中。尽管如此，MRC试验发现，与β受体阻滞药（1%）或安慰剂（0.02%）相比，男性因阳痿而退出研究的比例更高（2%）。

与安慰剂或阿替洛尔相比，服用氯噻酮的男性在TOMHS中出现性兴趣、勃起和性高潮方面问题更严重。体重减轻可改善氯噻酮引起的性功能障碍，与其他药物相比，应用氯噻酮早期性功能障碍显著增加，4年后这种差异不复存在。

噻嗪类药物引起阳痿的机制尚不清楚，可能直接影响血管平滑肌细胞和（或）降低对儿茶酚胺的反应。利尿药相关性阳痿患者对西地那非反应良好，而血压无明显增加。

螺内酯更易导致阳痿和性欲下降；其另一个相当常见的并发症是男性乳房发育，通常为双侧，可能出现乳腺疼痛。螺内酯的性副作用被认为是由于它抑制了二氢睾酮与雄激素受体结合，从而增加了睾酮的清除率。依普利酮选择性更高，可能不产生这些副作用。

（2）药物过敏：噻嗪类利尿药和呋塞米可引起光敏性皮炎，氢氯噻嗪更常见，这些发现可能仅是因为它们是最常用药物。利尿药有时会引起更严重的全身性皮炎或坏死性血管炎。利尿药和其他磺胺类药物存在一定程度的交叉敏感性，但风险增加主要是由于患者潜在的过敏倾向，而不是特定的化学交叉反应。

在有重大问题时（如之前的磺胺反应导致喉部水肿或过敏反应），患者可以接受依他尼酸治疗。重症坏死性胰腺炎是噻嗪治疗的一种罕见的危及生命的并发症。急性变应性间质性肾炎伴发热、皮疹和嗜酸性粒细胞增多症也可能发生。后一种不良反应是隐匿的，如果不停药，可能导致永久性肾功能衰竭。

七、不良的药物相互作用

药物与利尿药之间的相互作用之前已作综述。一种有益的相互作用是单用袢利尿药存在利尿不足时，袢利尿药与噻嗪类利尿药联用，特别是应用美托拉宗。然而，这可能导致严重和广泛的利尿，必须仔细监测，避免发生严重电解质紊乱和可能对重要器官的灌注危急性减少。利尿药和胆汁酸螯合剂给药应分开几小时，以避免其与利尿药结合。非甾体抗炎药可以拮抗利尿药的作用，并使利尿药治疗的患者倾向于发生通常可逆的肾衰竭，可以改用对乙酰氨基酚或双水杨酯。噻嗪类药物治疗可使血浆锂离子浓度显著增加，与肾小管重吸收增加相关，锂离子与钠处理类似。然而，一些具有显著碳酸酐酶抑制活性的利尿药（如噻嗪类、氯噻酮、呋塞米）可增加锂离子清除，从而导致血液水平下降。在接受锂和利尿药治疗的患者中，应密切监测全血锂浓度。

袢利尿药（特别是高剂量）可引起耳毒性，增强氨基糖苷类肾毒性。如果出现低钾血症，利尿药会增加洋地黄中毒的风险。因为氨苯蝶啶可能会引起肾毒性，应谨慎应用。如果与非甾体抗炎药联用，可能会增加对肾脏的负面影响。

八、实践思考

在原发性或单纯性高血压中，证据最多的两种利尿药是氢氯噻嗪和氯噻酮。基于其良好的药代动力学特征和长期的临床试验成功经验，我们建议将氯噻酮作为首选方案，因为与同等剂量的氢氯噻嗪相比，氯噻酮在24小时血压控制方面更好，且不增加低钾血症。初始应选择低剂量（氯噻酮6.25 ～ 12.5 mg，每日1次或氢氯噻嗪12.5 mg，每日2次），然后增加至氯噻酮25 mg，每日1次。这种剂量的氯噻酮可能具有挑战性，因为25mg是最低商用强度。当使用12.5mg氯噻酮进行临床试验时，我们中的一个研究组（MEE）使用片剂分割器小心地将25mg片剂切成两半，可以相当准确完成。片剂分割对一些患者是挑战，但如果有要求，家庭成员或一些药店会这样做。没有多少患者需要每日6.25mg的剂量，但在剂量增加之前，可能是一些老年受试者需要的初始临时剂量。为了达到每日6.25mg的剂量，建议每隔一天服用25mg片剂的1/2，这是可行的，因为氯噻酮的半衰期非常长。

如果使用氢氯噻嗪，作为单一疗法，最佳剂量为25mg，每日2次。氢氯噻嗪每日1次，则最好与其他药物联合使用，作用时间24小时。基于在HYVET研究令人印象深刻的结果，吲达帕胺1.25 ～ 2.5mg，每日1次，也是一个可接受的选择。

建议患者坚持低盐高钾饮食。如果基线血清钾值低于4.0 mmol/L，则应添加钾补充剂或保钾利尿药。对于低钾血症或控制不佳的高血压，应增加阿米洛利或小剂量螺内酯，因为它们对难治性高血压患者非常有效，并能增加血清钾。抗高血压方案可以通过增加血管紧张素转化酶抑制剂来减少低钾血症。

九、小结

噻嗪类利尿药是最重要的抗高血压药物之一，是最成功的抗高血压药物治疗方案的基础部分。根据治疗指南，噻嗪类利尿药是治疗高血压的首选抗高血压药物之一。如果它们不是初始药物，那么当血压难以控制时，显然应该被添加，因为它们对几乎所有其他类别抗高血压药物都能协同降低血压。对剂量和患者个体特征的仔细关注可以确保不良反应保持最小，并且易于掌控。

第23章 外周肾上腺素能阻滞药

Orit Barrett and Talya Wolak

一、高血压患者的交感神经系统

早在1840年有学者提出交感神经纤维存在于血管壁，刺激可以引起血管收缩。交感神经纤维的活性是控制外周血管阻力的成分之一。交感神经系统的过度活动不仅在高血压患者中有很好的描述，在有危险进展为高血压的个体中也存在，即有高血压家族史的正常血压个体和白大衣高血压患者。

高血压患者高肾上腺素能驱动归因于：①神经有效连接的溢出率增加，交感神经末梢去甲肾上腺素分泌增加；②迷走神经张力受损，副交感神经活动减弱；③中枢肾上腺素能动力增加，外周交感神经与骨骼肌血液循环的交流增多。

在持续性高血压患者中，高交感神经驱动在高血压人群的所有亚组均有表现：男性、女性、糖尿病患者和代谢综合征的患者、年轻人和老年人。此外，交感神经活性程度与高血压的严重程度和高血压并发症呈正相关，特别是左心室肥厚。

二、α肾上腺素能受体

α肾上腺素能受体（α-AR）可以被儿茶酚胺、肾上腺素和去甲肾上腺素激活。α和βAR分为α_1-AR—α_1A-AR、α_1B-AR和α_1D-AR；α_2-AR—α_2A-AR、α_2B-AR和α_2C-AR；以及β-AR—β_1-AR、β_2-AR和β_3-AR。人体多数细胞表达至少9个AR亚型中的一个。α-AR由α_1-AR和α_2-AR组成。α_1-AR位于突触后。其激活导致去甲肾上腺素释放和血管收缩。α_2-AR位于突触前区和突触后区。位于突触前时，抑制去甲肾上腺素释放，位于突触后时，增加去甲肾上腺素释放，并介导血管收缩和静脉阻塞。

三、α肾上腺素能受体：器官分布和活性

α_1-AR在脑、心脏、肝、肾、前列腺、脾、血管等多种器官中均有表达。α_1-AR的激活介导神经递质的调节以及心血管系统和代谢的调节。

1.全身血管　所有α_1-AR均参与血管张力调节。对血管张力贡献最大的是α_1A-AR和α_1D-AR亚型；α_1A-AR位于供血动脉（肠系膜和肾动脉），α_1D-AR位于大的传导动脉（主动脉、颈动脉）和冠状动脉。α_1B-AR亚型在血管结构中表达较少，但在老年人（＞65岁）中表达增加。

2.脑循环　脑动脉内有丰富的交感神经纤维支配。脑血流的肾上腺素能调节微妙而复杂。使用α-AR血管升压素/激动药的研究进一步证明了交感神经脑血管自主调节的复杂性。注射去氧肾上腺素（一种选择性α_1肾上腺素能血管升压药）可引起大脑中动脉系统血压和血流速度升高，但额叶氧合减少。应用去甲肾上腺素对脑血管自主调节的影响更为显著，继发于全身血压升高；大脑中动脉平均流速和脑氧合均降低。相反，α_1-AR阻断也会破坏大脑的自主调节，主要是在低血压和运动期间。

3.α_1肾上腺素能受体和心脏　各种体外和动物研究表明，α_1-AR具有心脏保护作用。α_1-AR参与抑制心肌细胞凋亡，增强蛋白质合成，改善葡萄糖代谢和心脏收缩性。心脏包含α_1-AR所有3个亚型：α_1A-AR和α_1B-AR主要在心肌细胞中，而α_1D-AR位于冠状动脉中。心肌α_1-AR在出生后的正常心脏生长中具有重要作用，慢性应激中具有保护作用，包括心力衰竭在内。心力衰竭状态下，α_1-AR丰度及功能保持完整或增加，相比之下β-AR丰度和功能下降。这些实验结果可能有助于理解，大规模临床试验中观察到的α_1-AR拮抗药的使用与心力衰竭的发病率增加有关。虽然β-AR的阻断对左心室功能不全有益，但α_1-AR阻断可能消除其在心力衰竭中的代偿作用。

4.α_1肾上腺素能受体（代谢效应）　α_1-AR阻滞药治疗对血脂有显著的有利影响。通常总胆固醇（约5%）、低密度脂蛋白（LDL）胆固醇（约5%）和三酰甘油（约5%）降低，高密度脂蛋白（HDL）胆固醇（约4%）升高。这些变化在患者开始治疗后很快发生，只要继续用药，变化就会持续存在。多种机制参与，包括：①低密度脂蛋白胆固醇受体和脂蛋白脂肪酶活性增加；②低密度脂蛋白胆固醇和极低密度脂蛋白胆固醇合成减少；③饮食胆固醇吸收减少，多沙唑嗪的两种不同羟基化代谢产物可以抑制LDL胆固醇氧化。类似地，α_1-AR阻滞药对高血压患者的胰岛素敏感性也有良好的影响。

在抗高血压和降脂预防心脏病发作试验（ALLHAT）中，如先前研究发现，服用多沙唑嗪的患者平均空腹血糖显著降低（$P < 0.001$）（从最初122 mg/dl降低到4年后的117 mg/dl），而接受氯噻酮治疗的患者从基线时123 mg/dl升高至4年后的125 mg/dl。2009

年一项日本研究发现，当患者抗高血压方案增加α_1-AR阻滞药时，对胰岛素抵抗［通过稳态模型评估-胰岛素抵抗（HOMA-IR）进行评估］有显著的有益作用（与现有治疗方案没有改变的患者相比）。在多变量分析中，发现HOMA-IR的变化与早晨血压（$\beta=0.15$，$P=0.016$）显著独立相关（表23.1）。α_1-AR阻滞药治疗对高血压合并糖尿病和（或）代谢综合征患者的代谢作用可能最为相关。对这些人群，用α_1-AR阻滞药治疗与降低血脂、改善血糖控制和内皮功能有关。最近发表的一项研究发现，用α_1-AR阻滞药治疗高血压可显著降低冠心病妇女新发糖尿病的发病率。

5.α_1肾上腺素能阻滞和癌症　喹唑啉是一种由两个融合的六元简单芳香环组成的化合物，具有抗高血压和抗癌活性。α_1-AR阻滞药哌唑嗪、多沙唑嗪和特拉唑嗪是喹唑啉类药物。

研究发现，α_1-AR阻滞药具有抗肿瘤作用，通过诱导良性和恶性前列腺细胞凋亡，在人卵巢癌异种移植模型中降低肿瘤生长和抑制肿瘤血管化，抑制前列腺癌、乳腺癌和胶质瘤细胞迁移，以及通过下调雄激素受体表达来抑制良性和恶性前列腺细胞生长。这些数据支持在恶性肿瘤患者中使用喹唑啉为基础的α_1-AR阻滞药可作为安全的抗高血压药物。

四、临床适应证和不良反应

抗高血压药物α_1-AR阻滞药包括：哌唑嗪、特拉唑嗪和多沙唑嗪。阿夫唑嗪、西洛多辛和坦索罗辛具有泌尿系选择性，因此可用于良性前列腺增生（BPH）和下尿路症状（LUTS）（表23.2）。

1.高血压　20世纪下半叶至本世纪初（2000年），α_1-AR阻滞药曾广泛应用，被认为是安全有效的抗高血压药物。降压效果得到20世纪70年代中期发表的大量临床试验的支持，研究证明，与安慰剂相比，它们的降压效果具有剂量依赖性，并且发现其降压特性不受患者年龄、种族或血浆肾素活性的影响。α_1-AR阻滞药可作为单药治疗或与其他抗高血压药物联合使用。ALLHAT是第一个双盲、随机、多中心、联邦资助的评价α_1-AR阻滞药多沙唑嗪的长期临床试验，作为预防心血管（CV）事件的初始抗高血压治疗。ALLHAT评估了4类不同的一线抗高血压药物［血管紧张素转化酶抑制剂（ACEI）、钙拮抗药、α_1-AR阻滞药和噻嗪类利尿药］，比较55岁及以上高血压高危人群的心血管事件发生率。2000年，国家心、肺和血液研究所下令立即停用ALLHAT的α_1-AR阻滞药多沙唑嗪组临床试验，因为多沙唑嗪在降低血压方面不仅表现出与氯噻酮相比的劣势，更重要的是与心血管疾病（CVD）合并结局的发生率增加25%有关。关于心血管疾病的治疗结果，治疗差异的一个主要组成部分是多沙唑嗪导致心力衰竭（HF）风险增加2倍，非常显著，即使仅考虑住院或致死性HF事件，风险也增加66%。在每个预先指定的亚组（年龄、性别、种族/民族和糖尿病状态）中，治疗对心力

表23.1　α肾上腺素能受体介导的药物

	药物名称	给药剂量	半衰期	其他临床适应证	特殊注意事项
α_1-AR阻滞药	哌唑嗪	2～20 mg/d 每8～12小时	3小时	创伤后应激障碍的噩梦和睡眠中断；BPH、雷诺现象	
	特拉唑嗪	1～5 mg/d 每24小时	12小时	BPH	与PDE-5抑制剂联用增加低血压风险
	多沙唑嗪	1～16 mg/d 每24小时	20小时	良性前列腺增生，输尿管结石排出	与PDE-5抑制剂联用增加低血压风险
α_2-AR激动药	可乐定	口服：0.1～0.2 mg 每12小时 贴片0.1～0.3/24小时 每7天	16小时	尼古丁戒断、抽动秽语综合征、疼痛管理（硬膜外注射）、ADHD	
	甲基多巴	口服：250 mg～3g 每8～12小时 IV：250～1000 mg 6～8小时	24～48小时		
非选择性AR阻滞药	酚苄明	20～40 mg每8～12小时	24小时		嗜铬细胞瘤术前准备
	酚妥拉明（仅用于静脉注射）	5 mg	20分钟		嗜铬细胞瘤术前和术中

ADHD.注意缺陷多动症；AR.肾上腺素能受体；BPH.良性前列腺增生；IV.静脉注射；PDE.磷酸二酯酶

衰竭的差异性影响是一致的（表23.2）。

其他次要终点也观察到显著不良趋势，包括卒中和合并冠心病。其他分析证实了多沙唑嗪治疗带来心力衰竭过多的结果。ALLHAT研究结果发表后引发很多争论，关于研究设计（随机分组前接受抗高血压治疗的受试者停用利尿药，可能掩盖了心力衰竭的症状）和心力衰竭诊断在研究中的有效性。然而这项研究是改变高血压指南的主要驱动力。研究结果发表后，高血压指南的临床建议反对α_1-AR阻滞药作为治疗高血压的一线药物，α_1-AR阻滞药作为抗高血压药的应用在世界范围内急剧下降。

在后ALLHAT时代，虽然α_1-AR受体阻滞药不是抗高血压的一线用药，一些研究［非裔美国人肾脏疾病和高血压研究（AASK）和血管紧张素Ⅱ拮抗药氯沙坦降低非胰岛素依赖型糖尿病终点研究（RENAAL）］证明α_1-AR阻滞药在控制差的高血压患者中降低血压的益处。α_1-AR阻滞药可作为“附加”抗高血压药。

多中心、国际性、随机的盎格鲁-斯堪的纳维亚心脏结局试验（ASCT）数据的观察分析，针对高血压患者和其他心血管危险因素（但无冠心病病史）的个体进行观察分析，结果表明三线α_1-AR阻滞药胃肠道治疗系统（GITS）治疗在降低血压方面安全有效，所有患者平均血压下降12/7mmHg。多沙唑嗪暴露似乎与心力衰竭或其他不良心血管结局的风险无关。尽管α_1-AR阻滞药治疗的良好结果，包括血压控制和有益的代谢效应，ASCOT研究和类似研究显示，他们未能说服医疗小组改变先前确定的指南。美国高血压预防检测评估治疗联合委员会第八次报告（JNC-8）采取了与JNC-7相同的严格方法，根据该方法，α_1-AR阻滞药在推荐治疗中没有位置。

2013年由欧洲高血压学会和欧洲心脏病学会（ESH/ESC）发布的欧洲指南指出，α_1-AR阻滞药是有效的抗高血压药物，可用于与利尿药、β受体阻滞药、钙通道阻滞药、血管紧张素转化酶抑制剂和（或）血管紧张素受体阻滞药的联合治疗，主要作为多种药物联合的一部分或用于治疗难治性高血压。2015年发表的加拿大高血压教育计划建议（CHEP）采用了与ESH/ESC指南相同的方法，建议在多种药物方案中使用α_1-AR阻滞药

表23.2　α_1-AR阻滞药治疗：临床试验的统计显著益处和不良事件

Ref.	方法和目的	结果	不良事件
26	一项随机、双盲、主动控制的临床试验 评估正在接受多沙唑嗪或氯噻酮一线治疗的高血压和至少一个其他冠心病危险因素患者的心血管病发病率 总计纳入24 335例患者	多沙唑嗪在降低血压方面劣于氯噻酮	多沙唑嗪与卒中和合并心血管疾病的高风险相关 HF风险加倍 心绞痛冠状动脉重建术的RR较高
72	一项双盲、安慰剂对照、交叉试验 评估螺内酯、比索洛尔、多沙唑嗪或安慰剂对难治性高血压患者血压控制的疗效 335名随机患者中，有314名进行了随访，并纳入意向治疗分析	与螺内酯相比，多沙唑嗪降压效果较差，尤其是在血浆肾素水平较低的患者中	
89	一项为期3个月的多中心、随机、开放性研究 在临床诊断为BPH/LUTS的患者中，无论是否持续使用抗高血压药，对阿夫唑嗪作为单药治疗或阿夫唑嗪与抗高血压药联合治疗对血压的有效性和安全性进行评估 335例患者，年龄≥45岁	在血压正常或高血压控制良好的患者中，使用阿夫唑嗪治疗对BPH/LUTS患者（无论是否使用抗高血压药）均有效且耐受性良好；提高IPSS和IPSS生活质量分数	对于未得到控制或未治疗的高血压患者，阿夫唑嗪单独或与抗高血压治疗联用会引起收缩压和舒张压的降低 单一疗法/联合疗法最常见的副作用是头痛（分别为1.47%和2.14%）、头晕/体位性头晕（分别为5.88%和4.28%）、低血压/直立性低血压（分别为0.74%和1.43%），以及晕厥（分别为0%和1.43%） 性功能相关不良事件（分别为1.47%和1.43%）
35	随机研究 评价多沙唑嗪“附加”治疗（与抗高血压治疗无变化对比）对清晨高血压的患者随机分组 611例接受治疗的伴有清晨高血压的患者随机分组	胰岛素抵抗减低由HOMA-IR评估 早晨收缩压降低 胰岛素抵抗的变化和早晨血压的改变之间关联相对较弱	

BPH.良性前列腺增生；HF.心力衰竭；HOMA-IR.稳态模型评估胰岛素抵抗；LUTS.下尿路综合征；RR.相对危险度

作为可选的第三线治疗，然而英国国家健康与临床卓越研究所（NICE）2011年发布的最新指南α_1-AR阻滞药作为第四线治疗方案（表23.3）位列治疗树的下方。

根据上述指南，α_1-AR阻滞药的主要用处是作为高血压治疗方案中的"附加"药物。治疗难治性高血压患者时，临床医师面临的问题是哪种附加治疗是最好的，醛固酮拮抗药或α_1-AR阻滞药。2012年进行了一项旨在回答这一问题的回顾性研究，研究人员评估了一种基于机制的算法治疗难治性高血压的疗效。这项研究包括27名难治性高血压患者，根据临床判断，利用容量过多和神经源性高血压的线索，接受以下3种治疗措施之一：①加强利尿方案，通常使用保钾药；②包括α受体阻滞药和β阻滞药；③两种干预措施都有。研究结果表明，通过两种截然不同的治疗方案可以控制血压，成功的关键是合理药物选择，通过确定患者对每种治疗最有可能或最不可能的反应来实现血压控制。

PATHWAY-2试验研究了同样的问题，但具有前瞻性。这项随机、双盲、对照交叉研究共有285名受试者，比较了不同的有效药物治疗方法：螺内酯、多沙唑嗪、比索洛尔和安慰剂，作为对难治性高血压"附加"的四线治疗方法。意向治疗分析表明，与安慰剂、比索洛尔和多沙唑嗪相比，螺内酯在控制血压方面更为有效（均$P < 0.000\,1$）。螺内酯的优越性在血浆肾素水平较低的患者中尤其明显（表23.2）。

这两项研究突出了高血压患者个体化用药的意义。通常，当高血压患者需要第四种药物来控制血压时，需要临床判断他是否会受益于容量减低（醛固酮阻断将有效）或使用α_1-AR阻断药进行交感神经阻断是否更有用。另一项临床试验验证α_1-AR阻滞药在高血压患者的心脏安全性，结果证实个性化医疗方法的重要性。这项研究包括19 000多名高血压患者，评估了α_1-AR阻滞药对先前接受过单光子发射计算机断层心肌灌注成像（SPECT-MPI）检测的患者心脏结局的影响，该检测准确评估了心脏灌注缺陷（缺血）的可逆性。研究结果表明，α_1-AR阻滞药对轻度或一定程度的心肌缺血患者是安全的。然而，在更严重（中到重度）缺血的患者中，多沙唑嗪治疗高血压与不良心脏结局（心源性死亡和心肌梗死）的风险增加相关［危险比（*HR*）：1.5，95%置信区间（*CI*）：1.14～1.98］。本研究支持先前研究的结果，证明α_1-AR阻滞药在联合治疗方案中的疗效和安全性，即使存在轻度至中度心力衰竭。

最近，强化与标准血压控制随机试验（"Intensive versus Standard Blood-Pressure Control，SPRINT"试验）表明，在心血管事件风险较高的非糖尿病患者中，收缩压低于120mmHg，与收缩压低于140mmHg相比，致命性和非致命性主要心血管事件和任何原因致死的发生率均更低。为了达到理想血压目标，两个研究组患者均在医疗方案中使用了α_1-AR阻滞药：强化组患者应用比例为10.3%，标准组患者5.5%；强化治疗组心血管事件发生较少，心力衰竭发生率降低38%。这项最新的里程碑式研究证实了α_1-AR阻滞药作为高危心血管患者附加药物的安全性。根据上述数据，α_1-AR受体阻滞药并非治疗高血压的一线药物，但对于在使用ACE-I/血管紧张素受体阻滞药、钙通道阻滞药和利尿药治疗未达到血压目标的高血压患者，可作为附加药物使用。它们主要对有交感神经高驱动力的患者有效。

α_2-AR激动药：α_2-AR激动药是中枢交感神经药物，在第26章有详细介绍。这些药物通过激活延髓头端腹外侧区的突触前α_2-AR降低血压，引起中枢和外周交感神经活动减少，心率、心肌收缩力和外周阻力降低。作为抗高血压药物使用的α_2-AR激动药有可乐定、甲基多巴、胍法辛和胍那苄。可乐定是一种用于治疗高血压的α_2-AR激动药药物，在中枢神经系统产生药理作用，不仅通过与α_2-AR受体相互作用，但也通过激活中心咪唑啉受体。咪唑啉受体-1（I-1）位于α_2-AR上游。I-1受体抑制神经节后交感神经元的交感外流。

2.心脏安全性　20世纪70年代，哌唑嗪（一种常用的α_1-AR受体阻滞药）被发现可以通过减低前负荷和后负荷缓解心力衰竭和肺淤血，还能降低左心室充盈压和全身血管阻力，改善心脏指数、每搏做功的心脏效率

表23.3　目前指南概要

指南	年份（年）	建议概要
美国预防、检测、评估、治疗高血压联合全国委员会第八次报告（JNC-8）	2014	不建议将α受体阻滞药作为一线治疗，因为使用α_1受体阻滞药初始治疗会导致不良的心血管、心力衰竭和脑血管结果 α受体阻滞药未列为难治性高血压的可选治疗
欧洲高血压学会和欧洲心脏病学会（ESH/ESC）	2013	应考虑使用α_1受体阻滞药多沙唑嗪治疗难治性高血压（Ⅱa级）（B级）
英国国家健康与临床卓越研究所（NICE）	2011	α受体阻滞药可用作高血压的第四线治疗
加拿大高血压教育计划建议（CHEP）	2015	不建议将α受体阻滞药作为单纯性高血压的一线治疗或单一治疗（A级） 对于将两种或两种以上一线药物联合使用的控制不佳的血压，或者如果有不良影响，可以添加α受体阻滞药（D级）

和心肌耗氧指数。然而，10年后，退伍军人管理合作研究（V-HEFT I），对642名心力衰竭患者进行研究，与安慰剂组相比，哌唑嗪未能改善生存率，而硝酸异山梨酯与肼屈嗪联合治疗可降低死亡率。后期ALLHAT研究，α_1-AR阻滞药多沙唑嗪被排除在外，主要是因为该研究组心力衰竭事件增加。然而，当α_1-AR阻滞药作为附加药物时，可以产生有益的心脏效应。Ikeda等研究结果表明，α_1-AR阻滞药多沙唑嗪作为一种"附加"治疗不仅改善血压控制，而且还与左心室质量指数（LVMI）（$P<0.001$）、相对室壁厚度（$P<0.001$）和胰岛素抵抗（用HOMA-IR评价）（$P<0.001$）改善有关。

前瞻随机开放盲法评估CARDHIAC（CARduran en pacientes Diabéticos con HIpertensi'on An arteral no Controlada）研究发现，2型糖尿病患者LVMI显著降低（$P=0.001$），与多沙唑嗪治疗相关，但是与阿替洛尔治疗无关。LVMI减低可能有助于形成更为有利的心脏几何形态，可以为高血压个体带来更多益处。最近研究的新证据进一步证明，α_1-AR阻滞药可能具备有利的心脏影响。2015年发表的一项多中心随机研究，将乌拉地尔（α_1-AR受体阻滞药和5-HT1A受体激动药）与硝酸甘油（NG）进行了比较，以治疗老年患者高血压和DM并发的心力衰竭。研究结果证明了乌拉地尔在控制收缩期血压方面优于NG（$P<0.05$）。此外，用乌拉地尔治疗与较高的射血分数（$t=2.206$，$P<0.05$）、心脏指数（$t=2.206$，$P<0.05$和$t=3.13$，$P<0.05$）和左舒张末期容积（$t=-3.014$，$P<0.05$）相关，与NG治疗相比，其N端前B型利钠尿肽（NT-proBNP）水平较低（$t=2.206$，$P<0.05$）。

综上所述，里程碑式的ALLHAT试验和后期的研究结果可能会得出结论，α_1-AR阻滞药不推荐作为治疗高血压的首选药物。然而，同时应该记住，当作为多种药物抗高血压方案的一部分应用时，它们对心脏结局（包括心力衰竭）可以提供有益的影响。这种益处可能归因于血压控制的改善，而血压控制是预防舒张功能障碍的主要因素。

3.前列腺增生/下尿路症状与高血压　α_1-AR阻滞药治疗有症状的BPH和LUTS已经得到充分研究，并被发现对该适应证有效。

在药理学上，α_1-AR阻滞药与前列腺、膀胱和膀胱颈部的高浓度α_1-AR结合，引起平滑肌松弛，从而降低尿液流动的阻力。因为α_1-AR阻滞药在老年人中经常使用，老年人也患有高血压，它们在高血压合并BPH/LUTS患者中的疗效和安全性是非常重要的。

一项多中心、前瞻性、比较性队列研究结果显示，单用泌尿系选择性α_1-AR受体阻滞药阿夫唑嗪联合抗高血压治疗BPH/LUTS有效，对血压正常和控制良好的高血压患者的血压影响不大。未经治疗或控制不佳的高血压患者收缩压和舒张压显著下降。未经治疗的高血压亚组的收缩压和舒张压12周平均下降值为收缩压11.3 mmHg和舒张压5.1 mmHg，而血压控制不佳的亚组收缩压和舒张压平均下降值为收缩压9.9 mmHg和舒张压2.9 mmHg（P均<0.001）。作者认为，对血压正常和血压得到控制的高血压患者，在不作进一步评估的情况下开始使用泌尿系选择性α_1-AR阻滞药治疗安全有效，但对于未经治疗或血压控制不好的高血压患者，开始使用泌尿系选择性α_1-AR阻滞药治疗BPH/LUTS之前需进行仔细评估（表23.2）。

4.嗜铬细胞瘤　嗜铬细胞瘤治疗在第15章中有详细介绍。术前需要适当控制血压，以避免手术期间的高血压危象，改善发病和死亡的预后。虽然对于术前控制血压的首选药物尚未达成共识，但是α-AR阻滞药的初始治疗广为接受，首选非选择性α受体阻滞药酚苄明。其他选择性α_1-AR受体阻滞药，如哌唑嗪、特拉唑嗪和多沙唑嗪也可以使用，尽管高剂量多沙唑嗪优于短效药，以降低儿茶酚胺激增期间血压急剧进展的风险。尽管术已用有α受体阻滞药，但术中仍可能发生血流动力学不良反应，尤其是在肿瘤手术期间。这一事实在近期发表的一项回顾性研究中得到证实，其中48例嗜铬细胞瘤患者在围手术期接受多沙唑嗪治疗。研究结果显示，选择性α_1-AR受体阻滞药的肾上腺素能阻滞不能完全预防术中高血压危象，但与短暂发作有关，而无重大心血管并发症。

5.不良反应　大型安慰剂对照研究显示，血红蛋白、血细胞比容、白细胞计数、血清总蛋白和白蛋白水平都有轻微下降，通常来自轻度体液潴留和血液稀释。长期治疗（如ALLHAT或ASCOT）并未引起对这些参数的任何长期担忧。几项研究血清钾水平变化很小，没有定论；血肌酐水平明显升高，但无临床意义。

临床试验中与安慰剂组对比，超过5%的α_1-AR阻滞药治疗高血压人群出现以下症状：头晕、头痛、疲劳/不适和心悸（表23.4）。α_1-AR受体阻滞药应于晚间使用，最好睡前使用，增加患者卧床数小时的可能性，从而降低晕厥风险。当血管扩张和静脉回流减少最明显时，特别是首次给药，应该推荐睡前给药。这种"首剂效应"常伴随时间而减弱，但可能随剂量迅速增加或治疗中断后的重新开始给药而再次出现。多沙唑嗪GITS出现此问题的风险较低，可能是因为多沙唑嗪从片剂中缓慢释放，使得起始治疗能够服用治疗剂量，消除多次剂量滴定的需要。

髋部骨折、脑灌注不足和缺血性卒中是与晕厥和头晕相关的严重不良事件。一些大型观察性研究验证了α_1-AR阻滞药治疗与这些并发症的可能关联（总结见表23.5）。

α_1-AR阻滞药另一个罕见但严重的并发症是术中虹膜松弛综合征（IFIS），这是白内障摘除术中发生的眼科并发症，与术中并发症有关，可能导致术后不良结局。这种综合征使约1%的白内障手术患者复杂化。该综合征的病理生理基础被认为与扩张肌张力丧失有关，扩张肌张力丧失是以虹膜扩张肌为主的突触后α_1-AR阻滞的结果，引起瞳孔收缩。IFIS可能使应用各种α_1-AR阻断药的患者复杂化，但与泌尿系选择性α_1-AR受体阻滞药坦索罗辛密切相关。

临床上只有少量药物与α_1-AR阻断药发生相互作用。当α_1-AR受体阻滞药与任何磷酸二酯酶Ⅴ型抑制剂（PDE5抑制剂）同时使用，低血压可能会触发或加剧，尽管这种情况下只有他达拉非和伐地那非特别禁忌使用。维拉帕米和α_1-AR阻滞药联用可能比单独使用其中任何一种药物产生更多的直立性低血压和头晕。患有骨盆松弛综合征的绝经后妇女可因α_1-AR阻滞药介导的膀胱出口松弛出现尿失禁；也可发生在任何性别的更不常见类型的膀胱功能障碍。

表23.4 α_1-肾上腺素受体阻滞药常见不良反应

	头晕	头痛	疲劳/不适
多沙唑嗪	19%	14%	12%
哌唑嗪	10%	8%	8%
特拉唑嗪	19%	16%	11%

表23.5 与α_1-肾上腺素受体阻滞药治疗相关的并发症

	结果	研究组	参考文献
髋部骨折	与用药前相比，开始应用α_1-AR阻滞药治疗后的连续4个月内，不良事件发生率更高（每10 000人每日发生不良事件1.82 vs. 0.02）。既往服用其他抗高血压药物的患者出现不良反应的风险更高	队列包括53 824名男性，由医师生成LUTS/BPH诊断代码	97
	接受α_1-AR阻滞药治疗心血管疾病的男性中发现α_1-AR阻滞药和髋部骨折有关（校正*OR*：2.8，95%*CI*：1.4～5.4），但在诊断为BPH的男性中没有发现关联（校正*OR*为1.0，95%*CI*：0.4～2.5）	英国全科医师研究、病例对照研究，每个研究组包括4571例	98
	与未暴露期相比，暴露于α_1-AR阻滞药治疗后21天内髋部/股骨骨折发生率比为1.36（*P*＝0.017，95%*CI*：1.06～1.74）	中国台湾健康保险理赔数据库中5875名无高血压老年患者的数据	99
脑低灌注和缺血性脑卒中	整个研究人群中发现，在开始使用α_1-AR阻滞药治疗后的前21天，缺血性脑卒中风险增加（校正后*IRR*为1.40，95%*CI*：1.22～1.61），未接受任何其他抗高血压治疗的患者卒中风险更大（校正后的*IRR*为2.11，95%CI；1.73～2.57）。原发性高血压患者似乎能耐受α_1-AR阻滞药的首剂效应	中国台湾健康保险理赔数据库中，7502名男性（平均71岁）个案系列研究	100

α_1-AR. α_1肾上腺素能受体；BPH. 良性前列腺增生；CI. 置信区间；IRR. 发病率比；LUTS. 下尿路症状；OR. 比值比

第24章 肾素-血管紧张素-醛固酮系统阻滞药

Shigeru Shibata and Toshiro Fujita

肾素-血管紧张素-醛固酮（RAA）系统在调节心血管和肾脏功能中起着核心作用，并且是人体血压动态平衡系统的关键组成部分。肾灌注不足会触发肾小球旁细胞产生和释放肾素，从而将血管紧张素原转化为十肽血管紧张素Ⅰ［血管紧张素（1-10）］。在下一步中，二肽基-羧基肽酶血管紧张素转化酶（ACE）将血管紧张素Ⅰ裂解为血管紧张素Ⅱ［血管紧张素（1-8）］。血管紧张素Ⅱ与G蛋白偶联受体1型血管紧张素（AT1R）结合，并通过促进血管收缩和增加肾脏对钠的重吸收而增加血压。血管紧张素Ⅱ还刺激类固醇激素醛固酮的生成，这是RAA级联反应的最终产物。亲脂激素醛固酮穿过靶细胞的质膜，并与肾小管细胞质中的核受体盐皮质激素受体（MCR）结合。醛固酮-MCR复合物进入到细胞核中并调节靶基因的转录，从而导致肾脏中电解质通量途径的上调。有4类药物可以阻断RAA系统，这些是ACE抑制剂、血管紧张素Ⅱ受体阻滞药（ARB）、肾素抑制剂和MCR拮抗药。

一、血管紧张素转化酶抑制剂

ACE，也称为激肽酶Ⅱ，是一种金属蛋白酶，其活性中心带有锌。除了将血管紧张素Ⅰ（Ang Ⅰ）转换为血管紧张素Ⅱ（Ang Ⅱ）的众所周知的作用外，它还促进缓激肽的降解。因此，ACE积极控制RAA系统（增加血管收缩、细胞外容积和血压），而消极控制激肽释放素-缓激肽系统（促进血管舒张）。有膜结合和可溶形式的ACE。膜结合型ACE是一种外切酶，通过C端疏水部分锚定在质膜上。膜结合型ACE存在于各种组织中，包括血管、心脏、肾、肾上腺和大脑。血浆中缺少C末端锚定残基的可溶性形式。ACE抑制剂会影响血浆和组织ACE，从而阻断Ang Ⅱ的产生并抑制缓激肽的降解。

1.血管紧张素转化酶抑制剂的药理作用　ACE抑制剂根据与ACE活性中心结合的位点（巯基、膦酰基、羧基）的化学结构进行分类。卡托普利（第一个开发出的ACE抑制剂）和阿拉普利（日本有售）具有巯基部分。具有巯基的ACE抑制剂可能具有与其他ACE抑制剂不同的性质，如抗氧化作用，尽管临床相关性仍未知。该巯基也可能与如皮疹之类的不良事件有关。卡托普利的半衰期短，大约为2个小时，每天需要服用3次（表24.1）。阿拉普利在脱乙酰基后释放苯丙氨酸来生产卡托普利。具有羧基或膦酰基部分的ACE抑制剂具有较长的半衰期，并且在单日剂量下有效。福辛普利的独特之处在于它在ACE结合位点具有一个膦酰基部分。除卡托普利和赖诺普利外，ACEI抑制剂是前药，当从肠道吸收后会被代谢成其活性形式。至于消除途径，群多普利、福辛普利、贝那普利和替莫普利会被肝和肾代谢；其他ACE抑制剂可通过肾排泄，肾功能下降的患者血清水平可升高。

2.作用机制　ACE抑制剂的降压作用可能涉及抑制Ang Ⅱ的产生和缓激肽的降解。Ang Ⅱ的多种作用包括血管平滑肌细胞收缩、肾上腺皮质分泌醛固酮，以及直接作用于肾小管增加Na-Cl重吸收。缓激肽是由9个氨基酸组成的多肽，作用于缓激肽B1和B2 G蛋白偶联受体，并诱导血管内皮产生前列环素和一氧化氮，从而导致血管舒张。ACE抑制剂通过阻断其向Ang Ⅱ的转化来增加AngI，这可能导致ACE的同源物ACE2增加Ang（1-7）的形成，并刺激Mas G蛋白偶联受体。Ang（1-7）-Mas受体系统调节血管紧张力并拮抗AT1R信号。尽管尚未证明其临床相关性，但这些影响也可能起作用。

组织ACE活性的重要性已被缺乏C端区域表达ACE的动物模型得到证实。在该模型中，ACE具有催化活性，但完全由细胞分泌。小鼠表现出明显的血浆ACE活性，而没有组织ACE活性，从而导致严重的低血压。ACE抑制剂能够拮抗血浆和组织ACE。然而，ACE抑制活性的程度可以根据组织而变化。例如，单次口服赖诺普利可在4小时而非24小时抑制血浆ACE活性；相反，相同剂量的赖诺普利可在肾脏24小时内持续抑制ACE。

3.降血压作用及与其他抗高血压药合用　ACE抑制剂可降低高血压患者的收缩压和舒张压，并在全国预防、检测、评估和治疗联合委员会第八次报告（JNC 8）中被推荐作为一线治疗药物。与Ca^{2+}通道阻滞药（CCB）和其他抗高血压药不同，ACEI抑制剂可降低血管阻力，但对心率的影响很小。在使用ACE抑制剂治疗期间，通常可维持因姿势改变而引起的心率增加，而直

表24.1 血管紧张素转化酶抑制剂：剂量强度和治疗指南

药物	商品名称（在美国）	通常的总剂量和（或）范围——高血压（频率/天）	通常的总剂量和（或）范围——心力衰竭（频率/天）
贝那普利	洛汀新	20～40（1）	未经FDA批准用于心力衰竭
卡托普利	卡波滕	12.5～100（2～3）	18.75～150（3）
依那普利	瓦索泰克	5～40（1～2）	5～40（2）
福辛普利	莫诺普利	10～40（1）	10～40（1）
赖诺普利	捷赐瑞	2.5～40（1）	5～20（1）
莫西普利	盐酸莫昔普利片剂	7.5～30（1）	未经FDA批准用于心力衰竭
培哚普利	Aceon	2～16（1）	未经FDA批准用于心力衰竭
喹那普利	阿普普利	5～80（1）	10～40（1～2）
雷米普利	阿尔塔斯	2.5～20（1）	10（2）
群多普利	马维克	1～8（1）	1～4（1）

FDA.美国食品药品监督管理局

立性低血压的发生频率较低。ACE抑制剂还抑制Ang Ⅱ对中枢和外周交感神经的激活。

尽管ACE抑制剂通常可有效治疗高血压，但在非裔美国人高血压人群中其疗效似乎较弱。在预防心脏病发作的降压降脂治疗（ALLHAT）中，噻嗪类利尿药在抑制非裔美国人的卒中和心血管事件方面优于赖诺普利。在高盐摄入患者中，ACE抑制剂的降压作用也往往较弱，可能是由于抑制了RAA系统。相反，由于RAA系统的代偿性激活，与噻嗪类利尿药联合使用可增强ACE抑制剂的作用。培哚普利预防卒中复发研究（PROGRESS）表明，ACE抑制剂培哚普利与噻嗪类吲达帕胺联合使用具有协同降压作用，并且两种药物的组合可有效预防卒中复发。

与Ca^{2+}通道阻滞药（CCB）组合也可有效控制血压。英国斯堪的纳维亚人的心脏结果试验（ASCOT-BPLA）显示，ACEI培哚普利与CCB氨氯地平合用在预防心血管事件方面优于阿替洛尔和苄氟噻嗪。在联合治疗避免心血管事件发生的收缩期高血压患者（ACCOMPLISH）试验中，贝那普利与氨氯地平联合使用对高危高血压患者提供了更好的降压作用，与联合氢氯噻嗪相比，并抑制了心血管事件的发生，也抑制了肾脏损害的进展。然而，在糖尿病合并高血压患者中用Lotrel检测蛋白尿减少（GUARD）研究中，贝那普利与氨氯地平联用对糖尿病患者的抗白蛋白尿作用不如与氢氯噻嗪联用。

在一些临床试验中，包括正在进行的替米沙坦单独治疗和联合雷米普利全球终点试验（ONTARGET）以及退伍军人事务部糖尿病肾病（VA NEPHRON-D）研究，已报道将ACE抑制剂和血管紧张素受体阻滞药（ARB）联合使用可增加不良事件，如急性肾损伤和高钾血症。目前，不建议将这些药物联合使用。

4.终末器官效应和临床试验

（1）心脏效应

①心肌梗死后心力衰竭和左心室功能障碍：ACE抑制剂可减少前负荷和后负荷，并在不增加心率的情况下增加心输出量。ACE抑制剂还可以抑制与左心室功能障碍发病机制有关的组织肾素血管紧张素系统的慢性激活。

北斯堪的纳维亚人合作的依那普利生存研究（CONSENSUS）是第一个表明将ACE抑制剂与其他药物联合使用治疗心力衰竭可降低死亡风险。在该试验中，ACE抑制剂依那普利显著抑制了纽约心脏协会（NYHA）Ⅳ级心力衰竭患者的心力衰竭进展和死亡。这项试验之后，左心室功能障碍研究（SOLVD）治疗试验表明，依那普利降低了NYHA Ⅱ级和Ⅲ级患者的全因死亡率，也证实了ACE抑制剂在这些患者组中的改善预后作用。SOLVD预防试验还比较了依那普利与安慰剂在没有心力衰竭病史的左心室功能不全（射血分数＜35%）的患者中的作用。这些临床试验通过显示长效ACE抑制剂的疗效，对慢性心力衰竭的治疗产生了重大影响。

ACE抑制剂还可改善心肌梗死后收缩功能降低的预后。生存和心室扩大（SAVE）试验评估了急性心肌梗死（AMI）后左心室功能障碍发作后早期开始卡托普利给药是否能改善长期预后研究表明，与安慰剂相比，卡托普利可显著降低总死亡率和心血管疾病死亡率，并抑制严重心力衰竭的进展和AMI复发。其他ACE抑制剂（如雷米普利、赖诺普利、群多普利和佐芬普利），一直显示出MI后降低收缩功能的有用性。在CONSENSUS Ⅱ试验中，评估了早期使用依那普利对AMI后患者的疗效，在这项研究中，MI后24小时内静脉给药依那普利导致12%的患者出现低血压（＜90

mmHg）发作（安慰剂3%；$P < 0.001$），而ACE抑制剂给药的时间和量可能会影响结果。鉴于这些数据，建议在MI后具有稳定的血流动力学的患者中开始口服ACE抑制剂，特别是LV功能降低的患者。然而，最佳剂量和时间是未知的，并且需要监测血流动力学参数，以防止血压过度降低。因为已经发现了几种ACE抑制剂一直有利于生存，所以它们对MI后心功能障碍的作用可能是类效应。培哚普利治疗慢性心力衰竭的老年人（PEP-CHF）试验中，未在合并的全因死亡率和意外住院的主要终点观察到ACE抑制剂在心脏收缩功能保留的舒张性心力衰竭患者（HFpEF）的临床疗效，尽管功能级别和6分钟步行距离有了显著改善，但仍可用于心力衰竭。

②动脉粥样硬化性血管疾病：心脏结果预防评估（HOPE）研究调查了雷米普利对左心室功能保存患者的保护作用，这些患者有证据表明有血管疾病或糖尿病伴其他心血管疾病危险因素。在该试验中，ACE抑制剂显著抑制了主要终点的发生率，即心血管死亡、心肌梗死和卒中的复合终点。在这项研究中，大多数患者的收缩压为140 mmHg或更低，并且由治疗干预引起的血压变化在2～3 mmHg时适度，表明ACE抑制剂具有独立于血压的作用。提出的机制包括通过Ang Ⅱ抑制和诱导缓激肽改善血管内皮功能，或通过抑制纤溶酶原激活物抑制剂和诱导组织纤溶酶原激活物（tPA）来改善纤维蛋白溶解平衡。同样，欧洲使用培哚普利稳定冠状动脉疾病减少心脏事件的试验（EUROPA）研究表明，在稳定的冠状动脉疾病患者中，培哚普利抑制了主要终点指标（心血管死亡、心肌梗死或心搏骤停）。但是，在血管紧张素转化酶抑制预防事件（PEACE）研究中，包括射血分数不变的稳定冠状动脉疾病患者，加入群多普利并不能减少心血管事件。在这项研究中，有70%的患者已经接受了降脂治疗，而72%的患者已经接受了血运重建。因此，在较低风险组中，ACEI抑制剂的保护作用尚不确定。

（2）肾功能：ACE抑制剂可拮抗Ang Ⅱ的各种伤害作用，从而发挥肾脏保护作用，最重要的是通过肾小动脉扩张来降低肾小球内压并改善超滤作用。雷米普利肾病疗效（REIN）试验测试了ACE抑制剂雷米普利对肾小球滤过率（GFR）降低或明显蛋白尿患者的保护作用，并显示ACE抑制剂可降低终末期肾病的风险。在事后分析中，比较了3组基础GFR的下降率（eGFR）。研究表明，雷米普利可使最低、中和最高三组eGFR分别降低22%、22%和35%，这表明ACE抑制剂的肾脏保护作用与慢性肾脏病（CKD）的分期无关。

美国食品药品监督管理局（FDA）已批准卡托普利用于治疗1型糖尿病肾病，该研究表明卡托普利可抑制1型糖尿病肾病的进展。非裔美国人肾脏疾病和高血压（AASK）研究，评估了ACE抑制剂在患有高血压肾脏损害的非裔美国人中的有效性，该研究报告说雷米普利与氨氯地平或美托洛尔相比，对延缓GFR下降具有保护作用，尤其是在蛋白尿患者中（Uprot/Cr＞0.22），而严格控制血压并不能减慢该人群的肾脏疾病进展。

基于以上证据，JNC 8建议ACE抑制剂（和ARB）作为18岁及18岁以上高血压并发CKD的一线治疗药物，适用于所有种族，无论患者是否患有糖尿病。

（3）糖尿病：ACE抑制剂最适合用于高血压和糖尿病患者，基于以下证据：这些药物可有效降低血压，并能预防动脉粥样硬化并发症的进展。与利尿药或β受体阻滞药不同，ACE抑制剂不会降低胰岛素敏感性。相反，一些研究表明，这些药物可能对血糖控制具有有利作用。在雷米普利和罗格列酮药物降低糖尿病评估（DREAM）研究中，包括空腹高血糖或糖耐量受损的患者，雷米普利促进了血糖正常水平的回归（ACEI不能预防糖尿病的发生）。2011年发表的一项荟萃分析还报告说，ACE抑制剂和ARB可以减少新发糖尿病。值得注意的是，在糖耐量受损和心血管疾病或危险因素患者中，对血管紧张素受体阻滞药缬沙坦的5年治疗，同时改变生活方式，可使糖尿病的发病率降低了14%，但并未降低心血管事件的发生率。

5.不良反应和重要的药物相互作用　与使用ACE抑制剂相关的GFR降低通常是功能性且可逆的，停用ACE抑制剂可使血清肌酐恢复至基线水平。但是，患有肾动脉狭窄和其他原因引起的肾灌注不足（如血容量不足和充血性心力衰竭），服用非甾体抗炎药（NSAID）、环孢素或血管收缩药的患者，以及患有CKD的患者服用ACE抑制剂后发生肾功能进行性恶化的风险逐渐增加（图24.1）。ACE抑制剂与盐皮质激素受体拮抗药或其他保钾利尿药联合使用会增加高钾血症的风险，需要仔细监测血清K^+水平和肾功能。

禁止在孕妇中使用ACE抑制剂，因为它们会引起羊水过少和先天性异常，如胎儿肢体畸形、发育迟缓和肾功能不全（表24.2）。在20%～30%的病例中观察到干咳，在亚洲人中尤其常见，这归因于缓激肽活性的增强；通过停用ACE抑制剂，症状可以很快解决。ACE抑制剂可改善气道敏感性，据报道可通过抑制缓激肽和P物质降解来降低老年高血压患者的肺炎风险。

尽管很少，但血管神经性水肿是一种严重的不良反应，据报道，使用ACE抑制剂的患者这种现象的发生率为0.1%～0.2%。鉴于奥马曲拉心血管治疗与依那普利（OCTAVE）研究报告了12 634例中的86例发生了血管性水肿（0.68%），因此实际发生率可能更高。血管性神经性水肿常见于面部和上呼吸道，但在某些情况下也会导致肠胃道不适，包括腹痛和腹泻。联合使用二肽基肽酶4（DPP-4）抑制剂可能会增加血管神经性水肿的风险。

在使用丙烯腈膜进行透析的患者以及使用硫酸葡聚糖或色氨酸固定的聚乙烯醇柱进行免疫吸附治疗的患者

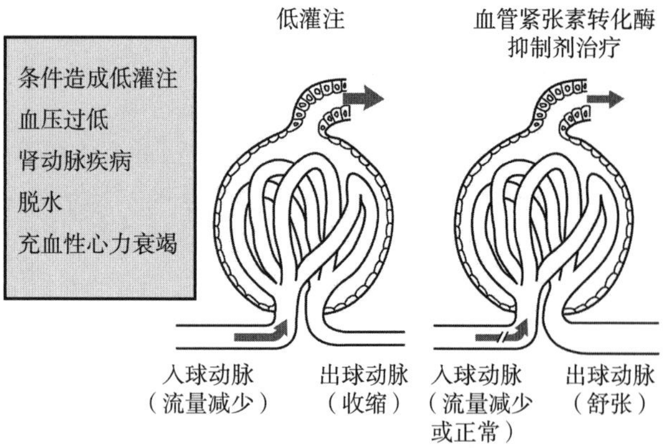

图24.1　血管紧张素转化酶（ACE）抑制剂和血管紧张素受体阻滞药（ARB）可能使肾功能恶化的情况示意图

引起肾灌注不足的疾病包括全身性低血压、高度肾动脉狭窄、细胞外液体积收缩（简化为"脱水"）和给予血管收缩药（非甾体抗炎药或环孢素，未显示）和心力衰竭。这些情况通常会增加肾素的分泌和Ang Ⅱ的产生。Ang Ⅱ对传出小动脉的收缩程度大于传出小动脉，因此尽管灌注不足，仍可保持肾小球静水压和肾小球滤过率（GFR）（经许可引自：Schoolwerth AC, Sica DA, Ballermann BJ, Wilcox CS. Renal considerations in angiotensin converting enzyme inhibitor therapy：a statement for healthcare professionals from the Council on the Kidney in Cardiovascular Disease and the Council for High Blood Pressure Research of the American Heart Association. Circulation. 2001；104：1985-1991.）

表24.2　于妊娠早期使用血管紧张素转化酶抑制剂或血管紧张素受体阻滞药相关的先天性异常

	ACE抑制剂	ARB［N（%）］
中枢神经系统	9（20.9）	1（8.3）
心血管系统	8（18.6）	1（8.3）
肾泌尿系统	5（11.6）	5（41.7）
骨骼的	4（9.3）	1（8.3）
肺的	0	1（8.3）
胃肠道	3（7.0）	0
其他	9（20.9）	0
未标明	5（11.6）	1（8.3）
总数	43（100）	12（100）

ACE.血管紧张素转化酶；ARB.血管紧张素受体阻滞药。来自英国医学和保健产品管理机构的报告（黄卡系统）（改编自：Karthikeyan VJ，Ferner RE，Baghdadi S，et al. Are angiotensin-converting enzyme inhibitors and angiotensin receptor blockers safe in pregnancy：a report of ninety-one pregnancies. J Hypertens. 2011；29：396-399.）

中，ACE抑制剂的使用是禁忌的，因为同时使用会导致激肽的过度激活而导致类过敏反应-激肽释放酶-缓激肽系统。

二、血管紧张素Ⅱ受体阻滞药

AT1R主要在心脏、肾、血管、大脑和肾上腺中表达，并参与多种功能，包括心肌细胞和血管平滑肌的收缩、醛固酮的生物合成、儿茶酚胺从神经末梢的释放，以及Na-Cl在肾脏重吸收。Ang Ⅱ和AT1R还可以促进细胞生长和增殖，从而加速靶器官功能障碍。ARB或"sartan"通过与AT1R结合来抑制Ang Ⅱ的这些作用。有20%～30%的全身性Ang Ⅱ是通过替代途径而不是通过ACE（如通过乳糜酶）产生的，但是ARB也会在受体水平阻断这些信号。ACE不抑制缓激肽的降解，与ACE抑制剂相比，咳嗽和血管性水肿的发生频率要低得多。

1.*血管紧张素Ⅱ受体阻滞药的药理作用*　在具有较高血浆肾素活性的受试者中使用沙拉新（1-sar-8-ala-血管紧张素Ⅱ）已提供证据表明，尽管沙拉新自身的活性很低，但阻断Ang Ⅱ与血管紧张素受体结合的药物仍可用于治疗高血压。随后，武田的研究人员发现苯并咪唑（化合物CV-2198和CV-2961）具有AT1R抑制作用，杜邦公司的科学家最终根据这些先导化合物的结构开发了第一个ARB氯沙坦。目前，有8种ARB可以从市场上买到，并且都对AT1R具有高亲和力（表24.3）。ARB与受体之间的相互作用是苯基与AT1R之间的疏水键，以及酸性部分与AT1R之间的离子相互作用，这是一个共同的机制。氯沙坦具有联苯基部分和酸性四唑基团，坎地沙坦、缬沙坦、厄贝沙坦和奥美沙坦的骨架均类似于氯沙坦。在替米沙坦中，四唑已被羧基取代；在阿齐沙坦中，四唑被5-氧基1,2,4噁二唑基取代；在依普沙坦中，联苯四唑被苯甲酸取代。

每个ARB在吸收、代谢和半衰期方面都有不同的特征。氯沙坦的半衰期短，为2小时，但被代谢成EXP-3174，这是一种活性代谢物，半衰期为6～9小时。作用最长的ARB替米沙坦的半衰期为24小时。其他ARB的半衰期介于这些极端之间。ARB的药理活性受半衰期及受体解离的影响。ARB与受体的偏离率通常较低，其降压作用的持续时间可能超过半衰期。

坎地沙坦酯和奥美沙坦酯是生物利用度提高的前药，在吸收过程中被完全水解并分别转化为坎地沙坦和奥美沙坦。阿齐沙坦酯（在美国和欧洲有售）是阿齐沙坦（在日本有售）的前药；前者在胃肠道中吸收，并通过酯水解代谢为阿齐沙坦。排泄途径因ARB而异。替米沙坦和厄贝沙坦主要通过肝脏代谢，而其他ARB通过肝和肾途径排泄。临床上，尚无可靠的Ang Ⅱ抑制方法，最佳剂量取决于抗高血压作用、GFR的变化和血清K^+水平。血清醛固酮水平可以使用，但也会受到血清K^+和ACTH的影响。

在ARB中，氯沙坦在增加尿酸排泄从而降低血清尿酸水平方面具有独特的性能。氯沙坦可通过与URAT1（尿酸盐转运蛋白1）结合而抑制近端小管中的尿酸重吸收。事实上，一些临床研究已经表明，氯沙坦可降低血清尿酸水平，并且氯沙坦的某些器官保护作用

表24.3 在美国可获得的血管紧张素Ⅱ受体阻滞药的药理性质

参数	氯沙坦钾	缬沙坦	厄贝沙坦	坎地沙坦	替米沙坦	依普沙坦	奥美沙坦	阿齐沙坦
美国商品名	科素亚	迪奥万	阿瓦普罗	阿塔坎德	米卡迪斯	特维滕	贝尼卡	埃达比
制造商/销售商	默克公司（Merck & Co., Inc.），通用	诺华制药公司	百时美施贵宝/赛诺菲-安万特合伙企业	阿斯利康，LP	勃林格殷格翰	雅培公司	第一三共制药公司	武田药品美国
可用剂量	50，100	40，80，160，320	75，150，300	4，8，16，32	40，80	400，600	5，20，40	40，80
通常的初始剂量（mg/d）	50	80	150	8	40	600	20	40
给药频率（每日）	1～2	1	1	1～2	1	1～2	1	1
口服生物利用度	33%	23%	60%～80%	15%	42%～58%	13%	26%	60%
前药?	是	没有	没有	是	没有	没有	是	是
活性代谢产物?	EXP3174	没有	没有	坎地沙坦	没有	没有	奥美沙坦	阿齐沙坦
消除血浆半衰期（小时）	1.5～2.0（对于EXP3174，则为6～9）	6	11～15	5～9	24	5～9	12～15	11
肾/肝清除率（%）	10/90（或EXP3174为50/50）	30/70	1/99	60/40	1/99	30/70	10/90（与年龄相关）	55/42
谷/峰之比（以mg计）	58～78（50～100）	69～76(80～160)	＞60（≥150）	80（8～16）	≥97（20～80）	67（600）	57～70（5～80）	～70（80）
剂量调整								
eGFR＜30ml/（min·1.73m^2）	没有	警告	警告	警告	没有	没有	没有	没有
肝功能不全	是的，减少50%	警告	没有	没有	警告	没有	没有	没有
可透析的	没有	没有	没有	没有	没有	没有	不确定	没有
FDA批准用于								
高血压	是	是	是	是	是	是	是	是
严重高血压	是	没有	没有	没有	没有	没有	没有	没有
2型糖尿病肾病终末期肾病的预防	是	没有						
2型糖尿病肾病进展的预防	是	没有	是	没有	没有	没有	没有	没有
不耐受ACE抑制剂的患者的心力衰竭	没有	是	没有	是	没有	没有	没有	没有
心力衰竭	没有	是	没有	是	没有	没有	没有	没有
高血压左心室肥大患者的卒中的预防	是	没有	没有	没有	没有	没有	没有	没有
“高危”高血压患者心血管事件的预防	没有	没有	没有	没有	是（在不耐受ACE的患者中剂量为80mg）	没有	没有	没有
可与……结合使用	HCTZ	HCTZ、氨氯地平、阿利吉仑、HCTZ＋氨氯地平	HCTZ	HCTZ	HCTZ、氨氯地平	HCTZ	HCTZ、氨氯地平、HCTZ＋氨氯地平	氯噻酮

ACE. 血管紧张素转化酶；eGFR. 估计的肾小球滤过率；FDA. 美国食品药品监督管理局；HCTZ. 氢氯噻嗪

可能源于该作用。美国风湿病痛风学会指南将氯沙坦作为一种药物尿酸排泄药，尽管这是标签外用途。在其他ARB中，厄贝沙坦和替米沙坦在体外也具有抑制URAT1的作用，但尚不清楚这些ARB是否具有临床上显著的降尿酸作用。其他药物作用包括过氧化物酶体增殖物激活受体γ（PPARγ）的激活和反向激动剂作用，但尚未确定这些作用的临床意义。

2.作用机制 抑制AT1R信号传导是ARB抗高血压作用的主要机制。除ACE外，Ang Ⅱ还通过其他途径产生，如通过类糜蛋白酶（“Ang Ⅱ逃逸”），但是ARB阻止了Ang Ⅱ与AT1R的结合，而与来源无关。AT1R存在于心脏、肾、血管、大脑、肾上腺和其他地方，临床上尚不清楚哪个器官负责ARB的抗高血压作用。但是，使用组织特异性AT1R基因敲除动物的基础研究表明，AT1R在肾小管和血管平滑肌中的重要性。小鼠近端肾小管细胞特异性AT1R基因敲除可以通过增加尿钠排泄来降低血压。同样，血管平滑肌细胞特异性AT1R基因敲除小鼠显示由于肾血流量增加和利钠引起的血压降低。

AT2R和Ang（1-7）/Mas受体信号转导的刺激也可能有助于ARB的抑制作用。ARB通过负反馈机制提高血浆Ang Ⅱ水平，导致与AT2R结合或ACE2（ACE的同源物）与Ang（1-7）结合。然后，Ang（1-7）与Mas受体结合，后者是一种G蛋白偶联受体。通常，这两条途径都能抵消AT1R信号传导的作用。在动物模型中，全身性输注化合物21（一种选择性AT2受体激动剂）可诱导血管紧张素Ⅱ注入的大鼠排钠并降低血压。缺乏ACE2的小鼠血压升高，尽管这与肾脏中Ang Ⅱ的积累增加有关。在临床上，尚未充分阐明ATB受体中AT2R信号传导和Ang（1-7）/Mas受体轴在服用ARB患者中的作用。

3.降血压作用及与其他抗高血压药合用 除非裔美国人外，ARB是JNC 8中一般高血压人群推荐的4类抗高血压药之一。与ACE抑制剂相似，ARB与噻嗪类利尿药联合使用可提高抗高血压效果，因为噻嗪类治疗期间ARB抑制了RAA系统代偿性激活。ARB和CCB的联合治疗也可用于控制血压。在使用血管紧张素Ⅱ拮抗药氯沙坦（RENAAL）降低NIDDM终点的研究中，该研究调查了氯沙坦在2型糖尿病和糖尿病性肾病中的有效性，其中80%的受试者接受了CCB。ARB、CCB和利尿药（缬沙坦或奥美沙坦/氨氯地平/氢氯噻嗪）的单片三联用药也正在临床中使用。

不建议在同一患者中同时使用ACE抑制剂和ARB。在ONTARGET试验中，雷米普利和替米沙坦的联合治疗在抑制主要效应方面没有效果，但确实可以显著增加不良反应，包括肾脏损害、高钾血症和症状性低血压。使用心脏-肾脏治疗2型糖尿病的阿利吉仑试验（ALTITUDE）。该试验发现了肾素抑制剂阿利吉仑与ACE抑制剂或ARB的联合作用，结果发现心血管事件没有被抑制，而高钾血症和其他不良事件则增加了。

4.脑啡肽酶抑制剂和血管紧张素Ⅱ受体阻滞药 LCZ696是一种由缬沙坦和沙库必曲组成的新型化合物，一种脑啡肽酶抑制剂，一种中性内肽酶（NEP）抑制剂，可同时提供脑啡肽酶抑制和AT1R阻断。与缬沙坦相比，利尿钠肽的更大增加和LCZ696的醛固酮减少均与同时阻断AT1受体和增强NEP系统相一致，这些结果支持LCZ696进一步开发用于心血管疾病的治疗。对ARNI和ACEI进行的前瞻性比较（确定对心力衰竭的全球死亡率和发病率的影响）（PARADIGM-HF）试验表明，LCZ696在降低心血管疾病的死亡率或因任何原因导致死亡和心力衰竭住院率方面优于依那普利射血分数下降的心力衰竭（HFrEF）。在ARNI与ARB对治疗射血分数保留心力衰竭的前瞻性比较研究中，LCZ696降低了HFpEF患者的NT-proBNP和左心房大小，它们都是心力衰竭结局的有力预测因子，尽管研究的结果是替代终点，但可能需要更大的试验来验证LCZ696对心力衰竭患者的发病率和死亡率的影响，以及射血分数对保留性心衰的影响（HFpEF）。

5.终末器官效应和临床试验

（1）心脏效应：考虑到ARB和ACE抑制剂在不同水平上阻断了RAA系统，因此，在大规模临床试验中已评估了ARB的心脏保护作用。氯沙坦降低终点干预（LIFE）研究是一项双盲随机试验，比较了心电图上出现LV肥大的患者中ARB氯沙坦和β受体阻滞药阿替洛尔对血压的影响。氯沙坦组的主要终点包括心血管疾病死亡、非致命性心肌梗死和卒中的复合终点发生率显著降低。但是，在死亡率的细分中，预防主要终点的作用主要来自预防卒中（25%；$P=0.001\,0$）和抑制MI发生的作用，这是根据既定事实得出的ACE抑制剂对心力衰竭的作用与阿替洛尔相当（$P=0.49$）。

氯沙坦心力衰竭生存试验（ELITE-Ⅱ）比较了ARB氯沙坦和ACE抑制剂卡托普利在有症状心力衰竭患者中的疗效，发现氯沙坦耐受性更好，但两者在血管紧张素Ⅱ拮抗药氯沙坦（OPTIMAAL）在心肌梗死的最佳试验中，对氯沙坦和卡托普利在心肌梗死后心力衰竭治疗中的比较，并没有发现显著差异，但确实显示出氯沙坦组死亡率有升高的趋势（18%vs 16%；$P=0.07$）。

缬沙坦心力衰竭试验（Val-HeFT）研究了将缬沙坦添加到包括ACE抑制剂和β受体阻滞药的标准疗法中时在心力衰竭中的疗效。缬沙坦的添加与总体死亡率的降低没有关系，仅降低了死亡率和发病率的复合终点，如因心力衰竭住院和接受静脉正性肌力疗法或血管扩张药治疗。亚组分析显示，在未服用ACE抑制剂的患者中，总体死亡率提高了。但是，同时服用ACE抑制剂和β受体阻滞药的患者，服用缬沙坦会增加死亡率。

坎地沙坦治疗心力衰竭：死亡率和发病率评

估（CHARM）试验研究了坎地沙坦是否降低了慢性心力衰竭的死亡率和并发症。其组成如下：CHARM-Alternative，评估在未使用ACE抑制剂情况下的疗效；CHARM-Added，研究坎地沙坦和ACE抑制剂的联合使用；和CHARM-Preserved，研究射血分数大于40%的心力衰竭的疗效。其中，CHARM-Alternative显示，坎地沙坦在不耐受ACE抑制剂的患者中可抑制心血管疾病死亡和心力衰竭恶化（33% vs. 比40%；$P=0.000\,4$）。在一项纳入CHARM的研究中，平均随访期为41个月，与安慰剂组相比，坎地沙坦显著降低了主要终点（心血管疾病死亡或充血性心力衰竭住院的综合因素）的发生率和心血管疾病死亡率。与Val-HeFT研究的结果不同，据报道，坎地沙坦组的主要终点发生率降低，甚至在同时服用ACE抑制剂和β受体阻滞药的情况下。但是，在CHARMP-Preserved的研究中，坎地沙坦的治疗与收缩功能保留（HFpEF）患者的心血管疾病死亡或心力衰竭住院的主要终点指标无明显减少。在I-PRESERVE研究中，厄贝沙坦不能改善HFpEF患者的预后。这些结果与使用ACE抑制剂的研究结果相符。

缬沙坦在急性心肌梗死（VALIANT）试验中研究缬沙坦、卡托普利或联合治疗对LV收缩力衰竭或心力衰竭并发的AMI患者的疗效（非劣效性）。该试验发现缬沙坦和卡托普利组的总死亡率相等，表明缬沙坦并不次于卡托普利。然而，发现联合使用会增加不良事件。

ONTARGET试验调查了ARB替米沙坦在心血管事件高风险患者中是否与ACE抑制剂雷米普利同样有效，如果观察到非劣效性，两者联合使用是否比雷米普利单药更有效。在主要终点发生（心血管疾病死亡、心肌梗死，卒中、心力衰竭住院）中，雷米普利和替米沙坦的疗效无差异，这表明ARB优于ACE抑制剂。然而，在联合治疗组中，降低主要终点没有作用，并且该治疗与不良事件（如低血压、晕厥和肾功能不全）的增加有关。因此，ACEI和ARB的联合使用没有提供额外的心脏保护作用，而是由于过度抑制RAA系统而增加了不良事件。

（2）肾功能：ARB通过拮抗Ang Ⅱ的输出小动脉收缩作用和改善超滤来发挥肾保护作用。JNC 8建议ARB和ACE抑制剂作为18岁及以上所有种族的高血压并发CKD的一线治疗药物。在ARB中，氯沙坦和厄贝沙坦已获得FDA批准用于预防2型糖尿病的进展。它们基于厄贝沙坦2型糖尿病肾病试验（IDNT）和RENAAL的结果。

IDNT研究了厄贝沙坦对1715例高血压并发2型糖尿病、每天尿蛋白含量超过900 mg、血清肌酐升高（平均1.67 mg/dl）的患者的肾脏保护作用。将受试者随机分配至厄贝沙坦、氨氯地平或安慰剂组，并将血压控制在135/85 mmHg或更低的目标。在研究期间，厄贝沙坦组的平均血压为140/77 mmHg，氨氯地平组为141/77 mmHg，安慰剂组为144/80 mmHg。平均随访期为2.6年，在此期间，降低了主要复合终点（包括基线血清肌酐浓度加倍、终末期肾病的发生或任何原因导致的死亡）的风险与氨氯地平组相比降低了23%（$P=0.006$）。这些结果与抗高血压作用的差异无关，因此，表明厄贝沙坦具有超越血压的保护作用。

RENAAL研究调查了氯沙坦对2型糖尿病、每日蛋白尿超过500 mg、血清肌酐升高，以及正在服用抗高血压药（与IDNT的主要终点相同）的患者的肾脏保护作用。共有1513名平均肌酐水平为1.8 mg/dl的受试者被分为氯沙坦组和安慰剂组。在平均随访3.4年后，氯沙坦组的主要终点指标（风险降低16%；$P=0.02$）和ESRD（风险降低28%；$P=0.002$）显著减少。两组的血压相似，氯沙坦组为140/74 mmHg，安慰剂组为142/74 mmHg（$P=0.59$），再次表明了血压依赖性。

奥美沙坦和糖尿病微白蛋白尿随机预防（ROADMAP）研究，调查了奥美沙坦对2型糖尿病具有心血管危险因素的患者的疗效。该研究表明，奥美沙坦可抑制微白蛋白尿的发作，但观察到致命性心血管事件的增加。奥美沙坦组心血管事件增加的原因尚不清楚。

与单一疗法相比，在慢性肾脏病患者中，ARB和ACE抑制剂的联合使用似乎没有提供额外的益处，这与心力衰竭的发现是一致的。在ONTARGET试验中，替米沙坦组和雷米普利组的主要终点发生率是终末期肾病、肌酐加倍或死亡的综合结果；在奥美沙坦降低糖尿病肾病终末期肾病发病率的试验中（ORIENT），奥美沙坦并未改善接受ACE抑制剂的亚洲糖尿病肾病患者的肾结局，并与较高的心血管死亡发生率相关。赖诺普利和氯沙坦的联合治疗与赖诺普利的单药治疗相比，高钾血症和急性肾损伤的风险增加。尽管糖尿病肾病患者蛋白尿显著减少，但在肾脏和心血管预后方面都没有改变。这种差异表明，蛋白尿不是肾进展的适当替代物，但最近的21项临床研究的荟萃分析数据显示，残余蛋白尿减少与抑制ESRD进展之间存在正相关。

6.不良反应和重要药物的相互作用　孕妇不宜使用ARB，因为它的使用与先天性异常有关（表24.2）。与ACE抑制剂相似，ARB可能会在患有肾灌注不足（如肾动脉狭窄）的患者中导致肾功能快速下降。

大多数ARB通过肝脏代谢，并且有与使用ARB相关的肝功能障碍的报道。CKD患者，尤其是服用保钾利尿药的患者（如盐皮质激素受体拮抗药），需要监测其GFR和血清K^+。非产痰性咳嗽是ACE抑制剂最常见的不良反应，而ARB中不常见（图24.2）。

通常，ARB很少有药物相互作用。然而，替米沙坦和地高辛的联合使用可分别将地高辛的峰和谷浓度分别提高约50%和13%。当服用替米沙坦的患者服用地高辛时，建议经常监测地高辛的浓度。

三、肾素抑制剂

肾素是一种特定的天冬氨酰蛋白酶，调节血管紧张素原产生Ang Ⅰ。血浆血管紧张素原水平至少比Ang Ⅰ和Ang Ⅱ高1000倍，而肾素活性是Ang Ⅱ产生的限速步骤。如肾血管性高血压和恶性高血压表明，肾素活性异常是高血压的主要原因。鉴于ACE抑制剂和ARB不会抑制肾素活性，并且由于负反馈机制（表24.4），它们的使用会引起肾素和Ang Ⅰ的升高（表24.4），因此寻找抑制肾素的化合物一直是一个深入研究的领域。尽管已测试了几种方法，如血管紧张素原类似物、肾素前体类似物和肽样肾素抑制剂，但由于生物利用度低或半衰期问题，它们不适合临床应用。根据肾素的晶体结构，Ciba-Geigy的研究人员发现了阿利吉仑（CGP 50536 B），阿利吉仑是一种非肽，口服活性化合物，可与肾素的活性中心特异性结合。阿利吉仑是目前可用于临床的唯一肾素抑制剂。

1.*肾素抑制剂的药理作用*　阿利吉仑对肾素的活性形式具有很高的亲和力（IC50＝0.6 mmol/L）。尽管生物利用度较低，但阿利吉仑实际上在体内未被代谢，半衰期为20～45小时，是所有抗高血压药中最长的。达到血浆稳态水平需要5～8天。排泄的主要途径是胆道，吸收的阿利吉仑有10%～20%会以不变的形式从尿中排泄。阿利吉仑不会被细胞色素P450代谢，也未发现与华法林、洛伐他汀和阿替洛尔有相互作用。阿利吉仑（可能是新的肾素抑制剂VTP-27999）的特征是肾脏中的高蓄积。肾脏组织中的浓度比血浆浓度高几十倍。停用药物后，肾脏中的水平仍然很高会持续几天或几周。

2.*作用机制*　肾素由肾素基因合成为前肾素，并且N-末端信号序列在内质网中裂解以转化为肾素原。由43

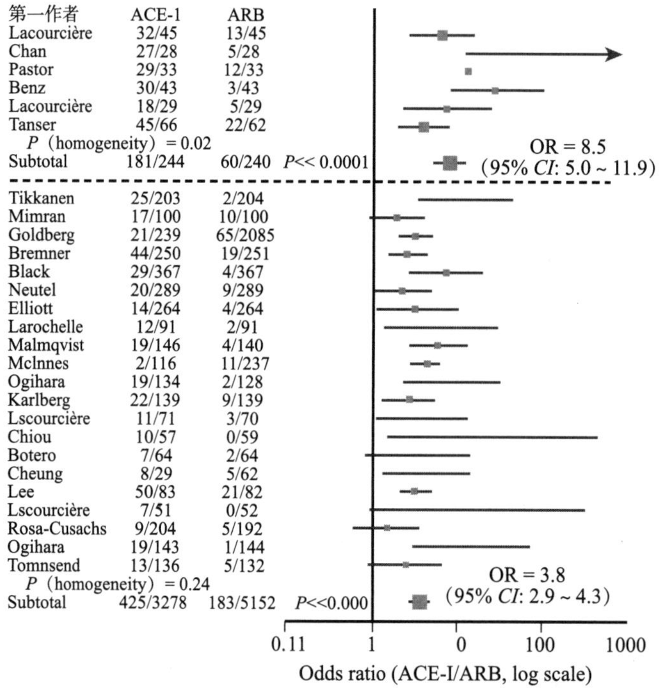

图24.2　血管紧张素Ⅱ受体阻滞药（ARB）和血管紧张素转化酶（ACE）抑制剂的比较研究中咳嗽的荟萃分析

图中最上方的6项研究涉及具有ACE抑制剂相关咳嗽史的患者。底部的21项研究涉及未以这种方式预选的患者。在两项分析中，ACER抑制剂的咳嗽频率均显著高于ARB

表24.4　肾素血管紧张素醛固酮系统抑制剂对酶、底物和终产物的影响

	PRA	ARC	ANG Ⅰ	ANG Ⅱ	醛固酮	缓激肽
肾素抑制剂	↓	↑	↓	↓	↓	NA
ACE抑制剂	↑	↑	↑	↓	↓	↑
ARB	↑	↑	↑	↑	↓	NA
MCR拮抗药	↑	↑	↑	↑	↑	NA

ACE.血管紧张素转化酶；ARB.血管紧张素Ⅱ受体阻滞药；ARC.活性肾素浓度；MCR.盐皮质激素受体；NA.未解决；PRA.血浆肾素活性（改编自：Staessen JA，Li Y，Richart T. Oral renin inhibitors. Lancet. 2006：368；1449-1456.）

个氨基酸组成的前段阻断了肾素原中的活性位点，使其无法与其底物血管紧张素原结合（称为"封闭构象"）。肾小球旁细胞中的一种酶可裂解前段，从肾素原中产生肾素（蛋白水解激活）。然后，肾素释放到肾脏组织和血液中。肾素原也产生于肾外，并分泌到体循环中。肾素原本身不具有裂解血管紧张素原的活性。然而，与各种组织中存在的（原）肾素受体（PRR）的结合会引起结构变化，产生与底物相关的"开放构象"。

阿利吉仑通过与肾素结合（也与"开放构象"的肾素原结合）抑制血浆和组织中Ang Ⅰ的产生。在RAA系统抑制剂中，只有肾素抑制剂会降低肾素活性和Ang Ⅰ（表24.4）。阿利吉仑会降低血浆肾素活性（PRA），但不会降低活性肾素浓度（ARC），因为用于ARC测量的单克隆抗体会识别阿利吉仑-肾素复合物。

3.降血压作用、与其他抗高血压药合用及临床试验　阿利吉仑有效抑制血浆和肾脏中的肾素活性。有效的降压作用和副作用（低血压、高钾血症和肾脏损害）代表同一枚硬币的两面。阿利吉仑可用于那些不耐受ACE抑制剂和ARB的患者，或用于血浆肾素活性始终很高的高血压患者。

多项临床研究评估了阿利吉仑的作用。ALTITUDE试验研究了在高危2型糖尿病患者的常规治疗中添加阿利吉仑（包括ACE抑制剂或ARB）。主要终点指标是心血管疾病死亡、非致命性MI、非致命性卒中、心力衰竭住院和肾脏事件的发作。研究发现，阿利吉仑在降低主要终点发生率方面没有其他作用，而是与包括高钾血症和低血压在内的不良事件增加有关。基于这些数据，FDA宣布阿利吉仑不宜用于接受ACE抑制剂或ARB治疗的糖尿病患者。

阿利吉仑急性心力衰竭结果试验（ASTRONAUT）研究了除标准疗法外还使用阿利吉仑对心力衰竭患者的有效性。结果表明，心力衰竭导致两组之间在心血管疾病死亡或住院方面并无差异。在这项研究中，80%或更多的患者在基线时服用ACE抑制剂或ARB，阿利吉仑组再次表现出高钾血症、低血压和肾脏损害。

向利尿药中添加阿利吉仑可具有类似于ACE抑制剂和ARB的降血压效果。阿利吉仑和钙通道阻滞药氨氯地平联用作为高血压的初始治疗策略（ACCELERATE）研究表明，氨氯地平与阿利吉仑联用可有效地早期控制血压。目前尚不清楚这些组合能否改善长期预后。

4.不良反应和药物相互作用　与ACE抑制剂和ARB相似，阿利吉仑在孕妇和单肾双侧肾动脉狭窄或单侧肾动脉狭窄的患者中禁用。抑制RAA系统会导致高钾血症、低血压和肾脏损害；服用ACE抑制剂或ARB的糖尿病患者和CKD患者的风险特别高。

与伊曲康唑或环孢素合用可能会增加阿利吉仑的血浆药物浓度。这似乎与这些药物抑制P-糖蛋白介导的排泄有关。在一项使用P-糖蛋白敲除小鼠的基础研究中，阿利吉仑曲线下的面积比野生型小鼠增加了近7倍。因此，在服用伊曲康唑或环孢素的患者应避免使用阿利吉仑。

四、盐皮质激素受体（MCR）拮抗药

醛固酮是一种类固醇激素，由肾上腺中的胆固醇合成。CYP11B2是调节皮质酮向18-羟基皮质酮和醛固酮转化的关键酶，特别存在于肾上腺皮质的球状带细胞中，从而确保这些细胞中醛固酮的选择性产生。在细胞外容量消耗期间，血管紧张素Ⅱ结合于球状带细胞中的AT1R受体，从而抑制K^+通道，如向内整流的K^+通道Kir3.4（由*KCNJ5*基因编码），导致膜去极化。这会通过电压门控Ca^{2+}通道触发Ca^{2+}内流，并上调CYP11B2表达。醛固酮的产生还通过不依赖血管紧张素Ⅱ的机制进行调节，包括高钾血症和ACTH刺激。

盐皮质激素受体（MCR）属于核受体超家族，其响应配体结合来调节靶基因的转录。在载脂蛋白状态下，MCR存在于细胞质中，并与伴随蛋白（包括热激蛋白90）形成复合物。与醛固酮结合后，全受体易位至细胞核，并与靶DNA启动子中的激素反应元件结合，从而控制基因转录。盐皮质激素受体拮抗药（MCRA）竞争性阻断醛固酮-MCR复合物的形成，并抑制醛固酮和MCR的生物学作用。

1.盐皮质激素受体拮抗药的药理作用　当前有两种MCRA，即螺内酯和依普利酮（图24.3）。螺内酯于1960年被FDA首次批准用于控制高血压、水肿和原发性醛固酮增多症。尽管螺内酯对MCR具有很高的亲和力，但它也能与其他受体（如雄激素和孕激素受体）结合，表现出显著的抗雄激素和孕激素活性，尤其是在较高剂量（大于100 mg）下。由于类固醇受体的保守结构，高选择性MCRA的开发一直具有挑战性。1987年，Ciba-Geigy的科学家发现螺内酯的9-11-α-环氧衍生物对MCR具有高选择性，在引入螺内酯42年后，依普利酮于2002年投放市场。

螺内酯和依普利酮均为合成类固醇，可竞争性抑制配体与MCR的结合。依普利酮对MCR的亲和力比螺内酯低约40倍。然而，依普利酮对MCR表现出高度特异性，因此，很少引起男性乳腺发育和其他性副作用（表24.5）。

螺内酯与血浆蛋白结合，血浆半衰期短（约1.5小时）。它可以转化为两种活性代谢物，即7α-硫代甲基螺内酯（TMS）和坎利酮（在欧洲也可以作为利尿药上市）。这两种代谢物的血浆半衰期更长，TMS为13.8小时和坎利酮为16.5小时。螺内酯由肝脏代谢，对肝硬化患者的药代动力学研究表明，螺内酯及其活性代谢物的半衰期显著增加。与螺内酯不同，依普利酮不会转化为任何活性代谢物，血浆半衰期为3～4小时。依普利酮与血浆蛋白结合程度适中（50%），在肝脏中被CYP3A4

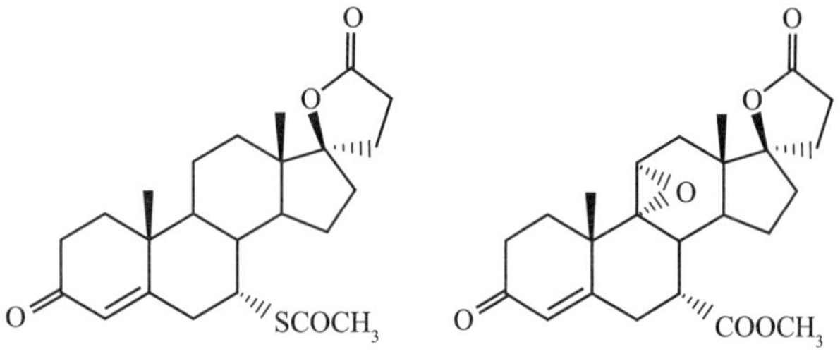

螺内酯
SC-09420
$C_{24}H_{32}O_4S$
(416.58)

依普利酮
SC-66110
$C_{24}H_{30}O_6$
(414.50)

图24.3 醛固酮阻滞药螺内酯和依普利酮的化学结构

（改编自：Garthwaite SM，McMahon EG. The evolution of aldosterone antagonists. Mol Cell Endocrinol. 2004：217：27-31.）

表24.5 螺内酯和依普利酮对人类固醇受体的选择性的比较

	依普利酮（μmol/L）	螺内酯（μmol/L）
MCR（IC50）	0.081	0.002
AR（IC50）	4.827	0.013
GR（IC50）	＞100	2.899
PR（IC50）	＞100	2.619

AR.雄激素受体；GR.糖皮质激素受体；MCR.盐皮质激素受体；PR.孕激素受体（改编自：Garthwaite SM，McMahon EG. The evolution of aldosterone antagonists. Mol Cell Endocrinol. 2004：217：27-31.）

（细胞色素P450 3A4）代谢。

2.作用机制　醛固酮和MCR控制体内的液体和电解质稳态。肾的远端肾单位中存在高水平的MCR，在此处微调总的盐重吸收量。与噻嗪类利尿药和袢利尿药不同，MCRA不会直接抑制质膜上电解质转运蛋白的活性。相反，它们通过抵消醛固酮的作用来调节多种电解质通量介体的合成和降解。由于这种性质，MCRA的利钠作用发生得相对较慢。在主要细胞中，MCR调节SGK1（编码Ser/Thr激酶SGK1）和SCNN1A（编码ENaC、上皮Na^+通道）的转录。SGK1磷酸化泛素连接酶NEDD4-2（神经元前体细胞表达发育性下调4-2），导致其失活并降低ENaC的降解。醛固酮和MCR还可调节远端曲折小管和小管中Na-Cl协同转运蛋白NCC的表达。Pendrin是插层细胞中的Cl^-/HCO_3^-交换剂。醛固酮的这些作用被MCRA拮抗。除了肾小管和结肠的上皮细胞外，MCR还存在于多种组织和器官中，调节着多种细胞过程。MCR信号通过促进组织氧化应激、肥大、炎症和纤维化而加速终末器官损害。这些作用也被MCRA阻断。

3.降血压作用及与其他抗高血压药合用　MCRA通过抑制远端肾单位中Na-Cl的重吸收及降低血管肌源性张力来降低血压。在一项研究中，平均剂量为96.5 mg螺内酯将收缩压/舒张压降低18/10 mmHg。螺内酯剂量超过150 mg对血压没有附加影响，但与男性乳腺发育的发生率增加相关，在难治性高血压中，剂量为25 mg的螺内酯与其他抗高血压药（利尿药和ACE抑制剂或ARB）联合有效降低血压20～25 mmHg。依普利酮的降压作用似乎小于同剂量的螺内酯，但使用依普利酮后，男性乳腺发育或乳痛的发生率显著降低。据报道，依普利酮在非裔美国人和白种人中的降压作用相同，并且在JNC 8中，对于正在使用3种或3种以上抗高血压药物的难治性高血压患者，使用MCRA是一个更好的选择。鉴于有充分的证据表明MCRA可以预防左心功能不全，因此，特别适用于患有慢性心力衰竭的高血压患者。

4.终末器官效应和临床心脏效应试验

（1）心脏效应：基于一系列临床研究的结果，螺内酯和依普利酮在美国被批准用于治疗心力衰竭和左心功能不全，包括RALES（随机螺内酯评价研究）、EPHESUS（依普利酮对急性心肌梗死后心力衰竭的疗效和生存研究）和EMPHASIS-HF（依普利酮在心力衰竭轻症患者住院治疗和生存研究中的应用）。RALES是一项具有里程碑意义的研究，评估了小剂量螺内酯对心力衰竭的保护作用。本研究共纳入1663名接受ACE抑制剂和袢利尿药治疗的射血分数降低（＜35%）的患者。在平均随访24个月后，由于中期分析确定螺内酯是有效的，因此，该研究提前终止。该研究表明，在标准疗法中添加螺内酯可使全因死亡率降低30%。在螺内酯组中有10%的患者出现了男性乳腺发育或乳房疼痛，而在安慰剂组中则为1%。

在RALES研究中，高钾血症的发生率极低。尽管如此，考虑到肌酐水平超过2.5 mg/dl的CKD患者被排除在RALES之外，并且血清K^+水平被排除在外，使用螺内酯对血清K^+升高的风险不应低估。并在研究过程中仔细监测了血清K^+水平。在一项使用退伍军人事务信息系统技术和架构（VISTA）数据库的回顾性研究中，在551名入选患者中，有15%的患者中螺内酯与高钾血症（定义为5.5 mmol/L或更高）相关。在这项研究中，86%的人服用ACEI或ARB）作者指出，即使肌酐浓度的适度增加，也会增加高钾血症的发生率（图24.4）。

EPHESUS研究评估了在6632例急性MI并发左心功能不全（射血分数为40%或更低）和心力衰竭的标准治疗中加入25～50 mg依普利酮的疗效。与RALES研究相似，依普利酮降低了总死亡率的风险（相对危险：0.85；$P=0.008$）。在依普利酮组5.5%的受试者和安慰剂组3.9%的受试者中观察到严重的高钾血症（6.0 mmol/L或更高，$P=0.008$）。安慰剂组低钾血症（小于3.5 mmol/L）的风险显著更高。随后，EMPHASIS-HF研究涉及2737例NYHA Ⅱ级且射血分数不超过35%的

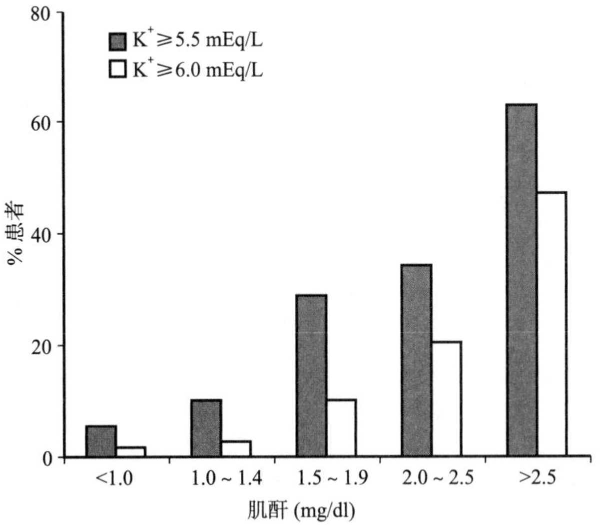

图24.4 在肾功能正常和下降的受试者中，高钾血症发生率与使用螺内酯相关

当血清肌酐水平为1.5 mg/dl或更高时，高钾血症的风险增加到20%以上（改编自：Shah KB，Rao K，Sawyer R，Gottlieb SS. The adequacy of laboratory monitoring in patients treated with spironolactone for congestive heart failure. JACC. 2005：46：845-849.）

患者，证明依普利酮的主要结局（因心血管原因死亡或因心力衰竭住院）。总之，这些研究表明，依普利酮对慢性心力衰竭具有保护作用，其射血分数降低，与螺内酯相似。尚不知道MCRA是否可以在射血分数保持不变的情况下对心力衰竭起到保护作用。在TOPCAT（使用醛固酮拮抗药治疗保留心功能性心力衰竭）研究中，依普利酮对有症状心力衰竭的患者是中性的，并保留射血分数（＞45%，平均射血分数为56%）。有趣的是，TOPCAT研究的亚分析显示，螺内酯对从美国招募的患者有益，而对俄罗斯/格鲁吉亚的另一半则无益处。美国患者与血压降低、血清钾和肌酐浓度升高相关，而俄罗斯/格鲁吉亚患者血压、血清钾或肌酐水平无变化，提示血流动力学变化在MCRA有益作用中的重要性。

（2）肾保护作用：几项随机试验表明，尽管MCRA可以降低CKD患者的蛋白尿，但对肾硬终点（即终末期肾病的发生率）的疗效仍有待确定。在EVALUATE研究中，依普利酮小剂量50 mg可改善患有高血压且已接受ACE抑制剂或ARB治疗的非糖尿病CKD患者的蛋白尿。研究参与者的GFR正常至轻度降低，并且依普利酮的使用与血浆钾水平的显著升高有关；然而，没有人表现出严重的高钾血症，即钾浓度大于5.6 mmol/L。同样地，使用拜耳公司开发的，非类固醇MCR拮抗药非奈利酮（BAY 94-8862）进行治疗，可诱导糖尿病肾病患者蛋白尿的减少，并适度降低GFR。在这两项研究中，MRC阻滞药的抗蛋白尿作用与血压和GFR的显著降低有关，尽管MCRA的蛋白尿改变与血压或GFR的改变无相关性，一项最近的研究表明，利钠在MCRA降压作用中的重要性，表明耐药性高血压患者的基线PRA与螺内酯引起的血压降低呈负相关。然而，实验研究表明，MCRA的保护作用除了对血压有影响外，还可以归因于防止高过滤，改善肾脏炎症，以及对肾小球滤过屏障完整性的有利影响。重要的是，螺内酯的治疗可降低接受透析患者的心血管结局，而不会增加高钾血症的风险。

有几项研究表明，MCRA在糖尿病肾病中具有抗蛋白尿作用。由于存在潜在的高钾血症的风险，依普利酮在患有蛋白尿的糖尿病患者中禁用。使用非奈列酮可能比螺内酯和依普利酮具有更高的高钾血症发生率，目前有两项正在进行的Ⅲ期临床研究，以评估其在糖尿病性肾病中的疗效（FIGARO-DKD和FIDELIO-DKD）。

5.不良反应和重要的药物相互作用 MCRA（螺内酯和依普利酮）的使用与血清K^+水平增加有关，因为醛固酮会增加尿K^+分泌，以交换收集管主要细胞中的Na^+重吸收。MCRA可能会增加血清肌酐，这可能是超滤作用改善的结果。这些作用更有可能发生在肾功能降低的患者中，并且他们也接受ACE抑制剂或ARB。在此类患者中使用MCRA时，应监测血清K^+和肌酐水平。

螺内酯对雄激素受体和孕激素受体具有亲和力，并且其使用与男性乳腺发育和乳痛有关，尤其是在较高剂量下。依普利酮被CYP3A4代谢，禁忌同时给予CYP3A4抑制剂，包括酮康唑、伊曲康唑和克拉霉素。其他效力较低的CYP3A4抑制剂（红霉素、维拉帕米和氟康唑）也可增加依普利酮的血清浓度，因此，建议在已经接受这些药物的患者中降低依普利酮的起始剂量。

第25章 钙通道阻滞药

Alun Hughes

钙通道阻滞药（CCB）具有广泛的治疗应用。在1998—1999年，美国成年人流动人口的近期药物使用状况独立调查中，三大CCB被列为40种最常用的处方药和非处方药。在2001—2010年，美国有20%的高血压成年人报告服用了CCB，其中氨氯地平是最常用的处方药。

本章将重点介绍与系统性动脉高压相关的这类药物。CCB在高血压的联合治疗中的使用将在第27章中讨论。CCB在其他情况下的使用，包括心绞痛和缺血性心脏病、心律失常、充血性心力衰竭、肺动脉高压、偏头痛、肢体动脉痉挛症，产科和神经系统疾病将不包括在内，除非这些条件的共存可能影响这类药物在高血压的选择。考虑也仅限于选择性作用于电压门控钙通道（VGCC）的临床使用药物。因此，本章将不涉及非选择性试剂（如哌嗪类、苯并噻嗪酮类、吡嗪类和吲哚砜类），这些药物有时会包括在某些CCB分类系统中。

一、钙和细胞

在静息条件下，细胞膜对Ca^{2+}离子高度不可渗透，并且由于细胞膜电位为负值且整个细胞中Ca^{2+}的浓度梯度陡峭，Ca^{2+}进入存在相当大的电化学梯度膜。Ca^{2+}进出细胞的过程取决于许多专门的通道、交换体和转运体，因Ca^{2+}的净渗透性变化而引起细胞内Ca^{2+}浓度的变化，从受精到细胞死亡的细胞生理过程中起着重要作用。

二、电压门控钙通道的分子生物学和生理学

VGCC包括一个大的跨膜蛋白家族，这些蛋白在Ca^{2+}进入许多细胞类型中起着重要作用。顾名思义，VGCC的门控对细胞膜电位敏感，去极化与通道采用允许Ca^{2+}渗透（“开放状态”）的构象的可能性增加有关，这表明了它们的发现和所涉及的关键人物的简要历史。VGCC被认为至少以4个不同的构象状态存在：静止、部分激活、开放和失活状态；CCB可以修改通道状态之间的转换（请参阅下文）。在生理条件下，开放的VGCC每秒可允许通过10^6个Ca^{2+}，同时保持对Ca^{2+}的极高选择性。VGCC的高选择性归因于4个谷氨酸残基在通道孔中充当选择性过滤器。

1.电压门控钙通道亚型　VGCC最初根据其电生理特征被细分为不同亚型。已描述了6种主要类别：L（持久）、T（短暂）、N（既不是T也不是L，或不是神经元）、P（浦肯野细胞）、Q（在P之后）和R（剩余或抵抗，或Q之后），每个都有许多亚型。最近，基于α_1亚基的分子生物学对分类进行了改进（表25.1）。

通常，VGCC由3个亚基（α_1、β、$\alpha_{2\delta}$）组成（图25.1）；在骨骼肌中存在一个额外的亚基（γ亚基）。α_1亚基形成通道的核心，负责Ca^{2+}的渗透。它由4个同源域（域Ⅰ～Ⅳ）组成，每个域由6个跨膜的α螺旋（S1～S6）组成。S4被认为是充当电压传感器。其他辅助亚基（表25.2）影响通道的锚定、运输、门控和失活行为，还可能与其他通道或影响其功能的蛋白质相关联。

2.心脏和平滑肌中的电压门控钙通道　L型钙通道（$Ca_V1.2$）是心脏和平滑肌中的主要亚型，但其他亚型[P/Q型VGCC（$Ca_V2.1$）；T型VGCC（$Ca_V3.1$和$Ca_V3.2$）]共存并有助于心血管功能，尽管在总体血压控制中作用似乎很小。小鼠平滑肌中$Ca_V1.2$条件性敲除显著降低了血压，并消除了肌源性张力，这与该通道亚型的主要功能作用一致。相反，$Ca_V3.1$或$Ca_V3.2$（T型VGCC）基因敲除对血压没有影响，尽管$Ca_V3.1$基因敲除可以延迟房室传导并降低静息心率。尽管对血压没有影响，但来自敲除小鼠的证据表明，Cav3.1参与了血管损伤后新内膜的形成，而Cav3.2参与压力诱导和血管紧张素Ⅱ诱导的心肌肥厚。$Ca_V2.1$（P/Q型VGCC）和$Ca_V3.1$（T型VGCC）存在于动脉血管中，可能在调节肾血管阻力中起作用。L型和P/Q型VGCC存在于肾小球前动脉中发挥功能性作用，而T型VGCC存在于传入和传出的小动脉中。

所有VGCC亚基基因都可以进行选择性剪接，例如，$Ca_V1.2$基因包含55个外显子，其中19个外显子可以进行选择性剪接，可能产生2个组合。可变的剪接产生离子通道可辨别不同的门控特性，对CCB的亲和力也不同，VGCC行为受多种细胞内信号传导机制调节，包括环磷酸鸟苷依赖性蛋白激酶、环磷酸腺苷依赖性蛋白激酶和蛋白激酶C在调节肌力收缩和变时性刺激对心脏的影响和血管舒缩对血管系统的影响中发挥重要作用。

表25.1 Voltage-Gated Calcium Channel Types，α1 Subunits，Physiological Function，and Inherited Diseases

Ca^{2+} Current	α1 Subunit	Gene	Chromosome	Specific Blocker	Function	Inherited Diseases
L-type	$Ca_V1.1$	CACNA1S	1q31-32	DHP	Excitation-contraction coupling in skeletal muscle，gene transcription	Hypokalemic periodic paralysis
	$Ca_V1.2$	CACNA1C	12p13.3	DHP	Excitation-contraction coupling in cardiac and smooth muscle，endocrine secretion，neuronal Ca^{2+} transients in cell bodies and dendrites，enzyme regulation，gene transcription	Timothy syndrome；cardiac arrhythmia with developmental abnormalities and autism spectrum disorders
	$Ca_V1.3$	CACNA1D	3p14.3	DHP	Cardiac pacemaking，endocrine secretion，Ca^{2+} transients in cell bodies and dendrites，auditory transduction	
	$Ca_V1.4$	CACNA1F	Xp11.23	DHP	Visual transduction	Stationary night blindness
P/Q-type	$Ca_V2.1$	CACNA1A	19p13.1	ω-CTx-GVIA	Neurotransmitter release，dendritic Ca^{2+} transients	
N-type	$Ca_V2.2$	CACNA1B	9q34	ω-agatoxin	Neurotransmitter release，dendritic Ca^{2+} transients	
R-type	$Ca_V2.3$	CACNA1E	1q25.31	SNX-482	Neurotransmitter release，dendritic Ca^{2+} transients	Familial hemiplegic migraine cerebellar ataxia
T-type	$Ca_V3.1$	CACNA1G	17q22		Pacemaking and repetitive firing	Absence seizures
	$Ca_V3.2$	CACNA1H	16p13.3		Pacemaking and repetitive firing	
	$Ca_V3.3$	CACNA1I	22q13			

[Modified from Catterall WA. Voltage-gated calcium channels. *Cold Spring Harb Perspect Biol*. 2011；3（8）.]

ω-CTx-GVIA，ω-conotoxin-GVIA from the cone snail Conus geographus；DHP，dihydropyridine；SNX-482，a synthetic version of a peptide toxin from the tarantula Hysterocrates gigas

注：电压门控钙通道类型、α1亚基、生理功能和遗传性疾病。Ca^{2+} Current. Ca^{2+}电流；α1 Subunit.α1亚单元；Gene.基因；Chromosome.染色体；Specific Blocker.特定的阻止器；Function.功能；Inherited Diseases.遗传性疾病；DHP.二氢吡啶；ω-CTx-GVIA.锥形蜗牛毒素-GVIAω；SNX-482.肽毒素的合成版本

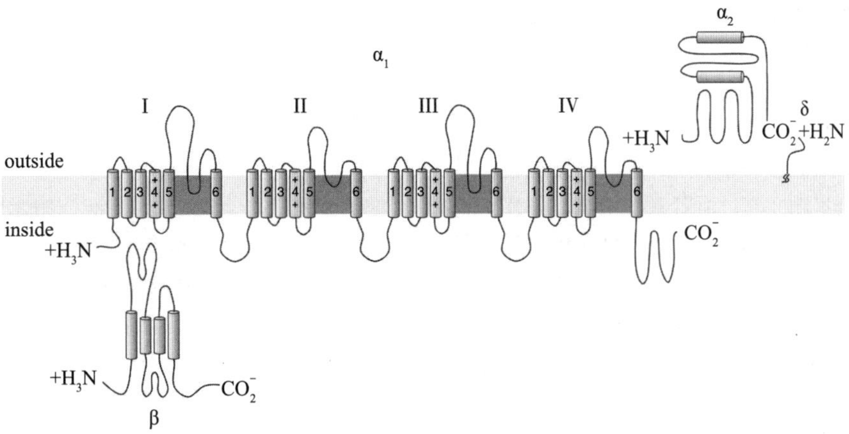

图25.1 Subunit structure of a voltage-gated calcium channel in cardiac or smooth muscle

[Modified from Catterall WA. Voltage-gated calcium channels. Cold Spring Harb Perspect Biol. 2011；3（8）.]

注：心脏或平滑肌中电压门控钙通道的亚基结构

三、药物作用于L型电压门控钙通道

1. 二氢吡啶类 1,4二氢吡啶（DHP）是治疗高血压最常用的CCB类型。DHP通过与两个相邻S6片段加上中间S5片段中的氨基酸残基形成的位点结合而起作用（图25.1）。

它们可能是通过类似于人为局部麻醉药的假定人行道途径从膜的细胞外侧进入该位点，DHP优先结合到开放/失活状态的VGCC，结合导致修饰通道门控。临床上使用的所有DHP都是通过促进VGCC转变为非传导性失活状态来实现，这是“调节受体”假说所设想的。DHP的激动剂形式也存在，尽管它们没有临床作用。激动药DHP与拮抗药DHP结合在VGCC的同一区域（尽管它们可能没有相同的分子靶标），并增加了通道采用

表25.2　电压门控钙通道附件子单元

亚单位	不同的形式	基因的表达量	染色体	功能
$\alpha_2\delta$	$Ca_V\alpha_2\delta$-1	CACNA2D1	7q21-q22	α1亚基的膜运输，电流振幅的增加，激活/失活动力学，激活的电压依赖性
	$Ca_V\alpha_2\delta$-2	CACNA2D2	3p21.3	电流振幅的增加
	$Ca_V\alpha_2\delta$-3	CACNA2D3	3p21.1	电流密度的增加，激活的电压依赖性，稳态失活
	$Ca_V\alpha_2\delta$-4	CACNA2D4	12p13.33	电流振幅的增加
β	$Ca_V\beta_1$	CACNB1	17q21-q22	α1亚基的膜运输，靶向α11.1到三联体，电流振幅增加，激活/失活动力学
	$Ca_V\beta_2$	CACNB2	10p12	α1亚基的膜运输，电流振幅激活/失活动力学的增加，在视网膜中靶向α11.4
	$Ca_V\beta_3$	CACNB3	12q13	α1亚基的膜贩运，电流振幅的增加，激活/失活动力学
	$Ca_V\beta_4$	CACNB4	2q22-q23	α1亚基的膜贩运，电流振幅的增加，激活/失活动力学
γ[a]	$Ca_V\gamma1$	CACNG1	17q24	抑制作用，活化/失活动力学
	$Ca_V\gamma6$	CACNG6	19q13.4	电流振幅的降低

[a]共鉴定出了8个γ亚基，但只有γ1和γ6被认为是电压门控钙通道的亚基（修改自：Arikkath J，Campbell KP. Auxiliary subunits: essential components of the voltage-gated calcium channel complex. Curr Opin Neurobiol. 2003；13：298-307.）

长开放状态（在正常情况下很少发生）的可能性。在某些情况下［如（S）-BAY K 8644和（R）-BAY K 8644］，具有相同化学实体的对映体分别作为激动剂和拮抗剂，并且在位点特异性后，激动剂可以转化为拮抗剂，反之亦然，通道突变或通过修改的实验条件。

DHP减少Ca^{2+}进入的机制已被广泛研究。最近的模型表明，DHP可以稳定一种结合单个Ca^{2+}离子的非渗透状态。DHP在开放或失活状态下与通道的优先结合意味着DHP的亲和力受到膜电位的影响（即电压依赖性）。在去极化程度更高的条件下，DHP对VGCC的亲和力更高，因为在这些条件下，开放或失活状态的可能性更大。DHP的电压依赖性部分地解释了为什么这些药物在血管平滑肌比在心肌中优先作用于VGCC，因为血管平滑肌细胞通常比心肌细胞保持更强的去极化膜电位。然而，其他因素也有助于DHP对血管系统的优先作用。这些因素包括心脏中$Ca_V1.3$和$Ca_V1.4$亚型的DHP敏感性较低，以及在血管平滑肌中$Ca_V1.2$的剪接变异体的较高表达，对DHP具有更高的亲和力。

DHP可以进一步细分为第一代，第二代和第三代药物。最初，这是基于药物开发的顺序，但是，仅是因为后来开发的药物并不一定意味着优势。一个最近和更有说服力的分类是基于DHP的药动学和药效学性质（表25.3）。还提出了其他基于血管的分类：心脏选择性和作用时间。

2.苯烷胺类　维拉帕米（Verapamil）是CCB苯烷胺（PAA）亚类的成员（该亚类的其他成员包括加洛帕米和噻帕米）是第一个被发现的CCB，并且是该亚类中唯一在高血压中广泛使用的成员。维拉帕米与PAAα_1亚基Ⅲ和Ⅳ区S6片段的氨基酸结合。PAA结合位点与DHP结合位点重叠（图25.2），维拉帕米的结合可能导致DHP结合的变构调节。

与DHP不同，维拉帕米通过细胞内途径进入其结合位点，并在开放状态下优先显示与通道的结合。因此维拉帕米表现出频率依赖性或使用依赖性，即VGCC的频繁重复开放有利于其结合。这就解释了维拉帕米治疗室上性心律失常的疗效，以及维拉帕米与DHP相比具有更明显的心脏作用。与DHP不同，维拉帕米在高血压患者中长期使用后会减慢心率，这种作用在运动中更为明显。然而，维拉帕米对心输出量的影响很小，因为它代偿地增加了每搏输出量，而血压降低可归因于全身血管阻力的减少。

3.苯并噻氮䓬类　地尔硫䓬是临床上使用的苯并噻氮䓬类CCB的唯一实例。地尔硫䓬对VGCC的抑制作用是通过与位于Ⅲ S6、Ⅳ S6区段中的氨基酸残基结合而实现的。这些氨基酸中的某些但不是全部也参与了DHP和PAA的结合（图25.2）。维拉帕米和地尔硫䓬虽然可以调节DHP结合，但彼此之间并不竞争。地尔硫䓬与维拉帕米相似，尽管地尔硫䓬的使用依赖性，但它以频率和使用依赖性的方式抑制VGCC。不如维拉帕米突出，其抗抑郁作用也不太明显。地尔硫䓬尽管具有抗抑郁活性，但其通过降低全身血管阻力来降低血压。

4.药动学和药物相互作用　第一代DHP与非DHP、维拉帕米和地尔硫䓬的药动学相对相似。它们在口服后几乎被完全吸收并且主要被肝代谢所消除，但它们的生物利用度在10%～60%，因为第一代DHP及维拉帕米和地尔硫䓬的速释制剂的作用时间很短，这使其在治疗高血压方面不理想。第一代和短效第二代DHP的速释制剂（如硝苯地平、尼卡地平、尼莫地平、尼群地平）起效迅速，与压力反射激活介导的心动过速有关。这种现象可能解释了以下原因：硝苯地平后出现心绞痛。1995年的病例对照研究中，Psaty等报道，短效CCB的使用，尤其是大剂量的CCB的使用，会增加心肌梗死的风险。

表25.3 二氢吡啶分为第一代、第二代、第三代

第一代产品	第二代产品		第三代发电机[b]
	新配方（Ⅱa）	新的化学实体（Ⅱb）	
硝苯地平	硝苯地平SR/GITS	苯尼地平	氨氯地平
尼卡地平	非罗地平ER[a]	氟地松果体	阿氮硝地平
	尼卡地平SR	异拉地品	克列维地平
		尼尔伐地平	依苯地平
		尼莫地平	拉西地平
		尼索地平	勒卡尼地平
		硝基苯二平	马尼地平

[a]GITS，胃肠道治疗系统、内质网，延长释放，SR，缓释。非罗地平可分为Ⅱa或Ⅱb剂

[b]在某些分类中，克利维地平、勒卡尼地平和拉西地平被称为第四代二氢吡啶

（修改自：Toyo-Oka T，Nayler WG. Third generation calcium entry blockers. Blood Press. 1996；5：206-208.）

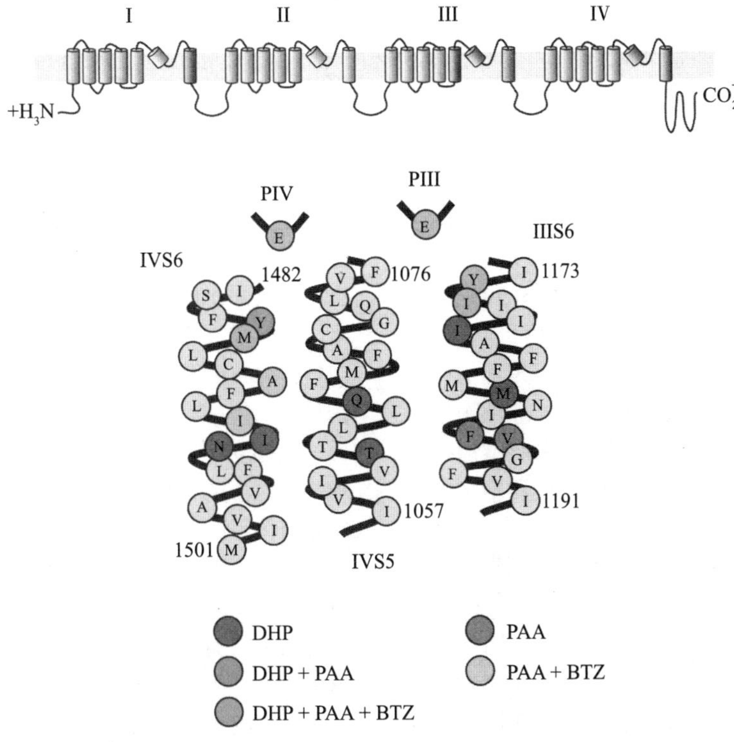

图25.2 与钙通道阻滞剂相互作用的片段和氨基酸。与二氢吡啶（DHP；红色）、苯烷基胺（PAA；紫色）、PAA＋苯并噻嗪䓬类（PAA＋BTZ；黄色）、DHP＋PAAs（橙色）以及所有三种阻断剂类、DHP＋PAAs＋BTZ（绿色）的相互作用显示。IS6片段显著有助于DHP与平滑肌l型通道的高亲和力结合。氨基酸编号根据Cav1.2b序列

［修改自：Lacinova L. Voltage-dependent calcium channels. Gen Physiol Biophys. 2005；24（Suppl 1）：1-78.］

随后的一项基于16项二级预防随机临床试验（RCT）的荟萃分析发现，对总死亡率有显著的不良影响，主要归因于每天使用80mg或更多硝苯地平的RCT。尽管有争议，这些发现和其他发现促使人们呼吁避免短效DHP。一个一致的观点是，这些短效制剂即使在高血压管理中也没有地位，即使在紧急情况下也是如此，长效药物在每日1次制剂中更可取。

随后开发了硝苯地平的缓释制剂，使起效更慢和作用时间更长。每天使用一次此类制剂可减少心动过速，并达到24小时的血压控制水平和峰谷比，与新一代CCB相似。新一代CCB起效缓慢，作用时间更长，表25.4总结了所选CCB的药代动力学特性，对血管系统具有更大的优先作用（血管/心脏比值＞100），并且与反射性心动过速（如果有）无关。

表25.4 高血压用钙通道阻滞剂的药代动力学

药物	半衰期，数小时	T最大值，工作小时	参考文献
氨氯地平	35～50	6～12	57
左旋孢松果体[a, b]	0.25（即，～15分钟）	0.03～0.06（即，2～4分钟）	160
非罗地平	20～25	2～8	57
异拉地品	8～12	1.5	57
拉西地平	6～19	1～2[c]	161，162
勒卡尼地平	2～5	1.5～3	162，163
尼卡地平	1～4	1～2	57
硝苯地平GITS	2	6	57
尼索地平	6～19	1～2	57
地尔硫䓬	2.5	6～11	164
维拉帕米	4.5～12	4～6	164

所选择的药物是美国、欧洲或英国批准用于高血压的钙通道阻滞剂

GITS.胃肠道治疗系统；T最大，达到最大浓度所需的时间

[a]指示在口服治疗不可行或不可取时，由联邦药物管理局降低血压

[b]经药物和医疗保健产品监管机构批准，用于准备手术、接受手术或手术后立即使用的成年人降低血压

[c]尽管血浆半衰期相对较短，但拉西地平的作用时间较长，可能是因为其高亲脂性

CCB与其他药物有许多重要的相互作用。一些是由于药效学相互作用而引起的。例如，由于β受体阻滞药和维拉帕米对心脏有加性的负性变力和变时性作用，因此，不应同时使用。据报道，丹曲林和维拉帕米的组合会导致高钾血症和心肌抑制，这可能是因为高钾血症增加了维拉帕米的心脏抑制作用，其他相互作用可能归因于药代动力学效应。例如，维拉帕米和地尔硫䓬可能通过降低肾脏和肾外清除率而增加地高辛水平。维拉帕米和地尔硫䓬还可以提高环孢素、卡马西平、苯妥英钠、哌唑嗪和茶碱的水平。维拉帕米和地尔硫䓬是由CYP3A4代谢的，诱导剂（如利福平）和抑制剂（如红霉素、伊曲康唑、西咪替丁）可能分别导致这两种CCB的血浆水平降低和升高。葡萄柚汁中含有抑制肠道CYP3A4的类黄酮，可增加口服生物利用度，其中对非洛地平的作用最为显著外，维拉帕米抑制P-糖蛋白介导的药物转运，这可能会改变几种药物在肠道的吸收，并影响其在外围组织和中枢神经系统中的分布。

在患有肝病的患者中应谨慎使用CCB，因为它们的代谢可能会降低，从而导致更高的血浆浓度和潜在的毒性。一般而言，在肝功能不全时应使用较低的CCB起始和维持剂量。尽管维拉帕米可能是例外，但肾功能不全通常不需要对大多数CCB进行剂量调整。

5.对非L型（N型、P/Q型和T型）电压门控钙通道的作用　最初根据其对L型VGCC的阻断作用确定了CCB的三大类。其他（非L型）VGCC被认为对DHP相对不敏感。然而，最近发现一些CCB可以抑制NHP和P/Q型和（或）T型VGCC，与抑制L型VGCC的浓度重叠或接近的浓度（表25.5）。阻断N型VGCC可能导致更明显的交感神经抑制作用或对醛固酮释放的抑制作用。对P/Q型VGCC的抑制作用可以增强血管舒张作用，尤其是在肾循环中。T型VGCC可以减少反射性心动过速，减少醛固酮分泌并有助于肾脏保护作用。第一代和第二代/第三代DHP之间的差异部分归因于第二代/第三代DHP的药效学差异，尽管如上所述，药代动力学的差异也可能在临床上很重要，但趋向于具有对VGCC的抑制作用更为混合的药物。

近来，已经开发了其他CCB，其目的是对非L型VGCC具有优先或等效作用。其中包括苯甲酰咪唑基取代的四氢呋喃衍生物美贝拉地（Ro 40-5967），它对L型VGCC的T型具有选择性，但也影响了其他通道，并且由于存在药物风险而被撤回。第三代DHP依方地平对T型VGCC表现出轻微的选择性，但最好被认为是L型和T型VGCC的混合阻滞剂。

6.辅助作用　一些CCB可能具有与其阻止VGCC的能力无关的辅助作用。据报道，包括氨氯地平、贝尼地平、尼索地平、尼群地平和硝苯地平在内的几种DHP会增加体外和（或）体内内皮一氧化氮的释放，该特性似乎与药物阻断VGCC的能力无关，因为VGCC激动药，如BAY 8644和非活性对映异构体（R）-氨氯地平显示了这一点。这可能与DHP中一氧化氮（NO）供体氧化呋喃的存在、抗氧化剂特性，或破坏细胞膜小窝有关。还提出了某些DHP的抗氧化特性有助于CCB的抗动脉粥样硬化作用，但与其他辅助作用一样，这

表25.5 钙通道阻断剂对非l型电压控钙通道的抑制作用

通道子类型	药物	参考文献
N	氨氯地平、巴尼地平、苯尼地平、西尼地平、尼卡地平	165～167
P/Q	氨氯地平、巴尼地平、苯尼地平、尼卡地平（西尼地平和尼莫地平的证据不明确或不一致）	165～167
T型的类型	巴尼地平、苯尼地平、依拉地平、依非尼地平、曼尼地平、尼卡地平、尼唑地平、尼索地平（氨氯地平、非洛地平和尼莫地平的证据模棱两可或不一致）	65，66，168

所列药物在与l型钙通道重叠或不超过半抑制浓度3倍的浓度下，对通道亚型的抑制达到50%或更大的抑制（半抑制浓度）。

不一致的证据可能是由于研究之间的实验和方法上的差异，表达通道和原生通道之间的差异，或剪接变异之间的差异

些作用是否会影响CCB的选择在临床实践中仍有待确定。

四、钙通道阻滞药在高血压管理中的作用

1.降血压和血流动力学作用　尽管最初将CCB设想为抗心绞痛和抗心律失常药，但CCB自20世纪70年代后期以来一直被用作抗高血压药。急性和长期给药后，所有CCB均可降低血压，且各亚类CCB的抗高血压作用相似。尽管CCB亚类之间在局部血流方面存在一些差异，但所有CCB都是由于动脉血管扩张而导致血压降低。CCB确实具有适度的静脉扩张作用，但对总静脉容量的影响却很小。这可以解释为什么与其他血管扩张药相比，CCB治疗中直立性低血压不是特别常见。有证据表明，CCB与血管紧张素转化酶（ACE）抑制剂或β受体阻滞药相比，在非洲血统或血浆肾素水平较低的人群中更有效。

在24小时内有效降低血压是任何抗高血压药的理想功能，新一代CCB和延长释放制剂可提供持续的血压控制。最近对DHP的16项RCT进行的系统评价［2768名参与者；研究的药物：氨氯地平、乐卡地平、马尼地平、硝苯地平和非洛地平（每日1次）和尼卡地平（每日2次）］报告，所有这些CCB在24小时的疗程中每小时降低血压的量相对相似。

血压的长期波动性（即数月或数年）也被认为是心血管疾病尤其是卒中的危险因素。据报道，CCB是降低血压最有效的抗高血压药。这在多大程度上有助于其对高血压的心血管（CV）结果产生有益影响尚不确定。

对主动脉（中心）和肱动脉（外周）血压的降压疗效差异也可能影响高血压的心血管结果。最近的荟萃分析表明，CCB降低中心和外周血压的程度相似，而利尿药和β受体阻滞药在降低中心血压方面效果较差。

CCB降低了肾血管阻力，因此，尽管血压降低，肾血流量仍维持不变。通常，CCB还可以提高肾小球滤过率，并且与大多数其他动脉血管扩张药（如肼屈嗪和米诺地尔）不同，CCB会引起适度的利钠，其部分原因是抑制肾小管对钠的重吸收。

2.高血压对靶器官损害的影响

（1）左心室肥大：左心室肥大（LVH）和左心室几何形状异常与独立于血压的CV事件发生率增加相关，并且在抗高血压治疗期间显示LVH回归的个体比那些没有回归的个体具有更好的CV结局。

与其他抗高血压药相比，许多RCT已经研究了CCB诱导LVH回归的能力。在氨氯地平和赖诺普利对左心室重量和舒张功能的影响研究（ELVERA）中，氨氯地平在2年的治疗中，对166名新诊断的高血压患者在降低左心室重量指数方面与赖诺普利一样有效。评估心室扩大回归的前瞻性随机依那普利研究（PRESERVE）显示，235名接受1年以上治疗的患者中，硝苯地平胃肠道治疗系统（GITS）或依那普利对LVH的回归相似。欧洲拉西地平动脉粥样硬化研究（ELSA）的一项亚研究报道，174例患者使用lacidipine或阿替洛尔治疗4年后，LV质量指数降低无显著差异。ASCOT试验的一项亚研究也发现，以氨氯地平或阿替洛尔疗法治疗536名参与者后，LV质量下降无差异，一个包含80项RCT、146个积极治疗组（3767例患者）和17个安慰剂治疗组（346例患者）的荟萃分析发现，抗高血压药引起左心室质量指数下降的能力之间存在显著差异，其中CCB和ACE抑制剂比β受体阻滞药更有效。

（2）动脉僵硬度：动脉僵硬度的增加［较高的脉搏波传导速度（PWV）或降低的动脉顺应性］在年龄依赖性的脉压和单纯收缩期高血压（ISH）的升高中起关键作用，并独立于血压预测心血管事件。中心脉压和增强指数尽管与动脉顺应性和波反射有关，但不应解释为动脉僵硬度的直接测量。解释抗高血压药对动脉僵硬度的作用因其固有的压力依赖性而变得复杂；因此，降低血压必然会降低动脉硬化，使用CCB后观察到的PWV降低可能只是血压降低的结果。但是，有证据表明，仅通过平均动脉压的降低，抗高血压药就能使动脉僵硬度降低超出预期。在131名2型糖尿病患者中，比较缬沙坦加氢氯噻嗪和氨氯地平的研究发现，与氨氯地平相比，缬沙坦/氢氯噻嗪在脉压60 mmHg或更高且白蛋白排泄率升高时PWV降低更大［差异＝0.9 m/s（95%置信区间：

-1.4 ～ -0.3）；$P = 0.002$］，肱动脉和中心脉压的降低也类似。然而，最近的一项荟萃分析发现，尽管符合条件的研究数量很少且置信区间范围很广，但没有证据表明个别抗高血压药降低PWV的能力存在差异。因此，CCB是否可以通过与降压无关的机制来降低PWV仍不确定。

（3）肾功能与肾脏疾病的进展：血压降低与慢性肾脏疾病患者的尿蛋白排泄减少和肾病进展减少有关（另见第33章）。在欧洲收缩期高血压（Syst-Eur）试验中，随机分配给尼群地平组的患者与随机分配给安慰剂组的患者相比，轻度肾功能不全的发生率比安慰剂组降低了64%，新蛋白尿的发生率比安慰剂组降低了33%。

一些RCT将CCB与其他抗高血压方案进行了比较，并报道了肾功能预后。在INSIGHT中，硝苯地平治疗的患者肾功能受损的发生率低于利尿药（1.8% vs. 4.6%，$P < 0.0001$）；ALLHAT报道，氨氯地平的估计肾小球滤过率（eGFR）高于氯噻酮［75.1 vs. 70.0 ml（min・1.73m^2）；$P = 0.001$］或赖诺普利［75.1 vs. 70.7 ml（min・1.73 m^2）］，当分析仅限于基线时肾功能下降的患者时，终末期肾病的发生率无显著差异（ESRD）。VALUE也报道氨氯地平或缬沙坦的肾结局无差异。但是，在一项RCT招募非糖尿病肾病的非裔美国高血压患者中，氨氯地平与雷米普利相比，eGFR的下降幅度更大，特别是在那些蛋白尿明显的患者中。最近对26项试验的荟萃分析（152 290名参与者）包括30 295名估计的肾小球滤过率降低的患者在内，几乎没有证据表明不同药物类别在预防慢性肾脏疾病的心血管事件方面存在差异。

荟萃分析表明，尽管具有相似的降压作用，但非DHP可能比DHP对蛋白尿和肾脏疾病的进展更有利。新一代DHP对非L型VGCC阻断比传统DHP更能改善肾脏功能，尽管与特定药物有关的证据有限。一个针对24项研究（1696名参与者）的荟萃分析，将T型CCB（依福地平、阿折地平、贝尼地平、马尼地平、尼伐地平）与L型CCB（氨氯地平或硝苯地平）或肾素-血管紧张素系统（RAS）拮抗药进行了比较，发现蛋白尿［平均差异＝-0.73（95%CI：-0.88 vs. -0.57）；$P < 10^{-5}$］、蛋白与肌酐比率［平均差异＝-0.22（95%CI：-0.41 vs. -0.03）；$P = 0.02$］、尿白蛋白/肌酐比率［平均差异＝-55.38（95%CI：-86.67 vs. -24.09）；$P = 0.0005$］，与L型CCB相比，T型CCB血压降低相似。CCB尽管有类似的血压降低，就血压或肾脏指标而言，T型CCB的作用与RAS拮抗药并无显著差异。一项在339名参与者中比较L/N型阻滞药西尼地平与氨氯地平的多中心、开放性随机试验，发现治疗12个月后尿蛋白与肌酐的比率显著降低，血压无差异。

（4）认知功能与痴呆：血压和认知功能与痴呆之间的关联很复杂，并且似乎随着年龄而改变。有合理的证据表明，中年（40 ～ 64岁）的血压升高与随后的认知功能受损或痴呆有关。然而，抗高血压治疗（通常在以后的生活中开始使用）可以防止这种情况的证据令人信服，并且相对较少的RCT将认知功能或痴呆视为结果。在Syst-Eur中，包括60岁或以上患有收缩期高血压且基线时没有痴呆的参与者，尼群地平治疗［必要时加用依那普利和（或）氢氯噻嗪］与安慰剂组相比，在2年的中位随访中，痴呆（血管性痴呆和阿尔茨海默病）减少50%，目前，这项研究仍是唯一一项研究CCB对痴呆影响的RCT，对包括观察性研究在内的所有数据进行的荟萃分析均无法提供明确的证据证明CCB对认知功能和痴呆的影响，需要进一步的临床试验，以确定CCB是否对认知功能有益及预防痴呆。

3.主要临床结果　有许多RCT研究了CCB对高血压患者主要心血管预后的影响（如心肌梗死、卒中、心绞痛、冠状动脉血运重建、充血性心力衰竭和外周动脉疾病），表25.6列出了相关的RCT。在这些试验中，大多数治疗是通过使用CCB或比较剂开始的，并根据需要添加其他药物以达到目标血压（表25.7）。在某些情况下，将CCB或比较剂添加到现有的降压治疗中。这些研究令人信服地证明，与安慰剂组相比，CCB在减少心血管事件方面有效，并且与其他主要类别的抗高血压药（利尿药、β受体阻滞药、血管紧张素转化酶抑制剂和血管紧张素受体阻滞药）相比，它们对结局的影响大致相似。对老年人、稳定型冠心病患者和一些非欧洲/高加索族裔人群进行了研究，因此，具有相当广泛的适用性。这些结论得到最近来自RCT数据的荟萃分析的支持。降压治疗研究人员协作进行了一项前瞻性设计的安慰剂对照的钙拮抗药RCT的荟萃分析（两项试验，主要针对5520例高血压患者），并显示出CCB有心血管有益的有力证据：主要心血管事件的发生减少了28%（95%CI：13 vs. 41），而冠心病、卒中、心力衰竭和心血管死亡的减少幅度相似。随后的荟萃分析包括27个RCT（175 634人）证实，将CCB和非CCB药物（β受体阻滞药、利尿药、血管紧张素转化酶抑制剂和血管紧张素受体阻滞药）的主要心血管事件（合并致命和非致命性心肌梗死、卒中、心血管死亡、心力衰竭）的风险降低了24%，并提供了证据。与其他抗高血压药物相比，CCB与脑卒中的风险降低（比值比：0.86；95%CI：0.82 vs. 0.90），相似的冠心病风险和适度的心力衰竭风险（OR：1.17，95%CI：1.11 vs. 1.24）。基于18项RCT（141 807名受试者）的最新荟萃分析，比较了不同类型的抗高血压药（图25.3）。这项分析发现，一线CCB和任何其他一线抗高血压药类的全因死亡率没有差异。与β受体阻滞药相比，CCB减少了总心血管事件、心血管疾病死亡率和卒中、但与利尿药相比，增加了总心血管事件和充血性心力衰竭事件；与ACE抑制剂相比，CCB还可以减少卒中；与ARB相比，CCB可以减少卒中和心肌梗死；但是与ACE抑制剂或ARB相比，CCB可

表25.6 比较使用钙通道抑制剂和安慰剂开始的降压治疗；(B)利尿剂/测试抑制剂；(C)血管紧张素转化酶抑制剂或血管紧张素受体抑制剂的试验

(A)

试验	代理人比较（1对2）	ΔSBP/DBP，mmHg（1对2）	主要研究结果的差异
STONE[169]	硝苯地平SR与安慰剂相比	−9/−6	−62%（$P<0.001$）[CV事件]
Syst-Eur[122]	硝基苯地平与安慰剂相比	−10/−4.5	−42%（$P=0.003$）[冲程]
Syst-China[123]	硝基苯地平与安慰剂相比	−9/−3	−38%（$P=0.01$）[脑卒中]
ACTION-HT[124]	硝苯地平GITS与安慰剂相比	−6.6/−3.5	−13%（$P=0.02$）[CV事件]
CAMELOT[125]	氨氯地平与安慰剂相比	−5.5/−3.1	−31%（$P=0.003$）[CV事件]
FEVER[145]	非罗地平与安慰剂相比	−4.2/−2.1	−27%（$P=0.002$）[冲程]

(B)

试验	代理人比较（1对2）	ΔSBP/DBP，mmHg（1vs.2）	主要研究结果的差异
STOP-2[170]	非罗地平或异雷地平vs阿替洛尔或平多洛尔或HCTZ	+2/<1	−3%（$P=0.7$）[CV死亡]
NICS-EH[126]	尼卡地平与三氯甲基噻嗪之间的比较	0/+2%	−3%（$P>0.9$）[CV事件]
NORDIL[171]	地尔硫䓬与β受体阻滞剂或利尿剂	+3/<1	0%（$P>0.9$）[CV事件]
INSIGHT[110]	硝苯地平GITS对HCTZ+阿米洛利	<1/<1	+11%（$P=0.35$）[CV事件]
ALLHAT[111]	氨氯地平与氯他利酮的比较	+1/<1	−2%（$P=0.65$）[心脏事件]
CONVINCE[143]	复方维拉帕米与HCTZ或阿替洛尔相比	<1/<1	+2%（$P=0.77$）[CV事件]
SHELL[172]	拉西西平与氯他酮	−1/	+1%（$P>0.9$）[CV事件]
INVEST[144]	维拉帕米vs.阿替洛尔	<1/<1	−2%（$P=0.57$）[CV事件]
ASCOT[173]	氨氯地平与阿替洛尔相比	−2.7/−1.9	−10%（$P=0.1$）[a] [CV事件]

(C)

试验	代理人比较（1对2）	ΔSBP/DBP，mmHg（1对2）	主要研究结果的差异
STOP-2[170]	非罗地平ER或异拉平与依那普利或赖诺普利	<1/<1	−4%（$P=0.67$）[CV死亡]
JMIC-B[174]	硝苯地平与ACEI的比较	−2/−2	+5%（$P=0.86$）[心脏事件]
ALLHAT[175]	氨氯地平与赖诺普利的比较	−1.5/1.1	0%（$P=0.85$）[心脏事件]
CAMELOT[125]	氨氯地平与依那普利相比	<1/<1	−19%（$P=0.1$）[CV事件]
VALUE[147]	氨氯地平与缬沙坦的比较	−2.6/−1.6	−4%（$P=0.49$）[心脏事件]
MOSES[176]	硝基苯地平与依普沙坦	−1.5/<1	+31%（$P=0.03$）[CV事件]

[a]P值是研究中定义的主要结果的值

ACEI.血管紧张素转化酶抑制剂；CV.心血管；内质网、延长释放；GITS.胃肠道治疗系统；HCTZ.氢氯噻嗪；ΔSBP.收缩压差异；ΔDBP.舒张压差异

试验首字母缩写：ACTION-HT.一项冠心病试验调查硝苯地平GITS高血压队列；ALLHAT.抗高血压和脂质降低治疗预防心脏病发作试验；ASCOT.阿斯可特、英格鲁-斯□的纳维亚心脏结局试验；CAMELOT.卡梅洛，氨氯地平与阿那普利的比较，以限制血栓的发生；CONVINCE.对照开始维拉帕米心血管终点调查；FEVER.非洛地平事件减少；INSIGHT.国际尼苯地平GITS研究，高血压治疗目标干预；INWEST.国际维拉帕米SR/曲多普利研究；JMIC-B.日本心血管疾病多中心调查-B；MOSES.脑卒中后发病率和死亡率，依普沙坦与硝伦地平的二级预防研究；NICS-EH.国家老年高血压干预合作研究；NORDIL，北欧地尔硫䓬试验；SHELL.老年拉西德平收缩期高血压试验；STONE.上海老年硝苯地平试验；STOP-2.瑞典老年高血压患者试验-2；Syst-Eur.欧洲收缩期高血压；Syst-China.中国收缩期高血压；VALUE.缬沙坦降压长期使用评价

一项研究在5.5年的中位随访后过早停止，因为随机接受阿氯地平方案的患者死亡率较高，其他几个次要影响的结果较差

（修改自：Zanchetti A. Calcium channel blockers in hypertension. In: Black HR，Elliott WJ，eds. Hypertension：A Companion to Braunwald's Heart Disease. Philadelphia:Saunders Elsevier；2007：268-285.）

表25.7　主要对照随机试验中钙通道阻断剂联合用药

试验	钙通道阻断剂	已添加的代理程序
Syst-Eur[19]	硝基苯二平	酸：依那普利
Syst-China[20]	硝基苯二平	ACEI：卡托普利
VHAS[46]	维拉帕米	ACEI：卡托普利
HOT[45]	非罗地平	ACEI：任何（美国依那普利）
NORDIL[26]	地尔硫䓬	ACEI：任何
INVEST[31]	维拉帕米	ACEI：曲多拉普利
ASCOT[32]	氨氯地平	ACEI：培哚普利
HOT[45]	非罗地平	BB：任何
STOP-2[24]	非罗地平或依沙地平	BB：任何
INSIGHT[27]	硝苯地平	阿替洛尔
ALLHAT[28]	氨氯地平	阿替洛尔
ELSA[52]	拉西地平	D：氢氯噻嗪类药物
CONVINCE[29]	维拉帕米	D：氢氯噻嗪类药物
VALUE[34]	氨氯地平	D：氢氯噻嗪类药物
FEVER[23]	非罗地平	D：氢氯噻嗪基药物

ACEI.血管紧张素转化酶抑制剂；BB.β受阻滞剂；D.利尿药

有关试验的首字母缩略词，请参见表25.1和文本

一种氯噻嗪作为所有患者的背景药物

（改编自Zanchetti A. Calcium channel blockers in Hypertension. In：Black HR，Elliott WJ，eds.Hypertension：A Companion to Braunwald's Heart Disease. Philadelphia：Saunders Elsevier；2007：268-285.）

以增加充血性心力衰竭事件。其他评估结果没有显著差异。

4.钙通道阻滞药的安全性　不利影响：CCB的许多副作用是血管舒张的结果，并且通常是剂量依赖性的。DHP的血管扩张药副作用比维拉帕米或地尔硫䓬更常见，但非DHP的心脏和胃肠道副作用（尤其是维拉帕米的便秘）更常见。表25.8列出了在一些大型RCT中将CCB与其他抗高血压药相比所观察到的一些常见不良反应。除了血管舒张作用外，CCB还可能与牙龈增生有关；据报道，在硝苯地平治疗的患者中，这种未被充分认识的不良反应发生在14%～83%的患者中，并且与其他CCB相比较少见（约4%）。

DHP与10%～20%的患者的头痛、眩晕或头晕、潮红、低血压和外周性水肿相关。外周性水肿发生在约10%的患者中，在女性中更为常见，并导致约2%的RCT参与者退出治疗。CCB引起的水肿被认为是毛细血管压力升高的继发原因，因为毛细血管前和小动脉血管舒张没有等效的毛细管后血管舒张。当使用亲脂性或非DHP的CCB时，水肿较少见。利尿药可能无法缓解这种水肿，但ACE抑制剂以及RAS的其他抑制剂可能在较小程度上减轻或预防了CCB诱导的水肿，RAS抑制的这些作用可能归因于静脉扩张和改善毛细血管压力升高。

维拉帕米和地尔硫䓬的血管扩张药副作用较少，但便秘更常见，比起地尔硫䓬，维拉帕米的便秘更频繁。在对7项双盲RCT（1999名参加者）的荟萃分析中，13%的患者使用维拉帕米与便秘相关，而接受安慰剂的患者为2%。维拉帕米也使头晕（6% vs. 2%）和背痛（3% vs. 1%）增加。

CCB通常被认为是代谢中性的，对22项143 153名无糖尿病参与者的临床试验进行网络荟萃分析，随机分组显示，CCB的糖尿病发生率低于类似安慰剂的利尿药和β受体阻滞药，且大于ACE抑制剂或ARB（图25.4）。

20世纪90年代的一项队列研究引发了关于CCB使用与癌症之间关联的严重警告，但大型RCT和最近的荟萃分析并未证实这一担忧。同样，RCT并未提示接受CCB的患者发生胃肠道出血的风险在临床上有重要意义的增加。

五、钙通道阻滞药的特殊适应证和禁忌证

1.心绞痛　有关使用CCB和心肌梗死之间可能存在关联的担忧已在本章的前面进行了讨论（“药代动力学和药物相互作用”）。CCB可有效缓解心绞痛，如果对

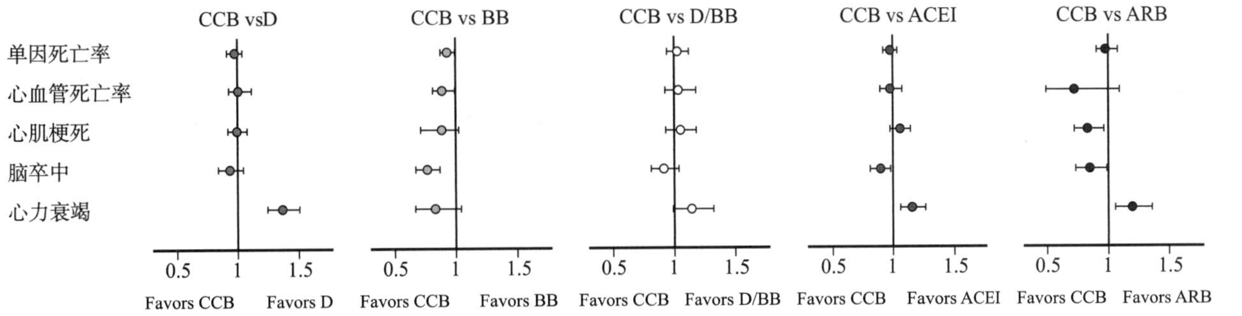

图25.3 使用钙通道阻滞剂(CCB)的降压随机临床试验Meta分析，比较使用钙通道阻滞剂(CCB)与基于利尿剂(D)、受体阻断剂(BB)、受体阻滞剂和利尿剂阻滞剂(D/BB)的方案，其中利尿剂、受体阻滞剂或两者都使用，但不能使用血管紧张素转化酶抑制剂(ACEI)或血管紧张素受体阻滞剂(ARB)单独分析。圆圈表示风险比，条形图表示95%的置信区间

［引自：Chen N，Zhou M，Yang M，et al. Calcium channel blockers versus other classes of drugs for hypertension. Cochrane Database Syst Rev，2010，(8)：Cd003654.］

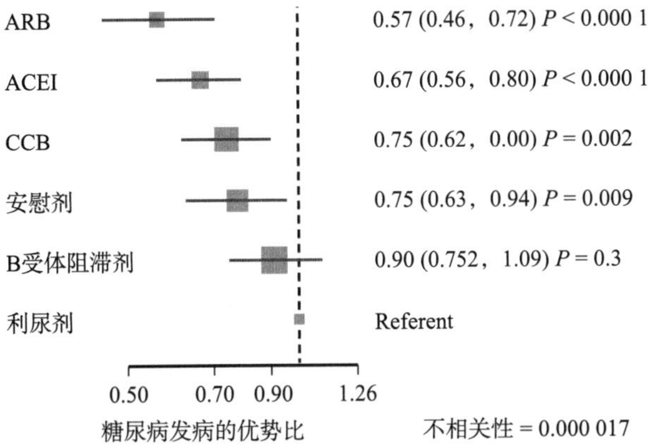

图25.4 在抗高血压药物临床试验中检测新发糖尿病发生率的网络荟萃分析结果。初始利尿剂作为参考剂（打开盒，比值比＝1.0）。正方形的大小（代表每一类抗高血压药物的点估计值）与发生糖尿病的患者数量成正比。水平线表示95%的置信区间。垂直线左侧的优势比表示保护作用（与最初的利尿剂相比）。利尿剂与受体阻滞剂($P=0.30$)、安慰剂与钙通道阻滞剂(CCB；$P=0.72$)、血管紧张素转化酶抑制剂(ACEI)与血管紧张素受体阻滞剂(ARB；$P=0.16$)的个体配对比较未达到统计学意义

（引自：Elliott WJ，Meyer PM. Incident diabetes in clinical trials of antihypertensive drugs：a network meta-analysis. Lancet，2007，369：201-207.）

β受体阻滞药有禁忌证或不良反应，通常可用于此目的。

2. *心力衰竭* 维拉帕米和地尔硫䓬可在较小程度上降低心脏收缩力，减慢心率和心脏传导。因此，这些限速型CCB在患有严重心力衰竭且射血分数降低（HFrEF），病态窦房结综合征、广泛复杂的心律失常和二度或三度房室传导阻滞的患者中禁用。限速型CCB会在肥厚型心肌病中引起严重的传导障碍，在服用β受体阻滞药的患者中应避免使用。硝苯地平虽然比非DHP心脏抑制剂少，但也发现它对心力衰竭具有不利影响，也应避免。新一代CCB，如氨氯地平和非洛地平，在心力衰竭时似乎是安全的，但对生存方面没有益处。新一代CCB，如氨氯地平，可用于收缩期心力衰竭患者高血压的治疗；但是，ACEI和β受体阻滞药均可改善心力衰竭患者的生存率，可能是更好的首选。

3. *妊娠高血压疾病* CCB常用于妊娠高血压疾病。此主题在第39章中有更详细的介绍。

六、结论

CCB被广泛使用，并可能在可预见的未来保持这种状态。它们在降低血压方面具有良好的安全性和相对较少的禁忌证。大多数国家和国际动脉高血压管理指南推荐，在没有禁忌证的情况下它们作为一线或二线药物。

表25.8 在比较钙通道阻断剂与其他降压药物的一些随机试验中报告的主要不良反应

不良影响	VHAS[177] CCB D	NORDIL[171] CCB D/BB p	INVEST[144] CCB BB p	INSIGHT[110] CCB D p	STOP-2[170] CCB D/BB ACEI	ASCOT[173] CCB BB p	VALUE[147] CCB ARB p
水肿	——	———	———	**28** 4.3 <0.000 1	**25.5** 8.5 8.7	**23** 6 <0.000 1	**32.9** 14.9 <0.000 1
头痛	3.1 3.4	**8.5** 5.7 <0.001	———	12 9.2 0.000 2	10.0 5.7 7.7	———	12.5 14.7 <0.000 1
冲洗	——	———	———	4.3 2.3 <0.000 1	9.7 1.6 2.2	———	———
触动	——	———	———	2.5 2.7 NS	7.9 2.9 5.3	———	———
心动过缓	——	———	0.66 **1.26** <0.01	———	1.4 3.7 0.8	0.4 6 <0.000 1	———
呼吸困难	——	2.9 3.9 0.006	0.73 1.01 0.03	———	8.5 11.8 7.3	6 10 <0.000 1	———
头晕目眩	3.5 3.1	9.3 8.9 NS	1.37 1.34 NS	8.0 **10.0** 0.006	24.5 **27.8** 27.7	12 16 <0.000 1	14.3 **16.5** <0.000 1
晕厥	——	———	———	1.5 2.8 0.000 4	———	———	1.0 1.7 <0.000 1
便秘性	**13.7** 3.1	———	1.73 0.013 <0.01	———	———	———	———
疲劳程度	4.7 **8.4**	4.4 **6.5** <0.001	———	———	———	8 **16** <0.000 1	8.9 9.7 NS
抑郁症	——	3.7 3.4 NS	———	3.09 5.7 0.000 9	———	———	———
咳嗽	——	5.6 5.4 NS	**1.78** 1.34 0.01	———	5.7 3.7 **30.1**	19 8 <0.000 1	———

数据分别为%值和*P*值。试验和方案如表25.6所示。VHAS和STOP-2没有报告不良反应的显著性试验。粗体显示的数字表示每个试验中发生率最高的不良反应。在ascot中，钙通道阻滞剂（CCB）经常使用血管紧张素转化酶抑制剂（ACEI），而CCB组的高频率咳嗽可能是伴随的ACEI的结果（改编自Zanchetti A. Calcium channel blockers in hypertension. In：Black HR，Elliott WJ，eds. Hypertension：A Companion to Braunwald' s Heart Disease. Philadelphia：Saunders Elsevier；2007：268-285.）

第26章 中枢性交感神经药和直接血管扩张药

Kazuomi Kario

一、作用机制

中枢性交感神经药（如甲基多巴、胍那苄、胍法辛、可乐定、莫索尼定和利美尼定）具有多种降压作用，导致钠排泄量增加，心输出量、心率、总外周阻力和肾素释放减少。中枢交感神经通过血脑屏障并刺激脑干交感神经控制中心的咪唑啉1（I_1）受体和（或）中枢突触后α_2（α_2）肾上腺素能受体，即延髓头端腹外侧核（RVLM）和孤束核（NTS）。各种中枢性交感神经药对这两种受体具有不同的亲和力（图26.1）。莫索尼定和利美尼定选择性刺激I_1-咪唑啉受体。甲基多巴、胍那苄、胍法辛对α_2肾上腺素能受体选择性较I_1-咪唑啉受体高，可乐定非选择性地刺激α_2肾上腺素能受体和I_1-咪唑啉受体。

使用刺激α_2肾上腺素能受体的中枢性交感神经药（如甲基多巴、可乐定、胍那苄和胍法辛）进行治疗通常会出现不良反应，如口干、警觉性下降、镇静和抑郁。这是因为α_2肾上腺素能受体不仅存在于RVLM中，而且还存在于NTS、蓝斑核和唾液腺中。使用仅刺激I_1-咪唑啉受体（如莫索尼定和利美尼定）的中枢性交感神经药治疗，导致中枢不良反应的发生频率要低得多，因为I_1-咪唑啉受体几乎仅存于RVLM中。

可能影响交感神经系统的最古老的药物（20世纪30年代发现于印度）是利血平。相反，肾上腺素能摄取抑制剂利血平会耗竭中枢神经系统和外围神经系统中儿茶酚胺的储存，并与许多剂量依赖性副作用有关。它在美国不再使用。

二、血流动力学效应

刺激脑干的中枢I_1受体或α_2肾上腺素能受体影响血流动力学及神经体液、不良反应的发生，因为刺激会直接抑制作用于心脏和血管的交感神经（框26.1）。要使

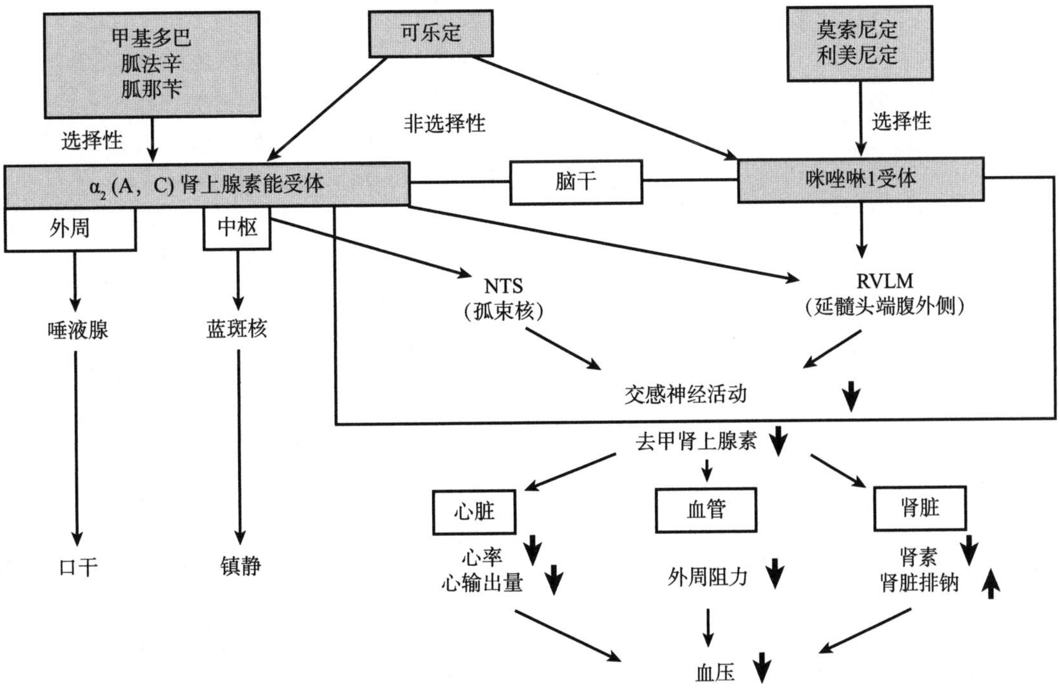

图26.1　中枢性降压药的降压机制。中枢性降压药激活脑干中的α2A和α2C或咪唑啉1受体，导致心率、心输出量、总外周阻力和肾素释放降低，钠排泄增加

框26.1 中枢性降压药的血流动力学作用和不良反应

- 交感神经活动的减少反映在去甲肾上腺素减少
- 在休息和运动时，外周阻力和心输出量降低
- 减少压力反射以补偿血压的下降，导致站立时血压过低的相对心动过缓
- 血浆肾素、血管紧张素Ⅱ和醛固酮水平下降
- 尽管血压降低，但仍能保持肾血流和肾小球滤过
- 液体潴留增加
- 经常出现不良反应，如镇静、抑郁、警惕性下降、口干

此类化合物发挥主要的药效，药物必须通过血脑屏障。这样，在达到的血浆药物浓度和降压作用之间存在隐性的时间滞后。

中枢性交感神经药的降压作用是基于：去甲肾上腺素分泌减少；静息和运动时外周阻力降低，心输出量降低；减少压力反射以代偿BP的下降，导致站立时相对的心动过缓，并伴有明显的低血压；降低血浆醛固酮、血管紧张素Ⅱ和肾素水平；尽管血压降低，但仍能维持肾小球滤过和肾血流量。然而，中枢性交感神经药常因过度代偿而导致体液潴留，限制其有效性。

三、临床应用

显著降低BP的总体疗效是中枢性交感神经阻滞剂的主要优势。它们也可用于治疗伴有焦虑症的不稳定高血压患者，尤其是当交感神经亢进表现出焦虑症时。但是，中枢性交感神经阻滞由于其不良反应，目前使用较少。中枢性交感神经药的中枢作用（如抑郁和镇静）尤其令人关注。

不建议将中枢性交感神经阻滞剂作为一线或二线单药治疗，因为它们通常在这种作用中疗效较差，并且在临床试验中尚未证明可降低死亡率。此外，突然停药时，常常出现剂量依赖性反弹高血压。如果有β受体阻滞药禁忌，则通常将中枢性交感神经药与噻嗪类利尿药合用，以治疗顽固性高血压，有时也用于孕妇高血压的治疗。在难治性高血压中，当3种或3种以上其他抗高血压药［如钙通道阻滞药、血管紧张素转化酶（ACE）抑制剂、血管紧张素受体阻滞药（ARB）或利尿药］未能控制血压时，可添加这些药物。

中枢性交感神经药可安全用于糖尿病患者，不会显著影响血糖控制。也可以安全地用于患有肺部疾病（如哮喘）的患者。现仅在某些国家提供可乐定和α-甲基多巴的静脉内制剂，可乐定是此类药物中唯一可通过透皮给药系统给药的化合物。

与众不同是中枢性交感神经药起效快且作用时间长。这些药物中可乐定起效最快，在30～60分钟起效。

四、不良反应

作用α_2肾上腺素能受体的中枢性交感神经药最常见的不良反应是镇静和口干（40%），这些不良反应是中枢性交感神经药使用减少的主要原因。此外，该类药物的镇静作用可通过其他中枢神经系统（CNS）抑制剂（如抗组胺药、苯二氮䓬类、镇静催眠药和乙醇）增强。刺激I_1受体的中枢性交感神经药不会引起太多的镇静作用和口干，大多数患者对它们的耐受性更好。口干会令人不适，唾液水平下降会增加个人患龋齿和牙周疾病的风险（表26.1）。

五、中枢性交感神经药

表26.1列出了各种中枢性交感神经药的药效学、可用制剂、每日剂量、禁忌证和不良反应。

1.可乐定　可乐定是最广泛使用的中枢性交感神经药。口服可乐定时，其起效时间为30～60分钟，对高血压急症有利。建议将可乐定用于原发性高血压的第四线或第五线治疗。可乐定已成功治疗了更年期相关的血管舒缩综合征症状，如潮热、交感神经亢进相关性高血压伴不宁腿综合征。还显示可乐定在白种人中比非裔美国人更有效，并且在年长者中比年轻的非裔美国人更有效。但是，在一项采用2×2析因设计盲法随机试验中，结果表明小剂量可乐定（每日0.2 mg）不会降低复合终点发生率（死亡或非致命性心肌梗死），并且增加非心脏手术患者发生具有临床意义的低血压和非致命性心搏骤停的风险。

（1）降压作用：可乐定易于吸收，口服后30～60分钟血浆中可乐定达到峰值，半衰期为6～13小时。血压降低在3～5小时达到峰值，降压效果持续8～12小时。可乐定的口服制剂包括0.1mg、0.2mg和0.3mg剂量。可乐定治疗通常以每日0.1 mg、每日2次开始，然后逐渐增加至每日2.4 mg的最大剂量。

可乐定透皮贴（可乐贴）对需要多种药物治疗的不稳定高血压患者、不能口服药物治疗的患者，以及早晨BP明显升高的患者尤其有效。可乐定透皮贴有3种制剂：2.5mg、5.0mg和7.5 mg。可乐定透皮贴最佳吸收部位是胸部或上臂。最佳的透皮给药系统使可乐定7天内恒速释放，并在1～2天达到最佳效果。去除贴剂后，可乐定的降压作用持续8～24小时。但是，与口服可乐定相比，以等效剂量进行的可乐定透皮治疗更有可能导致水和盐的剂量依赖性潴留。

（2）不良反应：口干和镇静是可乐定治疗中最常见的不良反应，可乐定比甲基多巴更常见，但可乐定不存在甲基多巴那样的自身免疫性肝损伤的风险。可乐定的其他潜在不良反应是头痛、阳痿和直立性低血压。可乐定的已知禁忌证是病态窦房结综合征和二度、三度房室传导阻滞，因为可乐定对窦房结和房室结的抑制可能导

表26.1 中枢性降压药

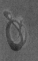

药物	剂型	药代动力学	每日剂量	不良反应	禁忌证
可乐定口服	0.1 mg 0.2 mg 0.3 mg	起效时间：0.5 ～ 1小时 峰值：3 ～ 5 小时 血浆半衰期：12 ～ 16小时 经肝脏代谢	起始剂量：0.1 mg 剂量范围：0.2 ～ 1.2 mg 最大剂量：1.2 mg 通常每日2次	镇静、嗜睡、口干、戒断综合征、反跳性高血压（剂量＜1.2 mg / d少见）、头痛、心动过缓、直立性低血压、阳痿（少见，4%）	病态窦房结综合征和二、三度房室传导阻滞
可乐定贴片	1（含2.5mg） 2（含5.0 mg） 3（含7.5 mg）	降压持续时间:1周	1，2，3每周1次		
甲基多巴	125 mg 250 mg 500 mg	起效时间：2 ～ 3小时 峰值：5小时 血浆半衰期：12小时经肾脏代谢	常用剂量：250 ～ 300 mg 每日2次 最大剂量：3000 mg	镇静、嗜睡、抑郁、口干、Coombs试验阳性、贫血、狼疮样综合征、戒断综合征、反弹性高血压	活动性肝病
胍那苄	4 mg 8 mg	起效时间：1小时 峰值：4 小时 血浆半衰期：6小时 代谢：75% 80%经肾脏代谢	常用剂量：16 mg 剂量范围：8 ～ 48 mg 最大剂量：48 mg	镇静、嗜睡、口干、戒断综合征、反跳性高血压、阳痿	妊娠禁用
胍法辛	1 mg 2 mg	起效时间：1小时 峰值：4 小时 血浆半衰期：12小时 经肾脏代谢	1 mg 睡前服用 最大剂量：3 mg	同可乐定	对胍法辛过敏者禁用

致心动过缓。

可乐定治疗也有发生反跳综合征和停药综合征的风险。当突然停止使用任何抗高血压药治疗时，停药综合征的严重程度可能有以下几种：血压迅速但无症状地恢复到患者的治疗前水平、血压反弹伴有交感神经亢进症状、患者的血压超过了治疗前水平。引起停药综合征最常见的中枢性交感神经药是可乐定（尤其是≥1.0 mg），其原因是可乐定能抑制儿茶酚胺水平的快速恢复。在使用β受体阻滞药的情况下加剧停药综合征，但在使用α/β肾上腺素能拮抗药拉贝洛尔或卡维地洛的情况下不会发生。如果在使用可乐定治疗的患者中发现停药综合征，则应重新开始使用可乐定，并且这些症状有望迅速缓解。

可乐定经皮治疗可能会发生反弹性高血压，但与口服可乐定后相比，其发生频率要低得多。可乐定贴剂引起皮肤过敏（如变应性皮炎）的发生率高达20%，最常见于白种人和女性患者。

2.甲基多巴　甲基多巴主要用于治疗孕妇高血压。它不会致畸，而且不会对子宫内的胎儿产生不利影响。甲基多巴可保障子宫的灌注，不妨碍母亲的心输出量、肾脏或子宫的血流。作为多巴胺的α-甲基化衍生物（多巴胺和去甲肾上腺素的天然前体），甲基多巴是可乐定的替代品，适用于反弹性高血压或无法耐受不良反应而无法使用可乐定的患者。

甲基多巴常用于高血压急症。它可以作为静脉制剂（作为母体药物酯）以典型的静脉注射剂量范围（如α-甲基多巴）每日20 ～ 40mg/kg，每6小时分次用。

（1）降压作用：甲基多巴治疗的一个特点是起效较慢，给药后约2 ～ 3小时开始降压（参见可乐定在0.5 ～ 1.0小时起效）。口服甲基多巴后约5小时，患者的血压达到最低点，效果持续长达24小时。常用的甲基多巴初始剂量为每次250 mg，每日2次，最大剂量为3.0 g。在肾功能不全的患者中，甲基多巴剂量应减半。

甲基多巴还可以有效降低卧位血压而不产生直立性低血压。

（2）不良反应：甲基多巴的不良反应包括镇静和嗜睡、口干、抑郁、直立性低血压、体液潴留、反弹性高血压、戒断综合征，以及各种自身免疫反应（包括高热、肝炎、溶血性贫血和狼疮样综合征）。在几个月内接受α-甲基多巴（≥1 g/d）治疗的患者中，有10% ～ 20%会出现一种或多种不良反应。有时，甲基多巴治疗导致药物性肝炎伴发热、嗜酸性粒细胞增多和转氨酶升高，但这是一个自限的过程，可通过停药来缓解。对于无症状的Coombs试验阳性但没有发生溶血性贫血的无症状患者，不必停止甲基多巴的治疗。

3.胍那苄　直接作用于中枢性α_2肾上腺素能受体的胍那苄的作用方式与甲基多巴相同，并具有相似的不良反应，但其优点是不会引起反应性体液潴留。与可乐定相比，胍那苄治疗效果较差，但导致反弹性高血压和直立性低血压的发生率较低。当在夜间服药时，胍那苄在减轻高血压患者的左心室肥大和减轻早晨高血压方面的功效也已得到证实。

（1）降压作用：胍那苄有1小时的降压作用。胍那苄最常用的初始剂量为每次4mg，每日2次，每日最大剂量为64mg；它主要通过肝脏代谢。因此，与可乐定不同，在肾衰竭的患者中不需要调整胍那苄剂量，而在慢性肝病患者中则需要调整胍那苄剂量。

已证实胍那苄可以将总胆固醇水平降低10%～20%。

（2）不良反应：胍那苄的潜在不良影响包括口干、镇静、嗜睡和阳痿。治疗后可能还会出现戒断综合征和反弹性高血压。胍那苄的不良反应与可乐定基本相同。

4.胍法辛　与中枢性交感神经药中的其他成员不同，胍法辛的作用持续时间长达17小时，通常每日给药一次。人们认为，与胍那苄相比，胍法辛进入大脑的速度更慢；它的降压作用持续时间更长。胍法辛优选晚上给药，因为胍法辛的峰值作用可以与早期儿茶酚胺和血压波动相一致，并且胍法辛的潜在镇静作用可以在睡眠中发挥作用。与其他中枢性交感神经药一样，胍法辛与低剂量利尿药合用时可达到最佳效果，可降低血压，而中枢神经系统副作用最小。因可乐定具有较强的镇静作用而不能耐受的患者，可采用胍法辛替代治疗。

不良反应：与可乐定相比，胍法辛发生中枢神经系统不良反应更少，并且很少有戒断症状。当每日用量大于1 mg时，胍法辛产生不良反应的风险显著增加。

5.咪唑啉受体激动药　咪唑啉受体激动药莫索尼定和利美尼定作用于RVLM的咪唑啉受体。α_2肾上腺素能受体在RVLM中含量较低。莫索尼定和利美尼定能有效抑制交感神经活动，而不会引起可乐定或甲基多巴引起的镇静和口干等不良反应。另外，在莫索尼定和利美尼定治疗的情况下，未观察到停用可乐定而引起的反弹综合征。

6.莫索尼定　莫索尼定治疗虽然不能像可乐定那样降低心率，但能有效降低血压。莫索尼定的血浆半衰期只有2～3小时，并且作用时间延长表明与中枢I_1-咪唑啉受体的结合时间延长。莫索尼定的剂量必须根据患者的肾小球滤过率（GFR）进行调整，因为莫索尼定基本上通过肾脏代谢。例如，对于患有中度肾功能不全（即GFR 30～60 ml/min）的患者，单次剂量不应超过0.2 mg，每日剂量不应超过0.4 mg；对于严重肾功能不全的患者（即GFR＜30 ml/min），不应使用莫索尼定；晚期心力衰竭患者也是如此。在纽约心功能分级Ⅱ～Ⅳ级、射血分数降低的大量心力衰竭患者中，观察到使用每次1.5 mg、每日2次的莫索尼定缓释片与早期发病率和死亡率增加相关。

7.利美尼定　对于轻度至中度高血压，单独口服利美尼定（每日1～2 mg）或与另一种抗高血压药联合应用有效且耐受性良好。观察到疗效与耐受性的最佳比例为每日1mg剂量。利美尼定可增加副交感神经张力，这可能是它在降低血压时对心率没有影响的原因。

六、中枢和外周肾上腺素能抑制剂

1.利血平　目前唯一使用的外周肾上腺素能抑制剂是利血平，它通过阻断节后交感神经末梢部位中去甲肾上腺素摄取进入囊泡，从而耗竭去甲肾上腺素的储存。利血平可降低外周血管阻力，因为即使交感神经兴奋，神经递质的浓度也较低。不仅在外周交感神经中，而且在大脑和其他组织中，利血平治疗也会减少儿茶酚胺。这种中枢神经系统作用是利血平引起中枢不良反应的原因，包括镇静、抑郁和鼻充血。在心肌中，这可能会导致心率和心脏收缩力下降。对于耐药性高血压，利血平现已在多种药物治疗方案中用作第四线或第五线药物。

（1）降压作用：尽管利血平具有长效作用，但利血平单药治疗仅能获得相对温和的降压作用（平均血压降低3 mmHg或5 mmHg）。与利尿药合用时，可诱导左心室肥厚显著消退。

（2）不良反应：当以低剂量使用利血平时，不良反应相对少见。轻微的不良反应包括鼻塞，临床上严重的镇静和抑郁是其罕见副作用。

2.直接血管扩张剂　直接血管扩张药通过进入血管平滑肌细胞而起作用，而间接血管扩张药则阻止钙进入平滑肌细胞启动血管收缩（钙通道阻滞药），或者它们抑制激素引起血管收缩的机制（如ACE抑制剂和ARB），或者阻断α肾上腺素能受体介导的血管收缩（α_1受体阻滞药）。

在大动脉、小分支动脉、小动脉和静脉之间，直接血管扩张药（肼屈嗪、米诺地尔、硝普钠和硝酸甘油）的血管扩张作用不同（表26.2）。当动脉舒张时，它们的顺应性增加，并且收缩压和脉压趋于降低。当小分支动脉和小动脉舒张时，全身血管阻力降低。当静脉扩张时，全身血容量增加，中心静脉压力降低。血管扩张药的总体血流动力学效应受各个药物的这些效应的平衡以及神经激素反射反应的影响。

米诺地尔和肼屈嗪通过扩张阻力小动脉起作用，从而降低外周阻力。发生压力反射介导的静脉收缩，导致静脉回心血量增加和儿茶酚胺介导的心脏正性肌力和变时性刺激（图26.2）。这两种药物对小静脉无扩张作用。

直接使用血管扩张药硝普钠可用于高血压危象降压及严重的左心衰的治疗。当患者的生存受到压力升高或严重的左心衰的威胁时，这是特别有价值的。

将硝酸盐类添加到其他抗高血压药方案中后，可有效地持续降低血压，但尚未广泛用作抗高血压药。最近的一项系统综述表明，在一些慢性心力衰竭试验中，同时使用硝酸盐类和肼屈嗪可降低发病率和死亡率。

3.肼屈嗪 经典的直接扩张小动脉的药物是肼屈嗪，它通过直接舒张外周阻力动脉中的平滑肌细胞而不是容量静脉来降低总外周阻力和血压水平。肼屈嗪的血管舒张作用可能部分是通过其抗氧化作用介导的，它可以抑制血管内活性氧（ROS）物质的产生，从而防止对作为硝酸盐来源的外源硝酸盐产生耐受性。

尽管肼屈嗪治疗可显著降低血压，但其使用受到免疫学问题和稍后所述的“假性耐药”现象的限制（表26.3）。肼屈嗪目前很少用于治疗高血压，它被用作除其他药物之外的多药物治疗方案的一部分。通常将其与交感神经抑制剂联用以防止压力反射的激活，也可以与利尿药一起使用，以防止由于肾灌注压降低而引起的钠潴留。而且，由于其半衰期短为4～6小时，因此必须每日至少给药3次，最好是每日4次，以便在24小时内维持血压控制。

表26.2 直接血管扩张药

药物	动脉（A）与静脉（V）的血管扩张作用
直接：	
肼屈嗪	A≫V
米诺地尔	A≫V
硝普钠	A＋V
硝化甘油	V＞A
间接：	
钙通道阻滞剂	A≫V
血管紧张素转化酶抑制剂	A＞V
血管紧张素受体阻滞剂	A≫V
α受体阻滞剂	A＋V
α_1受体阻滞剂	A≫V

≫远大于；＞大于；＋相等或两者兼有

妊娠高血压和子痫是肼屈嗪最常使用的情况。妊娠期间服用肼屈嗪对胎儿没有毒性。

由于其降血压作用在几分钟内开始，并且最大作用发生在给药后15～75分钟，因此肼屈嗪也可用于高血压危象情况。通常注射剂量为20～40 mg，每2～4小时可以重复。然而，在高血压危象中，肼屈嗪不是主动脉夹层患者的最佳选择（因为肼屈嗪可能会增加卒中量并扩大夹层）也不是合并缺血性心脏病患者的最佳选择，因为它可能加重局部缺血。请参阅第46章。

（1）假性耐药：随着时间的推移，动脉血管扩张药的降压作用趋于减弱，这种现象称为假性耐药。使用前缀“假”是因为耐药性不是归因于药物直接降压作用，而是归因于血压调节的代偿机制，即肾素-血管紧张素-醛固酮系统和交感神经系统，以及体液（钠和水）潴留（图26.2）。在外围血管扩张后，为了代偿血流动力学变化，压力反射介导的交感神经激活增加了心率和心输出量，增加了心肌的耗氧量。血流量减少，肾灌注压降低以及交感神经激活会增加肾素的分泌，从而导致钠的代偿性潴留。

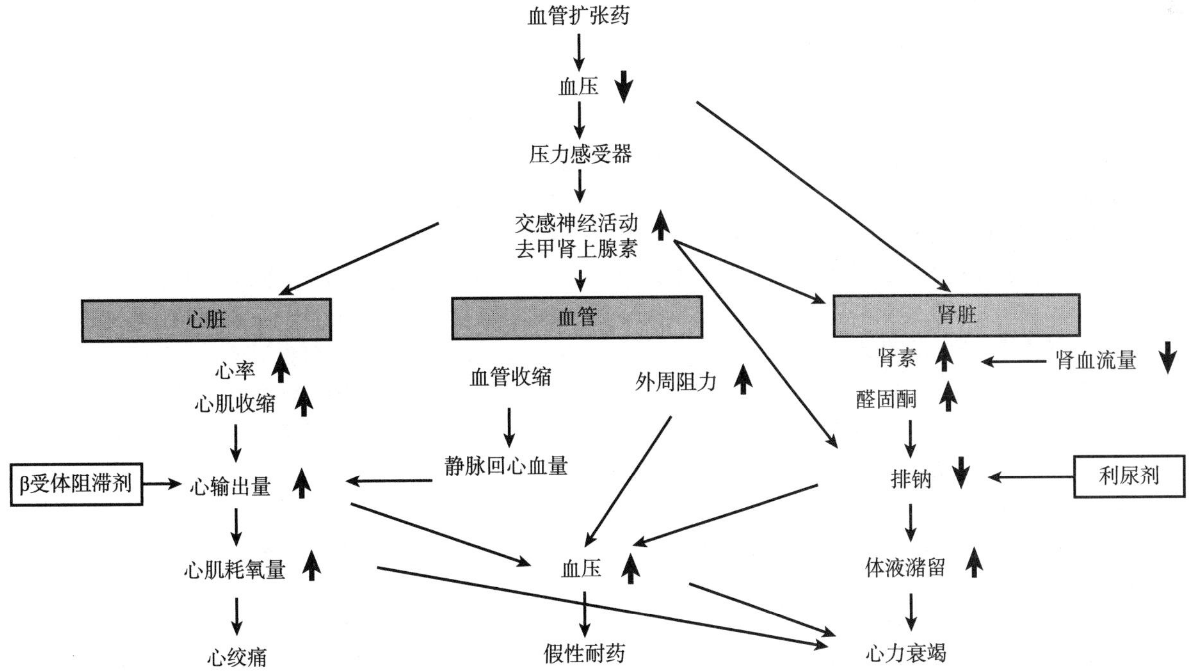

图26.2 血管扩张药引起假性耐药和不良反应时的血流动力学改变。利尿剂和β受体阻滞剂(图中绿色部分)与血管扩张剂同时使用，作为“标准三联疗法”，可以抵消假性耐药

表26.3 直接血管扩张药

药物	半衰期	持续时间	起始剂量	维持剂量	给药频率	适应证	不良反应
肼屈嗪	3～7小时	8～12小时	10～25 mg	100～200 mg	bid，tid	妊娠高血压、子痫、高血压急症	假性耐药、心绞痛、心动过速、心悸、头痛、狼疮样反应、恶心、呕吐、腹泻、肝炎
米诺地尔	3～4小时	12～72小时	2.5～5.0 mg	10～40 mg	qd，bid	终末期肾病的严重顽固性高血压	多毛症、心包积液

bid.每日2次；qd.每日1次；tid.每日3次

这种代偿性交感神经激活以及体液的潴留（心脏前负荷）和心率的增快，可能使血管扩张药单药治疗冠心病（CAD）患者存在风险。这些特征也可能引起心肌缺血和冠心病，其发生有助于解释左心室肥大程度的降低。在标准的三联疗法中，肼屈嗪可与利尿药、β受体阻滞药或其他阻滞交感神经的药物一起使用，以阻断假性耐药现象并维持血管扩张药的疗效。实际上，作为一般原则，心肌缺血的患者，应先服用β受体阻滞药和利尿药，然后再给予肼屈嗪。

（2）降压作用：肼屈嗪的血浆半衰期短（约90分钟），但其临床效果远远超过其在血浆中的存在。因此，肼屈嗪可以每日2次有效地给药。最常用的起始剂量是每次10～25mg，每日2次，可以每周逐渐增加至每次100～200mg，每日2次的最大剂量。高剂量不能进一步降低血压，反而会增加红斑狼疮综合征的风险。

肼屈嗪主要通过肝脏中的N-乙酰化代谢。它还会形成腙（即丙酮腙和丙酮酸腙），这可能有助于降压效果。该N-乙酰化表型的速率由遗传确定。这种“乙酰化表型”决定了口服肼屈嗪的全身生物利用度，并且由于患者的反应在很大程度上取决于血浆中肼屈嗪的水平，因此乙酰化表型也决定了患者对肼屈嗪的反应。根据患者的乙酰化表型，肼屈嗪的口服利用率估计为10%～30%。快型乙酰化表型的患者比慢型乙酰化表型的患者需要更大的剂量才能达到同等效果。发生红斑狼疮综合征的可能是缓慢的乙酰化表型患者，因此暴露于药物的时间更长。

（3）不良反应：通常，不良反应有以下3种类型：①与反射性交感神经激活相关；②与红斑狼疮综合征相关；③非特异性不良反应。

反射性交感神经激活引起的不良反应包括预期的心动过速、心悸、潮红、体液潴留和头痛，尤其是在治疗初期。肼屈嗪还可能引发心绞痛。然而，通过与β受体阻滞药联合使用可以减少这些不良反应的发生。当禁忌使用β受体阻滞药时，中枢性交感神经药是降低脉率的替代选择。体液潴留不仅会引起水肿，还会引起假性耐药，而这些可以通过联合使用利尿药来预防。对于近期有急性主动脉夹层、卒中、冠状动脉疾病或心力衰竭病史的患者应避免或谨慎使用肼屈嗪。

与其他N-乙酰化的药物类似，高剂量的肼屈嗪和长期服用肼屈嗪会引起轻微的红斑狼疮样综合征风险，并伴有类似系统性红斑狼疮（SLE）和类风湿关节炎的发热反应。红斑狼疮综合征的症状是：关节痛、有时伴有胸膜和心包积液、脾大、全身乏力、体重减轻和皮疹。这些反应是剂量依赖性的。每日摄入50 mg的患者没有出现这些反应，每日摄入100 mg的患者中有5.4%发生反应，每日摄入200 mg的患者中有10.4%发生了反应。肼屈嗪治疗开始后6～24个月出现狼疮样反应。这些反应是可逆的，在停药或减量后，数周内即可完全恢复。

与SLE相反，肼屈嗪诱导的狼疮样反应与针对单链DNA的抗体（滴度很高）有关，而不是与针对天然双链DNA的抗体相关。肼屈嗪诱导的狼疮样反应也常伴有对组蛋白呈阳性的抗体，但肾小球肾炎很少发生。

肼屈嗪的其他不良反应包括胃肠道反应，如呕吐、恶心、腹泻和厌食。较少见的反应是肌肉痉挛、震颤和感觉异常。有肝损害的患者应避免使用肼屈嗪治疗，因为此类患者有暴发性肝炎的报道。

4.米诺地尔 直接血管扩张药米诺地尔于20世纪70年代初用于治疗高血压。因其作为生发剂的市场营销而闻名。它打开了对心血管三磷酸腺苷（ATP）敏感的钾通道，该通道使平滑肌膜超极化，并通过电压门控钙通道抑制钙内流。细胞内钙离子浓度因此降低，使平滑肌松弛。米诺地尔还可以扩张阻力血管，对静脉床几乎没有作用。

与肼屈嗪相比，米诺地尔的血管扩张作用更强且持续时间更长，但米诺地尔的潜在不良反应将其临床应用限制于对所有其他药物无效的高血压患者。治疗难治性高血压，特别是在晚期肾脏病患者中，米诺地尔可能是一种选择，其疗效不取决于高血压的严重程度、病因或患者肾功能的状况。治疗初期肾小球滤过率下降，但继续治疗后可以稳定或改善肾功能。

患有急性或慢性高血压肾血管硬化的患者，通过米诺地尔治疗来持续控制血压而停止透析，这种益处主要是由米诺地尔的有效血压控制引起的，而不是米诺地尔的特殊肾脏保护作用。

米诺地尔通常与利尿药和β受体阻滞药，α/β受体阻滞药或中枢性交感神经药联合使用，因为米诺地尔会增加交感神经张力并引起大量水钠潴留。对于难治性水肿，可能有必要联合使用噻嗪类利尿药和袢利尿药。米诺地尔治疗引起的心动过速可加重心肌缺血，如果长期存在，则可能发展为左心室肥厚。

米诺地尔在妊娠期的安全性尚未确定，但米诺地尔能排入乳汁，因此，哺乳期妇女不应使用米诺地尔。

（1）降压作用：米诺地尔治疗高血压的初始剂量通常为2.5 ～ 5 mg，每日2次或偶尔每日1次给药。虽然最大剂量高达100mg，但通常的每日最大剂量是50mg。

米诺地尔的血浆半衰期为2.8 ～ 4.2小时，血浆蛋白结合可忽略不计；口服吸收率为100%。米诺地尔在肝脏中通过以下4个途径广泛代谢：葡萄糖醛酸化（67%）、羟基化（25%）、硫酸化和转化为未表征的极性化合物。米诺地尔的硫酸盐代谢物具有药理活性，它可能是药物活性的主要来源。

（2）不良反应：作为米诺地尔最常见的不良反应，近80%的患者观察到多毛。多毛症开始是面部较细的毛发，然后逐渐发展为全身的毛发。停药后逐渐消失。

在米诺地尔治疗的最初几天，常观察到心电图（ECG）的变化。反射性交感神经激活引起的心动过速可能是这些ECG改变的原因，包括T波倒置和ST段压低，但与心肌酶升高无关。在用米诺地尔治疗的缺血性心脏病患者中，心绞痛可能会加重。大约有3%的患者出现心包积液，归因于强效的液体潴留，在患有晚期肾病或接受透析的患者中最常见。

第27章 联合治疗的应用

Hala Yamout and George L. Bakris

在美国，心脏病是导致死亡的主要原因，而高血压是心血管（CV）疾病的重要危险因素。高血压的良好控制会影响多达30%的人口，它可降低发生CV事件的风险。降低血压（BP）对降低心血管事件和死亡事件的重要性是众所周知的。血压降至140/90 mmHg以下的水平可使心力衰竭的风险降低50%以上，卒中风险降低35%～40%，心肌梗死（MI）风险降低20%～25%。

所有国际指南均建议将血压降低至140/90 mmHg以下，以降低发生心血管事件的风险。最新的专家小组报告即全国联合委员会（JNC 8）指南建议在60岁以上人群中将目标血压降至150/90 mmHg以下；在60岁以下人群、患有糖尿病和（或）慢性肾脏病（CKD）的患者中，将目标血压降至140/90 mmHg以下。目前，只有53%的高血压患者达到140/90 mmHg以下的标准；根据最新的试验结果，如果采用，这个比例会更小。最新公布的收缩压干预试验（SPRINT）显示，超过1/3的患者年龄在60岁以上，其中28%的患者年龄在75岁以上，证明了随机分配到使用自动示波装置测量收缩压小于120 mmHg的患者发生心力衰竭及全因死亡率大幅降低，这些患者既往无卒中或糖尿病病史。

鉴于用一种药物很难达到目标血压，即使在临床试验控制条件下，有50%以上的患者需要两种或两种以上药物，在一般人群中必须使用单药组合（图27.1）。初始联合治疗的概念并不新鲜，因为在20世纪60年代末发表的第一个大型临床试验之一，即退伍军人事务合作研究显示，通过采用三联疗法联合可改善血压控制，从而降低了发病率。

一、初始联合治疗的原理

1.*历史*　联合疗法的使用始于20世纪50年代，当时引入了含有利血平的药丸。随后在20世纪60年代和70年代出现了含噻嗪类利尿药的其他制剂，包括肼屈嗪、氢氯噻嗪、利血平的三联片剂，以及潴钾利尿药、β受体阻滞药和可乐定的联合使用。在20世纪80年代，噻嗪类药物与血管紧张素转化酶（ACE）抑制剂联合使用；在20世纪90年代，ACEI联合钙通道阻滞药（CCB）已获批准（图27.2）。虽然联合降压是可行的，并在临床试验中证明可以降低血压和死亡率，但早期指南提倡逐步控制血压。

JNC VI小组于1997年首次发表了将联合治疗作为初始治疗方法的报道。自本报告以来，很明显，在控制高血压方面，最初使用单药联合治疗优于逐步降压治疗，其血压达标情况比逐步降压高12%。此外，与单药剂量加倍相比，联合治疗的使用改善了血压控制，且不良事件更少。添加不同种类的抗高血压药在改善血压控制方面比单药剂量加倍有效5倍（图27.3）。与单药治疗的全剂量相比，在联合用药中即使只使用单个药物剂量的一半，也能改善血压控制。

2.*联合治疗的哲学和生理学*　联合使用抗高血压药可以更好地控制高血压的原因有很多。首先，有多个系统调节，包括交感神经系统（SNS）、肾素-血管紧张素系统（RAS），以及肾脏和心脏的容量调节机制，如利钠肽。很难确定哪个系统在特定患者中占主导地位，并且使用不同种类的药物将更快、更有效地控制血压。因此，与添加较低剂量的第二种药物相比，增加单一药物的剂量来控制血压的可能性较小。

应用联合治疗的另一个原因是抵消人体对特定药物的反射性调节机制，即单独使用利尿药会导致相对容量的减少并激活RAS，并在较小程度上激活SNS。阻断这些系统的药物，如ACEI或β受体阻滞药，可抵消人体对利尿药的反应，并与利尿药引起低血压的作用互补。血管扩张药（如肼屈嗪和米诺地尔）的使用会反射性引起RAS和SNS的调节激活，并增加钠潴留。因此，它们必须与β受体阻滞药和利尿药一起使用，从而使这些系统拮抗药的使用成为添加剂。

二、药物依从性

尽管有多种治疗方法可供使用，但有许多原因使高血压患者中只有约50%达到了目标血压。其中最突出的两个问题是患者对药物治疗方案的依从性差及医师的治疗惯性。

药物依从性是控制高血压的主要问题。在那些每天大约服用6种药物被认为患有难治性高血压的人群中，对药物及其代谢产物进行尿液筛查，结果显示约53%的患者不坚持治疗。其中30%的患者完全不依从，70%的患者部分不依从，后者82%的人服用的药物少于处方药的50%。这与抗高血压药的种类无关。

最初单片抗高血压药联合使用对预后的影响是显而

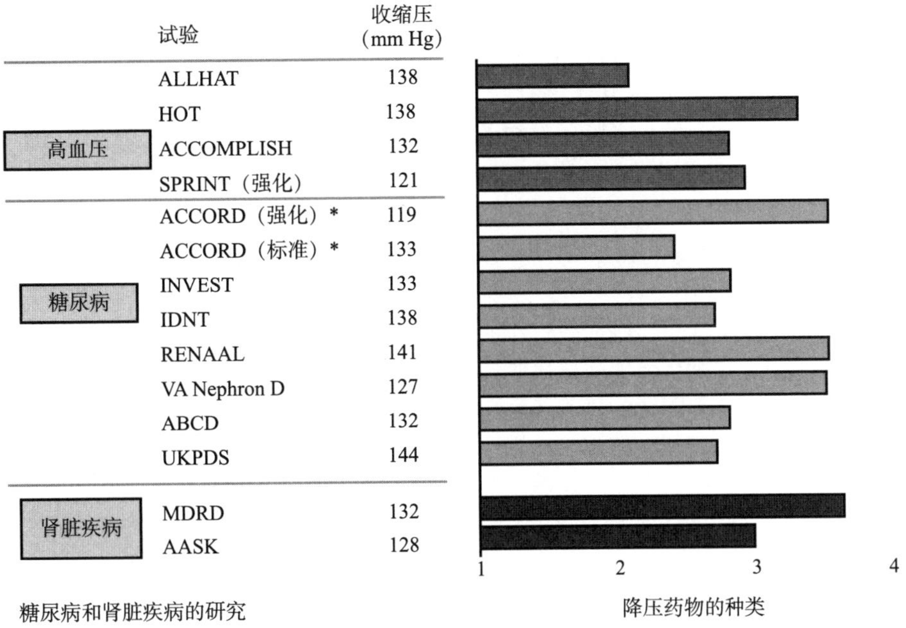

图27.1 在临床试验中控制血压所需的药物

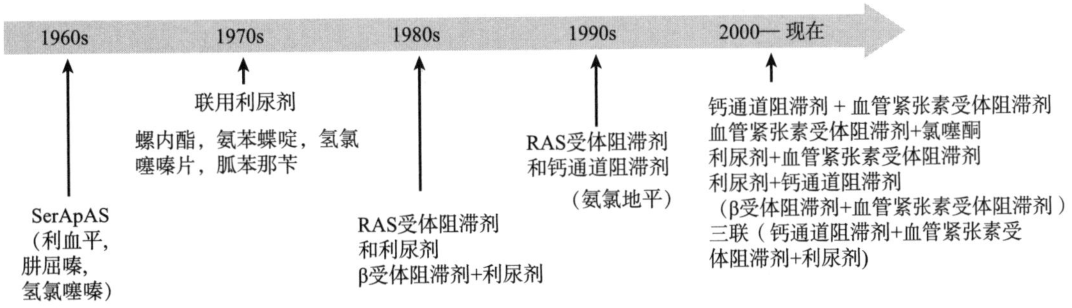

图27.2 单药联合降压治疗的历史与发展

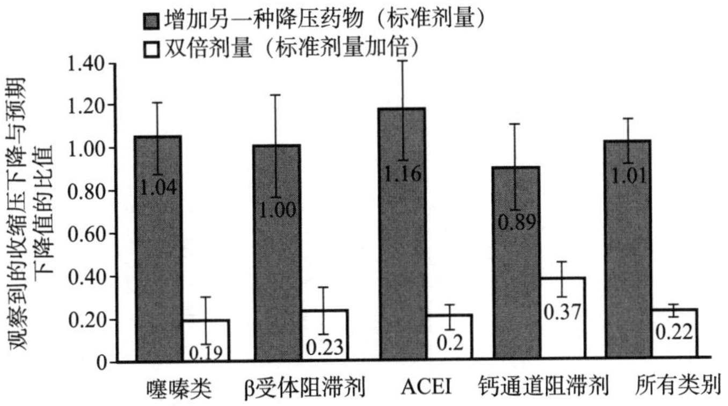

图27.3 单片联合用药与双倍剂量降压药物的观察疗效与预期效果的比较

（引自：Wald DS，Law M，Morris JK，Bestwick JP，Wald NJ. Combination therapy versus monotherapy in reducing blood pressure：meta-analysis on 11,000 participants from 42 trials. Am J Med. 2009；122：290-300.）

易见的。除了先前提到的VA研究之外，收缩期高血压患者联合治疗避免心血管事件（ACCOMPLISH）试验是最新的心血管疾病死亡率试验，随机分为两个不同的单药联合抗高血压治疗组。有32%的患者除了最初随机化的单片双药联合治疗之外还需要另一种药物。抗高血压和调脂治疗预防心脏病试验（ALLHAT）研究表明，近50%的患者在5年接受了多种药物治疗。在国际维拉帕米-群多普利研究（INVEST）中，大多数患者（＞80%）患者需要两种或两种以上药物才能达到目标血压；在非裔美国人肾脏疾病和高血压研究（AASK）中，对于平均动脉压小于92 mmHg的强化降压对照组患者，平均需要3种或3种以上的抗高血压药（图27.1）。

显然，单片联合治疗通过减少药片的绝对数量及其频率来改善依从性。一种药物需要服用的频率越高，服用的可能性就越低；如果与服用一种药物相比，服用4种药物的依从性也从77%下降到55%。即使将相同的两种药物做成一片药物，联合治疗的依从性也显著提高（图27.4），并可将不依从性降低24%。

三、治疗惰性

治疗惰性或医师在血压高于目标值时的不作为，是高血压控制不佳的另一个主要原因。7200多名患者的研究证明，在血压高于推荐目标血压的情况下，只有13.1%的患者进行了药物治疗变更，尽管最近的研究表明这种情况正在改善。众所周知，医师的不作为对血压控制程度有显著的影响，这种影响几乎占20%。预计如果在30%的患者中调整药物，血压达标患者的比例将从45.1%增加到65.9%。医师惰性的一个主要原因是，即医生认为血压未达标的患者实际上已达标。

四、不良反应

矛盾的是，避免联合用药的主要原因之一是潜在的不良事件，这与所有已发布的数据相反。美国食品药品监督管理局（FDA）批准的所有单片联合用药都证明与单独高剂量的联合用药相比，降压疗效更好且不良事件更少。避免不良事件的联合用药实例包括噻嗪类利尿药和保钾利尿药以避免低钾血症。ACE抑制剂可引起血管扩张，从而减少由CCB类药物的动脉血管舒张引起的外周水肿的发生率。同样，当RAS阻滞药与噻嗪类利尿药一起使用时，对降压更有效，因此，存在许多这样的组合。由于联合治疗允许使用较低剂量的单个药物，因此，耐受性也有所改善，并且使用半标准剂量的药物只会降低其降压功效的20%，而且还会降低不良事件的风险。

五、可用的单药组合

如前所述，联合某些类型的抗高血压药以降低血压有一个关键的原理（图27.5）。FDA和世界各地其他权威机构批准了多种单药组合的抗高血压药（表27.1）。

肾素-血管紧张素系统阻滞药　已经研究了CCB与RAS阻滞药［如ACE抑制剂、血管紧张素受体阻滞药（ARB）和直接肾素抑制剂］的单药组合。根据美国高血压共识小组报告，RAS阻滞药与噻嗪类利尿药或CCB联合使用是首选治疗方法，因为这种组合可降低死亡率，减少不良事件。

RAS阻滞药减少了CCB诱导的由CCB的血管舒张作用引起的RAS和SNS系统的激活。随着CCB激活RAS系统，RAS阻滞药的抗高血压作用得以增强。ACE抑制剂还可以减轻CCB引起的外周水肿，并且当与非二氢吡啶CCB（地尔硫䓬或维拉帕米）组合使用时，对减

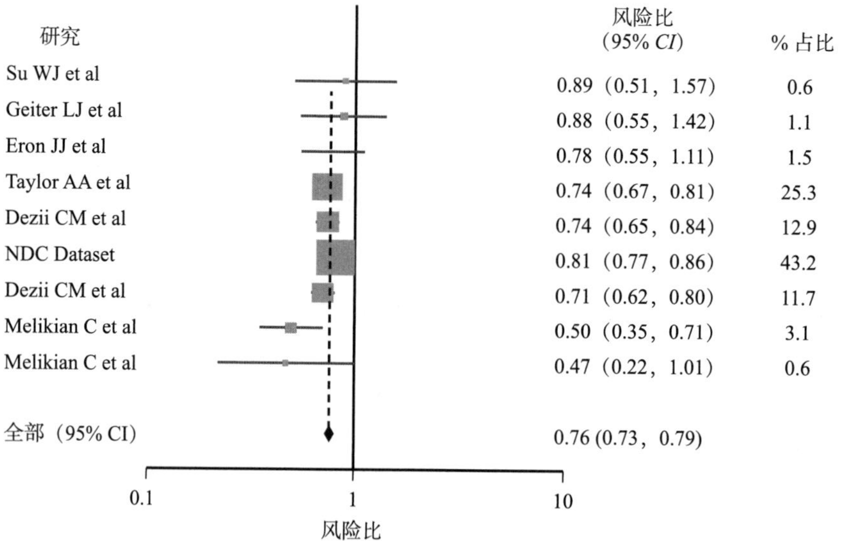

图27.4　单一药物组合与自由药物组合的比较

（引自：Bangalore S，Kamalakkannan G，Parkar S，Messerli FH. Fixed-dose combina-tions improve medication compliance：a meta-analysis. Am J Med. 2007；120：713-719.）

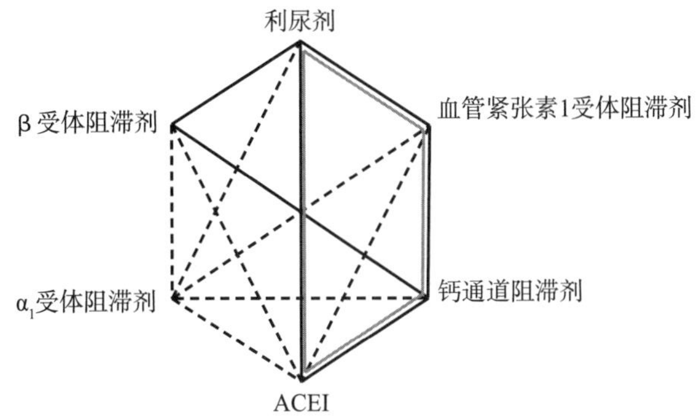

图27.5 欧洲高血压协会关于降压药物组合的修订说明

实黑线显示对降低血压(BP)的叠加效应；橙色线表示心血管事件或肾脏疾病进展的减少。虚线表示对降低血压没有附加影响或在结果中受益。肾素抑制剂联合利尿剂或血管紧张素受体阻滞剂可显著降低血压，但无结果数据（引自：Mancia G，Fagard R，Narkiewicz K，et al. 2013 ESH/ESC practice guidelines for the management of arterial hypertension.Blood Press.2014；23：3-16.）

表27.1 美国高血压协会基于证据的固定剂量联合降压用药

首选	ACEI/利尿剂[a]
	ARB/利尿剂[a]
	ACEI /CCB[a]
	ARB/CCB[a]
可接受的	β受体阻滞剂/利尿剂[a]
	CCB（二氢吡啶）/β受体阻滞剂
	CCB/利尿剂
	肾素抑制剂/利尿剂[a]
	肾素抑制剂/ARB[a]
	噻嗪类利尿剂/保钾利尿剂[a]
不推荐	ACEI/ARB
	ACEI/β受体阻滞剂
	ARB/β受体阻滞剂
	CCB（非二氢吡啶）/β受体阻滞剂
	中枢性降压药/β受体阻滞剂

[a] SPC available in the United States

（引自：Gradman AH，Basile JN，Carter BL，et al. Combination therapy in hypertension. J Am Soc Hypertens. 2010；4：90-98.）

ACE.血管紧张素转换酶；ARB.血管紧张素受体阻断药；CCB.钙通道阻断药

少蛋白尿有协同作用。

ACE抑制剂和CCB的联合已被证实与单独的单一治疗相比，在降低BP方面具有优势。ACCOMPLISH试验是首次研究两种不同的单药联合对心血管和肾脏结局的试验。ACE抑制剂（贝那普利）与CCB（氨氯地平）或氢氯噻嗪（噻嗪利尿药）联合用于具有高CV风险的高血压患者。尽管获得了类似的血压，但由于主要终点的CV事件更倾向于ACE抑制剂/CCB组合的主要终点（分别为9.6% vs. 11.8%）而被提前终止。进一步的研究表明，在基线时已知冠心病的患者联合使用ACE抑制剂/CCB发生CV事件也显著降低。

这些联合用药对CKD进展（ACCOMPLISH中预先设定的次要终点）的影响表明，贝那普利/氨氯地平组的CKD事件（肌酐增加1倍或终末期肾病）较少，估计的肾小球滤过率（eGFR）下降较慢。

许多试验评估了各种组合的抗高血压能力，所有试验均显示出附加效益。对ARB（缬沙坦）和CCB（氨氯地平）进行了研究，对舒张压为95～110 mmHg的患者，比较不同剂量的氨氯地平联合缬沙坦与单药、安慰剂治疗。与单药相比，联合用药更能降低收缩压和舒张压。联合治疗组水肿发生率较低。

将阿利吉仑与CCB氨氯地平的组合与单个成分单一治疗进行了比较。即使使用半剂量时，联合组的血压也显著降低；然而，其他研究表明，半剂量联合疗法等同于全剂量氨氯地平。

六、血管紧张素转化酶抑制剂或血管紧张素受体阻滞药联合利尿药

ACE抑制剂或ARB与噻嗪类利尿药的联合抗高血压作用是众所周知的。该组合的疗效来自其互补的作用机制，因为利尿药的使用通过引起血管内容量减少而激活了RAS系统。联合RAS系统抑制剂也是有用的，因为它降低了噻嗪类利尿药发生低钾血症不良反应的风险。

多项试验表明，与单药治疗相比，噻嗪类或噻嗪类利尿药（氯噻酮或吲达帕胺）联合使用ACE抑制剂或ARB的患者，其抗高血压作用更显著。一些结局研究也显示了这些联合用药的益处，包括培哚普利对卒中复发的保护作用研究（PROGRESS）。在有卒中或短暂性脑缺血发作史的患者中，以培哚普利为基础的抗高血压治疗与安慰剂进行比较，如果需要严格的血压控制，则将ACE抑制剂添加入吲达帕胺中。将ACE抑制剂/利尿药组与安慰剂组进行比较，以确定对致死性和非致死性卒中的影响。该试验显示，与安慰剂相比，联合用药组卒中的发病率降低了（分别为10%和14%），而培哚普利的单药治疗与安慰剂组无差异。

在老年高血压试验（HYVET）中，将80岁及以上的患者随机分配到使用吲达帕胺血压控制在150/80 mmHg以下的组，并在必要时联合培哚普利，以评估其对致死性和非致命性卒中的影响。由于两组患者的治疗效果有很大差异，所以试验提前终止。值得注意的是，该试验还表明，大多数组都需要两种以上药物才能达到目标血压水平。

七、联合肾素-血管紧张素系统抑制剂

1.血管紧张素受体阻滞药联合直接肾素抑制剂 与ACE抑制剂/ARB组合类似，阿利吉仑（一种直接的

肾素抑制剂）已与RAS阻断药联合进行了试验。结果研究也未能显示出益处，反而暗示了危害。在结果试验之前进行了缬沙坦阿利吉仑高血压糖尿病（VIvID）研究，以比较阿利吉仑和缬沙坦联合用药与缬沙坦单药疗法相比的降压疗效。然而，研究的患者患有糖尿病和高血压，并且肾功能良好，平均基线eGFR超过80 ml/（min・1.73m^2）。联合用药组与单药组相比，8周时诊室和动态血压均明显降低，两组间不良反应无显著差异。相比之下，在2型糖尿病患者中使用阿利吉仑发生心肾终点试验（ALTITUDE）的研究，评估了在患有CV疾病、CKD或两者兼有的糖尿病患者的主要终点中，阿利吉仑与RAS受体阻滞药联合使用的主要终点为平均eGFR低于4080 ml/（min・1.73m^2）。由于阿利吉仑联合其他RAS阻断药的患者不良事件的风险显著增加，并且主要终点没有降低，因此该研究提前终止。

2.利尿药联合保钾利尿药　关于利尿药第22章已广泛讨论。噻嗪类利尿药与保钾利尿药（如阿米洛利或螺内酯）的组合已被研究，因为后者可以减少与噻嗪类治疗相关的钾和镁的消耗。噻嗪类和保钾利尿药联合用药的患者，发生心搏骤停的风险明显降低，而补钾的患者中心搏骤停的风险没有降低。

与单药治疗相比，阿米洛利与氢氯噻嗪联用明显改善血压。与CCB相比，高危患者的心血管死亡率和发病率没有差异。

3.利尿药联合β受体阻滞药　β受体阻滞药与噻嗪类利尿药的组合是非常有效的，因为β受体阻滞药会减弱利尿药引起的RAS系统的激活，且利尿药会减少β受体阻滞药引起的水钠潴留。这也可以避免增加噻嗪利尿药的剂量，因为剂量高达50 mg的氢氯噻嗪和25 mg的氯噻酮会显著增加不良反应，并且仅能最小程度地降低血压（请参阅第22章）。已经证明，这两种药物组合的降压作用强于单个药物。

在ASCOT-BPLA中，研究了这种联合用药对预后的影响，该试验比较了β受体阻滞药/噻嗪类联合CCB/ACE抑制剂在减少非致死性心肌梗死和冠心病中的疗效。在具有多种心血管危险因素的患者中，参与者被随机分配到以CCB为基础用药的氨氯地平联合培哚普利治疗组、β受体阻滞药阿替洛尔联合苄氟噻嗪治疗组。该试验被提前终止，CCB/ACE抑制剂组与基于β受体阻滞药的治疗相比更有利于主要终点。与β受体阻滞药组相比，整个试验中CCB组的血压均较低。

4.单药三联疗法　除了双联疗法的组合外，还有三联疗法的单一药丸组合。双重疗法的益处，包括增加依从性，也显示了三联疗法。

退伍军人事务合作研究自1966年以来就开始使用三联疗法，其中包括利血平、氢氯噻嗪和肼屈嗪。从那时起，几种三联疗法被引入，其中许多包括RAS阻滞药、CCB和噻嗪类利尿药。

尽管没有结果数据，但是有大量的三联疗法的血压研究。在奥美沙坦、氨氯地平和氢氯噻嗪三联治疗高血压患者（TRINITY）研究中，对单片三联治疗组合进行了试验。在治疗期间血压为BP 140/90 mmHg以上或在未治疗时血压为160/90 mmHg以下的患者中分为两组，即包含奥美沙坦40 mg、氨氯地平10 mg和氢氯噻嗪25 mg三联疗法组与其成分的双联疗法组进行了比较。与双联治疗相比，三联疗法显著降低了收缩压和舒张压。24小时动态血压监测证实了这一观察结果。

该研究还对氨氯地平、缬沙坦、氢氯噻嗪的组合及其双联疗法的组合进行了评估。在超过4000名基线血压为145/100 mmHg以上的患者中，与双联治疗组相比，三联疗法组的患者血压更低。三联疗法组达到目标血压140/90 mmHg以下的患者更多（三联疗法、氨氯地平/氢氯噻嗪、缬沙坦/氢氯噻嗪和氨氯地平/缬沙坦组分别为70.8%、44.8%、48.3%和54.1%）。24小时动态血压监测也证实了这一点。各组不良事件的发生频率相似。在研究的第三周，三联疗法组的血压明显降低，治疗组整体降压效果已达到75%。

阿利吉仑/氨氯地平/氢氯噻嗪的三联组合降压作用也大于其双联组合。在基线严重高血压的患者中，其定义为收缩压在180 mmHg以上的患者，血压降低了49.5/22.5mmHg。与双联疗法组相比，三联疗法组中明显有更多的患者达到了目标血压。24小时动态血压监测也证实了这一点。不良事件的发生率无差异。

八、不推荐的联合治疗

1.血管紧张素受体阻滞药联合血管紧张素转化酶抑制剂　根据来自多项心血管事件研究的现有数据，很明显，ACEI与ARB联合不用于降压。原因很明显，因为它们没有附加的降低血压的作用，并且在结果试验中均显示出较高的死亡率和发病率。因此，本文仅做简要回顾。目前有两项试验研究了这种联合治疗的结果，一项是单独进行中的替米沙坦和雷米普利全球终点试验（ONTARGET），另一项是退伍军人事务部糖尿病肾病（VA NEPHRON-D）。ONTARGET评估了ARB（替米沙坦）与ACEI（雷米普利），或两种药物的联合预防高危患者中CV事件的发生。结果发现这两种药物在主要结局方面无差异，而联合用药组发生不良事件的风险更高，且获益没有增加。VA NEPHRON-D评估了ARB（氯沙坦）单独或联合ACEI（赖诺普利）对糖尿病肾病的肾脏预后影响。由于联合用药组的不良事件（高钾血症、急性肾损伤）的发生率显著增高，因此，该试验提前终止。

2.肾素-血管紧张素系统阻滞药联合β受体阻滞药　考虑到其作用方式的相似性，RAS阻滞药加β受体阻滞药的组合不能像其他可能的联合那样有效降低血压，也就是说β受体阻滞药抑制肾素作为一种降压机制。一项

前瞻性试验对糖尿病的血糖效应进行事后分析：卡维地洛、美托洛尔在高血压患者中的比较（GEMINI）试验显示，将卡维地洛与ACEI或ARB联合，约40%的高血压和2型糖尿病患者可以达到控制血糖的效果。以24小时动态血压监测变化为主要终点，卡维地洛和赖诺普利联合应用治疗高血压（COSMOS）的效果未能显示卡维地洛与赖诺普利联合对降低血压有任何加成作用。

关于RAS和β受体阻滞药联合降压的一个可能例外是奈必洛尔，它是一种刺激一氧化氮（NO）且具有血管舒张作用的β受体阻滞药。奈必洛尔和ARB缬沙坦联合治疗的试验结果表明，与单一药物治疗相比，联合治疗可以更好地降低血压，发生不良事件的风险相似。奈必洛尔与ACEI赖诺普利联合用药时出现了类似的结果，即更多的患者达到目标血压水平。这种联合疗法尚无结果数据，且仅在奈必洛尔最大剂量时才有效果。

3.利尿药联合钙通道阻滞药　CCB和利尿药联合可能不如其他联合方案有效。与单独使用硝苯地平相比，将氯噻酮加硝苯地平联合并没有显著降低血压，但联合用药优于氯噻酮。此外，另一项研究分析了尼群地平与氢氯噻嗪联合治疗、及其单药治疗的作用结果显示联合降压效果优于单独使用。尚无任何试验评估此结果，并且由于存在低血钾风险，因此，这不是首选组合。

4.β受体阻滞药联合钙通道阻滞药　尽管这种组合在世界某些地区已获批准，但在美国尚不可用。考虑到它们各自的作用机制，CCB，特别是二氢吡啶CCB和β受体阻滞药的组合将提供更大的降压作用。CCB可以减轻由β受体阻滞药引起的α-肾上腺素血管收缩，而β受体阻滞药可以减少由二氢吡啶引起的SNS激活。与单药治疗相比，非洛地平和美托洛尔的组合可显著降低血压，剂量几乎与单一疗法的最高剂量一样有效。

非二氢吡啶类CCB通常不应与β受体阻滞药一起使用，因为它们会影响心率和房室传导，可能导致严重的心动过缓。然而，在高脉搏率和高肾上腺素能状态下，这种组合很有用。

九、结论

在美国，难治性高血压的发病率不断上升，而血压的控制率仅为50%，因此，需要更有效地使用抗高血压方案。显然，与多种单药治疗片剂相比，单药组合的使用已被证明具有更好的耐受性、更少的不良反应，以及更好的疗效。因此，在需要两种或两种以上抗高血压药的患者，以及所有血压≥160/100 mmHg的患者中，应首选单药联合降压治疗。许多联合的疗效、耐受性，以及CV结果上都有不同的结果。最适合患者的方案应继续针对具体情况进行个体化治疗，但应提高耐受性和治疗的能力，以降低他们的血压和心血管疾病的风险。需注意到的是，有大量证据支持CCB/RAS阻滞药、RAS阻滞药/利尿药联用。

第28章 器械治疗方法

Saif Anwaruddin and Deepak L. Bhatt

高血压作为全球慢性疾病几乎无处不在，是心血管疾病发病和致死最常见危险因素之一。据估计，美国超过7800万成年人患有高血压，非裔美国人患病率最高。尽管几类抗高血压药广泛应用，但许多患者药物治疗血压尚未控制合适。积极控制血压的重要性已在减少不良心血管预后方面得到充分证明。最近发表的SPRINT（收缩压干预试验）表明，在心血管风险较高的患者中，更强化的收缩压降低可以减少致命性和非致命性心血管事件。

难治性高血压定义为服用最大耐受剂量至少3种不同类型抗高血压药（包括利尿药），血压不能降至140/90 mmHg以下。高血压人群中难治性高血压患病率为8% ～ 12%。此外，难治性高血压患者的心血管危险因素发生率更高，动态血压监测（ABPM）血压较高的患者心血管疾病发病和致死的风险更高（图28.1）。过去几年出现了器械疗法承诺可以改善难治性高血压，其目标是在药物治疗无法胜任时治疗难治性高血压。

器械疗法治疗难治性高血压的前提是证实高血压由中枢交感神经活动介导。在原发性高血压和临界性高血压患者中均观察到更高水平的中枢交感神经活动，可以通过肌肉交感神经活动（MSNA）量化。此外，与正常血压患者相比，高血压患者去甲肾上腺素溢出率更高。干预措施旨在干扰参与这些过程的路径以处理神经血管介导的高血压。

肾交感神经支配是由肾动脉去甲肾上腺素能神经传出纤维形成的网络，来自肾动脉传入纤维的功能是把信号返回中枢神经系统。刺激肾动脉传出纤维可引起肾动脉血管收缩，盐和水摄入增加，肾素生成增多，

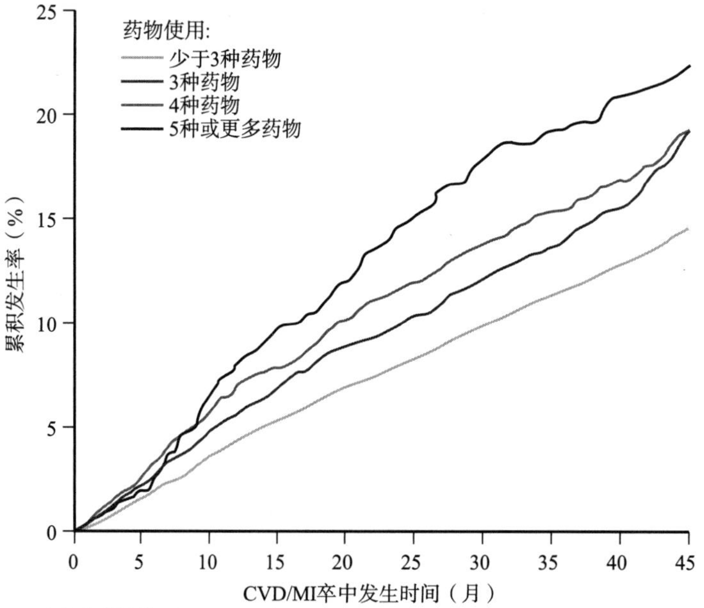

5个月的危险性（$N = 53\ 530$）

少于3种药物	*n*=46 740	45 206	42 958	40 248	32 638	25 206	23 590	20 605	19 045	10 586
3种药物	*n*=3316	3193	3040	2857	2355	1844	1741	1566	1463	881
4种药物	*n*=2471	2363	2240	2112	1710	1389	1307	1182	1106	686
5种或更多药物	*n*=1003	972	905	850	687	562	524	483	448	294

图28.1 非难治性高血压患者心血管死亡/心肌梗死/卒中终点的累积风险曲线

少于3种药物、难治性高血压3种药物、难治性高血压4种药物和难治性高血压5种或更多药物）（$P < 0.001$）（引自：Kumbhani DJ, Steg PG, Cannon CP, et al. REACH Registry Investigators. Statin therapy and long-term adverse limb outcomes in patients with peripheral artery disease: insights from the REACH registry. Eur Heart J，2014，35：2864-2872.）

以上因素都会升高血压。传入纤维向中枢神经系统提供感觉信息，帮助调节其对传出神经系统的作用（图28.2）。中枢神经系统调节全身血压的重要性不仅限于肾神经支配的影响，压力感受器反射在调节急性血压变化中也很重要。血压长期升高可导致压力感受器反射敏感性降低，这也被确定为器械干预难治性高血压的治疗靶点。

一、肾动脉去交感神经支配术

交感神经活性增加是许多病理状况的基本特征，如高血压、心力衰竭、慢性肾脏病和血糖控制障碍。肾传入和传出神经支配对血压调节很重要。大量临床前期和临床数据已经证实肾动脉去神经对全身血压的影响。早期外科手术经验表明，通过手术切除交感神经可以有效降低血压，并降低相关的死亡率，尽管这种作用被以下因素部分抵消，来自不可预期的血压结果、术后并发症、住院日延长及其他严重副作用，如严重的直立性低血压、勃起功能障碍和尿失禁。将这项技术转化为安全可行的经皮治疗，实现肾动脉交感神经去神经支配用于治疗难治性高血压，这项工作正在进行之中，以证实有效性。据设想经皮肾动脉去神经支配可以降低血压，同时通过电解质和液体平衡以及肾上腺素介导的应激反应来保持肾脏稳态机制。

基于导管的肾去神经支配（RDN）技术优于手术方法，包括操作简易、操作时间和恢复时间较短，以及微创方法。因此，人们对导管RDN操作的开发和评估抱有极大热情，这种手术可能对巨大公共卫生意义的疾病具有潜在治疗作用。Ardian RDN导管系统（明尼苏达州、美敦力、LLC）由输送导管和射频（RF）发生器组成。建立股动脉通路后，在X线透视引导下把RDN导管送至肾动脉，导管尖端紧贴于肾动脉壁，在每根肾动脉的4～6个不同位点进行射频消融（图28.3）。肾动脉神经支配位于血管外膜层，导管尖端射频能量传递被设计为消融肾动脉的传入和传出神经支配，消融治疗后传

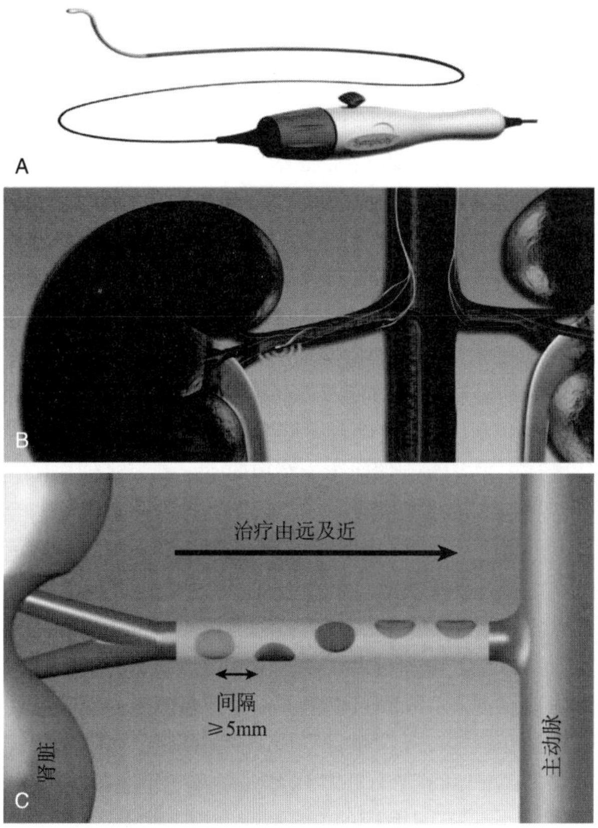

图28.3　使用SYMPLICITY肾去神经系统进行肾去交感神经

A.SYMPLICITY导管与6 French兼容；B.导管特征，带有不透射线射频电极的铰接尖端；C.每条动脉进行2分钟4～6点位的治疗（引自：Kandzari DE，Bhatt DL，Sobotka PA，et al. Catheter-based renal denervation for resistant hypertension：rationale and design of the SYMPLICITY HTN-3 Trial. Clin Cardiol，2012，35：528-535.）

入神经支配似乎不能自我再生。

SYMPLICITY-HTN-1研究是首个应用Ardian导管系统治疗人类难治性高血压的安全性和可行性研究。总计45例难治性高血压患者接受肾去交感神经支配治疗，

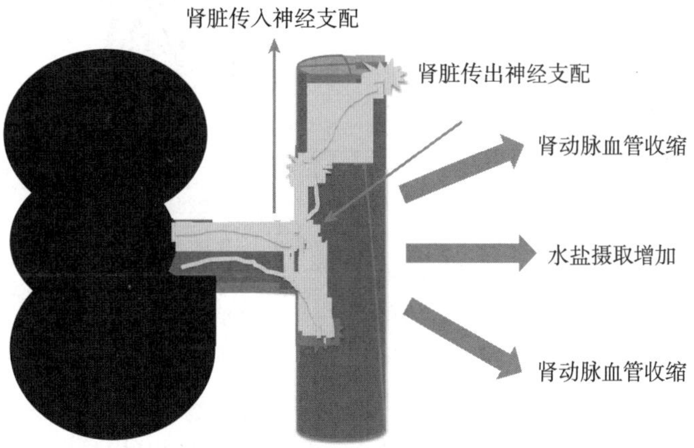

图28.2　肾脏传入和传出神经路径及其作用示意图

观察是否有诊室血压下降和肾脏去甲肾上腺素溢出减少。主要研究结果是降压的有效性和安全性。次要终点包括对肾功能和肾脏去甲肾上腺素溢出的影响。接受RDN的患者平均年龄58岁，服用抗高血压药的平均数量为4.7种，术后血压比术前明显降低（收缩压$P=0.026$，舒张压$P=0.027$），其中10例患者参与评估RND对肾动脉肾上腺素溢出变化的影响，可以看到平均下降47%，术后6个月相应的血压下降为22/12 mmHg。

该手术本身被认为是安全的。45例患者中，有1例发生肾动脉夹层，需置入肾动脉支架，还有1例发生穿刺部位并发症；18例患者短期肾血管造影未出现该手术后的任何不良解剖学问题。有趣的是尽管观察到血压显著降低，仍有13%的患者RDN对血压无明显影响。全球19个医学中心，对最初45例患者和另外接受RDN治疗的108例患者进行长期随访，以评估长期安全性和有效性，结果已经发表。153例接受治疗的患者，3年后也显示出收缩压和舒张压显著降低；术后3年，93%的患者收缩压下降10mmHg以上。值得注意的是，这项随访研究没有超过12个月的药物相关变化信息。

SYMPLICITY HTN-2研究是一项前瞻性多中心随机试验，对RDN治疗的106例难治性高血压患者进行为期6个月的随访，主要疗效终点为基于诊室收缩压降低。肾去神经组，诊室收缩压和舒张压比相应基线水平显著降低（$P<0.000\,1$）。接受RDN的患者中，有84%的患者血压降低≥10mmHg，对照组仅35%有此改变（$P<0.000\,1$）。未发生严重的器械或手术相关并发症。此外，在这项研究中，6个月诊室血压和24小时ABPM有类似趋势。

SYMPLICITY HTN-3研究是一项前瞻性随机单盲试验，试图助力获得监管机构批准。该试验旨在应用Ardian导管去神经系统（美敦力，LLC）验证RDN的安全性和有效性，以治疗难治性高血压。主要终点是6个月时诊室收缩压的变化，次要终点是6个月后平均24小时ABPM变化。验证的主要安全性终点是全因死亡率、终末期肾病、显著的栓塞事件、新发生的肾动脉狭窄、需要干预的肾动脉穿孔/夹层，以及血管并发症或高血压危象带来的住院治疗的复合结果。招募的难治性高血压患者年龄为18～80岁，以2∶1的方式随机分入RDN组和假手术组。与既往所有RDN试验相比，该试验设计采用假手术对照，研究人群数目更大，并且应用24小时ABPM。

为符合研究资格，受试者必须收缩压（SBP）≥160mmHg，并采用最大耐受剂量的至少3种药物的稳定降压方案，其中一种是利尿药。要求患者保持方案稳定至少2周。入组后抗高血压药的任何调整都必须退出，并需要2周用药证明为稳定方案后重新入组。建立具体协议以获得诊室血压，进行24小时ABPM来记录SBP≥135mmHg。排除标准包括继发性高血压、之前的肾动脉干预，以及几种肾动脉的解剖学标准。

总计535例患者纳入本研究，遍及美国88个中心，随机分组间基线特征无差异。两组间主要终点6个月诊室血压无显著差异［RDN组（−14.13±23.93）mmHg vs. 假手术组（−11.74±25.94）mmHg，组间血压变化的差异−2.39mmHg；$P=0.26$］（图28.4）。次要疗效终点，24小时平均ABPM从基线到6个月的变化，两组之间无显著差异［RDN组（−6.75±15.11）mmHg vs.假手术对照组（−4.79±17.25）mmHg，组间血压变化的差异−1.96 mmHg；$P=0.98$］。该试验主要安全终点事件发生率RDN组为1.4%，假手术对照组为0.6%（$P=0.67$）。这些结果与前面报道的SYMPLICITY HTN-1和SYMPLICITY HTN-2试验直接相反。观察差异的原因可能更多是因为SYMPLICITY HTN-3是一项盲法执行良好假手术对照随机研究，解释了几种偏倚，而以前的研究未能做到。

SYMPLICITY HTN-3试验随访数据，包括大多数去神经患者、非交叉对照组和交叉对照组的研究对象，1年时观察结果与前类似，没有进一步降低动态血压或诊室血压。除试验设计和实施之外，还提出了几种其他可能导致血压反应缺乏的潜在原因。研究人群多变量分

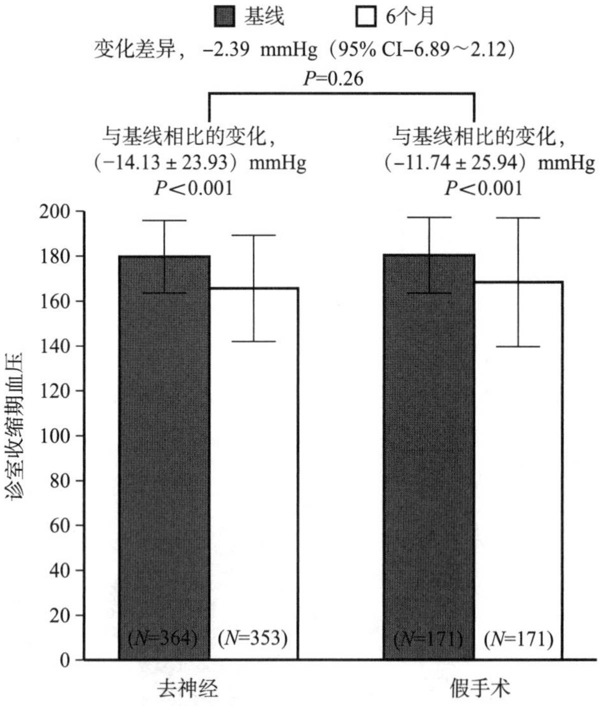

图28.4 SYMPLICITY HTN-3试验的主要疗效终点

两组均观察到诊室收缩压从基线到6个月时有显著变化。组间差异（主要疗效终点）未达到5mmHg的幅度。条I表示标准偏差（引自：Bhatt DL，Kandzari DE，O'Neill WW，et al. SYMPLICITY HTN-3 Investigators. A controlled trial of renal denervation for resistant hypertension. N Engl J Med，2014，370：1393-1401.）

析显示，基线时应用醛固酮拮抗药是诊室收缩压自基线起至6个月时变化增加的预测因素，而血管舒张药则是诊室收缩压变化的阴性预测因素。另外，治疗组中消融总频次是6个月时诊室收缩压变化的预测指标，而应用圆周消融模式也是如此，对于理解RDN的作用和将来的试验设计具有潜在重要意义。我们关于RDN对解剖和生理影响的理解可能非常肤浅。肾动脉传入和传出神经支配的解剖结构似乎更为复杂。肾动脉近端和中段周围神经平均数量更多，而更近节段的神经距动脉管腔距离最长。从近段到远段动脉的传入纤维数量也减少，动脉背侧神经支配密度最低。远段消融延伸至肾动脉主要分支也可能具有价值，这在设计导管和研究设计时具有潜在的重要意义。在SYMPLICITY HTN-3试验中，在一条或两条肾动脉中进行四象限消融的患者与非四象限消融的患者相比，诊室血压和24小时ABPM血压降低趋势不明显。而SYMPLICTY HTN-3研究只有19例患者的两条肾动脉均进行四象限消融，这质疑了RDN的治疗强度。

操作者的经验可能也影响研究结果。全球SYMPLICTY注册研究（GSR）是针对RDN高血压患者的开放式多中心注册，其数据显示GSR相对于SYMPLICTY HTN-3患者诊室血压和24小时ABPM血压下降幅度更大。发挥作用的因素之一可能是操作者经验。就前面的病例而言，GSR操作者经验更多，GSR平均120秒消融次数要高于SYMPLICTY HTN3，表明治疗强度和操作者经验可能会影响治疗结果。除操作变量外，抗高血压药类别可能对研究结果也有影响。SYMPLICTY HTN-3数据的事后分析，在假手术对照组，非裔美国人血管扩张药降压效果好于应用该类药物治疗的非非裔美国人，或者好于未用血管扩张药治疗的非裔美国人或非非裔美国人。另外，试验中更多的非裔美国人被处方血管扩张药，多于非非裔美国人（占受试者的26.2%）。进行RDN后非非裔美国人亚组vs非裔美国人亚组的诊室收缩压变化可以观察到差异，而24小时ABPM或家庭测量收缩压的变化则没有观察到差异。SYMPLICITY HTN-3试验的一项单独分析表明，不同种族RDN作用无差异。然而，假手术对照组可观察到差异较大，特别是非裔美国人，被认为是药物依从性改变所致。

SYMPLICTY HTN-3研究旨在阐明进行如此大规模和复杂性试验所面临的挑战。尽管该研究操作良好，设立假手术对照，遵循盲法，但仍然存在一些问题可以解释治疗效果的缺乏。此外，可能需要用血压控制的标准化治疗算法和受试者药物依从性的证据，来解释观察到的其他差异。最后，RDN治疗效果和强度尚未量化可能是当前研究的一个弱点。未来试验需要解决以下问题：药物类别和依从性、操作的变异性，以及患者相关因素，以了解RDN是否仍然是可行的治疗选择。

有趣的是，高血压肾去神经（DENERHTN）试验是一项前瞻性、开放标记、随机对照试验，使用SYMPLICITY RDN导管，以多中心方式对难治性高血压患者进行盲法终点评估。他们对RDN和标准阶梯降压治疗（SSAHT）及单独的SSAHT进行了比较，结果显示207例患者中RDN和SSAHT在6个月时动态血压轻微下降，尽管诊室血压并未显著降低。尚不清楚样本量和开放标记的试验设计对这些发现有何影响。

SPYRAL HTN试验（美敦力）目前正在招募受试者，要求高血压严重程度低于SYMPLICITY HTN-3研究的受试者，将评估使用新型SYMPLICITY SPYRAL多电极导管RDN的有效性。该试验将招募中度至重度非难治性高血压患者各100例。SPYRAL HTN OFF MED（NCT02439749）组患者将停用降压药，SPYRAL HTN ON MED（NCT02439775）组患者将继续用原有降压方案。预计应用特定类别药物，无须达到最大耐受剂量，监测药物依从性。主要疗效终点是24小时ABPM血压36个月时与基线时的变化。

REDUCE HTN：REINFORCE试验（NCT02392351）目前也正以随机方式招募未控制的高血压患者，评估应用Vessix Reduce导管RDN与假手术对照组相比能否在8周时降低24小时动态收缩压。EnligHTN多电极去神经系统（明尼苏达州圣保罗的圣裘德医疗公司）目前正在临床研究中。该设备使用带有4个单极不透射线电极的可膨胀篮，并根据EnligHTN Ⅰ的结果获得CE（Conformite Europeene欧洲认证）标志。EnligHTN Ⅲ试验（NCT01836146）最近已完成招募，旨在验证EnligHTN RDN系统治疗难治性高血压的安全性和有效性。

除重度难治性高血压外，轻度难治性高血压（收缩压135～149 mmHg，舒张压90～94 mmHg）患者中也验证了RDN疗效。总计71例患者随机分入SYMPLICITY导管组与假手术对照组。RDN组未能达到治疗分析预期结果，即有意义地降低24小时收缩压；但是，个案分析显示血压有统计学意义的降低。

RDN也被确认作为心力衰竭的一种辅助治疗手段，目标是处理作为神经激素反应的交感神经过度激活。REACH-Pilot研究是一项采用RDN进行双侧去神经术治疗慢性收缩性心力衰竭的试验，首次用于人类安全性研究，包含7例患者。该过程安全，耐受性良好，结果显示，6个月时6分钟步行距离增加。肾动脉去神经术治疗慢性心力衰竭（Renal Artery Denervation in Chronic Heart Failure，REACH）研究（NCT01639378）是一项前瞻性、随机、双盲试验，旨在验证SYMPLICITY RDN系统在慢性收缩性心力衰竭患者中的安全性和有效性。

除经导管传递射频能量外，其他肾动脉去神经术替代方法正在研发。超声能源可用于RDN，使用非侵入性技术（科纳医疗，贝尔维尤，华盛顿），也可以使用球囊导管或单独超声导管在血管内传送超声能源。胍乙啶注射是用Bullfrog Microinfusion导管（Mercator MedSystems，Inc，加利福尼亚州圣莱安德罗）进行操作。未来将会进行更大的安全性和可行性研究来进一步评估这些RDN替代方法。

虽然在SYMPLICTY HTN-3试验结果之后，人们对RDN的最初热情有所减弱，但是很明显，我们对RDN用于高血压治疗的理解有所提高。SYMPLICTY HTN-1和SYMPLICTY HTN-2研究的初步积极结果激发了人们对该技术的热情及其在难治性高血压管理中的作用。尽管SYMPLICTY HTN-3试验设计操作很好，但我们注意到仍有一些局限性和混杂因素可能影响研究结果，包括技术和操作者经验。也可以认为，我们对难治性高血压的解剖和生理学机制理解还不够全面。尽管主要试验结果呈阴性，但仍有理由认为RDN是可行的选择。随着更新的设备和临床试验的发展，将见证RDN在高血压疾病管理中的作用。

二、压力反射激活疗法

压力感受器是位于颈动脉窦和主动脉弓的机械感受器，血压变化引起血管壁牵张产生反应。血压急性升高引起颈动脉压力感受器牵张，通过传入神经由颈动脉窦神经和舌咽神经发送信号，这些传入神经纤维进入脑髓质。传出神经通过交感神经和副交感神支配影响心脏和血管。血压急剧升高时，传入神经能够产生并发送信号到中枢神经系统。长期慢性高血压时，压力感受器反应随时间推移而减弱。

BAT的工作原理是通过在两侧颈动脉窦放置电极，对颈动脉窦压力感受器进行外部刺激来重置压力感受器反射，将导线经皮下穿入连接到放置在前胸壁的植入式刺激器。临床前动物研究证明，BAT可有效降低平均动脉压（MAP）和心率。此外，通过降低交感神经活性来持续降低MAP而不伴发血浆肾素活性增加。

2007年，一项可行性和安全性研究检验17例难治性高血压患者应用Rheos系统（CVRx公司，明尼苏达州明尼阿波利斯）BAT治疗效果，结果表明收缩压和舒张压及心率明显降低（P均＜0.000 1），并且证实了合理的安全性。DEBuT-HT（高血压器械治疗）研究是一项45例难治性高血压患者接受BAT治疗的多中心可行性研究，结果显示，2年时血压平均降低33/22 mmHg，无任何安全问题。

Rheos Pivotal试验是一项针对难治性高血压的随机、双盲、安慰剂对照的Ⅲ期临床试验。总计265例难治性高血压患者随机分配至前6个月BAT组及后6个月BAT组。5个主要终点，包括6个月时短期收缩压缓解率、12个月时的持续缓解率、操作安全性、器械安全性和BAT安全性。该研究在6个月时未达到短期缓解终点或操作安全终点。但是，达到了其他3个终点，包括12个月的持续缓解率。尽管BAT证实可以有效降低血压，但操作并发症包括神经损伤和手术相关问题。Rheos Pivotal研究的长期随访表明，随着时间推移，血压持续降低，还需要进一步临床研究来确定疗效。目前正在评估植入操作更简单的新型设备，如第二代Barostim neo（CVRx，明尼苏达州明尼阿波利斯）（表28.1），已经证明持续血压降低和更高的安全性。

表28.1 目前正在进行的Barostim试验

试验	临床试验注册中心GOV数目	研究设计	主要疗效终点	疾病过程	其他终点
NORDIC BAT（Barostim neo）	NCT02572024	随机、双盲、平行设计	24小时ABPM测量血压减低，与药物治疗对比	难治性高血压	对动脉、心脏结构和功能的作用
经济性评估（ESTIM-rHTN）	NCT02364310	开放标记的随机试验	与药物治疗12个月的成本效益比较	难治性高血压	6个月和12个月ABPM
压力反射激活用于心衰	NCT01484288	非随机、单组分配	6个月时交感神经活性的改变	心力衰竭	无
Barostim核心试验	NCT01679132	随机	激活后6个月测量诊室血压	难治性高血压	与植入30天有关的安全性终点，12个月时诊室测量SBP和ABPM的变化
Barostim neo治疗难治性高血压	NCT01471834	非随机、单组	6个月时基础SBP的变化	难治性高血压	无
Barostim HOPE4HF	NCT01720160	随机	基线心衰参数12个月时的变化	心力衰竭	与系统有关的安全性终点和操作相关的负性事件

ABPM.动态血压监测；SBP.收缩压

三、小结

高血压是当今世界治疗最广泛的疾病之一，许多情况下控制高血压仍然极具挑战。器械治疗难治性高血压具有益处和局限性。SYMPLICTY HTN-3试验的结果降低了人们对RDN的热情，但那些意外结果为试验设计和操作本身提供了重要的经验教训。未来的器械和试验目标是解决这些问题。通过临床研究，对高血压作为复杂表型的认识给我们留下了深刻的印象。更好地理解参与的基本机制可能会在该领域提供更有效的介入治疗。在某些情况下，器械治疗与药物联合可能更有效。随着高血压介入治疗领域的不断发展，我们对机制和复杂性的理解有望继续提高。

第29章 降低血压的替代疗法

J. Brian Byrd and Robert D. Brook

高血压是全球致残和致死的首要危险因素。高血压临床试验大部分聚焦于口服药物降低血压和减少心血管事件的疗效。其他各种非药物治疗已经开发和研究，具有不同程度的科学严谨性。本章重点回顾替代药物的治疗方法和饮食（或中草药）干预降低血压的作用。美国心脏协会（AHA）2013年发表了全面的科学声明，强调使用这些临床实践方法的支持或者反对证据。本章总结了AHA得出的主要结论（表29.1），提供至少持续数周的随机临床试验（RCT）最新综述，综述的主要关注点是血压，还提供了随后发表的可能对临床医学领域产生重大影响的荟萃分析。

重要的是预先声明，文中描述的许多（如果不是全部）替代方法对研究人员提出一些共同挑战。主要困难之一是缺乏关于适当的假操作或安慰剂对照的共识。原则上，假操作或安慰剂在所有方面均应与有效治疗相似（研究参与者无法辨别），治疗中的“有效成分”除外。但是，这个想法在很多情况下都不容易实现甚至无法想象。除随机化外，金标准对照和盲法也是夯实临床研究的关键要素。这些要素未必在与高血压替代方法有关的大量研究中成功实现，尽管该综述仅限于RCT，不涉及观察性研究。迄今为止，多种其他潜在的偏倚（如共同干预、霍桑效应）困扰着许多已发表的试验，可能会限制研究结果的普遍推广。最后，多数替代方法的降压效应仅进行了短期（数周至数月）研究，减少硬性心血管事件方面的益处很少被评估。

以AHA科学声明为蓝本，我们将本章高血压的替代方法分为4类：行为疗法、无创性操作和器械、运动疗法，以及其他无创性干预措施。可以在AHA科学声明原文中找到有关各种疗法的更多信息和更详细的方法学描述。

一、行为疗法

1.冥想　冥想有众多类型，很难找到合适的安慰剂对照来验证冥想。鉴于这些古老方法并非专门为降低血压而制订，各种冥想技巧的“活性成分”同样难以验证。因此，难以设计仅缺乏活性成分的可行的安慰剂比较干预措施（即不显著改变整个体验的情况下）。盲法也存在问题，例如，教练引导的冥想，或者是同一位教练必须教授两种方法（一种是有效方法，另一种是“安慰剂”），或者必须教练不同。因此，这些研究经常存在重要的局限性。尽管认识到这些固有的缺点，过去几十年中，许多冥想方法被研究是否有降低血压的能力。

（1）先验冥想：先验冥想（TM）是一种特殊形式的“咒语基础”冥想，有学者研究其对多种健康相关参数的影响，包括高血压。大多数研究将TM与健康教育、放松、等待对照或不治疗进行比较。已经进行一些尝试来总结TM在降低血压方面的作用。2004年一项荟萃分析表明，现有研究质量不足以得出任何结论。2007年的综述和前期及后续研究得出结论，与渐进性肌肉放松锻炼相比，TM降低了收缩压和舒张压，但是并不优于健康教育。

随后几个荟萃分析得出结论，与对照干预措施相比，TM降低收缩压和舒张压。一个重要预先声明是，荟萃分析必然涉及许多可能无意影响结果的决定，最值得注意的决定是哪些研究符合质量标准可以纳入。因此，无意的偏倚风险很高。尽管如此，最新发表的荟萃分析（12项研究；$n=996$）评估了TM的作用，研究发现与对照组相比，TM组血压轻度下降，但有统计学效力（−4.3/2.3 mmHg）。相反，最近一篇Cochrane综述得出结论，有关血压的荟萃分析只包括两项研究，同时试验异质性过高无法合并更多数据。作者声明，有关TM降低血压疗效的证据在这个时间点应视为“暗示性”。最后，在一项持续数月的少数长期试验中，与随机接受健康教育的受试者比，TM组血压保持稳定（即显著降低），后者在平均随访5.4年内收缩压上升。因此，支持TM在控制高血压和降低心血管疾病风险方面的总体证据不太显著，需要进一步研究才能得出明确的结论（表29.1）。

（2）其他形式冥想：禅修冥想潜在的降压作用也已被研究。2007年一篇综述和数据综合得出的结论是，与重复的血压检查相比，禅宗冥想降低舒张压，而不是收缩压。应该注意的是，与重复血压检查进行比较是控制“向均值回归”的合适方法。但是，这并不等同于将禅修与其他有效疗法进行比较，也不等同于与安慰剂或假操作比较。因此，与TM降低血压相比，支持禅修冥想的证据更弱（表29.1）。自AHA发表科学声明以来，我们没有发现任何专门针对禅修冥想的RCT。

与古老传统的禅修冥想形成对照，基于正念减压

表29.1 2013美国心脏协会推荐关于替代疗法降低血压策略

替代疗法	证据等级[a]	建议[b]	2013科学声明之后发表的荟萃分析	2013科学声明后选择发表的临床试验
行为疗法				
先验冥想	B	Ⅱ B	Refs 5，6	
其他冥想方法	C	Ⅲ（no benefit）		Ref 9
生物反馈方法	B	Ⅱ B		
瑜伽	C	Ⅲ（no benefit）	Refs 12 ～ 15	Refs 16 ～ 20
其他放松方法	B	Ⅲ（no benefit）		
无创性器械操作				
针灸	B	Ⅲ（no benefit）	Refs 24 ～ 26	
器械引导呼吸	B	Ⅱ A	Refs 35，36	Ref 33
基于运动的方案				
动态有氧运动	A	Ⅰ		
动态抗阻运动	B	Ⅱ A		
等长手握力运动	C	Ⅱ B	Refs 49，50	

[a] A.数据来自多个随机对照临床试验（RCT）和（或）Meta分析；B.数据来自单一RCT或者观察性研究；C.病例研究或者护理标准。

[b] Ⅰ.应该进行治疗；Ⅱ A.有理由进行治疗；Ⅱ B.可以考虑治疗；Ⅲ.治疗没有帮助（或者有害），不应该进行

法（MBSR）是最近几年开发的沉思冥想项目。最近的HARMONY研究是一项MBSR与等待对照比较的RCT，研究对象为101名未接受治疗的高血压1级成年人。在这项操作良好的当代试验中，MBSR并未显著降低动态血压水平。Park等进行了一项随机对照交叉试验，比较正念冥想、血压教育和控制呼吸在15例慢性肾脏病的高血压非裔美国人中的疗效。与血压教育控制对照相比，正念冥想条件下，SBP、DBP、平均动脉压、心率和肌肉交感神经活动下降更多。控制呼吸不影响这些参数。自AHA声明发表以来，我们没有发现其他任何与冥想技术相关的RCT发表。

如果从前面数据得出结论，某种形式的冥想会降低血压，那么作用机制的问题就变得很重要。这个问题目前仍保持开放，有可能交感神经系统活性减低参与其中。总而言之，AHA科学声明将TM列为Ⅱ B级，推荐用于降低血压疗效的证据等级为B级。将所有其他形式冥想列为Ⅲ级，无益处，证据等级为C级（表29.1）。尽管此后发表了一些小型研究，但我们的回顾并未发现关于冥想技术的RCT或荟萃分析改变这些结论（TM除外）。

2.*生物反馈方法* 生物反馈典型包含监测血压和（或）一种或多种公认的血压替代指标或其他密切关联的心血管参数（如皮肤电反应、心率变异性）监测，从而可以识别出有利于降低血压的精神状态，理想情况下可以随意回想和再现。与冥想一样，很难将试验结果合成为简单的疗效说明。研究设计和生物反馈方法存在同样的异质性问题，缺乏盲法和对合适的阴性对照干预措施缺乏共识，因此无法进行简单分析。

两项相对近期的荟萃分析之一研究对象包括部分TM从业者，该荟萃分析报道生物反馈未降低血压。值得注意的是，另外两项系统综述报告了有关生物反馈是否降低血压，结论不同。2003年发表的综述报告，生物反馈比无干预组血压降低更多。相反，2010年以更严格的纳入标准进行系统评价表明，与多种阴性对照相比，生物反馈对高血压没有影响。

这些荟萃分析通过AHA科学声明在线发表以来，有几个试验已经进行。最引人注目的一项研究，65名受试者被随机分入行为神经心脏训练组（心率变异性生物反馈）和对照组（行为放松或重复可视），为期2个月。通过生物反馈日间（2.4 mmHg）和24小时（2.1 mmHg）收缩压降低，对照组无作用。鉴于结果混杂，且多种生物反馈方法之间变异很大，AHA科学声明关于降低血压的替代疗法，将生物反馈列为Ⅱ B级，推荐用于降低血压的证据等级为B级（表29.1）。未发现任何随后发表的专门针对生物反馈的RCT或荟萃分析显著改变该等级。

3.*瑜伽* 瑜伽有多种形式练习，包括安静沉思或剧烈运动。自AHA声明以来，最近已经发表一些关于瑜伽对高血压影响的系统性综述。荟萃分析总体支持目前可用的研究质量低下或存在方法学上的变异和局限性，无法得出瑜伽技术能独立降低血压的肯定结论。Posadzki等在分析17个RCT后得出结论，瑜伽对血压产生影响的证据“令人鼓舞，但没有定论”。分析452名受

试者的7个RCT时，作者认为可用证据质量低下。他们注意到，与常规护理相比，瑜伽可以降低血压。但是，与运动相比，瑜伽对舒张压或收缩压没有影响。2016年发表的另一项荟萃分析得出结论，瑜伽无明显降低收缩压-5.21 mmHg［95%置信区间（*CI*），-8.01～2.42］和舒张压-4.98 mmHg（-7.17～2.80）。

与本章中讨论的许多其他替代疗法不同，最近有大量的RCT研究瑜伽对血压的影响。Wolff将初级保健机构的高血压患者随机分配到家庭进行Kundalini瑜伽组（*n*＝96）或常规护理组（*n*＝95）12周。瑜伽组血压降低与对照组无差异。最近LIMBS（生活方式改变和血压研究）试验将137名受试者随机分配到瑜伽组、血压教育组或两者同时进行组。24周试验结束时，瑜伽组和对照组血压降低无差异。在完成研究的90名受试者中，与瑜伽组相比，教育组24周血压控制略好于瑜伽组，瑜伽和血压教育同时进行并没有额外益处。

Siu等将182名代谢综合征患者随机分组接受瑜伽组或每月电话联系组，试验为期1年。尽管结果无显著性统计学差异（*P*＝0.07），但瑜伽组收缩压改善趋势更大。最近另一项RCT，有171名运动不足的代谢综合征成年人被随机分配接受瑜伽或拉伸运动，在6个月或12个月时，两组收缩压无差异。Hagins等将84名高血压前期或高血压1级受试者随机分配进行瑜伽或非有氧运动，24小时收缩压或舒张压、日间收缩压或舒张压，或夜间收缩压均无显著差异；夜间舒张压略有不同（*P*＝0.04）。考虑到所进行分析的数量，有理由担心这种差异是偶然产生。非有氧运动对高血压的影响是一个相对尚未开发的领域，因此其作为对照干预的用处受到限制。瑜伽降低血压的机制可能难以严格研究，目前尚无令人满意的答案。尽管荟萃分析显示出不同的和偶然的阳性趋势，但个别评估瑜伽对血压影响的试验仍然存在许多局限性。最近发表的研究也未提供有关降低血压的令人鼓舞的发现。最后，类似于生物反馈，瑜伽不能被描述为一种同质性实践。许多方法涉及不同方面，有些实践可能有效，而另外一些实践可能无法提供降低血压所需的必要有效成分（如锻炼、呼吸、精神状态）。AHA科学的结论是，总体证据不支持瑜伽本身降低血压（Ⅲ级，无益处，证据等级C级）。根据随后发表的RCT和荟萃分析，目前没有找到任何有说服力的证据来支持提高瑜伽的功效（表29.1）。鉴于偶然的阳性结果，进一步研究将有帮助，特别是如果它们有助于确定任何实践的最有效方面。除了运动成分之外，瑜伽本身的独立作用也需要阐明。

4.*其他放松方法* 除冥想、生物反馈和瑜伽外，更宽泛的放松方法被研究，以明确是否可以长期降低血压。高血压干预联合项目分析了12个RCT结果，作者得出结论，放松方法可小幅度降低舒张压，但未能降低收缩压。一篇1991年综述报道，患者基线特征可预测放松方法的反应；控制基线特征后，几乎没有证据表明作用仍保持。有证据表明，回归到平均值是血压下降的原因，而不是放松的作用。一篇1993年文献综述报道，与合适的假操作对照组相比，单独放松练习并不能降低血压。然而，与不治疗相比，血压似乎降低，这再次凸显了对适当假操作对照组的需要。1994年另一篇综述报道，包括减低压力在内的多种干预措施比单纯减压更为有效。

2008年Cochrane综述报道，与低质量研究相反，更高质量的研究显示放松可小幅度降压，甚至可能引起血压升高。例如，在包括假操作对照的研究中，没有显著降低血压。作者无法确定任何特定放松方法对于降低血压是否长期有效。我们避免推测机制，因为最初并没有令人信服地证明放松有长期降低血压的作用。AHA写作组认为该数据符合Ⅲ级建议，无益处，证据等级为B级（表29.1）。我们没有发现最新证据支持改变这一结论。

二、其他操作和无创性器械

1.针灸 除上述方法外，还评估了许多其他操作和无创器械对降低血压的作用。针灸是一种重要的替代疗法。一篇2009年荟萃分析，Lee等发现现有的3个主要随机试验之间存在明显异质性。收缩压无明显降低，舒张压可能降低（效果评估可信区间包含0 mmHg）。作者提议需要进行更严格的研究才能得出有关针灸降低血压强有力的结论。2010年一篇荟萃分析的作者报道，尽管在异质性试验中，针灸加药物与假针灸加药物相比，血压更低，但仍需要进行更严格的研究。2013年的一项荟萃分析表明，针灸对降低血压具有“潜在作用”，但作者认为需要更高质量的研究。2014年和2015年发表的最新荟萃分析再次发现，针灸联合抗高血压药可降低血压，但无药物治疗的患者（未治疗患者）针灸并未降低血压。

荟萃分析中考虑三项主要试验的某些细节与理解这些结果有关。由于行针的位置在针灸理论中很重要，因此，潜在的逻辑是假针灸对照将针放置在其他位置。在德国一项单盲RCT中，与假针灸相比，针灸6周降低了24小时动态血压。在随访3个月和6个月时疗效没有持续。韩国进行了另一项高质量研究，比较针灸和非穿刺针作为高血压的附加治疗。不幸的是，结果以不寻常的方式报道，因为两组之间进行了3个单独的比较。因此，假阳性结果可能性增加。第4周时研究组之间无差异，但是，在第8周时和4～8周的间隔中，真针灸组血压较低。第三项较大的高质量研究在美国进行，即“针灸研究计划制止高血压”（Stop Hypertension with the Acupuncture Research Program，SHARP），包括192名高血压患者。研究者发现与有创假针灸相比，针灸在10周时血压并未降低。据推测针灸可在结缔组织中通过信号机械传导来发挥作用。

AHA工作组顾虑以下问题：研究结果混杂、针灸部位和技术的多变性（随之而来的反应可能存在变异），以及在缺乏长期传统的国家中是否可以增加高质量的针灸技术水平。工作组指出，针灸会导致罕见的轻微不良事件。给针灸推荐证据等级为Ⅲ级，无益处（表29.1）。我们回顾随后发表的试验和荟萃分析，不支持对该总体建议进行任何更改。是否可以将针灸作为药物治疗的高血压患者的辅助治疗，增加血压下降程度，仍有待进一步确认。荟萃分析结果在这方面提供了建议性证据，但没有一项试验是前期设计调查该特定亚组，因此这结果仍可能代表偶然发现。

2.*器械引导的缓慢呼吸* 缓慢深呼吸至少暂时可以降低血压，假定这种方法可以带来持续数周或数月的益处。已经设计开发出一种商用仪器，用于帮助用户训练呼吸到达特定周期。该设备（www.resperate.com）具有“美国食品药品监督管理局（FDA）许可”，通过引导用户进行交互式指导和监测呼吸运动，是用于缓解压力的放松疗法。该器械仅可与其他药物和（或）非药物干预措施一起用于高血压的辅助治疗。由制造商赞助的不同设计的研究发现，该仪器可以降低血压，其中一些研究仅以摘要形式发表。但是，三项未经制造商赞助的随机试验并不支持这一结果。美国国立卫生研究院的一个研究组对40名患有高血压或高血压前期的受试者进行了设备引导呼吸（DGB）或被动注意呼吸的RCT。设备引导呼吸组中，静息诊室血压更低，中午诊室舒张压较低（仅适用于女性）。但是DGB并未改变更可靠的评估“24小时血压”。在AHA声明之后发表的研究中，我们确定的唯一一项研究，DGB并不能有效降低血压。这项研究纳入48名糖尿病和高血压患者，比较了DGB与假操作（听音乐）。8周后DGB组与对照组相比，没有降低诊室测量的收缩压或舒张压。

已有几篇关于DGB降低血压作用的系统性综述和荟萃分析发表，包括AHA科学声明中的阳性结果。一项荟萃分析包括8个临床试验，总计494名受试者，研究发现短期使用DGB可显著降低收缩压和舒张压（−3.7/2.5 mmHg）。然而，排除制造商赞助或参与的5项试验之后，没有发现DGB的降压作用。最近两项荟萃分析的作者在纳入试验中更为严格（$n=3\sim5$，要求有活性对照，如聆听音乐）以进行分析，得出的结论是：“与假操作或音乐疗法相比，DGB治疗不会显著降低诊室血压”，“没有足够证据推荐在高血压治疗中使用器械引导呼吸”。有几个小规模试验研究关于呼吸减慢降低血压的可能机制，包括降低化学感受器敏感性、由肺牵张受体介导的自主反射改变、中枢神经系统核团诱导作用，以及全身血管阻力和总体动脉顺应性降低。根据当时的证据，AHA科学声明将DGB推荐为ⅡA级，降低血压功效的证据等级为B级。但是，2013年后一项性能良好的试验和随后两项荟萃分析结果对这种方法的整体疗效提出质疑。基于这些发现，在临床实践中显然需要进一步研究才能对该治疗方式予以肯定的推荐。

三、运动

大量研究验证了运动对血压的影响。在本章我们将运动分为有氧运动或耐力运动、动态抗阻运动和等长运动。

1.*动态有氧和耐力运动* 有氧运动涉及规律的身体部位（如手臂或腿部）运动，能够增加心血管系统的工作量。代谢当量（MET）用于考量有氧运动强度既方便又有用。一个MET代表静止时消耗的能量，而两个MET则是单位时间两倍的能量消耗，依此类推。有氧运动被广泛推荐于当代指南。但是，指南还指出心血管疾病不稳定的患者禁用运动疗法，包括但不限于未控制的严重高血压（BP ≥ 180/110 mmHg）。指南对运动方案开始之前应进行压力测试的条件已经进行描述。

荟萃分析和综述有助于全面了解有氧运动和血压的许多研究。2007年一篇关于耐力运动对血压影响的荟萃分析发现，运动显著降低静息和日间诊室血压。更近的一篇综述（2010年）再次发现，定期有氧运动可降低临床血压。2007年荟萃分析和2010年综述均显示，有氧运动可以使高血压患者血压降低幅度高于那些无高血压患者。2011年系统性综述关于五项针对女性的小型研究结果表明，有氧间歇步行训练对血压影响无显著变化。2010年回顾27个临床试验，其中9个显示步行可以减低血压。较大的试验表明，随着运动强度或频率的增加，锻炼时间越长，效果显著。作者得出的结论需要进一步的高质量试验。所有类型运动最全面、最新近的荟萃分析清楚地表明，有氧运动能够在8～12周内降低血压。在105个试验中，耐力运动显著降低血压3.5/2.5 mmHg，高血压患者（−8.3/6.8 mmHg）影响更大。

最近一项低强度或高强度运动随机交叉试验显示，两种运动类型的临床收缩压均降低。但是无论哪种运动形式，平均日间或夜间动态血压均无降低。有氧间歇训练（AIT）将高强度与低强度的有氧运动结合起来。至少有两项随机研究显示，AIT优于持续有氧运动。当然，有些患者下肢运动能力有限，而上肢有氧运动也可降低血压。

关于2型糖尿病患者通过有氧运动降低血压的问题得到研究。2型糖尿病早期活动（Early Activity in Type 2 Diabetes，ACTID）试验，将593名新诊断糖尿病患者随机分配到一个应用计步器的项目中，该项目包括强化咨询或标准咨询或强化饮食建议，6个月后或12个月后收缩压或舒张压没有差异，即便使用计步器的受试者平均步数提高了17%。是否仅因为这项运动“量”太低而无效，目前还不清楚。男女两性对有氧运动的反应可能有些差异，女性耐力运动比有氧运动更倾向于降低血压，男性对两种运动反应相似。2013年美国心脏协会科学声明建议，1周中的大多数时间每天至少进行30分钟中等强度有氧运动。作者将动态有氧运动定为Ⅰ级，证据等级为A级，是对没有禁忌证的患者推荐。我们对2013年以来的证据以及另一个研究组的研究进行回顾，证实了这些建议。高强度运动 vs. 中等强度（或间歇）训练是否优化降压，是否对剂量反应效应（即每周累积锻炼的理想持续时间）的其他方面最为合适，不同类型有氧运动是否具有潜在影响，需要进一步研究。

2. *动态抗阻运动* 动态抗阻运动包括伸展带或举重之类的活动，在此过程中肌肉会缩短和伸长。2011年一项荟萃分析发现，受试者包括高血压前期患者，某些病例为高血压患者，结果显示收缩压和舒张压微弱降低，但具有统计学意义。不幸的是许多研究质量很差。随后的荟萃分析关注以血压为主要结果的临床试验，得到的结论不同，显示动态抗阻运动对血压没有影响。动态抗阻运动对降压的功效有不确定性，机制也了解甚少。但是，最新荟萃分析和系统性综述支持动态抗阻运动可以降低血压。总体评估动态抗阻运动对血压的影响弱于有氧运动（−1.8/−3.2 mmHg）。2013 AHA科学声明的作者强调指出，对文献综述时未发现动态抗阻运动存在任何害处。将动态抗阻运动存在列为Ⅱ级建议，推荐用于降压证据等级为B级。由于AHA声明支持进行中等强度的动态锻炼（每周2～3次），或将其附加于有氧运动方案中，目的是降低血压，其他研究者也对证据和结论进行了回顾。

等长抗阻运动：肌肉通过这种运动方式以恒张力收缩，而不缩短肌肉的长度。各种研究应用商用测功机评估手握力或腿部肌肉拉紧的力量。现有的小规模研究已经通过一些荟萃分析进行综述和评估，结论相似，等长抗阻运动可以降低血压。

AHA声明之后最新发表的荟萃分析表明，等长运动可能比其他运动方式更有效地降低血压。302名受试者的11项试验中，血压显著降低了5.2/3.9 mmHg。与有氧运动一样，高血压患者反应更为强烈。但是，应关注一些注意事项，首先，肌肉活动期间，血压有时明显升高。许多已发表的研究使用低强度的等长运动（手握力以最大自主收缩力的30%进行）。需要进行其他大型研究来评估等长运动对高血压患者的安全性。尽管多数RCT研究了每周进行12～15分钟，3～5次等长运动锻炼的功效，但运动的理想强度、频率、持续时间和肌肉群仍需要更多的研究。总而言之，证据支持有效果，但仍相对缺乏试验。AHA科学声明把等长运动定为证据等级为C级和ⅡB级建议。自声明发表以来，少数试验大体上支持其降低血压的作用。

四、小结

在过去几十年里，多种降低血压的辅助方法被评估。2013年发布的AHA科学声明对本章概述的方法和其他形式的替代疗法进行了更完整的回顾和描述。总体而言，我们对已发表的证据最新综述总体支持前面的结论（表29.1）。鉴于全世界有数亿人受到高血压影响，而且事实上它是致残和死亡的主要危险因素，因此，有必要对这些替代疗法治疗高血压进行进一步研究。

第六部分 高血压管理

第30章 治疗原发性高血压的方法

Matthew J. Sorrentino and George L. Bakris

原发性高血压约占高血压病例的90%，降低原发性高血压患者的收缩压和舒张压可以降低心血管（CV）事件的风险，包括心肌梗死、卒中和充血性心力衰竭，以及慢性肾脏病（C KD）的发生和进展。正确地识别高血压个体及高血压的类型是十分重要的。所有高血压患者都应进行心血管事件风险评估，评估目标器官的受累情况，并根据病理生理因素和合并症来进行个体化治疗。本章将概述原发性高血压患者的评估标准，并回顾能够成功控制绝大多数患者血压的治疗策略。

一、高血压的定义

高血压一般定义为持续血压读数140/90mmHg或更高，在适当的测量条件下，每天超过50%的血压读数。原发性高血压是指血压持续升高且没有发现继发于可识别的原因［如CKD定义为估计肾小球滤过率（EGFR）低于60ml/（min·1.73m^2）或内分泌疾病］。

原发性高血压可以在不同的环境下诊断，有不同的压力变异性模式（表30.1）。白大衣高血压被定义为在诊室测量的血压≥140/90mmHg，而家庭血压测量通常＜135/85mmHg。尽管机制尚不清楚，压力或应激反应可能是诊室测量血压升高的原因。隐匿性高血压恰恰与白大衣高血压相反，隐匿性高血压患者的诊室血压测量值＜140/90mmHg，但在家庭或工作环境下，24小时动态血压测值持续升高。隐匿性高血压人口可能高达10%，并与增加CV风险和CKD进展有关。单纯收缩期高血压定义为收缩压持续≥140mmHg，舒张压＜90mmHg。这种高血压模式在65岁以上的人中相对常见，可能与大动脉顺应性下降相关，也可能是导致CV发病率增加的因素。难治性高血压被定义为尽管在最佳剂量下使用3种适当的抗高血压药治疗，且其中一种抗高血压药是利尿药，患者血压仍升高。难治性高血压患者更多地需要通过改变生活方式和药物治疗相结合，了解最有可能使血压升高的病理生理学，已达到成功降压的目的。以下部分将概述原发性高血压患者的诊断和治疗策略。

表30.1　高血压定义

原发性高血压	血压≥140/90mmHg
白大衣高血压	诊室血压≥140/90mmHg，但家庭血压测量正常
隐匿性高血压	正常的临床血压，持续升高的家庭血压或动态血压监测
单纯收缩期高血压	收缩压≥140mmHg，舒张压≤90mmHg
难治性高血压	尽管使用了3种适当的抗高血压药并以最佳剂量治疗，其中一种为利尿药，但血压仍升高

二、如何诊断高血压

首先应注意血压升高和高血压不一定是一回事。血压升高是运动和压力的正常生理反应。而高血压是全身动脉持续高压的非生理性升高的一种情况。血压的调节是复杂的，与许多激素、神经和局部内皮系统之间相互作用。这些调节系统的失衡可能与血压的变化有关。我们可以认为血压测量是高血压、CV和肾脏疾病的标志物。血压测量既是预后指标，也是治疗目标，许多临床试验表明，降低持续升高的血压可降低与高血压相关的发病率和死亡率。进一步的临床研究已经完成，并且可能会因患者的并发症不同而有所不同，因此，最佳治疗目标仍在不断修改。

在实施治疗策略之前，正确和准确地诊断高血压是很重要的。对高血压患者的评估包括仔细审查CV危险因素和评估靶器官受累。至少应在3种不同的情况下使用适当的技术记录血压升高，以确定血压的持续升高，除非血压明显升高（一般≥180/110mmHg）。

正确的血压测量技术是避免高血压过度诊断和诊断不足的关键（详见第4章和第5章）。适当的血压测量技术有助于消除测量血压时的人为误差和当个体处于放松状态时导致血压高于基础血压的反应成分。如果3次或3次以上临床访问记录的血压读数≥140/90mmHg，通过适当的技术测量，可以做出高血压的诊断。家庭血压监测或动态监测可用于诊断高血压，并可用于诊断白大衣或隐匿性高血压。

许多血压测量设备，包括老式的水银压力计、无液压力计和自动电子设备。水银压力计被认为是血压测量的黄金标准，但由于对水银毒性的担忧，在很大程度上不可用。无液压力计通常是准确的，但随着时间的推移可能变得不准确，通常会低估血压。人们一直认为，自动电子血压测量装置由于消除了人为误差进而更加准确，但如果在获得血压时不使用适当的技术，在血压测量方面也会出现同样的误差。

三、如何测量血压

适当的血压测量技术对于准确的血压读数至关重要（深入讨论见第4章和第5章）。血压的测量通常是在患者舒适地坐着，双脚放在地板上，双腿不交叉情况下进行。应考虑可能对血压测量有影响的因素，如疼痛、最近使用咖啡因或烟草、最近锻炼或使用某些非处方药（如非甾体抗炎药）。门诊设置要轻松安静（说话可以升高血压），佩戴血压袖带的手臂应该有支撑（放在桌子上）且放松（避免肌肉紧张）。血压袖带的中心应该在心脏水平。理想情况下，患者应该放松，静坐至少5分钟，然后再进行血压检查。应获得多次血压读数，每次读数大约间隔60秒。第一次血压读数一般放弃，如果接下来的两个读数之间的距离不超过5mmHg，则可以取血压测量的平均读数。如果有＞5mmHg差值，则获得进一步的血压读数，直到两个读数在范围内。血压读数应用袖带套在裸露的手臂上，而不是套在衣服上。建议至少在第一次就诊时从两臂上进行读数，以确定两臂之间是否存在显著差异。一般来说，优势臂血压略高。

许多患者对家庭血压监测感兴趣。为了准确的家庭血压测量，需要与诊室一样适当的技术。患者需要学习如何正确测量血压和使用家庭监测装置。家庭血压值往往略低于诊室读数，一些建议表明，家庭血压持续超过135/85mmHg被认为是高血压。动态血压监测被认为是准确的，可以提供夜间血压的信息，并诊断白大衣或隐匿性高血压。如果测量血压得当，应把握好动态血压监测和家庭血压监测就能很好地相互关联。

四、高血压评估

诊断为高血压的患者应该对继发原因、靶器官受累和CV风险进行评估。高血压的继发原因应考虑在所有有体征和症状的个体中，如低钾血症和难治性高血压，提示继发原因。根据患者的年龄和体格检查，对靶器官受累的评估可以个体化。筛查实验室评估应包括电解质和肾功能。对微量白蛋白尿进行评估用于担心肾脏早期受累的患者，或有其他可能影响肾脏并发症的个体。如果有提示心脏疾病的体征和症状，可以考虑心脏评估。超声心动图可以识别左心室肥大，并可能显示缺血性疾病的迹象。超声心动图可以测量左心室质量，并评估收缩和舒张功能障碍。

高血压评估可以帮助确定治疗的总体策略，并可能涉及某些激素系统参与高血压。仔细的评估有助于确定患者是否对盐敏感、肾上腺素能过高（如高静息心率通常每分钟＞84次）、肾素-血管紧张素系统过度刺激或醛固酮水平不适当。这些高血压亚型将在稍后进一步讨论。

五、生活方式干预

生活方式干预是任何高血压治疗策略的基石。美国高血压预防、检测、评估和治疗全国联合委员会第七次报告（JNC 7）概述了管理高血压的生活方式干预和每次干预可实现的预期血压降低（表30.2）。生活方式干预是血压处于临界或轻度高血压，且某些药物而有明显适应证或有靶器官损害患者的初步的降压策略。此外，生活方式干预将增强任何通过药物降低血压的效果。生活方式干预可以使患者因持续锻炼和减轻体重而逐渐改善血压。因此，低风险个体在进行药物治疗之前，尝试3～6个月的生活方式干预是合理的。此外，在成功地坚持生活方式干预的患者中，可能能停止某些药物降压，但要注意，生活方式干预的效果与努力成正比，生活方式干预的微小改变只会导致血压的微小变化。最后，生活方式干预可以减少CV风险，而不依赖于血压降低的效果。

六、高血压的药物治疗

1.适应证　药物制剂的选择取决于是否存在靶器官受累和是否存在适应证。JNC 7报告列出了6种适应证和推荐的药物来治疗高血压和临床状况（表30.3）。针对适应证的药物选择是基于临床试验的结果数据。将适应证扩展到包括具有类似潜在共患病的患者是合理的。例如，肥胖和胰岛素抵抗的患者可能从推荐治疗糖尿病血压的药物中获益。此外，由任命到JNC 8的小组成员有一种基于证据的方法来管理原发性高血压，这是有意义的（图30.1）。

2.高血压的继发原因　高血压的继发原因将在第8章至11章中详细讨论。对难治性高血压患者，特别是那些难以治疗的低钾血症的患者中，应考虑使用这些药物。

表30.2 控制高血压的生活方式改变

生活方式改变	建议	降低SBP
减轻体重	保持正常体重，BMI 18.5～24.9 kg/m^2	5～20mmHg/10kg体重减轻
采用DASH饮食计划	摄入富含水果、蔬菜和低脂肪乳制品的饮食，以减少饱和脂肪和总脂肪的含量	8～14mmHg
减少钠摄入量	将膳食钠摄入量减少到每日不超过100mmol（2.4g钠或6g氯化钠）	2～8mmHg
体育活动	定期进行有氧运动，如快步走（每日至少30分钟）	4～9mmHg
节制饮酒	限制男性每日饮酒不超过2杯，女性和体重较轻的人每日饮酒不超过1杯	2～4mmHg

BMI.体重指数；DASH.饮食方法预防高血压；SBP.收缩压（引自：Chobanian AV，Bakris GL，Black HR，et al. The Seventh Report of the Joint National Committee on prevention，detection，evaluation，and treatment of high blood pressure：the JNC 7 report. JAMA. 2003；289：2560-2572.）

表30.3 个别药物类别的适应证

	利尿药	β受体阻滞药	管紧张素转化酶抑制剂	血管紧张素受体阻滞药	钙离子拮抗药	醛固酮拮抗药
心力衰竭	X	X	X	X		X
心肌梗死		X	X			XX
冠心病	X	X	X		X	
糖尿病	X	X	X	X	X	
慢性肾脏病			X	X		
高脑血管意外风险	X				X	

（引自：Chobanian AV，Bakris GL，Black HR，et al. The Seventh Report of the Joint National Committee on prevention，detection，evaluation，and treatment of high blood pressure：the JNC 7 report. JAMA. 2003；289：2560-2572.）

（1）高血压最常见的继发原因：原发性醛固酮增多症。这些患者通常存在肾上腺皮质分泌过量醛固酮，导致体内潴钠、排钾、血容量增多、肾素-血管紧张素系统活性受抑制。临床主要表现为高血压伴低血钾，应用保钾利尿药。

（2）不常见的继发原因

·肾实质疾病：经血液、尿液检测确诊，最常见于胆固醇偏高的吸烟者。

·肾血管性高血压：考虑存在肾损伤或已知的广泛动脉粥样硬化疾病患者，导致肾功能障碍，或肾功能恶化时，用血管紧张素转化酶（ACE）抑制剂或血管紧张素受体阻滞药（A RB）。

·嗜铬细胞瘤：考虑存在不稳定的高血压和明显肾上腺素能亢进症状的个体。

·主动脉缩窄：通过测量手臂和腿部血压来诊断；最常见于年轻人和青少年。

难治性高血压是一种排除诊断，所有其他原因都必须排除。有许多合并症可能导致难治性高血压，应该在适当的个体中进行筛选。睡眠呼吸暂停综合征与难治性高血压有关，治疗原发病可使血压得到改善；胰岛素抵抗患者高血压发病率较高；某些药物可能会导致液体滞留以增加血压，或干扰血压降低，如非甾体抗炎药（NSAID）。治疗合并症或停止干扰药物可以导致更好的血压控制。

3. *对盐敏感的患者* 钠摄入与高血压有着众所周知的联系，国际盐与血压研究（IN TERSA LT）试验令人信服地显示了盐的消耗与血压之间的关系。据观察，某些个体似乎对盐更敏感。盐敏感被定义为在给定钠摄入量和血压上升之间移动剂量反应曲线，这条曲线向左移动，意味着需要较少的盐来升高血压。患有CKD的人和年龄较大的人（70岁以上）明显对盐敏感。非裔美国人患者对盐的敏感性很高。难治性高血压可能是盐敏感的标志。在这些个体中，过量的钠摄入量会导致水钠潴留，从而升高血压。

水钠潴留的盐敏患者的初步降压方法是减少钠的摄入量。美国成年人每日的钠摄入量平均约为3400mg，许多高血压患者的摄入量明显高于平均水平。关于建议的每日钠摄入量仍有争议。JNC7报告和医学研究所建议每日钠摄入量不超过2400mg。美国人饮食指南（DGA）建议，高血压患者和某些高危人群，包括非裔美国人、

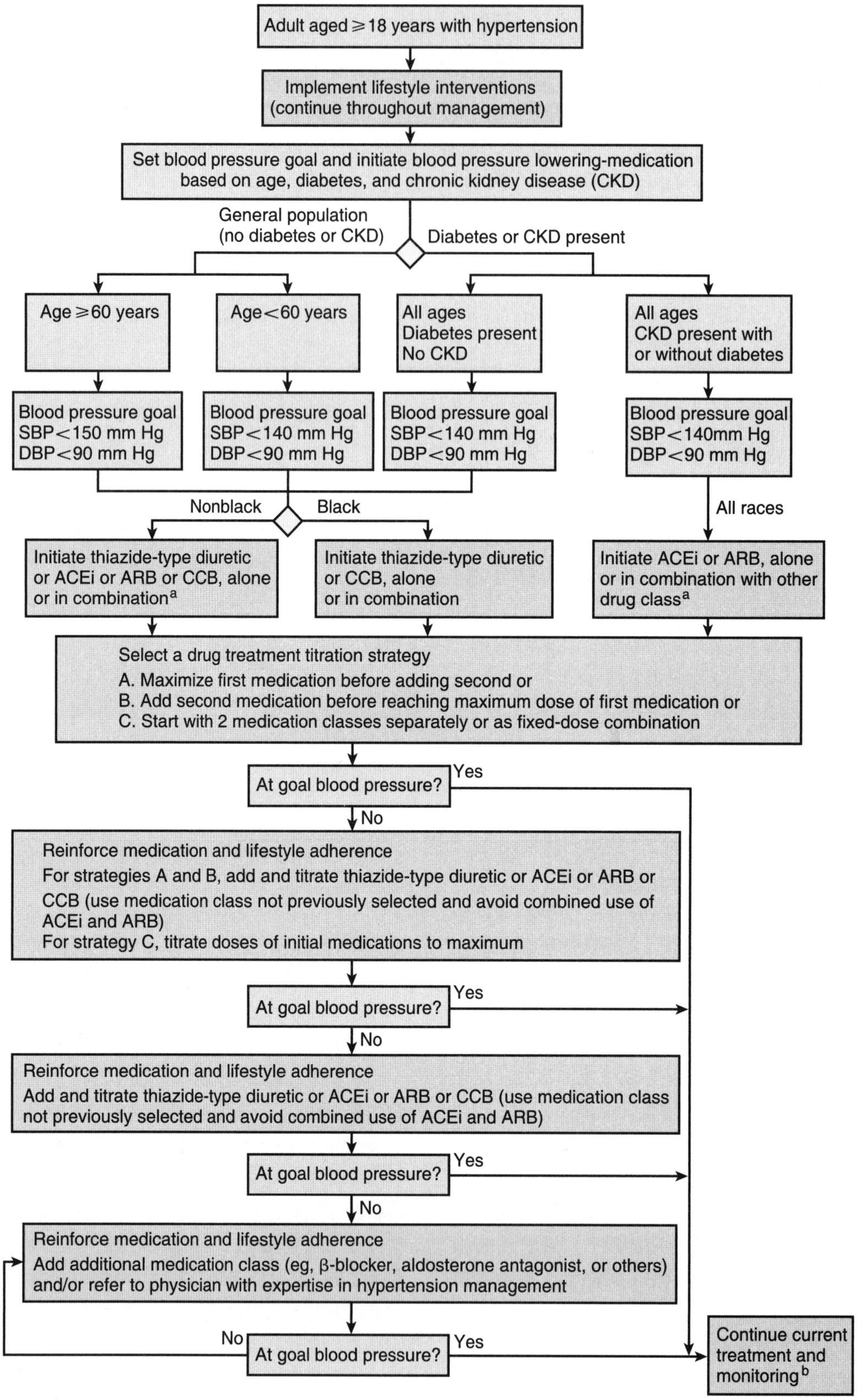

图30.1　2014年高血压指南管理算法

注：2014年高血压指南管理算法。a. ACE抑制剂和arb不应联合使用；b.如果血压未能保持在目标水平，请根据当前的个别治疗计划酌情重新输入算法；ACEi.血管紧张素转换酶抑制剂；ARB.血管紧张素受体阻滞剂；CCB.钙和通道阻滞剂；DBP.舒张压；SBP.收缩压［引自James PA，Oparil S，Carter BL，et al. 2014 evidence-based guideline for the management of high blood pressure in adults：report from the panel members appointed to the Eighth Joint National Committee（JNC 8）. *JAMA.* 2014；311：507-520.］

糖尿病或肾病患者，以及50岁以上的人群，每日钠摄入量低于1500mg。然而，这一建议仍然有争议，因为某些人群研究观察到J形曲线，低钠摄入量与CV死亡率增加有关。低钠摄入可能增加CV死亡率的原因包括过度钠限制激活肾素-血管紧张素和交感神经系统。

利尿治疗是推荐的药物治疗盐敏感个体，不能通过饮食和限制盐来降低血压。当患者水钠潴留时，许多抗高血压药变得不那么有效，这时利尿药的加入会发生协同作用。但如果不能达到一个有效的状态，就不可能实现足够的血压控制。噻嗪类或噻嗪类利尿药（氯噻酮和吲达帕胺）是首选的利尿药，噻嗪类利尿药具有最佳的结果数据（见第18章）。氢氯噻嗪（HCTZ）是一种常用的噻嗪类利尿药，但在许多患者中可能不能达到有效剂量，因为它具有较短的半衰期和对于eGFR小于45ml/（min·1.73m^2）患者可能缺乏疗效。氯噻酮的有效半衰期较长，为近72小时。吲达帕胺的有效半衰期超过24小时，可产生更持续的利钠作用。但对大多数人而言，噻嗪类利尿药是首选，它为水钠潴留的患者提供了较弱的利尿效果。

氯噻酮每日剂量为12.5～25mg；吲达帕胺每日剂量为1.25～2.5mg。由于这种药物的半衰期很长，可以考虑在敏感的个体中每隔1天或每隔3天给药。氯噻酮和吲达帕胺对eGFR为25～30ml/（min·1.73m^2）的肾损害患者比HCTZ更有效。

4.高肾上腺素能患者　许多患者出现血压升高和心悸症状，以及心率加快、头痛、疲劳和出汗。许多患者描述血压不稳定，可能与心率的变化有关。如果症状过重，可以考虑对嗜铬细胞瘤进行检查。嗜铬细胞瘤可以通过测量血浆或24小时尿液中Metanephrines来诊断。在大多数情况下，这一评估将是阴性的，因为嗜铬细胞瘤只占所有继发性高血压病因的0.1%。这些个体可能有肾上腺素能受体结构和功能的异常，这也解释了对儿茶酚胺正常范围的不同敏感性，并导致夸大的症状。

生活方式干预是接近高肾上腺素能患者的初步治疗建议。一个运动干预随着时间的推移可以成功地减少肾上腺素能过高的症状。建议每周进行最低限度的心脏有氧运动，每天至少30分钟。上半身和核心部位运动建议每周至少两天，患者应避免服用兴奋剂，如咖啡因。如果生活方式干预不能有效地减少症状和使血压正常化，低剂量β受体阻滞药可以是非常有效的治疗。许多这样的患者对低于平均剂量的β受体阻滞药的反应非常好，通常低于高血压患者降低血压的预期。许多有高肾上腺素能症状的患者使用更高剂量的β受体阻滞药会出现明显的疲劳，这可能会限制他们的使用。

阿替洛尔是一种常用治疗高血压的β受体阻滞药，并在高肾上腺素能患者中发挥良好的作用，这归因于其较小的血脑浓度和低副作用。人们一直关注阿替洛尔作为抗高血压药的疗效，因为Meta分析表明，阿替洛尔在降低卒中和死亡率方面可能不如其他抗高血压药。然而，阿替洛尔应该在正常肾功能的个体中每日服用2次，并且在Meta分析中所代表的许多试验中可能剂量不足。使用24小时动态血压测量的数据显示，阿替洛尔的血压效应持续约13小时，而琥珀酸美托洛尔为23小时，这可能是在CV风险高的情况下，这两种药物在清晨血压相差9mmHg的原因。此外，具有血管扩张活性的β受体阻滞药，如卡维地洛，可能在降低血压方面具有更大的效果，因此可能对CV事件实现更大的风险降低。

具有社会心理压力的高肾上腺素能患者，可能导致高血压。慢性工作压力被定义为具有高心理需求但低决策的工作，与CV疾病有关，被认为部分是由神经内分泌刺激引起的血压升高所驱动的。许多患者观察到工作中的血压与在家中测量的血压相比显著升高。可能需要动态血压监测来诊断工作压力引起的血压升高。在轮班工作前用β受体阻滞药或限制钙通道阻滞药（如维拉帕米）治疗可以降低压力引起的血压升高。对于这些人，较短的作用剂量可能是首选，以避免下班后低血压。

5.肥胖、炎症和肾素-血管紧张素激活患者　肥胖和潜在的炎性细胞因子与CV疾病的风险增加有关。内脏或腹内脂肪比皮下脂肪堆积更具有代谢活性，内脏脂肪与血脂异常、高血压、胰岛素抵抗和炎症标志物有关。内脏脂肪可通过向血液循环中释放游离脂肪酸和炎症介质改变导致内皮功能障碍的脂肪细胞因子水平，从而促进高血压的发展。内脏脂肪组织也被发现表达和分泌具有内分泌功能的因子，包括肾素、血管紧张素原、血管紧张素Ⅰ、血管紧张素Ⅱ和醛固酮等肾素-血管紧张素系统（RAS）的蛋白质。血管紧张素Ⅱ通过增加血管收缩来介导肾素-血管紧张素系统的作用，并促进醛固酮分泌和钠、水的重吸收，从而导致血压升高。

其中肾素的释放通常是一个负反馈回路的调节过程，当肾灌注通过体积扩张和肾小球传入小动脉血管收缩来正常化时，肾素的排泄可能减少。相反，从内脏脂肪组织释放RAS激素是一种不受管制的分泌，可导致水钠潴留和血压升高，也可能导致RAS的慢性过度刺激。

肾素-血管紧张素综合征过度刺激是导致大量高血压患者，特别是内脏过度肥胖患者高血压的重要因素。对未经治疗的高血压患者的社区研究表明，多达70%的患者可能具有中等或高的肾素水平。此外，内脏和皮下脂肪细胞产生的过量醛固酮可能导致这些个体的高血压。对于这些患者，肾素水平应该很低，因为血压升高和水钠潴留应该是对肾脏的负反馈，抑制肾小球旁细胞产生肾素。中或高肾素水平提示负反馈回路异常或肾外肾素产生不受负反馈机制的影响。

有理由认为内脏脂肪是使用ACE抑制剂或ARB作为高血压一线治疗的重要适应证，因为这些患者可能有过度刺激的RAS系统作为高血压潜在的病理生理机制。此外，内脏肥胖患者发生糖尿病的发生率较高。与安慰剂、利尿药或β受体阻滞药相比，ACE抑制剂或ARB可降低糖尿病的发生率。在更耐药的高血压病例中，应在RAS阻滞药中加入盐皮质激素拮抗药（螺内酯或依普利酮）来阻断醛固酮的作用。

6.醛固酮升高的患者　原发性醛固酮增多症的特点是难治性高血压、水钠潴留、相对低钾血症，是高血压最常见的继发性原因。然而，更多患者的醛固酮水平在正常值较高或轻微升高的范围内，不符合原发性醛固酮增多症。这些患者可能类似于肾素-血管紧张素系统过度刺激的患者，因为血管紧张素Ⅱ是从肾上腺释放醛固酮的主要刺激。然而，这些患者中的许多人会有较低的肾素水平，因为醛固酮的水平不适当升高抑制了肾素的释放。对于高血压患者，应考虑过量醛固酮作为血压升高的一个因素，他们有难治性高血压、液体潴留或低钾血症。其中一些患者经利尿治疗后可能出现明显的低钾血症。考虑高剂量RAS阻滞药患者中醛固酮不适当地升高，可能需要补钾。

醛固酮阻断是难治性高血压患者的有效治疗策略，难治性高血压的一种治疗方法通常始于全剂量的RAS阻滞药、钙通道阻滞药和利尿药。在水钠潴留的患者中，将利尿药改为作用时间较长的氯噻酮或吲达帕胺经常会带来更好的血压控制。对接受螺内酯作为不受控制血压的第四线抗高血压药的盎格鲁-斯堪的纳维亚心脏结果试验-降压臂（Anglo-Scandinavian Cardiac Outcomes Trial-Blood Pressure Lowering Arm）参与者的分析表明，平均剂量25mg可显著降低血压约22mmHg。最近，基于算法的高血压防治（PATHWAY-2）试验试图确定难治性高血压患者的最佳药物治疗，并将螺内酯与安慰剂、多沙唑嗪和比索洛尔进行了比较，提示螺内酯是最有效的血压治疗方法。该反应与血浆肾素活性呈负相关，提示醛固酮过量和钠潴留引起的体积扩张是难治性高血压的原因。

对于似乎体重过大的难治性高血压患者，建议每日添加螺内酯25mg、停止使用钾补充剂；对于慢性肾功能不全患者，12.5mg可作为起始剂量，以避免高钾血症。高钾血症的危险因素是eGFR小于45mg/（min・1.73m^2）和（或）血清钾为4.5mmol/L。这些患者应该接受低钾饮食的指导，因为90%的钾排泄是由肾脏，只有10%来自肠道。螺内酯可以作为利尿药的剂量为50mg，或如果血清钾水平保持在4.8mmol/L以下。螺内酯在男性中常见的副作用是男性乳房发育。肾上腺素是一种选择性醛固酮拮抗药，对雄激素和孕酮受体的亲和力要低得多，避免了最常见的螺内酯的副作用。但依普利酮不如螺内酯有效，因此，建议从每日50mg剂量开始服用。

七、血压治疗目标

血压的治疗目标经历了演变，因为新的治疗研究试图确定不同人群的最佳目标。早期的JNC指南推荐了小于140/90mmHg的治疗目标。流行病学研究表明，如果治疗目标低于120/80mmHg，就可能取得进一步的效益。然而，重要的是不要用治疗研究推断观测数据。JNC 8小组成员的一份报告评估了60岁及60岁以上人群的主要治疗研究，并建议将血压目标控制在150/90mmHg以下。ACCORD试验的血压臂评估了高风险糖尿病患者收缩压小于140mmHg的标准治疗调整为小于120mmHg的治疗目标，并发现在低血压目标队列中没有减少致死性和非致死性CV事件。这一结论值得关注，因为ACCORD血压臂在较低的目标时没有足够的动力来检测CV结果。相比之下，SPRINT试验评估了无糖尿病的高CV风险个体，发现收缩期小于120mmHg与收缩期小于140mmHg的患者相比，心脏事件显著减少。这些研究表明，血压治疗目标可能因患者的特点而不同，未来的指南可能会为不同的群体定义不同的目标。

八、总结

了解原发性高血压的病理生理学可以找出控制血压的合理治疗方法。血压受多个系统和局部系统的调节，因此，不太可能是单一的潜在病理生理异常导致高血压的发展。针对最有可能影响血压升高的系统的策略应该是最成功的治疗方法。盐敏感患者应减少钠的摄入，长效利尿药，如氯噻酮和吲达帕胺，比短效药更有效。高肾上腺素能患者对β受体阻滞药有很好的反应。内脏肥胖患者可能有一个不适当激活的肾素-血管紧张素系统，并将对使用RAS阻滞药的策略作出反应。水钠潴留的低钾患者可考虑醛固酮不适当升高。难治性高血压患者可以使用全剂量RAS阻滞药、钙通道阻滞药、长效利尿药和醛固酮阻滞药进行有效治疗，通过这种方法，大多数高血压患者可以成功地治疗，而不依赖于二级抗高血压药，如中枢作用的肾上腺素能激动药和外周血管扩张药，从而避免了这些药物的副作用。

第31章 缺血性心脏病与高血压

Steven M. Smith and Carl J. Pepine

高血压和缺血性心脏病（IHD）密切相关，两者经常同时发生，特别是在老龄化人口中。这两种情况在全世界造成了严重的残疾和死亡率，两者面临大量的医疗资源使用和经济负担。在美国，IHD只影响到大约6%的成年人，但在美国IHD也是主要的死亡原因，在一般成年人中，按年龄调整的死亡率约为170人/10万人年。此外，高血压伴IHD是最常见的二联体，同时还有高脂血症，是我们医保人群中最常见的三联征。

许多病理生理机制有助于高血压的发展（见第5章）和相关的器官损害，包括IHD。这种机制包括交感神经系统和肾素血管紧张素醛固酮系统（RAAS）激活、导管血管僵硬度增加、内皮功能障碍、炎症介质增加、血流动力学改变和血管扩张剂储备或活性降低。然而，高血压本身也通过影响心肌氧供求平衡的机制直接促进IHD的发展。例如，收缩压的任何升高都会增加心肌对氧的需求，而更重要的是慢性血压升高会促进内皮损伤，导致血管扩张剂（如一氧化氮）释放受损和炎症介质的释放增加，从而促进动脉粥样硬化和血管闭塞的进展。氧需求增加是由于左心室射血阻抗增加（如后负荷）、左心室肥大（LV H）的发展损害舒张期冠状动脉血流，或两者兼而有之，继发于慢性血压升高。这种有限的氧气供应和需求增加的结合特别有害，这也部分解释了为什么在任何水平上血压升高的患者，与没有血压升高的患者相比，更有可能出现IHD的表现（心绞痛、心肌梗死，或其他主要冠状动脉事件），并在事件发生后具有更高的死亡风险。

一、高血压与冠状动脉疾病的关系

高血压是冠状动脉疾病（CAD）、心力衰竭、脑卒中和外周动脉疾病（PAD）发展的最普遍的独立危险因素。较年轻的高血压患者（即＜50岁）通常有舒张压（DPB）升高，而较年长的受试者通常为收缩压（SBP）升高。因此，在较年轻的个体中，DBP与IHD的发展更密切相关，而SBP在≥60岁的人群中更有预测作用。此外，在年龄较大的群体中，DBP与CAD的发展呈负相关，因此脉压（PP）成为CAD风险的有力预测因子。重要的是，BP在115/75～185/115mmHg范围内，SBP每增加20mmHg或DBP每增加10mmHg，冠状动脉疾病致死事件的风险就会加倍。因此，患者不需要达到常规血压阈值（如＞140/90mmHg），就会增加心血管疾病的风险。

动脉硬化性疾病是炎症、细胞因子、自由基、生长因子、脂质，以及内分泌和旁分泌因子相互作用的结果。许多物质对内皮功能产生不利影响，并通过共同的途径导致大中型动脉和小动脉的肥大和顺应性降低（图31.1）。通常，这些变化存在于年轻个体在发生高血压之前的血管中，特别是在高血压父母的子女中；这一发现支持了遗传成分的概念，但也表明高血压是血管病变的结果。高血压会导致弹性蛋白纤维的碎裂和断裂，以及胶原在动脉中的沉积，这些变化导致这些动脉的增厚和硬化。高血压还会引起内皮功能障碍，从而降低许多内皮依赖性功能（如血管扩张能力、抗凝、溶栓）。

高血压的特征之一是动脉硬化。动脉的顺应性可定义为在每个心脏周期内管腔直径（ΔD）或横截面积（ΔA）的变化，作为一个心脏周期内扩张压力（ΔP）变化的函数。在一个心脏周期内扩张压力的变化是PP。因此，顺应性由ΔD/ΔP（或ΔA/ΔP）的斜率表示。在动脉硬化性疾病中，由于导管血管的结构硬化，ΔD减少。PP是脑卒中容积的函数，在已建立或稳定的高血压患者中通常是正常的；PP也是导管血管硬化的函数，在

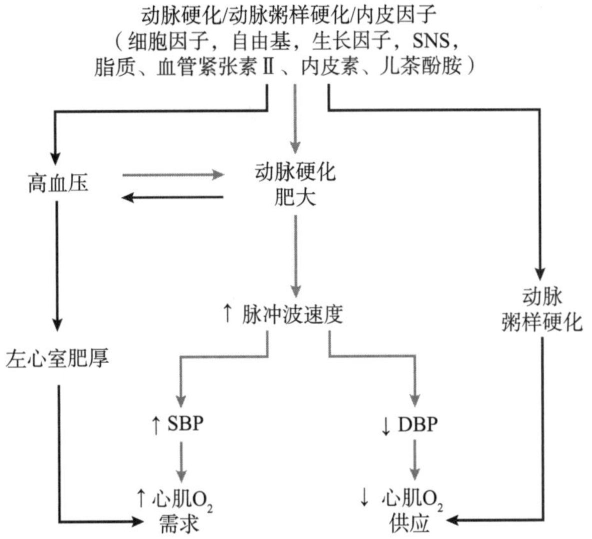

图31.1 高血压与冠状动脉疾病的关系示意图

详细说明见正文。DBP.舒张压；SBP.收缩压；SNS.交感神经系统

高血压患者中通常会增加。然而，增加PP的额外机制已经得到认识（图31.2）。压力和流动波是随着每一次血液从LV喷射而产生的。大动脉越硬，脉搏波传导速度（PWV）越大。该波从动脉树的间断点（分支点）或阻力增加处反射回来，特别是在小动脉和小动脉水平，反射波返回近端主动脉。在年轻人中，这种反射波在关闭后到达主动脉瓣，导致更高的DBP，从而增强冠状动脉灌注。在导管血管较硬的老年人中，反射压力波具有更大的速度，并可能在关闭前到达主动脉瓣，导致的SBP和后负荷升高，DBP降低，从而降低冠状动脉灌注压。重要的是，虽然反射压力波增加了入射压力波，但反射流量波从入射血流波中减去，从而减少了终末器官血流，包括冠状动脉血流（和心输出量）、肾血流等。这些机制有助于解释为什么老年人表现出单纯收缩期高血压，DBP正常或低和PP升高。也解释了为什么缺血、心力衰竭、肾功能衰竭和其他相关并发症在老年人中更为普遍。心肌需氧量的增加是由于对左心室射血和左心室射血的抵抗力增加所致。心肌供氧减少，不仅是由于动脉粥样硬化性CAD，而且是由于冠状动脉充盈压力降低与低于正常DBP有关。高血压患者心肌供氧增加和供氧减少的结合尤其成问题，因为心肌与大脑不同，从冠状动脉血液循环中提取的氧气相对固定，不能充分补偿减少的血流量和供氧。

二、高血压患者冠状动脉疾病的一级预防

收缩期血压高于120mmHg或舒张期血压高于85mmHg都与CAD的风险增加有关，减轻这一危险因素是一级预防的主要目标。因此，高血压前期或高血压患者应接受关于降低风险的健康生活方式的指导，包括戒烟；必要时管理血脂、糖尿病和体重；以及适当的运动方案。每日服用阿司匹林可广泛降低高危人群（包括高血压患者）发生心血管事件的风险，并应考虑冠状动脉疾病风险增加的患者每日服用阿司匹林。

有效的抗高血压治疗显著减少了所有心血管不良结果。安全降低血压是主要目标，这可以通过现有的任何数量的抗高血压药来实现，大多数患者将需要联合治疗。特定的抗高血压药除了降低血压是否表现出额外的优势仍然是一个争论的主题。然而，正如后面所讨论的，很少有试验集中在CAD的一级预防上，现有的数据不强烈支持任何特定的阻止CAD发展的药物。现在降低CAD发展风险的最佳BP目标尚不清楚。以前的指南建议，在CAD管理和预防目标（在高危人群中）是低于130/80mmHg，但支持这一目标的数据，特别是一级预防方面的数据仍然很少。

1.抗高血压药一级预防冠心病的证据

（1）利尿药和β受体阻滞药：大多数抗高血压治疗

	正常主动脉（青壮年）		主动脉硬化（老年人）
1.主动脉压力（mm Hg）	130 80	收缩期 舒张期	165 60
2.脉搏波传导速度（m/s）	5.0		10.0
3.反射波	舒张早期		收缩后期

4.脉冲波形

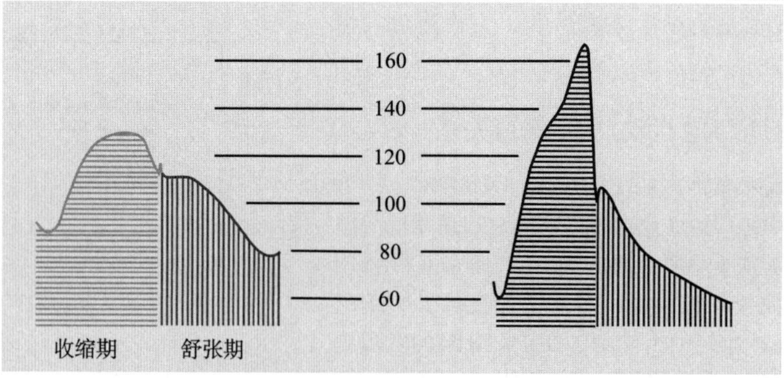

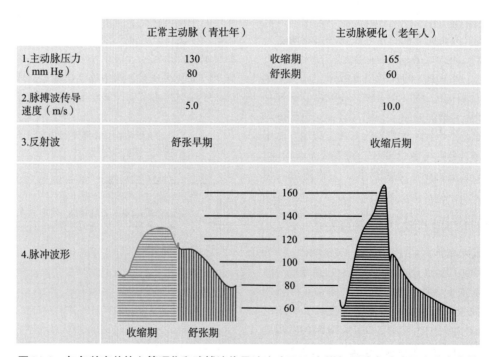

图31.2 与年龄有关的血管硬化和脉搏波传导速度（PWV）增加导致主动脉压力分布变化

1.由于主动脉扩张减小导致收缩压升高和舒张压降低。2.由于主动脉扩张性降低和远端（小动脉）阻力增加导致PWV增加。3.由于波的传播较快，反射的主脉冲在收缩期而不是舒张期返回中央主动脉。4.主动脉脉波谱因早期波反射而改变。注意顺行和逆行脉波的总和可以产生较大的SBP，这增加了左心室搏动，因此心肌需要氧。还要注意舒张压-时间的减少（DBP曲线下的综合面积）。冠状动脉灌注压的降低增加了心肌对缺氧的脆弱性（引自：O'Rourke MF. Ageing and arterial function. In：Arterial Function in Health and Disease. New York：Churchill Livingstone，1982，185-195.）

的早期临床试验使用利尿药、β受体阻滞药或两者兼而有之，并普遍发现这些药物显著降低了所有年龄组的不良结果，特别是卒中发病率和死亡率。最近的Meta分析表明，与安慰剂相比，噻嗪类利尿药治疗可使心力衰竭（HF）的相对发生率降低41%～49%，卒中降低29%～38%，IHD降低14%～21%，全因死亡降低10%～11%。

在抗高血压和降脂治疗预防心脏病试验（ALLHAT）中，在高危高血压患者中，氯噻酮在预防脑卒中方面优于赖诺普利，在预防HF方面优于赖诺普利和氨氯地平。重要的是在氯噻酮治疗、赖诺普利治疗或氨氯地平治疗的患者中，在合并致死性CAD或非致死性MI（研究的主要结果）、合并CAD（致死性CAD、非致死性MI、冠状动脉血管重建或心绞痛住院）或全因死亡率方面没有显著差异。然而，所谓的"第二步"药物（如阿替洛尔、可乐定、利血平、肼屈嗪）是有问题的，但阿替洛尔可能例外。也就是说，由于缺乏最佳的药物联合治疗，使研究结果难以应用于临床，特别是对CAD患者。此外，噻嗪类利尿药在当前剂量下其结果预防方面是否等效仍是一个争论的问题。最近的数据表明，氯噻酮可能比氢氯噻嗪更能减少心血管事件，但代价是更多的低钾血症或低钠血症。

螺内酯是一种甾体醛固酮拮抗药，可降低HF的发病率和死亡率，降低射血分数，伴或不伴CAD，有效地降低高血压患者的血压，包括难治性高血压。然而，螺内酯还没有在前瞻性临床试验中进行研究，有客观的结果用于治疗高血压，无论是否有CAD。依普利酮是一种选择性更强的甾体醛固酮拮抗药，与螺内酯相比，雄激素、孕酮和糖皮质激素受体的亲和力较低，这是其副作用降低的原因（如男性乳房发育、女性痛经较少）。依普利酮可降低HF和射血分数降低患者的发病率和死亡率，并可降低MI后CAD患者的发病率和死亡率，无论是否存在高血压。目前尚不清楚这些药物与其他抗高血压药相比，在减少冠心病（CHD）方面是否或多或少有效。几种较新的非甾体醛固酮阻滞药正在对CAD、糖尿病和HF患者进行研究，这可能改善CAD和高血压患者的预后。

β受体阻滞药，长期被认为是冠状动脉疾病合并高血压患者的首选药物，有一个更复杂的结果概况。Meta分析表明，与安慰剂相比，β受体阻滞药与脑卒中减少12%有关，但在死亡率或冠心病方面没有差异，β受体阻滞药在主要心血管事件［相对危险度（*RR*）：1.17］、脑卒中（*RR*：1.24）和全因死亡率（*RR*：1.06）方面低于其他主要抗高血压药类组合，而不是HF或冠心病。此外，β受体阻滞药对老年人血压控制可能不是很有效。然而，大多数β受体阻滞药试验使用阿替洛尔，通常在次优剂量或每日只使用一次。因此，有人就这些结果是否广泛适用于所有β受体阻滞药，或者仅适用于非血管扩张性β受体阻滞药，或仅适用于阿替洛尔提出了问题。部分原因在于这些和其他数据，β受体阻滞药通常被降级为二线治疗，在大多数当代指南中缺乏令人信服的适应证情况下。

（2）钙通道阻滞药：自20世纪90年代中期以来，已经进行了几项钙通道阻滞药（CCB）的试验，用来一级预防高血压心血管并发症，特别是与IHD/CAD有关的并发症。CCB试验显示，与安慰剂或利尿药、β受体阻滞药或两者都比较有显著预防卒中的作用。然而，在患有CCB的IHD死亡或非致死性冠状动脉事件中，绝对危险降低的情况不那么令人印象深刻，在某些情况下也没有。降压治疗试验协作组（BPLTTC）的广泛Meta分析强烈支持CCB优于安慰剂和针对较低血压目标的方案，然而，研究发现CCB与利尿药和（或）β受体阻滞药相比，显著降低了卒中风险，但没有与CAD相关的结果，CCB与HF增加33%有关。此外，CCB在预防冠心病和HF方面的效果低于血管紧张素转化酶（ACE）抑制剂。

重要的是，大多数这些试验都受到无法确切确定哪些患者先前存在CAD的限制。为此，国际Verapamil SR/trandolaprilStudy（INVEST）只招募高血压患者，并记录CAD以评估两种不同的初始药物学联合策略［β受体阻滞剂加氢氯噻嗪与非二氢吡啶CCB（维拉帕米）加ACE抑制剂策略］的效果。这些INVEST组合策略产生了良好的血压控制效果（约72%达到＜140/90mmHg），并相应地降低了全因死亡率和其他主要心血管结果。在CAD和DBP＜100mmHg的患者中，氨氯地平和依那普利也观察到了类似的风险降低。根据已发表的试验，CCB在预防冠状动脉事件方面可能优于氢氯噻嗪，但不优于其他抗高血压药，特别是氯噻酮和ACE抑制剂。在减少卒中方面，CCB也可能略优于其他主要类别，但在减少HF方面则较差。

（3）血管紧张素转化酶抑制剂：在心脏结局预防评估（HOPE）研究中，4～5年后，雷米普利与安慰剂相比，心血管原因死亡的相对危险度为0.74、MI为0.80、血管重建程序为0.85、心搏骤停为0.63、HF为0.77。此结果适用于高血压患者和无高血压患者，以及已知IHD患者和基线无CAD患者。在小规模预防动脉粥样硬化的雷米普利试验（PART-2）中也观察到了相似的结果，其中雷米普利与安慰剂相比，降低了57%的致死性CAD风险，但没有发生MI或不稳定型心绞痛。

有趣的是，活性比较试验表明ACE抑制剂降低了心血管疾病的总体发病率和死亡率，特别是卒中，但并不比利尿药和（或）β受体阻滞药更好地预防急性冠状动脉事件。同样，在糖尿病适当血压控制（ABCD-Hypertension）的高血压亚组中，与尼索地平相比较，培哚普利与MI显著减少，尽管事件很少但在卒中、HF或死亡方面没有差异。BPLTTC Meta分析发现，对于CAD

的结果，ACE抑制剂优于安慰剂（*RR*：0.80），但不优于利尿药、β受体阻滞药或CCB。

（4）血管紧张素受体阻滞药：使用ARB治疗CAD患者的高血压在动物研究和人类替代终点研究中具有坚实的基础。氯沙坦减少终点干预（LI FE）研究发现，氯沙坦在减少卒中方面明显优于阿替洛尔，但在心血管死亡率或MI方面不明显。在缬沙坦抗高血压长期使用评估（VALUE）试验中，高危患者中以缬沙坦为基础的治疗方案与以氨氯地平为基础的治疗方案之间的主要终点（9个心血管事件的组合）没有显著差异。然而，这一发现是复杂的，几乎所有的受试者都在接受其他治疗，主要是利尿药（约25%）、其他组合的研究药物（约20%），或没有研究药物（约25%），因为氨氯地平比缬沙坦更能降低血压，特别是在治疗的最初几个月。

令人意外的是，替米沙坦随机评估研究的结果，在ACE不耐受心血管疾病（TRANSCEND）受试者中，替米沙坦不优于安慰剂，在ACE不耐受的心血管疾病或糖尿病患者中，其中76%是高血压，如果加入伴随治疗，可预防心血管事件。这一发现似乎与HOPE的结果相矛盾，在HOPE中，雷米普利与安慰剂相比改善了结果，因为ACE抑制剂和ARB在心血管结果方面通常被认为是等价的。造成这种差异的可能原因是，在TRANSCEND中，与HOPE相比：先前CAD和MI的发生率较低；其他心血管风险降低药物的基线使用较高；研究可能没有足够的动力来确定预期的19%的风险降低；以及HF住院治疗被纳入复合终点中。有趣的是，当主要HOPE复合终点（不包括HF住院）在TRANSCEND中作为预先指定的次要终点进 行评估时，相对危险降低了13%（$P=0.068$）。

2.血压目标　冠状动脉血管床与大多数其他血管床一样，能够在灌注压力大的情况下自动调节流量（图31.3）。冠状动脉血流量（F）、灌注压（P）与冠状动脉血管阻力（R）的关系为$F \propto P/R$。在具有固定电阻的硬管中，$F \propto P$。然而，冠状动脉循环可以改变其阻力，因此P的增加会导致冠状动脉血管收缩（R增加），因此，如果心室工作保持不变，流量保持相对恒定，达到血管收缩最大的水平（冠状动脉血管自动调节的上限）。相反，P的下降会刺激血管扩张，使流量保持相对恒定，下降到血管最大扩张的P水平（冠状动脉血管自动调节的下限）。低于该限制，任何进一步下降的P将导致流量减少。大多数冠状动脉血流发生在舒张期，因此，这里提到的P是平均DBP。瞬时冠状动脉流量是DBP的函数，每个心脏周期的总流量与DBP和舒张期的持续时间成正比，由舒张期压力曲线下的积分面积来评估。

进一步的考虑是心肌肥厚和运动的影响。在任何给定的P，冠状动脉储备是自调节和最大扩张冠状动脉流量之间的差异。在图31.3中，曲线A_1代表冠状动脉血流在较宽的灌注压范围内，灌注压P_1处于自动调节下限。如果冠状动脉最大扩张，压力和流量之间存在陡峭的线性压力-流量关系（D_1线）。在任何给定的P处，自动调节和最大血管扩张流量之间的差异代表冠状动脉流量储备（R_1）。如果存在心肌肥厚，则总冠状动脉流量更大，有较高的自动调节线（曲线A_2）和自动调节下限的右移（点P_2）。然而，最大血管扩张时的压力-流量关系不那么陡峭（D_2线），因此，在任何给定的P处冠状动脉流量储备（R_2）都较少。此外，肥厚心脏冠状动脉血流储备耗尽的点（点P_2）将与高于正常的P相吻合（点P_1）。因此，在高血压和LVH患者中，自动调节的下限设置在较高水平的P（因此DBP），在任何水平的P，或DBP，冠状动脉血流储备小于正常心室。

鉴于这些生理考虑，在冠状动脉血管自动调节的下限存在一些BP值，低于此值冠状动脉血流量减少。血压降低超过这一点，减少目标灌注，并增加不良心血管结果和死亡的风险。这种所谓的“J-曲线”在BP和结果风险之间的关系仍然是一个争论的主题，部分原因是我们没有很好DBP水平的确切数据，在完整的人类冠状动脉循环中，冠状动脉血流开始减少。此外，任何明显闭塞的冠状动脉粥样硬化性疾病的存在都会使自动调节的下限向上移动，使患者对低DBP的耐受性降低，特别是

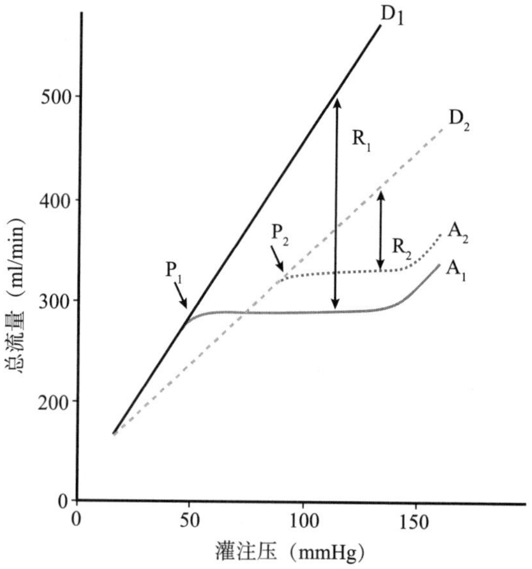

图31.3　左心室肥大时冠状动脉血流和心肌血流储备的自动调节

在一定的灌注压力范围内，A_1代表冠状动脉总血流量。其中P_1是自调节范围的下限，D_1是最大扩张冠状动脉床中的压力-流量关系。在任何给定的灌注压力下，冠状动脉血流储备为R_1。高血压和LVH患者的A_2、P_2、D_2和R_2代表相应的值。在任何给定的灌注压力下，高血压/高血压心脏的冠状动脉流量储备较少，从而增加了心肌对缺血的脆弱性，特别是在运动或任何其他需要增加冠状动脉流量的情况下。此外，冠状动脉自动调节的下限在高血压心脏向右（P_1至P_2）移动，从而增加了对灌注压力严重下降的脆弱性［引自：Hoffman JIE. A critical view of coronary reserve. Circulation，1987，75（Suppl I）：I6.］

如果LVH有额外的心肌需氧量。

来自Framingham研究的数据清楚地表明，在DBP小于80mmHg的一般人群中，心血管风险明显增加，但只有当SBP高于140mmHg时。这一发现是有意义的，因为低DBP可能降低冠状动脉灌注压，较高的SB P增加心肌需氧量，并可能增加心肌室壁张力，进一步限制灌注。在闭塞性CAD患者中，狭窄下游的灌注压将进一步降低，左心室收缩压升高和LVH的存在将进一步增加心肌需氧量。这些考虑与流行病学数据一致，即PP和LVH的存在都对冠状动脉事件有很强的预测作用。

高血压最佳治疗（HOT）试验旨在前瞻性地回答强化降低DBP是否会增加心血管事件的问题，它仍然是唯一的大型试验之一，随机分配患者到两个以上的BP靶点。仅在DBP目标最低的糖尿病患者中，心血管风险最低；总的来说，DBP 80mmHg或以下的主要心血管事件、MI和心血管死亡率（但不是卒中或肾衰竭）略有增加。这一发现表明心肌对低舒张灌注压有独特的敏感性，因为与脑循环相比，心肌有最大的氧提取，因此不能通过增加氧提取来补偿减少的流量。这一概念似乎得到了以下概念的支持：虽然卒中发病率和死亡率与平均血压水平最相关，但冠状动脉事件的最佳预测指标似乎是PP。在单纯收缩期高血压中，PP通常是最大的，其中DBP是“正常的”，即使在治疗之前也通常低于80mmHg。然而，在单纯收缩期高血压和低DBP的老年人中，即使DBP从基线下降，也没有用降压治疗来描述J形曲线。此外，先前的一项Meta分析表明，极低DBP（＜65mmHg）患者死亡率的增加可能与降压治疗无关，而不是特定于BP相关事件。这一证据突出了反对证据支持在临床试验或流行病学数据中实现的BPS的J形曲线的主要论点；也就是说，反向因果关系解释了在一些研究中观察到的低DBP和更大的不良结果风险之间的明显关系。换句话说，健康不良，包括左心室功能差，导致血压低和死亡风险就会增加，也为J形曲线提供了替代解释。

特别值得注意的是最近的两项试验在BP目标的讨论。在控制糖尿病心血管风险行动（ACCORD）的研究中，4733例2型糖尿病患者被随机分配到强化治疗中，目标小于120mmHg的SBP，或标准治疗中，目标小于140mmHg的SBP，平均时间为4.7年。两个BP靶组在主要结果（首次发生非致命性MI、非致命性脑卒中和心血管死亡）中没有显著差异，尽管卒中适度减少（绝对危险降低，每年0.2%），但与治疗相关的不良经历增加。后者使调查人员得出结论认为，以小于120mmHg为目标没有总体优势。然而，最近对ACCORD的重新分析表明，与标准BP和标准血糖控制相比，强化SBP减少，无论是否有强化血糖控制，都与主要结果的减少有关。

在收缩性血液压力预防试验（SPRINT）中，超过9300名高血压患者和一个或多个其他心血管危险因素，但没有糖尿病，被随机分配到强化SBP目标（＜120mmHg）或标准SBP目标（＜140mmHg）的中位数为3.3年。试验提前结束后，主要结果的风险降低了25%（首次出现心肌梗死、其他急性冠脉综合征、卒中、心力衰竭或死于心血管疾病）与标准SBP目标相比，接受强化治疗的患者全因死亡风险降低27%。心血管原因引起的高频和死亡风险也较低，后者主要归因于冠心病和心脏猝死的减少。总的来说，治疗组之间的严重不良事件相似。不幸的是，关于先前CAD、MI或其他IHD发现如心绞痛患者亚组的数据没有提供，因此，无法在这一重要的高血压患者亚组中得出关于较低血压目标的结论。此外，由于女性的登记目标没有实现，而且由于女性的BP目标较低，主要结果没有显著降低，因此无法就女性问题得出结论。

先前的建议已经明确了在没有CAD证据的患者中，血压低于140/90mmHg为目标，并建议在没有CAD记录的患者中血压低于130/80mmHg为目标，但CAD发展风险较高。考虑到最近的SPRINT试验结果，对没有CAD，但有CAD高风险的患者，可以考虑较低的收缩期BP目标（即＜120mmHg）。然而，谨慎是必要的，因为这样一个积极的目标将需要多药治疗方案。由于许多患有CAD的高风险患者是单发收缩期高血压，从而降低基线DBP，因此，缓慢降低DBP似乎是谨慎的，特别是对60岁以上的患者谨慎，诱导DBP大幅度下降。

三、冠状动脉疾病患者高血压的治疗

下面的章节讨论了各种形式的冠状动脉疾病患者高血压的管理，重点是药物治疗。表31.1概述了2015年美国心脏协会（AHA）/美国心脏病学会（ACC）/美国高血压学会（AS H）科学声明的药理学建议。

1.稳定型心绞痛　有症状的CAD患者降压治疗的主要目的是预防MI和死亡，减少心绞痛症状和缺血的发生。除了控制血压外，危险因素的治疗还包括戒烟、糖尿病管理、运动训练、脂质管理和肥胖患者的体重减轻。抗血小板药物也应强烈考虑。其他重要的疗法是短效或长效硝酸盐。降压治疗的作用总结在表31.1中，并在后面描述。目前的AHA/ACC/ASH指南推荐β受体阻滞药、CCB和硝酸盐治疗心绞痛，而心血管风险降低可以通过各种抗高血压药来实现。在可行的情况下，可以考虑3种药物方案，包括β受体阻滞药（在先前的MI患者中）、ACE抑制剂或ARB（在先前的MI、左心室收缩功能障碍、糖尿病或CKD患者中）和噻嗪类利尿药（最好是氯噻酮）。

目前推荐稳定型心绞痛患者血压目标小于140/90mmHg，或在选定的患者中选择小于130/80mmHg，包括先前卒中或短暂性脑缺血发作、颈动脉疾病、外周动脉疾病或腹主动脉瘤的患者。这些指南是在SPRINT完成之前公布的，但由于只有大约20%的SPRINT患者

表31.1 CAD患者高血压的药物治疗

药物/分类	稳定型心绞痛	急性冠状动脉综合征	心力衰竭
ACE抑制剂或ARB	1[a]	1[a]	1
利尿药[b]	1	1	1
β受体阻滞药	1	1[c]	1[d]
非二氢吡啶类CCB	2	2	
二氢吡啶类CCB	2	2	
硝酸盐	1	2	2
醛固酮拮抗药	2	2	1
肼屈嗪/异山梨酯			2[e]

数字代表一线或二线治疗，这是2015年美国心脏协会/美国心脏病学院/美国高血压科学声明所建议的。ACE.血管紧张素转化酶；ARB.血管紧张素（AT2）受体阻滞药；CCB.钙通道阻滞药。[a]优先考虑先前心肌梗死、左心室收缩功能障碍、糖尿病或蛋白质肾慢性肾脏病的患者；[b]伴有症状性心力衰竭或估计肾小球滤过率小于30ml/min²的患者首选氯噻酮，或利尿药（任何）；[c]艾司洛尔静脉注射，或美托洛尔或比索洛尔口服；[d]卡维地洛、琥珀酸美托洛尔或比索洛尔；[e]高血压和缺血性心脏病患者应避免单独使用肼屈嗪；支持联合双肼屈嗪/异山梨酯的数据有限，大多数临床试验患者没有缺血性冠状动脉疾病。（引自：Rosendorff C，Lackland DT，Allison M，et al. Treatment of hypertension in patients with coronary artery disease：A scientific statement from the American Heart Association，American College of Cardiology，and American Society of Hypertension. J Am Coll Cardiol，2015，65：1998-2038.）

患有临床或亚临床心血管疾病，因此，将SPRINT的发现外推到稳定型心绞痛或更广泛的IHD人群可能为时过早。如前所述，特别是过度降低DBP可能会减少冠状动脉灌注，从而增加心肌缺血和冠状动脉事件。在HOT试验中，患者被随机分配到3个不同的DBP目标（≤90mmHg、≤85mmHg，或80mmHg）组，3080名基线IHD患者的亚组中，DBP与所有心肌梗死和无症状心肌梗死的联合预后之间存在J形曲线关系，而在基线无IHD的更大亚组中则没有这种关系。来自其他基于人群和随机研究（基本上作为队列研究）的数据同样观察到动脉粥样硬化疾病患者之间的J形曲线关系。然而，鉴于数据有些冲突和任何特定BP范围缺乏一致性，似乎谨慎的做法是，按照AHA/ACC/ASH指南的建议，至少将BP的目标定为小于140/90mmHg，也许小于130/80mmHg，直到CAD患者有更多的证据、更高的目标，例如，2014年“JNC 8”指南建议的60岁或60岁以上低于150/90mmHg的患者，可能与已确诊CAD患者的预后显著恶化相关。

（1）β受体阻滞药：β受体阻滞药通常被认为是有症状的冠心病和高血压患者的一线药物。这些药物减少心绞痛症状和降低血压，主要是由于它们的负性肌力和变时作用。心肌收缩力和心率降低，降低了心肌耗氧量，心率减慢，延长冠状动脉舒张灌注时间，从而增加心肌血流量。血压降低主要是由于心输出量减少，在较小程度上是通过直接抑制肾小球旁肾β肾上腺素受体的肾素来实现的。

虽然在高血压和HF人群中观察到的β受体阻滞药的益处被认为延伸到稳定的CAD患者，但在这一人群中缺乏随机试验。使用β受体阻滞药的大多数证据来自于现代再灌注和药物治疗前的心肌梗死后试验。这一点尤其突出，因为至少在心肌梗死患者中，β受体阻滞药的相对益处和危害似乎与在再灌注前和再灌注期进行的试验不同。较早的试验数据表明，β受体阻滞药在MI后使用具有显著的短期和长期（至少1年）死亡率效益。相反，来自再灌注时代的数据，在这个时代，患者也在进行更优化的医疗治疗，通常只支持减少MI复发和减少心绞痛的短期好处，但死亡率的好处可以忽略不计，并增加HF和心源性休克的风险。此外，最近的数据表明，β受体阻滞药的益处在有或没有心肌梗死的稳定型CAD患者中可能是有限的。最近对44 000多名先前患有MI、没有MI的CAD或仅有CAD危险因素的患者进行的倾向匹配分析中，与其他疗法相比，在这三组患者中β受体阻滞药的使用与心血管事件的风险降低无关。有趣的是，在那些只有CAD危险因素的患者中，与其他疗法相比，β受体阻滞药的使用实际上与患MI和卒中的风险略有增加有关。β受体阻滞药和CCB的类似疗效也得到了INVEST的支持，该研究发现，比较β受体阻滞药-HCTZ策略和非二氢吡啶类CCB-ACE抑制剂策略的结果没有差异，最近的一项Meta分析也支持这一研究。

当存在使用β受体阻滞药的禁忌证时，如明显的支气管痉挛疾病、严重的外周血管疾病，或严重的缓慢性心律失常（如高度房室传导阻滞或病态窦房结综合征），长效非二氢吡啶或二氢吡啶（如氨氯地平、非洛地平或长效硝苯地平）CCB是治疗心绞痛和高血压的适当替代品。应避免短效二氢吡啶类CCB增强心脏不良事件的风险。一般来说，β受体阻滞药可以安全地用于慢性阻塞性肺疾病患者，通常用于轻度支气管痉挛疾病患者。在稳定型LV衰竭中，β受体阻滞药（即卡维地洛、琥珀酸美托洛尔或比索洛尔）可作为抗HF治疗的组成部分，但应以极低的剂量开始，并缓慢滴定以减少不良事件的风险。

（2）钙通道阻滞药：CCB，尤其是二氢吡啶类CCB，降低外周阻力，从而降低BP和LV壁张力，降低心肌耗氧量。这些药物也降低了冠状动脉阻力，从而增强了心肌供氧，它们对冠状动脉痉挛特别有用，如变异型（Prinzmetal）心绞痛，以及外周动脉痉挛（Raynaud现象）。二氢吡啶类CCB具有降低心率的额外好处。

特别是对包括稳定型心绞痛在内的CAD患者进行CCB的研究，普遍认为CCB在控制心绞痛和减少主要不良结果（包括死亡）方面具有与β受体阻滞药相似的疗效。对CAD患者进行不同纳入标准的荟萃分析证实了这些发现，然而，CCB通常被推荐作为二线疗法，或者作为不能使用β受体阻滞药患者的替代疗法，或者作为血压升高或尽管使用β受体阻滞药但心绞痛持续的辅助疗法。在β受体阻滞药治疗中加入二氢吡啶类CCB可提高抗血管和降压疗效，减少心血管事件。由于β受体阻滞药与维拉帕米或地尔硫䓬合用会增加严重心动过缓或心脏传导阻滞的风险，因此，长效二氢吡啶类CCB是联合治疗的首选药物。非二氢吡啶类CCB和硝苯地平通常应避免用于左心室收缩功能障碍或心力衰竭患者，而长效二氢吡啶类CCB是可接受的。

（3）肾素-血管紧张素醛固酮系统抑制剂：在所有稳定型心绞痛和高血压患者中，ACE抑制剂被认为是一线治疗，除非有禁忌证。在HOPE试验中，在约80%的基线CAD患者中，雷米普利治疗与主要结果（心肌梗死、脑卒中或心血管原因导致的死亡）的风险降低20%有关。同样，在欧洲关于稳定型冠状动脉疾病患者使用培哚普利减少心脏事件的试验中，在低风险稳定冠心病患者中在β受体阻滞药治疗中添加培哚普利可显著降低心血管事件和死亡的风险，而不会显著增加不良反应的风险。在存活率和心室扩大（SAVE）试验中，与安慰剂相比，卡托普利的加入可使心肌梗死后3～16天的左心室收缩功能不全（但不是明显的心力衰竭或有症状的心肌缺血）患者的全因和心血管疾病死亡率降低20%左右。在这些试验的基础上，将ACE抑制剂纳入对所有症状性CAD患者的管理是合理的。ARB可用于对ACE抑制剂不耐受的患者。虽然缺乏证据支持其在稳定型心绞痛患者中的互换性，但缬沙坦在预防心肌梗死后0.5～10天患者全因死亡方面并不优于卡托普利。

醛固酮拮抗药应用于心肌梗死后无明显肾功能不全（男性血清肌酐≥2.5 mg/dl，女性≥2.0 mg/dl）或高钾血症（血清钾≥5.0 mmol/L）的患者，或那些已经接受血管紧张素转化酶抑制剂（或ARB）和β受体阻滞药治疗的患者，其左心室射血分数不超过40%，并且患有糖尿病或心力衰竭。重要的是，高钾血症对血管紧张素转化酶抑制剂、ARB和醛固酮拮抗药是一种剂量依赖性效应，后者的加入可以提高血清钾浓度0.5mmol/L或更多，即使在低剂量（即每日1次，螺内酯25 mg）。

2.急性冠脉综合征　高血压常见于急性冠脉综合征（ACS）患者，影响2/3的ST段抬高MI（STEMI）患者和70%～80%的非ST段抬高MI（NSTEMI）患者。由于几个原因，这些患者的高血压管理可能更具挑战性。首先，BP与结果之间的关系是复杂的，特别是在ACS后的早期。以前的报道已经确定BP升高是ACS后死亡的独立危险因素，而其他报道则确定BP升高（在某些情况下高达＜200mmHg）是对死亡的“保护”。严重的血压升高（即接近和超过200mmHg）是危险的，主要是因为它们与颅内出血有关。对于血压显著升高的患者，给予抗血小板或抗凝治疗，出血性卒中的风险尤其增加，因此，对收缩压非常高的患者必须积极治疗。然而，同样重要的是，一些研究还观察到，与高血压或血压升高相比，低血压，特别是小于90～100mmHg的血压，与死亡风险更密切相关。患者是否有高血压病史，其重要性似乎比实际血压在ACS的表现要低得多。其次，BP通常在ACS表现上波动很大（如由于疼痛），这需要在专注于降压治疗之前稳定患者。最后，没有一个有硬性结果的试验对任何形式的ACS患者的血压降低进行了前瞻性评估。因此，在这一人群中，血压的目标和具体的抗高血压建议主要来源于抗高血压治疗的观察数据和试验，这些试验评估的益处独立于降压。

治疗ACS和高血压患者的目标是安全控制BP（认识到低BP可能比升高的BP预后更差），平衡心肌供氧和需求，并防止随后的冠状动脉事件、残疾和死亡。指导BP目标的数据，无论是在住院期间还是作为门诊，几乎是不存在的，最近的AHA/ACC/ASH指南表明，出院时BP目标小于130/80mmHg是一个合理的选择。重要的是，住院患者的血压应谨慎降低，特别是那些血压仅中度升高的患者，以避免严重降低血压（特别是＜100mmHg）。在急性冠脉综合征患者中，由于血管舒缩不稳定而导致的过度降压反应并不少见。同样，在门诊治疗中，应谨慎地开始抗高血压治疗，并缓慢测量，以避免DBP显著降低（尤其是低于60mmHg），特别是对于单纯收缩期高血压患者或其他脉压较宽的患者。

在高血压和ACS患者中，具有最令人信服的降压药物包括β受体阻滞药、ACE抑制剂和醛固酮拮抗药。心肌选择性β受体阻滞药缺乏内在的交感神经活性（如美托洛尔、阿替洛尔、倍他洛尔、比索洛尔）应在症状发作后24小时内启动，或在此后尽快在没有HF的患者中启动，证据显示出低输出状态、心源性休克的风险升高，或其他禁忌证。卡维地洛、琥珀酸美托洛尔或比索洛尔可继续治疗收缩功能降低的稳定型HF患者。最近的AHA/ACC/ASH指南建议继续β受体阻滞药治疗至少3年；然而，正如前面所指出的，一些证据表明，门诊β受体阻滞药治疗的益处主要发生在MI后的第一年。这些药物减少了梗死面积和心脏猝死和随后的再梗死的发生。静脉注射β受体阻滞药应限于高血压或心动过速、持续缺血和低血流动力学损害风险的患者，特别是避免出现有休克危险因素的NSTEMI患者。

如果β受体阻滞药是禁忌的，非二氢吡啶类CCB（如维拉帕米或地尔硫䓬）可用于没有明显LV功能障碍的心绞痛患者。这些药物可以减少急性MI（AMI）后无LV功能障碍患者的再梗死，但不能降低AMI死亡率，并增加左心室收缩功能障碍或肺水肿患者的死亡率。由于心动过缓或心脏传导阻滞的风险，不应将维拉帕米或地尔硫䓬加入β受体阻滞药治疗。长效二氢吡啶类CCB尚未在AMI中进行研究。然而，当高血压没有被β受体阻滞药、ACE抑制剂和利尿药充分控制时，这些药物经常被用作AMI患者的附加治疗。短效硝苯地平应避免CAD患者，并仅与伴随的心率降低治疗（即β受体阻滞药）一起使用。

在大多数ACS患者中，包括任何高血压患者，以及那些血压正常的患者，如果患者有40%或更少的LVEF、DM或CKD，ACE抑制剂与β受体阻滞药联合使用是合理的。在NSTEMI或UA中使用ACE抑制剂的证据主要是从STEMI人群中推断出来的，在那里ACE抑制剂有明显的优势。ACE抑制剂早期（MI后0～36小时）开始和短期（4～6周）持续治疗与死亡减少有关，而不考虑潜在的心血管风险。同样，在AMI和HF或LV收缩功能障碍的患者中，ACE抑制剂开始较晚（≥AMI后3天）和持续的长期（≥1年）治疗与大量减少死亡有关，而不管基线血压如何。重要的是，在MI急性期的应谨慎使用ACE抑制剂，特别是那些低SBP（＜120mmHg）的患者中，在这些人中，可能更容易出现严重的低血压或肾功能不全。短效ACE抑制剂（即卡托普利或依那普利）可能是合理的初步治疗，因为停止这些药物后，BP会相对较快地反弹。此后，每日1次的ACE抑制剂应该无限期地使用，以增加依从性。在不能耐受ACE抑制剂的患者中，ARB可以被取代，在AMI、LV收缩功能障碍或其他心血管风险较高的患者中，ARB可以支持这些药物的类似疗效。

醛固酮拮抗药可减少心室重构和心肌纤维化，适用于合并LF收缩功能障碍或HF的AMI患者。在依普利酮急性心肌梗死后心力衰竭疗效和生存（E PHESUS）研究中，与安慰剂相比，依普利酮降低了AMI、HF和LV收缩功能障碍患者的全因死亡风险15%、心源性猝死风险21%。重要的是，这些结果是在接受ACE抑制剂或ARB（约86%）、β受体阻滞药（75%）、利尿药（约60%）、阿司匹林（约88%）和他汀类药物（47%）的背景治疗的患者中获得的。螺内酯在ACS患者中还没有得到明确的研究，尽管随机化螺内酯评估研究（RALES）的数据表明，在符合EPHESUS资格标准的患者中，这种药物是一种合理的（且较便宜的）替代药物。两种药物都应避免在血清肌酐升高的患者和那些有明显高钾血症风险的患者。噻嗪类利尿药适用于需要额外血压控制的患者或有充盈压力增加、肺充血或HF证据的患者。服用ACE抑制剂、噻嗪类利尿药和醛固酮拮抗药的患者应经常测量血清钾，特别是在剂量滴定期间。

四、外周动脉疾病患者高血压的处理

外周动脉疾病（PAD）是动脉粥样硬化性疾病死亡的第三大原因，仅次于冠心病和脑卒中。由于PAD主要是由动脉硬化性疾病引起的，它与CAD有许多相同的危险因素，包括高血压。大量基于人群的研究发现，SBP每增加20mmHg就会使患PAD的风险增加35%～63%，因此，患有SBP180mmHg或更高的患者（与115mmHg相比）的风险增加近5倍。PAD患者发生血管事件的风险显著增加，包括发生IHD的风险增加约70%，全因死亡的风险增加约2.5倍。此外，与任何一种情况相比，合并高血压和PAD显著增加心血管事件和死亡的风险。

治疗PAD高血压的目标主要包括控制血压和降低MI、卒中、HF和心血管死亡的风险。由于缺乏评估特定血压目标的前瞻性试验，最近的指南建议高血压和PAD患者的血压目标低于140/90mmHg，同时患有DM或CKD的患者血压目标低于130/80mmHg。然而，UKPDS研究的观察数据表明，至少在2型糖尿病患者中，接受治疗的SBP为130mmHg或更高与小于130mmHg相比，下肢截肢或死于外周血管疾病的风险更高，并且随着接受治疗的BP的升高，风险增加。相比之下，对INVEST数据的事后分析发现，非致死性MI、非致死性卒中或全因死亡的最低风险发生在收缩压在135～145mmHg，DBP发生在60～90mmHg。

选择降压治疗可能比实现血压控制和其他降低心血管风险更重要。然而，很少有试验研究PAD患者的预后，其中大多数试验都有方法学或其他限制，因此很难就特定的药物或类别得出结论。没有专门对高血压和PAD患者进行大的结果试验。最常用的药物通常包括ACE抑制剂（或ARB），它们有最令人信服的证据，以及β受体阻滞药、利尿药和CCB。在HOPE试验的4051例PAD患者中，与安慰剂相比，ACE抑制剂的治疗将主要结果（MI、卒中或心血管原因导致的死亡）的风险降低了20%以上，这可能反映了降低血压的好处，而不是针对特定类别的效果。然而，在本试验的基础上，ACE抑制剂是PAD患者的一线选择。然而，鉴于PAD患者肾动脉狭窄的频率相对较高，这些药物需要谨慎使用。β受体阻滞药不会增加跛行的风险，可用于PAD患者，特别是那些有其他治疗指征的患者（如稳定型心绞痛或MI后）。

五、结论

在CAD和动脉高压患者PAD的一级和二级预防中，BP降低到至少小于140/90mmHg是至关重要的。在严重闭塞性CAD患者中，应小心将DBP降得太低太快。最近的Meta分析表明，所有主要的降BP级别在冠心病事件和卒中的一级预防中都有类似的效果，关键问题是BP降低，与药物类别无关。然而，建议使用ACE抑制剂（通常与噻嗪利尿药联合使用），或ACE抑制剂（与CCB联合使用），作为一线药物在一级预防CAD事件的高血压患者似是合理的。高血压和CAD患者的治疗选择更简单。β受体阻滞药治疗高血压合并心绞痛有效。如果β受体阻滞药是禁忌的或不可容忍的，那么非二氢吡啶类CCB(维拉帕米或地尔硫䓬）是一种合适的选择。如果两类药物都需要用于心绞痛或高血压控制，则应使用长效二氢吡啶类CCB。在ACS中，高血压的治疗应包括β受体阻滞药与ACE抑制剂，特别是在LV功能障碍时。在所有情况下，ARB都可以作为ACE抑制剂的替代品，尽管ARB的临床试验数据不像ACE抑制剂那样可靠。噻嗪类利尿药和（或）二氢吡啶类CCB可用于BP控制。维拉帕米或地尔硫䓬可作为不稳定型心绞痛的β受体阻滞药的替代品，但不应与β受体阻滞药一起使用，或如果LV功能下降或AMI。在PAD患者中，BP控制是最重要的，抗高血压药的具体选择往往取决于患者的共患病情况。

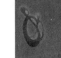

第32章 心力衰竭

Kunal N. Karmali and Clyde W. Yancy

高血压与心力衰竭（简称心衰）长期且紧密相关。虽然大量针对射血分数低的心衰的疗法进展有效降低了心衰的发病率与死亡率，但心衰的负担依然显著。

心力衰竭被认为是一种机体代谢、运动和（或）认知需求与心脏功能之间不匹配的一种疾病。临床已将心衰分为多个表型：射血分数下降的心力衰竭（HFrEF）、射血分数保留的心力衰竭（HFpEF），以及射血分数中间值的心力衰竭。对于HFrEF的发病机制，学界已有切实的学说。其起始条件为血管内皮的损伤，损伤的血管内皮激活神经激素调节机制，并引起下游瀑布反应。在下游反应中的中心环节为肾素–血管紧张素系统和交感神经反应，在二者的参与下，神经激素通路会造成循环系统的重塑，即改变循环血管直径与性状，最终造成血管收缩功能失调。在临床中，根据患者症状的表现，可将其简单分类为四类，即无明显心衰症状体征（NYHA Ⅰ）以及后续逐渐恶化表现（NYHA Ⅱ～Ⅳ）。

心力衰竭的原因多种多样。传统观念上的发病原因，包括冠状动脉疾病、瓣膜性心脏病、各类特定的心肌病，以及伴发的心律失常，这些因素可导致心动过速，引起左心室舒缩功能的失调，诱发心力衰竭的产生。除了以上较为常见的致病原因外，不太常见但仍重要的原因包括糖尿病、甲状腺疾病等代谢紊乱；心肌炎；主要由化疗药、酒精和非法药物引起的中毒状况；人类免疫缺陷病毒（HIV）及其他一些可能的致病因素。

高血压与心力衰竭密切相关，且已有确凿证据证明高血压是心力衰竭的重要危险因素，但是其具体作用机制尚不能完全解释。除此之外，高血压对HFpEF的产生也有独特的作用。HFpEF是目前临床上最多见的心衰表型，在所有急性心力衰竭住院患者中，有超过50%的患者是由高血压引起的。不同于拥有明确发病成因的HFrEF，HFpEF在细胞和分子层面上的成因不甚明了。现阶段较为切实的解释包括心肌纤维化及心室顺应性差、肥大和心肌缺血性等一系列与高血压相关。类似于上文高血压与心衰的关系，高血压也不是HFpEF并发症的根本原因，但是在临床上，当高血压伴发冠心病、肥胖、糖尿病，以及心房颤动时，会诱发患者出现HFpEF的严重并发症。

临床对于HFrEF的治疗相对明朗，但是对于HFpEF而言，针对性的治疗方法尚在不断摸索中。现阶段有关HFpEF的治疗受到阻碍，由于左心室功能障碍的机制暂且不明和HFpEF患者本身的异质性。目前已有数据（未证实）表明，盐皮质激素受体拮抗药（MRCA）、脑啡肽酶抑制剂联合使用肾素–血管紧张素–醛固酮阻滞药对心衰的治疗较为有效。在最新的循证临床实践指南中，除了对于心衰本身的治疗外，关于心衰伴随的并发症也在逐步被重视，包括高血压。

对于HFrEF而言，已有经过临床证明的明确治疗方法，最近美国心脏病学会（ACC）、美国心脏协会（AHA）和美国心力衰竭协会（HFSA）已经在临床实践指南中指明了可使用的有效药物：ACE抑制剂、ARB阻滞药、抑制剂受体拮抗药（MCRA）、肼屈嗪和硝酸异山梨酯（ISDN），在药物治疗之外，植入型心律转复除颤器心脏再同步化治疗（ICD/CRT）也可用于HFrEF的治疗。近年来新出现的缬沙坦/沙库巴曲和伊伐布雷定的使用也可对HFrEF的治疗产生效果。尽管这些年来针对不同类型的心力衰竭的疗法在不断进展，但是对与心衰的防治而言，早期预防才是最重要的环节。

美国心脏病学会基金会（ACCF）/（AHA）的指南中使用阶梯式标准来评估心衰的不同阶段。在此评估体系下，组织了预防和控制高血压等危险因素的治疗策略（A阶段）；治疗亚临床症状，如控制左心室肥大和机械功能障碍（B阶段）；减轻症状（C阶段），避免死亡（D阶段）（图32.1）。这套评估体系强调在早期（A、B阶段）进行干预，防止心衰症状的进一步恶化。

在众多可能的治疗方法中，目前最有效的方法是控制患者的高血压。因此，高血压和心衰的联系也在不断的研究中。在不同的长期实验中，高血压是如何引起心衰也得到了部分阐明，而在临床上，控制高血压的方法也降低了患者发生心衰的风险。

一、心力衰竭的流行病学

据统计，在世界范围内，大约有3700万人患有心力衰竭。在美国，大约有570万心衰患者，其中在老年人中，心衰的发病率显著高于其他年龄段（图32.2）。除此之外，每年大约有65万新增确诊心衰患者。尽管近年来临床上已经对心衰的治疗有所突破，提升了患者的生存率，但仍有50%的患者在确诊后5年内因心衰而死亡，同时也造成了巨大的经济损失。除此之外，心衰也

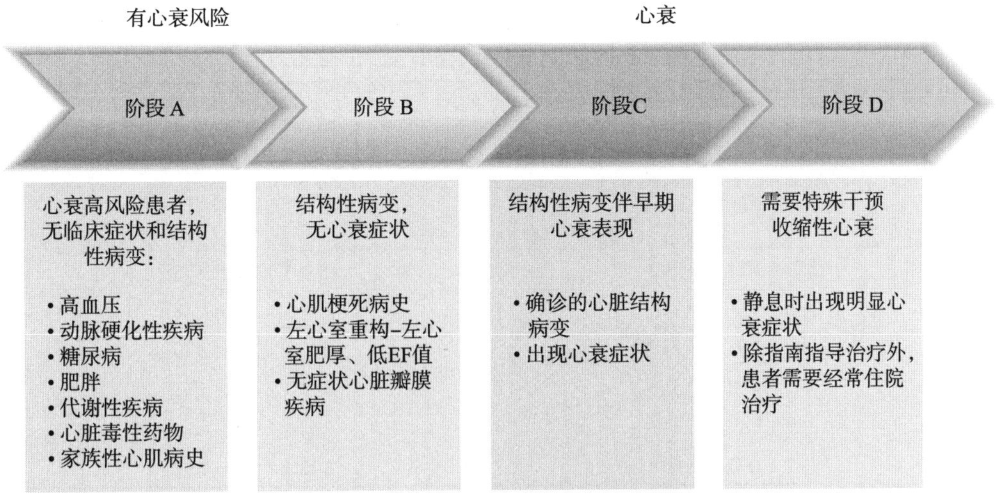

图32.1 制定的心衰管理阶段指南

［引自：Yancy CW，Jessup M，Bozkurt B，et al. 2013 ACCF/AHA guideline for the management of heart failure：a report of the American College of Cardiology Foundation/American Heart Association Task Force on practice guidelines. Circulation，2013，128（16）：e240-327.］

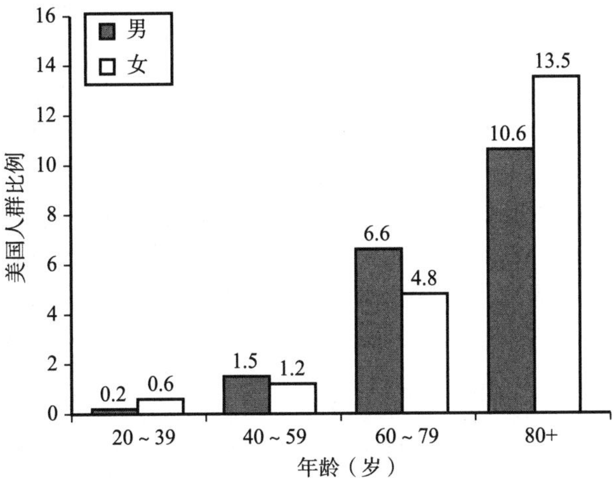

图32.2 美国20岁以上人群中，年龄与心衰的相关性［National Health and Nutrition Examination Survey (2009—2012).］

Prevalence of heart failure in the United States increases with age.［引自：Mozaffarian D，Benjamin EJ，Go AS，et al. Heart Disease and Stroke Statistics-2016 Update：A Report from the American Heart Association. Circulation，2016，133（4）：e38-60.］

对医疗系统产生了巨大的压力，每年因为心衰入院治疗的患者大约有100万人次，而其中大约25%会在第一次出院之后30天内再次入院。2012年，因心衰而产生的医疗总额据估计达到了307亿美元。如果继续按照当前的趋势发展，在2030年时，患者数量将达到800万，而相应的医疗花销也将达到700亿美元。

二、高血压与心力衰竭的关系

基于人群的队列研究显示，高血压是在群体中造成心衰的最普遍因素，同时，也是最可控的因素。Framingham心脏研究被描述为最早研究心衰和高血压关系的研究项目。在该队列研究最初16年的随访中，142例新发心力衰竭患者中，约有75%的患者有既往高血压病史。Framingham后续分析表明，高血压在试验人群中会显著影响心衰的发病率：在男性群体中，高血压患者发生心力衰竭的风险约为非高血压患者的2倍（*HR*: 2.07，95% *CI*: 1.34 ～ 3.20），而在女性群体中，这个比例达到了3倍（*HR*: 3.35，95% *CI*: 1.67 ～ 6.73）（表32.1）。再加上高血压在人群中的高患病率，高血压可以解释大约39%的男性罹患心力衰竭，在女性中这一数字达到了59%。而在Framingham更长期的分析研究中，Lloyd-Jones进一步研究了高血压造成心衰的风险。在Framingham研究的男性和女性中，一生心衰的风险大概是1/5，但血压为160/100mmHg或是血压更高的群体与血压低于140/90mmHg的群体相比，心力衰竭的风险是前者的2倍（图32.3）。

多项队列研究中，结果均显示高血压在女性群体中会有更高的风险。在Lloyd-Jones的长期研究中，患有心肌梗死的男性受试者群体罹患心力衰竭的风险要显著高于健康受试者群体。但是在女性受试者群体中，没有观察到心衰与心力衰竭的明显关系。更为重要的是，该观察研究显示，一些导致心衰的非动脉粥样硬化性机制更常见于女性群体。通过比较HFpEF与HFrEF的危险因素，发现女性性别以及收缩压的上升对于HFpEF的影响要比HFrEF更为明显（*OR*: 2.29，95% *CI*: 1.35 ～ 3.90；每10 mmHg *OR*: 1.13，95% *CI*: 1.04 ～ 1.22），从而更加证明肺动脉粥样硬化对女性影响的分析。

在非裔美国人，高血压也被认为是造成不同种族心衰差异性的关键危险因素。在ARIC与MESA两项实验研究中，与其他种族相比，非裔美国人的心衰发病率要明显升高，虽说差异并不大，但是并不可被忽视（表32.2）。这些发现也与非裔美国人高血压医疗条件差别相

表32.1　Hazard Ratios and Population-Attributable Risk of Multiple Heart Failure Risk Factors in Men and Women From the Framingham Heart Study 1970-1996

Risk Factor	Men		Women	
	Adjusted Hazard Ratio（95% CI）	Population-Attributable Risk，%	Adjusted Hazard Ratio（95% CI）	Population-Attributable Risk，%
Hypertension	2.07（1.34 ～ 3.20）	39	3.35（1.67 ～ 6.73）	59
Myocardial infarction	6.34（4.61 ～ 8.72）	34	6.01（4.37 ～ 8.28）	13
Angina pectoris	1.43（1.03 ～ 1.98）	5	1.68（1.23 ～ 2.30）	5
Diabetes mellitus	1.82（1.28 ～ 2.58）	6	3.73（2.71 ～ 5.15）	12
Left ventricular hypertrophy	2.19（1.49 ～ 3.21）	4	2.85（1.97 ～ 4.12）	5
Valvular heart disease	2.47（1.70 ～ 3.60）	7	2.13（1.54 ～ 2.94）	8

人群归因风险百分比＝相关性×（HR-1）/［1＋相关性×（HR-1）]，HR已经各危险因素调整

（引自：Levy D，Larson MG，Vasan RS，et al. The progression from hypertension to congestive heart failure. JAMA，1996，275：1557-1562.）

注：1970—1996年Framingham心脏研究的男性和女性多种心力衰竭的风险比和人群归因风险

针对心绞痛、心肌梗死、糖尿病、左心室肥厚和瓣膜性心脏病调整风险比

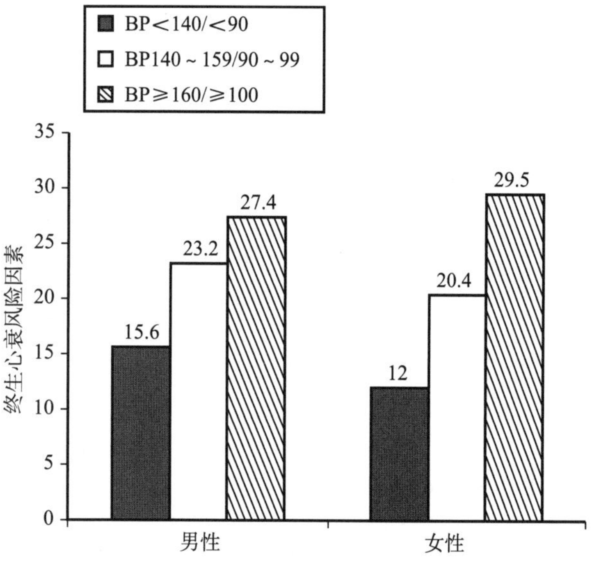

图32.3　为40～85岁人群中不同血压水平的终身心衰风险

血压大于160/100mmHg的人群的心衰风险是正常人群的2倍［引自：Lloyd-Jones DM，Larson MG，Leip EP，et al. Lifetime risk for developing congestive heart failure：the Framingham Heart Study. Circulation，2002，106（24）：3068-3072.］

符合。一些早期心衰试验的基线特征，如V-HeFT（Ⅰ和Ⅱ）及SOLVD也强调，与白种人群体相比，非裔美国人群体左心收缩功能失调的风险主要与高血压密切相关，与心肌梗死的联系相对较弱。而在A-HeFT观察项目，由1050名非裔美国人完成的NYHA Ⅱ～Ⅳ级心衰研究中，有高血压病史的占到了样本总数的50%，而因明显的缺血性心脏病病史出现左心收缩功能失调的患者占比不足25%。

CARDIA试验项目中的数据更加证明了早期未加以干预的高血压极易在非裔美国人群体中引起心力衰竭。在本次试验中，一共有5115名非裔美国人和白种人受试者，年龄从18～30岁。在后续20年的观察中，一共有27名受试者患上心力衰竭，而其中26名为非裔美国人。除此之外，数据显示，在非裔美国人群体中，舒张压每升高10mmHg，早期罹患心衰的风险就会倍增（*HR*：2.1，95% *CI*：1.4～3.1）。这些数据确实证明了高血压在非裔美国人群体中有可能引起早期心力衰竭。

三、高血压心脏病

高血压心脏病描述了一系列与高血压进展相关的疾病，从亚临床性结构、机制、细胞和细胞外心肌改变，一直到心力衰竭的临床症状。左心室壁应力，左心室壁代偿性增厚和左心室质量增加。除此之外，种族、性别、年龄、激素水平、神经激素调节等因素也可逐步导致心肌细胞纤维化，最终导致心衰的发生（图32.4）。

1. *左心室肥大与重塑*　尽管一般左心室肥大的发生可能早于高血压，左心室肥大一般被认为是高血压性疾病产生的起始环节。Framingham心脏研究的数据第一次具体阐释了心电图与左心室肥大以及后续心血管事件的联系。随着医学图像技术的进步，磁共振和超声心动图都可以直接测量心室壁的厚度。借由新技术的产生，高血压与心室壁厚度的影响关系得到进一步确认，而在实验室中进行的长期观察项目也肯定了高血压与心室壁厚度相关。流行病学进一步阐释了左心室肥大与偶发心血管事件之间的联系，如在CHS研究项目中，超声心动图显示左心室明显增大与心脏舒缩功能失调显著相关，而且也会提升未来心力衰竭发生的风险，也和心肌梗死的发病率独立相关。在MESA项目中，Bluemke团队使用心脏磁共振去证明了左心室肥大程度与心衰风险的关联

表32.2　1987—2002年美国社区动脉粥样硬化风险研究中按种族和性别分列的每1000人年心力衰竭发病率

	每1000人年随访的发病率		未调整*HR*(95% *CI*)	调整*HR*(95% *CI*)
	非裔美国人	白种人		
男性	9.1	6.0	1.38（1.16～1.63）	0.86（0.70～1.06）
女性	8.1	3.4	1.96（1.04～3.67）	0.93（0.46～1.90）

如表所示，相较于白种人，非裔美国人的调整后*HR*较高。调整因素包括：年龄、胆固醇水平、吸烟、教育水平、BMI、左心室肥厚、饮酒、糖尿病、高血压、冠心病［引自：Loehr LR，Rosamond WD，Chang PP，et al. Heart failure incidence and survival（from the Atherosclerosis Risk in Communities study）. Am J Cardiol，2008，101：1016-1022.］

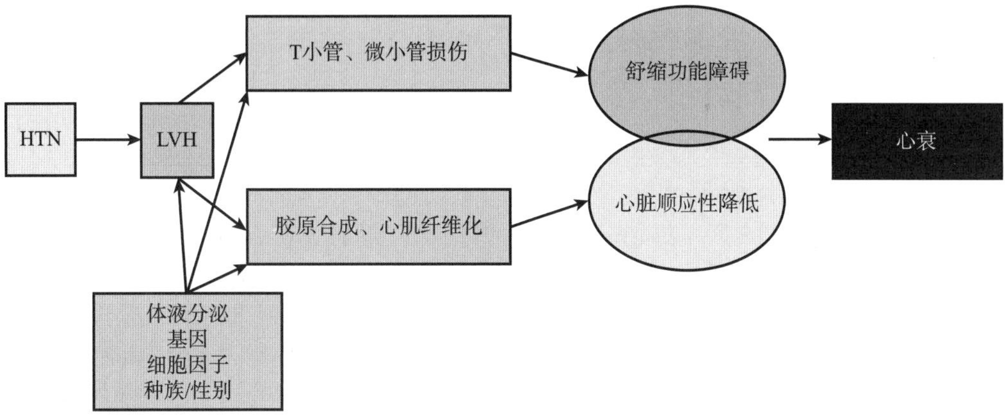

图32.4　高血压心脏病进展为心力衰竭

HTN.高血压；LVH.左心室肥厚

（*HR* 每10%增加1.4，95%：*CI* 1.2～1.5）。

尽管心脏的负荷程度提示了病理状态是不断进展的，但是某些随机试验（如LIFE项目）已经阐述对于高血压的治疗可以减少左心室的质量。在Meta分析中，约有80项针对高血压患者进行的药物试验。其中Klingbiel带领的团队确认ARB类药物可以使左心室质量指数下降约13%，钙通道阻滞药为11%，ACEI类为10%。

2.*收缩和舒张功能障碍*　超声心动图也被广泛应用于评估高血压对心脏机械功能的影响，以及如何诱发心衰的产生。尽管高血压与收缩功能障碍的直接联系往往伴随有心血管疾病，大量的项目如CHS已经阐述了左心室质量与收缩功能失调存在直接联系，且与心肌梗死的发生独立相关。

舒张功能障碍一般指左心室舒张与充盈功能失调，是高血压心脏病的标志。造成这一病理变化的成因是心室壁在高血压状态下出现代偿性肥厚、心肌细胞肥大，最终导致心肌纤维变化使心室壁顺应性下降，进而影响心脏左心室的舒张功能。在一场针对澳大利亚居民的横断性研究中，研究者们发现在60～86岁群体中，大约有34.7%的人群有舒张功能失调，而且与高血压的确诊率独立相关（*OR*：1.5，95% *CI*：1.2～2.0）。最近，Santos带领的团队分析了ARIC项目中4871名受试者的相关数据，证明临界高血压患者［收缩压120～139mmHg和（或）舒张压80～89mmHg］左心室厚度和舒张参数异常。在这些分析数据中，临界高血压受试者中舒张功能失调的比例要明显高于正常血压（＜120/80mmHg）的群体。

近几年来，使用电脑追踪图像中像素信息的超声心动图散斑追踪技术被广泛运用于心肌情况的评估，可以具体测量心肌舒缩时的位移、速度与形变，这些指标的异常提示可能发生的心衰。Choi带领团队进一步研究MESA项目数据后发现，在校正了糖尿病、年龄、高血压、心肌梗死、左心室质量和左心室射血分数的其他危险因素的影响后，循环应力也有可能诱发心衰的发生（*HR* 1.15 per 1%，95% *CI* 1.01～1.31）。而血压可以影响心肌应力。在CARDIA1项目中，Kishi团队在25年的后续研究中发现，在年轻成年人群体中，累积的非正常收缩压和舒张压与心脏纵向的压力以及早期的舒张期纵向压力峰值相关，而这两项参数也是心衰发生的重要征兆。在这些被观察的受试者中，很少有人的血压超过常规治疗的阈值，这提示了异常血压的长期风险以及早期控制的重要性，即尽早控制高血压，避免高血压引起的一系列心脏疾病。

3.*细胞及细胞外的改变*　除了因高血压引起的结构与机制改变，多项研究揭示了在高血压和左心室肥大过程中发生的细胞变化。在压力诱导心肌肥厚的动物模型上，心脏受到的压力使心脏组织内微管的密度增加，破坏了正常细胞微结构，从而损伤了心肌细胞的正常收缩功能。横小管是细胞内部的重要结构，起到调节正常钙离子循环，协助细胞正常收缩的功能，但是该结构的异常也在高血压性心脏病的形成中起重要作用。在Wei带领团队的研究中，该团队发现，在早期心脏肥大的发病过程中，胸主动脉狭窄导致T小管重塑。这种重塑在超声心动图上的表现被认为是左心室收缩功能失调的早期征兆，有可能会引发心力衰竭（图32.5）。这一发现也被Shah带领的团队通过高血压模型鼠所证实。为了应对慢性升高的血压，T小管发生性变，导致细胞内钙循环的紊乱，引起细胞内张力的异常，这一变化在超声心动图上的表现被认为是心衰的重要征兆。这些研究更有力的证明了细胞内结构性的改变会诱发心功能的异常，最终引起临床上的心力衰竭。

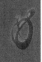

除了细胞内部的改变，细胞外基质的改变也被认为是高血压性心脏病到心力衰竭的重要影响因素。外源性的脱氧皮质酮醋酸盐，一种盐皮质激素，已经在高血压和左心室压力性肥大的动物模型上证明了可以增加心肌细胞纤维化、氧化应激、舒张僵硬，以及充盈压力。基质金属蛋白酶（MMP）以及基质金属蛋白酶组织抑制剂（TIMP）的含量异常也被认为与高血压性心脏病的进展有关。在一项将左心室肥大与正常对照组的对比研究中，高血压和左心室结构正常的受试者体内MMP水平正常，但是高血压和左心室肥大的受试者体内MMP/TIMP比例失调，这种失调有利于细胞外基质的退化以及胶原蛋白的积累（低水平的MMP-2和MMP-13，高水平MMP-9和TMP-1）。心肌内膜活检也证实了MMP/TIMP比例失调与心肌纤维化、左心室扩张的关系。

4.基因层面 由于大量人群以及种族之间产生的高血压心脏病的差异性，学界正在不断研究与左心室肥大相关的遗传决定因素。在HyperGEN和Dallas心脏研究中，即使在校正了其他危险因素和体重后非裔美国成年人不论有无高血压，罹患左心室肥大的概率还是高出2～3倍。尽管针对家族的遗传分析（如HyperGEN和Framingham）已经确认了左心室质量在黑种人及白种人群体中的遗传性，但是这种先天的遗传风险对左心室的增加仅占一小部分。候选基因研究确定了编码参与左心室功能的蛋白质的基因，以及修饰细胞信号、心肌细胞发育、钙代谢和血压的蛋白质。但是，大部分研究此类基因的项目规模较小，且研究对象的种族差异很大，限制了试验的可重复性。直到最近开始大规模的基因联系性研究才被应用于确认与左心室质量、左心室壁厚度和心电图显示左心室肥大相关的基因。尽管对于这些基因的调查提供了未来在分子层面上确诊以及防止心衰的希望，但是如果对应到每个个体的具体诊断与防治，那么当下还有相当多的工作需要完成。这些流行病学、影像学、机制研究进一步证实了高血压是心衰进展的重要环节。临床试验中也发现，抗高血压药有效且持续地改善了心力衰竭的结果，因此，高血压治疗是任何心力衰竭预防策略的一个基本目标。

四、预防心力衰竭的高血压相关的重要实验

有明显的数据显示，心衰的发病率可能和高血压是否得到有效管理息息相关，特别是在心血管事件的高风险人群中（表32.3）。Veterans Administration Cooperative Study Groups试验团队最早在临床上使用抗高血压药物来尝试治疗心衰，并成功获取了效果，但是该项目中的样本数量较少。老年收缩期高血压计划（SHEP）是第一个使用预先指定的终点检查来检验抗高血压治疗（氯噻酮12.5～25mg，阿替洛尔25～50mg，如果必需）预防心衰的疗效。以利尿药治疗为主的受试者在后续4.5年的观察中，发现致命与非致命药治疗降低了49%（2.3% vs. 4.4%; *RR*: 0.51，95% *CI*: 0.37～0.71）。相似的是在HYVET项目中，在吲达帕胺加培哚普利的随机试验组（目标血压为150/80mmHg），在后续两年的随访实验中，心衰相关事件的风险大约降低了64%（5.3% vs. 14.8%; *RR*: 0.36，95% *CI*: 0.22 ～ 0.58）。HOPE研究等试验表明，ACEI类药物也能降低高风险人群罹患心衰的风险。在HOPE项目中，糖尿病受试者和已有心血管疾病的受试者在接受了雷米普利的治疗后，在后续4.5年的观察中，这些受试者发生心力衰竭的风险降低了23%（9.0% vs. 11.5%,*RR* 0.77,95% *CI*: 0.67～0.87）。

ALLHAT是最大的评估高血压管理和心衰风险的临床试验。在这场试验中，测试氯噻酮与赖诺普利、氨氯地平、多沙唑嗪等药物被对比试验，样本数量为42 418人，参与试验的受试者均有高血压和至少一项心血管事件危险因素。在大约第3.3年，多沙唑嗪因为其药物副作用而被终止。在后续4.9年的观察试验中，氯噻酮降低了约38%的心衰风险，氨氯地平和赖诺普利为19%。值得注意的是，在ALLGAT试验中，样本中存在大量非裔美国人受试者，ACEI在他们身上的效果会略微减弱。Sciarreta团队证实了噻嗪类利尿药，特别是氯噻酮，在防治心衰的效果较好。在26项临床实验中，3种最有效的控制血压的药物为噻嗪类利尿药、ACEI类药物和ARB（*OR*: 0.59,95% *CI*: 0.47～0.73; *OR*: 0.71，95% *CI*: 0.59～0.85; *OR*: 0.76，95% *CI*: 0.62～0.90）。在各种直接与间接的比较中，噻嗪类利尿药效果略好于ACEI和ARB；钙通道阻滞药、β受体阻滞药和α受体阻滞药对预防心衰的效果并不理想。

为了分析降低血压是否为心衰的关键因素，学界进行了许多荟萃分析。在最近高质量荟萃分析中，总计123项血压管理试验以及613 815名受试者被记入分析，荟萃分析显示收缩压每降低10mmHg就会降低心衰的风险约27%（*RR*: 0.72，95% *CI*: 0.67～0.78）。然而，在这次分析中，他们着重强调了噻嗪类利尿药的效果较好，而钙通道阻滞药在心衰预防方面效果较差。总而言

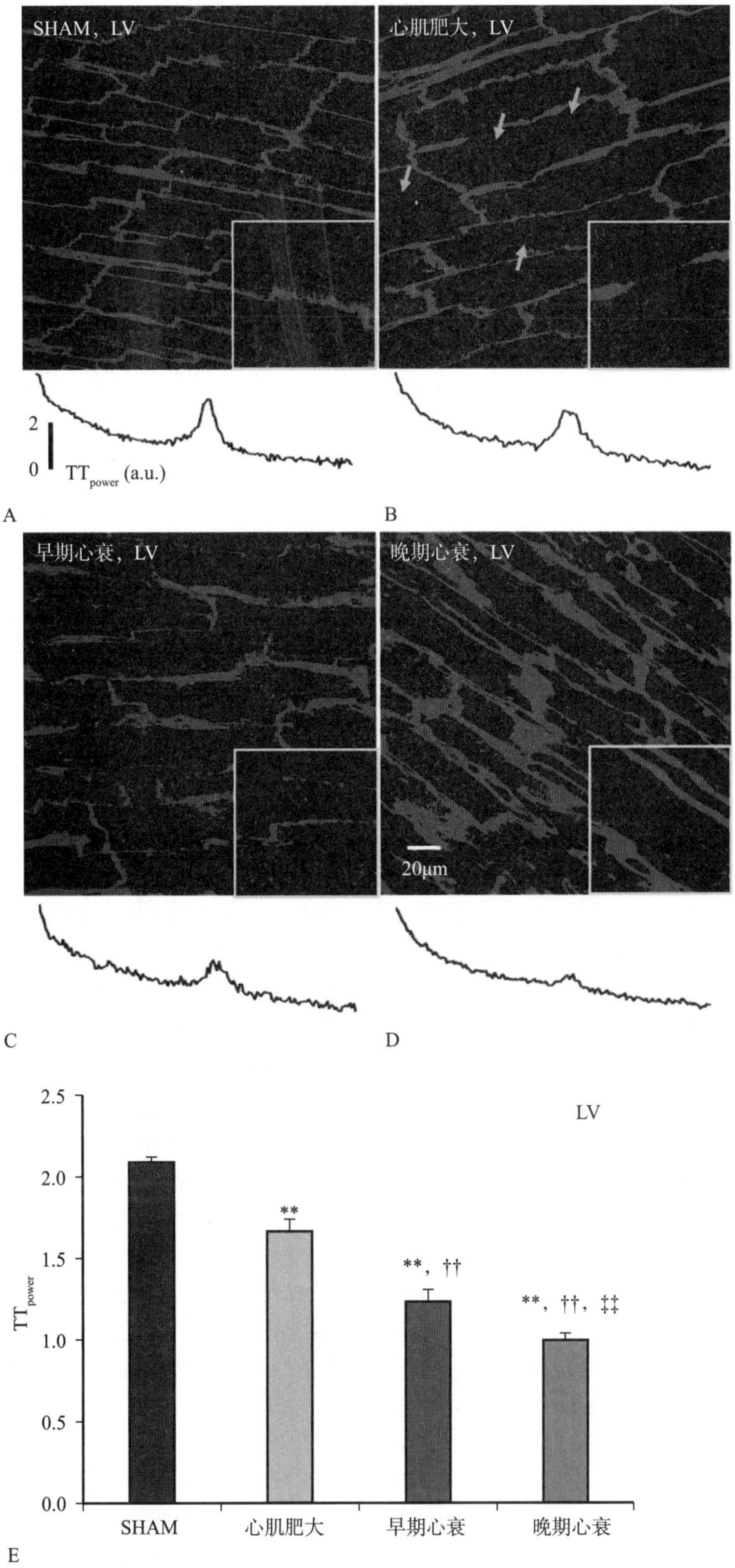

图32.5 胸主动脉高压小鼠的心肌细胞中可见T小管重塑

以上四图分别为不同小鼠的心肌细胞T小管，在SHAM（A图），心肌肥大（B图），早期心衰（C图），晚期心衰（D图）。在心肌肥大小鼠（B图）可见T小管的缺失（绿色箭头指示处），在早期心衰（C图）及晚期心衰（D图）中，T小管消失现象更广泛。图中方块为40μm×40μm组织图片放大。E图展示了T小管能量（TT_{power}），该指标主要用于衡量心肌T小管密度［引自：Wei S，Guo A，Chen B，et al. T-tubule remodeling during transition from hypertrophy to heart failure. Circ Res，2010，107（4）：520-531.］

表32.3　降血压对高血压重要试验中心力衰竭结局的治疗效果

研究	样本数	纳入标准	干预措施	持续时间（年）	组间平均差异（mmHg）	AR（干预/对照）	*RR*（95%*CI*）
SHEP 1997	4736	年龄＞60 收缩压＞160mmHg	氯噻酮＋阿替洛尔	4.5	−26.0/−8.9	2.3% 4.4%	0.51 （0.37 ～ 0.71）
HYVET 2008	3845	年龄＞80 收缩压＞160mmHg	吲达帕胺 ＋培哚普利	2.1	−15.0/−6.1	5.3% 14.8%	0.36 （0.22 ～ 0.58）
HOPE 2000	9297	年龄＞55 血管疾病或糖尿病＋1种冠状动脉危险因素	拉米普利	4.5	−3/−2	9.0% 11.5%	0.77 （0.67 ～ 0.87）
ALLHAT 2000，2002	33 357	年龄＞60 高血压＋1种冠状动脉危险因素	氯噻酮/氨氯地平 氯噻酮/赖诺普利	4.9	−0.8/＋0.8 −2.0/0	7.7%/10.2% 7.7%/8.7%	0.62 （0.48 ～ 0.75） 0.81 （0.69 ～ 0.93）
SPRINT 2015	9361	年龄＞60 收缩压＞130mmHg 无糖尿病＋冠状动脉高危患者	目标血压120mmHg 目标血压140mmHg	3.3	−18.2/−9.4	1.3%/年 2.1%/年	0.62 （0.45 ～ 0.84）

ALLHAT实验中，未展示氯噻酮/多沙唑嗪组数据的原因是该组试验因多沙唑嗪药毒性而早期终止（数据引自：Systolic Hypertension in the Elderly Project，SHEP；Hypertension in the Very Elderly Trial，HYVET；Antihypertensive and Lipid-Lowering Treatment to Prevent Heart Attack Trial，ALLHAT；Heart Outcomes Prevention Evaluation，HOPE；and Systolic Blood Pressure Intervention Trial，SPRINT.BP，Blood pressure；CI，confidence interval；CV，cardiovascular；CVD，cardiovascular disease；DM，diabetes mellitus；HR，hazard ratio；HTN，hypertension；RR，relative risk；SBP，systolic blood pressure.）

之，噻嗪类利尿药、ACEI、ARB是预防心衰的必要环节。

五、射血分数降低心力衰竭的高血压治疗

对于HFrEF来说，指南内的药物包括ACEI、ARB、β受体阻滞药，以及MCRA，这些药物旨在阻断造成心衰恶化的神经激素通路（图32.6）。这些药物的效果已经历了多场临床试验的检验，它们可以改善患者的临床症状以及生活质量，降低住院率和心衰引发的死亡率。除此之外，收缩性心力衰竭中升高的血压会进一步伤害脆弱的心脏左心室，而这些药物可以通过降低血压来改善这一症状。

1.血管紧张素转化酶抑制剂　ACEI是治疗心衰的主要药物，其效果也在多场临床试验中得到了检验。SOLVD项目，作为临床试验项目包含了两大内容：①针对已经出现症状的患者的试验性治疗；②针对无症状个体的试验性预防。该试验在验证ACEI治疗HFrEF的效果中起到了至关重要的作用。其他的重要的ACEI的重要临床试验包括V-HeFT Ⅱ和CONSENSUS，这些项目均肯定了ACEI对HFrEF的治疗效果。在2000年，Flather带领的团队完成了ACEI相关的5场临床试验的荟萃分析，样本数量为12 763。分析的结果显示，ACEI降低了20%的心衰相关死亡率（*OR*：0.80，95% *CI*：0.74 ～ 0.87），降低了33%的心衰患者再入院率（*OR*：0.67，95% *CI*：0.61 ～ 0.74），这些结果也支持了ACEI被广泛用于治疗HFrEF。

2.血管紧张素Ⅱ受体抑制剂　ARB在治疗HFrEF中也被广泛讨论，主要用于治疗不能耐受ACEI的患者，以及联合ACEI治疗HFrEF。CHARM-Alternative是目前最大的验证ARB治疗HFrEF的临床试验，在该试验中，受试者包括出现心衰症状的患者、左心室射血分数小于40%的患者，以及不能耐受ACEI的患者。这些受试者被随机分为两组，分别给予安慰剂与坎地沙坦。在后续33.7个月的观察中，与安慰剂组相比，坎地沙坦组的心衰住院率降低了约30%，同时也有效降低了心衰的死亡率（33% vs. 40%；*HR*：0.70，95% *CI*：0.60 ～ 0.81）。在HEAAL试验中，样本数量为3846，受试者均为出现心衰症状及左心室功能失调的患者，这些受试者被分为两组，分别给予低剂量（50mg）和高剂量（150mg）的洛沙坦。试验结果显示，高剂量组的死亡率与住院率均低于低剂量组（3% vs. 46%；*HR*：0.90，95% *CI*：0.82 ～ 0.99）。

Val-HeFT是第一个评估ARB作为附加药物对心衰治疗效果的大型临床试验。该试验显示，缬沙坦会降低患者的死亡率，同时也降低了心血管疾病的发病率。在CHARM-Alternative项目中，单独使用ARB的药物进一步改善了结果。然而，后续的跟踪调查显示，混合使用缬沙坦、ACEI，以及β受体阻滞药的受试者遭受了严重的药物副作用，提示临床医师需要采取一个稳妥的用药方法。在CHARM的后续研究中，研究者们肯定了缬沙坦和ACEI搭配使用的效果，但是这种混合搭配使用

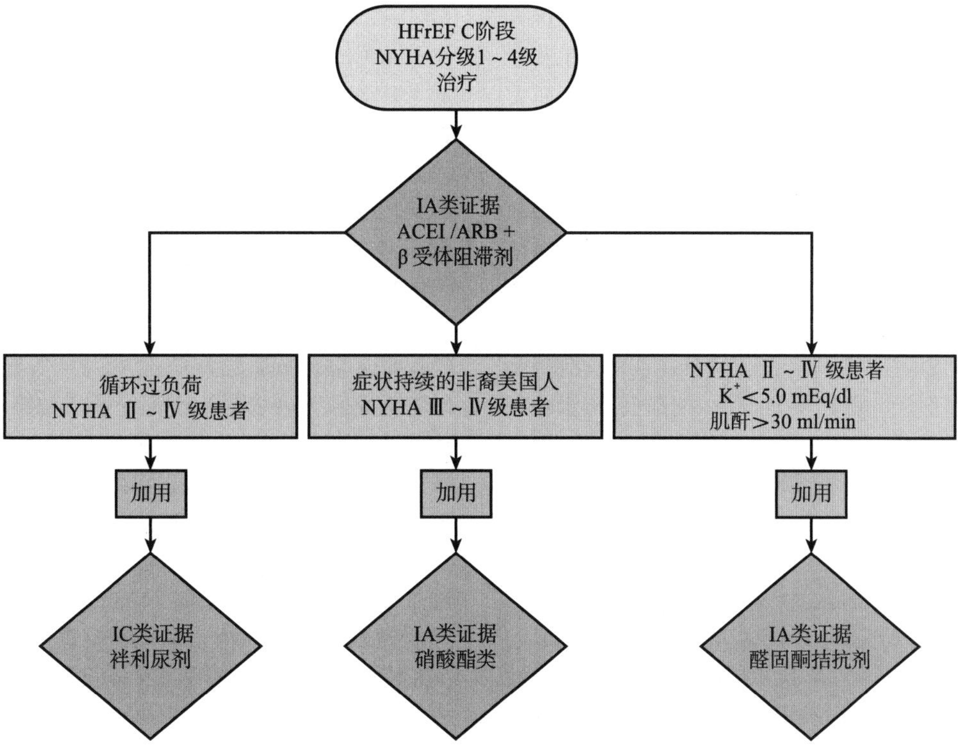

图32.6　2013年HFrEF循证医学治疗指南（American College of Cardiology/American Heart Association Heart Failure Guidelines 2013）

ACEI，血管紧张素转换酶抑制剂；ARB，血管紧张素Ⅱ受体阻滞剂；hydral-nitrates，肼屈嗪和硝酸异山梨酯；LOE，证据水平；NYHA，纽约心脏协会［引自：Yancy CW，Jessup M，Bozkurt B，et al. 2013 ACCF/AHA guideline for the management of heart failure：a report of the American College of Cardiology Foundation/American Heart Association Task Force on practice guidelines. Circulation，2013，128（16）：e240-327.］

的安全性尚需研究。在Heran团队的系统综述中描述了ACEI搭配ARB使用会使患者遭受严重药物副作用的概率上升34%（*RR*: 1.34，95% *CI*: 1.19～1.51）。出于安全性的考虑，ACCF/AHA出台的心衰治疗指南把ARB辅助疗法评估为Ⅱb类推荐，而ARB、ACEI和MRCA的混合使用仅为Ⅲ类推荐。

3.β受体阻滞药　β受体阻滞药是HFrEF管理的基石。最早描述β受体阻滞药疗效的临床试验是U.S. Carvedilol Heart Failure Study Group项目。后续的研究项目诸如MERIT-HF、CIBIS-I、CAPRICORN、COPERNICUS均阐述了β受体阻滞药降低心血管疾病的发病率和死亡率。最近一个包含21项临床试验的网络荟萃分析对比了β受体阻滞药和其他治疗的疗效，结果显示，β受体阻滞药治疗降低了约31%的死亡率（*OR*: 0.69，95% *CI*: 0.56～0.80）。在各种间接的各类β受体阻滞药的比较中，并没有充足的证据能证明差别。在2013年的ACCF/AHA指南中，卡维地洛、琥珀酸美托洛尔和比索洛尔是唯一推荐的治疗左心室收缩功能障碍的药物，因为它们在随机临床试验中已被证明有效。

4.盐皮质激素抑制剂　MRCA最近被常用于治疗HFrEF，特别是搭配ACEI（或ARB）以及β受体阻滞药使用。RALES是第一个验证螺内酯对HFrEF的治疗效果的临床试验。在该试验中，受试者NYHA Ⅲ～Ⅳ级，均为重症心衰患者，左心室射血分数为35%以下，这些受试者被随机分为安慰剂组和螺内酯组。在后续24个月的观察后，螺内酯组的死亡率较安慰剂组降低了约30%（35% vs. 46%；*RR*: 0.70，95% *CI*: 0.60～0.82），同时也降低了心血管事件的死亡率以及心衰的入院率。MCRA的效果在EPHESUS以及EMPHASIS-HF中均得到了验证，在后续21个月的观察中，依普利酮降低了样本中NYHA Ⅱ级心衰患者34%的死亡率和住院率。此外，EMPHASIS-HF试验最重要的是证明了MERA对各类HFrEF患者均有效，即使症状轻微也可以起到相应的治疗效果。

5.肼屈嗪/硝酸异山梨酯　肼屈嗪和硝酸异山梨酯的联合治疗也是治疗HFrEF患者心力衰竭的重要组成部分。尽管早期心衰的临床试验如V-HeFT Ⅰ显示该疗法可以降低心衰的死亡率。后续的临床试验如V-HeFT Ⅱ却提示ACEI在降低死亡率方面的效果优于肼屈嗪/硝酸异山梨酯（ISDN）的组合。值得注意的是，Carson团队在后续分析中发现，肼屈嗪/ISDN组合治疗存在潜在的种族差异性。在V-HeFT Ⅰ临床试验中，使用肼屈嗪/ISDN组合治疗的非裔美国人受试者的存活率达到了47%。在V-HeFT Ⅱ白种人受试者样本中，依那普利的效果优于肼屈嗪/ISDN组合的效果，但是在非裔美国人受试者样本中，两种方式并无明显的疗效差异。生化分析表明，神经激素激活的种族差异（白种人群体血浆中肾素和去甲肾上腺素的水平更高）部分解释了白种人比非裔美国人对ACE抑制剂的治疗反应更大。再加上数据显示非裔美国人内皮中的一氧化氮活性较低，氧化应激较高。以上发现促成了A-HeFT项目的进行，该项目主要测试了肼屈嗪/ISDN是否改善自我认定的HFrEF非裔美国人的生存。在A-HeFT中，样本为NYHA Ⅲ/Ⅳ级的患者，多有左心室功能下降，这些样本被划分为组合疗法组和安慰剂组。在10个月的后续观察后，组合疗法组的死亡率下降了43%（6.2% vs. 10.2%; *HR*: 0.57, *P*＝0.01），住院率下降33%（16.4% vs. 22.4%; *P*＝0.001）。

6.*循环利尿药* 不同于ACEI、ARB、β受体阻滞药和MCRA，循环利尿药是否能够降低HFrEF患者的死亡率和发病率尚未被研究。在ACCF/AHA心衰指南中，利尿药主要用于治疗充血性症状如水肿和呼吸困难。最近的一项Cochrane系统综述确定了14项试验，525名参与者，测试利尿药对心衰的疗效。在他们的综述中，循环利尿药治疗降低了死亡率和心衰住院率，但这些结果分别在3个试验（202名参与者）和2个试验（169名参与者）中报道。除此之外，这些试验中循环利尿剂多为合并治疗方式，进一步降低了结果的准确性。

7.*心衰疗法的新进展* 最近，心衰疗法出现了新进展。在PARADOGM-HF临床试验中，缬沙坦和沙库必曲的组合疗法较对照的ACEI使用组更好的降低了心衰和其他心血管事件的死亡率，组合疗法组的死亡率比ACEI组低20%(21.8% vs. 26.5%; *HR*: 0.80, 95% *CI*: 0.73～0.87)。除此之外，脑啡肽酶抑制剂被证明对HFrEF的疗效比ACEI类更好。至于高血压治疗领域，这种新组合的数据很少，但早期的ACEI和脑啡肽酶抑制剂的组合被试用于控制高血压，虽然该组合可以有效降压，但是有更高的血管性水肿的风险。目前的临床试验还无法证明血管性水肿的成因是否与脑啡肽酶抑制剂相关，且记录到的血管性水肿的程度较轻微。除了脑啡肽酶抑制剂外，伊伐布雷定也为近几年较为关注的药物。伊伐布雷定是现阶段唯一一种可以阻断窦房结f-通道的抑制剂，具有减慢心率的独特效果。已有证据证明，针对心率持续超过70次/分的患者，在询证治疗之外加入伊伐布雷定可以有效降低心衰的发病率。但是当下无伊伐布雷定和高血压相关的数据。

六、HFpEF的抗高血压治疗

由于造成HFpEF和HFrEF的很多异常神经分泌通路是相同的，所以两者的许多临床试验的药物也部分相同。但是，和HFrEF不同的是，在HFpEF的大量临床试验中，β受体阻滞药、ACEI、硝酸类，尤其是ARB和MCRA的治疗结果令人失望。

在CHARM-Preserved和I-PRESEVE项目中，ARB对于HFpEF的疗效均被深入研究。但是，这两项试验都未能取得理想的试验结果，包括全因死亡率、心血管死亡、心力衰竭住院率和死亡率复合终点。尽管在CHARM-Preserveed项目的后续分析中发现了坎地沙坦的部分疗效，但是坎地沙坦对于HFpEF的治疗效果在后续的I-PRESERVE项目中并没有再次出现。

在RAAM-PEF项目以及Aldo-DHF项目均测试了MCRA对HFpEF的疗效。两项试验的结果均显示MCRA类药物可以提升心脏的舒张功能，但是患者的运动功能并没有因此得到提高。为了进一步验证，学界开展了TOPCAT试验项目，这也是最大规模的MCRA和HFpEF的临床试验。在后续3.3年的观察中，螺内酯并没明显减少样本心血管事件的发生率，但是受试者的住院率确实下降了17%（12.0% vs. 14.2%; *HR*: 0.83, 95% *CI*: 0.69～0.99）。后续分析结果显示，主要是B型钠尿肽水平较高的患者和美洲受试者在实验中取得了较好的表现。而在最近的研究中，Chen带领的团队总结了现阶段所有MCRA能治疗HFpEF的相关证据。在该总结中，团队一共回顾了14项临床试验。分析显示，MCRA减少了约17%的心衰住院风险（*RR*: 0.83, 95% *CI*: 0.70～0.98），改善了患者的生活质量（加权均数差5.16, 95% *CI* 8.03～2.30），也改善了多项心脏舒张功能的指标（超声心动图）。但是，患者的死亡率并没有明显的改变（*RR*: 0.90, 95% *CI*: 0.78～1.04）。

ACCF/AHA指南不建议HFpEF使用任何具有一类指征的特定药物，这也体现了现阶段HFpEF试验的不确定性。虽然没有推荐一类用药，指南主要侧重于使用利尿药控制循环血量和控制血压。ALLHAT的后续试验分析也肯定了HFpEF预防中控制循环血量和血压的重要性。在参加ALLHAT项目的910例因诊断心衰而住院的受试者中，氯噻酮较之氨氯地平、多沙唑嗪，赖诺普利等药物更有效地降低了HFpEF（左室射血分数大于等于50%）发生的风险（*HR* 0.69, 95% *CI* 0.53～0.91; *HR* 0.74, 95% *CI* 0.56～0.97; *HR* 0.53, 95% *CI* 0.38～0.73）。

七、指导高血压治疗预防心力衰竭的策略

预防、治疗和控制高血压等诱发性疾病是心衰防治的重要环节。

目前心血管疾病的指南强调心血管事件危险因素的管控。正是因为这一基本原则，美国、英国和欧洲的治疗指南中都将胆固醇的控制放在重要位置。在美国，ACC/AHA出台的指南中使用心血管事件风险阈值来指导后续治疗的强度。尽管心血管风险评估是以部分高血压评估原则为基础，但是低、高心血管风险的治疗阈值和目标是基本相同的。

最近，Sundström带领团队开展了一项荟萃分析，

总计包含了11个临床试验的51 917名受试者的个人数据。分析证明了在预防心血管事件方面，积极的血压干预在4个风险层面上的干预效果基本是一致的，降血压治疗的绝对益处会随着基线风险的提升而增加。更重要的是，这些发现的结论在各种原因引起的心血管事件上均适用，特别是心力衰竭（图32.7）。

在最近的SPRINT项目中，参与的受试者均为心血管高风险者（10年的心血管疾病史、大于75岁、慢性肾脏疾病等），这些受试者被随机分为正常降血压治疗组（目标收缩压＜140mmHg）和积极降血压治疗组（目标收缩压＜120mmHg）。在后续3.3年的追踪观察中，积极治疗组的心血管事件发生率较正常组低25%（每年1.65% vs. 2.19%；*HR*：0.75，95% *CI*：0.64～0.89）（表32.3）。但是这些降低的部分中，38%为心力衰竭，43%为心血管疾病诱发的猝死。这些研究确立了预防高风险个体罹患心衰的中心环节是积极的降压治疗。

八、提要

·心力衰竭有着高发病率和死亡率，同时也不可避免的和高血压息息相关。

·高血压既是射血分数正常的心力衰竭的危险因素，也是射血分数降低的心力衰竭的危险因素。在高血压群体心衰的风险是正常人群的数倍，尤其是非裔美国人群体。

·已有合理的证据证明高血压是心力衰竭的诱发因素。

·高血压管理和降低心衰风险息息相关，尤其是在高风险人群中。

·射血分数降低的心力衰竭的询证治疗可以降低心衰的发病率和死亡率，而针对伴随的并发症反映了目前射血分数正常的心力衰竭的最佳护理策略。

·治疗高血压与减少心力衰竭的发展有关，特别是在全球心血管疾病风险最高的人群中。

九、当前缺乏的证据

1.以往互不相关的防治策略现在都集中在了已知危险因素的预防上，尤其是高血压和糖尿病的预防。而且可以使用生物标记（biomarker）来检查循环系统失调的亚临床指标。但是，对于累加风险的人群，或者是生物标记异常的人群，关注他们的血压是否会增加特定降压治疗的效果，这一问题尚且不得而知。

2.尽管现在已有证据表明将收缩压将至120mmHg以下可以降低风险人群罹患心衰的风险。但是这种降低心衰风险的效果是因为抗高血压药本身的其他效果，还是仅仅是一种降低血压的作用，暂时还不得而知。

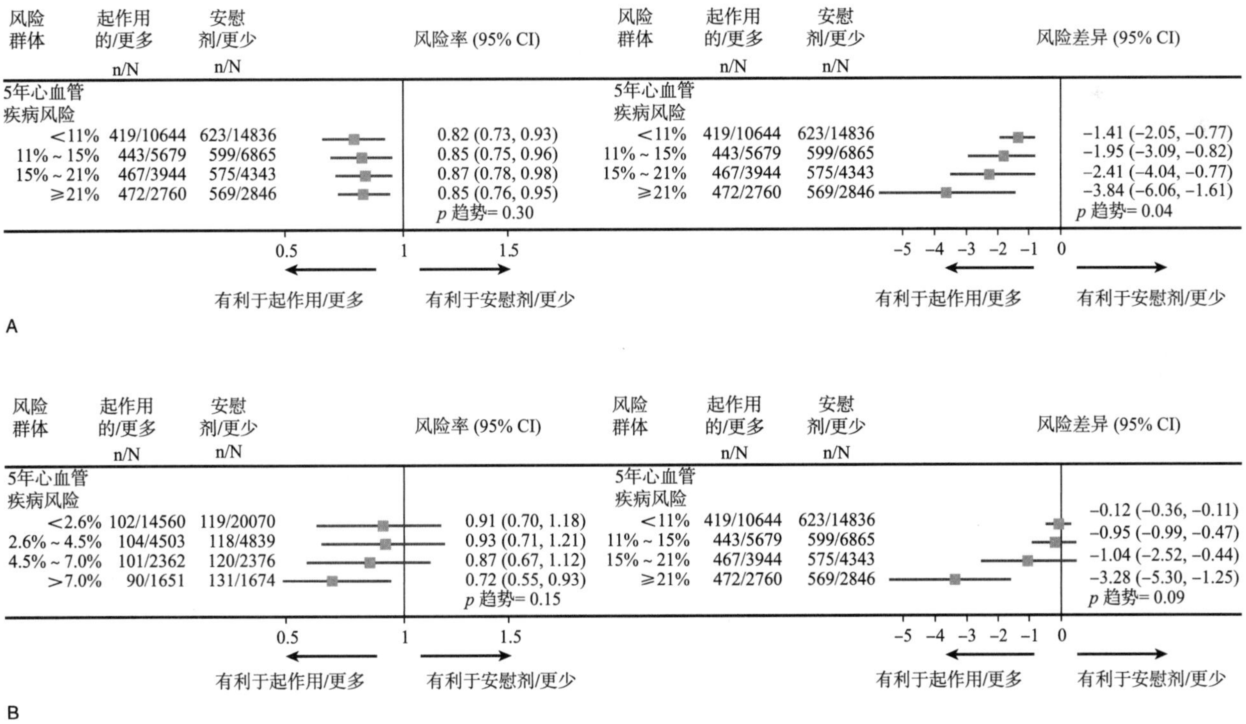

图32.7 降低血压对各类心血管疾病（冠心病、脑卒中、心衰以及心源性猝死）（图A）和心衰（图B）的影响

［引自：Sundström J，Arima H，Woodward M，et al. Blood pressure-lowering treatment based on cardiovascular risk：a meta-analysis of individual patient data. Lancet，2014，384（9943）：591-598.］

3. 现有的数据强调在成年人高血压人群中预防心衰的发生，但是在年轻人和（或）青少年群体中进行早期的高血压风险预防是否会降低未来心衰的发病率，而且该项目将会耗费多少时间和样本量，现在均不得而知。

4. 新的治疗心衰的相关药物，如缬沙坦/沙库巴曲，这些药物也有可能在早期就可以干预心衰的发展。在这种情况下，测试缬沙坦/沙库巴曲的实用性是未来开发预防心力衰竭的特定疗法的合理步骤。

十、总结

心力衰竭是现代重大健康问题，引发了一系列相关的医疗保健问题。心衰的指南强调了心衰是逐步发展恶化的一种疾病，指出上游干预才能有效预防心力衰竭事件的发生。高血压的治疗、预防和控制是贯穿心衰所有阶段的重要方法。因为高血压可以在结构和机制上导致心衰的发生。通过早期的筛查和血压干预，很可能减轻高风险人群中的心衰负担。

第33章 高血压和慢性肾脏病

Hillel Sternlicht and George L. Bakris

慢性肾脏病（CKD）定义为实验室发现估计肾小球滤过率（eGFR）＜60 ml/（min·1.73 m^2）或者有肾实质损伤的证据（即尿白蛋白＞300 mg/d），持续存在至少3个月。肾脏病预后质量倡议（Kidney Disease Outcomes Quality Initiative，KDOQI）和改善全球肾脏病预后组织（Kidney Disease Improving Global Outcomes，KDIGO）均根据剩余肾功能程度将CKD分为5期（图33.1）。分期范围从维持正常eGFR的实质损伤（极高白蛋白尿）的组织学和（或）实验室证据到终末期肾病（ESRD），以及需要肾脏替代治疗。

CKD是全世界公共健康问题，患病率全球增高，主要与糖尿病和高血压有关。2012年美国国家健康和营养调查（National Health and Nutrition Examination Survey，NHANES）数据显示，约29%的美国人患高血压。相比之下，高血压影响1/3的CKD1期患者，85%的CKD 5期患者患有高血压。

血液透析患者高血压的患病率不是非常清楚，源自诊断阈值变异和测量时间不同（即透析前、透析期间或者透析后）。有报道，一项铁剂补充试验招募2000例透析患者，85%的患者透析前血压超过150/85 mmHg，尽管已经于4年前开始透析，这个比率略高于其他研究中75%的患病率。

一、慢性肾脏病高血压的病理生理

肾脏病患者发生高血压的几个要素包括肾素-血管紧张素-醛固酮系统（RAAS）过度激活、交感神经活性不适当增高、肾脏水盐排泄受损、动脉僵硬度增加和一氧化氮释放减少。交感神经过度激活额外引起入球小动脉血管收缩，球内压力增高，血浆滤过分数更高。高滤过引起血浆渗透压增高，进一步增加血管内血容量。交感系统激活还可以上调肾素-血管紧张素-醛固酮级联反应，最终血管紧张素Ⅱ增多。血管紧张素Ⅱ促进出球小动脉血管收缩，导致超滤（肾小球滤过增加）。健康个体，钠盐摄入增多升高血压和GFR，随之促进钠盐

根据GFR和蛋白尿相对危险度综合分级（KDIGO 2009）				蛋白尿分期，描述和参考范围（mg/g）				
				A1		A2	A3	
				最优和正常高值		高	很高和肾病性	
				＜10	10～29	30～299	300～1999	≥2000
GFR分级，描述和参考范围［ml/（min·1.73m^2）］	G1	高和最优	＞105					
			90～104					
	G2	轻度降低	75～89					
			60～74					
	G3a	轻-中度降低	45～59					
	G3b	中-重度减低	30～44					
	G4	重度减低	15～29					
	G5	肾衰竭	＜15					

图33.1 根据肾小球滤过率和蛋白尿的慢性肾病分期

［引自：Kidney Disease：Improving Global Outcomes（KDIGO）CKD Work Group. KDIGO clinical practice guideline for the evaluation and management of chronic kidney disease. Kidney Int Suppl，2013，3：1-150.］

丢失。然而，GFR低于60ml/min的患者，压力-盐排泄曲线左移，只能以更高的血压代价才能实现钠平衡。高盐负荷在该人群也耐受不良，由于一氧化氮释放减少，血容量增多的血管舒张反应钝化（图33.2）。

透析患者的高血压发病机制虽然与前面提到的CKD患者血压升高机制有关，但主要与血容量超负荷相关。透析患者不能排泄盐和水分，于是容量扩张成为高血压的驱动力。生物电阻抗评估容量状态和去除血容量后实现的血压降低证实了这种观点。交感神经系统紊乱也参与血压升高，透析患者交感神经活性物质释放速率和血管阻力比正常血压个体高2倍以上。血管阻力升高部分由内皮衍生化合物一氧化氮和内皮素功能障碍介导。

一氧化氮是一种潜在的血管舒张剂，可以被内源产生的分子不对称二甲基精氨酸（ADMA）抑制。因为ADMA经尿排泄，无尿个体ADMA水平增高，可能与抑制的一氧化氮浓度有关，在实验模型中还与动脉收缩有关。但是，对透析患者的研究未能将ADMA浓度与平均动脉压相关联，表明对其作用机制尚不完全了解。动物数据显示，内皮素亚型内皮素-1水平升高引起全身血压升高。伴有高血压的透析患者内皮素水平高于依靠透析血压正常的患者。

导致透析患者血压持续升高的另外因素是促红细胞生成素（EPO），EPO可以引起正常血压和高血压个体血压升高。尽管这种效应是剂量和血红蛋白靶值依赖性，不能简单解释为血容量增高所致，因为红细胞体积增加触发血浆细胞容积代偿性减低，总血容量保持不变。推测的路径包括内皮素-1和升高的肾上腺素能敏感性。

二、慢性肾脏病的目标血压

CKD患者高血压的治疗有两个目标：预防或者延缓CKD进展，减少因CKD增高的心血管发病率和死亡率。CKD患者的目标血压已由KDIGO和专家工作组报告［也被称为联合国家委员会报告（Joint National Committee Report，JNC8）］确定。有白蛋白尿的CKD患者，目标血压为≤140/90mmHg；如果24小时尿白蛋白≥300 mg，目标血压为≤130/80mmHg。尽管有这些建议，更严格的目标血压未能显示进一步延缓CKD进展（至少在非糖尿病晚期CKD患者中）。相反，所有的随机试验事后分析显示，晚期CKD无论是否伴有糖尿病，血压低于130/80 mmHg，心血管死亡率均进一步降低，包括心力衰竭、卒中和冠心病事件。

透析患者特定的目标血压证据目前还不太清楚，鉴于随机试验资料缺乏。因此，工作组建议是从透析患者观察性研究和较高级别的高血压文献外推而来。最新的（2005年）KDOQI指南针对透析患者，建议透析前和透析后血压分别低于140/90 mmHg和130/80 mmHg，基于一些较弱水平的证据和专家观点的建议。更近期的证据表明，血压测量于透析后晨间进行最具有预后意义和可重复性。

1.高血压和慢性肾脏病的危险性　长期以来，血压一直被认为是慢性肾脏病的表现和调节者。多个回顾性研究发现，未控制的血压是CKD进展和ESRD发生的独立预测因素。多重危险因素干预试验（Multiple Risk

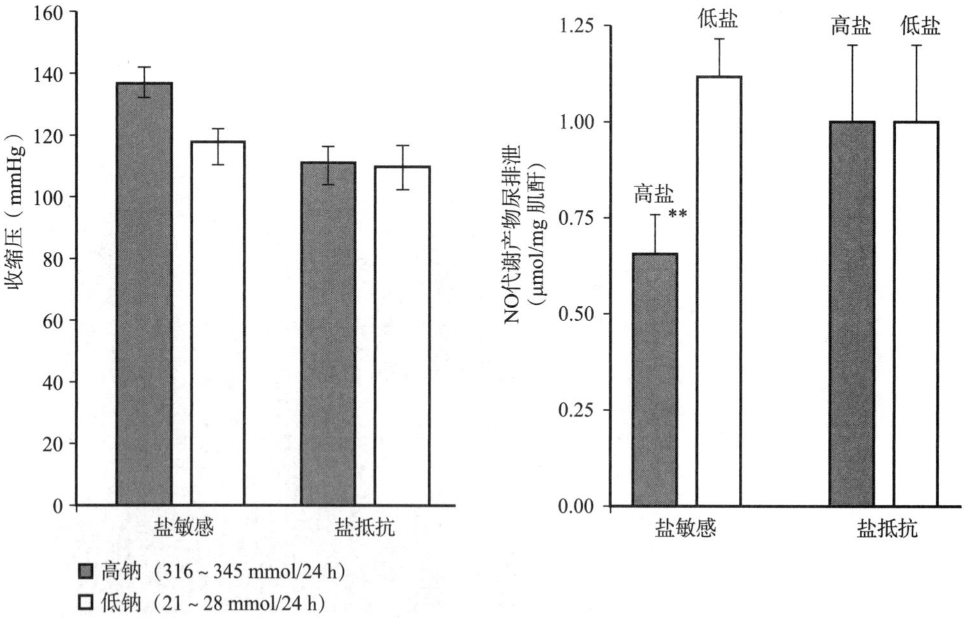

图33.2　盐抵抗和盐敏感个体在高盐和低盐摄入时一氧化氮代谢产物的尿排泄（盐敏感性高血压在轻微肾实质损伤中的发病机制）

［引自：Cubeddu LX，Alfieri AB，Hoffmann IS，et al. Nitric oxide and salt sensitivity. Am J Hypertens，2000，13（9）：973-979.］

Factor Intervention Trial，MRFIT）是受试者超过12 000例男性的前瞻性研究，关注各种干预方式对冠心病发病率的影响，事后分析不同干预措施对ESRD的作用。发生ESRD的个体比未出现ESRD个体基线平均收缩压和舒张压更高（收缩压142 mmHg vs. 135 mmHg；舒张压93 mmHg vs. 91 mmHg，均P＜0.001）。收缩压每升高10 mmHg，发生ESRD的危险比增加1.3。这些结果在排除基线舒张压超过115 mmHg的个体后更为显著。

任何病因的CKD队列研究证实了上述关联。来自退伍军人事务医院的200多例患者，收缩压≥150mmHg的患者进展为肾脏终点事件的危险比为9.1。另外，ESRD的进展速率是血压控制的功能体现，人群按收缩压水平分层，分别为＜130 mmHg、＜150 mmHg、＞150 mmHg，3组人群ESRD的发生率分别为7.2%、27.7%和71.4%。尽管前面提到的研究集中于那些GFR超过60 ml/min（CKD 1～3期）的患者，进展期CVD研究也显示了同样的关联。一项4000例加拿大患者的研究发现，研究期间平均血压145/80 mmHg的患者，GFR下降速率超过5.0 ml/min，而平均血压137/74 mmHg的患者GFR下降速率低于2.2 ml/min。

在患有糖尿病和血压未控制的人群中，CKD进展更为迅速（图33.3）。血管紧张素Ⅱ拮抗药氯沙坦减少非胰岛素依赖型糖尿病终点事件（RENAAL）的研究，证实了氯沙坦对糖尿病肾病（尿白蛋白≥300 mg/g；血清肌酐1.3～3.0 mg/dl）肾脏预后的影响。基线收缩压＞160 mmHg和脉压＞70 mmHg均与血清肌酐加倍、ESRD发生或死亡独立相关。此外，血压越低，CKD（图33.4A）和ESRD（图33.4B）进展越缓慢。舒张期高血压与肾脏预后之间没有关联。厄贝沙坦糖尿病肾病试验（Irbesartan Diabetic Nephropathy Trial，IDNT）招募了超过1600例伴有糖尿病肾病的高血压患者，研究完成时的收缩压为肾脏结局的最强预测因子（平均随访时间2.6年）。与收缩压＜134 mmHg的患者相比，收缩压＞149 mmHg的患者血肌清酐加倍或ESRD风险增加2.2倍。此外，收缩压逐渐降低至120 mmHg与肾脏改善和患者生存率相关，这种作用独立于基线肾功能之外。与RENAAL试验数据相似，舒张压与肾脏预后之间没有关联。

2. 血压下降幅度与慢性肾脏病进展程度 尽管高血压在CKD发生和发展中的作用已有充分论述，但无论糖尿病还是非糖尿病人群，严格控制高血压与延缓CKD进展都没有明确关联。在肾脏疾病膳食改良（MDRD）研究中，非糖尿病CKD（平均GFR 39 ml/min；平均尿蛋白1.1g/d）患者被随机分配至严格控制血压组和普通控制组，两组平均动脉压（MAP）分别为91 mmHg（125/75 mmHg）和96 mmHg（130/80 mmHg）。3年后两组GFR下降速率相同，为11.5 ml/min。但是，在尿蛋白大于3g/d的患者中，普通控制组GFR下降为10.2 ml/min，严格控制血压组的患者GFR下降为6.7ml/min。经过另外6年的被动随访，此期间未指定目标血压，未测量血压，随机分配至强化治疗组的患者需要透析的可能性降低33%。而这种益处完全是由每天至少1g尿蛋白的人群中ESRD发生率较低所致。

非裔美国人肾脏疾病研究（African American Study of Kidney Disease，AASK），排除糖尿病患者后也评估了强化血压控制对CKD进展的影响。大约1100名平均

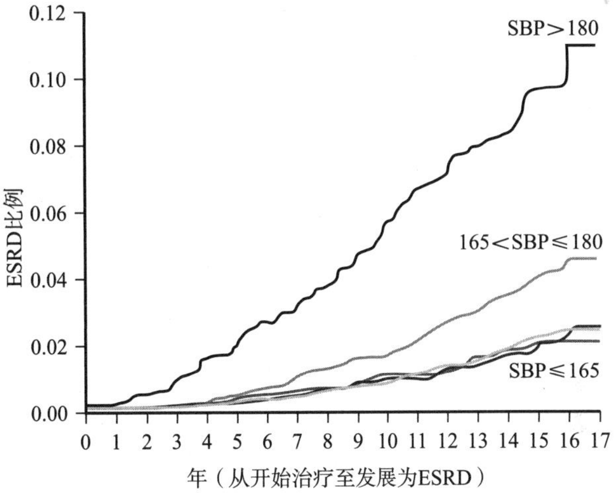

图33.3 治疗前平均收缩压的生存曲线评估终末期肾病（ESRD）发生率

［引 自：Perry HM，Miller JP，Fornoff JR，et al. Early predictors of 15-year end-stage renal disease in hypertensive patients. Hypertension，1995，25（4 Pt 1）：587-594.］

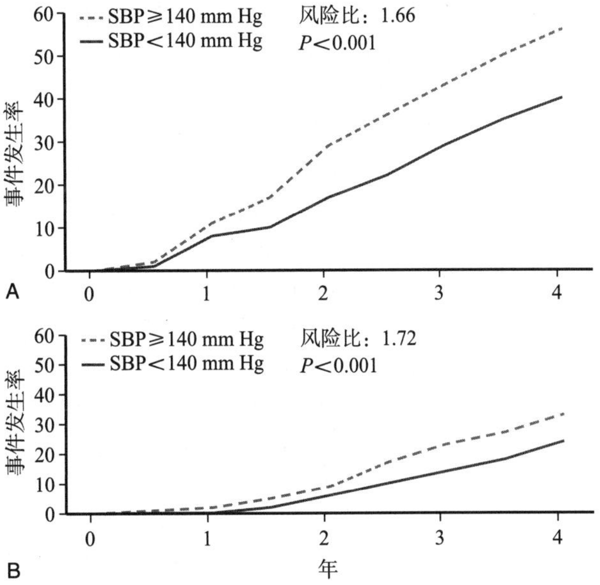

图33.4 收缩压水平对应的主要复合终点事件（A）和终末期肾病（ESRD）发生率：RENNAL（血管紧张素拮抗药氯沙坦减少非胰岛素依赖型糖尿病终点事件）

（引 自：Bakris GL，Weir MR，Shanifar S，et al. Effects of blood pressure level on progression of diabetic nephropathy：results from the RENAAL study. Arch Intern Med，2003，163：1555-1565.）

GFR为46 ml/min和600 mg尿蛋白的非裔美国人应用美托洛尔、雷米普利或氨氯地平，达到目标血压为128/78 mmHg（强化治疗）或141/85 mmHg（常规治疗）。随访4年两组GFR下降速率几乎相同，每年为2.1 ml/min。抗高血压药分层后结果无差异。雷米普利治疗肾病-2的疗效（REIN-2）研究检验了相似的前提，免疫球蛋白A肾病（平均GFR 35 ml/min；平均尿蛋白2.9 g/d）患者接受雷米普利治疗。达到的目标血压为130/80 mmHg（强化组）和134/82 mmHg（常规组）。强化血压控制未能在18个月的随访期进一步延缓GFR下降（两组平均下降2.6 ml/min），无论治疗前蛋白尿的程度如何，结果均如此。总而言之，这些研究结果表明，将血压控制在130/80以下不能进一步减慢非糖尿病CKD的进展。然而，每日尿蛋白超过2～3g的患者可能会有轻微获益。此外，与血糖控制不同，血压降低对心血管疾病结果没有遗留影响。

由于缺乏评估较低目标血压对糖尿病肾病进展的前瞻性试验，因此，对最佳目标血压了解有限。一项评估1型糖尿病肾病患者的试验（平均血清肌酐1.2 mg/dl；平均尿蛋白1.2 mg/dl），将受试者随机分入强化组（MAP 92 mmHg）或普通组（MAP 100～107 mmHg），结果显示两组患者的GFR每年均下降10%。

适度血压控制（ABCD）试验是预防2型糖尿病患者CKD进展的唯一尝试。该研究评估了500名血压正常的2型糖尿病患者，将患者按照目标血压分组，分别为128/75 mmHg（强化组）和137/81 mmHg（常规组），其中1/3有糖尿病肾病。随访5年，两组GFR下降率未见差异。研究额外延长2.5年，尽管两组肾小球滤过率出现非常缓慢地下降，但仍无差异。

3.*减少白蛋白尿* 尽管强化降压对CKD进展缺乏明显益处，但是关于减少蛋白尿有益于肾脏预后达成共识。值得注意的是，关于高白蛋白尿（以前称为微量白蛋白尿；定义为尿白蛋白排泄量为30～300 mg/d）是否表明存在肾病是有争议的话题（图33.5）。与肾素-血管紧张素系统研究（Renin-Angiotensin System Study，RASS）一致。该研究发现，血压和尿白蛋白均正常的1型糖尿病患者中，血管紧张素转化酶抑制剂（ACEI）治疗可抑制白蛋白尿，而血管紧张素Ⅱ受体阻滞药（ARB）治疗可增加白蛋白尿。然而，两种疗法均未能改变糖尿病肾病的形态学进展，正如连续肾活检证实的那样。

收缩期高血压患者联合治疗避免心血管事件研究（Avoiding Cardiovascular Events through Combination Therapy in Patients Living with Systolic Hypertension，ACCOMPLISH）进一步强调了微量白蛋白尿作为肾脏疾病替代指标的局限性。主要结局是比较随机接受贝那普利/氢氯噻嗪或者贝那普利/氨氯地平治疗的患者心血管事件发生率，预先设定的次要终点是进展为ESRD，在贝那普利/氨氯地平治疗组中ESRD较少见，尽管该组白蛋白尿发生率较高。

相反，极高白蛋白尿（每日超过300mg）是肾实质损伤的明确征象，是CKD进展和心血管事件发生率增高的危险因素。在前面提到的AASK试验事后分析显示，基线蛋白尿每增加2倍，则进展为ESRD的风险增加80%。此外，还注意到前6个月蛋白尿减少程度与进展至透析之间有强关联。与未能实现蛋白尿降低的患者相比，那些蛋白尿降低达到50%的患者ESRD进展减慢（表33.1）。MDRD研究结果进一步印证这一规律，只有蛋白尿较重的患者才接受积极的目标血压治疗，延缓了GFR下降速度。

4.*心血管风险调整* 慢性肾脏病是心血管疾病死亡的独立危险因素，危险性与疾病严重程度成正比。因此，KDOQI指南指出，危险分层的目的是GFR降低应被视为心血管事件的高风险因子。收缩压干预试验（Systolic Blood Pressure Intervention Trial，SPRINT）是一项开放标签的随机对照试验，评估了9300例患者，心血管事件风险较高（有卒中、冠心病或CKD）而无糖尿病。强化组达到收缩压121 mmHg，而标准治疗组收缩压为135 mmHg。两组分别有75%和55%的患者接受了RAAS阻滞。28%的患者有CKD［平均GFR 48 ml/(min·m^2)］，随访3.3年，血清肌酐加倍，进展为ESRD或蛋白尿减少的预后方面两组无差异。强化治疗组心血管事件，如心肌梗死、卒中或心血管原因死亡也没有减少。那些接受更严格血压控制的患者晕厥、急性肾损伤和低血压发生率也更高。该研究的局限性包括随访时间短和受试者平均年龄仅为68岁。

肾脏疾病导致过多心脏事件发生，其中也包括透析患者，50%的透析患者死亡与心血管疾病有关，特别是心力衰竭和猝死。尽管如此，由于缺乏前瞻性研究和

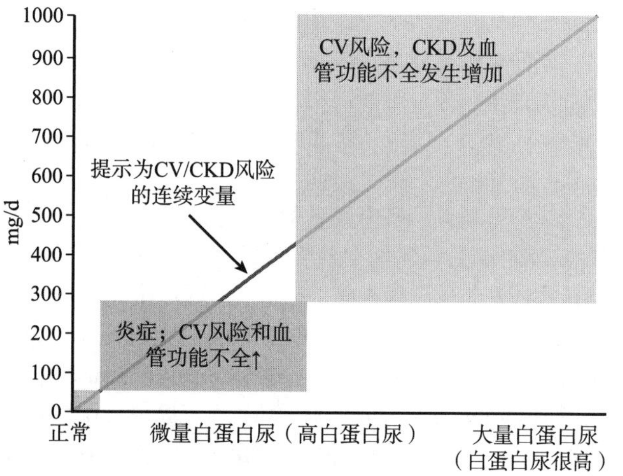

图33.5 白蛋白尿谱和心血管危险性

（引自：Bakris GL，Molitch M. Microalbuminuria as a risk predictor in diabetes：the continuing saga. Diabetes Care，2014，37：867-875.）

表33.1　临床试验和基于蛋白尿减少的肾脏预后

延缓透析进展	对进展至透析无改变	
蛋白尿减少30%～35%	单药治疗未减少蛋白尿	与RAS比，蛋白尿减少程度高20%～35%
卡托普利试验	DHPCCB arm-IDNT	ALTITUDE
AASK	DHPCCB arm-AASK	ONTARGET
RENAAL		ACCOMPLISH
IDNT		

AASK.非洲裔美国人肾脏病研究；ACCOMPLISH.收缩期高血压患者联合治疗避免心血管事件；ALTITUDE. 2型糖尿病阿利吉仑试验心脏肾脏终点；DHPCCB.双氢吡啶钙通道阻滞药；IDNT.厄贝沙坦糖尿病肾病试验；ONTARGET.正在进行的替米沙坦单用或者联合雷米普利全球终点试验；RAS.肾素血管紧张素系统；RENAAL.血管紧张素Ⅱ拮抗药氯沙坦减少非胰岛素依赖型糖尿病终点

研究方法不一致，高血压与死亡率之间的关系仍然不明确。由于绝大多数研究本质上都是观察性研究，混杂因素众多，特别值得关注的是不同类型的抗高血压治疗、透析的充分性，以及透析前高血压可能为透析期间体重增加或依从性的替代指标，因此不能排除心血管疾病死亡率差异的原因。此外，随访时间不同以及对透析前血压的依赖，即高血压的测量，使得准确解释此类研究结果具有挑战性。

在最近较大的积极研究中，Mazzuchi及其同事发现收缩压和舒张压均与全因死亡率升高有关。但是，该研究人群排除了接受透析不足两年的人群，从而产生了明显的偏倚。迄今为止，Port等进行最大的研究发现，透析前血压与死亡率之间没有关联。同样，仅接受透析1年或以上的患者才被纳入该研究。与收缩压和死亡率的关联缺乏共识相反，舒张压低定义为＜60～70 mmHg，被一致认为增加全因死亡率，非透析依赖患者中也观察到这种现象。可能的解释包括合并症过多、心肌功能障碍和患者体弱。最后，一些数据支持以下假设：轻度高血压对心脏有保护作用，或者仅是健康程度更高的表现。这种悖论，即低血压与不良预后相关，而高血压与生存率相关，称为肾衰竭患者的血压“逆流行病学”。

对参与国际透析预后与实践模式研究（Dialysis Outcomes and practice patterns study，DOPPS）的25 000名血液透析患者分析显示，与参考血压130～139 mmHg的患者相比，透析前收缩压为110～119 mmHg的患者全因死亡率危险比为1.14，收缩压为120～129 mmHg的患者全因死亡率危险比为1.11。在高血压个体中，透析前收缩压150～159 mmHg人群全因死亡率（危险比：0.90）低于参考人群。此外，死亡率和透析前收缩压超过160 mmHg之间无相关性。舒张压可观察到类似的U形曲线，透析前舒张压60～99 mmHg危险比为1.0。其他事后分析也证实了这一观察结果，表明透析前血压正常低限是合并症负担增加的标志，而不是降低血压至该水平所产生的有害作用。尽管如此，在缺乏前瞻性试验的情况下，混杂变量以及血压与死亡率之间的因果关系仍不清楚。

三、抗高血压药的选择

1.慢性肾脏病的容量控制　鉴于CKD的盐敏感状态，适量利尿药依然是高血压治疗的基石，无论体格检查是否存在水肿，都应采取治疗。这个观点与观察性数据一致，该数据表明透析前CKD患者细胞外液容量早期扩张与心脏重塑之间存在关联。与进展期CKD患者的大多数药物剂量不同，利尿药需要较高剂量才有效，因为此类药物在肾小管输送减少。

给透析患者加用一种抗高血压药之前，优化患者容量状态至关重要，其结果是超过85%的患者中可以达到正常血压。需要达到的干体重是血压最低时不会导致低血压症状（而不是无水肿）。在前瞻性随机高血压血液透析患者干体重减少（Dry Weight Reduction in Hypertensive Hemodialysis Patients，DRIP）研究中，每次透析时，每10kg体重额外超滤0.1kg可使1个月的体重进一步降低0.9kg，与对照组相比，动态测量血压降低6.9/3.1 mmHg（图33.6）。尽管DRIP试验的受试者从血压快速下降中受益，但是证实存在滞后现象，可能需要长达1个月的时间才能看到血流动力学参数的改善。尽管该研究没有进行直接评估左心室（LV）质量的干重减少，但一项比较每周6次晚间血液透析与常规每周3次的血液透析研究表明，该参数有所改善。

2.改变肾素-血管紧张素-醛固酮系统活性的药物　选择抗高血压药时，因为大量白蛋白尿的存在及其减少已成为重要的考虑因素，因此出现了药物之间的类别差异。研究最佳最有效的药物是那些能阻断RAAS的药物。如前所述，ACEI和ARB在任何病因的肾脏疾病中都是有效减少尿白蛋白的药物。前面提到的REIN-2研究尽管未能证实积极控制血压随访36个月对CKD进展的有益作用，结果提示雷米普利治疗组GFR下降速率明显较低（每月0.53 ml/min vs. 0.88 ml/min）。此外，雷米普利组白蛋白尿显著减少，并随时间持续改善：治疗1个月减少23%，12个月减少33%，36个月减少55%。这

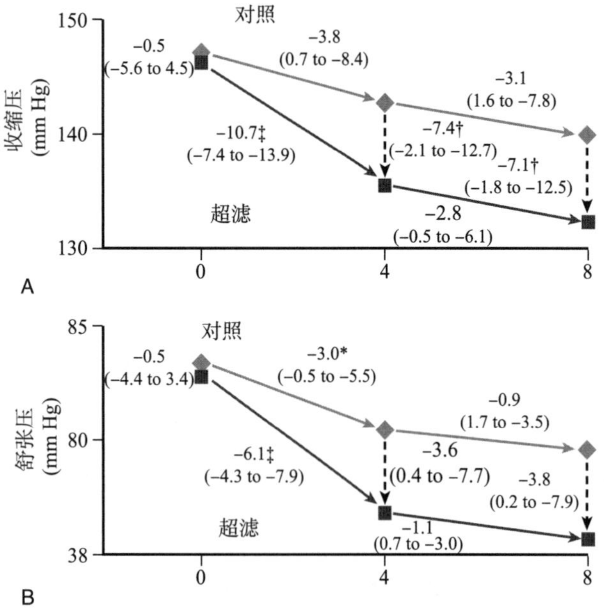

图33.6 血液透析患者干体重减少对透析期间收缩压（A）和舒张压（B）的影响

［引自：Agarwal R，Alborzi P，Satyan S，et al. Dry-weight reduction in hypertensive hemodialysis patients（DRIP）: a randomized，controlled trial. *Hypertension.* 2009；53：500-507.］

种益处独立于血压控制之外。类似的是，卡托普利试验在胰岛素依赖型糖尿病患者中评估了ACEI与安慰剂相比对肾脏疾病进展的影响。随机接受安慰剂治疗的患者肌酐清除率下降17%，而卡托普利组下降11%。在3年的随访中，43%的安慰剂治疗患者发生肌酐加倍，而接受卡托普利治疗的患者肌酐增加了25%。CKD晚期患者获益最大。

血管紧张素受体阻滞药似乎具有类似益处。一项针对高血压和糖尿病肾病患者的随机对照试验，研究了ARB厄贝沙坦。与氨氯地平和安慰剂相比，厄贝沙坦更大程度地降低了蛋白尿，与安慰剂或氨氯地平相比，厄贝沙坦组血清肌酐加倍的风险降低30%～35%。风险减低并不能通过血压差异来解释。与之类似，前面引用的RENAAL研究验证了氯沙坦与安慰剂对2型糖尿病伴每日300 mg蛋白尿患者的作用，氯沙坦治疗组进展到血清肌酐加倍的主要终点事件风险降低16%，蛋白尿绝对值降低35%；与厄贝沙坦研究一样，血压差异并未解释其益处。

肾素抑制剂阿利吉仑联合ARB缬沙坦对降低血压和肾脏预后进行验证。近1150名高血压伴2型糖尿病和CKD 1或2期患者参与研究，随机分配至阿利吉仑/缬沙坦150/160 mg组，或者缬沙坦160 mg单一治疗组，持续用药2周，滴定调节至300/320 mg和320 mg，分别再持续用药6周。主要结果是动态血压（ABP）变化，得到665名受试者的数据。在24小时ABP中，从基线到第8周血压降低值阿利吉仑/缬沙坦为14.1/8.7 mmHg，缬沙坦单一治疗为10.2/6.3 mmHg。尽管两组中都观察到1/3的受试者都出现了不良事件，但无受试者出现急性肾损伤或血清钾超过6.0 mmol/L。

相反，2型糖尿病阿利吉仑试验心肾终点（Aliskerin Trial in Type 2 Diabetes Using Cardiorenal Endpoints，ALTITUDE）研究评估了上述两种治疗方案对心血管和肾脏结局的影响。尽管联合治疗的患者蛋白尿减少率较高，但由于高钾血症，急性肾损伤和低血压发生率明显增高，该试验被提前终止。此外，联合治疗患者的心血管结局呈恶化趋势。值得注意的是，ALTITUDE试验中平均eGFR低于45 ml/min。

除ALTITUDE试验外，其他试验也未能一致支持蛋白尿减少与改善肾结局之间的直接关系。Lotrel降低糖尿病高血压患者尿白蛋白定量（Gauging Albuminuria Reduction with Lotrel in Diabetic Patients with Hypertension，GUARD）研究，检验了贝那普利与氢氯噻嗪或氨氯地平联合使用对糖尿病患者尿蛋白降低程度和血压下降的影响。尽管利尿药组蛋白尿减少了两倍，但两组显性肾病进展程度相似。作为上述ACCOMPLISH试验预设定的次级分析，心血管事件高危人群被随机分为贝那普利加氨氯地平或者贝那普利加氢氯噻嗪治疗组。招募的11 000名患者中，10%有慢性肾脏病，超过50%归因于糖尿病。3年后，随机选择钙通道阻滞药（CCB）联合ACEI的患者蛋白尿仅减少50%，但是进展到肾脏终点事件如ESRD或血清肌酐加倍的发生率也降低了50%。

一系列高质量研究证实双重RAAS的阻断作用，进一步降低蛋白尿的同时，以高钾血症、低血压和急性肾损伤发生率增加为代价，降低了人们对最大程度降低蛋白尿的热情。正在进行的替米沙坦单药或联合雷米普利全球终点试验（Ongoing Telmisartan Alone or in Combination with Ramipril Global Endpoint Trial，ONTARGET），是第一个对比雷米普利/替米沙坦联合与替米沙坦单药治疗对糖尿病或血管疾病患者心血管事件影响的大型研究（＞15 000名参与者）。虽然两组心脏终点事件发生数量无差异，但接受联合治疗人群的高钾血症、低血压和肾功能损害的发生率更为常见。退伍军人事务医院糖尿病肾脏疾病（Veterans Affairs Nephropathy in Diabetes，VA NEPHRON-D）试验/研究，专门评估了赖诺普利和氯沙坦联合治疗对肾预后如GFR和进展为ESRD的影响。该试验被提早终止，因为尽管尿蛋白有改善，但随机接受ARB加ACEI治疗的患者发生了更多的高钾血症和急性肾损伤。此外，与安慰剂治疗的患者相比，肾脏预后也呈恶化趋势。总之，当前证据强烈支持应用ACEI或ARB单药治疗减少尿蛋白，延缓CKD进展。然而，通过双重RAAS阻断或利尿药治疗，进一步降低蛋白尿的联合治疗似乎反而加速CKD进展或导致其他短期不良事件。

醛固酮拮抗药（如螺内酯和依普利酮）被广泛接受，作为ACEI或ARB单药治疗的附加疗法，用于进一步降低蛋白尿。醛固酮拮抗药应用的生理基础是能够终止RAAS阻滞治疗后出现的醛固酮逃逸。醛固酮逃逸途径缺乏抑制与GFR持续下降有关。糖尿病和非糖尿病人群中螺内酯抗蛋白尿作用的证据均已得到证实。在一项随机对照试验中，80名患者接受赖诺普利（80mg）单药治疗后，但仍伴有持续性糖尿病肾病（平均GFR 65 ml/min；平均蛋白尿1.0 g/d），应用螺内酯（25mg）、氯沙坦（100mg）或安慰剂作为附加疗法。如图33.7所示，随访2年，仅螺内酯治疗带来尿蛋白排泄有统计学意义的显著降低（34%）。值得注意的是，两组近50%的患者至少有过1次血清钾超过6.0 mmol/L。应用选择性盐皮质激素受体阻滞药依普利酮，将275名GFR为75 ml/min和蛋白尿为300 mg的糖尿病患者，随机分至依那普利单用或联合依普利酮（剂量：50～100 mg/d）双药治疗。3个月时，白蛋白尿分别减少了41%和48%。但是，研究者注意到到低剂量依普利酮中10%和高剂量依普利酮中25%的患者曾有1次血清钾超过6.0 mmol/L。

最近，一项2b期临床试验评估非甾体盐皮质激素受体拮抗药非奈利酮减少尿白蛋白排泄的能力而不同时引起高血钾。在盐皮质激素受体拮抗药耐受性研究-糖尿病性肾病（Mineralocorticoid Receptor Antagonist Tolerability Study-Diabetic Nephropathy，ARTS-DN）中，将800多名受试者（GFR 65～70 ml/min；白蛋白尿180

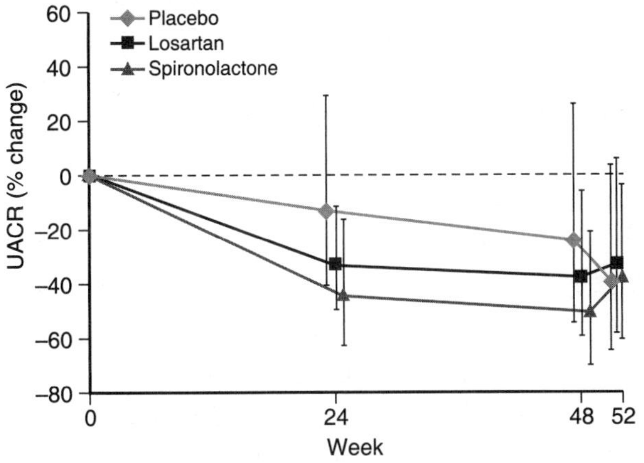

图33.7　The effect of add-on spironolactone to angiotensin Ⅱ receptor blockertherapy in patients with diabetic nephropathy and persistent proteinuria on urinealbumin:creatinine ratio

引自：Mehdi UF，Adams-Huet B，Raskin P，Vega GL，Toto RD. Addition of angiotensin receptor blockade or mineralocorticoid antagonism to maximal angiotensin-converting enzyme inhibition in diabetic nephropathy. J Am Soc Nephrol，2009，20：2641-2650.

注：伴持续性蛋白尿的糖尿病肾病患者血管紧张素Ⅱ受体阻滞药治疗添加螺内酯对尿白蛋白/尿肌酐的影响。Placebo.安慰剂；Losartan.氟沙坦；Spironolactone.螺内酯；change.变化；Week.周

mg/d）随机分配至ACEI或ARB单药加非奈利酮（剂量1.25～20mg/d）或安慰剂，持续3个月。结果显示非奈利酮20 mg/d可实现蛋白尿减少40%。重要的是，只有5%的CKD 3期或以上患者血清钾水平高于5.6 mmol/L。如上述试验所示，整体证据支持醛固酮拮抗药有降低蛋白尿作用，超越RAAS单药治疗，尽管以高钾血症为代价。但是，缺乏试验评估螺内酯对临床终点事件的作用，如进展为ESRD或血清肌酐加倍，支持此类治疗的证据仍然有限。

醛固酮拮抗药广泛应用的主要障碍是ACEI或ARB治疗的CKD患者高钾血症发生率很高，尽管采用利尿药治疗。治疗前血清钾大于4.5 mmol/L和GFR＜45 ml/min的患者，高钾血症发生率增高3.8倍。

直到最近，除外利尿药和低钾饮食，几乎没有方法治疗高钾血症。阳离子交换树脂聚苯乙烯磺酸钠（Kayexalate）因疗效不明确、耐受性差，以及与小肠坏死有关而不再受到青睐。2015年末，一种树脂基聚合物patiromer，将结肠的钾交换为钙，被批准用于高钾血症的门诊治疗。与聚苯乙烯钠明显不同，patiromer交换的物质是钙而不是钠。钠作为交换剂的第二种化学性质不同的药物是环硅酸锆（ZS-9），计划于2017年之后发布。这些都是不能吸收的口服药物，可结合肠道钾，引起粪便钾排泄增加。

随机开放标签的2期临床试验AMETHYST-DN评估了patiromer的疗效。所有受试者均为CKD 3期或更晚糖尿病患者，队列中50%的患者接受RAAS阻滞，40%应用利尿药。patiromer每日2次，每次4.2～16.8g口服，接受最低剂量且血清钾低于5.5 mmol/L的人群，血清钾下降0.35 mmol/L；随机接受最高剂量且血清钾在5.5～6.0 mmol/L的患者，血清钾下降为1.0 mmol/L。一年的随访期间，这种效应持续存在，剂量依赖性低镁血症（7%～13%）和便秘（5%）是最常见的不良事件。基于这些结果，进行了第二部分单盲3期研究评估patiromer治疗高钾血症的疗效和安全（OPAL-HK）研究，特别评估已用RAAS抑制剂治疗CKD3期患者。受试者全部是白种人，50%接受利尿药治疗。所有患者接受patiromer 4.2 g或8.4 g（每日2次），4周后血清钾呈剂量依赖性降低（平均降低1.0 mmol/L）。1个月后将患者随机分配，接受patiromer维持或安慰剂治疗，持续8周。与转换为安慰剂治疗的患者血清钾升高0.7 mmol/L（治疗前血清钾4.5 mmol/L）相比，继续结合治疗的患者血清钾无升高。试验结束时，85%的patiromer组患者和40%的安慰剂组患者血清钾低于5.5 mmol/L。此外，安慰剂组需要干预的复发性高钾血症的患者数量是有效治疗组的3倍。

两项双盲安慰剂对照试验用于评估ZS-9，分别是高钾血症随机干预多剂量ZS-9维持（HARMONIZE）和Packham等进行的一项更大的试验。这些试验中，选择

性钠氢交换剂ZS-9（每日剂量1.25 ～ 15 g）与安慰剂对比，疗程2 ～ 4周。两个试验2型糖尿病患者占60%，75%的患者为CKD 3期，而70%的患者接受了RAAS治疗。基线血清钾5.3 ～ 5.6mmol/L。值得注意的是，用利尿药患者的百分率未报告，几乎所有患者为白种人，排除ESRD患者。血清钾降低呈剂量依赖性，5 g组中绝对降低值为0.5 ～ 0.8 mmol/L，10 g组为0.7 ～ 1.1 mmol/L，而15 g治疗组降低值高达1.2 mmol/L。

HARMONIZE试验报告了达到正常血清钾患者的比例，其中80% ～ 95%的治疗组患者血清钾水平保持在5.1 mmol/L以下，安慰剂治疗组中仅45%的患者血清钾保持该水平。各组不良反应相似，水肿除外，15 g治疗组患者水肿发生率为6%，安慰剂组为2%。值得注意的是，这两项试验均未评估急性高钾血症患者，试验持续时间仅1个月。

总而言之，patiromer和ZS-9经批准后，代表了数十年来终于出现首个新药用于治疗高钾血症，有效且耐受性良好。它们的可用性可能允许进行临床试验来研究RAAS阻断药对进展期肾病［即GFR＜30 ml/（min・m^2）］发展的影响。

3.非肾素-血管紧张素-醛固酮系统抗高血压治疗 钙通道阻滞药（CCB）在CKD患者中是有效的抗高血压药。在患有蛋白尿肾病的队列中，有强力证据表明，非二氢吡啶类钙离子通道阻滞药（地尔硫䓬或维拉帕米）联合RAAS阻滞药，可使蛋白尿额外减少30% ～ 40%。此外，动物研究表明，非二氢吡啶类CCB与氨氯地平对比，有相对的抗动脉硬化和抗纤维化作用。

尽管CCB之间没有面对面试验比较，但有两项长期试验表明，缺乏RAAS阻滞药，氨氯地平对CKD进展没有益处。一项小型长期研究表明，在没有RAAS阻滞药的情况下应用地尔硫䓬可以延缓CKD进展。同样，在没有RAAS阻滞药的糖尿病患者中，维拉帕米与氨氯地平相比也能降低蛋白尿。因此，地尔硫䓬或维拉帕米应被考虑为一种RAAS阻滞药的佐剂。

关于β受体阻滞药在CKD患者中治疗高血压作用的数据有限。AASK研究中证实接受美托洛尔治疗的患者CKD进展速率与氨氯地平治疗相似，两者均劣于ACEI治疗。少数阳性试验之一，对45例GFR保存和常染色体显性多囊肾病的患者进行研究。随机分为美托洛尔或雷米普利组治疗，在3年的随访中，ACEI组GFR和蛋白尿均没有下降。鉴于上述情况，应将β受体阻滞药视为辅助性抗高血压治疗，主要是在有心脏适应证的患者中应用。

鉴于CKD的盐敏感状态，利尿药，尤其是靶点为Henle袢升支粗段的利尿药（“袢利尿药”），长期以来一直是高血压治疗的基石。作用于远端小管的药物，如噻嗪类利尿药氯噻酮，长期以来被认为在GFR小于30 ml/min的患者中无效，但最近已证实对GFR低至25 ml/min的患者有效。利尿药治疗详见第22章。

在透析患者中，仅通过容量优化无法达到目标血压的个体应使用抗高血压药。在各类抗高血压药中，有适度的证据表明某些药物除具有降压作用外，还具有其他益处。在开放标签的阿替洛尔或赖诺普利治疗血液透析患者高血压（Hypertension in Hemodialysis Patients Treated with Atenolol or Lisinopril，HDPAL）临床试验中，赖诺普利治疗的患者发生心血管事件比随机接受阿替洛尔的患者高出近2.5倍。赖诺普利治疗的患者透析间期体重增加更多，达到相似血压水平所需的药物总数也更多。

尽管以上证据显示赖诺普利在减少心血管事件方面不如阿替洛尔，但在HDPAL试验之前发表的K/DOQI指南仍建议对残余肾功能患者进行ACEI或ARB治疗。此外，尽管ACEI和ARB均可使左心室肥大逆转，至少一项前瞻性研究（福辛普利透析研究）发现，与其他类别药物相比，ACEI治疗不会改善心血管预后。相比之下，与其他类别抗高血压药相比，ARB可能导致较少的心血管事件。无论如何，ACEI和ARB均可导致血清钾升高，通常增幅高达0.7 mmol/L。

血液透析不能清除血管紧张素受体阻滞药，而多数ACE抑制剂在某种程度上可被清除。β受体阻滞药治疗的最强证据来自上述HDPAL试验，与赖诺普利比较，心血管事件减少。在扩张型心肌病的ESRD患者中，一项试验显示卡维地洛与安慰剂相比，全因死亡率降低近2/3。除卡维地洛外，大多数β受体阻滞药可被血液透析清除，因此，如果出现心律失常，透析后需要补充。钙通道阻滞药可有效降低血压，但与安慰剂相比，氨氯地平无法降低全因死亡率。钙通道阻滞药不被透析清除；醛固酮拮抗药或中枢性交感神经激动药的益处证据很少，都不能被血液透析清除。

尽管不常见，但某些患者在透析治疗的最后几小时血压可升高。对这种现象知之甚少，似乎由反射性交感神经活化介导，交感神经活化是对超滤容量清除的一种应答。一项小型研究对30名发生透析中高血压的患者（定义为MAP升高大于15 mmHg）进行了比较，到透析结束时外周血管阻力增加近60%，而对照组的血液透析患者仅增加不足20%，内皮素-1水平高于对照组。然而，一氧化氮、肾上腺素和肾素水平透析前后及组间也不太一样。很少有文献报道这种情况的治疗，提示低钠透析液、中枢性交感神经活性药和β受体阻滞药是潜在的治疗方法。

四、诊室外血压监测

多数现有的高血压和CKD文献关注患者在某一特定医疗保健机构的血压测量和调节（如诊室内、医院内）。最近逐渐意识到诊室外血压监测的重要性，特别是持续动态血压监测和家庭血压监测对帮助识别确认白大衣高血压、隐匿性高血压和血压正常的昼夜变异很重要。此外，家庭血压测量，如果操作频率和时间合适，能够以类似持续监测技术的方式指导高血压管理。

白大衣高血压定义为诊室血压读数升高（＞140/90 mmHg），24小时平均读数正常（＜130/80 mmHg）；隐匿性高血压，以诊室血压正常而动态监测提示高血压为特征。近来这两种高血压被认为是心血管发病和死亡增加的危险因素。持续血压监测还可以识别缺乏血压正常昼夜变异的个体，正常昼夜变异以夜间血压下降为特征（杓型）。没有夜间杓型改变的CKD个体，可能存在更高的心血管疾病风险和更严重的肾实质损伤。学者们研究血压变异，GFR和蛋白尿之间的关系，CKD个体更倾向于为非杓型。另外，蛋白尿的严重程度与CKD分期相比是血压变异性缺乏更强的预测因子。

关于血压是否呈杓型状态是CKD个体心血管危险因素增加的数据是有争议的。一项80例进展期肾病患者的研究显示，非杓型状态不是CKD进展或者心血管事件独立预测因子。然而，另外两项CKD人群诊室外血压监测研究显示，非杓型状态与ESRD进展和全因死亡的危险性增加有关。虽然如此，美国心脏学会推荐诊室外血压监测作为高血压个体常规检查的一部分。

五、结论

1/3的CKD早期患者和绝大多数开始透析的个体发现存在高血压。尽管治疗目标（预防CKD进展及心血管并发症最小化）明确，血压控制目标仍不确切。大量证据表明，非蛋白尿CKD患者血压低于135/85 mmHg不能额外获益；有蛋白尿CKD患者可获益，程度有限。对透析患者，缺乏高质量试验阻碍了强有力的建议；然而，观察数据显示，血压高达150～160/90 mmHg，不会对心血管产生不良影响。为了达到目标血压，利尿药控制容量和药物调节肾素-血管紧张素-醛固酮轴减少蛋白尿应该考虑作为CKD患者的一线用药。在ERSD患者中，通过积极透析和β受体阻滞药可以提供额外的心血管益处。

第34章 移植后高血压

Sandra J. Taler

高血压是实体器官移植后的常见特征，与先前存在的疾病、免疫抑制剂物的血管作用、肾移植背景，以及存在急慢性移植物发病有关。移植患者通常动脉粥样硬化负担重，多血管床受累，心血管事件风险增高，包括心肌梗死、充血性心力衰竭和卒中。高血压可能是原有肾脏疾病或者移植肾损伤的病因或者并发症。不管何种因素发生在先，高血压可以进一步加速肾功能下降，特别是存在蛋白尿时，移植受者需要格外细心关注血压控制。

实体器官移植后的高血压不仅影响肾脏受者，还影响心脏、肝和骨髓移植受者。移植后高血压的存在可以是移植前高血压的延续；或者是免疫抑制剂物作用的结果，特别是钙调神经蛋白抑制剂（CNI）和糖皮质激素，或者水钠潴留的结果。移植后高血压的严重程度和持续时间与移植器官类型有关，主要是免疫抑制方案应用背景下本体基础疾病程度和（或）移植物功能状态的结果。尽管与移植的实体器官类型相关的处理有细微区别，多数观点来自肾移植，因为相关研究更多，也应用于其他器官移植后高血压。后续讨论主要集中于肾移植供者。

历史研究显示，接受CNI基础免疫抑制治疗（环孢素、他克莫司）的肾移植后高血压发病率由45%～55%升至70%～90%。这种情况下，高血压恶化或者新出现的高血压可能源于肾功能降低，肾功能降低的原因包括CNI药物应用、移植排斥、慢性移植肾损伤，或者移植肾动脉狭窄（RAS）所致低灌注。移植后随着时间推移免疫抑制剂物剂量减少，高血压严重程度通常减轻，血压控制得到改善。即便如此，当前血压控制率仍然不理想，治疗存在挑战。

近年来，肾移植受者的平均存活率引起了移植界的关注。患者移植物尚有功能的早发死亡通常来自心血管疾病，成为移植失败的主要原因。非免疫性因素如高血压等，是肾移植长期生存的主要决定因素。观察性研究显示，高血压是肾移植后心血管疾病的独立危险因素，提示移植受者可以从改善血压控制获益。肾移植1年后的血压水平可以预测后续移植肾生存的年限，而且血压改善可以减少进行性移植肾损伤和改善移植长期生存。因此，临床医师关注移植患者血压对改善心血管危险性至关重要，延缓肾脏功能恶化，增加移植肾长期存活。

一、发病机制

1.*免疫抑制治疗*　移植后高血压与CNI联合糖皮质激素应用直接相关。肝移植时很少仅用CNI而不用糖皮质激素，尽管患病率与肾移植后最小剂量类固醇试验相似。血压升高和心血管危险性增加在环孢素应用个体更为突出，而移植后环孢素治疗1年高血压患病率与他克莫司类似。由于更高剂量糖皮质激素用于诱导，血压在移植后第一周至数月内格外升高。应用CNI后数小时内肾血管收缩引起肾血流减少和肾小球滤过率（GFR）降低，钠盐排泄减少，如果停药或者剂量减少，这些变化可以逆转。持续应用CNI引起肾血管和间质改变，病变逐渐成为不可逆性。

CNI的主要血流动力学效应是通过广泛血管收缩增加全身血管阻力。钙调神经蛋白抑制剂通过直接作用于肾小球旁细胞激活肾素-血管紧张素系统，也可以间接通过肾血管收缩激活RAS系统，从而肾内肾素活性增高，而系统循环水平较低。环孢素增强血管紧张素Ⅱ的血管收缩作用。CNI引起血液循环中血管收缩剂（内皮素和血栓烷）和血管舒张剂（前列环素和一氧化氮）化合物的失衡导致血管舒张功能受损。CNI可能通过改变血管收缩和舒张途径的相对平衡来改变内皮功能。CNI可直接加重高血压，已经通过随后更换为非CNI基础免疫抑制方案而血压降低得到证实。尽管高血压患者的肾功能异常依然同样严重，而血压得到改善。

硫唑嘌呤和霉酚酸酯与高血压无关联。西罗莫司对血压的作用尚不清楚，但有报道称环孢素改成西罗莫司后血压降低，支持西罗莫司增高血压的效应很少或没有。以Belatacept为基础的免疫抑制作用与更高的GFR和肾功能保留有关。Belatacept作为一线免疫抑制试验的肾保护和疗效评价（Belatacept Evaluation of Nephroprotection and Efficacy as First-line Immunosuppression Trial，BENEFIT）研究的长期扩展报道，多数患者仍然存在高血压，尽管应用Belatacept的患者达到血压目标需要的药物较少，且报道的血压水平低于环孢素治疗的对照组。

糖皮质激素能引起或加重高血压，即使缺乏盐皮质激素作用，可以解释高达15%的移植后高血压。移植后早期应用较高剂量时，盐皮质激素受体部分发生激活，以失钾为表现，特别是高钠摄入时尤为明显。糖皮质激素作用包括增加心输出量，对肾上腺素、血管紧张素Ⅱ和其他压力刺激的升压反应增强。糖皮质激素在CNI诱发的高血压中的作用很复杂。尽管在正常个体中，糖皮质激素很少会对血压产生重大影响，但是以免疫抑制剂量给予肾功能受损患者的糖皮质激素通常会升高并加重高血压。因此，CNI、糖皮质激素及其组合很可能是移植后高血压患病率和严重程度的主要因素。

2.肾移植因素　血压改变可能提示亚临床急性排斥反应、低灌注或慢性移植肾肾病。移植后高血压发生于移植后最初3个月内，通常与后期或持续性高血压的病因不同（框34.1），这种区别对于考虑可能的病因和选择合适治疗方法时很有用。移植并发症，如排斥反应、器官储备功能受损和移植RAS等可以损伤肾功能，加重高血压。术后早期阶段的严重高血压常发生于那些移植前有严重高血压的患者、非裔美国人，以及移植物功能延迟的患者。高血压的主要介质包括高容量、高CNI和糖皮质激素剂量、术前抗高血压药撤药和术后疼痛。超过最初3个月后的高血压与供者变量有关，如供者年龄

框34.1　移植后高血压病因

移植后最初3个月内
- 移植前高血压
- 非裔美国人种族
- 移植肾功能障碍
- 肾流出梗阻
- 高血容量
- 高剂量钙调神经蛋白抑制剂
- 高剂量糖皮质激素
- 术后疼痛
- 停用移植前所用的抗高血压药

长期医疗保健过程
- 供体变量
  - 供体年龄增长
  - 非裔美国人供体
  - 高血压供体
- 受体变量
  - 老年人
  - 非裔美国人种族
  - 男性
  - 肥胖
  - 糖尿病
  - 移植前高血压
  - 自体肾脏疾病
- 移植肾功能障碍
- 原发性肾脏疾病再发
- 免疫抑制剂
  - 钙调神经蛋白抑制剂
  - 糖皮质激素
- 移植后肾动脉狭窄

和供者高血压与移植物功能密切相关。移植肾功能良好通常可以改善受者血压，甚至正常。

移植后高血压既是肾脏疾病的体征，又是肾功能受损的原因。肾功能较低的受体（肌酐清除率＜60 ml/min），肾移植第一年内更倾向于发生移植后高血压。另外，高血压与移植肾生存减少有关，独立于肾功能之外。一项1600例肾移植受者回顾性队列研究显示，收缩压每升高10 mmHg，同种异体移植失败的风险增加12%～15%。高血压恶化提示急性或者慢性移植物病理改变，可能临床无症状。高血压加重容易发生于移植物功能下降的患者，对那些有慢性移植物肾小球病变或者移植晚期发生局灶节段性肾小球硬化的患者高血压可能特别严重。

移植RAS可能表现为高血压新发或加重，或者降压治疗导致肾功能下降，特别是应用血管紧张素转化酶（ACE）抑制剂或血管紧张素受体阻滞药（ARB）。尽管高血压可以发生于任何时间，最常于移植后3个月至2年被诊断。吻合口狭窄更容易发生于接受死亡儿童供者肾的患者，与供者血管较细有关；而在活体供者肾的受者中，血管狭窄与吻合口技术的性质有关，没有使用供者主动脉补片。吻合口狭窄的危险因素包括受者年龄较大、男性、吸烟和之前有糖尿病。髂动脉狭窄倾向于动脉粥样硬化疾病的结果，也与其他外周血管疾病症状有关联。严重髂动脉狭窄可以表现为肾血管性高血压的经典特征，包括突发循环充血或肺水肿发作。移植肾动脉狭窄可以来自供者来源的动脉粥样硬化性疾病，而手术吻合口进行性狭窄更为常见。

二、临床特征

移植后高血压的多种临床特征与普通人群高血压类似，包括非裔美国人、男性和体重或体重指数更高的患者患病率更高。受者术前有糖尿病更容易发生高血压，主要是收缩期高血压和脉压增宽。对非移植人群研究显示，动脉硬化是这种类型的病因，这与更高的心血管风险有关。

器官移植后高血压发生以血压昼夜节律异常为特征（图34.1），10%～20%缺乏夜间血压下降或昼夜颠倒，常见于正常受试者和原发性高血压患者。这种下降幅度通常在移植后减弱，部分患者发生反向升高，夜间血压最高。在非移植情况下，夜间血压下降的缺失与靶器官损害加重有关，包括左心室肥大（LVH）、腔隙性卒中和微量白蛋白尿。同样，夜间血压升高也可能使移植受者更易发生移植肾损伤和加速的动脉粥样硬化并发症。使用整夜动态血压监测（ABPM）可以最好地证实这种现象。在心脏、肝、肾移植后均已观察到血压昼夜节律颠倒，最常发生于术后第一年。一系列研究提示，部分患者在移植后1年内可以重新获得正常血压昼夜节律模式。一项包括241例肾移植受者的研究中，移植后14周

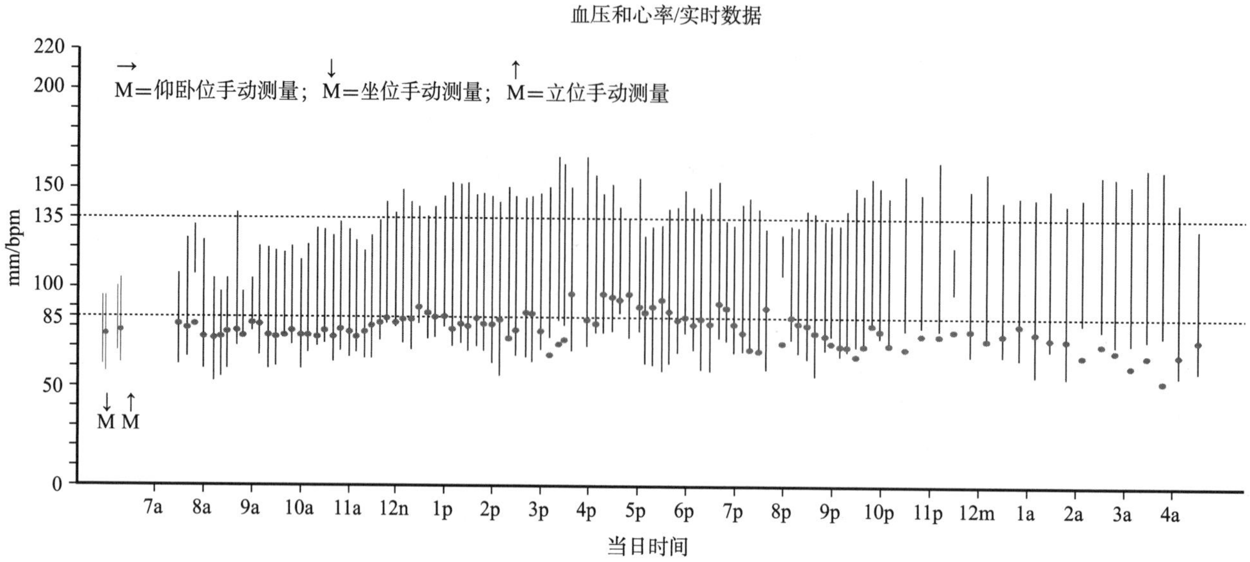

图34.1　肾移植后血压昼夜节律恢复的案例。正常夜间血压下降的幅度可能钝化，有些患者出现反常性血压升高，夜间血压最高。有时与夜尿、头痛和睡眠中断有关

内平均ABPM结果，收缩压昼夜节律异常与年龄、血清肌酐和血环孢素波谷浓度呈正相关，与GFR和移植后间期呈负相关。该研究中21%的患者表现为孤立性夜间高血压，日间血压正常。只有年龄和GFR是收缩压昼夜变异异常的独立预测因素。

三、评估

移植受者高血压的诊断遵循国家发布的指南，当前指南来自高血压预防、检测、评估、治疗联合国家委员会（JNC 7）。每次诊室随访应该测量血压，鼓励家庭自我血压测量。诊室血压升高应该由标准化护士或标准化系列器械测量及ABMP或家庭自我测量血压进行验证。近年来，随着学者们对夜间血压水平和白大衣高血压，以及移植受者隐匿性高血压存在重要性认识的增加，导致更多地使用诊室外测量，特别是ABPM。

必须密切关注肾功能，因GFR下降提示可能发生排斥反应或血流动力学受损。移植肾活检通常能够提供有用的临床信息，包括亚临床急性排斥反应、肾小球疾病的再发或者新发、CNI毒性、病毒感染，或其他病理改变需要调整治疗方案。移植RAS可能难以诊断。低音调收缩期杂音常见于无狭窄的手术吻合部位；即使是收缩期-舒张期杂音，也可能是由同种异体移植活检引起的动静脉瘘引起的。一系列多普勒超声研究报道动脉狭窄发生率为9%～12%，但是由于移植肾动脉可视化所需的角度不同，该技术要求操作人员具备专业知识。尽管磁共振血管造影具有可视化技术优势，但是报告的假阳性结果比例很高。通过血管成形术或支架置入术进行血管内修复治疗可提供血流恢复，改善或稳定肾功能。再狭窄很常见，可能需要对狭窄段进行手术矫正。

四、治疗

移植后高血压的治疗目标是理论上的，基于有限的试验数据，并根据一般人群尤其是针对慢性肾脏病患者建议的目标进行了模式设定。一些移植指南继续建议血压目标水平低于130/80 mmHg，特别是针对高危亚组人群，包括患有糖尿病或蛋白尿肾病的患者。移植后最初几天，肾灌注至关重要，血压可维持在理想目标之上，以确保最佳血流量。在移植后的最初几周内，免疫抑制的快速变化、容量变化和肾功能的变化需要密切监测血清肌酐作为肾功能的标志。同时快速改变抗高血压治疗方案可能会影响血清肌酐水平，提示抗高血压药是肾功能丧失的原因，导致剂量减少和长期控制不足。因此，在移植后早期，应将血压逐渐降低至150/90 mmHg以下，随后再加强治疗。移植后1个月，应降低血压目标值低于140/90 mmHg，因为免疫抑制靶点减少，包括皮质类固醇激素的长期维持剂量减低。经过移植最初3个月后，越来越多的证据支持更积极努力降低血压的目标，以预防心血管疾病进展和肾移植损伤。目前针对普通人和CKD人群的血压目标正在演变，与近期试验结果相关，提示收缩目标低至120 mmHg预后更好。相同血压目标是否最适合移植受者尚未确定，因为这些患者未纳入试验。应该向患者提供他们当前的血压读数，以及特定的血压目标。

由于多种原因，包括多种药物治疗方案、移植物功能受损、年龄较大和合并症，移植后血压控制可能具有挑战性。临床惯性被定义为在必要时无法启动或强化治疗，这种现象在普通人群中已得到越来越多的认识，但也发生在移植背景下。使用自动化设备（如BPTRU，Conquitlam，加拿大不列颠哥伦比亚省，欧姆龙医疗保健，伊利诺伊州莱克福里斯特）和ABPM可提供标准化的可重复性测量，从而更准确地反映了诊室外的血压读数，减少了测量的不确定性并向患者保证需要进行更改。使用家庭测量为移植受者提供必要反馈，明确的目标有助于改善与提供者的适当沟通。如果家用设备和诊室自动设备读数之间存在差异，需要检查家用监测仪的准确性和患者的测量技术。

1.非药物治疗　尽管尚未在肾移植人群中证明有效，但生活方式改变已显示可降低原发性高血压及慢性肾脏病（CKD）患者和老年人群的血压。这些干预措施通常无害，可能会带来其他健康益处，因此，应该建议移植受者改变生活方式。与普通人群一样，移植受者肥胖也越来越常见，大多数在移植后体重增加。体重增加通常与高血压加重有关，即使适度的体重减轻也可能导致血压降低。

血浆容量增加通常是抗高血压治疗的一种代偿反应，并可能表现为体液潴留（体重增加、水肿）或对增加的抗高血压药反应不佳。高钠摄入和肥胖会引起血浆容量增加。因此，限制钠盐可以提高大多数抗高血压药的有效作用，利尿药引起的失钾达到最小化。由于肾移植受者在移植后的最初几个月对多尿和血容量不足更为敏感，因此应避免极端的钠盐限制；对于长期管理，限制钠摄入量可能是有效的辅助治疗。规律运动主要是通过促进体重减轻来降低血压。使用饮食方法阻止高血压（DASH）可能有益于移植患者，但应谨慎使用，因为其强调以蔬菜为基础的食物可能会使接受CNI的患者高钾血症恶化。

2.药物治疗

（1）一般概念：与治疗原发性高血压有关的多数治疗原则也适用于移植受者。治疗可能需要两种或更多种类抗高血压药才能达到推荐的血压目标。

移植受者暴露于复杂的药物治疗方案中，可能会产生严重的药物相互作用。应特别注意通过细胞色素P450途径代谢的钙通道阻滞药（CCB）选择，因为CCB增强或减弱CNI代谢的作用可能诱导CNI水平发生显著变化，并引发排斥反应或药物毒性。移植受者可以产生独特的副作用，并且已知副作用发生率较高，而在其他高血压患者人群中，这种副作用发生的可能性较小。抗高血压药可能会影响肾功能，应逐渐改变药物种类和剂量，需要密切监测。

缺乏前瞻性数据来检测每种药物在移植受者中的疗效和安全性，因此治疗建议是基于临床经验。表34.1列出特定药物的优缺点和移植背景下的建议。有几个原则值得强调。选择抗高血压药应考虑到GFR下降和肾血管收缩普遍存在；尿酸水平升高，有时甚至显著升高。钙调神经蛋白抑制剂可部分抑制肾脏钾和氢离子排泄，使患者容易发生高血钾代谢性酸中毒。通常应避免使用利尿药治疗，以预防氮质血症和高尿酸血症恶化。醛固酮拮抗药和其他保钾药物必须谨慎应用。单独应用ACE抑制剂和ARB对移植后早期疗效可能有限，并且可能加重高钾血症和酸中毒。

肾衰竭和肾移植人群的高心血管风险和心血管事件发生率提示需要密切关注心脏保护。β受体阻滞药在普通高血压人群和移植患者中应用不足。冠脉疾病患者应于术前开始β受体阻滞药治疗以降低手术死亡率，然后继续应用以降低血管舒张药或外周活性药物［血管扩张药、二氢吡啶类CCB和（或）α受体阻滞药］所致的反射性心动过速，在这些情况下α受体和β受体阻滞药因其效力增强和最小药物相互作用而受到偏爱。疲乏、心动过缓、葡萄糖耐量下降和支气管痉挛可能会限制应用和剂量。如果直立性低血压成为问题，则应停用α、β受体阻滞药，并替换为选择性β_1受体阻滞药（如缓释美托洛尔）。

尽管有理论证据支持ACE抑制剂或ARB作为长期治疗的首选药物，已发表的试验对比初始治疗倾向于选择钙通道阻滞药。Cochrane分析发现CCB可以减少移植物功能丢失并保持较高的GFR（增加4 ml/min），同时提示ACE抑制剂具有潜在导致贫血、高钾血症和GFR降低（下降ml/min）的害处。两类药物GFR净差异12 ml/min在治疗期间持续存在。根据Cochrane综述，CCB可能更适合作为肾移植接受者的一线药物。与安慰剂相比，CCB减少了25%的移植物功能丢失；避免了与ACE抑制剂相关的贫血和高钾血症，但不能降低尿蛋白。因此，只要合理检测血清钾和肌酐，对高血压和其他合并症，如糖尿病、蛋白尿或心力衰竭的患者使用肾素血管紧张素系统抑制剂可能是合理的。

（2）钙通道阻滞药物：基于现有数据，CCB通常首选用于移植后高血压，尤其是在术后早期。非二氢吡啶类CCB、维拉帕米和地尔硫䓬在移植后较少使用，因为对胃肠蠕动和CNI血液水平有影响。二氢吡啶类CCB的血管舒张作用直接抵消了CNI的血管收缩作用，但可能产生明显的副作用，包括外周水肿、头痛和反射性心动过速。水肿可能很严重，并且是停药的常见原因。硝苯地平和非洛地平对环孢素的影响可忽略不计，并已成功用于移植背景；氨氯地平对环孢素水平影响较小，已被应用，效果良好。如上所述，与接受其他抗高血压药的受者相比，接受CCB基础治疗的受者在移植后即刻和2年后的GFR更高。实验研究显示CCB具有较小的免疫抑制特性，可能钝化间质纤维化。不利的一面是，接受CCB治疗的患者尿蛋白排泄水平更高，引起关注，如在非移植背景下，由动脉血管舒张引起的肾小球压力升高和蛋白尿增加可能会加速肾功能下降。

（3）肾素血管紧张素系统阻滞药：ACE抑制剂和ARB广泛用于慢性肾脏病患者，以控制血压、保护心脏和肾脏，以及减少蛋白尿。移植后早期，患者处于容量状态波动的风险中，通常伴有容量过多，而RAS抑制

表34.1 移植后高血压的药物治疗

药物分类	优点或移植受者适应证	缺点或对移植受者不良影响	推荐应用
β受体阻滞药	心脏保护，预防心肌梗死，预防血管扩张药物带来的反射性心动过速	负性肌力和变时效应、支气管痉挛、高血糖、疲劳	可用于术前和移植后早期，对肾功能影响很小。α受体阻滞药和β受体阻滞药联合可以增强效力，减少药物不良反应，但是可能引起直立性低血压
钙通道阻滞药	二氢吡啶类CCB的血管舒张作用直接对抗CNI血管收缩作用	二氢吡啶类：水肿、心悸、头痛、潮红不能减少蛋白尿；非二氢吡啶类：负性肌力和变时效应、便秘，药物与CNI相互作用	应用缓释制剂。二氢吡啶类对CNI浓度影响很小，尼卡地平除外。非二氢吡啶类增加CNI浓度，特别是环孢素
ACE抑制剂	延缓肾功能丢失，特别是存在蛋白尿；预防糖尿病，减低非移植背景的心血管风险	咳嗽、血管水肿、贫血、高钾血症、氮质血症	近期前瞻性研究提示，与CCB治疗相比，GFR更低
血管紧张素受体阻滞药	延缓肾功能下降，尤其是存在蛋白尿时；预防糖尿病，降低非移植状态的心血管风险	贫血、高钾血症、氮质血症	近期前瞻性研究提示，与CCB治疗相比，GFR更低
噻嗪类利尿药	增强其他抗高血压药疗效	肾前性氮质血症、低钠血症、低钾血症、低镁血症、高钙血症、高血糖，高尿酸血症	GFR＜30 ml/min时效果不佳
袢利尿药	增强其他抗高血压药疗效	肾前性氮质血症、低钾血症、低镁血症、高尿酸血症	氮质血症患者有效，可用于替代噻嗪类药物所致低钠血症或高钙血症的患者
α受体阻滞药	作为二线药物使用	直立性低血压、尿失禁	缺乏移植试验数据
中枢交感活性药物	用于那些不能应用β受体阻滞药的个体	口干、镇静	缺乏移植试验数据
直接血管扩张药	潜在药物	水肿、心动过速	缺乏移植试验数据

ACE.血管紧张素转化酶；CCB.钙通道阻滞药；CNI.钙调神经蛋白抑制剂；GFR.肾小球滤过率

剂可能无法有效控制血压。在肾功能边缘状态下，应用ACEI和ARB增加了高钾血症风险，CNI使用及甲氧苄啶/磺胺甲噁唑预防感染可引起肾功能不全的风险。在移植后的最初数月之后，由于容量变化不再明显，并且肾功能更加明确，可以安全引入ACE抑制剂和ARB，适用于蛋白尿患者和有发生蛋白尿或肾小球疾病风险的患者，如糖尿病肾病，因为这些药物可以降低肾小球压力和蛋白质排泄。

一项肾移植受者研究，研究前后进行移植肾活检对比氯沙坦、卡托普利和氨氯地平的治疗。氯沙坦治疗可降低血浆转化生长因子β1（TGF-β1）水平和24小时尿蛋白排泄。此外，氯沙坦组的组织学瘢痕形成率较低。尽管未经证实，但ACE抑制剂可通过降低肾小球内压力并因此降低超滤来延缓慢性移植肾病的进展。在肾功能正常和轻度肾功能不全（血清肌酐为1.4～2.4 mg/dl）的非移植患者中，降低心血管事件的证据支持在肾移植受者中应用这些药物。一项在700名肾移植受者中进行的随机前瞻性试验，应用坎地沙坦或安慰剂＋附加治疗被提前终止（平均随访时间为19～21个月），原因是两个研究组的主要事件发生率均低于预期，导致事件过少难以得出ARB疗效的结论。入组受试者血压相对较低（平均137/84 mmHg），包括血压正常受试者。值得注意的是，肾移植受者在移植后1～10年可以更好地控制血压，减少蛋白排泄，并且在ARB治疗期间血清肌酐和钾增加很少。一项赖诺普利对比安慰剂单药治疗的小规模试验显示，持续性LVH的肾移植受者接受手术后，赖诺普利组LVH减轻程度更大，而未达到血压差异。但是，这种受益仅见于环孢素治疗受者，提示赖诺普利和环孢素之间存在相互作用，而不是血流动力学机制。一项2031例奥地利肾移植受者的大型回顾性队列研究，比较了接受或不接受ACE抑制剂或ARB治疗的患者和移植物生存率。ACE抑制剂或ARB使用者与未使用者比较，生存率（0.57）和移植肾存活率（0.55）的危险比显著改善。数个试验表明，ACE抑制剂可以安全使用，特别是与利尿药联合应用。

必须权衡ACE抑制剂和ARB对肾脏和心血管保护

的益处与两个主要缺点，即贫血和移植肾功能急性降低。肾移植受者应用ACE抑制剂或ARB引起可预测的血红蛋白下降1.0～1.5 gm/dl。尽管这个副作用已用于治疗移植后的红细胞增多症，但在某些贫血患者中可能需要使用红细胞刺激药进行治疗。ACE抑制剂和ARB可能在移植肾有边缘动脉血流的患者中引发急性功能性肾衰竭，类似于临床上患有先天性双侧肾动脉狭窄患者中看到的图像。小血管疾病也可能导致类似情况。危险因素包括较高的基线血清肌酐值、较高的CNI剂量或浓度，以及较高的血浆肾素水平。ACE抑制剂或ARB应从小剂量开始，最初几周密切监测血清钾和肌酐，然后缓慢滴定调节剂量。

（4）利尿药：由于担心利尿药可能损害肾功能，通常移植后停用。利尿药可对抗糖皮质激素、CNI、β受体阻滞药、ACE抑制剂和ARB的保钠作用，使肾脏在血压较低水平维持钠平衡。控制容量扩张可改善血压对其他药物的反应。在肾功能不全、钠水潴留的患者中，经常需要用袢利尿药以达到较低血压目标。利尿药治疗的主要缺点是药物相关预期的血清肌酐上升，肾血流受损的患者更容易发生，包括与移植肾功能障碍相关的小血管病，或在血管内容量收缩情况下。多数噻嗪类利尿药在GFR低于30 ml/min时无效，这种情况应考虑应用袢利尿药，如呋塞米、布美他尼或托拉塞米。

（5）其他治疗选择：尽管来自对照试验的数据很少，但其他药物也可用于治疗移植后高血压。外周α受体阻滞药可用作二线药物。尽管这些药物可改善男性膀胱出口梗阻，但女性可能发生尿失禁。需要监测明显的体位血压变化，特别是那些具有自主神经功能障碍的患者。中枢交感活性神经药物由于副作用更明显而被用于第三线或四线治疗。可乐定贴剂或口服形式有效，但因其致疲劳和口干而应用受限。这类药物会增加钠潴留，可能需要利尿药治疗以维持其降压作用。直接血管扩张药非常有效，但必须与利尿药和β受体阻滞药或中枢交感药联合使用，分别对抗水肿和反射性心动过速。

3.*免疫抑制方案调整*　免疫抑制方案调整可能为血压控制带来实质性益处。从环孢素转换为他克莫司，或从CNI转换为西罗莫司，可以有效降低血压并简化管理。当主要考虑为血压益处时，必须将免疫抑制的改变作为首要任务。尽管尚无证据表明停用皮质类固醇可改善血压，目前的趋势是使用无类固醇免疫抑制可能对耐药患者有益。

4.*自体肾切除*　对于移植前患有严重高血压的患者，即使在移植肾功能正常情况下，血压仍可保持难治性。在某些选择性病例，自体肾切除术已成功降低高血压的严重程度。随着肾素–血管紧张素系统药物性阻滞的应用，这种方法并不常用，但随着腹腔镜肾切除术技术兴起，人们的兴趣有所增加。移植前接受双侧肾切除术的移植受者血压更低，这些报道支持自体肾脏疾病在维持移植后高血压中的作用。特别是移植肾功能良好情况下，去除萎缩和（或）梗死的自体肾脏可潜在改善血压控制，手术风险低的患者所需抗高血压药更少。

五、小结

高血压通常发生于移植背景下以CNI为基础的免疫抑制过程。潜在机制为血管反应性改变及全身和肾脏血管收缩，引起肾小球滤过和钠潴留受损，糖皮质激素放大该效应。移植后高血压代表心血管疾病的主要危险因素，影响移植肾的长期功能。移植后高血压管理可能很困难，需要注意药物之间的相互作用及降压治疗对自体或移植肾功能的影响。治疗应包括非药物和药物疗法，目标血压水平应认识到这些患者心血管和肾脏风险增加。需要更多地随机对照试验来确定肾移植受者的最佳血压治疗目标，蛋白尿减少对肾移植受者CKD进展的影响，以及ACE抑制剂或ARB对患者和移植肾生存的长期影响。ACE抑制剂/ARB治疗可能是移植后慢性高血压治疗的重要组成部分，但尚未在前瞻性试验中得到证实，仍然存在安全隐患。

第35章 肥胖

Lewis Landsberg

一、肥胖和高血压的关系

肥胖被称为当今时代的流行病，根据美国心脏学会（AHA）和美国生理学会报道，在美国约70%的成年人超重或肥胖。基于风险评估，高达65%～70%的原发性高血压与肥胖有关，尽管纵向人群研究表明该数字略低。非常清楚的是肥胖与高血压密切相关，体重每增加10%，收缩压（SBP）就增加6.5 mmHg。这种关联的重要性在于心血管（CV）风险与肥胖和高血压均有关联。

1.*超重和肥胖评估* 体重指数（BMI）的计算常用于肥胖的基本衡量标准。MBI是用体重（kg）除以身高（m）的平方计算出来的，BMI提供了一种方便而不完美的肥胖衡量方法。BMI应该是每次体格检查记录的一部分。BMI低于25被认为正常，25～30提示超重，超过30提示肥胖。体脂分布在肥胖引起的心血管风险中也起着关键作用。

2.*体脂分布* 因为与下半身或臀部形态相比，上半身或腹部肥胖是与心血管风险增加相关的表型，因此，应该对每个肥胖或超重个体进行此变量的评估。体脂分布便捷的替代测量指标是腹围。男性腹围大于40in（102cm），女性大于35in（88cm）表示上半身肥胖。腰臀比（W/H）也已被用于识别上半身腹部肥胖，但在躯干上适当位置进行测量较为烦琐。男性W/H大于1，女性W/H大于0.85表示上半身肥胖表型。最近研究表明，即使患者BMI正常，腹围增加时其心血管风险也会增加。在肥胖手臂的患者中，应使用较大血压袖带，以免因袖带过小而造成伪象。

二、肥胖相关高血压的病理生理

了解与肥胖相关高血压的有关机制，为合理治疗提供依据。

1.*历史里程碑* 尽管自20世纪90年代早期人群血压测量以来，就已认识到肥胖与高血压的关系，但直到20世纪80年代后期人们才了解血压与体重的潜在关联机制。20世纪60年代的弗雷明汉心脏研究进一步证实了血压与肥胖之间的联系，前瞻性证明，体重和体重增加可以预测高血压的发生发展。通过比较肥胖正常血压个体与肥胖高血压受试者，我们清楚发现袖带伪象、盐摄入量增加、血浆容量增加，以及与心输出量相关的血流动力学因素等都无法解释肥胖高血压患者外周阻力增加的原因。

最终通过以下观察和研究阐明病理生理学。

（1）体脂分布的影响：法国临床医师Jean Vague在20世纪40年代和20世纪50年代注意到肥胖表型影响心血管和代谢并发症。这些并发症与上身腹部肥胖有关，称为“男性肥胖”，而与下半身臀股部位肥胖有关，称为“女性肥胖”。直到20世纪80年代，Vague的研究鲜为人知，而斯堪的纳维亚半岛的大规模流行病学研究有力地证实了Vague的观察，令人信服地证实腰臀比（上半身肥胖表型的替代指标）可预测心血管风险（心肌梗死、高血压）、2型糖尿病和总死亡率。

（2）胰岛素的作用：同时流行病学和临床研究均表明，胰岛素抵抗、高胰岛素血症和2型糖尿病也呈现上半身肥胖表型。因此，胰岛素成为心血管的一个有效的危险因素，特别是高血压的危险因素。胰岛素通过刺激交感神经系统（SNS）和增强肾钠重吸收来影响血压，如图35.1所示。

（3）交感神经系统（SNS）的作用：20世纪90年代初，与当时普遍的看法相反，肥胖个体交感神经系统活性增加（图35.2）。交感神经刺激能增加心输出量、外周阻力，更重要的是肾钠重吸收增加。

（4）瘦素的作用：瘦素是*ob/ob*基因的多肽产物，合成于白色脂肪组织；肥胖者体内瘦素水平较高，反映了个体的脂肪质量。瘦素作用于中枢神经系统，抑制食欲并刺激SNS（图35.3）。

（5）肾素-血管紧张素-醛固酮系统（RAAS）的作用：除交感神经系统刺激肾素释放外，已经明确的是脂肪组织合成了RAAS所有成分，包括醛固酮。肥胖相关高血压与血管紧张素Ⅱ和醛固酮水平升高有关。肥胖者血液循环中游离脂肪酸水平高，可以引起醛固酮分泌增加，机制目前不清。

（6）阻塞性睡眠呼吸暂停（OSA）：肥胖者OSA比瘦者更普遍，被认为是高血压和交感神经系统激活的原因。肥胖者颏舌肌脂肪浸润，使舌根在呼吸第一时相向前推是可能的病因。

2.*压力-尿钠增多关系和盐敏感* 与预期的SNS和RAAS激活一样，肥胖性高血压对盐敏感。NE、胰岛素和AII使压力-尿钠增多关系曲线右移，这些因素都增

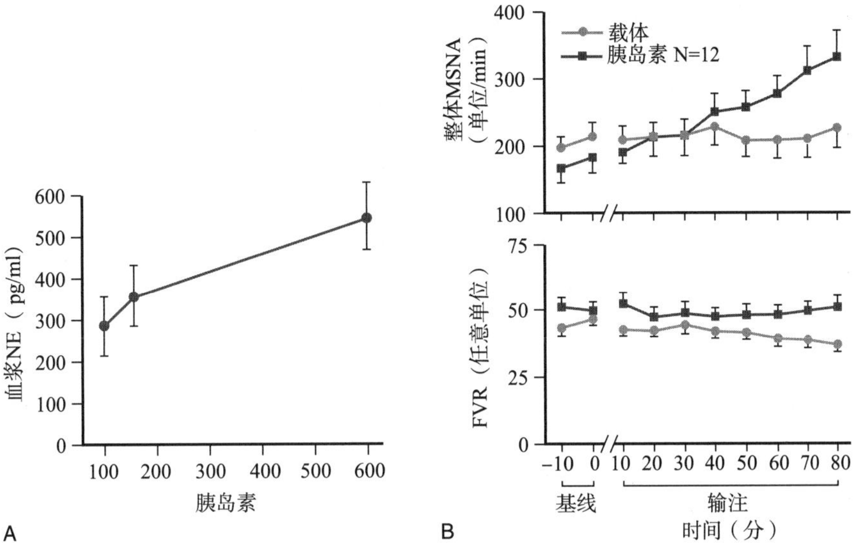

图35.1 胰岛素刺激交感神经系统（SNS）

A.9名瘦且血压正常年轻男性在正糖高胰岛素钳夹过程中血浆NE水平升高。在钳夹过程中，SNS刺激的心血管指数（脉率、脉压、叉积和平均动脉压）增加。B.正糖高胰岛素钳夹过程中，肌肉交感神经活动（MSNA）增加。胰岛素水平在生理范围内（引自：Hausberg M，Mark AL，Hoffman RP，et al. Dissociation of sympathoexcitatory and vasodilator actions of modestly elevated plasma insulin levels. J Hypertens，1995，13：1015-1021.）

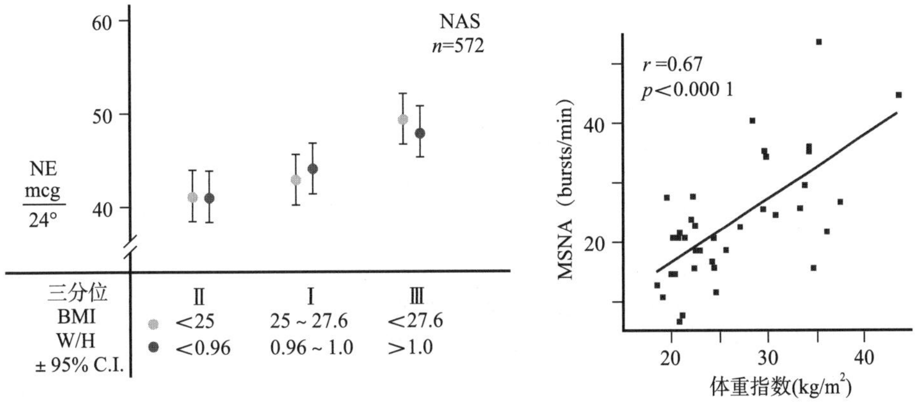

A. 尿NE排泄作为BMI和体脂分布的功能　　B. 肌肉SN神经活性作为BMI的功能

图35.2 交感神经活性随着体重增加而升高

A.24小时尿NE排泄随体重指数和腰臀比增加而增加（引自：Troisi RJ，Weiss ST，Parker DR，et al. Relation of obesity and diet to sympathetic nervous system activity. Hypertension，1991，17：669-677.）；B.肌肉交感神经活动（MSNA）随着体重增加而增加（引自：Scherrer U，Randin D，Tappy L，et al. Body fat and sympathetic nerve activity in healthy subjects. Circulation，1994，89：2634-2640.）

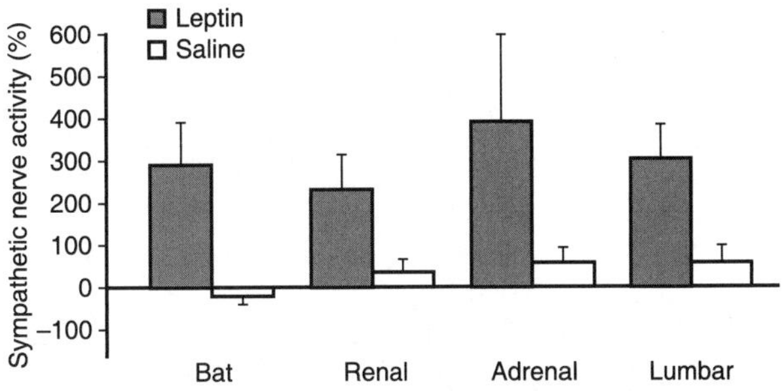

图35.3 Leptin infusion increases sympathetic nervous system activity in rats

From：Haynes WG，Morgan DA，Walsh SA，Mark AL，Sivitz WI. Receptor-mediated regional sympathetic nerve activation by leptin. *J Clin Invest*，1997，100：270-278.

注：瘦素输注可增加大鼠交感神经系统的活性。Leptin.瘦素；Saline.生理盐水；Bat.棕色脂肪；Renal.肾；Adrenal.肾上腺；Lumbar.腰部；Sympathetic nerve activity.交感神经活性

加了肾脏对钠的亲和力（图35.4）。血压的升高克服了利钠功能障碍，因此血容量没有扩张；血压升高是肾脏对盐亲和力增加的代偿。

3. 交感神经刺激和肥胖状态的代谢经济学　肥胖和高血压的关系，SNS刺激起主要作用，是否肥胖状态是代谢适应的一部分？由于SNS刺激增加能量消耗，因此，有学者提出SNS激活是肥胖者修复能量平衡、限制体重进一步增加的一种募集机制。这一假设（图35.5）具有重要的实验支持依据。

三、代谢综合征和心血管风险

从20世纪90年代初期以来，人们已认识到肥胖相关高血压经常与其他心血管危险因素相关（表35.1）。

1. 代谢综合征的关键组成部分　代谢综合征4个关键组成部分是腹型肥胖、胰岛素抵抗（和随后的高胰岛素血症）、高血压和特征性血脂异常［低高密度脂蛋白（HDL）-胆固醇和高甘油三酯］。关于这是否构成一种独特综合征存在很多争论，尽管这些异常共同出现的频率似乎比偶然单独出现的频率要高。此外，不同国家和国际专家组提出了不同的诊断标准。一般而言，诊断标准差异很小且相互重叠，反映在强调上述4个主要表现上的差异。从实践角度来看，代谢综合征的重要性在于认识到这些异常可同时发生，会带来重大的心血管风险。根据第三次全国健康和营养调查估计，美国约30%的成年人患代谢综合征；由于发病率随年龄增长而增加，因此，60岁以上人群接近40%患代谢综合征。

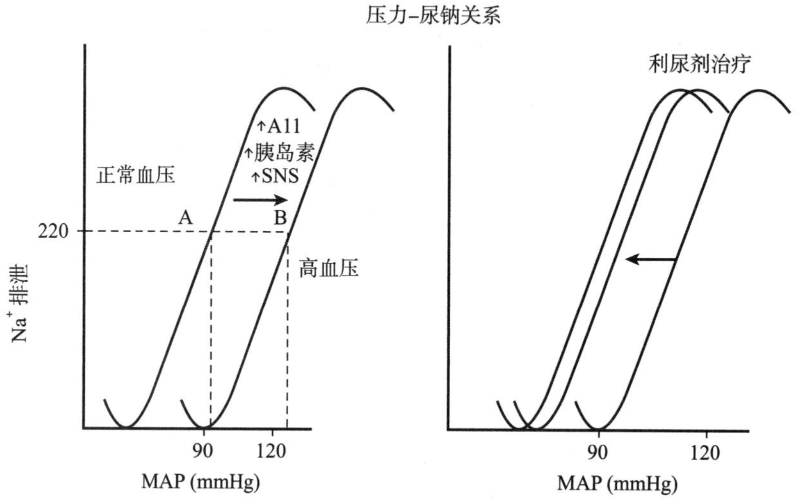

图35.4　交感神经系统、胰岛素和血管紧张素Ⅱ（AⅡ）使压力尿钠曲线向右移动

肾脏对钠亲和力增强，需要更高的压力才能排泄当天的钠负荷并维持钠平衡。利尿药通过帮助肾排泄盐使关系恢复正常（修改自Landsberg "On Rounds," Wolters Kluwer，2016.）

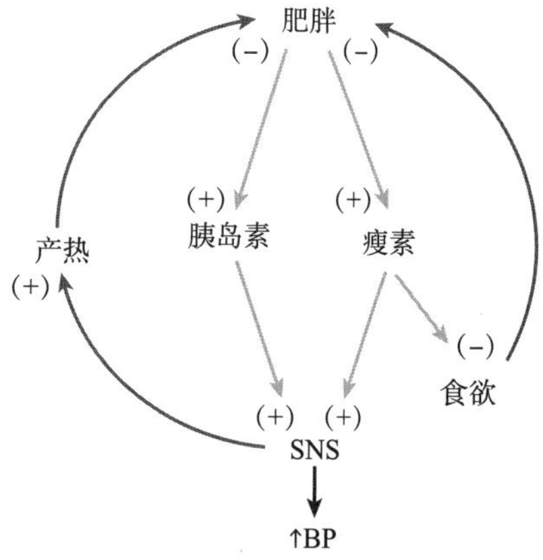

图35.5　胰岛素和瘦素驱动的肥胖者交感神经系统刺激增加了产热，倾向于恢复能量平衡；因此，血压升高是稳定体重机制的意外结果

［引自：Landsberg L. Insulin-mediated sympathetic stimulation：role in the pathogenesis of obesity-related hypertension（or，how insulin affects blood pressure，and why）. J Hypertens，2001，19（3 Pt 2）：523-528.］

表35.1　代谢综合征

4个基本特征	·胰岛素抵抗和高胰岛素血症 ·向心性（腹型）肥胖 ·高血压 ·特征性血脂异常（高甘油三酯、低HDL-胆固醇）
通常关联	·糖耐量减低/2型糖尿病 ·微量白蛋白尿/肾功能受损 ·↑纤溶酶原激活物抑制剂 ·↑小而密LDL ·高尿酸血症 ·↑炎症标志物

HDL.高密度脂蛋白；LDL.低密度脂蛋白

除了4个主要组分外，代谢综合征患者还经常发生其他异常情况，包括糖耐量降低和2型糖尿病、微量白蛋白尿和肾功能受损、纤溶酶原激活物抑制剂（PAI-1）增多、高尿酸血症、小而密低密度脂蛋白胆固醇和炎症标志物。

将各种表现联系在一起的线索是胰岛素抵抗和由此产生的高胰岛素血症。

2.胰岛素和代谢综合征　胰岛素是进食状态的主要同化激素，具有多种生物学作用，但最突出的作用是刺激骨骼肌摄取葡萄糖。胰岛素抵抗通常定义为肌肉中胰岛素介导的葡萄糖摄取受损。作为损伤的后果，血糖水平升高，刺激胰岛β细胞释放胰岛素。胰岛素增加部分代偿了胰岛素抵抗，但导致了高胰岛素血症。当β细胞代偿胰岛素抵抗的能力耗尽时，葡萄糖耐量受损，随之而来的是2型糖尿病。代谢综合征患者SNS活性增强，如图35.6所示。胰岛素水平升高和瘦素一起刺激SNS导致高血压（图35.6）。胰岛素水平升高也是血脂异常的直接原因，通过刺激肝极低密度脂蛋白合成。

四、肥胖相关高血压的心血管风险

与高血压相关的心血管风险（心肌梗死、卒中、心力衰竭和肾衰竭）已得到公认。尽管与肥胖相关的大部分心血管疾病风险是继发于高血压和2型糖尿病共病，但有证据表明，肥胖与高血压相比，心血管疾病的长期风险更为明显（图35.7）。如果出现糖耐量受损，风险当然会大大增加。

五、肥胖相关高血压的治疗

1.肥胖相关高血压生活方式改变的管理　肥胖管理在肥胖相关高血压的治疗中至关重要。减少脂肪负担可以降低血压，增加抗高血压药的反应性，有益地影响其他心脏危险因素，同时预防或延迟2型糖尿病的发生。减体重和开展健康生活方式是治疗肥胖性高血压患者的基石。它适用于每位肥胖性高血压患者。临床医师必须与患者建立合作伙伴关系，来激励、教育和指导患者；这种伙伴关系应带来一项计划的制订，考虑患者的健康状况、目标和独特问题。成功的持续减体重几乎总是需

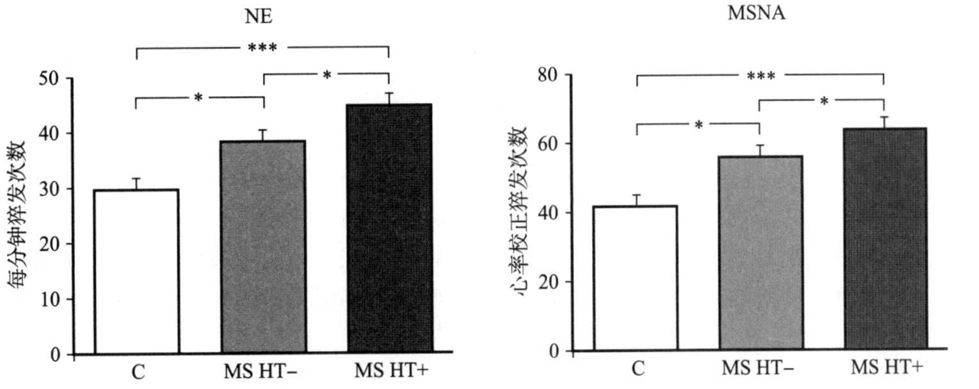

图35.6　代谢综合征（MS）患者交感神经系统活性增加

MS患者血浆NE和肌肉交感神经活动增加；高血压（HT）患者的增加幅度更大（引自：Grassi G，Dell'Oro R，Quarti-Trevano F，et al. Neuroadrenergic and reflex abnormalities in patients with metabolic syndrome. Diabetologia，2005，48：1359-1365.）

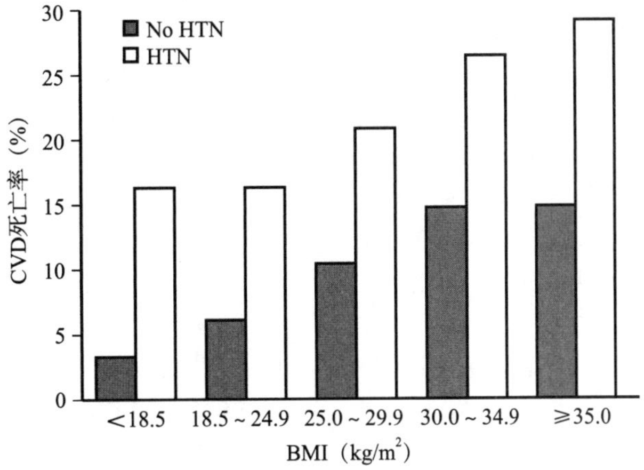

图35.7　肥胖增加心血管疾病（CVD）死亡率，无论有无高血压

［引自：Landsberg L，Aronne LJ，Beilin LJ，et al. Obesity-related hypertension：pathogenesis，cardiovascular risk，and treatment：a position paper of The Obesity Society and the American Society of Hypertension. J Clin Hypertens（Greenwich），2013，15：14-33.］

要一个专业团队，包括营养师、护士、执业护士、助理医师，以及心理学家和运动生理学家参与。通常，通过参加由肥胖管理培训的医师领导的真正减体重项目，可以最好地执行个人减体重计划。这些项目经常强调行为改变技术，已经被证明可以成功实现长期减体重。合理的减体重初始目标约为总体重的10%。

生活方式管理的主要组成部分包括低能量饮食、限盐、增加钾和镁摄入、增加体力活动、适量饮酒（表35.2）。

表35.2 生活方式改变

低能量饮食	·热量减少500～1000kcal/d ·DASH（饮食方法阻止高血压）饮食：富含水果、蔬菜、低脂肪乳制品（高钙、镁、钾及纤维素）
限盐	·每日Na^+为100mEq（2.3g钠，6g盐）
体力活动	·每日30分钟，每周5天（最少），中等强度（越多越好）
适量饮酒	·男性每日饮酒2杯，女性每日饮酒1杯（1杯＝14g乙醇：1盎司烈酒；12盎司啤酒；5盎司葡萄酒）

2.低能量饮食　治疗性节食最重要特点是热量限制。尽管各种饮食强调不同的常量营养素含量，但是没有一种饮食能够最终证明优于其他饮食。尽管如此，低脂和低碳水化合物饮食有支持者，有些人可能是通过个人喜好来坚持或真正的新陈代谢差异，在其中一项或者其他做得更好。减肥饮食与增加运动量相结合，引起每天500～1000 kcal的热量减少。相对少量的体重减轻可能会导致血压明显降低。

3.饮食对血压的影响　有趣的是，饮食组成成分确实对血压有影响，独立于体重减轻之外。DASH(Dietary Approaches to Stop Hypertension，饮食方法阻止高血压）试验与对照组（经典美国饮食）相比热量和钠含量相等但含有更多水果和蔬菜、较低饱和脂肪和较高低脂乳制品饮食。8周后DASH饮食组收缩压（5.5 mmHg）和舒张压（3.0 mmHg）降低，体重无改变。高血压患者中，饮食对血压影响更大（收缩压为11.4mmHg，舒张压5.5 mmHg）。DASH饮食检测显示，主要营养素变化为钾、镁、纤维、蛋白质和钙摄入量增加，饱和脂肪摄入减少。对于肥胖高血压患者，DASH饮食及减少热量摄入似乎是一种谨慎的饮食。

4.体力活动　能量平衡方程（能量输入＝能量输出＋存储）是一个简单的重复表达式，显示能量消耗在保持能量平衡中的重要性：增加能量输出可以增加能量输入范围，在此范围内可以保持能量平衡。减体重的阻碍是随着热量摄入减少而发生的代谢适应；热量限制与静息代谢率下降近10%相关。因此，运动可以提高低能量饮食的有效性不足为奇。由于体力活动是目前增加能量消耗的主要可行方法，因此，有望在肥胖（以及与肥胖相关高血压）的治疗中发挥重要作用。

通过运动增加能量消耗在减轻体重计划中已经得到了很好的研究。没有低能量饮食，运动对减轻体重有小而有意义的影响。结合减肥饮食，运动效果增强，在节食后保持体重方面显得尤为重要。通常建议每日运动至少30分钟，每周5天；持续时间越长，运动量越大，效果越好。有趣的是，运动对血压的有益影响，独立于体重减轻之外。机制可能与训练中SNS活性降低有关。

5.限盐　如前所述，肥胖相关高血压的病理生理中，肾钠亲和性起关键作用。因此，肥胖相关高血压是一种盐敏感状态，限制钠盐摄入是肥胖相关高血压治疗的基础，是生活方式改变的重要组成部分。限盐在肥胖高血压人群中尤其重要，原因尚未清楚，肥胖者盐摄入量比非肥胖者高，平均盐摄入量增加40%。限盐对肥胖高血压中的有效性已在许多研究中得到证实。DASH饮食伴随钠盐限制而使血压降低作用得到加强。减重和限盐类似的额外效应在其他研究中也得到关注。限盐还与抗高血压药更好的治疗反应相关。

什么是适当限盐？指南通常建议将盐摄入量从平均每天150～200mEq减少到每天100mEq。100mEq相当于约2.3g钠或6g盐。最好的办法是严格限制含盐量很高的加工食品的摄入量。

6.适量饮酒　适量饮酒与减少心血管疾病有关的事实使得关于饮酒的建议变得复杂。但是，毫无疑问，大量饮酒可能通过激活交感神经系统引起高血压。基于这种可能的作用提议戒酒。每天5杯及以上饮酒量对血压具有确定的负面影响。建议每天限制男性2杯饮酒量，女性1杯饮酒量。

7.肥胖相关高血压生活方式改变的长期作用　生活方式改变是肥胖高血压患者治疗的基础，因为可以同时处理高血压和肥胖，以及其他心脏危险因素。由生活方式改变引起的血压变化，特别是减体重和限盐，尽管其本身不足以充分治疗高血压，但已证实长期有效。如TOHMS试验（Treatment of Mild Hypertension Study，轻度高血压治疗研究）的生活方式显示，4年后血压降低8 mmHg。

8.血压阈值和药物治疗目标　近期指南通常建议将血压目标定为140/90mmHg。在尝试进行生活方式管理后，血压始终高于该水平者为抗高血压药的适应证。但是，关于血压目标140/90mmHg仍存在一些争议。尽管低于该水平血压可能会增加心肌梗死发生率，但是较低血压可以预防卒中。此外，最近的SPRINT（Systolic Blood Pressure Intervention Trial，收缩压干预试验）研究表明，在心血管疾病高风险（糖尿病或先前卒中患者除外）患者中进行更强化的治疗（目标收缩压＜120mmHg），与常规目标收缩压140mmHg相比，强化治疗对减少心血管终点事件和总死亡率具有有益作用。这支持了先前的建议，即高危患者，尤其是糖尿病患者，通常应降低血压目标。如何将SPRINT结果与总体目标血压建议相结合，现在还不知道。目前，140/90mmHg的目标似乎是合理的，但是对于糖尿病或脑血管疾病的患者，较低的目标血压可能需要进一步研究。

9.*抗高血压药* 优选那些对体重增加或胰岛素抵抗无不良影响的抗高血压药（框35.1）。RAAS抑制剂，无论是ACE抑制剂还是血管紧张素Ⅱ受体阻滞药都是首选药物，因为它们具有有利的代谢特性、肾保护作用，以及总体耐受性。可以减少胰岛素抵抗并减少微量白蛋白尿，并延迟2型糖尿病发病。钙通道阻滞药在代谢影响方面（胰岛素抵抗和体重增加）呈中性，可有效降低血压，通常具有良好的耐受性。α肾上腺素能受体阻滞药具有有利的代谢特性，但未被认为是一线药物，因为ALLHAT研究表明，它们可能会增加心力衰竭。

由于肥胖相关高血压的盐敏感性，几乎总是需要利尿药。这产生一个问题，因为最方便的药物噻嗪类对胰岛素抵抗具有不良影响，与易患肥胖患者的糖尿病发生相关。但是，低剂量噻嗪类药物与RAAS抑制剂联合可以安全地使用。袢利尿药和保钾利尿药可有效用于低剂量噻嗪类或噻嗪样药物难以控制的患者。

β-肾上腺素能受体阻滞药与体重增加和胰岛素抵抗有关，因此，不是治疗肥胖相关高血压的一线药物。新型血管扩张性β受体阻滞药具有更有利的代谢特性，适合用于存在充血性心力衰竭的患者。这些新型药物在心肌梗死后是否能有相同的保护作用尚无定论。在缺乏特别适应证时，β受体阻滞药应避免用于肥胖相关高血压的治疗。

框35.1 肥胖相关高血压的抗高血压药

所有药物均通过减体重和盐限制增强

目标血压≤140/90mmHg（向下修正）

肾素-血管紧张素-醛固酮系统（RAAS）抑制

优先选择ACE抑制剂和ARB：有利的代谢作用和对体重中性影响

钙通道阻滞药

代谢效应中性

α肾上腺素能受体阻滞药

有利的代谢特性，由于可能与充血性心力衰竭关联不是一线药物

利尿药

是治疗方案的重要组成部分，但是噻嗪类需要以低剂量应用，因为不利的代谢特性（增加胰岛素抵抗和血脂异常）；通常和ARB或者ACE抑制剂联合应用

β肾上腺素能受体阻滞药

不应用于高血压，除非有特殊心脏适应证存在（心肌梗死后或充血性心力衰竭）；胰岛素抵抗、体重增加、增加糖尿病新发病例；血管扩张性β受体阻滞药不增加胰岛素抵抗，但是它们对MI后的作用尚不确定

如果存在阻塞性睡眠呼吸暂停，则应保证减重并用持续气道正压或下颌骨延长装置进行治疗，通常可以有效降低交感神经系统活性和血压。

10.*肥胖的药物治疗* 有理由假定减肥药物对血压的影响是通过减体重来调节的。现在有几种药物可用于治疗肥胖。如表35.3所列，它们应被视为前面概述的生活方式建议的补充。参考能量平衡方程可以提醒人们，药物治疗肥胖的两个主要机制，即减少热量摄入和增加热量消耗。前者包括抑制食欲和干预营养吸收，后者包含增加代谢率，这是一种潜在但很大程度上尚未实现的机制。不幸的是，由于目前批准的减肥药物对代谢率没有很大影响，因此能量平衡方程的消耗方主要依靠体力活动。然而，有关棕色脂肪组织活化的最新研究提出了开发可安全增加能量消耗的β_3肾上腺素能受体生物利用激动药的可能性，从而显著增加了肥胖的治疗手段。

表35.3中列出的批准药物会减少营养吸收或抑制食欲并减少对食物的渴望。个别患者的特例情况在选择特定药物时起着重要作用。例如，奥利司他或阿卡波糖会减少营养吸收，对患有胃肠道问题或有腹泻倾向的患者，可能不是一个好的选择。与其类似，在焦虑或高血压控制不佳的患者中，最好避免使用芬特明，一种间接作用的拟交感神经胺（苯丙胺的同类物）和Qsymia的一种成分，而氯卡色林是一种5-羟色胺激动剂，应在使用精神药物的患者中谨慎使用。咨询肥胖专家可以帮助管理这些药物。

11.*肥胖的外科治疗* 治疗肥胖的外科手术包括腹腔镜下减小胃体积的可调节胃束带（叠缝托圈）；可限制胃体积并绕过一部分小肠roux-en-Y胃旁路术；以及越来越受欢迎的袖状胃切除术，可以切除胃底的一部分。这些手术仅适用于病态肥胖或具有严重心血管或代谢并发症的肥胖患者。减肥手术可以延长寿命，能持续减轻体重，还能改善相关的糖尿病和高血压。糖尿病的改善比高血压的改善更为明显和更持久，尽管后者并非微不足道。术后并发症，尤其是在roux-en-Y手术后，可能相当严重，需要细心随访和治疗维生素及其他营养缺乏。

六、小结

高血压是肥胖的严重并发症之一，肥胖是原发性高血压的主要原因。治疗肥胖患者的高血压取决于治疗肥胖，肥胖是血压升高的根本原因。每位患者都需要一个治疗计划，该计划应该包括生活方式管理和适当的药物治疗。能量平衡方程两侧都需要解决，即饮食摄入和热量消耗。摄入方面侧需要积极咨询，行为矫正以及适当的食欲抑制剂物；目前，消耗方面主要限于体力活动，尽管安全治疗药物增加代谢率仍然是未来的目标。增加能量消耗是必需的，因为减少热量摄入与保守的代谢适应有关，降低了低能量饮食的效力。

表35.3　肥胖的药物治疗

药物	分类	作用机制
奥利司他	脂肪酶抑制剂	脂肪吸收不良
阿卡波糖	葡萄糖苷酶抑制剂	糖类吸收不良
氯卡色林	血清素激动药（5-羟色胺受体）	抑制食欲
利拉鲁肽	GLP-1激动药	抑制食欲
芬特明/托吡酯（Qysmia）	拟交感神经/抗惊厥药	食欲抑制（↑）、热量消耗
安非他酮/纳曲酮（Contrave）	抗抑郁药/阿片受体拮抗剂	食欲抑制（↑）、热量消耗

第36章 脑血管疾病

Philip B. Gorelick, Jiangyong Min, and Muhammad U. Farooq

血压升高是卒中预防的核心，降压作为改善预后的一种方式，成为大量研究预防急性卒中和复发性卒中的焦点。本章将在急性和慢性卒中管理的背景下讨论高血压和卒中。为后续急性和慢性卒中管理讨论提供一个框架，我们从卒中的定义和流行病学简要概述开始本章内容。

一、卒中新定义

传统上，卒中是根据神经系统症状和体征，以及时间进程来定义的。由脑血管疾病引起，发生局灶性神经系统体征或症状，持续超过24小时，以前被定义为卒中，而短暂性脑缺血发作（TIA）被定义为具有与卒中相同的临床特征，但神经系统体征或症状持续时间短暂，最长持续24小时。卒中和TIA定义被批评具有随意性，重要的是未考虑潜在的机制或病因。在脑血管疾病中，阐明卒中机制是进行特定的慢性预防性治疗和急性治疗的主要基础。这些思考引发了21世纪卒中定义的更新。更新的定义不仅考虑脑、脊髓或视网膜局灶性神经系统体征或症状，还融合了根据现代神经影像学，如磁共振成像（MRI）对脑组织状态或卒中提出证据的考虑。据估计多达30%～40%的TIA患者在神经影像学研究中具有之前的或急性脑缺血的有关证据。此外，新卒中定义还考虑了静止性（无症状性）或非预期卒中，可以表现为较小的深部梗死、白质病（白质疏松）和脑微出血。表36.1列出了缺血性和出血性脑卒中的分类。

二、卒中流行病学概述

前瞻性城市农村流行病学（Prospective Urban Rural Epidemiologic，PURE）队列研究，在5大洲17个高收入、中等收入和低收入国家的超过15万名成年人中进行。PURE研究旨在回答有关心血管疾病死亡率、发病率和风险的问题。在PURE研究中，按年龄和性别校正的卒中病死率在低收入国家、中等收入国家和高收入国家依次降低。总体而言，尽管低收入国家的风险因素负担最低，但低收入国家的主要心血管疾病和死亡率高得多。高收入国家的风险负担很重，但更好地控制这些风险和更频繁地进行药物治疗和血运重建操作可能会解释结果差异。

2013年《全球疾病负担研究》（Global Burden of Disease Study，GBD 2013）显示，188个国家的306种疾病和伤害中，卒中是失能调整生命年（DALY）的第二大病因，仅次于缺血性心脏病。此外，2013年GBD显示，与高收入国家（160万卒中死亡，2150万失能调整生命年）相比，发展中国家的卒中负担增加了3倍以上（485万卒中死亡，9140万失能调整生命年）。总体而言，卒中幸存者约为2570万（缺血性卒中占71%），卒中死亡650万（缺血性脑卒中占51%），1.13亿DALY来自卒中（缺血性脑卒中占58%），新发卒中1030万人（67%为缺血性）。发达国家卒中死亡率比发展中国家降低幅度更大。

总之，发病率正在上升，这是由低收入国家卒中负担推动的。这些观察结果为发展中地区更好地预防卒中和实施更复杂的急救系统提供潜在机会。我们团队中的一个人（PBG）参与了发展中国家（智利、格鲁吉亚、尼日利亚、卡塔尔、印度、立陶宛、哈萨克斯坦、印度尼西亚、巴西和孟加拉国）基于互联网的全球卒中诊断和治疗能力调查的原型开发。发现收入与多种获得卒中诊断和治疗的方法或可负担性之间存在显著相关性。

高血压和卒中风险 血压是一个与卒中风险持续相关的因素。我们不再把伴有血压升高的风险作为阈值效

表36.1 脑、脊髓和视网膜卒中的分类范畴

缺血性脑卒中	1.大动脉粥样硬化性颅外或颅内闭塞性疾病 2.栓塞（心-主动脉，动脉-动脉） 3.小动脉闭塞（腔隙性） 4.卒中少见病因（如动脉夹层、心源性或动脉手术和介入） 5.原因不确定（隐源性）：如当怀疑时栓塞时，但没有发现明显来源；或评估不完整 6.未分类（如超过1个可能机制）
寂静型或意外性脑卒中	1.深度小梗死 2.白质病（白质疏松） 3.脑微出血 4.扩大的血管周围间隙
出血性脑卒中	1.脑实质出血［高血压和非高血压（如抗凝血药或非法药物诱发）］ 2.蛛网膜下腔出血

应。Lawes等队列研究表明，收缩压每降低10 mmHg，年龄60～79岁的人群卒中发生率减少约1/3，这种联系可以持续到血压至少降低到115/75mmHg。此外，这一关系根据性别、地域、卒中亚型，以及致命和非致命事件而定。随机对照试验显示，收缩压降低10 mmHg与卒中风险降低约1/3有关。作者强调，降压更多、保持血压水平更低，对减少卒中更有益处，并对初始抗高血压药选择的重要性提出了质疑。

收缩压已成为预防卒中和心血管疾病的主要目标。由于收缩压随着年龄增长持续升高，而舒张压升高持续到50岁左右，在卒中和其他心血管疾病开始实质性增加时舒张压随之下降，因此，收缩压是主要干预目标，尤其是50岁以上人群。据估计血压升高的人群与无血压升高的人群相比，卒中风险增高3～4倍。基于单个患者数据的荟萃分析显示，血压降低与所有基线水平心血管风险的类似相对保护有关联；然而，随着基线风险增加，绝对危险降低的幅度更大。

如上所述，大量观察性流行病学研究将高血压与卒中联系起来，许多临床试验证实降低血压对卒中的发病率或复发有益处。此外，人群归因危险（PAR）计算将高血压视为最重要的可补救因素，因为高血压占卒中风险的最高百分比。卒中高血压的PAR在25%～50%。INTERSTROKE研究是一个大型病例对照研究，来自22个国家不同地理区域的受试者参与，结果显示10种危险因素与90%的卒中风险有关。与卒中相关高血压的PAR为34.6%。总体而言，高血压引起卒中的相对危险或相对危险度的估计为3～9倍。

三、急性缺血性脑卒中治疗

如本章前面所述，卒中分类包括多个主要缺血性亚型，还有两种主要出血性亚型：蛛网膜下腔出血和脑实质出血。由于急性卒中治疗的主题范围和深度如此广泛，因此，我们将在本章中讨论仅限于急性缺血性脑卒中的治疗，还将回顾一些处理血压减少出血性脑卒中的特定临床试验。对于蛛网膜下腔出血和脑实质出血的处理方法综述，请读者参考其他权威文献。

1.*急性缺血性脑卒中降压治疗* 根据美国心脏学会（AHA）/美国卒中学会（ASA）急性缺血性脑卒中早期管理2013指南，建议采用以下循证医学血压指导（括号内为证据等级和水平）。①对于符合静脉注射组织纤溶酶原激活药（tPA）的患者，应在溶栓治疗开始之前将血压降至185/110 mmHg以下（Ⅰ级，证据水平B级），并保持血压平稳。②静脉注射tPA后，应保持血压在180/105 mmHg以下至少注射24小时。③对于血管再通术，在获得更多科学研究信息之前，应遵循刚才提到的建议进行介入血管再通术，包括动脉内纤维蛋白溶解治疗（Ⅰ级，证据水平C级）。④对于血压大幅升高且未接受静脉注射tPA或血管再通术的患者，在卒中发作后的24小时内将血压降低约15%是合理的。指南还指出抗高血压药应该暂时停用，除非收缩压大于220 mmHg或舒张压大于120 mmHg（Ⅰ级，证据水平C级），或者有其他令人信服的适应证需要血压治疗（如心力衰竭）。初始抗高血压药可以包括静脉使用拉贝洛尔、尼卡地平或其他药物。⑤卒中后24小时内降压治疗相对安全。既往存在高血压且神经系统稳定的患者，卒中发作后24小时重新开始使用抗高血压药是合理的（Ⅱa级，证据水平B级）。⑥未接受急性再灌注治疗的患者，关于急性缺血性脑卒中血压降低的数据尚无定论或相互矛盾，并且降压治疗的益处尚不确定（Ⅱb级，证据水平C级）。有人认为，在急性缺血性脑卒中，过大幅度降压可能会导致半暗带已经受损的缺血性脑半球的梗死扩展，而血压过高可能会加重脑水肿、转为出血性脑卒中和神经系统结局恶化。

（1）更新的临床试验发现：自从AHA/ASA急性缺血性脑卒中早期管理2013指南发布以来，几项针对血压控制新的主要研究已经发表。中国急性缺血性脑卒中降压试验（CATIS）是一项多中心、随机对照研究，旨在检验急性缺血性脑卒中发病后48小时内适度血压降低能否减少14天内或出院时的死亡率和严重残疾。患者60岁出头，卒中发生后约15小时内被随机分组，神经系统检查提示轻度急性卒中损害，入组血压约167/97 mmHg。静脉注射血管紧张素转化酶抑制剂作为一线治疗。24小时内达到目标血压，主动治疗组的平均收缩压（SBP）降低12.7%，对照组降低7.2%。至第7天，两组血压分别为137.3 mmHg和146.5 mmHg。但是，强化降压组和次强化降压组在主要结果（14天或出院时的死亡率和严重残疾）或次要结果（3个月时的死亡率和严重残疾）之间均无差异。一氧化氮治疗卒中疗效（Efficacy of Nitric Oxide in Stroke，ENOS）试验，在缺血性或出血性脑卒中发病48小时内给予三硝酸甘油酯透皮治疗7天，与对照组进行比较。主动降压治疗可显著降压并且安全，但改良Rankin量表（mRS）未能改善功能性预后。

除斯堪的纳维亚坎地沙坦急性卒中试验（Scandinavian Candesartan Acute Stroke Trial，SCAST）（基于mRS的预后不良）外，上述研究和其他研究显示急性卒中降压通常安全，但次要结果可能会受到影响。因此，有人呼吁对急性缺血性脑卒中患者进行降压治疗，直到被认为在医学上和神经系统上稳定，可以适当口服或肠内途径。

（2）血压变异：作者之一（PBG）参与了急性缺血性脑卒中后血压变异性研究。急性缺血性脑卒中后血压变异性与神经系统恶化有关，因此，可作为可能的干预目标，以改善预后，需要进一步研究。

2.*急性出血性脑卒中降压治疗* AHA/ASA 2015年指南对自发性脑出血的血压管理建议：①收缩压为

150～220 mmHg的患者，收缩压短时间降低至140 mmHg是一种安全策略（Ⅰ级，证据水平A级）。此外，这种管理策略能有效改善功能性预后（Ⅱa级，证据水平B级）。②收缩压高于220 mmHg的患者，通过持续静脉输液和频繁血压监测来积极降压可能是合理的（Ⅱb级，证据水平C级）。

自发性脑出血上述降压建议的产生关键考虑因素来自急性脑出血强化降压试验2（Intensive Blood Pressure Reduction in Acute Cerebral Hemorrhage Trial 2，INTERACT2）。在该试验中，强化降压（收缩压目标＜140 mmHg）与指导治疗（收缩压目标＜180 mmHg）进行对比，强化治疗并未显著降低主要结果事件（90天时死亡率或严重残疾）。但是，mRS依次分析显示强化降压可以改善功能性预后。另一项降低急性脑出血压的临床试验，急性脑出血降压治疗（Antihypertensive Treatment in Acute Cerebral Hemorrhage，ATACH）Ⅱ最近提前终止，但是结果尚未发布。

3. *2015年急性缺血性脑卒中患者早期血管内治疗指南*　5个主要临床试验在急性缺血性脑卒中应用支架取栓装置有效进行大的脑动脉再通，导致2015 AHA/ASA指南更新建议，推荐卒中早期管理中使用这些器械。这5个临床试验的详细信息可在别处浏览。2015年AHA/ASA指南关于血管内再通治疗的主要建议包括：①对于正在考虑进行动脉血管内治疗的入选患者，使用静脉tPA作为第一步（Ⅰ级，证据水平A级）。②应根据以下标准（Ⅰ级，证据水平A级）在患者中采用血管内支架取栓治疗：A.卒中前mRS评分0或1；B.卒中发病后4.5小时内给予静脉tPA；C.因颈内动脉或近端大脑中动脉（M1）闭塞；D.年龄≥18岁；E.美国国立卫生研究院卒中量表评分≥6分；F. ASPECTS（计算机断层扫描头颅研究急性缺血性改变的分级量表）得分≥6分；G.卒中症状发病6小时内起始血管内治疗（腹股沟穿刺）。该指南声明的其他建议将在别处进行讨论。

4. *急性缺血性脑卒中早期管理的一般治疗建议*　表36.2列出了治疗急性缺血性脑卒中早期管理节选的其他常规治疗建议。

四、慢性卒中管理

经历过缺血性脑卒中或TIA的患者，复发性卒中风险很高。每年美国发生卒中的总数量中，复发性卒中约占25%。据估计初次卒中或TIA后未来发生缺血性脑卒中的年风险为3%～4%。鉴于这种随时间变化的年平均卒中复发率，早期（即第一年）复发风险比后期更高。此外，随着时间推移发生主要冠状动脉事件的风险增加。因此，重要的是需要注意卒中患者的冠状动脉风险（反之亦然）。

复发性卒中风险因卒中亚型、年龄、合并症和预防性治疗依从性而有所不同。高血压被认为是早期和晚期复发性卒中的危险因素。在传统上许多复发性卒中预防试验中，高血压并未得到很好控制，直到最近才被证实，生活方式指导和共同努力监测和治疗血压是一项非常有效的策略。

据观察，与腔隙性脑卒中相比，动脉粥样硬化和心脏栓塞性卒中亚型的7天、30天和90天复发性卒中发生率更高。因此，合理定义卒中亚型具有预后意义，也决定了治疗方法，我们将在后续章节学习。

在一项单中心观察性研究中，血压控制不佳与脑叶和非脑叶实质出血的高复发率相关，提示需要对脑出血幸存者进行血压控制的其他临床试验研究。此外，德国19家三级医疗中心进行的一项回顾性队列研究中，口服抗凝药相关的脑出血患者中，升高的国际标准化比值（INR）迅速逆转和4小时内收缩压降至160 mmHg以下与血肿扩大发生率低有关。此外，再次接受口服抗凝治疗与随后发生缺血性事件的风险较低。

1. *复发性卒中预防的血压管理*　2014 AHA/ASA预防卒中复发指南建议在血压管理方面采取以下措施：①尽管卒中后血压＜140/90 mmHg的患者开始降压治疗具有不确定益处（Ⅱb级，证据水平C级），收缩压≥140 mmHg，或者舒张压≥90 mmHg的患者，卒中后几天内可开始降低血压治疗（Ⅰ级，证据水平B级）；②有高血压病史者应恢复降压治疗，以预防卒中复发及其他血管事件（Ⅰ级，证据水平A级）；③目标血压控制在140/90 mmHg以下（Ⅱa级，证据水平B级）合理，近期有症状的腔隙性脑梗死患者，收缩压130 mmHg以下合理（Ⅱb级，证据水平B级）；④改变生活方式（限盐，减轻体重，饮食中富含水果和蔬菜和低脂乳制品，规律体育锻炼和限制饮酒）是降压治疗方案的合理组成部分（Ⅱa级，证据水平C级）；⑤最佳药物治疗方案仍不确定，但是，利尿药或利尿药加血管紧张素转化酶抑

表36.2　急性缺血性脑卒中早期治疗的一般治疗建议

1.气道和呼吸机支持，如果气道受损
2.维持血氧饱和度＞94%（非低氧患者不建议补充氧）
3.如果发热，退热治疗
4.血压升高（见正文）
5.避免低血糖，如果血糖过高，治疗至140～180 mg/dl葡萄糖水平
6.吞咽评估以评价潜在的窒息风险
7.皮下抗凝治疗可预防制动患者的深静脉血栓形成
8.避免留置膀胱导尿管
9.使用标准化卒中医嘱
10.急性水肿或癫痫发作的治疗（详细信息见参考文献19）

（引自：Jauch EC，Saver JL，Adams HP，et al. Guidelines for the early management of patients with acute ischemic stroke. A guideline for healthcare professionals from the American Heart Association/American Stroke Association. Stroke，2013，44：870-947.）

制剂被认为有用（Ⅰ级，证据水平A级）；⑥应根据药理特点，作用机制和患者特征（如是否存在糖尿病、心力衰竭、肾脏疾病）选择特定抗高血压药（Ⅱa级，证据水平B级）。

2.选择影响降压推荐的临床试验数据预防复发性缺血卒中　两项临床试验对上述复发性卒中预防指南有关血压管理具有重大影响：培哚普利防止复发性卒中研究（Perindopril Protection Against Recurrent Stroke Study，PROGRESS）和小皮层下卒中二级预防（Secondary Prevention of Small Subcortical Strokes，SPS3）。PROGRESS纳入过去5年卒中或TIA患者，采用以血管紧张素转化酶抑制剂培哚普利为主要成分的降压方案，联合或者不联合利尿药吲达帕胺，进行与安慰剂对比的大型试验。有效治疗使血压降低9/4 mmHg。总体而言，以培哚普利为主的治疗组复发性卒中相对危险统计学上降低了28%，复发性脑出血相对危险降低了50%。单独应用培哚普利可降低血压5/3 mmHg，卒中减少未达到统计学意义。随着血压降低幅度更大（联合疗法为12/5 mmHg），研究关键终点事件减少更多。

SPS3是一项由MRI诊断有症状腔隙性梗死的随机开放标签试验，两个比较组设定收缩压治疗目标：＜130 mmHg和130～149 mmHg。主要终点与PROGRESS类似，全因卒中减少。1年后强化血压治疗组平均收缩压为127 mmHg，次强化治疗组的收缩压为138 mmHg。所有卒中患者，降低血压对致命性猝死或心肌梗死/血管死亡的复合结果都没有统计学意义的优势，但是，脑出血明显减少（相对减少63%，$P=0.03$）。强化降压治疗被认为是安全的。抗高血压药由研究组酌情开具处方，并由当地处方提供。

预防复发性卒中的随机对照试验荟萃分析显示，复发性卒中减少，伴随着血压降低29%，心血管事件减少31%。但是，心肌梗死或全因死亡减少没有优势。

3.缺血性卒中或短暂性脑缺血发作后特定风险或脑血管疾病的管理　根据AHA/ASA 2014指南声明，表36.3列出了预防复发性卒中的特定风险或脑血管疾病的管理。

五、某些复发性卒中预防疾病的血压管理

1.认知保留和血压　卒中后认知功能受损很常见，约高达1/3的患者可能患有严重的认知功能障碍。此外据估计，在全球和美国，中年血压升高可能分别占阿尔茨海默病（AD）的5%和8%，而患AD血压升高的相对危险约为1.6。2011年AHA/ASA证据综述和指南声明中得出结论，降压可有效减少患者卒中后的痴呆（Ⅰ级，证据水平B级）；有合理的证据表明，中年和年轻的老年患者降压可以预防晚年痴呆（Ⅱa级，证据水平

表36.3　缺血性卒中或短暂性脑缺血发作后某些风险或脑血管疾病的管理

1.血脂：他汀类药物治疗具有强化降脂特性，如果低密度脂蛋白胆固醇≥100 mg/dl且患有动脉粥样硬化性卒中，可以改善生活方式
2.症状性颅外颈动脉狭窄
A.颈动脉狭窄少于50%：药物治疗
B.颈动脉狭窄50%～69%：根据患者特征、年龄和合并症，个性化药物或药物治疗＋颈动脉内膜切除术
C.颈动脉狭窄70%～99%：颈动脉内膜切除术＋药物治疗
D.颈动脉支架置入术：如果通过无创影像检查颈动脉管腔缩小超过70%，或者通过常规脑血管造影术发现颈动脉管腔缩小超过50%，和直接手术处理颈动脉困难（如高颈动脉分叉），合并症增加直接手术风险，或存在局部情况（颈部放疗史及既往颈动脉内膜切除术）使内膜切除术困难
3.大动脉颅内动脉粥样硬化
A.不推荐颅外颅内旁路手术
B.积极的医疗管理，包括但不限于高效他汀类药物疗法，如果狭窄率为50%～99%，则血压目标应超过140/90 mmHg
C.如果有70%～99%的狭窄：氯吡格雷每天75 mg＋阿司匹林90天，然后进行单一抗血小板治疗
D.不建议常规使用颅内支架置入术
4.非瓣膜性心房颤动
A.如果卒中原因不确定，连续30天监测心律
B.华法林、阿哌沙班、达比加群或利伐沙班（合理选择）[a]
C.如果口服抗凝血药禁忌，应考虑单独服用阿司匹林或阿司匹林加氯吡格雷
5.抗血小板治疗（如果无口服抗凝血药指征）
A.阿司匹林每天50～325 mg或阿司匹林25 mg加缓释双嘧达莫200 mg（每日2次）或氯吡格雷每天75 mg
B.阿司匹林加氯吡格雷可在轻微缺血性卒中或短暂性脑缺血发作后的24小时内进行，持续90天，然后进行单一抗血小板治疗，除非有其他令人信服的适应证（如冠状动脉支架），否则不建议使用阿司匹林加氯吡格雷

[a]该声明发表后，依多沙班被批准用于缺血性卒中（引自：Kernan WN，Ovbiagele B，Black HR，et al. Guidelines for the prevention of stroke in patients with stroke and transient ischemic attack. A guideline for healthcare professionals from the American Heart Association/American Stroke Association. Stroke，2014，45：2160-2236.）

B级）；尚未证实80岁以上人群降压对预防痴呆有用（Ⅱb级，证据水平B级）。

血压降低对认知功能保留的价值存在不确定性，因为存在不同的研究方法，在许多心血管临床试验中错过研究机会，许多研究表明降低血压可能有用，而其他一些研究却没有显示获益，缺乏从中年或更早开始的长期临床试验数据，也缺少对高血压（某种程度上）可以更有利于保留老年认知功能这一现象的合适研究。因此，发现根据绝对年龄，血压控制可能会对认知产生不同的影响。另外，可能需要控制包括血压在内的多种心血管危险因素，才能成功实现认知保留。目前，鉴于血压控制和维持认知活力的平衡关系，我们建议遵循AHA/ASA 2011指南声明中的血压控制参数。

2.高评分闭塞性大动脉疾病　卒中风险降低高度依赖于血压降低，特别是出血性卒中。但是，Ovbiagele等在有效预防二次卒中预防方案（Prevention Regimen for Effectively Preventing Second Strokes，PRoFESS）研究中证实，预防复发性缺血性卒中可能会呈现“J”形曲线。随访期间收缩压水平处于正常很低（＜120 mmHg）、高（140至＜150 mmHg）或很高（≥150 mmHg）范围与复发性卒中风险增加相关。此外，当存在高评分症状性颅内闭塞性脑血管疾病时，研究显示，收缩压低于130 mmHg时，正电子发射体层摄影（PET）出现“灌注稀疏”的患者同侧卒中风险增加。一项有限样本量非主要分析的颈动脉闭塞手术研究（Carotid Occlusion Surgery Study，COSS）显示，在PET研究中，血压降低≤130/85 mmHg的患者与血压＞130/85 mmHg的患者相比，颈动脉闭塞及氧气摄取增加有利于卒中的减少。在华法林-阿司匹林症状性颅内疾病研究（Warfarin-Aspirin Symptomatic Intracranial Disease Study WASID）的一项非主要分析中，收缩压≥160mmHg与血压较低水平相比，同侧复发性卒中发生率最高。上述数据可以解释，当有高评分大动脉闭塞性疾病时，血压（130～139）/（80～85）mmHg是一个合理的目标。

六、小结

血压高为140/90 mmHg是初发和复发性卒中重要且可更改的危险因素。在急性缺血性脑卒中降血压通常安全，但尚未显示出可以减少早期死亡或残疾，并且人们担心降压治疗可能会使功能性预后恶化。关于出血性卒中，尚未证明急性强化降压（即收缩压＜140 mmHg）能减少死亡或严重残疾，但可以改善功能性预后。在某些情况下，并未最终证明降低血压可以降低认知障碍或认知下降的风险，大动脉闭塞患者可能会受益于降低血压，但是血压过高或过低可能导致复发性卒中风险增加。表36.4列出了本章回顾的指南声明关于卒中预防和急性卒中管理的血压目标以及作者的经验。

表36.4　预防卒中和急性卒中管理的血压目标

以下血压目标对于预防卒中可能是合理的
1.通常用于预防复发性卒中/短暂性脑缺血发作（TIA）：血压目标低于140/90 mmHg［目标范围:（130～139）/（80～85）mmHg］
2.如果是腔隙性脑梗死：考虑收缩压目标为低于130 mmHg
3.当有症状的高评分或完全闭塞大的脑动脉［如颈动脉、基底和中脑（M1）］时，降低血压时必须谨慎：在没有正电子发射体层摄影指导情况下，合理地将血压目标设定为小于140/90 mmHg［目标范围:（130～139）/（80～85）mmHg］
4.虽然“J”形血压下降曲线可能不是预防首次卒中的主要考虑因素，但对于复发性卒中可能存在这样的趋势：血压目标是低于140/90 mmHg［目标范围:（130～139）/（80～85）mmHg］
以下血压目标对于急性卒中治疗可能是合理的
1.对于急性缺血性卒中和静脉内组织纤溶酶原激活剂（tPA）给药或动脉内再通手术：血压目标应低于185/110 mmHg，tPA治疗后24小时内血压应保持在180/105 mmHg以下
2.对于没有静脉内tPA给药或动脉内再通术的急性缺血性卒中：除非有令人信服的适应证（如心力衰竭），否则可将血压降低至收缩压水平220 mmHg或舒张压120 mmHg
3.急性脑实质出血：收缩压的目标为140 mmHg

第37章 糖尿病

Radica Z. Alicic and Katherine R. Tuttle

糖尿病和高血压经常共存，是全球公共健康问题，可以带来心血管疾病、慢性肾脏病，以及过早死亡和残疾的巨大社会负担。两种疾病都对微血管和大血管并发症风险具有放大作用。世界范围内糖尿病患病率正在逐年上升。糖尿病和高血压不成比例地影响着中低收入国家人民，估计70%的糖尿病病例在这些国家。仅在美国，2012年和2011年糖尿病和高血压的总治疗费用分别为2450亿美元和460亿美元。因此，预防、发现和干预糖尿病及高血压具有巨大的潜在健康和经济意义。

一、糖尿病、高血压和糖尿病并发症的流行病学

全球糖尿病流行的总体状况令人震惊。据估计，2014年全球≥18岁成年人的糖尿病患病率约为9%。在美国至少有2900万人患有糖尿病，占总人口9.3%，而每年新诊断糖尿病的美国人约为140万。现有和新发病例中约95%（2750万）是2型糖尿病，美国约5%（150万）的儿童和成年人患1型糖尿病。肥胖人群中糖尿病患病率急剧上升，呈全球性。44%的糖尿病病例归因于超重和肥胖。从全球范围来看，超过19亿≥18岁成年人超重，6亿肥胖者，是发生糖尿病的危险者。糖尿病目前是美国第七大死亡原因，世界卫生组织预测至2030年糖尿病将是世界第七大死亡原因。

糖尿病和高血压经常同时发生。2009—2012年，具有代表性的美国人群，总计71%的糖尿病成年人患有高血压，高血压定义为血压≥140/90 mmHg，或使用处方药降低血压。应该注意的是，诊断2型糖尿病时通常已存在高血压。根据蛋白尿状态对2型糖尿病高血压患病率进行分层时，40%～83%的微量白蛋白尿和78%～96%的显性白蛋白尿患者为高血压。在1型糖尿病中，无肾脏疾病人群高血压患病率约为30%。但是，一旦发展为伴有蛋白尿的糖尿病肾病，高血压的患病率就会与2型糖尿病相似。与无糖尿病患者相比，糖尿病患者预期寿命较短，合并症负担重。糖尿病患者发生大血管（心血管）和微血管并发症（肾脏疾病、视网膜病和神经病变）危险格外高，这些并发症会因高血压而加重恶化。

确诊的糖尿病成年人（≥18岁）与非糖尿病成年人相比，校正后全因死亡率高1.5倍。与非糖尿病人群相比，校正人口年龄差异后，糖尿病人群心肌梗死所致的心血管疾病死亡率和住院率及卒中分别高出1.8倍、1.7倍和1.5倍。总之，10%～12%的心血管死亡由糖尿病所致。近50%的糖尿病患者可以发生糖尿病性肾病，这些风险被显著放大。实际上糖尿病患者过高的全因死亡和心血管死亡风险多数归因于糖尿病肾病的存在。

糖尿病肾病也是导致终末期肾病（ESRD）的慢性肾脏病的首要原因，目前每年占新发病例的44%。高血压会加速糖尿病肾病进展，而肾功能障碍会进一步升高血压。平均动脉血压升高与估计肾小球滤过率（eGFR）逐年降低之间几乎呈线性关系。糖尿病肾病患者的心血管疾病患病率随肾功能下降而增加。两项大型队列研究显示，eGFR 15～60 ml/（min・1.73 m^2）人群10年死亡率，男性超过35%，女性超过20%。最新数据表明eGFR大约从95 ml/（min・1.73 m^2）开始，心血管死亡风险增加。国家肾脏基金会慢性肾脏病心血管疾病工作组建议，将慢性肾脏病患者视为心血管事件的"最高风险人群"。

2005—2008年，年龄≥40岁的糖尿病患者中有28.5%（420万）患糖尿病视网膜病。高血压和糖尿病视网膜病共存进一步增加了失明风险。糖尿病外周神经病变影响约70%的糖尿病患者，是美国截肢的主要原因。糖尿病自主神经病变的临床表现包括直立性低血压、血管舒缩张力下降、心率正常变异缺乏、静息性心动过速和猝死。高血压是公认的糖尿病性神经病变危险因素之一。自主神经病变的存在可用于心血管疾病和糖尿病肾病的危险分层，独立于其他心血管疾病危险因素之外。

二、糖尿病、高血压和糖尿病并发症的发病机制

2型糖尿病以高血糖、胰岛素抵抗和胰岛素分泌相对受损为特征。此外，高血糖本身可损伤胰岛β细胞功能（"葡萄糖毒性"），减少胰岛素分泌。2型糖尿病的遗传易感性由影响多种代谢过程的复杂多基因因素导致，代谢过程包括胰腺发育和β细胞功能、胰岛素分泌和敏感性、葡萄糖不耐受的进展、代谢率、体重指数和中心性脂肪分布变化。

肥胖容易发生胰岛素抵抗、胰岛素刺激的葡萄糖摄取受损，以及胰岛β细胞对葡萄糖的敏感性降低。脂肪本

身是促炎性介质的来源，反映为血液循环中C反应蛋白、白细胞介素6和纤溶酶原激活抑制剂、肿瘤坏死因子和白细胞计数水平增高。其他脂肪相关因子（瘦素）和血浆游离脂肪酸增加可能会促进胰腺衰竭、动脉粥样硬化和进展性肾脏疾病。此外，脂肪细胞衍生因子、脂联素的缺乏与胰岛素抵抗和糖尿病肾病进展呈负相关。

糖尿病、高血压、心血管疾病和糖尿病肾病具有共同的发病机制（如肾素-血管紧张素-醛固酮系统激活、活性氧、炎症），它们同时相互促进和增强，形成相互联系并发症的恶性循环。内皮细胞对于最佳的血管功能至关重要，处于糖尿病并发症的中心地位，这种细胞类型特别容易受到伤害。内皮功能障碍是动脉粥样硬化和血栓形成的关键启动因素，而动脉粥样硬化和血栓形成是发生急性事件如心肌梗死和卒中的最短路径。内皮细胞通过产生内皮衍生的舒张因子和收缩因子调节动脉壁的功能，内皮产生的最重要的舒张因子是一氧化氮（NO）。多种因素可引起NO生成减少，导致血管收缩，包括氧自由基、血管紧张素Ⅱ、缺乏运动、高盐摄入和睾酮。除了下调NO释放外，这些因素还可能通过凋亡导致内皮细胞死亡。凋亡细胞通常被功能失调的再生内皮细胞所取代，这些内皮细胞倾向于通过血管收缩因子前列腺素（内过氧化物、前列环素）和内皮素-1引起炎症和加速动脉粥样硬化。

存在高血压时，NO生成因为应激、高盐摄入、肾素-血管紧张素系统激活和醛固酮的产生进一步下调，对内皮依赖性血管舒张反应减弱。内皮素-1引起肾小球入球小动脉和出球小动脉血管张力增高。这些动脉长期血管收缩会导致肾血流量减少，肾小球滤过率降低，与肾小球高滤过和球内高压有关。内皮素-1增加血管活性氧（ROS）形成，是各种血管床的致炎和纤维化介质。

长期暴露于高血糖、胰岛素抵抗和肥胖的结果是NO磷酸化水平降低，导致糖尿病和肥胖患者动脉NO介导的舒张功能受损。同时，在糖尿病和肥胖患者中，内皮源性血管收缩性前列腺素和内皮素-1的产生均增加。两种介质均可引起血管平滑肌细胞的血管收缩，放大动脉内皮功能障碍。脂联素信号可正常增加NO生成，而肥胖者内皮依赖的舒张功能是受损的。高脂饮食本身可产生类似效应。

糖尿病的代谢紊乱能促发并维持炎症和损害性产物的激活，引起肾脏血流动力学异常，最终导致经典的糖尿病肾病，包括肾小球系膜扩张、肾小管间质炎症和肾纤维化（图37.1）。早期糖尿病以肾小球高滤过和球内高压为特征，从而产生毛细血管壁上的机械应力。入球小动脉阻力降低，伴随着出球小动脉阻力相对增加，引

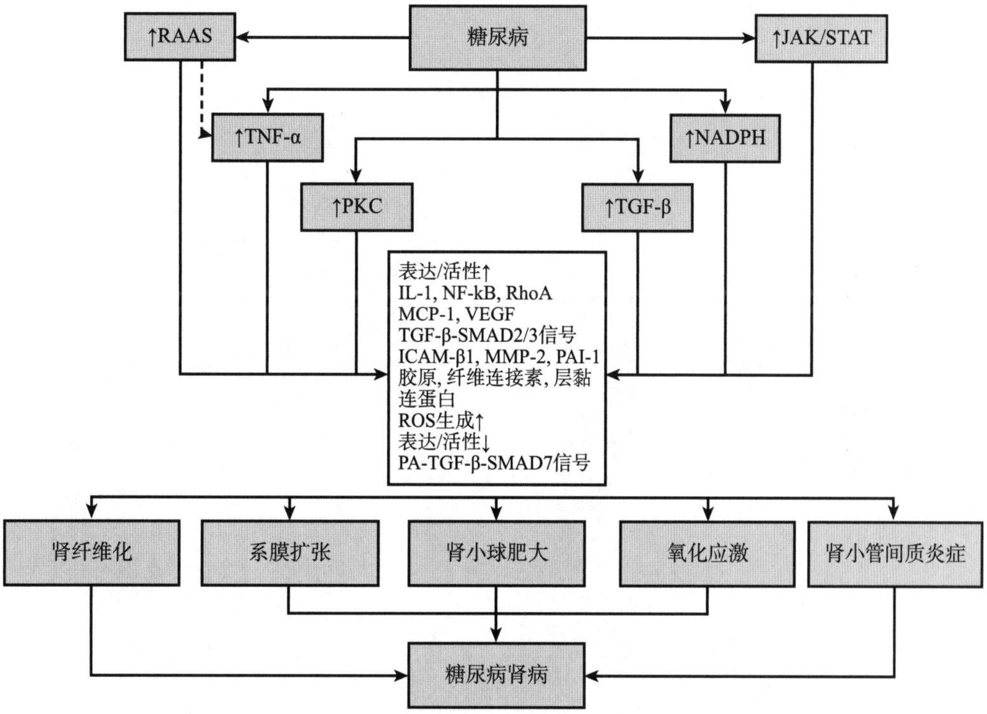

图37.1 糖尿病肾病发病的公认分子机制

ICAM-1.细胞间黏附分子-1；IL-1b.白细胞介素-1b；JAK/STAT.Janus激酶/信号转导及转录活化因子；MCP-1.单核细胞趋化蛋白-1；MMP-2.基质金属蛋白酶-2；NADPH.烟酰胺腺嘌呤二核苷酸磷酸氧化酶；NF-kB.核因子-kB；PA.纤溶酶原激活物；PAI-1.纤溶酶原激活物抑制物；PKC.蛋白激酶C；RAAS.肾素-血管紧张素-醛固酮系统；RHoA-GTPase. RHoA细胞分裂的调节物；ROS.活性氧；TNF-α.肿瘤坏死因子-α；TGF-β.转化生长因子-β；VEGF.血管内皮生长因子（引自：Alicic RZ，Tuttle KR. Novel therapies for diabetic kidney disease. Adv Chronic Kidney Dis，2014，21：121-133.）

起肾小球毛细血管压力升高和内皮损伤。一旦发生肾脏疾病，动脉血管粥样硬化改变的患病率和严重性更高，动脉钙化程度较重，胶原纤维含量较低（图37.2）。随着eGFR降低，颈动脉进展性动脉粥样硬化病变的出现频率逐渐增加。糖尿病肾病患者的冠状动脉经常可以观察到钙化病变（图37.2）。

三、糖尿病患者高血压的临床管理

1.血压控制对糖尿病并发症的影响 血压控制对糖尿病患者大血管和微血管并发症的益处已广为人知。高血压最佳治疗（Hypertension Optimal Treatment，HOT）在指定血压目标较低的患者中显示出预后改善，特别是在预防卒中方面。在HOT研究中，目标舒张压（DBP）低于80 mmHg的患者可获得最佳结果。英国前瞻性糖尿病研究（UKPDS 38）对新诊断糖尿病患者的目标血压低于150/85 mmHg和低于180/105 mmHg进行了比较。较低血压目标显示出多种结果的益处：将预定义的大血管和微血管并发症的风险降低24%（$P<0.000\,1$）；死亡风险降低32%（$P=0.019$）；卒中风险降低44%（$P=0.013$）；微血管并发症，主要是蛋白尿和视网膜病变发生风险降低37%（$P=0.009$）。UKPDS一项后续研究对初始队列的5102名患者进行评估，评估随时间推移收缩压与死亡风险以及糖尿病大血管和微血管并发症之间的关系。并发症的发生与收缩压显著相关：平均收缩压每降低10 mmHg，与糖尿病有关的任何并发症的风险降低12%（$P<0.000\,1$）、心肌梗死的风险降低11%（$P<0.000\,1$）、微血管并发症风险降低13%（$P<0.000\,1$），这种获益没有血压低限（图37.3）。后续临床试验包括：糖尿病患者血压合理控制（Appropriate Blood Pressure Control in Diabetes，ABCD-H，ABCD-N，ABCD-2V）研究、2型糖尿病患者降压和血糖控制随访（Follow-up of Blood-Pressure Lowering and Glucose Control in Type 2 Diabetes，ADVANCE）研究、合并收缩期高血压患者通过联合治疗避免心血管事件（Avoiding Cardiovascular Events through Combination Therapy in Patients Living with Systolic Hypertension，ACCOMPLISH），这些研究均支持控制血压改善大血管和微血管预后（表37.1）。

3个大型临床试验的事后分析评估了血压与肾功能的关系：血管紧张素Ⅱ拮抗药氯沙坦减少非胰岛

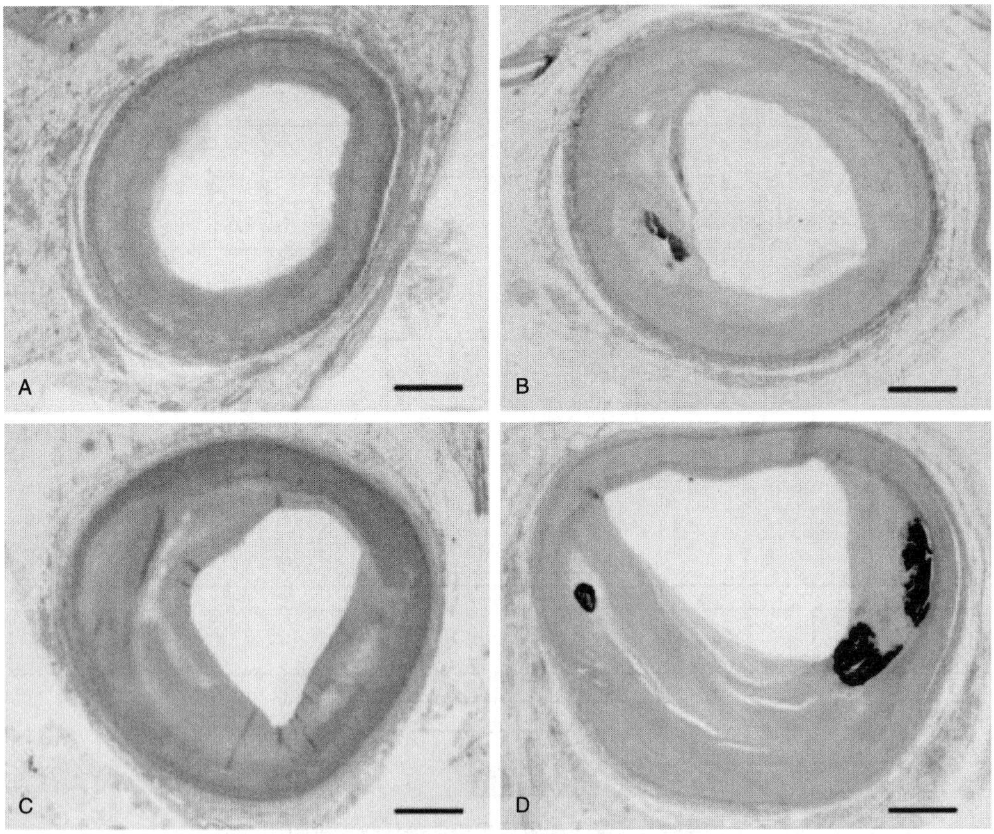

图37.2 慢性肾脏病患者的动脉粥样硬化

肾小球滤过率（GFR）分类对应的典型动脉。（A～D）估计GFR为（A）60或更高，（B）45～59，（C）30～44和（D）低于30 ml/（min·1.73 m^2），相应分类对应的冠状动脉典型光学显微图。动脉狭窄率分别为（A）36.8%、（B）42.3%、（C）54.2%和（D）58.9%。所有切片均用苏木精和伊红染色。比例尺＝1.0mm（引自：Nakano T，Ninomiya T，Sumiyoshi S，et al. Association of kidney function with coronary atherosclerosis and calcification in autopsy samples from Japanese elders：the Hisayama study. Am J Kidney Dis，2010，55：21-30.）

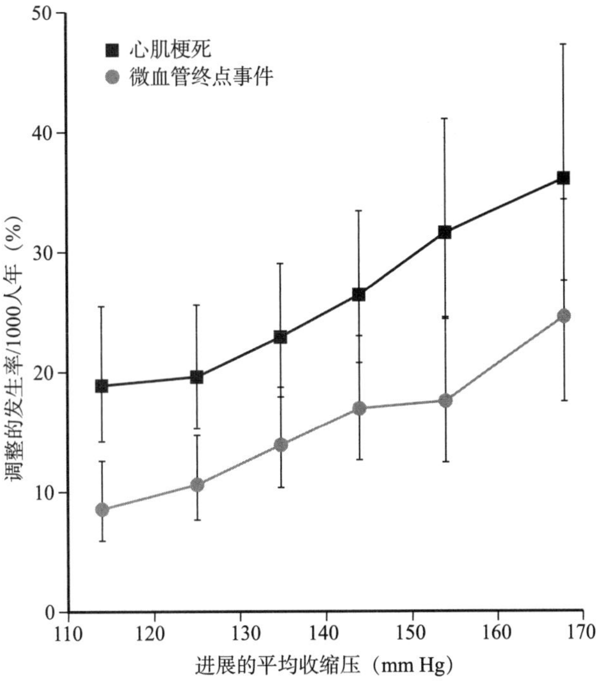

图37.3　按收缩压分类的并发症发生率

按更新分类的平均收缩压，对应的心肌梗死、微血管终点事件发生率（95%可置区间），50～54岁的白种人男性，校正诊断时平均年龄、性别和种族，糖尿病病程平均10年［引自：Stratton IM，Adler AI，Neil HAW，et al. Association of glycaemia with macrovascular and microvascular complications of type 2 diabetes（UKPDS 35）：prospective observational study. BMJ，2000，321：405-412.］

素依赖型糖尿病终点事件［Reduction of Endpoints in NIDDM（noninsulin-dependent diabetes mellitus）with the Angiotensin Ⅱ Antagonist Losartan，RENAAL］研究、血管紧张素受体拮抗药厄贝沙坦对2型糖尿病肾病患者的肾保护作用（Renoprotective Effect of the Angiotensin–Receptor Antagonist Irbesartan in Patients with Nephropathy due to Type 2 Diabetes，IDNT）研究和退伍军人糖尿病肾病（Veterans Affairs Nephropathy in Diabetes，VA NEPHRON-D）研究。RENAAL研究分析评估了个体基线血压与复合结果之间的关系，包括血清肌酐增长加倍、ESRD或死亡。收缩压是ESRD的独立危险因素，基线收缩压为140～159 mmHg，与收缩压低于130 mmHg相比，ESRD或死亡风险增加38%（$P=0.05$）。多变量分析显示，基线收缩压每升高10 mmHg，ESRD或死亡风险增加6.7%（$P=0.007$）。IDNT数据分析表明，与收缩压低于134 mmHg的患者相比，基线收缩压低于149 mmHg的患者，血清肌酐增长加倍或ESRD的风险增加了2.2倍。收缩压逐渐降至120 mmHg与肾脏预后改善和生存相关，独立于基线肾功能之外。VA-NEPHRON评估了平均治疗血压与eGFR、ESRD或死亡的相关性。校正多变量后，随着收缩压从120 mmHg上升到150 mmHg或者更高，发生终点事件的风险越来越高。收缩压140～149 mmHg的危险比显著高于120～129 mmHg（危险比1.51；95%可置区间1.06 vs. 2.15；$P=0.02$），收缩压与eGFR斜率之间呈单向负相关，提示收缩压越低，预后越好（图37.4）。平均舒张压和eGFR之间存在U型关系，舒张压低于60 mmHg时，GFR丢失更多。该分析的总体结论是，在以高蛋白尿为特征的糖尿病肾病患者中，平均收缩压≥140mmHg和平均舒张压≥80 mmHg与肾脏预后较差相关（图37.4）。

不同人群进行的几项研究表明，夜间血压是心血管事件的强力预测指标，睡前服用抗高血压药可降低心血管事件的相对危险。另一项研究表明，睡前服用抗高血压药可导致夜间血压和24小时动态血压显著降低，而日间血压无变化。2016年美国糖尿病学会糖尿病医学诊疗标准建议至少有一种抗高血压药睡前服用。

2.糖尿病患者的目标血压是多少　ACCORD试验强化目标血压升高部分未显示出主要心血管事件或死亡总体风险降低。这项对4733名已确诊的2型糖尿病患者的研究中，与低于140/90 mmHg的目标血压相比，强化血压降至低于120/70 mmHg未能证明对致命或非致命的主要心血管事件有益处。在较低血压组中，唯一显著的益处是卒中发生率降低。尽管危险比为0.58（95%*CI*为0.39～0.88，$P=0.009$），绝对危险降低仅为1.1%。此外，降低目标血压与严重不良事件的数目显著增加有关，如低血压、晕厥和低钾血症。强化治疗组的平均eGFR明显低于标准治疗组，eGFR低于30 ml/（min·1.73 m^2）的病例明显多于标准治疗组（99例 vs. 52例，$P<0.001$）。因此，这项研究的结果对关于建议糖尿病患者更低的目标血压提出主要质疑，如血压降

表 37.1 糖尿病合并高血压患者的随机试验

研究	受试者	随访	干预	试验中达到的平均血压或组间差异	结局：原发性和继发性	结果
HOT，1997年	DM2亚组人群1501例，舒张压100～115mmHg 基线血压174.1/105.3 mmHg	3.8年（均数）	DBP≤80 mmHg vs. DBP≤85 mmHg vs. DBP≤90 mmHg	组间差异3.4/2.9	主要心血管结局（致死性和非致死性MI、所有的卒中、所有的心血管死亡）	心血管死亡减少，相对危险度3.0（95%CI：1.28～7.08）
UKPDS 38，1998年	1148例DM2伴有高血压（平均血压160/94mmHg）患者	8.4年（中位数）	BP＜150/85 mmHg vs. BP＜180/105 mmHg	144/82 mmHg vs. 154/87 mmHg	致死性和非致死性糖尿病相关终点事件，与糖尿病和全因死亡率相关的死亡、微血管疾病（白蛋白尿、视网膜病变）	糖尿病相关终点事件风险减少24%，死亡减少32%，卒中减少44%，微血管终点事件危险减少37%（白蛋白尿、视网膜病变）
ABCD-H，1998年（hypertensive population）	470例DM2患者，舒张压＞90 mmHg	5年（均数）	强化（DBP 75 mmHg）vs. 适度（DBP 80～89 mmHg）	强化组DBP＜75 mmHg，适度组DBP＜90 mmHg	原发性：肌酐清除率变化 继发性：白蛋白排泄、左心室肥大、视网膜病变、神经病变	依那普利强化组和适度组MI发生率显著低于尼索地平对应组（$P=0.001$）
RENAAL，2001年	1513例DM2患者，UAE＞300 mg/24 h，肌酐1.3～3 mg/dl	3.4年（均数）	氯沙坦vs.安慰剂	研究结束时血压BP 140/74 mmHg vs. 142/74 mmHg	原发性：基线肌酐、ERSD或死亡加倍 继发性：心血管发病率和死亡率、蛋白尿、肾病进展	原发性结局风险减低16%，ESRD风险减低28%，肌酐加倍风险减低25%，氯沙坦组蛋白尿减少35%；心血管死亡率和发病率两组类似，两组死亡无差异
IDNT，2001年	1715例DM2伴高血压（BP血压＞135/85 mmHg）患者，蛋白尿＞900 mg/24 h，肌酐1.0～3.0 mg/dl，基线血压150/86.7 mmHg	2.6年（中位数）	厄贝沙坦vs.氨氯地平vs.安慰剂	目标血压＜135/85 mmHg	原发性：肌酐、ERSD、任何原因死亡加倍	厄贝沙坦组显示： 原发性复合终点事件风险减低20%，肌酐加倍风险减低30%，肌酐浓度增加减缓24%
IRMA-2，2001年	590例DM2伴高血压（基线血压153/93 mmHg）患者，UAE 20～200 μg/min 男性：Cr＜1.5 mg/dl 女性：Cr＜1.1 mg/dl	2年（中位数）	厄贝沙坦vs.安慰剂	150 mg组血压：143/83 mmHg， 300 mg组血压：141/83 mmHg， 安慰剂组血压：144/83mmHg	原发性：肾病进展，定义为UAE≥200 μg/min，或UAE比基线增高30% 继发性：白蛋白尿水平、肌酐清除率变化，UAE恢复＜20 μg/min	150mg/d组UEA下降24% 300mg/d组UEA下降38% 肌酐无显著降低 非致死性心血管结局没有显著变化
BENEDICT，2004年	1204例DM2患者，BP＞130/85 mmHg（基线血压150/86.7 mmHg），UAE 20 μg/min，Cr 1.5 mg/dl	3.6年（中位数）	群多普利 vs. 维拉帕米vs. 群多普利＋维拉帕米vs. 安慰剂	联合用药组： 39±10/80±6 mmHg trandolapril组： 139±12/81±6 mmHg 维拉帕米组： 141±10/82±6 mmHg 安慰剂组：142±12/83±6 mmHg	原发性：出现微量白蛋白尿 继发性：治疗作用的大小	Trandolapril＋维拉帕米延缓蛋白尿，因子2.6. Trandolapril 单药治疗延缓蛋白尿，因子2.1.

续表

研究	受试者	随访	干预	试验中达到的平均血压或组间差异	结局：原发性和继发性	结果
ABCD-N，2002年（血压正常人群）	480例2型糖尿病，血压＜140/90 mmHg	5.3年（均数）	强化（DBP＜10 mmHg低于基线）vs. 适度血压控制（DBP 80～89 mmHg）	强化组血压 128±0.8/75±0.3 mmHg vs. 适度组血压 137±0.7/81±0.3 mmHg	原发性：CCR的变化 继发性：微量白蛋白尿排泄的改变；视网膜病变、神经病变进展、心血管疾病发生率	CCR无差异，较低白蛋白尿进展 强化组较少视网膜病变进展，卒中发生率较低
ABCD-2V，2006年	129例DM2伴BP＜140/90 mmHg（基线血压126/84.7 mmHg）患者，UAE＜30～300 mg/24 h	（1.9±1）年	强化组（DBP 75 mmHg）vs.适度组BP（DBP 80～90 mmHg）	118±10.9/75±5.7 mmHg vs. 124±10.9/80±6.5 mmHg（$P<0.01$）	原发性：UAE变化 继发性：视网膜病变、神经病变、CV事件的变化	UAE显著减少，对视网膜病变、神经病变的进展或心血管事件发生率无影响
ADVANCE，2007年	11 140例DM2患者＋主要心血管疾病史或者至少一个心血管疾病危险因素；基线血压145/81 mmHg	4.3年（均数）	常规ACEI类利尿剂对血管事件的影响	强化组SBP降低5.6 mmHg； DBP降低2.2 mmHg	原发性：主要大血管和微血管事件	大血管和微血管事件风险降低9%，心血管死亡相对危险降低18%，任何原因死亡风险降低14%
ACCOMPLISH，2008年	11 464例高血压患者（6924例2型糖尿病）	35.7和35.6个月（3年）	贝那普利/氨氯地平vs.贝那普利/HTCZ	贝那普利/氨氯地平131.6/73.3 mmHg 贝那普利/HCTZ 132.5/74.4 mmHg	原发性：事件心血管死亡、非致死性MI、非致死性卒中、心绞痛住院、冠状动脉重建、猝死后复苏	绝对危险降低2.2%，BA组主要结局的相对危险降低19.6%
ACCORD BP，2010年	4733例DM2，34%伴既往有心血管疾病	4.7年（中位数）	强化组SBP＜120 mmHgvs. SBP＜140 mmHg标准组		原发性：非致死性MI、非致死性卒中的心血管死亡	强化组SAE（eGFR、肌酐升高，GFR＜30）显著增加
ROADMAP，2011年	4447例DM2患者，基线血压136.5/80.5mmHg，33%既往有心血管疾病	3.2年（中位数）	奥美沙坦vs.安慰剂	治疗后均数差异3.1/1.9 mmHg	原发性：微量白蛋白尿出现的时间 继发性：心血管并发症和心血管死亡	奥美沙坦组：延缓微量白蛋白尿的出现（延长发生时间23%）
ALTITUDE，2012年	8561例DM2患者，UACR＞20～200 mg/g，eGFR＞30 ml/min及60 ml/min，42%既往有心血管疾病，基线血压137.3/47.2 mmHg	32.9个月 2.7年（中位数）	Aliskiren 300 mg vs. 安慰剂	治疗后血压均数差异1.3/0.6 mmHg	原发性：心血管死亡、首次心脏骤停、非致死性MI、非致死性卒中、CHF计划外住院、ESRD、死于肾衰竭、Cr加倍	主要终点事件更多发生于aliskiren组，因安全顾虑，终止试验
VA NEPHRON，2013年	1448例2型糖尿病UACR≥300 mg/g，eGFR 30.0～89.9ml/min，23%伴有心血管疾病 基线血压137/72.7 mmHg	2.2年（中位数）	氯沙坦vs.氯沙坦＋雷米普利	治疗后均数差异1.5/1 mmHg	原发性：首次eGFR变化发生，ESRD或死亡	联合治疗：心血管事件死亡率未获益（$P=0.001$） 增加高钾血症和急性肾损伤的风险

ACE.血管紧张素转化酶；BP.血压；CHF.充血性心力衰竭；CI.置信区间；Cr.血清肌酐，mg/dl；CCR.肌酐清除率；CV.心血管；DBP.舒张压；DM 2. 2型糖尿病；eGFR.估计肾小球滤过率［ml/(min·1.73m^2)］；ESRD.终末期肾病；HCTZ.氢氯噻嗪；MI.心肌梗死；SBP.收缩压；SEA.严重不良事件；UACR.尿白蛋白/肌酐比值（mg/g）；UAE.尿白蛋白排泄，单位为mg/24h或μg/min

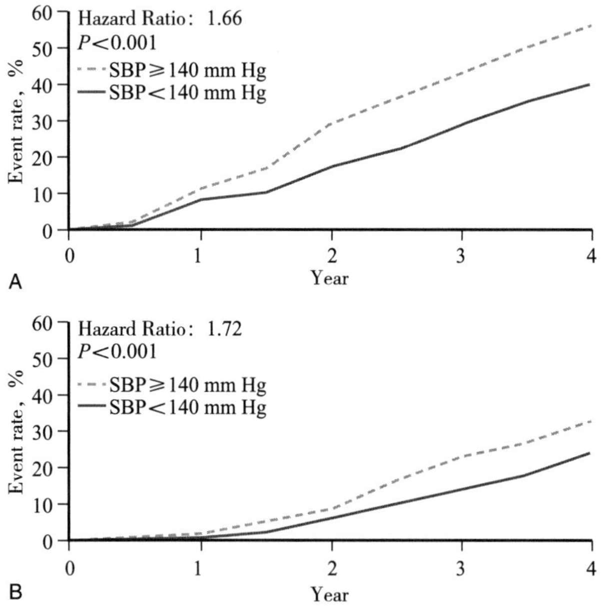

图37.4 Effects of blood pressure on progression of diabetic nephropathy. A,Event rate for the primary composite endpoint by baseline systolic blood pressure (SBP). B, Event rate for end-stage renal disease alone by baseline SBP.

（With permission from Bakris GL，Matthew RW，Shahnaz Shanifar MD. Effects of blood pressure level on progression of diabetic nephropathy：results from the RENAAL study. Arc Intern Med. 2003；163：1555-1565.）

注：血压对糖尿病肾病进展的影响。A.通过基线收缩压得出的主要复合终点事件发生率；B.基线收缩压引起的终末期肾病事件发生率。Hazard Ratio.风险比；Year.年；SBP.收缩压；Event rate.事件发生率

至120/70 mmHg以下。随后的一项荟萃分析研究旨在比较随机分配为“较低”或“标准”目标舒张压的糖尿病患者的临床结局（ABCD-H，ABCD-N，ABCD-2V和HOT试验亚组），结果显示，两组之间卒中［相对危险度（*RR*）：0.67，95%*CI*: 0.42～1.05］、心肌梗死（*RR*: 0.95，95%*CI*: 0.64～1.40）或充血性心力衰竭（*RR* 1.06，95%*CI* 0.58～1.92）均无显著差异。两组达到的血压为128/76 mmHg vs. 135/83 mmHg（*P*＜0.000 1）。不幸的是，没有报道ESRD和严重不良事件的风险。最近一项包括49个随机临床试验的荟萃分析，73 738名受试者，大多数为2型糖尿病，研究证实治疗前血压超过140/90 mmHg的患者接受降压治疗，血压降低后死亡和心血管事件风险减低。总而言之，迄今为止，随机临床试验的总体证据尚不足以支持将血压低于140/90 mmHg的强化目标用于预防糖尿病患者的心血管并发症。

第八届全国联合委员会（JNC8）最近发表了糖尿病患者血压目标的建议。收缩压≥140 mmHg或舒张压≥90 mmHg建议开始药物治疗，治疗目标为低于140/90 mmHg。在包括糖尿病在内的一般高血压人群中，降压起始治疗应包括噻嗪类利尿药、钙通道阻滞药（CCB），血管紧张素转化酶（ACE）抑制剂或血管紧张素受体阻滞药（ARB）。JNC-8建议非裔美国人糖尿病患者使用噻嗪类利尿药或CCB进行起始治疗。患有慢性肾脏病的患者，不管其糖尿病状态如何，建议目标血压相同。在白蛋白尿或蛋白尿水平升高的糖尿病患者中，药物治疗方案应包括ACE抑制剂或ARB单独应用或与其他药物联合使用（表37.2）。

收缩压干预试验（Systolic Blood Pressure Intervention Trial，SPRINT）的结果挑战了已经发表的降压治疗目标，该试验将9361名患有高血压和高心血管疾病风险的受试者（既往心血管疾病、慢性肾脏病、弗雷明翰风险评分＞15%或年龄＞75岁）随机分至强化收缩压目标组（＜120 mmHg）或标准收缩压目标组（＜140 mmHg）。值得注意的是，SPRINT试验剔除了糖尿病患者，在平均3.26年后，强化治疗组的主要复合结果（心肌梗死、其他急性冠状动脉综合征、卒中、心力衰竭或心血管原因导致的死亡）降低25%；通过强化血压控制，全因死亡率同样降低了27%。这些结果适用于预先特定的亚组（慢性肾脏病、年龄超过75岁、性别、种族、既往心血管疾病和收缩压基线水平）。但是，强化治疗组的低血压、晕厥、急性肾损伤、低钠血症和低钾血症发生也更频繁。同期社论，对SPRINT和ACCORD荟萃分析表明，较低的目标收缩压与非致命性心肌梗死、卒中、心力衰竭，以及每个试验中定义的主要结局的风险降低有关。社论撰稿者提议，ACCORD可能不足以检测降低收缩压的心血管益处，总体结果也许适用于2型糖尿病患者。尽管令人信服，这种解释必须视为假设。直到2016年3月，各种临床实践指南制订机构尚未改变对有或没有糖尿病的高血压患者的建议。但是，有理由预期，自从SPRINT试验结果发布以来，这些小组将重新评估其建议，关注更低的目标血压。

3.治疗高血糖、血压和心血管的结果　一种新型口服降血糖药的降压作用，即钠依赖性葡萄糖共转运蛋白2（SGLT2）抑制剂，对于减少糖尿病并发症风险具有重大意义。SGLT2抑制剂的降压作用似乎是一种类效应，恩格列净、达格列净和卡格列净均有报道。一项安慰剂对照临床试验研究了达格列净对高血压糖尿病患者肾素-血管紧张素系统阻滞的影响，招募受试者的条件：7%≤HbA1c＜10.5%，收缩压≥140 mmHg和85 mmHg≤舒张压＜105 mmHg。达格列净治疗12周后除显著降低HbA1c（-0.6% vs. -0.1%，*P*＜0.000 1）外，平均坐位血压（-10.4 vs. -7.3 mmHg，*P*＝0.001）和平均24小时动态血压测量收缩压（-9.6 vs. -6.7 mmHg，*P*＝0.004）均显著降低。研究者提出几种降压作用的机制：减少近端肾小管钠的重吸收和利尿作用，减轻体

表37.2 高血压管理的最新建议

指南	人群	目标血压（mmHg）	起始药物治疗选择
2014 Hypertension guideline	普通人群≥60岁	＜150/90	非黑种人：噻嗪类利尿药、ACEI、ARB或CCB黑种人：噻嗪类利尿药或CCB
	普通人群＜60岁	＜140/90	
	糖尿病	＜140/90	噻嗪类利尿药、ACEI、ARB或CCB
	慢性肾脏病	＜140/90	ACEI或ARB
ESH/ESC2013	普通非老年人	＜140/90	
	普通老年人＜80岁	＜150/90	利尿药、β受体阻滞药、CCB、ACEI或ARB
	普通人群≥80岁	＜150/90	
	糖尿病	＜140/90	ACEI或ARB
	CKD没有蛋白尿	＜140/90	ACEI或ARB
	CKD有蛋白尿	＜130/90	
CHEP 2013	普通人群＜80岁	＜140/90	噻嗪类、β受体阻滞药（年龄＜60岁）、ACEI（非AA）或ARB
	普通人群≥80岁	＜150/90	
	糖尿病	＜130/80	有额外心血管风险的用ACEI或ARB；没有心血管病风险的用DHPCCB
	慢性肾脏病	＜140/90	ACEI或ARB
ADA 2016	糖尿病	＜140/80	ACEI或ARB
KDIGO 2012	CKD没有蛋白尿	≤140/90	ACEI或ARB
	CKD有蛋白尿	≤130/80	
NICE 2011	普通人群＜80岁	＜140/90	＜55岁：ACEI或ARB
	普通人群≥80岁	＜150/90	≥55岁或AA：CCB
ISHIB 2010	AA，低风险	＜135/85	利尿药或CCB
	靶器官损害或者CVD风险	＜130/80	

ADA.美国糖尿病学会；CHEP.加拿大高血压教育计划；ESH/ESC.欧洲高血压学会/欧洲心脏病学会；ISHIB.国际黑种人高血压学会；KDIGO.肾脏疾病：改善全球结局；NICE.美国国立卫生保健卓越学院。AA.非裔美国人；ACEI.血管紧张素转化酶抑制剂；ARB.血管紧张素受体阻滞药；CCB.钙通道阻滞药；CKD.慢性肾脏病；CVD.心血管疾病；DHPCCB.二氢吡啶类钙通道阻滞药

重，改善血糖控制和增加胰岛素敏感性，降低氧化应激和炎症，以及改善内皮功能和血管顺应性。值得注意的是，2型糖尿病患者恩格列净心血管结局事件试验（Empagliflozin，Cardiovascular Outcomes，and Mortality in Type 2 Diabetes，EMPA-REG）最近显示，研究对象为2型糖尿病患者，心血管疾病已经接受标准化治疗，如控制血压和血脂，恩格列净可以降低心血管病因的死亡率（3.7% vs. 5.9%；相对危险度降低38%），减少因心衰的住院（2.7% vs. 4.1%；相对危险度降低35%），以及全因死亡（5.7% vs. 8.3%；相对危险度降低32%）。

重要的是，之前应用胰岛素和（或）各种口服药物强化血糖控制的大型临床试验（HbA1c＜6%～6.5% vs.＜7%）对降低已确诊的2型糖尿病心血管风险无实质作用。ACCORD试验最初发现强化血糖控制组的心血管疾病和全因死亡风险更高，这种效应长期持续存在（约8年），警示已确诊的2型糖尿病老年人不可过度强化血糖控制。

4.*糖尿病和高血压的非药物干预* 提供教育和支持改变生活方式是预防和治疗糖尿病与高血压的有效方法，对糖尿病并发症的发生和进展也一样有效。有研究验证健康的生活方式（体力活动、体重减轻）和饮食干预对糖耐量受损个体的作用，结果显示这些干预延缓了糖耐量受损向糖尿病进展。同样，改变生活方式是预防和控制高血压的有效策略（表37.3）。一个有23 858名受试者的包括24项临床试验的荟萃分析，结果显示饮食干预对收缩压的总体净效应为-3.07 mmHg（95%*CI*：-3.85～-2.3）和-1.81 mmHg（95%*CI*：-2.24～-1.38）。DASH饮食，即富含水果，蔬菜和低脂乳制品的饮食净效应最大，收缩压-7.62 mmHg（95%*CI*：-9.95～-5.29），舒张压-4.22 mmHg［95%*CI*：-5.87～-2.57（图37.5）］。斯波坎心脏研究所-饮食干预和评估研究（Heart Institute of Spokane-Diet Intervention and Evaluation study，

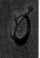

表37.3 非药物干预对糖尿病和高血压发病率及控制的影响试验

研究	受试者	随访	强化	结局	结果
大庆研究，2002年	577例IGT	6年	饮食vs.饮食＋运动	糖尿病发病率	饮食组糖尿病RR为0.64，运动组糖尿病RR为0.62，饮食＋运动为RR 0.42
芬兰糖尿病预防研究	522例IGT	3.2年	减重、饮食、运动	糖尿病发病率	糖尿病风险下降58%（$P<0.01$）
IDDP，2006年	3234例IGT	2.8年	二甲双胍vs. LSM	糖尿病发病率	二甲双胍组糖尿病发病率降低31% LSM糖尿病发病率降低58%
TOHP-I，1992年	2182例舒张压80～89mmHg，未服用抗高血压药	1.5年	减重、减少钠盐、压力管理、补充剂（镁、钾、钙、鱼油）	血压的7种干预措施的短期可行性和有效性	减重3.9kg，降低血压2.3/2.9 mmHg，长期绝对心血管事件减少4.99% 全因死亡绝对RR降低1.04%
TOHP-Ⅱ，1997年	2182例舒张压80～89mmHg，未服用抗高血压药	3～4年	减重vs.钠盐减少vs.减重＋钠盐减少	降低收缩压、舒张压和高血压的发病率	减重降低血压3.7/2.7 mmHg，钠盐减少降低血压2.0/1.6 mmHg，联合组降低血压4/2.8 mmHg
DASH，2001年	412例BP＜159/95 mmHg	30天	DASH或每日控制饮食钠盐摄入150 mmol vs. 100mmol vs. 50mmol	对收缩压的影响	高血压患者的DASH饮食为50 mmol/d钠盐摄入，舒张压降低11.5 mmHg；DASH饮食在所有钠盐水平均降低血压；饮食＋钠盐减少（＜100 mmol/d）可降低血压
PREMIER，2003年	810例基线血压（120～159）/（80～95）mmHg，未服用抗高血压药	1.5年	行为强化vs. DASH＋行为强化vs.仅建议	6个月时测量血压和评价高血压状态	行为干预降低血压3.7 mmHg；DASH＋行为干预降低血压4.3 mmHg（在6个月时，减去只给建议组的变化后）
Hu et al，2004年	17 441例男性和女性，无高血压、冠心病和心力衰竭病史	11年	轻度、中度、重度体力活动	高血压风险	轻度体力活动男性和女性高血压患病率减低（$P<0.001$），HR为1.00；中度体力活动男性HR为0.63，女性HR为0.82；重度体力活动男性HR为0.59，女性HR为0.71
Toled et al，2013年	7447例基线血压148/83mmHg，伴心血管疾病高风险	4年	对照组vs.地中海饮食＋额外初榨油vs.地中海饮食＋额外坚果	不同饮食对血压的作用	组间收缩压无差异；地中海饮食＋额外初榨油组舒张压降低1.53 mmHg；地中海饮食＋额外坚果组降低血压0.65 mmHg

BP.血压；DASH.饮食方法预防高血压（得舒饮食）；HR.危险比；IGT.葡萄糖耐量减低；LSM.生活方式的改变；RR.相对危险度

THIS-DIET）的事后分析显示，摄入富含蛋氨酸和丙氨酸的动物蛋白与收缩压和舒张压更高有关。另一方面，富含苏氨酸和组氨酸的植物蛋白与收缩压和舒张压偏低有关。

持续单独使用替米沙坦和联合使用雷米普利全球终点试验（Ongoing Telmisartan Alone and Combination with Ramipril Global Endpoint Trial，ONTARGET），评估饮食、可改变的生活方式和社会因素与糖尿病肾病（新的微量或大量白蛋白尿，eGFR每年下降超过5%，或者发展为ERSD）的发生率和进展的相关性，近7000名无大量白蛋白尿的2型糖尿病患者参与研究和随访。使用改良的替代健康饮食指数（modified Alternate Healthy Eating Index，mAHEI）评估饮食。与mAHEI评分中健康状况最差的受试者相比，最健康的受试者患慢性肾脏疾病的风险较低［校正后的优势比（*OR*）为0.74；95%*CI*为0.64～0.84］，死亡率较低（*OR*：0.61；95%*CI*：0.48～0.78）。社交网络评分、教育程度、适量饮酒和定期进行体育锻炼显著降低了患慢性肾脏病的风险。

社交网络的规模是慢性肾脏病和死亡的一个强大的

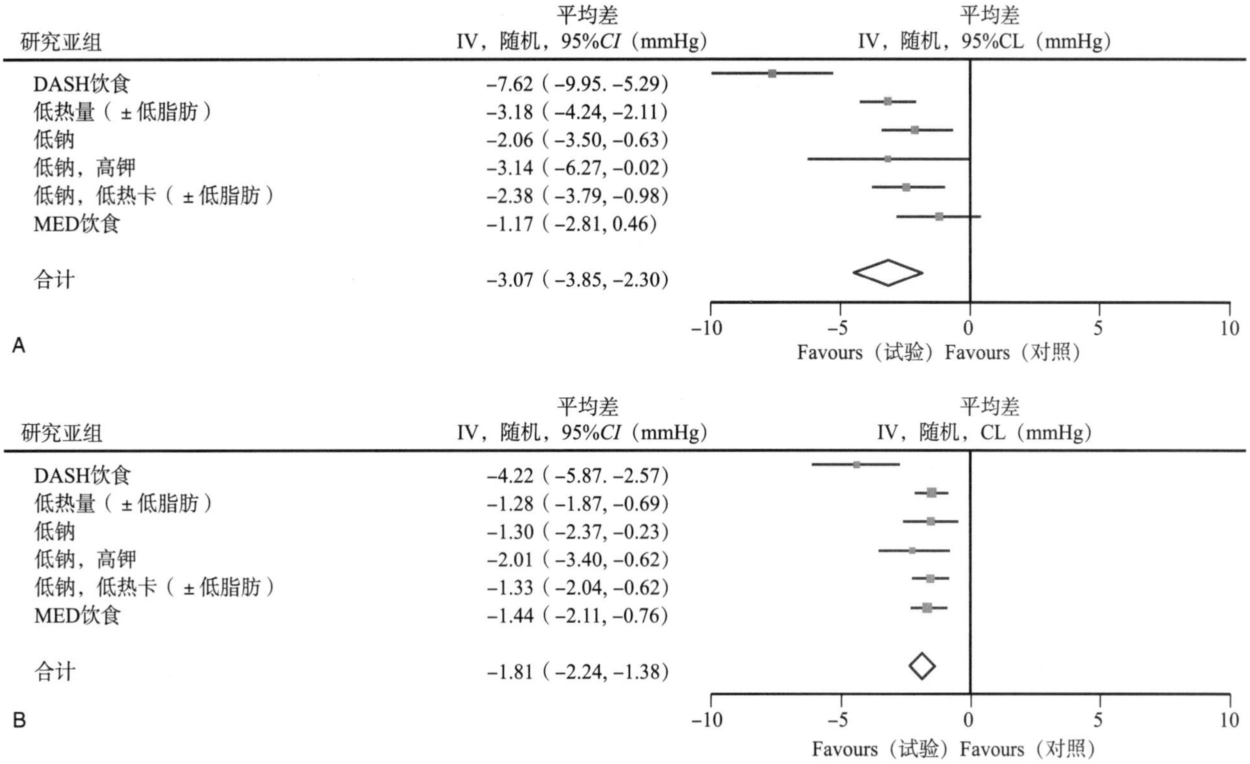
研究亚组
平均差
IV，随机，95%CI（mmHg）
平均差
IV，随机，95%CL（mmHg）
DASH饮食 −7.62（−9.95. −5.29）
低热量（±低脂肪） −3.18（−4.24, −2.11）
低钠 −2.06（−3.50, −0.63）
低钠，高钾 −3.14（−6.27, −0.02）
低钠，低热卡（±低脂肪） −2.38（−3.79, −0.98）
MED饮食 −1.17（−2.81, 0.46）
合计 −3.07（−3.85, −2.30）
−10 −5 0 5 10
Favours（试验） Favours（对照）
A
研究亚组
平均差
IV，随机，95%CI（mmHg）
平均差
IV，随机，CL（mmHg）
DASH饮食 −4.22（−5.87. −2.57）
低热量（±低脂肪） −1.28（−1.87, −0.69）
低钠 −1.30（−2.37, −0.23）
低钠，高钾 −2.01（−3.40, −0.62）
低钠，低热卡（±低脂肪） −1.33（−2.04, −0.62）
MED饮食 −1.44（−2.11, −0.76）
合计 −1.81（−2.24, −1.38）
−10 −5 0 5 10
Favours（试验） Favours（对照）
B

图37.5 饮食对血压的平均净作用

（A）收缩压和（B）舒张压的平均净效应，以及饮食汇总的相应95%置信区间。平均血压净效应计算为饮食组与对照组的净增量变化（引自：Gay HC，Rao SG，Vaccarino V，et al. Effects of different dietary interventions on blood pressure systematic review and meta-analysis of randomized controlled trials. Hypertension，2016，67：733-739.）

独立危险因素，与社交网络评分的第三分位数和第一分位数慢性肾脏病和死亡风险分别降低了11%和22%（慢性肾脏病*OR*为0.89，死亡*OR*为0.78）。健康的生活方式和饮食习惯，特别是增加蔬菜摄入，与降低慢性肾脏病和死亡率的风险相关。通过预防计划改变生活方式，可以在人群水平显著减低疾病风险，具有令人瞩目的积极意义。

5.糖尿病多危险因素干预的作用 2型糖尿病多因素干预的Steno-2研究，受试者逐步引入生活方式和药物干预措施，旨在保持糖化血红蛋白低于6.5%，血压低于130/80 mmHg，总胆固醇低于175 mg/dl，三酰甘油低于150 mg/dl。强化干预的生活方式包括：减少饮食脂肪摄入、规律运动和戒烟。随访7.8年后，接受强化治疗的患者组间差异令人印象深刻。强化组仅24%的受试者发生了心血管事件，常规组该百分率为44%，相对危险度降低近50%。与常规治疗组相比，强化治疗组的肾脏疾病，视网膜病变和自主神经病变（次要终点）的相对危险降低约60%。随后相同的受试者，额外随访伴微量白蛋白尿的2型糖尿病患者5.5年（总计13.3年），评估多因素干预的长期效果。实行全面多因素干预措施的重要性通过强化组患者绝对死亡风险降低得以显示：全因死亡降低20%，心血管死亡降低13%。随访期间，常规治疗组患者的死亡率为50%。与常规治疗组的6名患者相比，多因素干预组的1名患者进展为ESRD。

四、结论

预防和控制高血压与糖尿病很复杂，需要多方协作（图37.6）。鉴于糖尿病和高血压对公共健康的巨大影响，现在应该由政府、专业组织、医疗保健系统、药厂、食品和饮料行业，以及患者共同参与，采取一致行动。问题的重要性需要在个人和人群两个水平进行干预。减少糖尿病和高血压负担的整体方法应包括促进健康的生活方式、识别高危人群、健康教育、自我管理计划，以及实施循证医学实践。

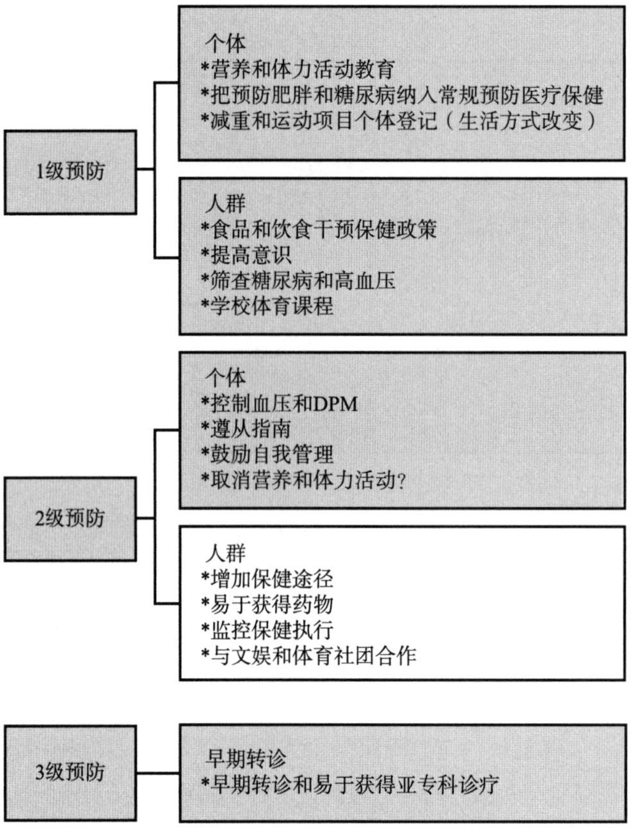
1级预防
个体
*营养和体力活动教育
*把预防肥胖和糖尿病纳入常规预防医疗保健
*减重和运动项目个体登记（生活方式改变）
人群
*食品和饮食干预保健政策
*提高意识
*筛查糖尿病和高血压
*学校体育课程
2级预防
个体
*控制血压和DPM
*遵从指南
*鼓励自我管理
*取消营养和体力活动?
人群
*增加保健途径
*易于获得药物
*监控保健执行
*与文娱和体育社团合作
3级预防
早期转诊
*早期转诊和易于获得亚专科诊疗

图37.6 高血压和糖尿病预防策略

第38章 血脂异常

John W. McEvoy, Seamus P. Whelton, and Roger S. Blumenthal

一、血脂异常的流行病学

1.*患病率* 高胆固醇是公认并且可改变的心血管疾病（CVD）危险因素。2008年，估计全世界CVD死亡人数为1730万，其中260万（15%）由高脂血症引起。2012年美国国家健康与营养调查（NHANES）数据显示，近3100万美国20岁以上成年人（13%）总胆固醇≥240 mg/dl，约7400万（32%）低密度脂蛋白胆固醇（LDL-C）≥130 mg/dl或正在服用降低胆固醇药物。

高脂血症定义为总胆固醇≥240 mg/dl，全球范围内估计平均患病率为39%。高脂血症的全球流行与社会经济因素呈强相关，高收入国家总胆固醇水平比低收入国家高2倍有余。欧洲国家高脂血症最为聚集，患病率为54%，非洲国家患病率最低为23%。从1980—2008年，东南亚和太平洋地区等快速发展地区，每10年平均总胆固醇增加约3 mg/dl。

2.*意识、治疗和时间趋势* 尽管进行了广泛筛查，但从1999—2006年，1/4的高LDL-C患者仍未意识到他们的诊断。他汀类药物是治疗高脂血症的主要药物，占处方90%以上。从2003—2012年，这段时间内接受他汀类药物治疗的40岁以上美国成年人的百分比从16%增加到23%。此外，由于2013年美国心脏病学会（ACC）/美国心脏协会（AHA）胆固醇治疗指南将高脂血症的治疗决策基于心血管风险而不是LDL-C水平，符合他汀类药物治疗标准的美国成年人总数高达50%。这些新指南的适用范围甚至在60岁以上人群中产生更大影响，经过临床医师与患者的风险讨论后，其中近80%的人将受益于他汀类药物治疗。

他汀类药物治疗于1987年获美国食品药品监督管理局（FDA）批准，1988—2010年美国成年人应用他汀类药物带来总胆固醇（平均水平从206 mg/dl降至196 mg/dl）和LDL-C（平均129～116 mg/dl）显著降低。高收入国家总胆固醇暂时下降也与美国类似。总胆固醇的暂时降低与人均收入之间呈负相关，特别是在血管疾病多发或有高CVD风险患者中，部分与富裕国家更多地应用降低胆固醇药物有关。因此，我们很可能看到人均收入较高的发达国家由于增加降胆固醇药物应用，其结果是胆固醇水平持续下降。

3.*心血管危险因素聚集（血脂异常和高血压重叠）* 50岁及以上的美国成年人，具有理想血压，总胆固醇或体重指数（BMI）的人数不足1/3，只有35%的人具有理想的空腹血糖。与之相应，1991—1999年，CVD危险因素更常同时发生，而不是单独出现，美国成年人高血压患者至少有一种额外CVD危险因素的患病率从66%增加到73%。同样，超过50%的无CVD美国成年人高血压患者据估计患有以下一种或多种疾病，如高脂血症、糖尿病或BMI增加。

高血压和血脂异常也与代谢综合征密切相关，2009—2010年约1/4的美国成年人患代谢综合征。根据美国国家心肺血液研究所（NHLBI）/AHA定义，高血压［收缩压≥130 mmHg和（或）舒张压≥80 mmHg］、低HDL-C（＜40 mg/dl）和高三酰甘油血症（≥150mg/dl）的成年人，无论其他心血管危险因素如何，均符合代谢综合征标准。代谢综合征患者中，49%有高血压，85%有高三酰甘油血症，60%有低HDL-C。

因此，不足为奇的是美国所有高血压成年人中有1/3～2/3也患有高脂血症，而且这种共患病率在过去20年中保持不变。Kaiser Permanente Northwest健康保持组57 573例高血压一级预防患者中，24%的人同时患高血脂（图38.1）。同样，在一项371 221名美国退伍军人研究中，平均年龄58岁，从1998—2001年，52%患高血压，36%患血脂异常，31%的人同时患有高血压和血脂异常。从20世纪90年代初到21世纪初，血脂水平显著下降，同时有高血压和高脂血症的个体中，平均总胆固醇从235 mg/dl降至202 mg/dl，平均LD L-C从154 mg/dl降至120 mg/dl。但是，只有不足1/3的人接受了达到目标血压和目标胆固醇的治疗。

二、美国心脏病学会/美国心脏协会2013年高胆固醇治疗指南

2013年ACC/AHA胆固醇治疗指南代表了一种降低动脉粥样硬化CVD（ASCVD）的新方法。评估应接受治疗患者的方法以及推荐的治疗强度均发生了显著变化。两个最重要的变化包括：①使用新的10年ASCVD风险评估工具来确定可能从他汀类药物治疗获益的患者；②废弃LDL-C治疗目标。该指南还将他们的主要治疗和预防重点从冠心病（CHD）扩展到包括ASCVD定义为CHD、卒中和外周动脉疾病。

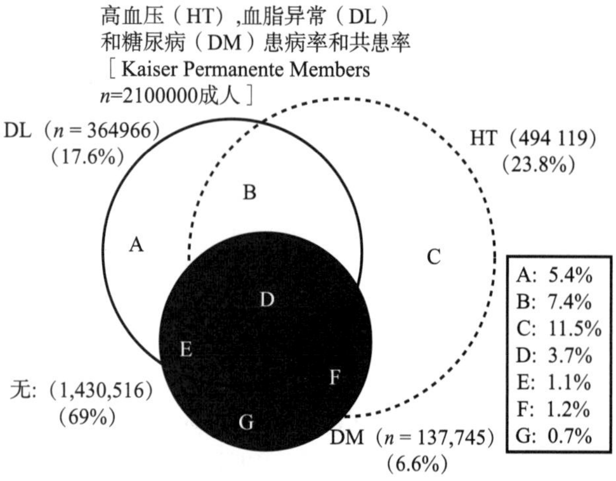

图38.1 在当代管理护理人群中，高血压、血脂异常和糖尿病存在重叠

［引自：Selby JV，Peng T，Karter AJ，et al. High rates of co-occurrence of hypertension，elevated low-density lipoprotein cholesterol，and diabetes mellitus in a large managed care population. Am J Manag Care，2004，10（Part 2）：163-170.］

2013年指南确定从他汀类药物治疗中获益的4个主要人群：①具有ASCVD病史的患者；②LDL-C≥190 mg/dl的患者；③40～75岁的糖尿病患者且LDL-C为70～189 mg/dl；④40～75岁的非糖尿病患者，LDL-C为70～189 mg/dl，且10年ASCVD风险评估≥7.5%。

1.风险评估　2013年的指南引入基于汇总队列风险评估方程的患者10年ASCVD风险估计的计算方法，作为确定进行一级预防降脂治疗资格的主要决定因素。但是，现代美国队列研究验证分析表明，应用汇总队列风险方程对风险有明显的高估，特别是那些预估风险相对较高的个体。然而，来自卒中地域种族差异原因分析（Geographic and Racial Differences in Stroke，REGARDS）研究（基线2003—2007年）和哥本哈根普通人口研究（基线2003—2008年）表明，ASCVD方程表现优于其他他汀类药物分配方法。

汇总队列方程的7.5%的临界值显著增加了他汀类药物治疗患者的数量，因为比以前的指南更敏感，但特异性较低。因此，现在美国所有成年人中约1/3需接受他汀类药物治疗，这些人中约2/3患有高血压。考虑到高估的关注，还有其他危险分层信息，如早发ASCVD家族史、对应的冠状动脉钙化（CAC）评分超过300 Agatston单位或年龄/性别高于第75个百分位数，或ASCVD终身危险升高，ACC/AHA推荐对中危患者进行“决胜局”试验。根据临床判断，选定评估风险高于7.5%的患者考虑应用这些额外风险分层工具（尤其是CAC）也是最合理的。此外，无论患者绝对危险是多少，起始他汀类药物治疗前患者-医师风险/获益讨论都至关重要。

2.低密度脂蛋白胆固醇治疗目标的丢失及推荐的药物治疗　2013年脂质指南中最具争议的方面是废弃LDL-C治疗目标。主要归因于医学研究所一份关于指南制订的报告，以及随后NHLBI咨询委员会建议，以可获得的最高质量证据为基础制订指南，特别是随机对照试验。降脂试验已根据他汀类药物特定剂量评估了药物疗效。尚无一项主要的脂质治疗试验，其主要结果是评估针对特定LDL-C目标治疗。

现在建议根据汇总队列方程评估风险，对患者进行中等强度或高强度他汀类药物治疗。高强度他汀类药物治疗的定义是将LDL-C降低50%或更多，中等强度他汀类药物治疗的定义是将LDL-C降低30%～50%。≥75岁患ASCVD的高龄人群、LDL-C≥190 mg/dl人群，以及10年评估风险≥7.5%的糖尿病患者，建议使用高强度他汀类药物疗法。10年风险≥7.5%的非糖尿病患者可以接受中等强度或高强度他汀类药物治疗。建议所有其他符合他汀类药物治疗标准的患者均接受中等强度他汀类药物治疗。仅在不能耐受中度或高强度他汀类药物治疗的患者中才建议使用低强度他汀类药物治疗。

尽管ACC/AHA建议废弃LDL-C治疗目标，但观察数据显示，总胆固醇与冠心病之间存在一致的负性和线性关系，总胆固醇没有明确下限。一项荟萃分析检查了随机对照他汀类药物治疗试验的38 153名受试者，观察到个体水平LDL-C降低。LDL-C低于50 mg/dl的受试者与LDL-C达到75～100 mg/dl的受试者相比，主要CVD降低19%。因此，大多数现有证据包括机制性和观察性数据表明，经证实的治疗，更低LDL-C水平也与CVD进一步减少有关。

尽管中等强度他汀治疗LDL-C有望降低30%～50%，高强度他汀类治疗可降低50%以上，但个体之间LDL-C降低的百分比存在明显异质性。因此，2013年指南建议在启动他汀类药物治疗后4～12周监测个体反应或调整剂量，此后每年监测和调整。根据患者的人口学统计资料，吸烟、饮食、运动、三酰甘油水平和体育锻炼可导致患者之间LDL-C降低的百分比不同。但是，不坚持他汀类药物治疗是导致LDL-C减少低于预期的最常见原因。

3.高血压和血脂异常相互作用在评估动脉粥样硬化性心血管疾病风险中的作用　汇总队列方程中用于计算10年ASCVD风险的9个变量中的4个包含血压和胆固醇：①收缩压；②高血压的治疗；③总胆固醇；④HDL-C。观察性研究表明，尽管ASCVD方程中没有正式的相互作用项，但未来事件中血压和胆固醇之间存在明显相互作用。尽管如此，对于黑种人女性而言，收缩压是ASCVD方程所有变量中最大的系数，而对于黑种人男性，收缩压是第二大系数，仅次于年龄。此外，在该方程式的所有性别/种族版本中，收缩压系数均大于糖尿病。

在一项美国退伍军人研究中，合并有高血压和高脂血症的患者比单独患高血压或单独血脂异常的患者ASCVD患病率高2～3倍，心肌梗死患病率高3～4倍。多危险因素干预试验（Multiple Risk Factor Intervention Trial，MRFIT）包括361 662名男性，平均年龄46岁，1986年随访期间显示出相似结果。收缩压和总胆固醇最低五分位数的人群CHD风险最低，收缩压和总胆固醇最高五分位数的受试者患CHD风险约增加10倍。

重要的是需要认识到高血压和高脂血症共存的患者心血管疾病风险明显高于单独具有一项危险因素的患者，努力确保对两者共同控制以充分减低CVD风险。因此，没有高血脂症并不等于ASCVD高风险的高血压患者接受降脂治疗缺乏益处。

三、血脂异常和高血压患者的治疗特别注意事项

本节我们重点探讨血脂异常和高血压广泛重叠的治疗选择（图38.1）。流行病学数据表明这种重叠非常普遍，对健康有害，并且以代谢综合征为特征，通常与其他CVD危险因素相关，如空腹血糖升高、胰岛素抵抗、炎症、超重状态或肥胖，以及久坐的生活方式。

1.综合治疗方法 由于高血压成年人中的脂质异常与其他CVD危险因素密切相关，因此，需要一种综合治疗方法。仅依靠药物降低血脂水平无法解决导致CVD危险因素状况不佳的潜在问题。综合方法可以针对导致胆固醇和血压升高的常见可改变因素，如不健康的饮食、活动少和肥胖。此外，只有在生活方式改变不能提供足够改善，才应进行药物治疗。

为此我们建议应用简单的“ABCDEF”方法（表38.1）。ABCDEF方法便于医护人员和患者应用和记忆，在临床时间限制情况下可行，采用循证建议。此外，它是一个简单工具，可以将复杂冗长的CVD预防指南转化为全面而直接的启发式方法。

众所周知，健康饮食（ABCDEF工具的“D”组分）可以改善血压和血脂参数。Prevención con Dieta Mediterránea（PREDIMED）研究强调这一点，该研究报告称，7447名欧洲人随机分配到富含橄榄油的地中海饮食组［粗略事件发生率8.1/1000人年，危险比为0.70（95%置信区间：0.54～0.92）］或富含坚果组［粗略事件发生率8.0/1000年，*HR*：0.72（95%*CI*：0.54～0.96）］，两组心血管疾病引起的心肌梗死、卒中或死亡减少了30%；作为点估计，两种饮食与对照饮食（11.2/1000人年）相比，均减少卒中风险。

随后PREDIMED进行巢式病例对照分析显示，1年后随访，富含橄榄油饮食组24小时动态血压变化为-2.3 mmHg（95%*CI*：-4.0～-0.5），富含坚果饮食组为-2.6 mmHg（95%*CI*：-4.3～-0.9）。同样，富含橄榄油饮食组患者从基线到1年后随访的总胆固醇变化为-11.3 mg/dl，富含坚果的饮食为-13.6 mg/dl。

其他饮食也可以降低血压和胆固醇，因此，对于患者而言，遵守2013 ACC/AHA生活方式指南认可的心脏健康饮食总体特征比任何其他一种严格饮食更为重要。这些指南建议增加蔬菜、水果和全谷类的摄入，并减少甜食、加糖饮料和红肉的摄入。还建议适量摄入低脂乳制品、家禽、鱼、豆类、非热带植物油和坚果。可以遵循以下计划来达到这种模式，如PREDIMED地中海饮食，DASH（饮食方法预防高血压）饮食模式、美国农业部（USDA）饮食模式或AHA饮食。对于高血压个体，饮食中钠每天应低于2400 mg，最好接近1500 mg。而对于高血压个体合并胆固醇升高，应进一步注意降低饱和脂肪的热量百分比（占总热量的5%～6%），限制反式脂肪。

一项评估运动（ABCDE工具的“E”组分）对血压控制和其他CVD危险因素影响的随机对照试验的荟萃分析显示，运动干预后平均血压变化值为-7/-5 mmHg。与其他研究结果一致，运动可使三酰甘油减低，高密度脂蛋白胆固醇（HDL-C）增加，LDL-C和总胆固醇无明显减低。Mora等报道，27%的CVD事件减少是由于血压的改善，19%是由于血脂改善。

最后，必须考虑减轻体重对高血压成年人血脂和血压控制的影响（饮食和体重管理是ABCDEF方法的“D”组分）。节食和运动将帮助大多数成年人减轻体重。但是，评估这些干预措施对持续减体重和长期CVD结果的持久性研究大多令人失望。尽管新的移动医疗技术有可能潜在帮助维持健康的生活方式和减轻体重，但这些方法对长期血脂和血压控制影响的数据很少。然而，减肥手术被证明非常有效，特别是在糖尿病患者中。外科治疗和药物可能有效根治糖尿病（Surgical Treatment and Medications Potentially Eradicate Diabetes Efficiently，STAMPEDE）试验中，将150名糖尿病患者随机分配到3个干预组（药物治疗、胃旁路术或袖式胃切除术）之一，减体重手术的患者随访3年后HgbA1C、BMI、三酰甘油水平、HDL-C和蛋白尿有所改善。尽管两组间LDL-C和血压无显著差异，但这归因于研究组在随访期间使用了不同药物。

2.高血压与血脂异常联合治疗的证据 降压降脂治疗预防心脏病发作-降脂试验（Lipid-Lowering Treatment to Prevent Heart Attack-Lipid-Lowering Trial，ALLHAT-LLT）的研究对象为10 355例高血压成年人，随机分入普伐他汀组的人群，平均基线LDL-C为146 mg/dl，结果并未显示死亡率或冠心病事件减少，可能与对照组中他汀类药物存在较大交叉有关。相比之下，Anglo-Scandinavian心脏结局试验-降脂分支（Anglo-Scandinavian Cardiac Outcomes Trial-Lipid Lowering Arm，ASCOT-LLA）研究对象为19 342名高血压成年

表38.1　动脉粥样硬化性心血管疾病一级预防的综合“ABCDEF”方法

ABCDEF组分		建议
A	评估风险	提供多种危险因素计算方法
A	抗血小板治疗	一级预防：如果FRS的10年风险＞10%，阿司匹林81 mg/d；如果出血的风险大于受益，则禁忌使用；双重抗血小板治疗无作用 二级预防：阿司匹林81～162 mg/d终身服用，在ACS使用氯吡格雷、普拉格雷或替格瑞洛治疗后12个月。PCI后使用氯吡格雷、普拉格雷或替格瑞洛；持续时间取决于支架类型；建议所有缺血性卒中患者使用阿司匹林81～325 mg/d
A	心房颤动	一级预防：控制危险因素（高血压、阻塞性睡眠呼吸暂停、饮酒、肥胖） 二级预防：CHADS2≥2或CHA2DS2-Vasc≥2华法林或新型口服抗凝血药
B	血压	一级和二级预防：生活方式干预±根据目标血压进行药物治疗 血压目标：老年人（≥60岁）＜150/90 mmHg，＜60岁或糖尿病或ASCVD病史者＜140/90mmHg。鉴于SPRINT试验结果，较低的目标血压（120/80）可能是合理的
C	胆固醇	一级预防：仅在他汀类药物获益人群中应用。风险决策不确定的患者，其他因素，如LDL-C≥160 mg/dl，早发CVD家族病史、终身危险高（这些对于ASCVD风险定量较低的年轻患者很有用）和CAC评分≥300、ABI＜0.90和hsCRP≥2.0 mg/L（老年患者尤其有用） 二级预防：生活方式干预±中度至高强度他汀类药物治疗
C	吸烟/戒烟	一级预防：教育 二级预防：评估、咨询、药物治疗 5As：询问、建议、评估、协助、安排
D	饮食和体重管理	一级预防和二级预防：目标BMI 18.5～24.9 kg/m^2；腰围男性＜40 in（101.6cm），女性＜35 in（88.7cm）；减轻体重3%～5%；低热量饮食女性1200～1500kcal/d，男性1500～1800kcal/d；通过减少热量摄入和增加运动量来减少能量；全面的生活方式计划；减轻体重并保持
D	糖尿病预防和治疗	一级预防：生活方式干预。目标：正常空腹血糖和糖化血红蛋白A1c＜5.7% 二级预防：生活方式干预、二甲双胍、口服降血糖药、胰岛素。目标：糖化血红蛋白A1c＜7%
D	风险讨论	确保启动任何药物治疗之前，尤其是他汀类药物和ASCVD中度风险的患者（如根据汇总队列估计，10年风险评估为5%～15%）进行临床-患者风险讨论。讨论患者的偏好和护理目标
E	运动	一级预防和二级预防：规律有氧运动 目标：每周3～4次，平均每次40分钟，包括中等强度到剧烈强度的体育活动；已发生过一次ASCVD事件的患者进行心脏康复
F	心力衰竭	一级预防：治疗心衰危险因素 二级预防 A：坚持服用药物（ACE、ARB、BB、醛固酮拮抗药、利尿药） B：控制血压和血糖；行为（如每日体重） C：戒烟/胆固醇管理 D：饮食依从性，液体和酒限制饮用，除颤器 E：运动

ABI.踝臂指数；ACE.血管紧张素转化酶；ACS.急性冠脉综合征；ARB.血管紧张素Ⅱ受体阻滞药；ASCVD.动脉粥样硬化性心血管疾病；BB. β受体阻滞药；BMI.体重指数；CAC.冠状动脉钙化积分；CHADS.充血性心力衰竭、高血压、年龄≥75岁、糖尿病、卒中；FRS.弗雷明汉风险评分；PCI.经皮冠脉介入术（引自：Kohli P，Whelton SP，Hsu S，et al. Clinician's Guide to the Updated ABCs of Cardiovascular Disease Prevention. J Am Heart Assoc，2014，3：e001098.）

人，平均基线LDL-C为131 mg/dl，阿托伐他汀治疗，随访3.3年，结果显示非致死性心肌梗死、致死性冠心病和卒中减少。由于因子随机化，两个试验的他汀类药物组或对照组平均血压控制均无差异。但是，ASCOT-LLA中总胆固醇相对降低24%，远高于ALLHAT-LLT研究（9.6%）。尽管随访3.3年死亡率并未降低，但对ASCOT-LLA达11年的长期随访确实显示了死亡率显著降低，尽管在试验完成后对照组中他汀类药物大幅度交叉。

应用他汀类药物用于预防的理由：一项评估瑞舒伐他汀的干预试验（Justification for the Use of Statins in Prevention：an Intervention Trial Evaluating Rosuvastatin，JUPITER），研究对象为17 802名LDL-C＜130 mg/dl，高敏性C反应蛋白≥2mg/L的成年人（57%确诊为高血压），随机分至瑞舒伐他汀钙组和安慰剂组，也报道了降低LDL-C的显著益处。鉴于JUPITER基线访视时收缩压中位数为134 mmHg，因此，大多数JUPITER人群均被认为因额外降压而受益；收缩压干预试验（Systolic BP Intervention Trial，SPRINT）结果显示，目标收缩压低于120 mmHg的人群，全因死亡率降低。

高风险高血压成年人积极降低LDL-C的其他证据来自Improved Reduction of Outcomes：Vytorin Efficacy International Trial（Vytorin疗效国际试验，IMPROVE-IT）进一步减少终点事件，研究对象为18 144名因急性冠状动脉综合征住院的成年人，基线LDL-C低于125mg/dl，随机分至辛伐他汀40 mg（达到LDL-C 70 mg/dl），或辛伐他汀40 mg＋依折麦布10 mg（达到LDL-C 54 mg/dl）组。参加该试验的患者60%以上患高血压，随访超过7年，主要终点事件心血管死亡、非致死性心肌梗死、需要重新住院的不稳定型心绞痛、冠状动脉血供重建或非致死性卒中减少6%（$P=0.016$）。因此，使用经证实的治疗方法，在有心血管病史或具有心血管疾病风险的广大高血压患者中，ASCVD与LDL-C降低之间存在线性关系。

3.Polypill（多药合剂）　一些专家主张对高CVD风险人群中的高脂血症和高血压进行联合治疗："Polypill"的概念。Polypill［也称为固定剂量组合（FDC）］产生的动机是为提高药物依从性，降低费用（在低收入国家特别有吸引力，个性化药物更具挑战性，资源有限的结果），在适当的一级预防人群中增加预防性治疗的使用。药物依从性对于胆固醇升高的高血压成年人尤为重要，因为3个成年人中仅有一个坚持高脂血症和高血压的联合治疗。荟萃分析表明，与安慰剂相比，FDC可以显著降低收缩压和舒张压，总胆固醇和LDL-C水平降低，但减少量低于成分药物的预期值，基于这些药物作为单一药物试验得出的结果。但是，很可能在试验环境之外（即现实世界中），通过提高药物依从性，Polypill可能性能良好，即便不优于成分药物。

为此，一项实用性研究应用多药合剂减少心血管事件（Use of a Multidrug Pill in Reducing Cardiovascular Events，UMPIRE）试验，对照患者未获得任何常规药物支持，分配至FDC治疗组的受试者药物依从性提高，中位随访15个月后，收缩压（2.6 mmHg，$P<0.001$）和LDL-C（4.2 mg/dl，$P<0.001$）适度降低。尽管结果令人鼓舞，但对减少硬性CVD结局缺乏证据，目前正在许多结局试验（TIPS3和HOPE4）中进行测试，指南委员会不太可能建议不久的将来广泛使用Polypill。

4.他汀类药物对血压和抗高血压药对血脂水平的调节作用　尽管观察性数据和机制性试验表明他汀类药物可以独立降低血压，来自大型结局试验的事后探索性血压数据表明，他汀类药物降低血压的独立作用可能很小。尽管如此，即便血压降低2 mmHg，人群水平可以有意义减少CVD。

此外，许多抗高血压药也可以改变血脂水平。噻嗪类利尿药可以轻度增加总胆固醇水平，β受体阻滞药可以增加三酰甘油，降低HDL-C。相比之下，α受体阻滞药、血管紧张素转化酶抑制剂和血管紧张素Ⅱ受体阻滞药可能对脂质有轻微的有益作用。然而，脂质变化通常轻微，治疗第一年内即趋于正常。

5.高脂血症的新兴疗法及其与血压控制的关系　在最大耐受的他汀类药物治疗中加入辅助性非他汀药物降脂治疗取得了喜忧参半的结果。然而，最近研究进展激发了极大的热情，尤其随着蛋白质原转化酶枯草杆菌蛋白酶/kexin 9（Proprotein convertase subtilisin/kexin type 9，PCSK9）抑制剂被批准，该药可减少LDL-C受体降解，增加肝细胞表面受体再循环，从而降低血清LDL胆固醇。发展最快的新型脂质药物包括PCSK9抑制剂、胆固醇酯转移蛋白（cholesteryl ester transfer protein，CETP）抑制剂、米泊美生（抑制载脂蛋白B-100产生的反义寡核苷酸）和洛哌丁胺（微粒体三酰甘油转移蛋白抑制剂）。后两种药物价格昂贵（目前估计每年费用通常超过20万美元），与肝毒性有关，仅被批准用于纯合子家族性高胆固醇血症患者，其讨论不在本章范围之内。

尽管目前对CETP抑制剂的热情正在减弱，但鉴于其对血压控制的已知脱靶效应，它们仍与我们的讨论有关。这些药物是HDL-C有效增强剂，可促进HDL-C颗粒与含载脂蛋白B的脂蛋白之间的胆固醇酯交换。然而，尽管首个测试药物托彻普可使LDL-C降低25%，HDL-C增加72%，但是死亡率和CVD增加。事件过多归因于醛固酮、皮质醇、内皮素-1的增加，导致收缩压升高约5 mmHg。接下来测试的CETP药物达塞曲匹可使HDL-C升高约30%。尽管如此，DAL-OUTCOMES试验因药物无效而中止，值得注意的是，相对于安慰剂，收缩压升高了0.6 mmHg（$P<0.001$）。同样，最近因大型结局试验提示依塞曲匹无效而终止试验。只有安塞曲匹

和TA-8995仍在大型临床试验中测试。

相比之下，PCSK9抑制剂类药物已显示出LDL-C大幅降低以及临床获益的信号。阿利库单抗（alirocumab）和依伏库单抗（evolocumab）最近被批准用于家族性高胆固醇血症和临床ASCVD患者，他们将在最大耐受他汀类药物治疗之外因LDL-C额外降低获益。因此，这些药物现在可用于各种高CVD风险的高血压患者。

两种药物均通过皮下注射给药，能引起LDL-C水平大幅降低（阿利库单抗降低39% ～ 62%，依伏库单抗降低47% ～ 56%）（表38.2）。尽管仍在等待最终试验结果，初步结果指向低密度脂蛋白胆固醇降低与接受药物的患者心血管事件减少呈强可能性。有关PCSK9对血压影响的数据报道，遗传和药物抑制PCSK9途径对高血压控制无不利影响。

四、总结

心血管疾病危险因素组合出现比单独发生更为常见，大多数高血压患者同时合并血脂异常。有证据表明高血压和血脂异常可协同增加心血管疾病风险。根据ACC/AHA胆固醇治疗指南建议，临床医师在考虑降低胆固醇治疗时应评估患者总体ASCVD风险，因为许多高血压患者LDL-C未升高可能受益于他汀类药物治疗。因此，改善CVD危险因素的综合方法，特别是针对高血压和血脂异常，对于最大限度地减少CVD至关重要。尽管某些CVD药物对血压和胆固醇具有改善作用，这些作用通常很小，且因CVD事件减少而被所掩盖。此外，新型降血脂治疗如PCSK-9抑制剂显示出更大的降脂效果，对血压无不利改变，这种效果可能转化为脂质水平不理想的部分高血压患者ASCVD的进一步降低。

表 38.2 新型非他汀类胆固醇药物的疗效：依折麦布、胆固醇酯运移蛋白和蛋白质原转化酶枯草杆菌蛋白酶/Kexin 9型抑制剂

	剂量	其他降脂治疗	从基线到随访终点超过对照组的变化百分率[a]							胆固醇外流量增加百分比	结局试验
			Δ 总胆固醇	Δ LDL-C	Δ HDL-C	Δ 三酰甘油	Δ APO	Δ APO-1	Δ 脂蛋白A		
CEPT抑制剂											
Anacetrapib	100 mg/d	背景：他汀类药物+其他	16	-36	139	-5	-18	42	-39	增加	REVEAL进展中：2017年预期结果（>30 000名参与者）
Evacetrapid	100 mg/d	—	9.5	-26	97	-12	-16	36	—	21% to 28%[b]	ACCELERATE正在进行中：2016年预期结果（约12 000名参与者）
TA-8995	1.0 ～ 2.5 ～ 5 ～ 10 mg/d	±他汀	-14 to 7	-28 to -69	74 to 77	-3 to -15	-21 to -51	29 to 61	-23 to -35	17% to 37%	—
PCSK-9抑制剂											
Allrocumab	150 mg/2周	±他汀（±ezetimibe）	-35 to -44	-57 to -67	6 to 10	-6 to -29[c]	-44 to -58	14（1[c]）	-9（-29[c]）	—	ODYSSEE 2018年预期结果（约18 000名参与者）
Evolocumab	420 mg/4周 和 140mg /2周	±他汀（±ezetimibe）	-33 to -42	-50 to -66	4 to 9	-6 to -34	-42 to -56	0 to 4	-18 to -32	—	FOURIER正在进行中：2018年的预期结果（约27 500名参与者）
胆固醇吸收抑制剂											
Ezetimibe	10 mg/d	他汀	-10	-15	2	-5	-11	1	无明显作用	—	IMPROVE IT（18 144位参与者）依折麦布与心血管事件减少6.4%的相关性

[a]主动治疗和对照间的百分比变化差异（安慰剂、依折麦布、他汀类药物/依折麦布vs.他汀类药物）；除非另有说明，否则百分比变化是最小二乘法。[b]汇总的evacetrapib单药治疗（30 mg、100 mg和500 mg）：28%；100 mg evacetrapib联合他汀类药物：21%。[c]中位数变化［引自：Hovingh GK，Kastelein JJ，van Deventer SJ，et al. Cholesterol ester transfer protein inhibition by TA-8995 in patients with mild dyslipidaemia（TULIP）：a randomised，double-blind，placebo-controlled phase 2 trial. Lancet，2015，386：412-414.］

第七部分 特殊人群和特殊情况

第39章 妊娠高血压

Line Malha，Tiina Podymow，and Phyllis August

高血压疾病是妊娠期最常见的疾病，是导致全世界孕产妇和围生期发病率和死亡率的主要原因。妊娠合并高血压达6% ～ 10%，在美国每年400万分娩的妇女中，估计有24万人受到高血压的影响。值得关注的是，在过去的20年中，高血压是卒中最重要的危险因素，并且导致了与妊娠相关的卒中发病率和随后患病率总体的升高。虽然发达国家的孕产妇死亡率比发展中国家大幅度降低，但高血压仍然占美国孕产妇死亡的15%，主要是由于脑出血。

尽管产科医师处理大多数妊娠期间高血压病例，但如果妊娠前患高血压并发终末器官损害或发生急进性高血压，可咨询内科医师、心脏科医师或肾脏科医师。本章从医学的角度出发，重点讨论了高血压孕妇护理中的非产科诊断和治疗问题。

一、分类和定义

妊娠高血压通常是指血压为140/90mmHg或以上。在大多数产科指南中将其分为两类严重程度：轻度-中度［（140 ～ 159）/（90 ～ 109）mmHg］和重度（160/110mmhg）。美国妇产科学会（ACOG）描述了妊娠期的4种主要高血压疾病：①慢性高血压；②先兆子痫-子痫；③慢性高血压并发先兆子痫；④妊娠高血压。

根据1980—2010年全国医院出院调查数据，在1.2亿分娩中，3.8%患有先兆子痫；其中，0.97%患有慢性高血压（0.24%患有先兆子痫），2%患有妊娠高血压。然而，这4种类型都可能导致母体和围生儿并发症，先兆子痫综合征则与母亲和胎儿风险最高有关。

1.慢性高血压　慢性高血压是指妊娠前或妊娠20周前出现的血压（BP）达140/90 mmHg或更高。妊娠合并慢性高血压占3.6% ～ 9.1%，通常（88.8%）归因于原发性高血压。高龄孕妇、肥胖和非裔美国人的高血压合并症发病率可能更高。

2.先兆子痫-子痫　这种综合征的妊娠发生率达2% ～ 5%，造成12% ～ 15%的产妇死亡。非裔美国妇女的患病率和死亡率似乎更高。

先兆子痫是在妊娠中后期出现的一种特异性综合征。其特征是妊娠20周后再次出现高血压（血压≥140/90mmHg），传统上蛋白尿（每天＞0.3g）。最近，人们认识到存在非蛋白尿形式的先兆子痫，指南更新了先兆子痫的诊断标准，包括额外的体征/症状，如神经症状、血小板减少（血小板＜100 000/μl）、肺水肿、转氨酶［谷丙转氨酶（ALT），或谷草转氨酶（AST）高于正常范围的2倍］和肾功能不全（肌酐＞1.1 mg/dl或加倍）。在没有蛋白尿的情况下，如果孕妇有上述任何症状或体征，估测这些发现不能归因于其他任何疾病，她仍然可以被诊断为先兆子痫。

先兆子痫的一种严重变异型表现为溶血、肝酶升高、低血小板综合征（HELLP），每1000名孕妇中就有1名出现这种症状。约3%的先兆子痫病例并发子痫，表现为不能归因于其他原因的癫痫发作。

3.慢性高血压并发先兆子痫　患有慢性高血压的孕妇并发先兆子痫的风险增加，25%的慢性高血压妊娠（而非高血压妊娠为5%）并发先兆子痫。如果蛋白尿或严重的先兆子痫症状在20周后首次出现，并伴有血压升高，可诊断为并发先兆子痫。

在妊娠20周前同时患有高血压和蛋白尿的妇女，如果①在妊娠后期出现蛋白尿突然增加或血压突然升高，并且高血压以前得到了很好的控制，则诊断为先兆子痫；或者②作为HELLP综合征的一部分，如果出现新的高血压和蛋白尿，则诊断为先兆子痫血小板减少症伴溶血和升高的ALT或AST。

4.妊娠高血压　妊娠高血压，见于6%的妊娠，是指20周后发生的高血压，与先兆子痫的全身特征（如蛋白尿）无关。一些妇女（高达25%）可能最终进展为先兆子痫症状，因此，妊娠高血压的最终诊断只能在产后进行。

二、妊娠期慢性高血压的临床特点及处理

1.临床特点及诊断　育龄妇女（18～44岁）的高血压患病率在白种人中接近9.3%，在非裔美国人中接近19.2%，在西班牙裔人群中接近8.2%，并且随着年龄的增长而增加。近2%的妊娠合并慢性高血压。

如果在妊娠前明确记录高血压，妊娠期慢性高血压的诊断是简单的（图39.1和图39.2）。当妊娠20周前出现高血压时，慢性高血压也是最有可能的诊断。常规的实验室检查，包括血小板、肝功能、血尿素氮、肌酐、尿酸检查；有早期妊娠高血压的妇女应在基线时进行蛋白尿定量检查，以确定血压或实验室检查的任何后期变化的临床意义。

慢性高血压（妊娠期首次发现）和妊娠高血压之间的区别可能很难确定，直到分娩后。在一些没有记录的慢性高血压患者中，BP在整个妊娠期都会正常，然后在产后恢复到妊娠前的高血压水平，这就解释了罕见但神秘的孤立性产后高血压病例。

正常情况下，早期妊娠时血压下降；收缩压（SBP）变化不大，而舒张压（DBP）在妊娠13～20周时下降约10mmHg，24周时降到最低点，然后在晚期妊娠（28～40周）再次上升到妊娠前水平。这种生理上的下降在患有慢性高血压的妇女中可能更为夸张。血压通常在晚期妊娠上升到妊娠前值，这些患者的差异包括未确诊的慢性高血压、妊娠高血压或先兆子痫。在这种情况下，应通过证实没有蛋白尿或先兆子痫或HELLP综合征的其他症状/体征来排除先兆子痫的诊断。应询问患者大脑或视觉症状；应进行腹痛和血清尿酸、肝功能、肾功能、全血计数和尿蛋白/肌酐的实验室检查。

尽管早发性高血压（妊娠20周前）通常是慢性高血压的结果，但在极少数情况下，它可能是早发性先兆子痫的一个征兆；这些妇女需要尿蛋白测定和先兆子痫实验室检查。她们应该接受靶向治疗（见下文），并密切跟踪，特别是如果她们没有高血压病史。当妊娠中期（16～24周）血压升高时，应考虑早期先兆子痫，因为在健康孕妇中，血压通常在此时降低。

白大衣高血压（诊室血压升高，在医疗环境外血压正常）更可能出现在早期妊娠，而不是中期，估计患病率分别为32%和3%～4%。白大衣高血压似乎不易导致子痫或使整体妊娠结局恶化。家庭血压监测或24

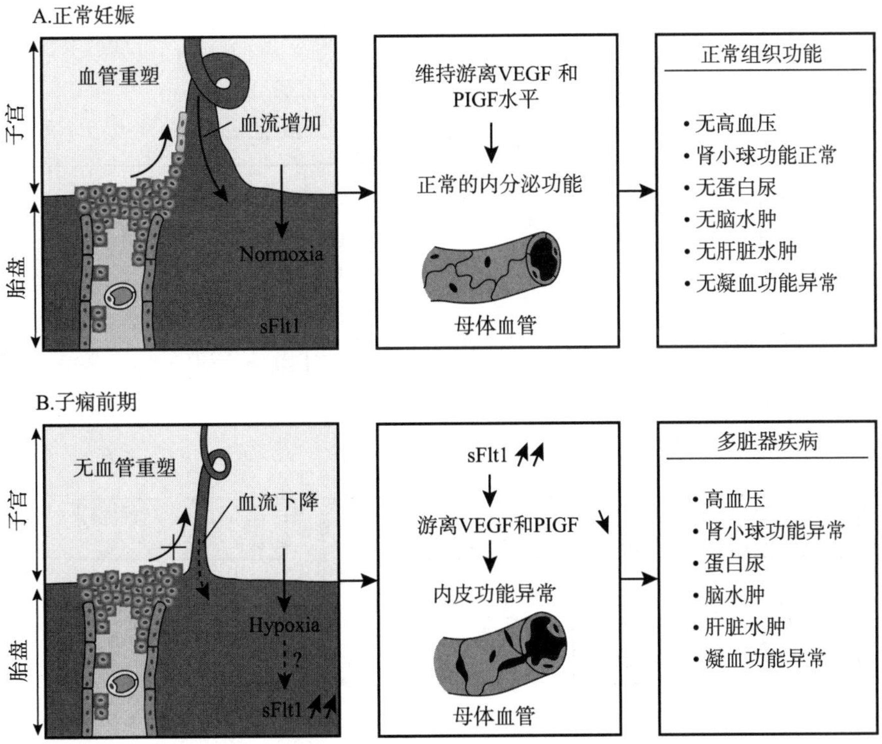

图39.1　条可溶性fms样酪氨酸激酶1（sFlt1）在子痫前期中作用的假说

A.正常妊娠期间，子宫螺旋动脉被血管内侵袭性滋养层浸润和重塑，从而显著增加血流，满足胎儿的氧和营养需求。B.在先兆子痫妇女的胎盘中，滋养层不发生浸润，血流减少，导致胎盘缺氧。此外，胎盘产生更多的sFlt1，清除血管内皮生长因子（VEGF）和胎盘生长因子（PlGF），从而降低未结合VEGF和PlGF的循环水平。这种平衡的改变会导致广泛的内皮功能障碍，导致多器官疾病。目前尚不清楚缺氧是否是刺激先兆子痫母亲胎盘分泌sFlt1的触发因素，以及较高的sFlt1水平是否会干扰滋养层的侵袭和螺旋动脉的重塑（引自：Luttun A，Carmeliet P. Soluble VEGF receptor Flt1：the elusive preeclampsia factor discovered? J Clin Investig，2003，111：600-602.）

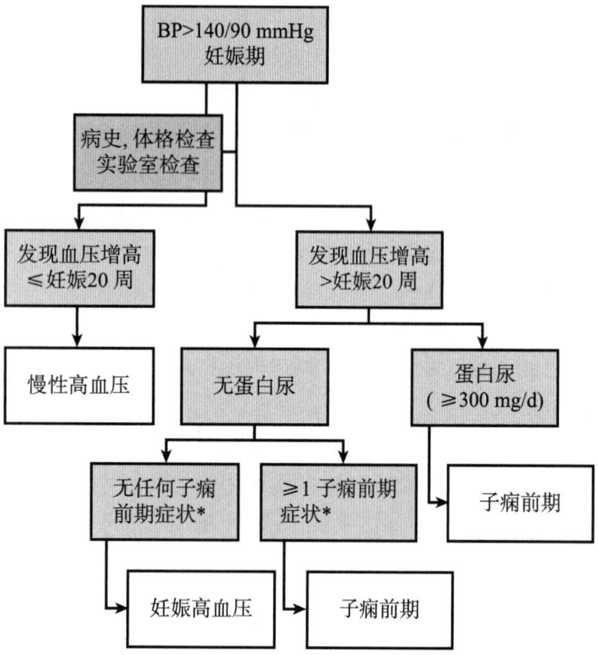

图 39.2 孕妇高血压诊断评价算法

BP. 血压。* 先兆子痫的症状和体征不应归因于任何其他疾病，包括神经症状（头痛、视力异常、精神状态改变等）、肺水肿、肝细胞损伤（血清转氨酶水平≥正常值的2倍）、血小板减少（$<100\times10^9$/L）和肾功能不全（肌酐> 1.1 mg/dl或加倍）

小时无创血压监测可区分孕妇白大衣高血压和真正的高血压。

尽管大多数患有慢性或既往高血压的妇女都患有原发性高血压，但要考虑继发性高血压的可能性。患有高血压的年轻妇女（与中年妇女相比）可能更容易患上继发性高血压（如内在性肾病、肾血管性高血压、原发性醛固酮增多症、库欣综合征、嗜铬细胞瘤）。在选择血压严重升高或有可归因症状或实验室异常的患者时，计划妊娠的妇女甚至在早期妊娠时可能会考虑继发性高血压，因为继发性高血压是可以治愈的，有些形式与妊娠期间发病率增加有关（图 39.3）。例如，如果早期妊娠有蛋白尿的记录，那么可以对肾脏疾病进行无创性评估，包括 24 小时尿蛋白排泄或肌酐清除率、肾脏超声和血清学检查，以排除继发性肾小球疾病。

原发性醛固酮增多症是最常见的可治愈的高血压。这种疾病的特征是醛固酮分泌增加，血浆肾素活性（PRA）被抑制，以及低钾血症。妊娠期诊断非常困难，因为孕酮（妊娠激素）起到醛固酮阻滞剂的作用，所以正常孕妇的醛固酮水平在生理上是升高的；而那些有继发性醛固酮增多症的孕妇，情况更是如此。由于正常的容量扩张，妊娠期血浆肾素在生理上增加；然而，在原发性醛固酮增多症中，PRA 可能在每小时降低 1 ～ 4ng/

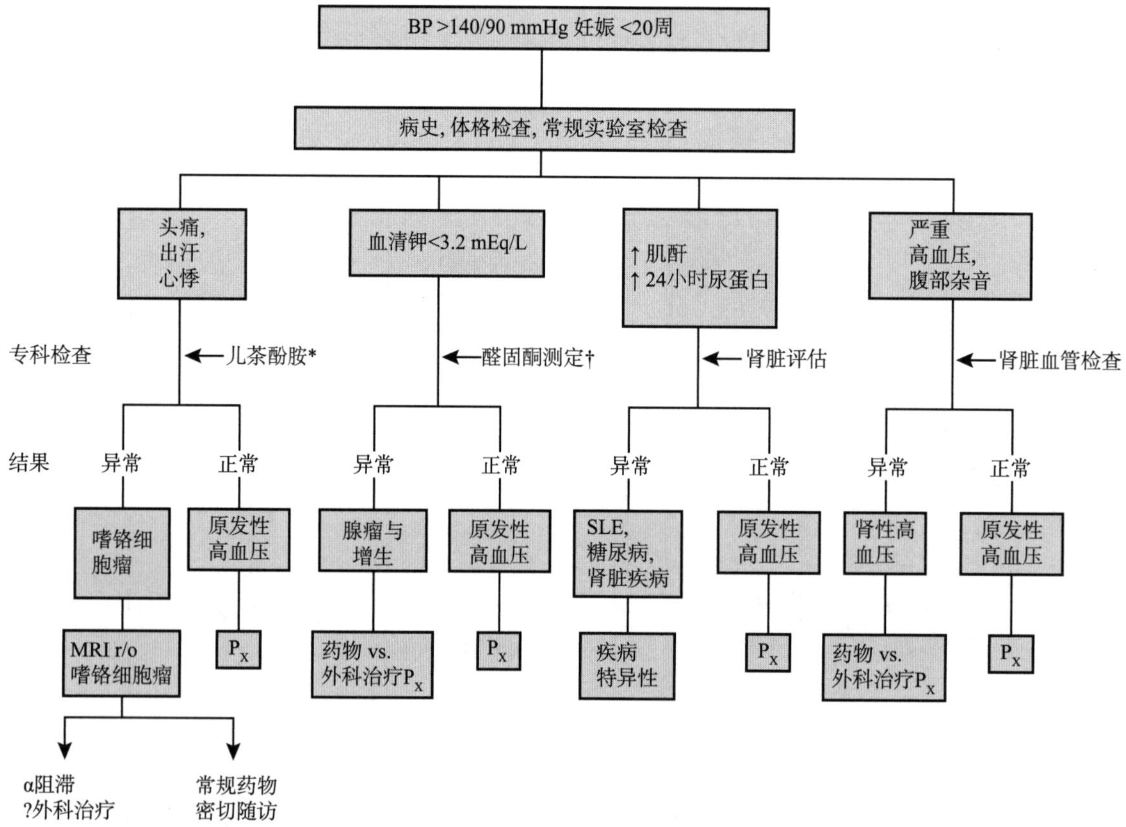

图 39.3 妊娠期继发性高血压的诊断和治疗算法

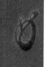

肾脏评估定义为血清学评估、24 小时尿、肾超声。肾血管检查指肾动脉的多普勒超声检查。* 血清和尿液。† 肾素、尿醛固酮、尿钾；妊娠期难以解释。BP. 血压；MRI. 磁共振成像；r/o. 排除；SLE. 系统性红斑狼疮

ml。妊娠期原发性醛固酮增多症临床表现多样，从高血压/低钾血症的改善到难以控制的高血压和低钾血症不等。在妊娠期原发性醛固酮增多症静止的情况下，临床医师需要警惕产后高血压和低钾血症的反弹。如果该疾病在早期妊娠被诊断出来，患者可以在早期妊娠或中期接受腹腔镜肾上腺切除术。

另一种可以考虑的继发性高血压是嗜铬细胞瘤，虽然很少见，但它与妊娠期的高发病率和死亡率有关，特别是在未确诊的情况下。对于患有严重高血压的孕妇，尤其是有头痛、焦虑、心悸、脸色苍白、满头大汗相关症状的孕妇，应该考虑到这一点。

2.*孕产妇风险*　无并发症的慢性高血压妇女的妊娠通常是成功的，尽管这些妇女更可能接受剖宫产，并因高血压恶化而住院。除了前述提到的增加并发先兆子痫风险外，患有慢性高血压的妇女发生胎盘早剥的风险增加3倍，这可能导致危及生命的产妇出血。其他的风险包括加速高血压潜在的靶器官损害和脑血管灾难性事件。当再合并先兆子痫时，母亲和胎儿的发病率和死亡率都更高，伴随致死性脑出血风险的增加，特别是在出现后发可逆性脑病的情况下。

无论是否会进展到并发先兆子痫，由晚期慢性肾脏病（CKD）引起的慢性高血压妇女在妊娠期间可能会经历不可逆的肾功能恶化。如果出现晚期CKD（如血清肌酐＞1.9mg/dl，或168μmol/L），孕妇高血压、蛋白尿恶化和发展为需要透析的终末期肾病是常见的。胎儿并发症包括生长受限和早产。

3.*胎儿风险*　患有慢性高血压的孕妇围生期死亡率高于未患慢性高血压的孕妇，而且并发先兆子痫会带来更大的风险。母亲慢性高血压是胎儿生长受限（IUGR，定义为出生体重＜10%）的危险因素，在患有慢性高血压的妇女中，有5%～13%的妊娠出现这种情况。当出现并发先兆子痫时，所有并发症都会放大；35%的妊娠报告有IUGR，13%～54%的妊娠发生早产，而胎儿死亡的妊娠结局＜1%。

来自大型调查的数据表明，患有慢性高血压的母亲所生的婴儿患先天畸形，特别是心脏畸形的风险可能高达30%。抗高血压治疗不会显著改变这种风险。

4.*管理*　对慢性高血压孕妇的管理最理想的做法是产前诊断并排除继发性高血压。

孕前避孕也是讨论妊娠高血压风险的适当时机：尽管有并发先兆子痫（25%）和胎儿并发症的风险，但很有可能获得良好的结局。对预约医师的依从是必要的，因为频繁的访视增加了先兆子痫和其他危及生命并发症出现前就发现它们的可能性。同样，建议由患者进行家庭血压监测，特别是在妊娠后期。如果使用有害胎儿作用的药物，如血管紧张素转化酶（ACE）抑制剂、血管紧张素Ⅱ受体阻滞药（ARB）和直接肾素抑制剂，应予以说明（见“药物”章节）。最后，有合并症的情况下，如肾移植或伴有肾脏疾病的糖尿病（DM），由熟悉孕妇护理的产科医师和内科医师组成的多学科小组可以带来优化成功结局的机会，我们还建议修改某些危险因素；例如，肥胖妇女患妊娠高血压的风险较高，体重不足（体重指数低于18.5kg/m^2）的妇女患早产的风险较高。

（1）非药物管理：妊娠期高血压患者的治疗方法偏离了非妊娠期高血压患者的公认指南。不建议患者剧烈运动，因为担心过度运动可能会降低子宫胎盘血流量，并与较高的先兆子痫发病率相关。尽管这一点尚未得到广泛研究，一项临床试验表明，每周3次有氧运动可以降低患高血压的风险，防止妊娠期间体重增加。中等强度的步行可能不会损害胎盘血流，但是剧烈运动在妊娠期间仍然是禁忌证，与那些报告不工作的妇女相比，在外工作的妇女血压更高，患先兆子痫的风险也更高。理论上，工作时间减少和休息时间增加可能会增加胎盘血流量，降低血压。

在所有种族/族裔或基线体重指数（BMI）亚组中，体重过度增加（16kg或以上）与妊娠高血压疾病的风险增加有关。妊娠期间体重过度减少是不可取的，尽管，即使是肥胖妇女，因为它可能会限制胎儿生长，增加妊娠期小于胎龄儿的风险。因此，建议妇女在妊娠期间限制体重增长，以2009年医学研究所（IOM）的建议为准，因为目前还没有证明体重增长限制策略可以改善妊娠结局。医学研究所建议体重指数正常或孕前体重不足的妇女每周增重10.45kg（中、晚期）。妊娠前体重指数为25～29.9kg/m^{2}的妇女每周体重增加限制在0.27kg，体重指数为30kg/m^{2}或以上的妇女每周体重增加限制在0.23kg。

妊娠期不宜严格限制盐摄入量，因为不会发生正常生理性血浆容量增加的担心。然而，妇女在妊娠前坚持低钠饮食是合理的，可以继续她们的饮食习惯。

（2）血压治疗目标：在非妊娠成年人中，血压控制可降低心血管疾病的长期发病率和死亡率。然而，在妊娠的9个月内，未经治疗的轻度（1级）高血压不太可能导致可检测的不良后果，在这种情况下，抗高血压药主要用于保护母亲免受急性心血管或脑血管事件的影响。

关于预防先兆子痫，不幸的是，很少有证据表明，在早期妊娠治疗轻度至中度高血压可降低并发先兆子痫的发生率、早产或小于胎龄的新生儿，在所有妊娠期高血压使用抗高血压药的一个主要好处是降低重度高血压的发生率，并可能降低其他胎儿或母亲并发症的风险。在最终发展为先兆子痫的妇女中，随着重度高血压，脑血管事件的风险急剧增加。

治疗血压160/110 mmHg或更高血压的国家和国际指南中有广泛的共识。ACOG和美国心脏协会/美国卒中协会（AHA/ASA）建议在血压160/105mmHg或更高

（如果达到其中一个值）时启动降压治疗。加拿大妇产科学学会在其指南中有相同的收缩压阈值，但舒张压可耐受到高达110 mmHg启动降压治疗。AHA/ASA进一步建议考虑对BP（150～159）/（100～109）mmHg进行药物治疗，以防止高血压恶化和卒中。这些数字与欧洲和英国指南设定的目标一致。然而，欧洲心脏病学会（ESC）甚至更进一步建议对有器官损害、症状或妊娠高血压综合征的慢性高血压妇女进行血压140/90mmHg或以上的治疗。

对于无终末器官损害的妇女，目前的指导方针各不相同，建议开始治疗血压阈值范围为140/90～160/110mmHg或更高。根据国家高血压教育计划（NHBEP）2000年妊娠高血压工作组的建议，建议当母体血压达到150/（90～100）mmHg或更高水平时，应启动治疗以避免高血压血管损伤。由于血压通常在早期妊娠下降，即使是慢性高血压妇女，如果没有已知的器官损害，临床医师可以考虑停止抗高血压药物，并监测1级高血压患者的血压。治疗可以在血压为（145～150）/（90～100）mmHg时重新开始，而不考虑高血压的类型。如本章后面所述，在妊娠期应服用标准剂量口服抗高血压药物。不建议过度剧烈的急性降压，因为这可能导致子宫胎盘灌注减少。

最近的一项大型临床试验，妊娠高血压控制研究（CHIPS），已针对987名妊娠高血压孕妇的血压治疗目标进行了研究。大多数参与者既往患有高血压，但该研究也包括无蛋白尿妊娠高血压的孕妇。这项研究表明，接受较低血压目标［（130～140）/85mmHg］治疗的妇女，发作严重高血压较少。重要的是，在低血压目标人群中没有对胎儿产生不良影响，这挑战了先前的担心，即降低血压到"正常"可能与降低胎儿生长有关。在接受标准、不严格控制（目标DBP 100 mmHg）或严格控制治疗的妇女中，先兆子痫的发生率相似（目标DBP 85 mmHg）。

ACOG建议调整治疗方法，使妊娠期间血压保持在（120～160）/（80～105）mmHg。加拿大指南中的目标范围较窄，对于没有合并症的慢性高血压妇女，血压进一步分为（130～155）/（80～105）mmHg，如果有合并症，血压则低于140/90 mmHg。

（3）药理学管理：许多患有妊娠期慢性高血压的妇女都有1级高血压，如果如预期的那样，在妊娠前3个月结束时血压降至（130～140）/90mmHg以下，那么减少剂量或停止抗高血压药治疗也许可能。当需要药物治疗来控制血压时，抗高血压药的选择受到其妊娠期安全性数据的限制。美国食品药品监督管理局（FDA）对妊娠期药物的分类将大多数抗高血压药定为C类，规定只有当潜在获益并证明对胎儿的潜在风险是合理时，才应给予该药物。这一类别不能被解释为"无风险"，它的风险范围如此之广，以致于妨碍了它在临床实践中的用处。评估妊娠期高血压药物的风险和益处的最新证据将在后面和表39.1中进行回顾。这些药物在妊娠期安全使用的历史最长，但由于副作用或给药计划不方便，一些药物很少在非妊娠人群中使用。ACOG推荐拉贝洛尔、硝苯地平或甲基多巴作为一线治疗药物。

（4）中枢肾上腺素能激动药：甲基多巴继续广泛用于妊娠期高血压的治疗；在40年的使用历史中，甲基多巴被发现是非致癌性的，没有已知的子宫胎盘或胎儿的不良反应。与安慰剂相比，在子宫中接触甲基多巴的儿童出生体重和第一年的发育相似，7岁以下的神经认知发育也相似。在试验中，甲基多巴在减少重度高血压的发生率、妊娠和住院率方面优于安慰剂。最近CHIPS试验的事后分析表明，与拉贝洛尔相比，甲基多巴可能与早产、重度高血压、围生期失血或高水平的新生儿监理超过48小时相关。先前的研究将甲基多巴与拉贝洛尔进行比较，未能显示两种疗法的明显疗效优势。

甲基多巴的不良反应主要是由于其在脑干的作用，包括精神警觉性下降、困倦、睡眠受损和唾液减少。它能引起5%的肝酶升高，很少有肝炎或肝坏死的报道，并与Coombs阳性有关，并伴有（或更多情况下不伴有）溶血性贫血。

可乐定是另一种α_2肾上腺素能激动药，在安全性和有效性方面可与甲基多巴相媲美；值得关注的是，据报道，1岁时无后遗症的暴露婴儿出现短暂高血压和过度睡眠障碍。由于怀疑有胚胎缺陷，早期妊娠时应避免使用可乐定；可乐定优先于甲基多巴使用几乎是不合理的，后者已被证明是安全的。当可乐定突然停药时，有可能出现高血压反弹，所以它只能用于那些使用甲基多巴后出现皮疹或肝功能不全的患者。

（5）β受体阻滞药：β受体阻滞药在妊娠期已被广泛研究，没有一种与致畸有关。与安慰剂相比，阿替洛尔在一项非常小的研究中导致了临床上显著的胎儿生长受限。肠外β受体阻断与新生儿心动过缓有关，而新生儿心动过缓很少需要干预。肯定来源于一项随访1年的研究显示，暴露于β受体阻滞药的婴儿在子宫里正常发育。

使用β受体阻滞药可改善产妇预后，β受体阻滞药可控制产妇血压，降低严重高血压的发生率和产前入院率。在13个试验中，β受体阻滞药与甲基多巴进行了比较，并发现与甲基多巴相当。β受体阻滞药引起的不良反应包括疲劳、嗜睡、运动耐量减低、睡眠障碍和支气管收缩。

拉贝洛尔是一种非选择性β受体阻滞药，具有血管α_1受体阻滞药的特性，在妊娠期得到广泛接受，与甲基多巴一样安全有效。拉贝洛尔不降低子宫血流量，但在一项安慰剂对照研究中与胎儿生长受限有关。肠外给药治疗重度高血压与肼屈嗪相比有较少的母亲低血压和其他副作用的发生率。开处方的人应了解与肝损伤相关的

表39.1　慢性妊娠期高血压[b]药物[a]

药物（FDA风险）[c]	剂量	关注或评论
首选药物		
甲基多巴（B）	0.5～3 g/d，分2～3次	根据NHBEP工作组选择的药物；妊娠第一个月后的安全性记录在案，包括对后代的7年随访
二线药物[d]		
拉贝洛尔（C）	200～1200 mg/d，分2～3次	可能与胎儿生长受限和新生儿心动过缓有关
硝苯地平（C）	30～90 mg/d缓释制剂	
肼屈嗪（C）	50～300 mg/d，分2～3次	很少有对照试验，但有记录不良事件的长期经验；仅与交感神经阻滞剂结合使用。可能导致新生儿血小板减少
β受体阻滞剂（C）	取决于具体药物类型	可能引起胎儿心动过缓；对于含有部分激动剂的药物，这种作用可能较小。可能损害胎儿对缺氧应激的反应；在第一个或第二个三个月开始时（尤其是阿替洛尔），可能有降低出生体重的风险
氢氯噻嗪（C）	25 mg/d	可能导致血容量不足和电解质紊乱。可能在以下组合中有用使用甲基多巴和血管扩张剂缓解代偿性液体潴留
禁忌 ACE I/ ARB（D）[e]		导致动物的胎儿丢失；人类在妊娠中期和晚期使用与胎儿病、羊水过少、生长受限和新生儿无尿性肾功能衰竭相关，这可能是致命的

a.没有事实证明在妊娠的前三个月使用抗高血压药物是安全的

b.药物治疗适用于舒张压降低时无并发症的慢性高血压≥100mmHg（使用Korotkoff V相位进行舒张测量）。糖尿病、肾脏疾病或靶器官损害患者可能需要较低水平的治疗

c.美国国家食品和药物管理局分类

d.由于关于妊娠期慢性高血压使用的数据有限，因此省略了一些药物（例如可乐定、α受体阻滞剂）

e.在第二个三个月和第三个三个月期间，作者将其被归为X类

ACE.血管紧张素转换酶；FDA.美国食品药品监督管理局；NHBEP.国家高血压教育计划

罕见但潜在危险。

（6）α肾上腺素能阻滞药：α肾上腺素能阻滞药在妊娠期用于嗜铬细胞瘤的治疗。哌唑嗪和苯氧苄胺都被使用，β阻滞药作为辅助药物，只有在α受体阻滞药充分阻断的情况下使用。在妊娠期间使用这些药物的经验有限。

（7）钙通道阻滞药：钙通道阻滞药（CCB）已被用于治疗慢性高血压、晚期妊娠轻度先兆子痫和重度先兆子痫高血压。口服硝苯地平和维拉帕米不会对早期妊娠暴露的胎儿造成致畸风险。尽管接受治疗的患者数量很少，但这些数据是令人放心的，因为患有高血压并伴有肾脏疾病或移植的妇女，在没有CCB的情况下可能很难在妊娠期间进行治疗。母亲的副作用包括心动过速、心悸、周围水肿和头痛（几剂后容易缓解）。

长效硝苯地平常用于妊娠期，不会引起子宫血流量的明显下降，并且被认为是治疗严重高血压的安全一线药物。短效硝苯地平已在几个国家退出市场，不推荐用于老年患者，因为它与冠状动脉疾病的高血压（非妊娠）患者心肌梗死和死亡的发生率增加有关。在妊娠期，短效硝苯地平继续被使用，尽管它与母体低血压和胎儿窘迫有关。我们倾向于使用长效制剂，起效类似于短效制剂。

有几份报告记录了其他钙通道阻滞药的安全性，包括氨氯地平、尼卡地平、伊沙地平、非洛地平、地尔硫䓬和维拉帕米。

（8）利尿药：虽然利尿药广泛应用于治疗非妊娠高血压，但产科医师不愿意使用利尿药，因为他们担心利尿药会干扰正常妊娠的生理容量扩大。值得注意的是，1985年对7000多名受试者进行的荟萃分析表明，利尿药可预防先兆子痫，且与不良反应无关。尽管容量减少可能会限制胎儿生长，但结果数据不支持这些担忧。利尿药通常在妊娠前用于原发性高血压，考虑到其明显的安全性，NHBEP的结论是，这些药物可以在妊娠期间继续使用，也可以与其他药物联合使用。据报道，在患有先兆子痫的妇女，产后期间使用袢利尿药呋塞米有助于控制血压，而在住院期间甚至在出院后可能也是如此。还需要进行更多的研究并在研究进展中确定袢利尿药在先兆子痫妇女产后高血压治疗中的作用。

氢氯噻嗪可以低剂量（12.5～25 mg/d）在整个妊娠期间使用，以尽量减少糖耐量受损和低钾血症的副作用。根据少数病例报告，氨苯蝶啶和阿米洛利不会致畸。不推荐使用螺内酯，因为在胎儿发育过程中有抗雄激素作用动物模型，但似乎不会对小的人类队列造成不良后果。我们不建议在妊娠期间使用，并且基于有限的

数据，如果需要保留钾的利尿药，建议使用阿米洛利。

（9）直接血管扩张药：肼屈嗪是有效的口服，肌内或静脉注射。不良反应主要与血管舒张和交感神经系统激活有关，包括头痛、恶心、潮红和心悸。在极少数情况下，长期使用可导致多发性神经病或药物诱发狼疮综合征（通常是高剂量）。尽管已报道新生儿血小板减少和狼疮，但在妊娠的所有3个月都使用了肼屈嗪，且与致畸性无关。与肼屈嗪相关的其他不良反应包括子宫血流量减少和长期严重低血压的风险增加。在妊娠期急性重度高血压中，静脉注射肼屈嗪有助于快速控制血压，但与静脉注射拉贝洛尔或口服硝苯地平相比，其不良反应更多，包括母亲低血压、剖宫产、胎盘早剥、阿氏加评分低于7分、少尿。此外，肼屈嗪的副作用（头痛、恶心和呕吐）与恶化的先兆子痫症状相似。

口服肼屈嗪用于中、晚期妊娠的慢性高血压，但已被副作用更明显的药物所取代。

硝普钠在妊娠期很少使用，其使用仅限于与心力衰竭相关的危及生命的难治性高血压病例。不良反应包括血管舒张和晕厥在容量耗尽的先兆子痫妇女。胎儿氰化物中毒的风险尚不清楚，但值得关注。考虑到更安全的药物，这种药物被认为是最后的选择。

硝酸异山梨酯在妊娠高血压和先兆子痫妇女的两个小研究中进行了研究。发现它在保持脑灌注的同时降低血压，从而降低缺血和梗死的风险。

（10）5-羟色胺2受体阻滞药：虽然在美国没有得到FDA的批准，但酮色林是一种选择性的5-羟色胺2受体阻滞药，可以降低非妊娠期急性或慢性高血压患者的收缩压和舒张压。在动物和人类身上发现了酮色林的非致癌性，主要在澳大利亚和南非对孕妇进行了小规模试验。这些研究表明，它在治疗妊娠期慢性高血压、先兆子痫和HELLP综合征方面可能是安全和有用的。然而，在控制妊娠期重度高血压方面，酮色林不如肼屈嗪，因此不作为在这种临床背景下的选择药物。

（11）血管紧张素转化酶抑制剂和血管紧张素受体阻滞药：ACEI和ARB在中期妊娠或晚期是禁忌的，因为其毒性与胎儿肾脏灌注减少有关；它们的使用与波特综合征（即双侧肾发育不全）中观察到的类似的胎儿疾病有关，包括肾发育不全、胎儿少尿导致的羊水过少、颅骨和肺发育不全、IUGR、新生儿无尿肾衰竭，导致胎儿死亡。妊娠期使用ARB也与胎儿死亡有关。

许多医师对早期妊娠使用和暴露ACEI存在争议，并要求临产前就这一治疗的风险和益处提供咨询，并有必要提醒在中期妊娠之前停止使用ACEI。

2006年，一份报道将早期妊娠暴露于ACEI与心血管和中枢神经系统畸形的发生率联系起来。自那时起，其他报道，包括荟萃分析，描述了暴露于各种抗高血压药的胎儿心脏畸形的增加。目前的证据并未表明，与其他任何抗高血压药相比，早期妊娠的ACEI导致胎儿畸形的风险更大，并且ACEI有明显益处的妇女（如糖尿病肾病）在妊娠前应咨询这种治疗的风险和益处，直到早期妊娠，以及需要警惕在中期妊娠前停止ACEI。然而，考虑到争议和潜在的风险，早期妊娠接触ACEI必须仔细咨询和管理，在某些情况下，如果坚持建议可能不可靠，则在妊娠前改用替代药物可能是可取的。

三、先兆子痫的临床特点及处理

先兆子痫的特征是妊娠20周后出现高血压并伴有新发蛋白尿。人们认识到并非所有的先兆子痫患者都会有蛋白尿，因此，其他器官功能障碍的症状和体征足以作出诊断。这些新公认的诊断标准包括神经症状（头痛、视力异常、精神状态改变等）、肺水肿、肝细胞损伤（血清转氨酶水平≥正常值的2倍）、血小板减少（血小板＜100×10^9/L）和肾功能不全（肌酐＞1.1mg/dl或加倍）。水肿已被放弃作为先兆子痫的一个标志，因为它存在于许多正常孕妇并缺乏特异性。非蛋白尿先兆子痫比蛋白尿先兆子痫预后好，但比妊娠高血压预后差。

最新的ACOG指南和国际妊娠高血压研究学会（ISSHP）指南已将24小时采集的300mg尿蛋白或点样尿蛋白/肌酐比值0.3设定为诊断蛋白尿的临界值。虽然蛋白质与肌酐的比率被认为足以定量蛋白尿，一些产科医师仍然不愿意放弃收集24小时尿。所有怀疑有先兆子痫的患者都应量化蛋白尿。如果没有定量分析，那么至少采用1＋蛋白尿试纸测试被认为足以诊断。

最近的ACOG建议放弃“轻度”先兆子痫一词，因为先兆子痫总是会导致临床状况迅速恶化。所有患有先兆子痫的妇女都应持续评估先兆子痫的严重症状。这些严重的症状包括上述症状和体征，以及血压160/110 mmHg或更高（4小时内至少测量2次）。HELLP综合征被认为是重度子痫前期的表现。蛋白尿的程度没有显示出与母亲或围生儿的不良结局相关，因此可能不是先兆子痫严重程度的可靠指标。

1. *先兆子痫的危险因素* 先兆子痫风险增加的妇女包括慢性高血压，特别是继发性高血压（肾血管性高血压、嗜铬细胞瘤、原发性醛固酮增多症）、早孕先兆子痫（妊娠34周前）、糖尿病、肥胖、胶原-血管病、慢性肾脏病、多胎妊娠，以及妊娠并发先兆子痫的妇女（框39.1）。鉴别先兆子痫与晚期妊娠慢性或妊娠高血压的推荐检查包括血细胞比容/血红蛋白、血小板计数、血清肌酐和尿酸，以及肝功能检查。如果定性试纸蛋白尿记录在案，则应进行蛋白质定量。我们建议有这些危险因素的妇女在早期妊娠获得基线实验室评估。

2. *先兆子痫预测* 有大量的文献评估各种临床症状或实验室检查，以预测先兆子痫；没有一个被认为是敏感或特异的，尚不足以保证广泛的临床应用。有报道

框39.1 子痫前期的危险因素

未产妇
多次妊娠
子痫前期家族史
慢性高血压
糖尿病
肾脏疾病
子痫前期病史，特别前一次妊娠早于（34周）发生
前次妊娠出现HELLP综合征
肥胖
葡萄胎

HELLP.溶血、肝酶升高、血小板减少

称，先兆子痫患者在出现临床症状和体征之前，就已经出现血管生成因子失调。有令人信服的证据表明它们参与了疾病的发病机制，尤其是肾脏表现。已报道的因素包括可溶性fms样酪氨酸激酶-1（sFlt-1）升高，它是血管内皮生长因子（VEGF）受体的循环形式；胎盘生长因子（PlGF）降低；内皮素（endoglin）升高；缺氧诱导因子-1（HIF-1）升高。sFlt-1/PlGF比值测定对鉴别先兆子痫与其他高血压疾病，以及预测先兆子痫患者的母婴不良结局有重要意义。虽然有希望，但这些实验室检查目前在大多数医院并不容易获得，对于临床预测先兆子痫的可能性，它们的使用只是理论上的。

3.*先兆子痫的病理生理* 先兆子痫的病理生理学分为两个阶段：胎盘灌注改变和母体综合征的后期表现。胎盘发育中开始出现异常，子宫胎盘血流量受损导致免疫失调、缺血，产生和释放诸如血管生成因子（如sFlt-1、内皮素）、合胞滋养细胞微粒等物质，当到达母体循环时产生内皮功能障碍和母体临床综合征。

对后来发展为先兆子痫妇女胎盘组织的研究表明，子宫动脉重塑受损，滋养层无法侵入螺旋动脉的肌层部分，在中期妊娠早期发生胎盘缺血被认为会触发胎盘源性因子的释放，从而导致多系统母体疾病。患有微血管疾病（如高血压、糖尿病和胶原-血管疾病）的妇女先兆子痫发病率增加，胎盘灌注受损可能是该疾病的共同起点。

4.*免疫失调* 免疫失调被认为在先兆子痫的发病机制中起作用。与健康孕妇相比，先兆子痫与循环调节（Foxp3阳性）$CD4^+$ T细胞减少、免疫激活（产生Ⅱ-17）$CD4^+$ T细胞增加和胎盘床自然杀伤细胞增多有关。与补体调节基因突变相关的补体系统过度活跃在先兆子痫已有报道。

此外，在先兆子痫和胎盘综合征患者中检测到血管紧张素1受体自身抗体。这些抗体在先兆子痫病理生理学中的作用尚待明确界定。在动物模型中诱发先兆子痫的尝试取得了成功，但这些抗体并没有在所有人类病例中检测到。

5.*先兆子痫的血压* 先兆子痫患者的血压通常不稳定和升高，这是由于正常妊娠的血管舒张功能逆转和外周血管阻力增加所致。正常的昼夜节律发生逆转，夜间血压通常较高。这至少在一定程度上是由交感神经血管收缩活性的增加介导的，交感神经血管收缩活性通常在分娩后几天到几周内恢复正常。对妊娠期的犬、大鼠和灵长类动物的研究表明，子宫灌注的急性减少会导致母体高血压。如前所述，子宫胎盘灌注受损被认为在先兆子痫综合征中具有病理生理意义。

6.*先兆子痫代谢紊乱* 肥胖仍然是先兆子痫的一个重要危险因素，孕前体重指数与先兆子痫的危险性之间有很强的正相关关系。早期妊娠血脂异常和妊娠期糖尿病也与先兆子痫风险增加2～3倍有关。这些情况可能是内皮功能障碍的标志，或可能导致先兆子痫氧化应激增加。

7.*先兆子痫肾脏改变* 在先兆子痫，肾小球滤过率和滤过分数（约25%）略有下降。由于妊娠期间肾小球滤过率通常上升35%～50%，血清肌酐水平通常仍低于正常值的上限。部分尿酸清除率降低，通常在明显的显性疾病出现之前血清尿酸大于5.5mg/dl（327μmol/L）是先兆子痫的标志，可能是由于肾清除率和肾小球滤过率降低。尿钙排泄减少，甲状旁腺激素增加，1,25二羟基维生素D减少。与正常妊娠相比，正常妊娠通常由于胎盘转化为活性形式而增加维生素D水平。蛋白尿超过0.3g，但小于每天3g（但在某些情况下肾病范围＞3g/d）是蛋白尿先兆子痫的特征。极少数情况下，急性肾损伤可由低血压相关的产科出血引起的急性肾小管或皮质坏死引起的。

8.*先兆子痫的心功能* 晚期妊娠先兆子痫未产妇的肺动脉插管研究表明，与对照组相比，先兆子痫孕妇的心输出量（CO）降低。在最初的心输出量增加（这在文献中反复报道）后，CO似乎会降低。先兆子痫患者外周血管阻力增加，肺毛细血管楔压在正常范围内。舒张功能受损，后负荷明显增加，也由血管收缩和外周血管阻力增加引起。围生期心力衰竭可以发生在这种情况下，虽然它通常是先天性心脏病的并发症。

正常妊娠时血浆容量增加，而先兆子痫，血浆容量减少，肾素-血管紧张素系统受到抑制。因此，血浆容量减少是由于血管收缩和“较小”的血管腔造成的。

9.*中枢神经系统* 子痫，定义为先兆子痫发作，不能归因于其他原因，是一个严重的中枢神经系统并发症，是造成大多数孕妇死亡的原因。当血压适度升高时，可能发生癫痫发作。这些患者通常会出现头痛（60%～90%）和视力变化（约32%），包括视物模糊、暗点和可逆性皮质盲（由可逆性后白质脑病引起）。在这些病例中，计算机断层扫描（CT）和磁共振成像（MRI）显示大脑半球枕叶和后顶叶广泛的双侧白质异常，提示血管源性水肿，无梗死。后发可逆性脑病综合

征（PRES）是子痫患者神经影像学上的常见症状。后发可逆性脑病综合征的症状包括头痛、精神状态改变、严重高血压、视觉障碍和恶心/呕吐。在年轻、血小板减少或蛋白尿患者中也更常见。

先兆子痫与在所有血压水平下的脑血流自动调节受损有关，即使在用药后将收缩压降低到140 mmHg以下。由于自动调节受损，一旦收缩压达到155～160 mmHg，卒中的风险就会升高。另一方面，在先兆子痫患者中，舒张压与卒中没有明显的联系。静脉注射硫酸镁可用于预防先兆子痫、重度先兆子痫和需要剖宫产的先兆子痫患者的癫痫发作；不建议用于血压治疗。

10.预防先兆子痫　已经研究但发现没有益处的策略包括限制钠摄入、高蛋白饮食、维生素C和维生素E、鱼油、镁和抗高血压药。

阿司匹林已被广泛用于预防先兆子痫，根据巴黎合作组织的研究，阿司匹林对高危人群的先兆子痫有10%的保护作用，特别是在妊娠的早期。一些国家和国际指南，考虑对任何有先兆子痫高风险的孕妇在早期妊娠开始服用阿司匹林治疗（见“先兆子痫危险因素”一节）。如果在睡前服用阿司匹林，似乎最有效。

钙的补充超过推荐的饮食允许量并不能降低所有人群中叠加性先兆子痫的发病率。来自发展中国家的证据表明，在饮食钙摄入量较低的妇女中，每天补充1g或更多的钙可以安全地降低先兆子痫的发病率。

研究了低分子肝素（LMWH）对高危人群先兆子痫的预防作用。评估抗凝益处的临床试验包括异质性研究人群（如有流产史、血栓形成倾向、先兆子痫、小胎龄分娩史的患者），并使用复合终点来评估疗效，因此，尽管亚组分析表明，在有重度或早产先兆子痫病史的妇女中，低分子肝素和低剂量阿司匹林治疗与随后妊娠的先兆子痫风险较低相关，但结果仍不确定。患有遗传性或获得性血栓形成倾向的妇女，如因子V Leiden变异、凝血酶原基因*G20210A*突变和狼疮抗凝剂滴度升高，也可能受益于2014年的LMWH。Cochrane review评估了1228名既往有反复流产史且有或无血栓性疾病妇女的混合样本。LMWH（联合依诺肝素或那屈肝素）与阿司匹林相比，甚至没有治疗，也没有增加活产的发生率，也没有降低先兆子痫的发病率。重要的是，阿司匹林和低分子肝素治疗是安全的，与大出血事件的增加无关。目前，虽然临床试验证据尚不确定，但病例系列和观察研究的结果令人鼓舞，有助于该疗法的潜在益处，我们认为还需要来自更大规模随机临床试验的提供更多数据。

11.先兆子痫的治疗

（1）分娩：先兆子痫最难处理的问题之一是胎儿成熟度有问题时的分娩时机。如果先兆子痫在足月（妊娠23～34周）出现，卧床休息、血压管理和密切监测母婴状况可延长妊娠期，改善母婴结局。如果有胎儿窘迫或严重的母亲疾病（头痛、腹痛、HELLP综合征）或严重的不可控制的高血压症状，不应延迟分娩。大多数先兆子痫患者接近足月，可通过抗高血压药治疗、住院或不住院的卧床休息和37周或以上分娩来治疗。对没有严重先兆子痫特征的妇女，通常首选34～37周妊娠期分娩。当妊娠周大于38周时，所有先兆子痫的妇女都可以分娩。

当胎龄大于34周时，严重的母婴疾病（见“临床特征”一节）是分娩的指征。可能促使分娩的胎儿因素包括胎儿生长受限、胎儿检测结果不确定和羊水过少。

HELLP综合征与预后不良有关，通常是急症分娩的指征。肝受累的妇女可因肝细胞坏死、缺血和（或）水肿导致Glisson包膜伸展而出现上腹部或右上象限疼痛。存在肝酶升高。肝破裂是一种罕见但致命的并发症，如果不及早发现，并采取积极的支持治疗和手术。咨询师应了解先兆子痫患者上腹部、胸部或腹部疼痛的潜在严重程度。

（2）先兆子痫的血压控制：内科顾问在照顾先兆子痫妇女方面的主要作用是参与有关降压治疗的决定。降低血压不能治愈先兆子痫，但可能允许延长妊娠，因为不受控制的高血压往往是分娩的指征。在妊娠后半期，如果发现高血压和先兆子痫的其他症状，应考虑住院治疗，以便对患者进行密切监测。

在分娩前和分娩后的几天内，血压会持续不稳定和危险性高，从而增加产妇不良结局的风险。在这一时期，通常需要口服药物。先兆子痫妇女血压降低的主要原因是为了预防与血压升高相关的母体脑血管和心血管并发症。血压高于160/110 mmHg需要治疗以降低脑出血和母体死亡的风险。我们通常在血压达到150/95 mmHg之前开始治疗，以预防严重高血压的发展。如果不能立即分娩（24～48小时内），当舒张压达到95～100 mmHg时，应考虑抗高血压治疗。

患有高血压脑病、脑出血或子痫（癫痫发作）的妇女需要在几分钟到几小时内用非肠道药物治疗，以降低平均动脉压（舒张压的2/3＋收缩压的1/3）10%～25%，然后在随后的1小时内达到160/100 mmHg或更低，目标为（140～150）/（90～100）mmHg。在即将分娩时控制血压，3种一线药物可供选择：静脉注射拉贝洛尔、静脉注射肼屈嗪和口服硝苯地平（表39.2）。如果这些药物不能控制血压，ACOG鼓励专家会诊，并继续使用拉贝洛尔或尼卡地平作为二线药物。

（3）静脉输液：先兆子痫的肾功能通常保存良好，少尿通常是肾血管收缩的表现，而不是肾小球滤过率受损。由于先兆子痫患者的严重水化作用可能导致液体超负荷和急性肺水肿，因此不宜“推注液体”以增加尿量，如果发生这种情况，可以安全地给予呋塞米。在分娩前没有口服呋塞米的孕妇，应保持水化作用

表39.2 用于严重妊娠期高血压紧急控制的药物[a]

药物（FDA RISK）[b]	剂量和途径	关注或评论[c]
拉贝洛尔（C）	20 mg IV，然后 80 mg 每20～30分钟1次，直至最大量300mg；或者持续静脉给入1～2 mg/min	与其他血管扩张剂相比，发生心动过速和心律失常的风险更小血管扩张剂
肼屈嗪（C）	5 mg，IV或IM，然后5～10 mg，每20～40分钟；持续静脉给入0.5～10 mg/h	长期的安全性和有效性的经验.
硝苯地平（C）	片剂推荐：10～30 mg PO	安全用于分娩（曾被认为与硫酸镁相互作用）
相对禁忌证		
硝普钠（C）[d]	持续静脉推入0.5～10 mcg/（kg·min）	可能的氰化物毒性；万不得已的代替药

a用于急性舒张压升高≥105mmHg；目标是逐渐减少到90～100mmHg

b美国食品药品监督管理局分类C表明，对动物的研究显示了对胎儿的不良影响（致畸、杀胚胎或其他），和（或）没有对妇女的对照研究，或没有对妇女和动物的研究。只有在潜在益处证明对胎儿的潜在风险是合理的情况下，才应给予药物

c除另有说明外，所有药物的副作用可能包括头痛、恶心和心动过速（主要由急剧低血压和交感神经反射激活引起）

d我们将其归类为D类：有确凿证据表明存在人类胎儿风险，但尽管存在风险，但孕妇使用该药物的益处可能是可以接受的（例如，如果在危及生命的情况下需要该药物，或者在不能使用更安全的药物或药物无效的严重疾病中需要该药物）

IM.肌内注射；IV.静脉注射；PO.口服

（100～150ml/h）。

四、妊娠高血压

这一术语是指在妊娠期间首次检测到血压升高，但没有发现先兆子痫的实验室或临床特征的孕妇。旧的指南和文献称之为“暂时性高血压”。妊娠高血压妇女患先兆子痫的风险增加（高达25%），应密切关注。高血压的治疗类似于患有先兆子痫或慢性高血压的妇女。妊娠高血压的鉴别诊断包括未确诊的慢性高血压，即生理性血管舒张，导致妊娠早期血压下降。只有排除产后3个月内血压未能恢复到正常时，妊娠高血压才能确诊。

五、高血压的产后管理

在产后，由于在分娩期间静脉输注，水肿可能会加重。正常生理容量扩张和妊娠水肿也开始消退，容量回流到血管内。高血压通常在产后前几天恶化，到第五天达到高峰，最后在产后几周内消失。偶尔，由于剖宫产术后容积扩大和输液，以及广泛使用高浓度产后镇痛用非甾体抗炎药的剂量，导致产后首次出现高血压。有时，如果水肿使人虚弱，可能需要服用小剂量的利尿药。如果血压持续高于140/90 mmHg，则应使用降压治疗。对于先兆子痫的妇女，产后24小时内常规使用硫酸镁静脉注射。虽然这种药物可以降低血压，但对于持续性高血压，通常有必要使用传统的抗高血压药。产前开的抗高血压药应在产后继续以相同剂量使用，可能需要向上滴定。这些药物在母乳喂养中都是安全的，如果需要ACE抑制剂，美国儿科协会认为依那普利在母乳喂养中是安全的。

如果在妊娠前血压正常，那么产后2～8周血压可能正常。产后持续超过12周的高血压可能代表先前未确诊的慢性高血压或继发性高血压，应进行评估、随访和治疗（视情况而定）。

对于先兆子痫患者，如果他们在妊娠早期（＜34周）、重度或复发性先兆子痫，或持续性蛋白尿，也应考虑产后评估。在这些病例中，可考虑肾脏疾病、继发性高血压和血栓性疾病（如抗磷脂抗体综合征）。值得注意的是，如果有必要的话，血栓性实验室检查通常会推迟到产后3个月。

对未来妊娠的咨询需要考虑先兆子痫的不同复发率，这取决于发病机制和人群特征。先兆子痫妊娠越早，复发风险越高；30周前，复发率可能高达40%。如果先兆子痫在接近足月的未产妇（即36周后）中发生，则复发的风险约为10%。患有先兆子痫的妇女在未来妊娠时患高血压的风险也会增加。患有HELLP综合征的患者有很高的发生产科并发症的风险，先兆子痫的发生率为55%，尽管复发率似乎很低，只有6%。

妊娠高血压疾病与高血压、糖尿病、心血管疾病、血栓栓塞和晚期卒中的风险增高有关。在一项研究中，妊娠高血压与随后高血压的相对危险（*RR*）为3.72，而先兆子痫伴高血压和卒中的*RR*分别为3.98和3.59。回顾性研究发现，先兆子痫也是冠心病的一个危险因素。这些关联可能有助于告知患者其潜在危险，并提高人们对未来几十年监测高血压和心血管疾病的必要性的认识。没有循证指南来确定合理的随访和筛查时间表。在妊娠后一年进行心血管危险因素（血压测量、空腹血糖、体重、血脂情况）筛查可能是有益的，因为即使在这个早期也可能开始发现异常情况。

六、抗高血压药与哺乳

一般来说，与血浆蛋白结合的药物不会转移到母乳中。脂溶性药物可能达到比水溶性药物更高的浓度。新

生儿通过护理接触甲基多巴、地尔硫䓬、普萘洛尔、依那普利、卡托普利和硝苯地平的水平较低，这些药物在母乳喂养期间被认为是安全的。阿替洛尔和美托洛尔集中在母乳中，可能达到影响婴儿的水平，不推荐使用。拉贝洛尔可在母乳中检测到，但与婴儿的不良事件无关。最后，尽管母乳中利尿药的浓度较低，但这些药物可能会由于轻微的体积收缩而减少乳汁分泌，并可能干扰母乳喂养的成功。

七、总结

妊娠高血压疾病与孕产妇和围生期风险增加相关，先兆子痫（不考虑血压水平）和重度高血压（不考虑类型）与最大风险相关。显然，血压高于160/110 mmHg的患者必须接受治疗，以避免母亲发生脑血管灾难。治疗较低水平的BP的益处和风险并没有得到明显的支持，但似乎比先前预期的更安全。没有证据表明，在妊娠期间保持较低的血压（即120/80 mmHg）可以预防患有高血压妇女的先兆子痫，尽管较低的血压指标确实对胎儿来说是安全的，而且可能防止血压峰值和母亲住院。当血压在（140 ～ 150）/90 mmHg或更高时，我们建议使用口服拉贝洛尔、硝苯地平或甲基多巴作为一线药物进行治疗。严重高血压超过160/110 mmHg可能导致母亲卒中或子痫。临产时，静脉注射拉贝洛尔、水杨酸和（或）口服硝苯地平进行肠外治疗。先兆子痫高危妇女可在早期妊娠接受小剂量阿司匹林治疗。妇女产后可能仍有高血压，需要监测并经常治疗2 ～ 8周，妊娠高血压和先兆子痫现在被美国心脏协会认定为未来心血管疾病的危险因素。

第40章　老年人高血压

Athanase Benetos

老年患者是美国人口增长最快的部分，占医疗支出的最大部分。年龄是高血压发病的主要危险因素，尤其是收缩期高血压。1999—2000年，约有1000万65岁以上男性和至少1700万相同年龄的女性患高血压。2003—2006年，65～74岁男女两性高血压患病率分别为65.4%和70.8%，≥75岁的男女两性高血压患病率分别为64.6%和77.3%。高血压人群中，所有年龄段的非裔美国人和拉丁美洲人，包括老年患者在内，都表现出更高的患病率。

高血压患病率的增加主要是人口老龄化的结果，特别是高龄老年人（年龄≥80岁）。过去的40多年，老年人口群体呈指数增长。目前，生活在经济合作与发展组织（OECD）国家集团中的群体预期寿命约为90岁，而20世纪70年代约为60岁，提示增长了50%。美国85岁以上人口预计将从2010年的570万增加到1600万。在高血压发病率方面，60岁以上高血压患者的百分率变化不大。随着更多人活到晚年，高血压患者绝对人数不断增长。弗雷明汉心脏研究的观察数据表明，55～65岁的美国人发生高血压的终生危险大于90%。老年人数量持续增加，特别是80岁以上年龄组，也会导致越来越多的人患高血压，同时更容易出现多病、虚弱、认知功能衰退、多药，以及自主性部分或完全丧失。

高血压，特别是收缩期高血压，是衰老过程中动脉僵硬度的临床表现。过去，收缩压（SBP）和脉压（PP）升高被认为是正常衰老过程的一部分，因此，被认为不需要治疗干预。然而，SBP和PP水平较高的老年人受试者不仅心血管疾病发病率和死亡率也较高，而且其他与年龄相关的疾病患病率也较高，自主性丧失，预期寿命较短。重要的是，一些研究也表明有神经认知障碍的风险，阿尔茨海默病和血管类型认知障碍都可能与血压升高有关。如高血压预防、检测、评估、治疗联合全国委员会第七次报告（JNC 7）所述，心血管事件与高血压之间的关系是线性、级联和连续的，即血压越高，心血管风险越高。

这种观念，即收缩压与发病率和死亡率之间的关系，可能对一些严重共病的非常年老虚弱的个体是无效的。在这些受试者中，SBP低水平最终可能并不意味着所谓的“动脉健康良好”的迹象，但更常见的是营养不良和合并症，如心力衰竭、神经系统疾病等，以及与预后不良相关的其他伴发疾病。因此，SBP测量在预测心血管风险方面提供的信息可能存在误导。目前，关于高血压的风险及其校正带来的益处，大多数证据来自于对年轻人群和精心选择的健壮老年人中获得数据的简单推断。

这些发现表明，“老年人高血压”这一通称不够准确，因为它将“年轻”的老年患者（60～70岁）与最年长的老年人合并在一起，80岁及以上人群高血压管理应特殊分别处理。虽然这一年龄阈值是任意的，但两个年龄组之间有两个主要区别：①80岁以后合并症、虚弱和丧失自主性的发病率和患病率大幅度增加；②在“年轻”老年患者中，关于高血压的治疗和降低血压的益处有确凿的证据，而80岁以上患者，尤其是那些虚弱、认知损害和自主能力丧失的患者，证据有限。

因此，与年轻高血压患者相比，老年人高血压患者的治疗必须考虑两个主要差异。

1.作为动脉老化的结果表现为单纯收缩期高血压或收缩压优势高血压。

2.存在身体虚弱、多发病、多药治疗和自主能力丧失。

一、老年人的收缩压升高：动脉老化的结果

收缩压（SBP）和舒张压（DBP）均是50岁以下个体心血管疾病（CVD）风险的独立预测因子，流行病学数据表明，收缩压是更强的风险预测因子，舒张压与50岁及以上人群的风险呈负相关。尽管这项观察最初在近40年前进行，直到1993年，高血压检测、评估、治疗联合全国委员会的第五次报告（JNCV）才将其纳入美国的指南，认识到单纯收缩期高血压（ISH）是CVD危险的重要标志。老年人高血压的分级通常与SBP密切相关。通过对弗雷明汉心脏研究的分析，对99%的60岁以上患者收缩压的认识，修正划分了高血压的分级。

1.脉压随年龄增长而升高的原因　50～60岁SBP和DBP均随年龄增长而升高。此后多数情况下，SBP随年龄增长而升高，与DBP不成比例。引起SBP和DBP关联中断（导致SBP和PP过度增加）的最常见原因是动脉壁逐渐僵硬。事实上，动脉僵硬度是由于大动脉的结构和功能变化发展而来。动脉壁增厚、钙沉积和细胞

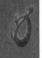

外基质的变化，包括胶原和纤维连接蛋白的增加、弹性蛋白网络的断裂和紊乱、非酶交联和细胞-基质相互作用，是弹性性能下降和大动脉僵硬度发展的主要结构决定因素。

必须指出，此时收缩压依赖于左心室功能和主动脉及其他大动脉的僵硬度。因此，如果动脉壁更硬，收缩压峰值将更高。另一方面，主动脉瓣关闭后，随着血液流向外周血管网，动脉压逐渐下降。最小舒张压由舒张间期的持续时间和压力下降的速率决定。压力下降速率受流出速率即外周阻力和动脉黏弹性的影响。因此，在给定的血管阻力下，如果大动脉僵硬度增加，舒张压下降程度更大。动脉壁的黏弹特性也是决定动脉压力波传播速度（脉搏波传导速度，PWV）和波反射时间的因素。动脉硬化增加了PWV，可能是反射波提前返回的原因，反射波与入射压力波重叠，从而进一步导致SBP和PP增加。几个横断面和纵向临床研究表明，伴随年龄增长动脉僵硬度非线性增加，55～60岁后更明显，反过来也可以解释该年龄之后PP增加更为明显。除年龄外，任何疾病和（或）状况诱导动脉僵硬度增加在临床上表现为收缩压和脉压增加。糖尿病是一个经典的动脉老化加速的例子，与非糖尿病患者相比，随着年龄增长，脉压增加更为明显，因为动脉僵硬度增加更为明显。根据这一概念，伴随年龄增长，PP增加在最初有微量白蛋白尿或大量白蛋白尿和视网膜病变的糖尿病患者中更为明显，这表明在靶器官损害的情况下，动脉老化的进展更为显著。

2.收缩压/脉压对老年人的影响增加　上述考虑的因素提供了一个更好的解释，为什么SBP和PP能更好地反映老年患者的CVD风险，而DBP能更好地反映年轻患者的风险。事实上，年轻患者的DBP主要依赖于外周阻力，因此，低DBP反映低外周阻力。此外，高动力循环的年轻受试者，DBP变化小于SBP，可以更好地反映心血管风险。老年人受试者低舒张压可能反映动脉僵硬度高，这是动脉老化而不是外周阻力低的主要表现。在这种情况下，低舒张压与高收缩压和高PP，以及心血管风险增加有关。

此外，2003年欧洲高血压管理指南首次建议PP可能是一个独立危险因素，此后应进行治疗性研究来评估降低PP对心血管疾病发病率和死亡率的益处，特别是在60岁以上的人群中。的确，自从1989年第一项研究显示PP与靶器官损害之间存在正相关以来，特别是过去的10年中，大量临床研究显著证实PP升高是冠状动脉疾病、心力衰竭发生率、心血管疾病发病率和死亡率的强力预测因子，独立于平均BP水平之外。在多个不同人群中进行观察，尽管糖尿病患者和年龄较大的受试者似乎更为明显。此后提出了PP风险阈值，值得注意的是约65 mmHg的数值。在参与大型临床试验的老年患者中基本上可以观察到PP和CV死亡率间的关联，如2002年发表的一项荟萃分析，对7项针对老年人的临床试验进行分析（EWPHE、HEP、MRC1、MRC2、SHEP、STOP、Syst-Eur），参加这些试验的受试者是年龄较大的双期高血压或单纯收缩期高血压的患者。

二、虚弱、多发病、多药和自主性丧失

虚弱是一种“由多个生理系统累积性下降引起的机体储备下降和对应激抵抗力减低的生物综合征，易受不良后果影响”。80岁以后虚弱显著增加，然而，按时间划分的年龄只是预测虚弱的因素之一。对应激的易感性也受到生物、行为、环境和社会危险因素的影响，从而导致多种不良健康后果的风险增加，包括残疾、发病、跌倒、住院、被送往社会收容机构和死亡。2001年，Linda Fried和同事提出了一种标准化的虚弱表型，提议通过非常简单的测试和问题，人们可以通过以下3个或3个以上的标准来识别虚弱个体：意外的体重下降、自我报告的疲劳、虚弱、行走速度慢和低体力活动。2008年，Bergman使用生命历程方法扩展了Fried的虚弱定义，该方法综合了生物、社会、临床、心理和环境的决定因素。Bergman定义由此确定了虚弱的7个标志：营养、行动、活动、力量、耐力、认知和情绪。

特别值得注意的是，最近的临床研究表明，虚弱状态对血压与预后之间的关系有重大影响，尤其是在老年人高血压患者中，因此，通过各种方式评估没有严重虚弱的情况下（步行速度慢、认知能力改变、自主性丧失），SBP越高，死亡率越高，而在那些有严重虚弱迹象的人中，SBP与死亡风险负相关。最近研究表明，非常老弱的受试者发病率和死亡率增加主要在接受治疗的高血压患者中观察到，特别是在应用多种抗高血压药的患者，而正常血压个体中则没有观察到这种关联。老年人中这些发现主要归因于以下因素，低血压通常与多病共存关联，倾向于发生靶器官灌注减少和死亡率更高。

此外，多药（通常定义为服用4种以上的药物）和药物相关不良反应是该人群的主要问题，并可能导致发病、更高的住院率和死亡。多药在身体虚弱的老年人中很常见，75～84岁年龄组的患者摄取量最高，超过50%的患者每天服用5～9种药物。多药治疗增加了药物相互作用、药物不良事件和处方级联可能性的风险。药物相互作用的风险与服用药物的数量密切相关，每天服用2种及以下药物的患者风险低于15%，每天服用7种及以上药物的患者风险超过80%。衰老过程中的药代动力学和药效动力学变化，特别是肾脏清除减少，肝代谢降低、心输出量下降以及减轻体重和全身水分减少，可改变药物的药代动力学，增加药物不良反应的风险。此外，急性病患或营养不良导致血清白蛋白下降可能会引起游离药物的积累。同样，稳态机制的降低使老年人更容易受到药物副作用的伤害（如老年人应用“普通剂量”的血管扩张药物更可能发生直立性低血压，基于缓

慢的压力感受器反应）。

抗高血压药常与药物不良事件和相关住院治疗有关。已经开发几种方法和工具来评估药物的适用性。明确的工具越来越多使用，特别是美国Beers标准和欧洲的停止/开始标准，可作为多学科老年医学团队使用的工具，或者作为综合老年医学评估的工具。这些工具主要用于识别可能需要进一步干预的风险，尽管它们永远无法替代对每个老年患者的整体临床判断。

三、临床评估

对于疑似高血压的老年个体，应采集全面的病史、详细的体格检查、选择实验室检查和补充检查，以回答4个主要问题。

1.血压水平是否为持续性升高？

2.是原发性高血压还是继发性（有治愈可能的）高血压？

3.患者的总体心血管风险是多少？

4.在共病、同药、虚弱和自主性方面，受试者的整体状态如何？

（1）高血压的诊断应基于至少3次不同的血压测量，分别在两个诊室随访进行。患者舒适坐位至少5分钟，背部支撑，足放在地板上，手臂支撑在水平位置，血压袖带在心脏水平、大小合适，应至少进行两次测量。家中自我评估血压，必要时进行24小时动态血压测量，有助于检测白大衣高血压，更好地识别与高血压水平相关的心血管风险。此外，诊室里白大衣高血压和（或）对血压测量的过度警觉反应似乎在老年人中很常见，可能比年轻人更常见。美国高血压学会和美国心脏协会（AHA）都发布了促进更频繁使用非诊室血压测量的指南。

（2）继发性（可能治愈的）高血压在普通人群中并不常见，因此，对每位老年人高血压患者进行广泛检查既不具备经济效益，又没有用处。此外，与高血压相关的症状，特别是年轻高血压患者中出现的某些典型的继发性高血压症状，在老年人中，尤其是在多发性合并症患者中，出现的频率和特异性要低得多。然而，当老年患者出现快速发生的新发或严重高血压、先前控制良好的高血压突然恶化、难治性高血压或提示某种特殊形式的继发性高血压的临床线索时，应怀疑并调查可逆转的病因。老年患者继发性高血压的评估和治疗往往更为复杂。例如，虽然在老年患者中发现动脉粥样硬化性肾动脉狭窄的证据并不少见，但通常很难确定肾动脉中的动脉粥样硬化病变是偶然发现，还是导致血压升高的病因。经皮或外科介入治疗肾血管性高血压的疗效可能较低，老年人风险更大。睡眠呼吸暂停是通常未被认识到的老年人血压升高的一个常见原因。超重和那些抱怨白天嗜睡或在睡眠中打鼾过多或呼吸不规则的人应该考虑到。慢性肾功能不全、尿路梗阻性疾病和甲状腺疾病是老年人高血压的其他潜在继发原因。单独评估血清肌酐可能会高估老年患者的肾功能。应选择使用估计肾小球滤过率（eGFR）的公式。在继发性高血压的其他原因中，药物相关的血压升高应该经常被调查。老年人经常服用多种药物，许多药物会升高血压。应特别询问患者使用非甾体抗炎药（NSAID）、抗充血药、皮质类固醇、激素替代疗法（HRT）、含麻黄碱的补充剂和其他非处方制剂的情况，许多患者不认为这些是“药物”，除非特别询问，否则不会提及它们的使用。

（3）为确定心血管疾病的总体风险，应评估心血管危险因素和靶器官损害。体格检查应包括仔细的眼底检查、腹部杂音听诊、足动脉搏动检查和腹部触诊，检查是否有腹主动脉搏动增宽可能提示腹主动脉瘤。老年高血压患者应系统地测量仰卧位血压，与直立性低血压症状的存在无关。心电图检查左心室肥大、缺血性心脏病、心律和传导异常，还有测定尿白蛋白浓度。评估亚临床器官损害，特别是收缩和舒张功能障碍，以及动脉僵硬度，对老年患者有一定帮助。然而，也产生诸多问题，这些参数对老年人高血压患者预后是否有意义，参数的改善是否真的会带来受试者死亡率的改善。

（4）“老年人高血压”这一统称不足够准确，因为它将“年轻”的老年患者（60～70岁）与年龄最大的老年人合并在一起。因此，超过80岁人群的高血压管理应特别注意。尽管这一年龄阈值是任意的，但我们的信念是基于以下几点考虑：由于预期寿命更长，超过80岁的人口增长速度比其他任何年龄组都快；此外，80岁以后，共病、虚弱和自主性丧失的发病率和患病率显著增加；最后，虽然该年龄组的高血压治疗方面证据有限，但最新临床研究表明，这些患者的治疗可能与低年龄层次的患者不同。

尽管药物在临床试验中证明有效，临床指南提示用于慢性疾病，适用人群包括80岁及以上的患者，但是应该明智地用于虚弱和其他复杂疾病的老年人。多个理由证明谨慎处方是合理的，包括：①它们与共存疾病或老年综合征相互作用的可能性；②与认知缺陷或残疾有关的不正确使用可能性；③患者预期寿命有限，可能不足以产生药物的有益作用。在这些情况下，医源性疾病风险增加，可能超过既定药物治疗中观察到的潜在益处。从这个意义上说，显然建议对患者的特征、虚弱状态和功能能力（包括上述因素）进行全面评估，以充分评价医源性疾病，提高处方质量。

综合老年评估（CGA）被提议作为一种方法，为复杂的老年人及其问题提供一种全面方法，允许为每位患者实施一个具体的、有针对性的护理计划。CGA是多学科团队对不同领域同时评估，以确保发现问题、量化、适当管理。在实践中，对病史、认知、心理、功能和社会领域进行评估，然后制订管理计划。CGA允许对药物进行全面评估，旨在认识和预防潜在的药物相关问题，提高处方质量。迄今已有几项研究评估CGA和药物处方，以及药物相关疾病管理的影响，显示处方质量有了实质性改善。由CGA对复杂老年人的问题和需求进行全面评估，可能对简化药物处方和优先考虑药理学和医疗保健需求提供极大帮助。其结果是处方质量提高，而药物不良事件风险降低。

普遍的共识是，在某些情况下，减少或停止非常虚弱的复杂老年患者的药物治疗是合理的，此时，“去处方”而不是处方，实际上可能有益。

四、抗高血压治疗

血压控制定义为达到目标血压，在老年患者中远未达到最佳。从2007—2008年60岁以上患者中，只有约45%的高血压患者接受治疗，其中略高于50%的患者达到目标血压。虽然这与早先的数据相比有了实质性改善，但老年患者的血压控制率仍不理想。老年患者几乎总是SBP而不是DBP未达到目标血压。

1.*生活方式改变的益处* 生活方式改变对治疗高血压是有益的，应该成为所有老年患者治疗的一个组成部分。一些不同生活方式的改变已被推荐。超重或肥胖个体，减轻体重可能是降低血压最有效的生活方式干预。老年患者更倾向于存在盐敏感高血压，因此与年轻人相比，老年人限制钠更可能降低血压。老年人非药物干预试验（TONE）发现，限制饮食钠盐每天最多80 mmol（约2 g），随访30个月后SBP降低4.3 mmHg，DBP降低2 mmHg。同时进行减体重和限制钠摄入的结合使得近50%的老年受试者在试验期间可不需要抗高血压药物治疗。其他生活方式的改变，虽然没有在老年人身上进行过专门研究，但有可能改善这一人群的血压控制，包括DASH（饮食方法预防高血压）饮食计划、减少饮酒、增加体力活动。

尽管生活方式干预显示可降低血压，但应注意尚未在老年患者中进行任何临床试验来确定是否确实导致随后的CVD事件减少。此外，在年老体弱的患者中，某些生活方式的改变可能不适当或不相关，甚至可能有害。因此，不进行运动就单独减轻体重可能会导致肌量减少，甚至引起恶病质。过度减少盐分会诱发低钠血症和食欲缺乏，可能导致营养不良、直立性低血压，增加跌倒风险。适应患者各自能力和社会文化特征的体育锻炼也很重要，即使不符合现行指南推荐水平，指南推荐老年人和较年轻的成年人患者是相似的。老年人过量饮酒常被低估，不鼓励这样做，不仅是因为其具有升压作用，而且还因为跌倒和思维混乱的风险增加。

2.*药物治疗的益处* 专家组报告为老年人高血压管理提供以下建议：在60岁或60岁以上的普通人群中，SBP≥150 mmHg或DBP≥90 mmHg者起始药物降压治疗，目标血压为SBP＜150mmHg和DBP＜90mmHg。强烈推荐：A级。

这些指南主要来自几个设计良好的前瞻性临床试验的结果，积极治疗与安慰剂进行比较，证实了60岁及以上患者双期高血压或单纯收缩压药物治疗的益处（表40.1）。

一项临床试验荟萃分析显示，65岁以上成年人接受抗高血压治疗，总体主要心血管事件风险与年轻人有相似比例的降低。但由于平均风险更高，治疗的绝对益处在老年人中更为明显。尽管关于65～80岁年龄段治疗益处的证据是基于大量的对照临床试验，但到目前为止，对于非常老的人群这些益处仅基于一项随机临床试验。实际上，只有老年人高血压试验（HYVET）研究解决了这个重要问题。HYVET研究是一项国际性前瞻性临床终点研究，该研究纳入研究对象年龄至少80岁，SBP为160～199mmHg，DBP小于110mmHg（最初为90～109mmHg，然而，纳入标准在2003年被修改），随机接受安慰剂或噻嗪样利尿药（吲达帕胺），并可能添加血管紧张素转化酶（ACE）抑制剂（培哚普利），以达到低于150/80mmHg的目标血压。预先设定的主要终点是致死性和非致死性卒中，2年后积极治疗组坐位时平均血压比安慰剂组低15.0/6.1mmHg。根据独立数据和安全监测委员会建议，试验在平均随访近1.8年后提前终止，因为总死亡率显著降低21%，主要终点事件率降低30%，心力衰竭发生率降低64%。总的来说，与安慰剂组相比，积极治疗组的严重不良事件发生率低且不常见。尽管这些发现与大部分老年人高度相关，但抗高血压治疗的益处不适用于所有80岁及以上的患者。此外，HYVET研究是在相对健康的老年患者中进行的，这些患者几乎没有合并症。实际上，显著的认知损害、自主性丧失、心血管共病和严重虚弱是本研究的排除标准。因此，研究结果不能扩展到有重要合并症且正在服用多种药物的年老体弱患者。需要招募非常年老虚弱的高血压患者进行临床试验，以评估这些患者或多或少的积极治疗的效果。

3.*药物治疗的目标血压水平* 专家组报告指出，有一些证据表明，60岁以上患者，与设定较高的SBP目标值140～160 mmHg或140～149 mmHg相比，SBP目标值为低于140 mmHg不会带来任何额外益处。

采用类似方法，欧洲2013年指南指出，对于SBP高于160 mmHg的老年高血压患者，有确凿的证据建议将SBP降低至150～140 mmHg。

这些建议现在受到最近发表的收缩压干预试验（SPRINT）的挑战。该试验在高心血管风险且已应用药的患者中进行，结果表明，与以SBP140 mmHg为目标的患者相比，以SBP120 mmHg为目标可减少心血管事件和总死亡率；亚组中也观察到这一结果（75岁及以上，甚至一定程度虚弱的受试者）。

但是SPRINT研究排除了年老体弱、认知能力下

表40.1 安慰剂对照临床试验设计和主要结果评价≥60岁双期高血压或收缩期高血压患者的疗效

	EWPHE	MRC	STOP	SHEP	SystEur	HYVET
受试者数量和招募时年龄	n＝840 年龄＞60岁	n＝4396 年龄＝65～74岁	n＝1627 年龄＝70～84岁	n＝4736 年龄＞60岁	n＝4695 年龄＞60岁	n＝3845 年龄＞80岁
纳入血压标准（mmHg）	SBP：160～239 and DBP：100～119	SBP 160～209和DBP＜115	SBP180～230 DBP＞90或DBP＞105～120	160～219/＜90	160～219/＜95	160～199/＜110
有效治疗药物	HCTZ＋氨苯蝶啶	阿替洛尔或者HCTZ＋阿米洛利	β受体阻滞药或者利尿药	氯噻酮±阿替洛尔	尼群地平±依那普利	吲达帕胺±培哚普利
目标血压水平（mmHg）		SBP＜150 or SBP＜160	＜160/95	＞20 from BL or SBP＜160	＞20 from BL or SBP＜150	＜150/80
积极治疗与基线比较血压减低（mmHg）	30/15	33/15	28/15	27/9	23/7	29.5/12.9
血压降低（mmHg）（治疗vs.安慰剂）	20/9	13/10	19.5/8.1	12/4	10/5	15.0/6.1
有效治疗获得血压（mmHg）	150/85	152/76	167/87	143/64	151/79	144/78
平均随访（年）	4.3	5.8	2.1	4.5	2.0	1.8
事件减少百分率						
卒中	36	25[a]	47[a]	33	42[a]	30
冠心病	20	19	13[b]	27	30	28
充血性心衰	22	—	51[a]	55[a]	29	64[a]
所有心血管疾病	29[a]	17[a]	40[a]	32[a]	31[a]	34[a]

BL.基线；EWPHE.欧洲老年高血压工作组；HCTZ.氢氯噻嗪；MRC.医学研究委员会；SBP.收缩压；STOP.瑞典老年患者试验

a.统计学显著性

b.仅心肌梗死

降、自主能力丧失和住在疗养院中的老年患者。此外，本研究还排除了失代偿性心力衰竭、卒中病史和糖尿病患者。还应该指出的是，"目标120"组显示低血压、晕厥、电解质异常和肾衰竭显著增加，换句话说，这些不良反应在很老的患者中可能会放大，如果患者身体衰弱，甚至不良反应更严重。因此，尽管SPRINT研究即使在老年患者中也可能对高血压的治疗产生重要影响，但很难将本研究的结论外推至非常年老的体弱多病患者。

最近，一个关于高血压和老年医学的专家组提出了关于部分或全部丧失自主性的老年人高血压管理的一般规则：该专家组建议，治疗决策应在完成以下条目之前。

- 功能能力和认知状态的准确信息。
- 注意在这个年龄层多药给药很普遍。
- 通过一种快速可行的方法对脆弱状态进行分层。

此外，该组还提议"在将收缩压保持在＜150 mmHg作为循证目标的同时，出于安全原因，如果收缩压降低到＜130 mmHg，则应减少甚至停止抗高血压药，从而将治疗时收缩压保持在150～130 mmHg作为安全范围"。

4.老年高血压患者是否有特效药 2003年，JNC 7报告推荐了5类药物［噻嗪类和噻嗪类利尿药、ACE抑制剂、钙通道阻滞药（CCB）或血管紧张素Ⅱ受体阻滞药（ARB）］作为初始治疗，尽管推荐噻嗪类利尿药作为大多数患者的初始治疗，当没有令人信服的其他类别药物的适应证。2014年，JNC 8报告建议在4种特定药物类别中进行选择（血管紧张素转化酶抑制剂、ARB、CCB、利尿药）。此外，JNC 8报告根据循证综述对种族、慢性肾脏病和糖尿病亚组推荐特定的药物类别。因此，JNC 7和JNC 8报告之间的主要变化是，在JNC 8报告的一线治疗列表中不包括β受体阻滞药，但存在相关的强适应证除外，如心肌梗死史、慢性心绞痛或心力衰竭。事实上，有人认为β受体阻滞药在减少卒中方面可能不

如其他药物类有效，尤其是在老年患者中。

大多数老年人高血压患者需要两种或两种以上药物来控制血压。然而，最好从单一疗法开始。因此，尽管目前指导建议对选定的高血压患者，特别是那些高于SBP目标至少20mmHg的患者考虑起始联合治疗，但对从未接受过抗高血压治疗的老年患者，这基本上是未经验证的策略。

联合治疗，特别是在老年人和有重要合并症的患者中，可能与不良反应风险增加有关。微量上调药物剂量和添加药物需要谨慎，特别是在高龄、肾衰竭或有症状性低血压或跌倒危险的人群中。法国指南建议很老的患者不要超过3种抗高血压药物。

关于联合治疗的类型，目前证据非常薄弱。通过联合治疗避免收缩期高血压患者的心血管事件（ACCOMPLISH）临床试验，旨在11 506例有收缩期高血压和其他高危特征的患者中，验证应用ACE抑制剂（贝那普利）联合CCB（氨氯地平）比相同的ACE抑制剂联合噻嗪类利尿药（氢氯噻嗪）治疗效果更好的假设。虽然从技术层面，这不是一项针对老年人的研究，但是所有随机入组患者在基线时66%至少65岁，41%至少70岁。在65岁和70岁以上的患者中，ACE抑制剂＋CCB组的CV事件减少了约20%。

COLM调查者的研究采用了PROBE（前瞻性随机开放盲法终点）设计，在日本65～85岁的高血压患者中，比较ARB联合CCB和ARB联合利尿药的疗效，两组之间心血管事件没有差异。预先设定的年龄效应二级分析结果显示，老年人（75～84岁）高血压患者中，接受ARB＋CCB治疗比接受ARB＋利尿药治疗卒中风险更低，血压下降幅度相似。

五、老年高血压患者其他重要问题

1.直立性低血压和夜间血压下降　老年个体特别容易发生直立性低血压。直立性低血压随着年龄增长而频繁发生，与死亡率、心血管事件和跌倒风险增加有关。自1994年以来，国家高血压教育工作组建议，应测量立位血压，并用于评价老年患者的治疗目标，使现在的建议包括在所有后续建议中。

鉴于老年患者有潜在的症状性直立性低血压、晕厥和跌倒风险，抗高血压药起始剂量通常应比年轻患者低。对老年患者，应谨慎微调增加剂量和添加药物种类，特别是伴有身体虚弱和严重合并症的患者。症状性直立性低血压可能会限制某些患者达到坐位血压目标的能力。在这种情况下，重要的是仔细权衡强化抗高血压治疗的风险和益处。特定药物或药物组合是否导致老年患者更高的直立性低血压风险目前尚不清楚，但需要注意的是，在ACCOMPLISH试验中，研究开始时每2周滴定调整治疗剂量，未发生不良事件。值得注意的是，最近研究表明，在年老体弱人群中，不仅是直立性低血压，还有直立位SBP增加与心血管疾病的发病率和死亡率都相关，独立于坐姿血压水平和主要合并症之外。要注意，直立性高血压在年老体弱的患者中经常发生，因此，健康专业人员不仅应考虑站立时血压的降低，还应考虑站立时血压的升高。

常规清醒时测量血压；因此有人担心，一些接受抗高血压治疗的老年患者夜间血压过度“下降”，引起脑灌注不足。在一些研究中，这些患者通常被称为“过度杓型”，有较高的心血管事件风险。在Syst-Eu的一项动态血压监测亚研究中，积极治疗组降低卒中风险获益仅限于那些平均夜间血压保持在130mmHg或更高的患者。在日本进行的另一项动态血压监测研究中，患慢性缺血性脑血管疾病的老年高血压患者，如果治疗中表现出更显著的夜间血压“下降”，与那些没有夜间血压“下降”的人相比，更可能出现卒中复发和脑成像上出现新的无症状缺血性病变。未来的临床试验需要应用24小时动态血压监测来进一步澄清这个问题。

2.认知损害　多项观察性研究发现，中年血压升高与认知损害风险之间存在关联。Framingham研究中，20年前检测到的高血压与未治疗高血压患者的认知功能呈负相关。从最初观察以来，多数流行病学研究证实了高血压与认知功能下降之间的关系。因此，檀香山-亚洲老龄化研究对3735名受试者进行30多年的随访调查，结果显示，78岁时认知能力下降的风险随着25年前测得的SBP水平而增加。该领域一项意义深远的研究中，Skoog等发现，高血压患者更易患痴呆，比正常血压受试者晚10～15年。EVA研究（血管老化的流行病学）在更短的4年随访期发现，与正常血压组相比，未经治疗的慢性高血压患者认知功能下降风险更大（比值比＝6）。其他临床研究没有观察到血压水平与老年人认知能力下降的关系。高血压持续时间、血压水平、认知概况和测试，以及受试人群的差异可能都有助于解释高血压与认知能力下降之间关系的不一致。此外，高血压与认知功能之间的关系可能比简单线性关系更复杂，提示中年血压水平作为晚年认知损害和痴呆的危险因素比晚年评估的血压水平更重要。此外，有学者提出独立于血压水平之外的血管受累假说。尽管抗高血压治疗可以降低血压水平，血管改变（部分由高血压引起）历经长达10年的漫长过程，对后期抗高血压治疗不太敏感，因为干预前已经是晚期。一些研究表明，动脉老化的标志物可能识别出认知能力下降的高危人群，而单纯的血压似乎没有显著的预测价值。

认知损害已被列为老年人抗高血压治疗的几个试验的预设结果。其中一些研究表明，积极治疗和安慰剂在认知能力下降的演变和预防神经退行性疾病方面没有任何差异。首次在血管性痴呆项目中发现了有益的影响，这是一项在Sys-Eur中嵌套的亚组研究。积极治疗［按需要应用二氢吡啶类CCB附加ACE抑制剂和（或）利尿药］与安慰剂相比，痴呆发病率降低了50%。确认的痴呆病例进一步脑成像评估，发现通过积极治疗可降低阿尔茨海默病和血管性痴呆的发病率。对Syst-Eur的开放性随访中，将观察期延长约4年，积极治疗可使痴呆的发病率降低55%。SCOPE研究中，与安慰剂组相比，应用ARB也观察到积极治疗的益处。在老年高血压试验（HYVET）中，抗高血压治疗没有显著降低痴呆的发生率。HYVET研究二次分析显示，一个动态认知模型允许对所有结果进行分类（认知恶化、稳定性改善或死亡），使其能够同时发现治疗组和对照组（有利于治疗）在接受抗高血压治疗的非常老的人群中微小但一致的差异。

最近的荟萃分析尝试评价抗高血压治疗的效果，以及不同抗高血压药在认知功能下降和预防痴呆方面的潜在差异。2011年发表的荟萃分析中，Staessen及同事分析了8个安慰剂对照临床试验的结果，这些试验报告了抗高血压药预防痴呆的结果。在重新组合所有试验时，抗高血压治疗并没有降低风险。然而，这项荟萃分析的作者观察到，积极治疗组应用利尿药或钙通道阻滞药有益于降低风险（18%；$P=0.022$），而用ACE抑制剂或ARB时没有影响（1%；$P=0.91$）。更近的一项系统回顾评估了既往无脑血管疾病的高血压患者抗高血压治疗对认知（19项随机试验）和痴呆发病率（11项研究）的影响。此外，还应用网络荟萃分析来比较抗高血压药的种类。观察性研究中可以发现抗高血压治疗对认知和预防痴呆的作用，但仅通过随机试验分析，抗高血压治疗对预防痴呆的作用并不显著。有趣的是，这项荟萃分析发现，尽管血压平均变化相似，但ARB比β受体阻滞药、利尿药和血管紧张素转化酶抑制剂在预防痴呆和认知能力下降方面更有效。汇总这些结果表明，抗高血压药对认知能力下降和痴呆的保护作用仍无定论。目前的试验虽然设计良好，但都没有足够的统计学效力来检验抗高血压药的长期疗效。这类临床试验应被认为对公共卫生方面具有重要意义，因为老年人口急剧增加，因此，神经退行性疾病和脑血管疾病的发病率也随之增加。

六、概要

老年人高血压很常见，与相当高的发病率和死亡率有关。由于衰老与动脉弹性降低有关，老年高血压患者以收缩压和脉压升高、舒张压降低为特征。老年患者收缩压升高往往没有得到最佳控制。然而，非常年老虚弱的个体，低血压也与较高的死亡率相关，特别是那些采用多药治疗方案的患者。老年高血压患者的管理应主要包括适应患者一般状况和文化背景的体育活动，避免过度饮酒。限制钠摄入和减重对很老的老年人可能有负面影响，应该格外谨慎。大量证据支持在大多数老年高血压患者中应用抗高血压药的价值，特别是那些基线血压高于160 mmHg的患者。对于SBP轻度升高（140～159mmHg）和系统性排除于临床试验之外的年老体弱患者，还需要进一步的数据。与年轻患者不同，老年人的抗高血压药应以较低剂量和单一疗法起始，逐渐滴定调量，仔细监测直立性低血压和其他潜在的不良事件。应用特定种类抗高血压药起始治疗是否能提供更好的结果尚不清楚，由于证实老年高血压患者心血管事件减少的试验主要使用噻嗪类利尿药、血管紧张素转化酶抑制剂、ARB和CCB作为一线治疗。老年患者的最佳目标血压仍不清楚，目前数据表明，血压低于150 mmHg，抗高血压治疗的风险收益比通常是有利的。最近SPRINT研究表明，即使在75岁以上的受试者中，较低的SBP目标也能提供有益作用。然而，在后一项研究中，更虚弱的个体被排除在外。此外，老年患者群体中，未来计划的临床试验不仅要关注相对危险降低，还要关注绝对危险减少，包括治疗药物所需的数量，这一点势在必行。

鉴于老年人高血压的高患病率和CVD发生可能性更高，因此，在老年人中识别和治疗高血压保持主要的健康优先权，特别是因为该人群血压降低的绝对获益可能超过其他任何年龄人群。最后，应该注意的是，高血压必须从生命过程的角度进行管理。这指出了在年轻时及时诊断和适当治疗高血压的必要性，可能对老年人的功能状态和生活质量产生积极影响。

第41章 非裔美国人高血压

George A. Mensah

在世界范围内，高血压仍然是心血管死亡和所有原因死亡的独立重要的因素。2013年，全球的高收缩压死亡人数超过1000万。2013年美国有近397 000人死于高血压，自2000年以来增加了61.8%。与高血压相关的年龄标化死亡率最高的是非裔美国人，他们的死亡率分别比西班牙裔和非西班牙裔白种人高44%和42%。因此，高血压仍然是导致非裔美国人卒中、心力衰竭、肾衰竭和缺血性心脏病导致死亡的主要因素。

本章讨论非裔美国人高血压的流行病学以及预防、治疗和控制该人群高血压的病理生理特征和策略。同时探讨了在护理和临床结果方面存在差异的程度和趋势，以及消除这些差异的可能，还讨论了实施研究和基于实践的证据在非裔美国人高血压治疗和控制中的作用。本章不讨论特殊形式的高血压，如妊娠相关高血压、白大衣高血压、肾血管性高血压及其检测和评估方法，以上内容会在这本书的其他章节中进行讨论。

一、非裔美国人高血压流行病学

1.*高血压危险因素*　易患高血压的重要危险因素包括年龄增长、高血压家族史、肥胖、缺乏运动、高膳食高钠摄入饮食、低钾摄入饮食、缺乏维生素D摄入、酗酒、社会心理压力、社会经济地位低、受教育程度低，以及愤怒和敌意等心理特征。这些因素在非裔美国人中和在其他种族-族裔人口亚群体中一样重要。然而，当这些因素中的任何一个在非裔美国人中被用来解释这一人群中更普遍的高血压时，它们就有了额外的意义。

2.*高血压发病率*　高血压发病率受年龄、基线血压水平、高血压定义和随访时间的影响很大。它还受到性别、种族、族裔、家族史、肥胖、地域，以及心理、环境和生物医学风险的影响。尽管较早的研究表明非裔美国人高血压的发病率较高，但较近期的、经过严格控制的较长时间研究显示了更为细微的画面。例如，1985—1986年，18～30岁的青年人参加到以社区为基础的青少年冠状动脉风险发展队列中，在20年长期随访后，即使是调整了年龄、种族、心率、体重指数、吸烟、家族史、教育、尿酸、饮酒量、体育活动和基线收缩压之后，非裔美国人，特别是女性的高血压发病率显著高于男性。如当平均年龄约为45岁时，20年发病率在黑种人男性中为34.5%，黑种人女性为37.6%，白种人男性为21.4%，白种人女性为12.3%；$P<0.001$。各城市地区以及种族和性别的人群中高血压发病率也有很大差异，东南部和黑种人，特别是非裔美国人女性的发病率较高。在高血压预防试验中，中年非裔美国人和白种人在7年的随访中，高血压的发生率（定义为血压≥160/95mmHg或服用抗高血压药）几乎相同（非裔美国人为25.7%，白种人为25.3%）。在动脉粥样硬化的多民族研究中，年龄为45～84岁的参与者基线随访过程当中发生高血压的中位数为4.8年，定义为收缩压BP 140mmHg或更高，舒张压BP 90mmHg或更高或开始应用抗高血压药。在对年龄、性别和研究区域进行校正后，45～64岁的非裔美国人的高血压发病率高于白种人，但75～84岁的非裔美国人的高血压发病率则不高。

3.*高血压患病率*　大多数已发表的研究表明，与美国其他种族群体相比，非裔美国人的高血压患病率明显更高。如图41.1所示，在最近的国家健康和营养检查调查（2011—2014年）中，非西班牙裔非洲裔女

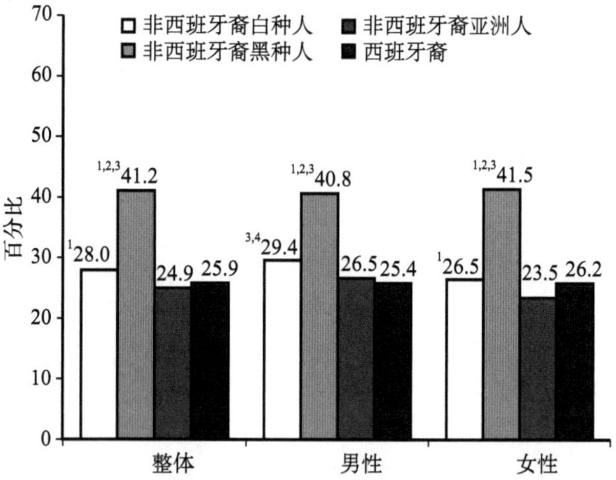

图41.1　美国，2011—2014年按性别、种族和西班牙裔划分的18岁及以上成年人高血压患病率

[1]与非西班牙裔亚洲人有显著差异；[2]与非西班牙裔白种人明显不同；[3]与西班牙裔有显著差异；[4]与相同种族和西班牙裔的女性群体有显著差异。注意：使用直接法对2000年美国人口普查中18～39岁、40～59岁和60岁以上的人口进行年龄调整；出自CDC/NCHS，国家健康和营养检查调查，2011–2014［引自：Yoon SS，Carroll MD，Fryar CD. Hypertension prevalence and control among adults：United States，2011—2014. NCHS Data Brief，2015（220）：1-8.］

性（41.5%）和男性（40.8%）的年龄标化流行率高于所有其他种族-族裔-性别群体。重要的是，在非西班牙裔非洲裔女性和男性中，经年龄标化的流行率在1988—1994年、1999—2006年和2007—2012年的所有3次国家调查中稳步上升。2001—2009年美国各州高血压发病率上升的程度中，非洲裔男性和女性的高血压患病率增加尤为明显。

4.*高血压严重程度* 除了高血压患病率更高外，非裔美国人（与白种人相比）更早患上高血压、平均血压水平更高、平均夜间血压不下降和动态监测的24小时血压变异性更大。此外，非裔美国人更有可能经历从高血压前期到高血压的快速进展。因此，与白种人相比，在非裔美国人中严重高血压更常见，而且往往更有可能与目标器官损害的发生率更高有关。然而，在非裔美国人中，几乎没有证据表明高血压是一种不同的疾病或"更严重"的疾病。因此，种族本身不会导致更严重的高血压。正如Schmieder等所说，在对早期靶器官损害的配对分析中，控制了年龄、性别、体重和BP水平等各种因素后，种族本身并不能预测高血压的严重程度或靶器官损害的程度。

5.*意识、治疗和控制* 在过去的30年里，非裔美国人对高血压的认识和治疗有了明显的改善，这与在普通人群中一样（图41.2）。实际上，在调查的大多数年份内非西班牙裔黑种人对于高血压的意识高于美国总人口或非西班牙裔白种人和西班牙裔（图41.3）。从2011—2012年，非西班牙裔黑种人（76.5%）和非西班牙裔白种人（75.8%）的高血压治疗率相似，但墨西哥裔美国人（69.6%）的高血压治疗率较低。

尽管在过去30年中，高血压控制情况也稳步改善，但非裔美国人最近的控制率（49.4%）低于非西班牙裔白种人（54.3%），也低于在慢性疾病护理中使用实施、传播和绩效反馈策略的综合保健系统模型中可以实现的水平。例如，Kaiser常设南加州保健系统能够改善多族裔人口中高血压的控制，从总人口的54%提高到86%，并在非裔美国人和其他人口群体中实现了80%或更高的控制率，不管首选语言或医疗保险计划类型如何。

6.*死亡率和发病率* 非西班牙裔黑种人的年龄标化后高血压相关死亡率几乎是非西班牙裔白种人和西班牙裔的两倍（图41.3）。按性别来看时，这种差距甚至更为明显。例如，2013年，每10万人口中，非西班牙裔黑种人男性的死亡率为51.6%，非西班牙裔白种人男性为18.9%，西班牙裔男性为20.0%；非西班牙裔黑种人女性的相应比例为36.5%，非西班牙裔白种人女性为15.8%，西班牙裔女性为15.3%。高血压也是导致非裔美国人卒

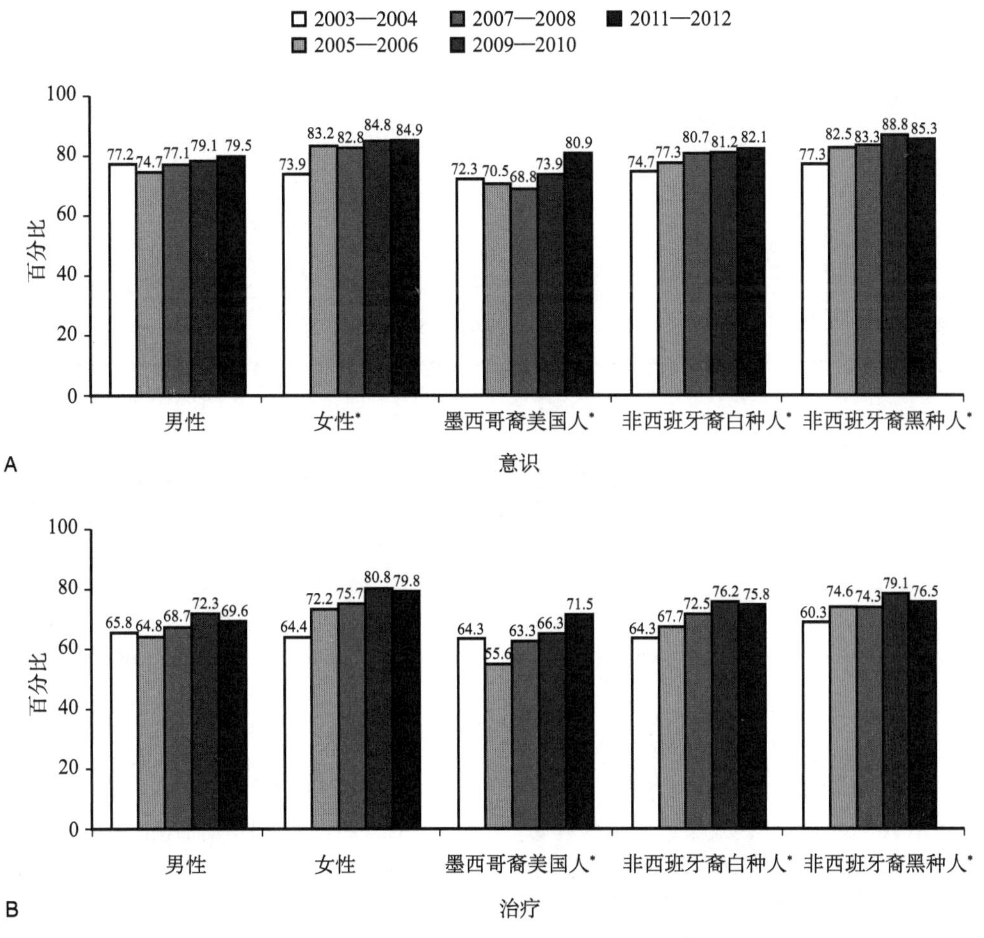

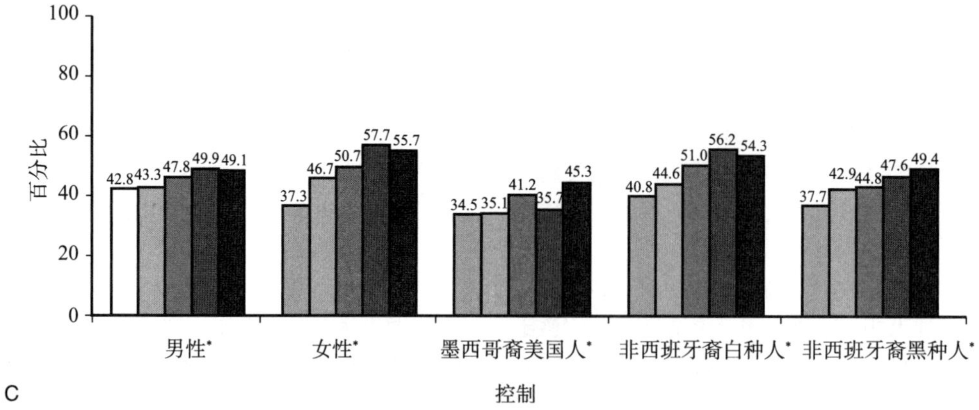

图41.2 2003—2004年一直到2011—2012年，按性别和种族/族裔（其他种族/族裔群体未单独显示）划分的成年人高血压患者的年龄校正后高血压意识、治疗和控制情况

A.在2007—2008年的美国国家健康与营养检查调查（NHANES）中，使用权重基于高血压人群的直接方法，通过权重法计算了年龄标化，*p-trend＜0.05；B.年龄标化的计算采用直接法，使用基于NHANES 2007—2008年高血压患者亚群的权重，*p-trend＜0.05；C.年龄标化的计算采用直接法，使用基于NHANES 2007—2008年高血压患者亚群的权重，*p-trend＜0.05（引自：Yoon SS，Gu Q，Nwankwo T，et al. Trends in blood pressure among adults with hypertension：United States，2003—2012. Hypertension，2015，65：54-61.）

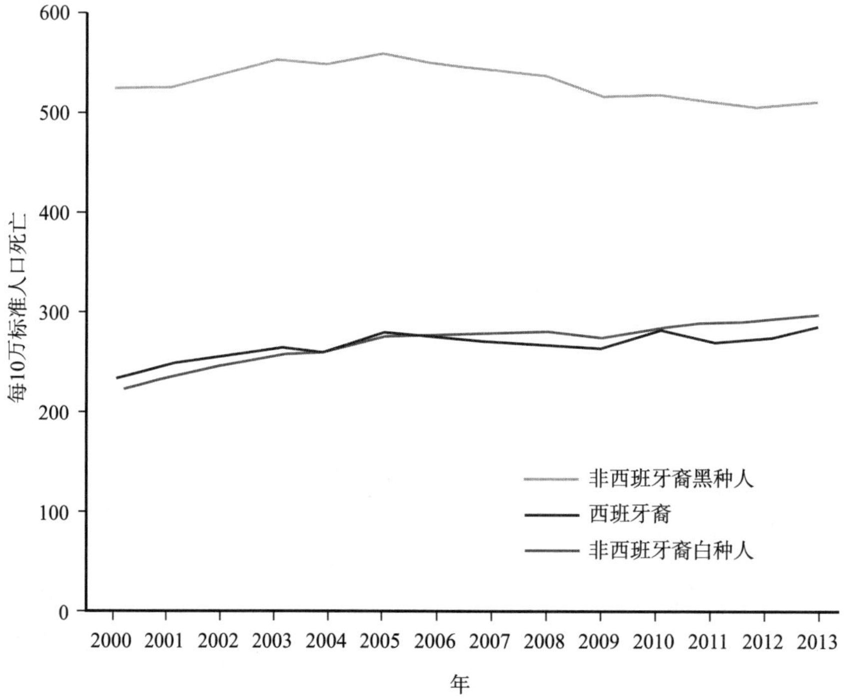

图41.3 按种族和西班牙裔划分的年龄调整后的高血压相关死亡率：美国，2000—2013年

［引自：Kung HC，Xu J. Hypertension-related Mortality in the United States，2000—2013. NCHS Data Brief，2015，(193)：1-8.］注意：从2000—2013年，非西班牙裔白种人人口和从2000—2005年，西班牙裔和非西班牙裔黑种人人口的线性增长在$P<0.05$的水平上具有统计学意义。2005—2013年非西班牙裔黑种人人口和2005—2009年西班牙裔人口的线性下降在$P<0.05$水平上具有统计学意义。根据《国际疾病分类第十次修订版》(ICD-10)，与高血压相关的死亡可通过ICD-10编码I10、I11、I12、I13和I15来确定潜在的和促成的死亡原因。访问数据表位于：www.cdc.gov/nchs/data/databriefs/db193_table.pdf#3.（CDC/NCHS，National Vital Statistics System，Mortality.）

中、心肌梗死（MI）、心力衰竭、肾衰竭和其他致病事件和生活质量下降的重要因素。与白种人相比，非裔美国人高血压患病率较高，发病年龄较早，控制率较低，导致高血压靶器官损害在心脏、脑、肾和动脉血管中的患病率增加，导致慢性器官衰竭和生活质量下降。

二、病理生理学

引发和维持慢性高血压的病理生理机制是复杂的、相互关联的、动态的，并有多个反馈回路，这在很大程度上增长了人群水平上慢性高血压表型表达中所见的显著特异性。这些机制中研究最多的是交感神经系统（SNS）活动增加、肾素-血管紧张素-醛固酮轴的改变、其他神经激素的影响、血压昼夜控制的改变、对各种刺激的BP反应夸大、钠敏感性增加、饮食中钠摄入过量、钠的肾排除受损、内皮功能障碍，以及血管结构和功能的其他慢性改变。这些机制将在本书中详细讨论。

鉴于这种复杂性及非裔美国人不是一个生物单一的群体，他们较高程度的高血压患病率明确的病理生理学基础仍然是推测性的。最有可能的是，所有这些机制在非裔美国人高血压的长期维持中起着一定的作用，但文献表明，一些机制可能比其他机制在导致这一人群高血压发病率较高方面发挥更大的作用。在本节中讨论了目前关于可能形成非裔美国人高血压的病理生理基础的机制的证据。

三、交感神经系统活动增加

增加SNS活动和过度的肾上腺素能应激反应是急性和慢性BP升高的重要因素。增加SNS活性直接有助于高血压的发生和慢性维持，这是通过其对心输出量、外周血管阻力、肾血流和钠潴留造成的影响。有数项研究表明，与白种人相比，非裔美国人SNS活动增加普遍更高。例如，在非裔美国人中的CARDIA研究中，收缩压（SBP）对两种实验室引起的心理压力源的高反应性与3年随访时较高的SBP有关。慢性反复夸大的SNS对各种压力源的反应可能是非裔美国人高血压患病率和靶器官损害增加的重要机制。事实上，有学者认为，年轻的成年期SNS过度反应可能是一个重要的解释，能够解释非裔美国人女性高发生率的肥胖相关高血压和瘦的非裔美国人男性中的过高发生率高血压。

1.膳食盐摄入量和盐敏感性增加　增加膳食盐的摄入量，特别是在盐敏感性增加的情况下，被认为是导致非裔美国人高血压患病率增加的重要因素。虽然很多不同的方法和标准已经被用来诊断或定义盐敏感性，但当平均动脉血压在正常血压和边缘高血压个体中至少增加5%，而在高血压患者中，钠负荷大于10%时，这种现象通常被认为是存在的。其他定义要求在低盐和高盐饮食中的平均动脉压之间绝对增加10mmHg或相对增加10%。

一般来说，大多数研究表明，在非裔美国人高血压患者中，盐敏感人群的患病率更高，通常与前臂血管阻力增加、静脉顺应性降低、血浆肾素活性抑制和循环醛固酮浓度降低有关。在非裔美国人中，可能导致盐敏感的各种因素包括膳食钾摄入量减少、减少尿激肽释放酶排泄减少、钠通道活性上调和心房利尿钠肽改变的产生。重要的是，盐敏感性也与目标器官损害和过高死亡率的患病率增加有关，特别是与血压上升无关的心血管和肾脏原因。这些发现为减少膳食盐摄入和临床使用噻嗪类利药抗高血压药作为多药治疗非裔美国人血压控制的重要组成部分提供了坚实的基础。

2.肾排钠受损和胞外血浆容量的增加　肾处理钠排泄异常、细胞外血浆体积增加和肾小管肾小球反馈受损已被认为是非裔美国人高血压和高血压肾损害发生率较高的重要因素。这些异常并不存在于所有非裔美国人中或者说是大多数非裔美国人中；然而非裔美国人的发病率较白种人更高，这可能导致高血压和高血压相关肾损害方面已知的种族差异。当盐敏感个体的膳食钠摄入量增加时，这些机制可能变得更加重要。例如，在最近的一项研究中，Bartley等分别研究了1568名参与者的种族/族裔、年龄和性别与血压的关系，他们注意到，与白种人男性相比，50岁及50岁以下的非裔美国人和西班牙裔男性消耗的钠和钾要少得多。温伯格等30多年前就已经证明了钠在血压调节中的重要性，特别是在倾向于钠保护的个体中。

3.肾素-血管紧张素-醛固酮系统激活　激活肾素-血管紧张素-醛固酮系统（RAAS）是急性和慢性调节全身BP水平的主要病理生理机制之一，也是心血管结构和功能及高血压相关靶器官损害的主要调节因子。不出意料的是一些效果较强的抗高血压药就使用了血管紧张素转化酶（ACE）抑制剂、血管紧张素Ⅱ受体阻滞药（ARB）、肾素抑制剂和盐皮质激素受体阻滞药来靶向针对该系统。非裔美国人高血压患者，特别是那些对盐敏感的患者，有很高的膳食钠摄入量，因此抑制了循环血浆肾素的活性，造成RAAS激活似乎是不合逻辑、自相矛盾的。然而，Michel等最近在非洲家世受试者的社区样本中证明，在高钠、低钾饮食和抑制肾素释放的情况下，肾素下游的RAAS系统激活及其对BP的影响部分由循环血管紧张素原浓度维持。事实上，这项研究进一步证明了血管紧张素原和血清醛固酮浓度与SBP之间的正相关关系，并不依赖于饮食中高钠摄入量因素。因此，可以得出合理结论，RAAS可能在非裔美国人高血压和严重靶器官损害的高发生率中发挥重要作用。

4.昼夜生物学及夜间血压水平　血压的昼夜节律异常表现为血压的缺失或夜间下降，平均睡眠血压较高，以及在动态监测过程中出现的夸大的早晨血压激增。据报道，这些紊乱与高血压和高血压相关靶器官损害的患病率增加有关。大多数研究表明，在非裔美国人中，夜间血压下降的人患病率更高，这可能导致高血压和高血压相关的靶器官损害的发生率更高。钠的肾处理受损已被认为是夜间血压不下降的一种可能的解释，然而许多其他因素，如体力活动、盐敏感度、饮食电解质摄入量、性别、体型、社会经济地位、年龄、心理因素、紧张的生活环境、感知的种族主义和邻里环境，都会影响血压的动态变化模式，从而混淆未经调整的种族间比较。

5.社会心理压力　重要证据表明，包括职业压力、工作压力、住房不稳定、社会孤立，以及被认为的种族主义和敌意等在内的慢性社会心理压力，都促进慢性高血压的发生和维持。这些因素更多发生在非裔美国人中，而非白种人当中，并被认为是导致非裔美国人高血压患病率上升的原因。虽然明确的潜在机制仍然不完全清楚，但交感神经系统、神经内分泌系统、钠的肾处理、内皮功能和基因-环境相互作用已经表现出了重要作用。

四、高血压治疗及控制策略

在非裔美国人高血压患者中，治疗和控制高血压的有效策略必须从建立可信的患者-提供者和承诺贯彻执行行动计划开始。初步的临床病史采集和体格检查有助于建立原发性高血压的诊断和分期，同时探索和排除继发性高血压、隐匿性高血压或白大衣高血压的线索。评估高血压相关靶器官损害的存在和程度、合并的临床诊断，以及确定短期和长期心血管总风险是必不可少的。在评估心血管风险时，最初的实验室测试将是无价的。此外，评估患者的健康素养、教育水平、社会支持和自我管理技能是必要的。总的来说，这些初步评估及其发现有助于将高血压治疗策略的强度与患者心血管风险的阶段和水平相匹配。

1.*行为和生活方式干预* 行为和生活方式干预对非裔美国人患者和其他患者一样重要，这些包括饮食、体育活动、睡眠时间和模式、体重管理、饮酒和心理社会压力的变化。虽然吸烟不会直接导致长期血压升高，但它会增加心血管疾病总风险，因此，它被列为行为和生活方式变化的重要组成部分。

2.*膳食干预* 富含水果和蔬菜及钠含量低的饮食在高血压的管理中很重要。这种饮食模式被用于饮食方法预防高血压（DASH）试验，使高血压患者血压下降，只要保持这种饮食模式，降压效果也会持续。这一现象已在包括非裔美国人在内的许多成年人患者中得到证明。如在DASH试验中，富含水果和蔬菜的饮食和低饱和脂肪、总脂肪和胆固醇降低了非裔美国人（-6.8mmHg）和白种人（-3.0mmHg）的SBP，对高血压患者特别有效，将收缩期血压降低-11.5mmHg。事实上，饮食模式对血压的影响与体重和钠摄入量的变化无关，被认为足以防止高血压前期向高血压的进展，并作为高血压非药物治疗的重要策略或作为药物治疗的补充。

3.*体育活动干预* 规律体育锻炼对高血压患者血压控制的独立有益影响已得到很好的证明。最近对27项常规中高强度有氧活动的随机对照试验表明，高血压患者的平均血压降低了11/5mmHg。Staffileno等已经证明，有针对性的干预措施，纳入与生活方式相适应的体育活动，对照“不锻炼”组的女性，会使年轻的、有高血压倾向的非裔美国女性显著降低SBP和DBP，同时降低夜间BP。

4.*多方面生活方式综合干预* 理想的情况是同时实施多方面的干预措施，这些措施应是文化上可接受的、经济上负担得起的，而且可以长期持续，这在控制高血压方面具有最大的潜力。这些干预措施包括增加体力活动、减肥或理想的体重维持、减少饮酒者的酒精摄入量、减少或解决心理社会压力的策略、减少膳食钠、增加水果和蔬菜摄入量，以及降低血压的其他饮食方法。这项PREMIER试验的参与者包括34%的非裔美国人和62%的女性，这是这种多方面干预其中的一个例子，它证明了综合性多层面干预的可行性及其对高血压患者血压控制的有益影响，而不是药物治疗，以及对血压高于最佳水平的高危人群的高血压预防。

5.*睡眠呼吸障碍和睡眠呼吸暂停* 睡眠呼吸紊乱，表现为睡眠期间的失眠或低睡眠发作，以及睡眠时间和质量的降低，这些与高血压的发展都有关。非裔美国人与白种人相比，睡眠质量和持续时间差的风险更大，因此，患睡眠相关高血压的风险可能更大。例如，CARDIA研究报告，客观观测的白种人女性和男性的平均睡眠时间分别为6.7小时和6.1小时，非裔美国人女性和男性分别为5.9小时和5.1小时，在调整社会经济、就业、家庭和生活方式因素，以及呼吸暂停风险后，种族-性别差异仍然显著（$P < 0.001$）。此外，非裔美国人生活环境中的风险更大，更多的环境因素会损害睡眠时间和质量。治疗不良睡眠习惯的干预措施和使用持续气道正压通气（CPAP）治疗睡眠呼吸暂停可能是治疗和控制高血压的综合方法的重要策略。

6.*药物治疗* 高血压药物治疗的主要目标是使用安全、有效和负担得起的药物来达到目标BP，并降低已经使用行为和生活方式干预长期控制高血压的患者的死亡率和发病率。理想的情况是，药物治疗应以符合国家或国际可信度标准的已公布指南为依据。仅仅开始服用抗高血压药是不够的，必须尽一切努力尽可能安全地达到目标BP，并使患者耐受。虽然启动高血压药物治疗的阈值BP和要达到的目标BP仍然存在争议，目前所有的主要指导方针在选择治疗非裔美国人的药物方面仍然是一致的。此外，现在有可信的证据表明，系统地实施具体战略，如使用基于证据的治疗算法和使用社区卫生工作者、医疗助理、护士和药剂师作为关键利益攸关方的多学科方法，可以产生与其他种族和族裔患者相似的良好BP控制水平。

在非裔美国人的1级高血压患者中，包括糖尿病患者，有适度的证据支持用钙通道阻滞药（CCB）或噻嗪型利尿药开始治疗。也有适度证据建议在慢性肾脏病（CKD）存在下使用ACE抑制剂或ARB作为初始或附加药物治疗，以改善肾脏疾病结果。当1级高血压因慢性心力衰竭、冠状动脉疾病或卒中而病情复杂时，建议根据适应证从适当的药物类别中选择药物。然而不建议使用ACEI作为单一疗法应用于非裔美国人中。这得到了最近几项指南和最近临床试验发现的支持，表明高血压非裔美国人在使用ACE抑制剂的方案治疗心血管事件的风险高于CCB或噻嗪类利尿药。例如，在一项使用了2004年1月至2009年12月434 646名患者临床数据的队列研究中，一项倾向评分匹配的比较显示，ACE抑制剂与CCB或噻嗪型利尿药相比，原发性结局、MI、卒中和心力衰竭的风险较高（图41.4）。

大多数患有2级高血压的非裔美国人患者将需要两种或两种以上的药物来实现血压控制，因此，在这种情况下不建议单药治疗。重要的是，药物治疗建议在诊断后立即进行，最好从两种药物的组合开始，而不首先等待评估生活方式和行为干预的效果。当2级高血压因糖尿病、冠状动脉疾病、卒中史或心力衰竭而病情复杂时，建议选择多药和（或）组合药物治疗的药物类别时，应考虑到适应证。

就像所有高血压患者一样，在非裔美国人患者中也有必要进行认真的探索，以确定为什么在使用来自3个或更多推荐类别的最大或接近最大剂量的药物的治疗过程中BP仍然不受控制。在这种情况下，重要的是要确认患者可以负担得起药物，而不只是填写处方而已，还要确保患者实际上正在按规定服用药物。当排除未坚持服药后，应考虑其他因素导致的高血压抵抗，如血浆容量增加、肥胖、2型糖尿病、CKD和其他生理干扰。

五、临床实践指南

许多临床实践指南（CPG）已经出版，但很少主要集中在非裔美国人高血压的管理。最近对高血压CPG的系统审查确定了来自6大洲、33个国家、4个区域和3个国际组织的375个CPG。在已发表的CPG和美国的科学声明中，尽管其中几个提供了关于非裔美国人BP的预防、治疗和控制的特别讨论，但只有少数几个特别关注了非裔美国人高血压的管理。

近30年来，国际黑种人高血压协会（IS HIB）为非裔美国人高血压的管理提供了领导和指导。2010年IS HIB共识声明更新了先前的共识声明，并强烈推荐在非裔美国人中开始全面的生活方式改变，降低最低风险非裔美国人的最低目标BP水平，强调有效的多药联合方案，并取消高血压单一疗法。提供了一种算法（图41.5）指导对患有高血压的非裔美国人进行多药降压治疗，他们的治疗是用一种或两种药物开始的。这方面的进一步改进见图41.6，是美国高血压学会和国际高血压学会出版的总结社区高血压管理临床实践指南的算法。这些算法可能会有进一步改进，因为最近从收缩血压干预试验（SPRINT）中的发现使得要特别考虑到所需的抗高血压药的数量和理想的目标BP。SPRINT试验表明，在心血管事件高风险但没有糖尿病的患者中，相比较于标准治疗SBP目标小于140mmHg的患者，针

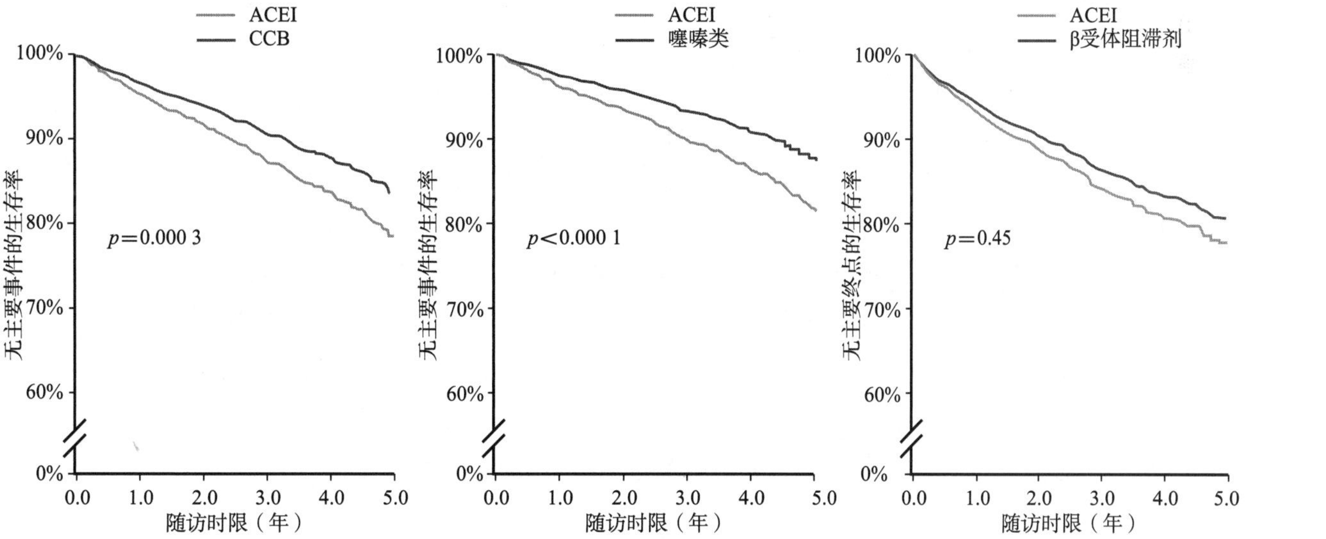

面临风险人数:

ACE 4506	2837	1881	1203	609	222
CCB 4506	3148	2238	1336	677	229

面临风险人数:

ACE 5337	3383	2230	1386	726	258
CCB 5337	3396	2173	1335	647	201

面临风险人数:

ACE 2839	1778	1112	677	334	138
CCB 2939	1854	1204	703	378	125

图41.4 非裔美国人高血压患者接受血管紧张素转化酶抑制剂、噻嗪类利尿药或受体阻滞药治疗的主要结局风险（包括死亡、心肌梗死和卒中的复合）

与钙通道阻滞药或β受体阻滞药治疗相比，血管紧张素转化酶抑制剂治疗效果更佳。ACEI.血管紧张素转化酶抑制剂；CCB.钙通道阻滞药（引自：Bangalore S，Ogedegbe G，Gyamfi J，et al. Outcomes with angiotensin-converting enzyme inhibitors vs other antihypertensive agents in hypertensive blacks. Am J Med，2015，128：1195-1203.）

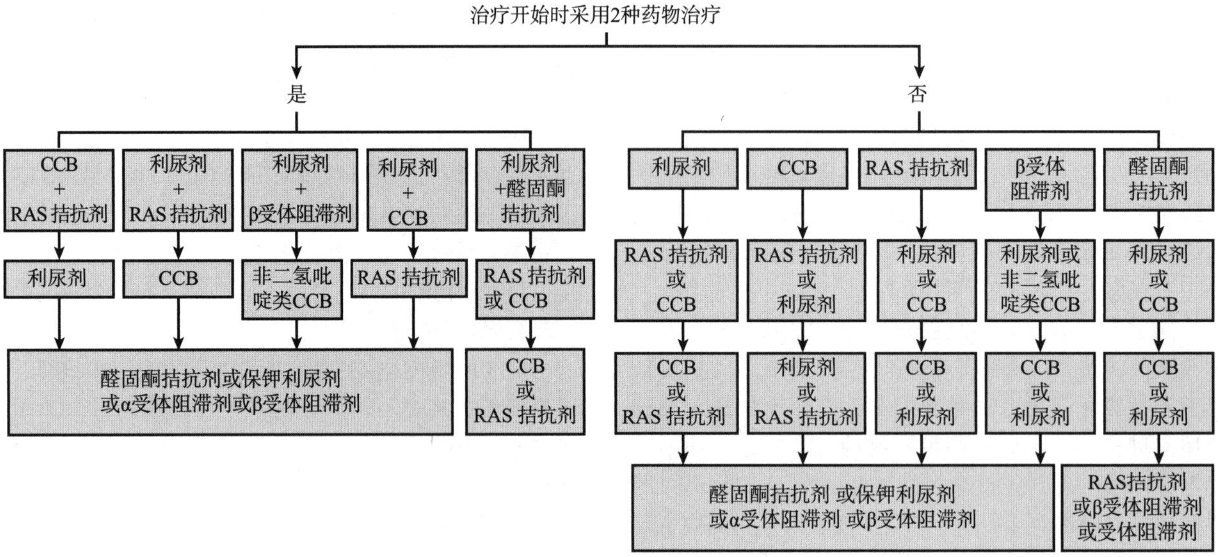

图41.5 非裔美国人初始应用一种或两种药物后开始治疗高血压的多药联合抗高血压治疗指南

（引自：Flack JM，Sica DA，Bakris G，et al. Management of high blood pressure in Blacks：an update of the International Society on Hypertension in Blacks consensus statement. Hypertension，2010，56：780-800.）

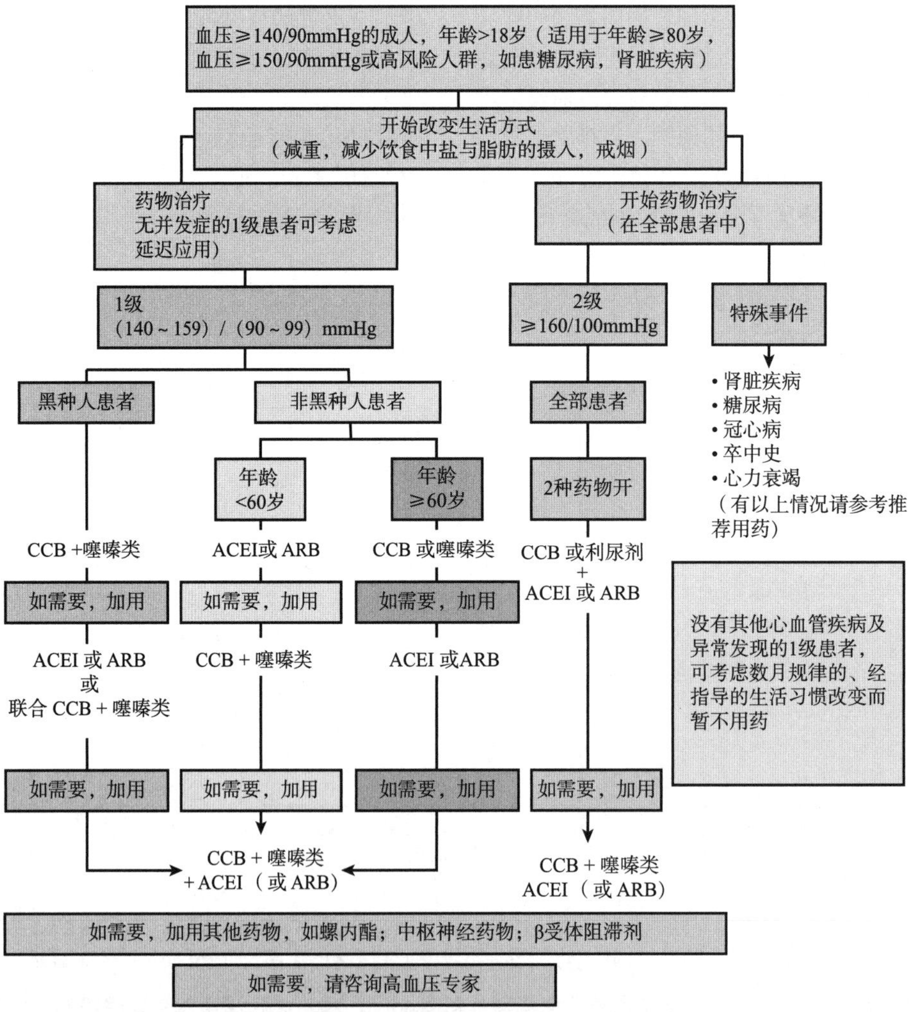

图41.6 算法概述了美国高血压学会和国际高血压学会发布的社区高血压管理的临床实践指南

ACEI. 血管紧张素转化酶抑制剂；ARB. 血管紧张素受体阻滞药；CCB. 钙通道阻滞药。血压单位为mmHg（引自：Weber MA，Schiffrin EL，White WB，et al. Clinical practice guidelines for the management of hypertension in the community a statement by the American Society of Hypertension and the International Society of Hypertension. J Hypertens，2014，32：3-15.）

对SBP目标小于120mmHg的强化治疗策略降低了MI、非MI急性冠脉综合征、卒中、急性失代偿性心力衰竭和心血管死亡的主要综合结果约25%、全因死亡率约27%。

六、护理和临床结果的差异

虽然非裔美国人的高血压治疗和控制率在过去30年中有了很大的改善，但仍低于非西班牙裔白种人，高血压相关发病率和死亡率的临床结果仍然存在重要的种族和族裔差异。在非裔美国人高血压管理方面，提供者和保健系统面临许多重要障碍和挑战，值得加以解决。然而在此期间，有可信证据表明在不同种族和族裔群体之间提供高质量护理和BP控制方面的平等是可行的，这应该是提供者和卫生系统的目标。这种高质量护理的主要驱动因素包括：以患者为中心的信任建设干预措施；以提供者和保健系统为重点的对文化有敏感认识的护理干预措施；医生主导的关于治疗强化、药物坚持和持续使用临床实践指南的教育方案；对高血压管理中的作用有明确定义的强有力的多学科护理团队；改善和扩大获得护理机会的有效战略；承诺纳入慢性病护理的执行、传播和业绩反馈战略。综合干预措施的有利结果，如Kaiser永久公司的例子提供了证据和保证，非裔美国人成功控制高血压，减少或最终消除相关健康差距是可行的。现在需要的是集中传播和执行研究工作，以探讨广泛传播、扩大和持续执行有效方案的战略。

七、研究意义

非裔美国人高血压管理的研究挑战很多，重要的是相对缺乏客观的临床试验数据来作为决策的基础。这一挑战的根源是非裔美国人在临床试验中的持续代表性仍然不足，参与者、研究人员和卫生系统层面的障碍都促成了这一挑战。增加非裔美国人参与临床试验的努力将有助于应对这一挑战。有可信证据表明，即使在服务不足、贫民区、高血压的非裔美国年轻男性的高风险人群中，也能获得高水平的临床试验参与和保留率，特别是当采用文化上可接受的战略，雇用护士-社区保健工作者团队以及通常的医疗护理时。

其他研究挑战包括需要在高血压治疗和控制中提供基于实践的证据，进一步探索从高危青年开始的预防高血压的战略，以及高血压靶器官损害易感性增加的主要因素。此外，需要重新强调宣传和实施研究，以帮助将基本发现和主要临床试验结果转化为人口健康影响和消除与高血压有关的健康不平等。

八、总结

高血压是一种常见的慢性疾病，影响了1/3的非裔美国人。它是卒中、心力衰竭、肾衰竭和缺血性心脏病导致死亡和残疾的主要因素。能够解释更高的高血压患病率和严重的靶器官损害的明确病理生理机制仍然难以确定。然而，SNS活性增加、膳食盐摄入量和盐敏感性增加、钠的肾处理受损和细胞外血浆体积增加、RAAS激活、夜间血压昼夜控制的改变，以及社会心理压力都在非裔美国人慢性高血压的发病机制和维持中起着重要作用。

在过去的30年里，非裔美国人的高血压知晓、治疗和控制都有了显著的改善。事实上，如果在综合和支持性的保健系统中使用基于证据的方案，非裔美国人的高血压控制率可达到80%或更高。有效的策略从强调个人文化继承、信仰和行为规范的治疗生活方式改变开始，并在改善患者自我管理和自我效能的背景下制订。安全、有效和负担得起的抗高血压药联合使用，以达到目标血压和总体稳定。社区、卫生系统和政策支持是必不可少的。转诊到高血压专家是指尽管治疗最大剂量的药物包括3种或更多的推荐类别，但BP仍然不受控制。

增加非裔美国人在高血压临床试验中的招募和人数保持仍然是一个重要的研究挑战。其他挑战包括增加对高血压研究感兴趣的非裔美国人和其他代表性不足的种族和少数民族研究人员的人数。这项努力的范围适当地包括高血压和与高血压相关的靶器官损害的生物医学、行为和社会科学研究的所有方面。值得强调的是，传播和实施研究战略，以加速将研究发现转化为持续的BP控制，成功减少目标器官损害和消除相关的健康不平等。

免责声明

本章表达的观点是作者的观点，不一定代表国家心脏、肺和血液研究所，以及国家卫生研究所或美国卫生和人类服务部的观点。

第42章 直立性低血压

Italo Biaggioni

直立性低血压（OH）是一个重要的医疗问题，它的发生率在社区健康老年人中约6%，在养老院居民中为18%～54%，住院老年人发生率高达60%。OH的发病率在65岁后呈指数增长，随着我们的人口年龄的增长，它的重要性可能会增加。OH不仅是残疾和生活质量受损的原因，而且使跌倒风险增加2.6倍，是死亡率增加的独立危险因素。典型的直立性低血压患者是有多种并发症和应用多种药物的体弱老年人。高血压是OH患者中最常见的共病，约70%的患者存在高血压。相反，高血压专科医师指出，约10%的高血压患者存在直立性低血压，并且在社区研究中发现高血压与OH密切相关。高血压与直立性低血压的共存是管理上的挑战，因为治疗一种疾病可能会使另一种疾病恶化。因此，治疗高血压患者的医师必须了解直立性低血压的病理生理学，这将最终指导其治疗。

一、病理生理学

当一个正常人站立时，多达700ml的血液滞留在腿和下腹部静脉。静脉回流减少，导致心输出量短暂下降。中心血容量和动脉压的降低是由心肺容量受体和动脉压力感受器感知到的，来自这些受体的传入信号到达脑干的血管收缩中心，来自这些中心的传入纤维减少副交感神经输出，增加交感神经输出。去甲肾上腺素从靶器官的节后交感神经末梢释放，导致心率和心肌收缩能力增加，静脉收缩部分恢复静脉回流和舒张期心室充盈，小动脉血管收缩增加外周阻力。作为这些适应性机制的净效应，直立心输出量与仰卧位相比仍减少10%～20%，收缩压（SBP）降低5～10mmHg，舒张压增加2～5mmHg，平均血压基本保持不变，心率每分钟增加5～20次。

这些代偿性自主神经机制的损伤导致了OH的发生。自主神经系统的原发性神经退行性疾病是OH最严重病例的原因。这些疾病的常见病理是外周去甲肾上腺素能神经（纯粹的自主神经衰竭、帕金森病）中形成的Lewy小体的α-突触核蛋白沉积或中枢自主神经通路中的胶质细胞胞质包涵体（多系统萎缩）。然而在绝大多数患者中，OH是与其他加重因素（通常是药物）相叠加的轻度自主神经损害（通常与衰老或糖尿病有关）的结果。

二、直立性低血压的临床结果

OH损害了受其影响的患者的功能状态和生活质量。此外，这与老年人跌倒风险增加了2.6倍有关，并且这种关联在纠正其他风险因素后仍然存在。OH患者通常会经历晕厥和跌倒，在急诊就诊的患者中有24%～31%的患者有相关记录。多项流行病学研究报告显示，OH与冠状动脉疾病、卒中和心力衰竭有关。OH的存在使患慢性肾脏病的风险增加1倍，它是与冠状动脉疾病、吸烟、高三酰甘油血症和其他受到更多关注的危险因素相当的一个独立危险因素。重要的是，在过去20余年间，横向和纵向流行病学研究的证据已经确定OH是心血管发病率和全因死亡率的独立危险因素。

因此，直立性低血压成为美国保健系统的一项负担。最近的一份报告显示，与OH有关的住院总年率为每10万美国成年人36人，这一比率随着年龄的增长而稳步上升，在75岁或75岁以上的人中，这一比率可高达每10万人233人。考虑到美国人口结构正在迅速变化，在未来20年中，老年人口占美国总人口的近20%，OH相关住院治疗的影响将对我们的卫生服务和社区医疗构成更大的挑战。

三、直立性低血压患者的评估

OH被定义为在站立3分钟内收缩压持续降低至少20mmHg或舒张压（DBP）10mmHg，或抬头倾斜至少60°。在高血压患者中，SBP降低30mmHg被认为是更合适的直立性低血压标准，因为直立性血压下降的幅度取决于基线血压。OH的典型症状是头晕、眩晕、疲劳、视力下降和肩部（“衣架”）疼痛。患者可能是无症状的，或者很难识别他们的症状。有必要考虑的是，作为一般规律，症状不出现在患者仰卧位时，大多数应该发生在站立情况下，并应通过坐位或躺下迅速恢复。在炎热的环境中，如果患者长时间站立不动，症状就会更糟。OH的严重程度在早晨也会增加，因此，如果在早上采取直立时的生命体征，比下午直立时的生命体征更有诊断意义。

对OH的评价和诊断可在床边进行。自主检测通常仅限于专门的单位，这有助于评估自主神经损害（神经源性OH）的存在和严重程度。然而这并不是必需的。

测量直立血压和心率通常才是必需的。直立血压的显著降低与心率的适当增加无关，表明是神经源性OH。另一种实用的替代专门测试是临床上试图通过去除可能触发或加重OH的因素来改善OH（见下面的管理）；任何有意义的OH都可能有重要的神经源性成分参与。

引起神经源性OH的病因很多，但经过全面评估后大多数都变得明显。原则上，任何导致周围神经病变的疾病都会引起自主神经病变和神经源性OH。在实践中，糖尿病是最常见的罪魁祸首。严格的血糖控制可以延缓1型糖尿病自主神经病变的进展，但2型糖尿病的证据尚不清楚。应排除维生素B_{12}缺乏，因为其治疗可使OH得到改善。应特别注意那些发病急、进展迅速的严重OH患者，因为他们经常患有自身免疫病或副肿瘤综合征；在某些情况下，神经源性OH可能是导致潜在疾病诊断的主要问题。

四、直立性低血压患者高血压的处理

当遇到伴有直立性低血压的高血压患者时，为了防止晕厥和跌倒通常倾向于抗高血压治疗，然而目前的证据表明这种做法是错误的。在对居住在社区的老年人的研究中，当高血压存在时，OH的发生率从2%增加到5%，但在未控制的高血压患者中最高（19%）。重要的是，OH本身的存在并不增加跌倒的风险，而患有未控制的高血压和OH的老年人的跌倒风险增加了2倍以上。这一观察主张在这些患者中同时治疗OH和高血压。

显而易见的问题是OH患者应该使用什么抗高血压药，哪些又是应该避免使用的抗高血压药？回答这一问题，随机对照试验提供的证据有限。抗高血压药干扰自主神经直立代偿机制将恶化OH是有根据的，观察研究确实发现使用α受体阻滞药、β受体阻滞药和中枢交感神经激素与OH有关。使用噻嗪类利尿药也发现了类似的关联。在OH的存在和钙通道阻滞药的使用之间没有发现显著的关联。一项研究表明，接受血管紧张素受体抑制剂治疗的患者中OH的存在减少；在另一项研究中，接受血管紧张素转化酶（ACE）抑制剂的患者中OH的存在增加；而在第三项研究表明，使用针对肾素-血管紧张素系统的抗高血压药患者中没有观察到OH的存在。

一些患者可能有孤立的仰卧位高血压。这在严重原发性自主神经功能衰竭患者中最常见，他们的坐位血压可能是完全正常的或只是轻微升高。目前对于是否应该治疗孤立的仰卧位高血压没有一致意见，然而仰卧高血压与左心室肥大和肾功能下降有关。此外，受影响严重的患者在夜间可减掉多达2kg的体重，这是由压力性利尿引起的，并能解释为什么患者早晨情况更差。因此，平卧高血压的治疗从理论上可以改善OH。日间，简单地避免仰卧位是治疗这些患者的最佳方法。夜间时，在睡前服用的几种抗高血压药已被证明可以减少仰卧位高血压，包括硝酸甘油贴片（早上第一件事就要移除贴片）、奈比洛尔、氯沙坦和西地那非。不幸的是，由于没有降低夜间利尿作用或在早上仍有残余降压作用，因此，没有证据表明有任何一种药物可以改善第二天早上的OH。

五、高血压患者直立性低血压的处理

1. *治疗目标和总体策略* 治疗OH的主要目的是减少症状，改善患者的功能状态和生活质量。这就需要增加站立位的血压。最近对帕金森病和OH患者的一项研究发现，如果平均站立血压（BP）高于75mmHg，症状就不存在。这可能反映了大脑自动调节被抑制的阈值BP。相反，将BP提高到这一水平之上并不能提供额外的治疗益处。因此，目标不应该是“正常化”直立血压，而是将血压提高到足以缓解症状的水平。

理想的治疗方法将是选择性地改善直立BP，而对仰卧BP无影响。然而，大多数升压药具有相反的效果，相对于直立位BP而言，升压药对仰卧位BP或坐位BP有更大影响。在缺乏直立加压剂选择性的情况下，治疗应该快速启动、缩短行动时间，以避免仰卧高血压的恶化。因此，特别是在高血压患者中，最好只使用短效升压药来为患者站立做准备，当患者躺下时应避免使用升压药。

我们假设减少直立性低血压将预防晕厥和跌倒，但这在现有的治疗方法中并未显示出来。更不确定的是这种治疗将预防与OH有关的死亡率增加。有学者认为，药物治疗（如与氟氢可的松或升压药）甚至可能对心血管结果产生负面影响。

目前的治疗建议主要是基于少数患者的研究，这些患者患有初级的自主神经衰竭和严重OH，这些长期疗效的随机对照临床试验提供了有限的证据。没有研究被设计为包括最常见的OH、糖尿病患者或患有多种合并症的老年高血压患者。

2. *消除潜在因素* 管理OH的第一步是去除任何可能促成或参与OH形成的潜在因素，药物是常见的致病因素。阿米替林，常用于治疗感觉神经病理性的疼痛（这种疼痛常见于自主神经疾病患者），是常见的罪魁祸首。对于高血压和OH患者应该避免应用某些药物，如利尿药和α受体阻滞药，但不应放弃抗高血压治疗（见前文）。医师还需要意识到“隐藏的”抗肾上腺素能药物。坦索罗辛通常用于治疗良性前列腺增生，是一种α受体阻滞药，对前列腺中的α_{1A}受体与血管中的α_{1B}受体具有优先的选择性。然而，这种选择性并不是绝对的，坦索罗辛增加了易感个体直立性低血压的风险。曲唑酮被用作抗抑郁药，但它也是一种有效的α_1受体阻滞药，可以恶化或触发OH。替扎尼定是一种“中枢性肌肉松弛药”，但在药理学上，它是一种与可乐定在化学结构和降压性质上非常相似的α_2受体激动药，也可引起直立性低血压。充血性心力衰竭是OH患者常见的共病，通常用“血管扩张”β受阻滞药治疗，而不是具有α阻断特性（卡维地洛、拉贝洛尔）或促进一氧化氮（奈比洛尔）。这些药物使自主神经衰竭患者BP值较低，如果需要心脏保护，似乎最好使用非不扩张血管的β受体阻滞药。最后，勃起功能障碍往往是自主神经功能损害的早期（尽管是非特异性的）征兆，在其治疗中使用的磷酸二酯酶抑制剂可以使自主神经功能衰竭患者中BP大幅度下降。

食物的消化导致血液在内脏循环中汇集，这种血液动力学后果类似于直立时发生的情况。因此，自主神经功能衰竭的患者，饭后血压会大幅下降并不奇怪。通常在一餐后30分钟才能出现BP最低值，进食高糖类食物会更严重，可以通过50～100mg阿卡波糖延迟葡萄糖吸收来预防这种情况的发生。在所有具有显著OH的患者中，应该研究餐后低血压的存在，因为它的治疗可以不使用升压药而显著的缓解症状。

3.*非药物措施* 患者应使用减少静脉血液汇集的物理措施，从而改善静脉回流量和心输出量。其中包括缓慢的分步站立，避免一动不动地站立和收紧腿部肌肉。压力袜可以用来减少站立时的静脉血液汇集，但由于大部分的血液汇集在腹部，所以及腰高的丝袜要产生至少15～20mmHg压力，但它们很难穿上，也就限制了使用的依从性。许多患者和医师依赖于及膝高或及大腿高的长袜，但实验数据表明，腿部受压不能提高直立耐受性。从另一方面来说，选择性腹部按压是有效的。这提供了一种可行的方法，就是使用束腹带，穿得尽可能紧，作为一种替代大腿压力袜的手段。我们最近发现一种自动的束腹带以保持40mmHg的腹部压力，能够有效地提高直立耐受性。理论上束腹带具有理想治疗OH的所有特性，特别是在高血压患者中；由于它只应用于站立时，选择性地增加直立血压，其启动和减退作用是即刻的（表42.1）。然而这种方法的长期有效性和耐受性尚未得到检验。

4.*升压药* 摄入16盎司自来水可以使自主神经衰竭患者的血压急剧升高，这不是体积效应，因为静脉输注相同体积的液体对BP的影响可以忽略不计。最近的动物研究表明，这种效应是由门静脉循环水平的低张力触发的，然后触发交感神经压力反射。在旨在升高自主神经衰竭患者BP的干预措施中，口服水丸可以说是最接近理想的加压剂；它起效很快，BP的增加在前5～10分钟很明显，在30分钟左右达到峰值，而且持续时间短暂。口服水丸所产生的BP升高效果在自主神经衰竭患者中可能是显著的；在正常的老年人中它也存在，但规模较小，而且这种方法还没有在绝大多数与自主神经功能轻度损伤相关的OH患者中进行测试。

吡斯的明（Pyridostigmine）是一种胆碱酯酶抑制剂，可增强乙酰胆碱的作用，通过促进自主神经神经节水平的胆碱能神经传递来升高自主神经衰竭患者的BP。本质上它是利用了患者的残余交感神经活动。由于这种作用机制的原因，当残余交感神经兴奋性增加时，BP的升高优先见于站立；60mg吡斯的明增加直立BP，减少OH患者的症状，并具有不影响仰卧BP的额外优势。由于它需要残留的交感神经张力，所以可能不会在患有严重神经源性OH的患者中同样有效，并且剂量增加受到副作用（腹绞痛和其他胃肠副作用，和尿急）的限制。尽管如此，由于不会加重仰卧位高血压，吡斯的明可能在尝试治疗高血压患者时特别有效。

氟氢可的松是一种合成的盐皮质激素醛固酮类似物，常用于治疗OH，其概念是通过增加肾钠的再吸收来扩大血管内体积。然而，血浆体积的这种增加只是短暂的，血浆体积在大约2周内恢复到基线值，可能是由于盐皮质激素缺乏所致。氟氢可的松的长期益处可能与去甲肾上腺素和血管紧张素Ⅱ的升压作用有关。充血性心力衰竭患者不应给予氟氢可的松，并且最好避免应用于高血压患者。

米多君在1996年被批准用于治疗症状性直立性低血压，基于显示1分钟站立收缩压改善的研究。美国食品药品监督管理局（FDA）批准了将其对BP的升高作

表42.1 直立性低血压治疗方式的临床特点

	优先增加直立血压	达到作用高峰时间	作用持续时间	来自RCT的证据?	副作用注释
腹部粘合剂	是	立即	按要求	无	无不适
口服水丸	否	20～30分钟	约1小时	No	利尿 最适合严重自主神经功能衰竭的患者
吡多斯的明	是	约1小时	3～4小时	受限	不太有效 最适合轻度患者
氟可的松	否	?	?	否	仰卧HTN，低血钾
米多君	否	约1小时	3～4小时	是[a]	仰卧HTN，尿路梗阻
屈西多巴	否	约3小时	4～6小时	是	仰卧HTN

HTN.高血压；RCT.随机临床试验

[a]米多君是在急性增加直立血压的基础上被批准的

用作为临床疗效的替代终点。美国食品药品监督管理局（FDA）最近要求的一项研究显示应用米多君后立位症状有所减少。尽管在自主神经衰竭患者中使用米多君导致BP急性升高已被反复记录在案，但症状的改善并不总是显著的。它相对较短的半衰期对高血压患者特别有用，患者被指导在每次服药后3～4小时内不要躺下，以避免仰卧位高血压发生。治疗应从2.5～5mg剂量开始，然后每天可增加高达10mg。我们通常试图保持最后的每日剂量，因为OH倾向于在日间自发改善。

屈昔多巴（*L*-threo-3,4-二羟基苯基丝氨酸，*L*-threo-DOPS，或*L*-DOPS）在结构上类似于去甲肾上腺素，但有一个额外的羧基。它经口服吸收，并通过组织中普遍存在的多巴脱羧酶（*L*-芳香氨基酸脱羧酶）转化为去甲肾上腺素。同样的酶将左旋多巴转化为多巴胺治疗帕金森病。多中心、随机、安慰剂对照的研究表明，屈昔多巴在提高直立BP和减少原发性神经源性OH患者的直立症状方面是有效的。目前正在评估屈昔多巴在这些试验中超过2周的有效性。更常见的OH原因（如糖尿病神经病变）没有包括在这些研究中，这与特殊产品指定药物的开发相一致。

屈昔多巴的剂量需要个体化，每天从100～600mg。BP升高的峰值在用药后3～4小时，持续约6小时。屈昔多巴似乎有良好的安全状况，使仰卧位高血压相关的不良事件发生率相对较低（4.9% vs. 2.5%）。当屈昔多巴在对照临床试验之外处方时，我们预计仰卧位高血压的发病率会更高，特别是如果医师每日按计划使用3次，而不是每日3次，且最后一剂不迟于睡前5小时。目前还不清楚是否需要每日3次的剂量，或者是按照一项欧洲开放标签研究的建议那样每日2次的剂量就足够了。

六、概要

直立性低血压是一个重要而常见的医学问题，特别是在多种共患病和应用多种药物的体弱老年人中。OH是跌倒和整体死亡率的独立危险因素。高血压是与OH有关的最常见的共患病之一。高血压和OH的共存可能会使患者的管理复杂化，因为治疗一种疾病会使另一种疾病恶化。然而有证据表明，未控制的高血压会使OH变得更糟，因此，两者都应该得到管理。有限的数据表明，血管紧张素受体阻滞药和钙通道阻滞药是这些患者的首选抗高血压药。孤立的仰卧位高血压患者可以通过简单地避免日间的仰卧位和睡前剂量的短效抗高血压药来治疗。高血压患者OH的治疗应首先关注保守的对策和治疗方法，才不会使高血压恶化。最重要的是，去除可能触发或恶化OH的药物，包括容易被忽视的药物（如坦索罗辛、替扎尼定、西地那非、曲唑酮和血管舒张β受体阻滞药）。可分别用束腹带和阿卡波糖预防OH和餐后低血压，而无须升高基线血压。吡斯的明可以选择性地改善自主神经功能损害较轻患者的直立位血压，口服水丸可以迅速但短暂地增加严重自主神经功能衰竭患者的血压。如果需要传统的升压药，可以使用米多君和屈昔多巴。目标是使用最低剂量以改善症状，只在大多数患者有需要的清晨和午后给药。

免责声明 作者曾是Shire PLC的顾问，也是Lundbeck的顾问，并申请了一项用于治疗直立性低血压的自动束腹带的专利。

第43章 难治性高血压

Guillaume Bobrie, Laurence Amar, Anne-Laure Faucon, Anne-Marie Madjalian, and Michel Azizi

高血压是发达国家最常见的慢性疾病，成年人患病率为25%～30%。高血压仍然是影响心血管疾病发病率和死亡率的主要危险因素之一，目前高血压的治疗是基于半个多世纪以来积累的知识，针对多种不同病理生理途径的口服活性和强效抗高血压药、多个随机对照试验和荟萃分析的证据积累，以及世界各地的专家定期更新数百页的指南的指导。然而，由于人口老龄化和肥胖症的流行，高血压在世界范围内仍然未得到很好的控制，发病率也逐渐增加。然而，只有一些血压未达到推荐阈值的患者才是实际上的难治性高血压（RHTN）。

根据欧洲高血压学会（ESH）/欧洲心脏病学会（ESC）联合指南，难治性高血压的定义为，“当治疗策略包括适当的生活方式措施，加上利尿药和其他两种不同剂量的抗高血压药（但不是必须包括盐皮质激素受体拮抗药）不能把收缩压（SBP）和舒张压（DBP）值降低到分别低于140mmHg和90mmHg。”这些指南没有具体说明除利尿药以外的哪类抗高血压药物应用于定义的难治性高血压（RHTN）。NICE-UK（英国国家卫生保健优化研究所）指南建议，3种药物方案应包括肾素-血管紧张素系统（RAS）阻断药［即血管紧张素转化酶（ACE）抑制剂或血管紧张素Ⅱ受体阻滞药（ARB），但不能两者兼而有之］，在无肾功能不全的情况下，一种长效钙通道阻滞药（CCB）和噻嗪类（或噻嗪样）利尿药。美国心脏协会指南还将由4种或更多药物控制的血压纳入RHTN的定义；这种方法旨在确定患者可能从以下特别的情况获益，①按照诊断程序筛查继发性高血压；②治疗方案：总体建议所有高血压患者的血压目标值是收缩压小于140mmHg，舒张压低于90mmHg。一些指南建议糖尿病或慢性肾脏病患者降低血压目标值，80岁以上患者的血压阈值更高，如表43.1所示。NICE-UK指南还建议，在联合使用RAS阻滞药、CCB和利尿药后，在日间平均血压仍然超过135/85mmHg，通过动态血压监测确定RHTN。

美国指南提供了在美国用于治疗高血压患者数量有限的抗高血压药的最佳/最大剂量清单。而其他指南则没有此类如何使用的抗高血压药及其剂量中详细列表，各国之间差别很大。此外，抗高血压药的最佳/最大剂量不仅在疗效方面，而且在耐受性方面个体间都存在差异。此外，没有一个指南明确强调应优先使用长效药物，假如漏服一个剂量，问题会小一些，或者使用3种不同种类药物固定剂量的单片复方制剂，以减少每日药片负担，从而有利于坚持治疗（见下文）。最后，2015年发表的PATHWAY2（采用基于Y治疗程序为基础的高血压预防和治疗）和SPRINT（收缩压干预试验）研究有可能通过以下方式影响RHTN定义：①包括低剂量螺内酯联合上述3种药物治疗；②赞成采用较低的血压阈值。

一、难治性高血压的患病率和发病率

很难估计真正RHTN的患病率。RHTN患病率明显低于“明显”的RHTN，这可能是由于诊室血压测量不充分、白大衣高血压、使用非最佳药物组合剂量不足或依从性差。评估RHTN取决于多个因素，包括临床环境（总体人群、三级转诊中心、临床试验）、评估的时间范围、所使用的降压治疗的类别和最佳剂量、治疗依从性差患者的排除或保留、血压测量方法和已选择的血压阈值。2003—2008年的国家健康和营养检查调查（NHANES）显示，8.9%的美国成年人高血压患者（12.8%接受治疗）被归类为难治性高血压，因为他们的诊室血压为140/90mmHg，并且据报道已经使用了3种不同类别的抗高血压药或使用4种不同分类的抗高血压药，而不考虑先前的血压。明显的RHTN患病率从1998—2004年的15.9%上升到2005—2008年的28%。对2007—2010年美国200多家社区诊所的电子记录数据进行分析，结果显示31.5%的患者有明显的RHTN，468 877例高血压患者血压控制不良（诊室血压＞140/90mmHg），但只有9.5%的患者接受了3种或更多种的抗高血压药治疗。三联疗法被认为是最佳方案，但使用者仅占总研究人群的4.7%。

三级转诊中心的RHTN患病率高于其他地方不足为奇。在巴黎一所大学医院三级转诊中心住院的1034名18～80岁的患者中，19.3%的患者通过动态血压监测（ABPM）证实了RHTN。估计RHTN患病率的另一种方法是分析随机对照试验的结果。对20项观察性研究和随机对照试验进行荟萃分析发现，观察性研究的RHTN患病率为13.72%［95%置信区间（*CI*）：

表43.1 根据指南和患者特征确定的诊室血压目标

年	指南	总体	诊室血压目标（mmHg）
2015	加拿大高血压教育计划建议	成年人＜80岁	＜140/90
		成年人≥80岁	＜150
		成年人糖尿病	＜130/80
		成年人慢性肾脏病	＜140/90
2014	美国高血压全国联合委员会指南第8版（JNC 8）	成年人＜60岁	＜140/90
		成年人≥60岁	＜150/90
		成年人糖尿病	＜140/90
		成年人慢性肾脏病	＜140/90
2014	美国高血压学会/国际高血压学会临床实践指南（ASH/ISH）	成年人＜80岁	＜140/90
		成年人≥80岁	＜150/90
		成年人≥80岁，患有慢性肾脏病或糖尿病	＜140/90
		成年人＜80岁，患有慢性肾脏病和蛋白尿	＜130/80
2013	欧洲高血压学会/欧洲心脏学会（ESH/ESC）动脉血压管理指南	成年人＜80岁	＜140/90
		成年人≥80岁	＜150/90
		成年人糖尿病	＜140/85
		成年人慢性肾脏病不伴蛋白尿	＜140/90
		成年人慢性肾脏病伴有明显蛋白尿	＜130/90
		成年人冠心病	＜140/90
2012	肾脏疾病：改善全球预后慢性肾脏病临床实践指南（KDIGO）	成年人慢性肾脏病伴有蛋白尿＜30mg/24h	＜140/90
		成年人慢性肾脏病伴蛋白尿≥30mg/24h	＜130/80
2011	英国国家健康和护理卓越研究所指南（NICE-UK）	成年人＜80岁	＜140/90
		成年人≥80岁	＜150/90

0.11～0. 16]，随机对照试验的RHTN患病率为16.32%（95%置信区间：10.68%～21.95%）。最终发现，在肾小球滤过率（GFR）和蛋白尿（即慢性肾脏病）患者RHTN的患病率最高，高达50%。在一个以人群为基础的队列研究中，难治性高血压的患病率，RHTN的极端表型，定义为5种或5种以上抗高血压药的血压控制不良（≥140/90mmHg），RHTN（n＝2144）的受试者为3.6%，服用5种或以上抗高血压药的受试者为41.7%。在这些背景下，RHTN的患病率可能被高估，因为通常是根据诊室血压测量值来定义RHTN。系统使用ABPM的一个西班牙注册研究，纳入8000多名根据诊室血压至少为140/90mmHg的RHTN患者，尽管使用了3种抗高血压药物治疗，但这些患者中有37.5%的人实际上是假的难治性高血压（HTN），原因是①孤立的“白大衣现象”造成的诊室高血压或②诊室血压测量方法不当。这些结果提示，在定义和确认RHTN时，系统地使用诊室外血压测量（即ABPM或在家自行测量血压）应当，以排除假难治性高血压。

有关难治性高血压的发病率数据很少。一项由两个综合健康计划组成的回顾性队列研究评估了205 750名新诊断高血压患者的RHTN发病率。中期随访1.5年后，对服用3种或更多抗高血压药至少1个月且有效实施诊室血压测量的患者（n＝24 499），判断RHTN的发病率为16.2%（初始队列的1.9%）。在一项评估单片、固定剂量、三联抗高血压药疗效的随机对照试验中，每日接受最高剂量（25mg氢氯噻嗪/320mg缬沙坦/10mg氨氯地平）治疗8周的患者中，29%的患者诊室血压仍高于140/90mmHg。

二、难治性高血压的影响因素

1.难治性高血压患者的特点 RHTN与年龄较大、男性、非洲裔、高血压诊断时的初始血压、患者一生中达到的最高血压、频繁的门诊就诊、肥胖、糖尿病、Framingham 10年冠状动脉风险大于20%、慢性肾病和靶器官损害的存在显著相关。阻塞性睡眠呼吸暂停（OSA）通常也与高血压相关，特别是在肥胖患者中，RHTN患者的发生率几乎是良好控制性高血压患者的4倍。较高的患病率可能反映出肥胖、过量醛固酮或交感

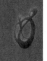

神经过度激活的患者发生率较高。肥胖患者颈部短小、打鼾、日间嗜睡、夜间频繁醒来并伴有呼吸暂停，应当怀疑OSA。应当使用Epworth问卷筛查OSA，而采用多导睡眠仪诊断。

与控制良好的高血压相比，RHTN还与更高的终末器官损害［包括左心室肥大（LVH）、颈动脉内膜-中层增厚、微量白蛋白尿和视网膜病变］相关。RHTN患者靶器官损害和心血管危险因素聚集的频繁联系，说明这些患者发生重大心血管事件的风险较高，因此短期预后较差。事实上，经过3.8年的中位随访，发生RHTN的患者发生心血管事件的风险更高［调整后的危险比（*HR*）为1.47；95%置信区间为：1.33～1.62］，远远高于那些血压控制良好的高血压患者，并且显示有心肌缺血症状的RHTN女性发生主要不良事件（包括死亡）的长期风险远高于控制良好的高血压患者（*HR*：1.77；95%*CI*：1.26～2.49）。慢性肾病患者中，RHTN也与心血管病风险（*HR*：1.98，95%*CI*：1.14～3.43）和肾脏事件（*HR*：2.66，95%*CI*：1.62～4.37）相关。

因此，与控制不佳的高血压患者相比，RHTN患者更关注他们的高血压水平和更大的情感负担，包括对整体健康的认知较差。

2.*生活方式因素* 过量摄入盐会导致高血容量，这在RHTN患者中常见，并降低利尿药和RAS阻滞药的有效性。过度摄入盐的影响在老年患者、非洲裔的患者和慢性肾脏病患者中尤为显著。每日食盐摄入量可通过食物记录、问卷调查或测量24小时内的钠排泄量来评估。

酒精滥用也是导致血压控制不良的一个主要因素。通过交感神经过度激活（至少部分）介导的直接血管收缩作用（见下文）。它还与超重和治疗依从性低有关，这两个因素也有助于发生RHTN（见下文）。

最后，血压随着体重指数（BMI）的增加而稳步上升。超重或肥胖与血压控制明显较差有关。在RHTN患者中经常观察到超重和肥胖。

3.*抗高血压治疗依从性差* 抗高血压药和生活方式措施依从性差是难治性高血压的关键因素，这也仍然是主要的公共卫生挑战。依从性差与心血管预后不良相关。几种与疾病相关、医生相关、治疗相关和患者相关的因素，无论是单独还是联合，都会导致不坚持治疗，这是所有慢性病（包括高血压）的常见因素。这些因素包括：①高血压患者缺乏症状；②患者教育不充分而导致对血压目标、治疗策略、获益与疾病风险，以及终身治疗的必要性认识的不足；③认知障碍，尤其是老年患者或有卒中或其他痴呆病史的患者；④使用复杂的抗高血压药方案，尤其是与治疗糖尿病、血脂异常或合并症时，增加药片负担和每日的药物摄入量；⑤难以辨认的处方；⑥药物相关副作用的发生，有可能会改变生活质量，尤其是以前没有症状的患者（如使用ACE抑制剂咳嗽、脸红或CCB引起的腿水肿、利尿药或β受体阻滞药引起的性功能障碍，以及利尿药引起的痛风、症状性低血压等）；⑦医疗保健提供者与患者的关系不佳，包括与患者相处的时间太少，缺乏对高血压和治疗益处的解释，或医师缺乏对患者有关药物副作用主诉的考虑。社会心理因素、对治疗问题的看法、抑郁、过度饮酒、对治疗效果缺乏信心、治疗遇到的实际障碍、与繁忙且同情心不足的医师沟通不畅、药物和预约费用高，以及缺乏医疗保险、失业、低收入和对改变生活方式的依从性差也与药物治疗依从性差有关。重要的是要考虑到患者对高血压及其治疗因果关系的认知和治疗信心。对16个国家53项研究的系统回顾显示，占很大比例的患者①认为他们的高血压主要是由压力引起的，因此认为一旦压力减轻就不需要治疗；②不愿意使用抗高血压治疗；③担心副作用和药物成瘾的风险。

已经开发了各种直接和间接评估药物治疗依从性的方法。直接方法包括直接观察医疗环境下的药物摄入量，如血压门诊、血液或尿液中药物或其代谢物的检测，或药效动力学标志物的测定；间接方法包括患者问卷调查，如8项Morisky问卷（MMAS-8）、自我报告、患者日记、药片计数、药房补充率、患者临床反应评估、电子药物监测系统和生理标志物测定。暴露于特定抗高血压治疗的药效动力学标志物包括使用β受体阻滞药的患者心动过缓、使用利尿药的患者出现高尿酸血症或痛风、使用利尿药或RAS阻滞药患者的血浆肾素浓度升高、使用ACE抑制剂的患者尿中N-乙酰-丝氨酰-天冬氨酰-赖氨酰-脯氨酸（AcSDKP）浓度增加，以及药物相关的副作用。

当通过基于高效或超高效液相色谱-串联质谱（HPLC-MS/MS）毒理学分析评估血浆或尿液样本中是否存在给定的处方药时，显示不依从抗高血压治疗的RHTN患者患病率仍然很高。在专业的血压诊所接受治疗的患者约有50%在血浆和尿液中未能监测到一种或多种高血压治疗药物，未能严格遵守规定的药物方案。然而，未检测到药物尚不足以确定患者没有接受抗高血压治疗。药代动力学（吸收、分布、代谢或排泄）的改变或受试者之间的可变性与相关的共病情况（如胃肠道分流术等）、遗传因素（包括编码药物代谢酶或转运体的基因多态性）、药物与药物的相互作用（涉及转运蛋白、酶的抑制或诱导，如细胞色素P450，尤其是CYP3A4或药物转运体，如P-糖蛋白等）或对食物的干扰（如高钠摄入、葡萄柚汁、草药茶）可能强烈影响抗高血压药物的药代动力学，导致其在生物样品中无法检测。相反，在血浆或尿液中检测出大量药物不足以确定每日的最佳治疗依从性。事实上，患者在就诊前一周和就诊后一周往往表现出更好的依从性。这种被称为“牙刷效应”的现象，如果患者知道在每次就诊时都进行定期药物监测，这种现象可能会被放大。

总之，每种测量治疗依从性的方法都有优缺点，所选择的方法取决于临床环境中的可用性。有些方法易于使用（标准化问卷、生理变量的测定），而其他方法，如药物检测或直接观察治疗摄入量，则难以实施。

需要多种干预模式提高治疗依从性，但长期效应尚未确定清楚。这些干预模式包括改善医患关系、当患者描述其主诉时医师的同情心、患者教育、药物的包装上提供提醒、频繁的门诊就诊、血压的自我监测、患者授权和自我管理、短信、单药联合治疗的使用，以及其他医疗保健提供者和家庭的帮助。然而，这些干预措施的复杂性可能使其难以在日常实践中实施，医师可能受限于要花费大量的时间而可用的时间不多。

在家中进行自我血压监测可能会提高患者对药物治疗的依从性，临床试验得出各种益处。在一个纳入11项随机对照试验的系统回顾中，有6项试验采用涉及自测血压的“多模式复合”干预措施，提示显著改善治疗依从性。治疗依从性是通过药片计数、药房补充率、自我报告和电子监测设备进行检测，但不是通过LC-MS/MS进行。一项纳入23项随机对照试验（入选7037名患者）的荟萃分析表明，远程传输自测血压值较常规治疗降低了血压（收缩压降低4.7mmHg，舒张压降低3.3mmHg）。因此，这种方法改善了血压控制，尽管对治疗依从性没有显著影响。

如TASMIN-SR随机对照试验所示，自我血压管理与自测血压相结合可进一步提高对治疗的依从性。本试验对450名心血管高危患者使用精确治疗算法，将自我滴定抗高血压药物与自我血压管理相比较。据报道，12个月后，自我管理组的血压差异为9.2/3.1mmHg。

研究设计并没有特别包括RHTN患者或监测治疗依从性，但似乎有可能通过远程传输自测血压值和自我滴定药物并通过更好地依从治疗而改善血压控制。但这种方法的长期疗效及其对所有患者的外部适用性仍存疑惑。并且这种方法需要受过良好教育和训练、没有认知缺陷的患者积极主动地参与。

来自卫生专业人员（包括药剂师和护士）的支持、咨询、主动支持或认知行为治疗，以及来自家庭的额外帮助也可提高治疗的依从性。教育、咨询、自我监测、反馈和电子提醒装置等技术干预措施越来越多地被使用，但其有效提高治疗依从性的证据却不一致。

每日一次的单药、双药或三药单片联合疗法可减轻药丸负担，简化治疗方案而不增加副作用发生率，被证明能提高治疗的依从性。所有这些都应该反过来帮助患者达到和维持目标血压，实现降低心血管风险的短期和长期治疗目标。最后，电子药片监测仪的使用可能通过提高治疗依从性来改善血压控制，但是这些设备价格昂贵，而且在临床试验之外不容易获得。

4.临床惰性　临床惰性是指治疗目标尚未达到的患者缺乏强化治疗。这种惰性是导致血压控制不良和其他相关风险因素的另一个主要因素。1998年，在退伍军人管理局的一项研究中首次对此进行了评估，临床惰性率达到75%。遗憾的是，临床惰性很常见。在2004年全国有代表性的心脏监护仪调查中，美国有32%的患者就诊时对未控制的高血压进行了强化治疗。而在欧洲国家，有14%～26%的患者进行了强化治疗。对美国200个临床观察点患者的电子记录数据进行的分析表明，只有4.7%的高血压患者接受了最佳三联疗法，包括一种利尿药和至少两种其他抗高血压药，剂量至少为高血压推荐最大剂量的50%。这一低比例凸显了尽管需要这样治疗，但医疗保健提供者对高血压患者的最佳三联疗法使用不充分。

造成临床惰性的原因很多，一项系统的回顾发现有293个潜在的阻碍医师遵守指南的障碍。未强化抗高血压治疗的最常见原因是：①尽管患者的收缩压持续高于阈值，但医生对其处方所实现的血压变化感到满意；②需要同时考虑的相关心血管危险因素和合并症情况；③患者在就诊期间出现抗高血压治疗的副作用；④在寻找耐受性好的药物方案上花费的时间不足。

使用严格的基于方案的治疗算法可以克服临床惰性，为医疗保健提供者提供简单、易用的处方规则，如加拿大控制高血压简化治疗干预（STICK）随机对照试验所示。的确，本试验显示了一个简化的抗高血压算法包括：①初始低剂量固定剂量联合利尿药和RAS阻滞药治疗；②联合治疗的提高；③钙通道阻滞药的添加和升高；④非一线抗高血压药的添加，随访6个月后达到基于指南的实践的目标，诊室血压＜140/90mmHg（分别为64.7% vs. 52.7%；$P = 0.026$）。这些算法可纳入临床支持决策工具，减少临床惰性，但由此产生的RHTN患者血压控制的假设改善尚不确定。事实上，在肾去神经治疗高血压（DENERHTN）的试验中，尽管按照严格的算法进行治疗，根据家庭自测血压结果，每月就诊时（包括按顺序添加25mg螺内酯、10mg比索洛尔、5mg哌唑嗪和1mg利美尼定），但随机分配到标准化三联疗法的RHTN患者与对照组比较，只有18%的患者实现了血压控制（24小时血压＜130/80mmHg）。

5.继发性高血压筛查　RHTN患者继发性高血压的患病率要高得多。在高血压总体人群中，继发性高血压的发生率估计为5%，但在RHTN患者中可能高达10%～20%。高达50%的肾去神经患者可能患有继发性高血压。

因此，确诊的RHTN患者应进行继发性高血压筛查。筛查继发性高血压的其他原因如下。

（1）无其他危险因素（家族史、肥胖等）早发高血压的患者（即30岁以前）。

（2）3级高血压（＞180/110mmHg）或高血压急症。

（3）先前稳定的高血压患者血压突然升高。

（4）在24小时动态血压监测期间，非杓型或者反构型。

（5）靶器官损害（LVH、高血压性视网膜病变等）。

如表43.2所示，继发性高血压的一些病因很常见，而其他病因则少见。

6. *药物性高血压的筛查* 药物诱导的RHTN经常被低估。除高血压外，其他情况下使用的几种药物本身可增加血压或减弱降压治疗效果（表43.3）。有些药物诱导钠潴留与细胞外容积扩张有关。其他药物直接或间接激活交感神经系统，直接影响动脉血管平滑肌张力，或者没有明确的作用机制。最后，有些药物可能直接或间接干扰抗高血压药的药代动力学和（或）药效学特征。对12项英国国家临床指南中的建议进行了系统的检查显示，推荐用于2型糖尿病的药物与考虑的其他11种疾病之间存在32种潜在的严重药物-疾病相互作用：6种用于抑郁症，10种用于心力衰竭。患者因非心血管疾病而服用的药物，通过填写标准化问卷或使用药物相互作用

表43.2 继发性高血压常见和不常见原因

常见原因	
原发性醛固酮增多症（报告患病率：7%～20%）	·自发性或利尿药引起的低钾血症、左心室肥大、高醛固酮和低肾素水平 ·筛选：标准化条件下血浆醛固酮/肾素比值或血浆醛固酮/血浆肾素活性比值（纠正低钾血症和停用影响RAS的药物）。验证试验：盐水滴注试验、卡托普利试验、氟氢可的松试验、口服钠试验 ·成像：肾上腺CT或MRI，肾上腺静脉采样
肾动脉狭窄（报告患病率：2%～24%）	·全身性动脉粥样硬化性疾病（冠状动脉或外周动脉疾病及颈动脉、腹部或股动脉杂音）；吸烟、糖尿病；突发性肺水肿病史；年轻女性患者（纤维肌发育不良）；ACE抑制剂或ARB后肾功能急性恶化，近期肾功能不全，单侧肾小 ·筛查：双重超声、CT血管造影或MR血管造影 ·肾血管性高血压也可能由其他罕见的病因引起，包括大动脉炎、肾动脉夹层、神经纤维瘤病、结节性硬化症、弹性假黄色瘤、vascular Ehlers-Danlos综合征、Alagille综合征、Williams综合征、Turner综合征、节段性动脉中层溶解术
肾实质疾病（报告患病率：1%～2%）	·蛋白尿或显微镜下血尿、肾功能不全、腿部水肿 ·筛查：血浆肌酐或半胱氨酸蛋白酶抑制剂C浓度、尿白蛋白浓度、血电解质、血细胞计数 ·成像：肾超声。如有必要，进行肾活检
不常见原因（报告患病率：＜1%）	
嗜铬细胞瘤	·阵发性高血压、心悸、出汗、苍白、头痛；嗜铬细胞瘤家族史；相关遗传病（MEN-2、von Hippel Lindau、神经纤维瘤病、遗传性副神经节瘤） ·筛查：血浆甲氧基肾上腺素浓度或24小时尿甲氧基肾上腺素测定 ·成像：肾上腺CT或MR。如果腹部成像结果为阴性，则可能需要使用^{123}I标记的间碘苄胍扫描或^{18}F氟脱氧葡萄糖PET扫描或可能需要额外的全身MRI检查 ·致病性突变的基因筛查
甲状腺疾病	·眼部症状、体重减轻或增加、热或冷不耐受、心力衰竭、心动过速、心动过缓、焦虑或疲劳 ·筛查：促甲状腺激素（TSH）、甲状腺素（T4）、三碘甲状腺原氨酸（T3） ·成像：甲状腺超声、甲状腺闪烁扫描
Cushing综合征	·易瘀伤、面部过胸、近端肌病、躯干肥胖、满月脸、腹纹、背颈部脂肪垫、皮肤薄、抑郁 ·筛查：24小时尿游离皮质醇浓度、晚期唾液皮质醇浓度、1mg过夜地塞米松抑制试验 ·成像：肾上腺CT或MRI、脑部MRI
内分泌性高血压的其他罕见原因	·肢端肥大症 ·异常肾素肿瘤（良性）；高血压伴低钾血症及高血浆肾素、肾素原和醛固酮浓度
泌尿外科原因	·反流性肾病伴皮质肾瘢痕、先天性肾发育不良、血肿或感染（肺结核）后遗症、肾癌
胸主动脉或腹主动脉缩窄	·股动脉搏动减少，胸部X线肋骨切迹 ·成像：心脏超声心动图、全身CT或MR血管造影
颅内肿瘤	·清晨头痛、家族史 ·成像：脑CT或MRI

ACE.血管紧张素转化酶；ARB.血管紧张素Ⅱ受体阻滞药；CT.计算机断层扫描；MEN-2.多发性内分泌肿瘤2型；MRI.磁共振成像；MR.磁共振；PET.正电子发射断层扫描；RAS.肾素血管紧张素系统

表43.3　升高血压的药物和物质

与明显的盐皮质激素过量或肾素-血管紧张素系统激活有关的药物或物质	· 糖皮质激素及其衍生物 · 甘草酸（甘草） · 酮康唑、伊曲康唑 · 醋酸阿比特龙 · 合成雌激素与孕激素结合
具有直接升压作用的药物或物质	· 酒精 · 免疫抑制剂（环孢素、他克莫司和钙调磷酸酶抑制剂） · 重组人促红细胞生成素 · 靶向血管内皮生长因子（VEGF）通路的药物，包括单克隆抗体和小分子受体型酪氨酸激酶抑制剂
激活交感神经系统的药物或物质	· 非法滥用药物，如可卡因和安非他明等 · 肾上腺素或苯肾上腺素衍生物存在于非处方口服、鼻腔或眼部用减充血剂中 · 麻黄碱生物碱（麻黄或中草药麻黄） · 抗抑郁药，包括文拉法辛、安非他酮、单胺氧化酶抑制剂和三环类药物 · 减体重的食欲抑制剂 · 莫达非尼
具有不同作用机制的药物或物质	· 抗逆转录病毒药物（洛匹那韦和利托那韦） · 非选择性非甾体抗炎药（NSAID）和选择性环氧合酶2抑制剂

搜索网站，可以帮助识别药物相关性高血压。

（1）与明显的盐皮质激素过量或肾素-血管紧张素系统激活有关的药物或物质糖皮质激素及其衍生物，无论给药途径如何，包括滴眼液和外用药膏，都会产生盐皮质激素效应。甘草酸（甘草）抑制肾脏中11β-羟类固醇脱氢酶Ⅱ型，这种酶将皮质醇转化为不活跃的可的松，其抑制作用导致皮质醇过量。皮质醇与肾盐皮质激素受体（MCR）高亲和力结合，导致盐皮质激素诱导的高血压伴低钾血症、钠和体液潴留，血浆肾素和醛固酮水平降低。在高剂量下，酮康唑，一种抗真菌咪唑衍生物，抑制参与类固醇合成的几种酶，包括11β-羟化酶，负责将11-脱氧皮质醇转化为皮质醇。促肾上腺皮质激素（ACTH）的增加刺激醛固酮和11-脱氧皮质酮的合成，导致明显的盐皮质激素过量和肾素水平的降低。伊曲康唑的使用也与RHTN有关。CYP17A1抑制剂醋酸阿比特龙，能减少雄激素合成，用于治疗去势抵抗性转移性前列腺癌，但是由于皮质醇合成减少，通过反调节性刺激促肾上腺皮质激素释放，导致过量11-脱氧皮质酮的合成。11-脱氧皮质酮与MCR结合可导致高血压，伴有低钾血症、钠和液体潴留，并降低血浆肾素和醛固酮水平。

口服避孕药中合成雌激素和孕激素的结合可通过增加血管紧张素原的合成、血管紧张素Ⅱ的生成、醛固酮的分泌和细胞外容积而适度增加血压。激素替代疗法没有观察到这种作用。

（2）具有直接升压作用的药物或物质：过量饮酒会使血压急剧和慢性增加，可能导致治疗抵抗。每天经常饮用3杯或更多酒精饮料已被证明是高血压的一个危险因素。酒精对血压的影响与年龄、性别、种族、肥胖、盐摄入量、吸烟、咖啡和钾摄入量无关。酒精通过刺激交感神经活动、激活RAS和钙介导的血管收缩来诱导血压升高。

免疫抑制剂，如环孢素、他克莫司和钙调磷酸酶抑制剂，通过增加血管平滑肌细胞的胞浆钙含量激活局部RAS，增加内皮素（ET）-1的产生，降低一氧化氮（NO）的利用率，以及增加对血管平滑肌细胞的反应，以剂量依赖的方式增加血压的儿茶酚胺。减少剂量便可治疗高血压。应谨慎使用CCB，因为它们会增加血液中的环孢素浓度。重组人促红细胞生成素用于治疗慢性肾脏疾病或癌症患者的贫血，可通过上述机制引起血压的适度升高。

靶向血管内皮生长因子（VEGF）途径治疗各种癌症的药物，包括单克隆抗体和小分子受体型酪氨酸激酶抑制剂（RTKI），可通过多种机制升高血压，如NO降低效用、毛细血管稀疏或ET-1通路激活。在接受RTKI索拉非尼或舒尼替尼的患者中，有超过20%的患者出现高血压，其中约6%的患者出现严重高血压。降低剂量可能逆转血压升高。NO供体，包括奈必洛尔和硝酸盐和RAS阻滞药应作为首选的抗高血压治疗。RTKI由CYP3A4代谢，维拉帕米和地尔硫䓬通过CYP3A4失活，因此，药物与药物相互作用的高风险可能需要调整RTKI和CCB的剂量。噻嗪类利尿药可能增加骨转移患者的血清钙浓度，应谨慎使用。严重RHTN或大量蛋白尿的情况下，应考虑减少剂量或暂时或永久停用抗VEGF药物。

（3）激活交感神经系统的药物或物质：有些药物或

物质具有直接激活交感神经系统介导的血压升高。可卡因和安非他明等非法药物滥用也有这种效果；非处方口服、鼻腔和眼部减充血剂，以及含有麻黄碱生物碱的植物中的肾上腺素或苯肾上腺素衍生物（麻黄或中草药麻黄）也有这种效果。几种抗抑郁药，包括文拉法辛（一种5-羟色胺和去甲肾上腺素再摄取抑制剂）、安非他酮（一种多巴胺再摄取抑制剂）、单胺氧化酶抑制剂、三环类药物、用于减体重的食欲抑制剂、莫达非尼（一种非安非他明兴奋药），也可以通过同样的机制增加血压。

（4）具有不同作用机制的药物或物质：一些抗逆转录病毒药物（洛匹那韦和利托那韦）通过与药物相关的体重指数的增加而增加血压。非选择性非甾体抗炎药（NSAID）和选择性环氧合酶2抑制剂可增加血压正常受试者的血压，并减弱利尿药或RAS阻滞药对高血压患者的降压疗效，通过抑制前列腺素介导的肾血管舒张和促进钠潴留。非甾体抗炎药对血压的影响差异很大。

（5）影响抗高血压药的药代动力学或药效学效应的药物或物质：一些抗高血压药是P糖蛋白底物（阿利克仑、坎地沙坦、维拉帕米），而其他是CYP2D6（美托洛尔）或CYP3A4（CCB、依普利酮）的底物。这些转运体或CYP450的抑制剂/诱导剂，包括圣约翰草、抗惊厥药（卡马西平、苯巴比妥、苯妥英钠）和一些抗感染药物（利福平、利福布汀、依法韦仑、奈韦拉平、灰黄霉素）会对其药代动力学特征和药效学效应产生强烈影响。

总之，导致RHTN的因素包括对治疗的不依从性和医师的惰性、饮食中过量的钠和酒精摄入、肥胖、药物滥用、药物相互作用，以及潜在的继发性高血压的存在，所有这些都应在RHTN的诊断程序中加以考虑。

三、难治性高血压患者的治疗建议

除了上述因素外，RHTN的病理生理学还涉及多种因素之间的复杂相互作用，涉及多种神经激素途径，包括过量醛固酮、交感神经过度活跃和ET-1过度激活；复杂的反馈调节机制，上调肾小管对钠的重吸收；靶器官损害，包括血管和肾损害。这些因素在不同程度上导致了血容量和钠超负荷、动脉硬化增加，以及中长期的肾纤维化。因此，多药治疗通常需要通过干预RHTN发病机制的不同途径来实现血压目标。治疗也应该个体化，要考虑到患者的年龄和种族、某些种类的药物是否有令人信服的适应证、相关的合并症、慢性肾脏病和蛋白尿，以及药物与药物相互作用的风险。

1.生活方式的改变　生活方式的改变应包括减少钠和酒精的摄入，同时定期运动和减体重。一项纳入105项的临床试验，对随机抽取的6805名患者进行的系统回顾表明，减体重饮食、定期运动，以及减少酒精和盐的摄入量与在短期内收缩压可降低4.0～6.0mmHg有关。然而，目前尚不清楚患者是否有足够的动力长期维持生活方式的改变。

对于阻塞性睡眠呼吸暂停（OSA）患者，正如荟萃分析显示，持续气道正压（CPAP）有中等程度的获益，但对于RHTN患者，这仍然是一个争论的问题，下颌骨前移装置可用于OSA患者，并被证明具有与CPAP相似的适度降压效果。长期遵守CPAP可能存在问题，在一项纳入357名昏睡患者在内的前瞻性多中心研究中，只有64.4%的患者在4年的随访中表现出良好的CPAP使用依从性。

2.优化目前的三联疗法和强化钠的消耗　第一步是优化目前的治疗剂量或开出适当的抗高血压药物组合。根据定义，RHTN患者应至少以最大耐受剂量接受3种不同类别的抗高血压药，使用的组合应优先包括噻嗪类或噻嗪样利尿药、RAS阻断药和CCB。RHTN的原因之一是多因素引起的难治性不恰当液体潴留，由RHTN患者通常检测到的低肾素水平所提示。因此，国际指南主要建议将钠摄入量减少到每日100mmol以下，并增加利尿药治疗的强度。事实上，治疗的基石是利尿药治疗，以减少容量负荷，同时限制盐的摄入，特别是对慢性肾脏病患者。血压控制可以通过增加利尿药的剂量，或通过改用更有效的噻嗪类利尿药（氯噻酮和吲达帕胺）来改善估计的GFR（eGFR）为30ml/min或更多。事实上，氯噻酮或吲达帕胺应优于氢氯噻嗪或苄氟噻嗪，基于其药代动力学特征（更高的生物利用度，更长的半衰期）和更大的降低BP的疗效，并且，可能会降低心血管事件的获益。然而，使用氯噻酮可能与更高的不良事件风险相关，包括低钾血症或低钠血症。事实是，噻嗪类药物产生的血压剂量-反应曲线平坦，对电解和代谢不利的影响产生更陡的剂量-反应曲线。使用留钾利尿药或MCR拮抗药与噻嗪类合用可防止噻嗪类诱导的低钾血症，同时改善血压控制（见下文）。

根据NICE和KDIGO（肾脏疾病改善全球转归）指南的建议，当eGFR小于30ml/min时，应使用袢利尿药。尽管小规模研究表明，当GFR小于30ml/min时，噻嗪类药物仍能保持其短期和中期利钠作用和抗高血压作用。呋塞米和布美他尼因为作用时间短，应每日服用2次，而长效药物如托拉塞米，可每日服用1次。患有严重慢性肾脏病和（或）蛋白尿的患者，可能需要增加利尿药的剂量或服用频率。需要仔细监测肾功能、血清电解质水平和液体状态，以便检测脱水、低钾血症、低钠血症、低血容量或肾功能不全。

3.增加第四线治疗（盐皮质激素受体阻滞药）　在优化目前的三联疗法和钠消耗，以及生活方式管理后，应考虑逐步添加其他抗高血压药。越来越多的证据表明，第四线治疗应包括通过使用MCR拮抗药，如螺内酯和依普利酮来阻断醛固酮的生物学效应。依普利酮是一种短效MCR拮抗药，其效力低于螺内酯，但比螺内酯对MCR的选择性更强。依普利酮在市售剂量

（50～100mg）下不会干扰孕酮或雄激素受体。因此，它不具有螺内酯的性副作用，如阳痿、男性乳房发育、乳房压痛和月经不调，这可能会限制其长期使用。然而，在许多欧洲国家，依普利酮尚未被批准用于治疗高血压。

MCR阻断是降低RHTN患者血压的一种有效方法，其临床随机试验和荟萃分析表明，MCR阻断是降低RHTN患者血压的有效方法。在一个纳入3项随机对照试验和12项观察性研究（计1024名患者）的荟萃分析中，螺内酯（12.5～100mg）和依普利酮（50～100mg）使24小时动态收缩压降低9.32mmHg（6.2～12.44mmHg，$P<0.000\ 01$），24小时动态舒张压无显著性下降；随访1.4～10.3个月后，RHTN患者的血压下降2.57mmHg（0.27～5.4mmHg，$P=0.08$）。PATHWAY2双盲交叉研究提供了有力证据，支持将螺内酯作为第四线治疗，并将其添加到已有的3种药物方案（ACE抑制剂、CCB和小剂量的苄氟噻嗪）用于RHTN、eGFR为45ml/min或更高、血浆钾浓度在正常范围内的超重患者中。以25～50mg螺内酯靶向MCR是最有效的第四线治疗方法，结果比比索洛尔（5～10mg）靶向β_1受体或多沙唑嗪靶向α受体（4～8mg）效果更好。事实上，在12周的治疗后，58%的螺内酯治疗的患者血压得到控制，而多沙唑嗪治疗的患者中只有42%的患者血压得到控制，比索洛尔治疗的患者中有43%的患者血压得到控制。此外，初始三联疗法时，血浆肾素浓度与螺内酯对血压的反应呈反比线性关系，这表明螺内酯对肾素水平较低（即持续性容量和钠超负荷）的患者更有效。比索洛尔和多沙唑嗪没有观察到这种相关性。

然而，PATHWAY2研究存在一些局限性。

· 约150名患者在使用3种药物方案加多沙唑嗪、比索洛尔或安慰剂治疗时，至少有一次血清钾浓度测定值为3.5mmol/L或以下。这一发现表明，患者可能患有未确诊的原发性醛固酮增多症，但比例未知也并未明确排除，因而增强了螺内酯降低血压的疗效。

· 在PATHWAY2中，低剂量的苄氟噻嗪（一种比氯噻酮或吲达帕胺疗效差的药物）可能增强了螺内酯的降压效果。

· 三联疗法患者通过自我监测，平均基线血压相对较低（148/84mmHg），因此更容易实现血压控制。

· 短时间（6周）接触最大剂量的螺内酯（50mg/d）并不足以准确评估该药物的长期耐受性。事实上，副作用的发生率出人意料地低，包括男性乳房发育和阳痿，这是已知的需要长期服用发生的副作用，并可能会在保健提供者或患者的要求下而停止治疗。

· 目前尚不清楚非洲裔患者的降压效果是否相似。

· 慢性肾脏病患者高钾血症的风险可能更大，尤其是如果螺内酯被添加到已经包括RAS阻断药的治疗方案中，因此，有必要密切监测血浆钾和肌酐浓度。

综上所述，根据指南，螺内酯（25～50mg/d）或依普利酮（50～100mg/d）应用于RHTN患者，但仅限于eGFR为30ml/min或更高、血清钾浓度为4.5mmol/L或更低的患者，尤其是在有强制性指征的情况下，如心力衰竭。

螺内酯逆转RHTN患者钠超负荷，从而降低血压的疗效，可通过联合使用低剂量的袢利尿药和噻嗪类药物，如法国一项研究所示，通过序贯肾单位阻断强化治疗。在这项前瞻性、随机、开放、盲法、设立终点研究中，167名对厄贝沙坦300mg/d、氢氯噻嗪12.5mg/d和氨氯地平5mg/d耐药的高血压患者随机分为序贯肾单位阻断（序贯给予螺内酯25mg/d、呋塞米20mg/d、呋塞米40mg/d和阿米洛利5mg/d）或序贯RAS阻断（序贯给予雷米普利5mg/d增加到雷米普利10mg/d，然后比索洛尔5mg/d上升到10mg/d）基础上的家庭自测血压结果。在第12周，日间动态血压的组间平均差为10/4mmHg，结果有利于序贯肾单位阻断，这为使用旨在逆转钠超负荷的方法治疗RHTN患者提供了有力的支持。然而，尽管在本试验中耐受性良好，序贯肾单位阻断策略需要仔细监测肾功能、血清电解质水平和液体状态，以检测脱水、低钾血症、低钠血症、低血容量或肾功能不全。

4. 进一步增加抗高血压治疗（寻求专家意见） 国际指南建议，如果血压仍然不能控制，应到专门的血压诊所寻求专家意见。在这一阶段，最好采用阶梯式治疗方法，包括通过逐步添加β受体阻滞药、α受体阻滞药和中枢作用α激动药来阻断交感神经系统。β受体阻滞药可用于任何步骤，尤其是冠状动脉疾病、心力衰竭、心律失常或慢性肾脏病患者。直接血管扩张药，如肼屈嗪或米诺地尔，应尽量少用，因为它们可能导致严重的液体潴留和心动过速。米诺地尔尤其如此，它还有其他副作用（如多毛症、心包积液）。

与ACE抑制剂和ARB或直接肾素抑制剂联合使用的双重RAS阻断药不应再用于RHTN患者，因为这类联合用药对BP较低的患者没有足够的疗效，而且有潜在损害的高风险，包括高钾血症、低血压和急性肾衰竭。NICE和ESH指南，以及FDA和欧洲药品管理局不鼓励双重RAS阻断。

在RHTN患者中合并使用的多种药物治疗方案增加了药物相关副作用的可能性，并导致可能已经服用大量其他药物治疗共病的患者缺乏对治疗的依从性。基于设备的治疗仍在研究中，但有可能成为严重RHTN患者的替代方案（见第28章）。

5. 新药 基于新概念开发新的抗高血压药物的需求一直存在，因为有相当一部分患者仍然无法实现血压控制。的确，并不是所有与RHTN有关的病理生理机制都能被现有的各种降压治疗完全中和，这些治疗所引发的反调节机制也可能部分地抵消其降压作用。

阻断ET1通路是治疗RHTN的合理途径。双ETA/ETB拮抗药达鲁森坦比安慰剂更有效地降低RHTN患者的血压，但它增加了液体潴留、水肿和心脏事件的风险。血管紧张素Ⅱ受体-脑啡肽酶抑制剂LCZ696，它能降低血管收缩药和抗心房钠尿肽（血管紧张素Ⅱ）的作用，增强血管舒张和利钠肽（ANP和缓激肽）的作用，降低高血压患者的血压，但用于心力衰竭治疗。醛固酮合酶抑制剂和第四代非甾体二氢吡啶类MCR阻滞药（finerenone）也可用于靶向醛固酮在肾、血管和心脏中的多种毒性作用。中枢作用的氨基肽酶A抑制剂阻断脑血管紧张素Ⅲ的形成，是脑肾素-血管紧张素系统的主要效应肽之一，目前正处于临床开发的早期阶段。

四、总结

RHTN的定义是：尽管使用至少3种不同类别的抗高血压药（包括一种利尿药）进行了适当的治疗，但仍未能将血压值降低到目标值。应通过测定24小时动态血压或家庭自测血压排除假性难治性高血压。RHTN的管理包括筛查继发性高血压和确定生活方式因素，如肥胖、过量饮酒和饮食钠摄入、容量超负荷和药物性高血压。治疗结合了生活方式的改善、干扰物质的停用，以及在最初的三联疗法（利尿药、RAS阻滞药和CCB）中序贯添加抗高血压药物，包括MCR拮抗药作为第四线治疗，然后依次阻断交感神经系统（图43.1和图43.2）。目前正在开发新的药物治疗方法，以新的途径和基于设备的方法来降低交感神经张力，包括肾去神经支配和压力感受器刺激（见第27章和第28章）。然而，要彻底评估这些新方法的有效性和安全性还需要很长的时间。同时，使用适当和个性化的每日剂量的药物，努力减少医师的惰性，提高对治疗的依从性，获得医疗保健和降低治疗费用仍然是减少RHTN发生率和相关靶器官损害及预后不良的主要目标。

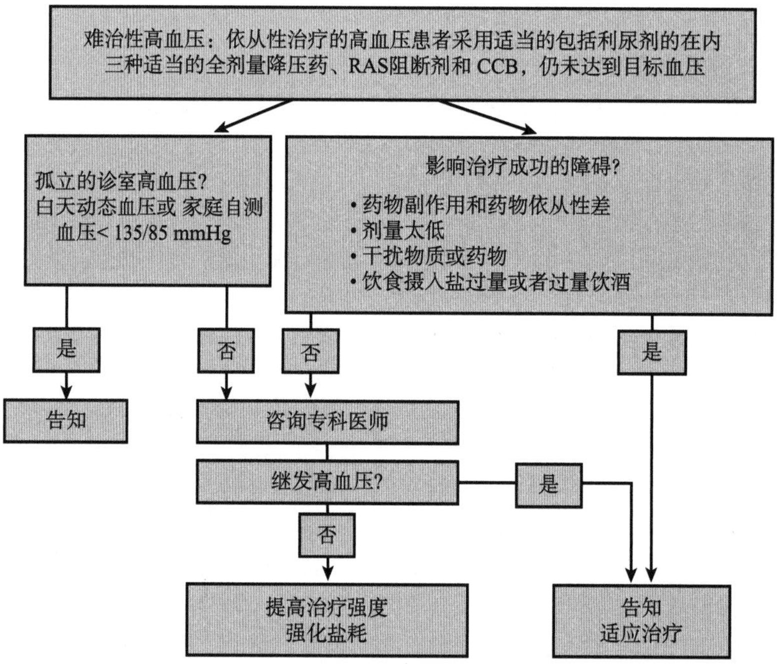

图43.1　难治性高血压治疗流程

难治性高血压的药物治疗

一般措施
- 考虑心血管疾病或其他共病情况、年龄、性别、种族、慢性肾病的存在、联合处方引起的药物相互作用风险、禁忌证、以前的副作用
- 在单个药丸中使用固定剂量组合，以减轻药物负担、家庭血压监测、定期预约，并在其他医疗专业人员（护士、药剂师）和患者家属的帮助下，提高治疗依从性
- 定期监测血浆电解质（K^+和Na^+）和肌酐（或胱抑素C）浓度

除了低钠饮食外，通过最大限度地利尿剂治疗加强钠的消耗
- 当 eGFR≥30 ml/（min・1.73 m²），改用作用时间更长的更有效的噻嗪类药物（氯胺酮和吲达帕胺代替氢氯噻嗪）或当eGFR<30 ml/（min・1.73 m²），改用袢利尿剂
- 增加利尿剂剂量或考虑连续性肾单位阻断（袢利尿剂噻嗪）
- 密切监测血浆电解质和肌酐（或胱抑素C）浓度

加用低剂量的盐皮质激素受体拮抗剂
- 患者eGFR≥30 ml/（min・1.73 m²）和血浆K^+≤4.5 mmol/L或者特别是在有明显适应证的情况下，如心力衰竭或左心室功能不全
- 如果是当前药物的一部分，则停止补钾；密切监测血浆K^+和肌酐（或胱抑素C）浓度

考虑逐步加用其他降压药物
- β受体阻滞剂监测心电图
- α受体阻滞剂
- 中枢性alpha-blockerj拮抗剂

图43.2　难治性高血压的药物治疗

第44章 高血压与围手术期

Robert L. Bard and Robert D. Brook

目前很少有关于高血压引起心血管疾病风险或围手术期治疗益处的研究。相反，许多试验评估了特定降压药，尤其是β受体阻滞药的潜在益处。2007年美国心脏协会（AHA）指南采取了预防措施，并认为严重的高血压（BP）（收缩压≥180 mmHg和（或）舒张压≥100 mmHg）是围手术期不良CV事件的“次要”临床风险预测指标，并建议临床医师在选择手术前将血压降低到此阈值之下。但是，2014年发布的最新AHA指南并未特别针对围手术期高血压。因此，在手术期间对高血压的最佳管理是不确定的。在本章中，我们回顾了围手术期与高血压相关的常见血流动力学改变和手术风险。我们总结了相关临床试验的结果，特定抗高血压药（如β受体阻滞药）的作用，并提供了一种实用的算法来管理接受手术的高血压患者。

高血压影响超过10亿人，是全球发病率和死亡率的主要危险因素。考虑到大约1/3的成年人患有高血压，在准备手术的患者中经常出现血压升高就不足为奇了。根据临床情况估计患病率范围在8%～80%，总体平均约为手术患者的25%。然而，值得强调的是，围手术期高血压并没有得到普遍接受的一致定义。此外，关于围手术期高血压的最佳治疗方法的研究较少。

一、围手术期血压变化

对围手术期最典型的血压变化进行了详细的评估。急性血压升高，偶尔达到严重水平（即≥180/110mmHg），可在手术前发生，以应对一些瞬变因素（如焦虑、疼痛、白大衣效应、停药）。几项观察性研究表明，不受控制的高血压是导致手术或程序延迟的最常见原因之一。插管和麻醉诱导也可引起血压和心率的快速升高，而高血压患者的这种反应往往被夸大。相反，由于交感神经张力降低、疼痛控制、镇静和直接的血流动力学作用，麻醉（静脉、脊髓或吸入挥发性药物）在手术过程中最常引起低血压。其他可能导致手术期间血压偏低的原因包括失血、患者直立姿势、机械通气、感染/过敏反应或术中CV事件（如心排血量减少）。人们也普遍认为高血压患者在术中有过度的BP变异风险。这被定义为平均动脉压较基线水平增加和（或）降低20%以上，并且与围手术期CV结果恶化有关。最后，在术后期间BP急性升高居多。

围手术期血压升高一般有两个原因。患者可能表现出潜在的慢性高血压的急性恶化，或者可能是对一种或多种短暂因素的新的孤立反应。焦虑、疼痛、停药/退药（如α_2受体激动药、β受体阻滞药和酒精），以及应激诱导的交感神经系统激活均可急剧增加血压和心率。体温过低、低氧血症、通气不足，以及随后的高碳酸血症或膀胱扩张可能会进一步加重或诱发术后高血压。术中静脉输液，特别是慢性肾脏病和（或）术后肾功能不全的患者，也是常见的原因。术后高血压管理的第一步是查明和纠正引起疾病的因素。此后，通常根据专家意见和预防原则，建议使用静脉或口服抗高血压药治疗BP持续严重升高［收缩压≥180 mmHg和（或）舒张压≥100 mmHg］。但是，几乎没有结果数据支持降低急性围手术期BP的CV益处或概述最佳治疗方法（即BP目标，最有效的药物）。

二、临床指南和围手术期高血压

评估高血压对手术结果影响的研究主要局限于慢性高血压患者，而不是那些在短暂情况下出现急性血压升高的患者。总的证据支持，慢性高血压在外科候选人的CV并发症风险中起着相对次要的作用。在美国心脏病学会（ACC）之前的版本和2007年发布的AHA指南中，只有当高血压达到严重水平［收缩压≥180mmHg和（或）舒张压≥110mmHg］时，才被认为是不良后果的“次要临床预测因素”。建议根据具体情况考虑急性治疗严重高血压和（或）延迟手术以控制血压。然而，通过对观察性研究的汇总结果的分析，较低阶段的高血压［（140～179）/（90～109）mmHg］并未被视为心血管并发症的独立预测因素。因此，在计算全球围手术期CV风险时没有考虑轻度高血压，在大多数临床情况下，它也不是需要治疗或延迟手术的因素。

2014年发布的最新ACC/AHA指南未具体讨论与高BP相关的手术风险。在为临床使用（国家外科手术质量改进计划）的三款计算器之一中，高血压仅被列为众多参数来计算术前CV风险的众多因素中的一个因素。经修订的心脏风险指数（RCRI）是更简单，且可能更常用的工具，其中不包括高血压（框44.1）。也没有讨论过考虑治疗或延迟手术以控制严重高血压（即BP≥180/110 mmHg）。因此，我们认为继续采用2007

年提出的方法是合理的，因为没有发表关于高血压重要性的、新的改变实践的研究，也没有对先前的预防建议的有效性提出挑战的结果试验。

值得注意的是，高血压常与其他心血管疾病（如糖尿病、缺血性心脏病、心力衰竭等）相关，或成为这些疾病的病因，而这些疾病是造成围手术期并发症的重要危险因素。因此，升高的血压应提示临床医师更彻底地评估患者的其他高危参数（框44.1）。在术前风险评估中识别高血压也为更全面地评估患者的整体长期CV风险提供了宝贵的临床机会。无论是否即将进行手术，都应根据临床情况开始生活方式改变（如饮食和运动），以及控制高血压以外的心血管危险因素（如高脂血症）。另一方面，临床试验证据并不支持仅仅为了预防手术并发症而进行冠状动脉血管重建（如血管成形术/支架

框44.1 经修订的心脏围手术期风险评估指数

修订的心脏风险指数参数
慢性肾脏病（肌酐≥2.0 mg/dl）
心力衰竭
胰岛素依赖型糖尿病
高风险手术（胸腔内、腹腔内或眼眶部血管手术）
卒中或短暂性脑缺血发作病史
缺血性心脏病

2014年ACC/AHA现行指南建议使用经过验证的风险预测工具（如RCRI）来预测非心脏手术患者围手术期主要不良心血管事件（MACE）的风险（证据级别B）。对于RCRI，MACE包括心肌梗死、肺水肿、心室颤动、心搏骤停或完全性心脏传导阻滞

Online RCRI tool：www.mdcalc.com/revised-cardiac-risk-index-for-pre-operative-risk.

注意：轻度和重度高血压（血压≥180/110 mmHg）均未列入RCRI计算围手术期心血管风险的参数

RCRI评分是按照列出的6个参数的总和计算的。得分为2分或更高的患者被认为是“高风险”。没有不稳定情况的稳定患者（如最近60天内缺血性心脏病或近期急性冠脉综合征、失代偿性心力衰竭、高危/不可控心律失常、严重的瓣膜病或严重的肺动脉高压），并且经修订的心脏风险指数为1或更高的患者无须进一步的CV检测即可进行手术。那些2分或更高的“高风险”患者可能是进一步评估的候选对象，包括药理学压力测试。需要紧急或紧急手术且不能延迟的患者，以及那些具有良好（≥10 METS）或中等/良好（≥4 METS）估计功能能力的患者应进行手术，无须进一步检测。风险较高且功能能力未知或较弱（<4 METS）的患者可以进行压力测试和随后的干预措施［即血运重建和（或）增加的β受体阻滞］

（引自：Fleisher LA，Fleischmann KE，Auerbach AD，et al. 2014 ACC/AHA Guideline on perioperative cardiovascular evaluation and management of patients undergoing noncardiac surgery. J Am Coll Cardiol，2014，64：e77-e137.）

或搭桥手术），即使是在严重心肌缺血的患者中也是如此。相反，心血管疾病（如冠心病、心力衰竭）应根据已发表的指南进行管理，以减少限制生命的症状（如心绞痛）和改善心血管疾病的长期风险。临床医师需要考虑的是，根据双重抗血小板治疗的程序和随后的持续时间，任何冠状动脉血运重建将导致手术明显延迟1～12个月。应根据具体情况仔细评估手术风险与延迟控制高血压或治疗潜在的心血管疾病的风险与益处。

三、高血压和围手术期心血管风险

1953年，Smithwick和Thompson报道说，接受交感神经切除术的高血压患者的死亡率是正常血压患者的6倍。几项研究已经证实，高血压患者术后CV并发症的风险增加，包括退伍军人事务部国家手术质量改善项目涉及83 000多名患者。然而，在过去的几十年里，关于高血压的风险和围手术期抗高血压药（特别是受体阻滞药）的益处，整体发表的研究结果并不一致。例如，Goldman等在1977年报道说，高血压在1001名患者中不是一个重要的危险因素。这些观察在1979年676例手术患者中得到证实，因为术前血压与不良事件无关。Lette等还证明，包括高血压在内的许多临床参数均不能预测不良的手术结局。而在压力灌注测试过程中受损的心肌数量成功地确定了高危患者。另一方面，Rose研究了18 380名普通外科患者，发现术后高血压患者的意外重症监护住院率更高（2.6% vs. 0.2%），死亡率更高（1.9% vs. 0.3%）。值得注意的是，几项研究表明，与高血压本身不同，手术相关的CV风险和并发症可能与围手术期血压的过度变化（在“最佳”范围外的高、低血压）密切相关。

在尚无其他高危疾病的情况下，高血压的风险（框44.1）以及降低血压对围手术期发病率和死亡率的疗效仍不清楚。这是因为大多数已发表的研究评估了高血压在多种其他危险因素下的影响、存在潜在心血管疾病或异常压力测试结果，和（或）某一类特定抗高血压药（如受体阻滞药）的评估益处。迄今为止，很少有研究调查了在术前立即测量的轻度至中度高血压［（140～179）/（90～109）mmHg］的CV风险。此外，发表的证据很少表明，在患有轻度甚至重度高血压（即舒张压≥110 mmHg）的稳定患者中，延迟手术以控制BP可以改善CV结果。很少评估严重高血压患者围手术期BP控制的急性治疗策略（即无手术延迟的静脉药物治疗）与延迟治疗方法（即手术前的门诊管理）的安全性和有效性。现有的公开证据不支持后者采取更谨慎的方法延迟手术以确保门诊患者术前血压令人满意，从而不能带来明显的心血管益处。

在回顾有关高血压和围手术期风险的文献时，还需要进一步考虑其他一些方法学问题。Fleisher对研究的统计设计提出了批评，指出大多数研究在适当评估心肌梗

死和死亡的主要终点方面能力不足，并对使用替代标记的试验提出了特别的批评。例如，一些研究使用心电图变化提示缺血是心肌梗死和死亡的替代，但仅抑制心肌缺血不一定与心肌梗死或死亡的发生率降低相关。围手术期血压研究的方法可能存在固有的缺陷或局限性，因为影响血压的围手术期环境不能在随访中重复。最后，在术前评估期间，可能无法获得或不可能获得连续、静息、坐位的BP的适当测量。

总而言之，根据一些综述、30项观察性研究的荟萃分析（心脏并发症的比值比为1.35）和2007年美国心脏协会指南的分析，得出的总体证据是轻度-中度高血压（即BP＜180/110 mmHg）不是围手术期CV并发症的“临床相关”独立危险因素。在没有其他较高风险参数的情况下，这种程度的高血压不需要在手术前进行临床护理或治疗。相反，有关血压水平为180/110mmHg或更高引起围手术期CV事件的证据不一，从而在指南中解释了当前关于治疗重度高血压患者的临床方法。

四、围手术期抗高血压药治疗

许多静脉和口服抗高血压药能够迅速降低血压。然而，在围手术期评估现有药物减少CV事件的比较益处方面，几乎没有直接的临床试验。因此，谨慎的临床医师应该专注于使用具有最可预测的血流动力学反应的药物，并提供潜在的辅助益处（如抗心绞痛作用）。表44.1概述了围手术期常用的几种抗高血压药。

1.老的药物　在围手术期，由于无法预测BP反应，应考虑将硝酸甘油、肼屈嗪和依那普利等药物视为二线药物。在存在急性冠脉综合征或肺水肿的情况下，静脉使用硝酸甘油可与其他降低血压的药物（如β受体阻滞药）一起以低剂量使用。硝酸甘油使用的进一步副作用包括潜在的耐受性、严重的低血压和反射性心动过速，因此，不建议将其作为常规的BP控制药物。肼屈嗪很难滴定，并且可能导致BP过度升高和持久地降低血压。依那普利的效用通常仅限于与其他药物合用，因为它的作用时间长且难以快速滴定。

硝普钠历来被认为是术后的首选药物，它具有极快的起效和减退作用，以及相对可预测的降低BP的反应。但是硝普钠具有很大的风险，包括氰化物和硫氰酸盐的毒性，特别是在有肾脏疾病的时候。它还可能不利地重新分配血流量，这可能会对肾、心肌或脑灌注产生不利影响。与氯维地平相比，这些因素与死亡率增加的关系，以及新药物的可用性，现在应该限制其在二线治疗的使用。

2.钙通道阻滞药　氯维地平是一种超短作用和高选择性（血管舒张）的二氢吡啶类钙通道阻滞药（CCB）。它能被血液中的酯酶快速代谢，在几分钟内迅速发作并抵消作用。它具有可预测和滴定的剂量-反应曲线，可以连续使用几天（即在试验中为72小时），而没有证据显示有抗药性或副作用。ECLIPSE（氯维地平在高血压围手术期治疗中的安全事件评估）试验结果表明，与硝普钠相比，氯维地平更有效地控制血压，降低围手术期死亡率。ECLIPSE将1964名需要治疗围手术期高血压的心脏病患者随机分组，使其接受氯维地平或其他几种药物（硝普钠、硝酸甘油或尼卡地平）之一。治疗组的心肌梗死、卒中或肾功能不全发生率无差异，但硝普钠组的死亡率明显高于氯维地平组（1.7% vs. 4.7%，$P=0.04$）。此外，氯维地平总体上是将血压稳定在预定的较窄范围内最有效的药物。由于手术期间血压过高与CV结果较差相关，这一发现及其良好的药理学特性使氯维地平成为现代围手术期血压控制的主要药物选择之一。

2003年，发表了包含所有其他CCB的荟萃分析，涉及1007例围手术期患者的11项试验。CCB与缺血和室性心动过速的减少，以及心肌梗死和死亡的下降趋势相关。这些益处大多被认为是地尔硫䓬所特有的。2007年ACC/AHA指南认识到围手术期CCB具有潜在的心脏保护作用，但并未建议使用；有人指出还需要进行更多的高质量试验。由于暂未发表此类研究，因此该结论仍然成立。

3.α_2受体激动药　包括可乐定，可降低交感神经系统的兴奋性和心率。因此，人们提倡在围手术期使用它们可以起到保护心脏的作用。2008年发表的一项荟萃分析对包括4578名患者在内的31个小型试验表明，α_2受体激动药确实有益。然而，最近大型POISE-2试验评估围手术期可乐定作用的结果挑战了这些较早的发现。在1万多名患者中，可乐定并没有降低死亡或心肌梗死的主要复合终点，但与严重低血压和心搏骤停等不良事件发生率较高相关。随后的分析也表明，可乐定并不能降低围手术期急性肾损伤的风险。因此，2014年ACC/AHA指南建议不要（Ⅲ类）使用α_2受体激动药，特别是用于预防非心脏手术患者的CV事件。

4.非诺多泮　非诺多泮是一种短效静脉抗高血压药，其独特的作用机制是多巴胺1受体激动作用导致周围动脉和肾小动脉血管扩张。许多小型试验表明，非诺多泮可以在多种情况下保护肾脏免受缺血或损伤，同时还可以通过促进利尿来维持体液内环境的稳定。然而，在最近对667例心脏手术后急性肾损伤患者进行的大规模多中心试验中，非诺多泮并没有减少肾脏替代手术的需要或降低30天死亡的风险。虽然非诺多泮具有多种有利的药理学特性和血流动力学特性，但2014年ACC/AHA指南并没有对其使用提出正式建议。

5.β受体阻滞药　围手术期使用β受体阻滞药（无论是否处于高血压状态）已经进行了数项临床试验，是ACC/AHA 2014年最新的系统回顾和临床实践指南的主题。历来β受体阻滞药被认为是治疗的一线药物，因为它们可以迅速降低血压和心率，防止血压大幅波动，减少围手术期心肌缺血。研究表明，术前使用β受体阻滞

表44.1 围手术期不同抗高血压药对血压的影响及注意事项

	起效时间	血压影响的持续时间	可预测的BP反应	注释	是否推荐
静脉用药					
氯维地平	短	中等	可预测	1.有助于严格控制血压 2.维持肾血流量 3.与硝普钠或尼卡地平相比死亡率降低 4.禁用于对鸡蛋或大豆过敏的患者	是
依那普利	长	持续	不可预测	1.禁用于肾动脉狭窄 2.已与短效药结合使用，更易于滴定药物	否
艾司洛尔	短	中等	可预测	1.一度心脏传导阻滞 2.理想的术后用药，对术后心动过速有快速、可预测的反应	+/-
非诺多泮	短	长/持续	可预测	1.不会引起反弹性高血压 2.改善肾功能 3.禁用于青光眼患者	+/-
肼屈嗪	长	持续	不可预测	1.快速发作的儿茶酚胺激增 2.对血压影响可持续12小时	否
拉贝洛尔	短	持续	可预测	与单纯的β受体阻滞药不同，可维持心输出量	+/-
尼卡地平	中等	持续	可预测	1.与硝普钠不同，没有冠状动脉盗血 2.易滴定	是
硝酸甘油	短	短/中等	不可预测	1.低血压和反射性心动过速 2.可能产生耐受	+/-
硝普钠	短	短	可预测	1.氰化物毒性 2.减少区域血流 3.需要严密监测 4.与氯维地平相比，死亡率增加	否
口服药物					
ACEI	长	持续	不可预测	严重低血压的风险	否
ARB	持续	持续	不可预测	严重低血压的风险	否
可乐定	长	持续	不可预测	1.起效缓慢，持续时间长 2.在术后高血压中研究不足 3.突然停用药物的患者，因可乐定戒断综合征可能导致高血压	否
拉贝洛尔	长	持续			+/-
美托洛尔	长	持续	可预测	在术前进行了充分研究，安全有效	+/-
硝苯地平	长	持续	不可预测	1.脑灌注不足 2.心动过速 3.心肌缺血	否

短.＜5分钟；中等.5～15分钟；长.15～60分钟；持续.＞60分钟

推荐：是＝来自临床试验的证据支持该药物的相对优势；否＝反对使用或数据的证据通常不支持其在大多数外科手术患者中的广泛使用；+/-＝在某些临床情况下，几乎没有可用的结果证据或可能有利的药物治疗

ACEI.血管紧张素转化酶抑制剂；ARB.血管紧张素受体抑制剂；BP.血压

药可降低患有缺血性心脏病和有缺血性心脏病风险患者的心房颤动发生率、全因死亡率和几种CV并发症。

ACC/AHA综述报道，在17项研究（16项临床试验）的12 043例患者中，在术后1天内开始使用受体阻滞药的患者非致死性心肌梗死发生率［相对危险度（RR）0.69］有所降低，但非致死性卒中发生率（相对危险度1.76）、低血压发生率（相对危险度1.47）和心动过缓发生率（相对危险度2.61）有所增加。注意到一组调查人员的试验结果的完整性受到严重质疑；尽管如此，在排除这些数据后，主要发现在质量上没有改变。

相反，在完整性值得怀疑的试验中，β受体阻滞药与全因死亡率和CV死亡率降低的趋势有关，而在所有其他试验中，β受体阻滞药均与死亡率增加趋势相关。专家评审的结论是，围手术期β受体阻滞药不应常规在非心脏手术后1天之内开始，目前仍没有足够的证据支持高危患者术前2天或更长时间开始应用β受体阻滞药。

完整的2014 ACC/AHA指南中提供了有关β受体阻滞药的进一步建议。已经服用β受体阻滞药的患者应在围手术期继续服用（Ⅰ类）。对于在压力测试中有中度或高危缺血迹象且RCRI评分为3分或更高的个体，至少提前2～7天开始β受体阻滞药也被认为是合理的。其他所有患者均不得为了降低围手术期风险而开始使用β受体阻滞药。处方时，心脏选择性药物（如比索洛尔和阿替洛尔）优于非选择性药物，并且应在手术前几天（2～30天）内调整剂量以达到足够的心率控制，以避免心动过缓或低血压。

6. 肾素血管紧张素系统阻滞药　与其他抗高血压药不同的是，在围手术期使用血管紧张素转化酶（ACE）抑制剂或血管紧张素受体阻滞药（ARB）可能导致不可接受的临床显著低血压发生率。可能是因为这些药物阻断了麻醉诱导后维持血流动力学稳定的重要生理通路。在一些病例中，有报道称在全身麻醉过程中出现了对常规治疗措施无效的低血压（液体、麻黄碱或苯肾上腺素）。在麻醉前至少10小时停用ACE抑制剂或ARB治疗可降低诱导后立即出现低血压的风险，停用这些药物的患者需要更低剂量的麻黄碱和苯肾上腺素。与一般建议患者应在围手术期继续服用所有抗高血压药相反，一些专家建议考虑在手术当天上午服用ACE抑制剂或ARB。虽然2014年ACC/AHA指南承认了围手术期低血压的可能性，但作者强调指出，即使在手术当天，总体风险与获益仍支持继续使用ACEI抑制剂或ARB。如果将其保留，还应强调，应在术后临床可行的情况下尽快将其重新开始。

五、高血压手术患者的治疗算法

一般来说，高血压患者和服用抗高血压药的患者（如缺血性心脏病的受体阻滞药）应在整个围手术期，包括手术当天上午，继续服用所有抗高血压药。根据患者术前和术后的血压水平，可根据临床需要调整甚至控制药物剂量（如ACE抑制剂或ARB）。需要强调的是，患者不应在围手术期停用或拒绝使用常引起反弹性心动过速和（或）高血压的药物（如β受体阻滞药、α_2受体激动药）。

图44.1为高血压患者围手术期处理流程图。该算法根据2014年ACC/AHA指南进行了修改，将BP水平纳入管理过程中。对患者进行术前评估的第一步是确定他们是否需要紧急手术（即危及生命的情况）。这些患者应立即进行手术，并接受仔细的心脏和血流动力学监测，无论其BP水平或CV风险状态如何。对于时间敏感度较低的手术，在大多数情况下，术前应通过标准的操作指南适当处理不稳定和高危情况，包括严重的心脏瓣膜病（如主动脉狭窄）、不稳定型心绞痛或近期的急性冠脉综合征（前60天内）、失代偿性心力衰竭和失控性心律失常。

在余下的有或没有高血压的“稳定”患者中进行择期手术，第一步是通过一种经过验证的风险预测工具（如RCRI）来评估与手术有关的整体CV风险。可以使用一些基于网络的在线计算器（图44.1）。认为处于“高风险”（即RCRI≥2）的患者围手术期主要不良CV事件发生率为1%或更高，其适当处理方法见框44.1。稳定的低危患者（RCRI≤1），不论其BP水平如何都应进行手术。在这些低危患者中，严重的围手术期高血压可以通过静脉和（或）口服药物个体化治疗。

对于被认为处于“高风险”（RCRI≥2）的患者，下一步是评估心肺功能状态。有几张表格和调查表可以帮助临床医师估计日常活动或锻炼期间最大可达到的代谢当量（MET）。由于症状（如呼吸困难、心绞痛或疲劳）所限制的不良功能状态而无法达到至少4 MET的患者，或者无法可靠地评估运动或功能能力的患者（归因于其他情况的活动限制，如关节炎）可能会增加手术CV风险。应考虑在手术前进行进一步评估，如药理学压力测试，并根据结果对危险因素进行适当的医学管理（如增加或增加β受体阻滞药的剂量）（参见β受体阻滞药部分）。任何干预措施（如冠状动脉血运重建）均应基于标准指南操作进行，而不论即将进行的以症状管理为主要目标的手术（如难治性心绞痛）。不建议仅以降低围手术期风险为目的进行冠状动脉介入治疗，因为尚未显示术前血运重建可减少CV事件。重要的是，临床医师必须了解任何干预措施都会导致择期手术的延误（如由于双重抗血小板治疗时间延长1～12个月）。需要认真考虑推迟手术以进行医学或程序干预的风险与潜在的临床获益，并逐案权衡。

能够实现至少4 MET的活动而无限制或心肺症状的CV风险升高（RCRI≥2）的患者，其功能状态与良好的手术结局相关。那些具有更高运动能力（＞7～10 MET）的人处于更低的风险中。在此，我们建议考虑个别患者的血压水平，因为这可能会改变后续的治疗方法（图44.1）。应该注意的是，术前血压测量应该在最不容易引起焦虑的环境下进行，并使用指南中详细介绍的谨慎方法。当怀疑暂时性因素（如压力、疼痛、焦虑或白大衣高血压）是导致血压升高的原因时，为了进行额外的诊室、家庭或动态血压测量而推迟手术可能是必要的。根据我们的意见、其他审阅者的建议，以及2007 AHA指南，临床医师应该强烈考虑在手术前治疗高危患者的严重高血压［血压≥180mmHg收缩压和（或）110mmHg舒张压］。应根据具体情况选择实现充分的术

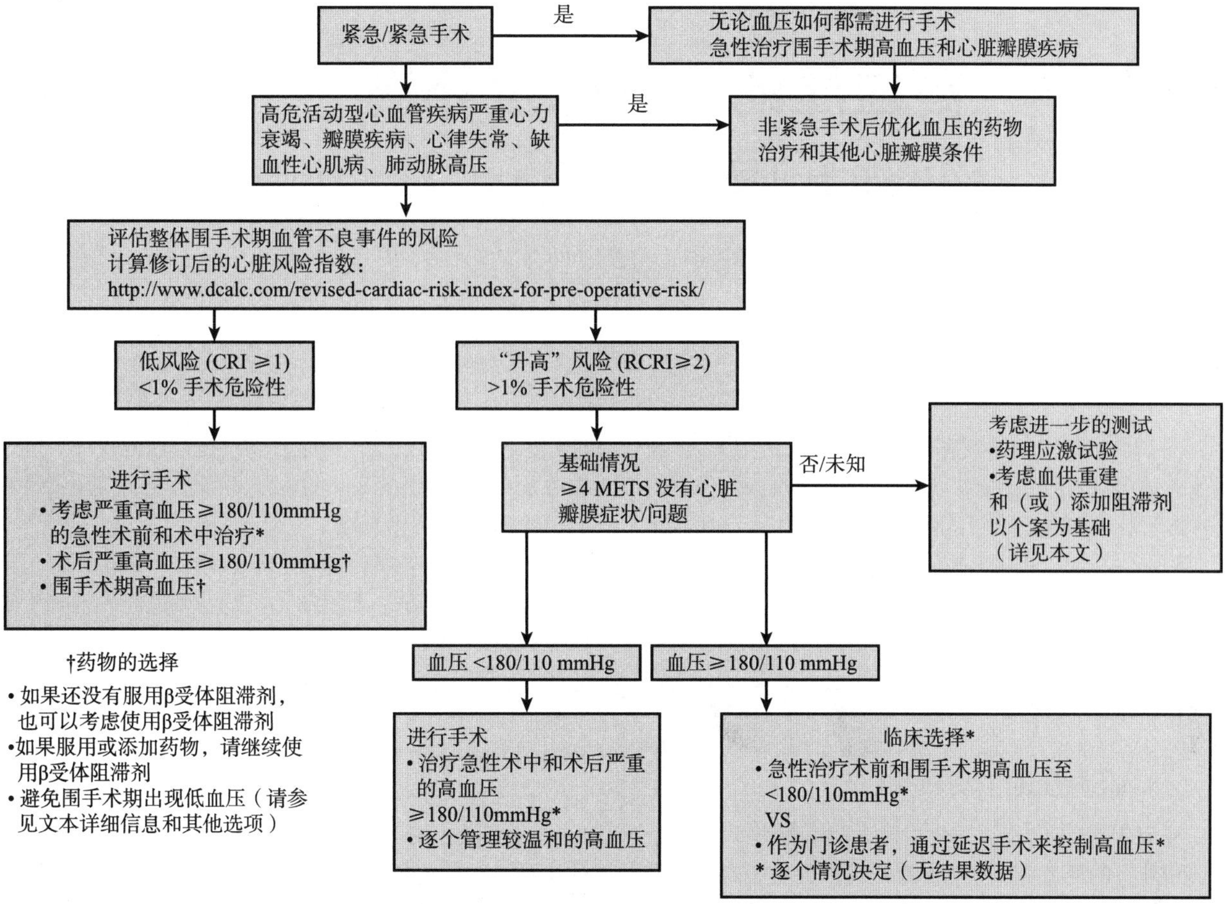

图44.1 围手术期高血压

RCRI. 修订后的心脏风险指数

前BP控制的策略和指定的特定药物（如手术的紧迫性、伴随的CV状况，以及特定抗高血压药的其他适应证）。除非有禁忌，否则最强的证据支持使用选择性β_1受体阻滞药作为治疗方案的一部分（请参阅β受体阻滞剂）。降低围手术期心血管风险的最佳目标血压尚未确定；尽管如此，专家的意见认为，降低到至少低于180/110 mmHg的水平应该是最小目标。

六、总结

很少有发表研究评估围手术期高血压的治疗。但是，有证据表明，大多数稳定的患者，无论其手术风险如何，仅患有轻度至中度高血压，都不需要在手术前进行进一步的风险评估或降低BP干预措施。CV风险“升高”，血压也达到180/110mmHg或更高的患者，可能有围手术期并发症的高风险。基于预防原则，我们建议这些患者在进行手术前应通过个体化治疗来解决他们的严重高血压。现在还需要进行其他临床试验，为围手术期的高血压患者提供更强有力的循证管理策略。

第45章 高血压的主动脉及外周动脉疾病

Luke J. Laffin，Akiko Tanaka，Ross Milner，and Takeyoshi Ota

主动脉和外周动脉疾病可能并存于高血压患者。虽然孤立地可以看到主动脉疾病和外周动脉疾病，但它们更常出现在有多种心血管危险因素的患者中，高血压是其中的主要因素。以下是主动脉和外周动脉疾病的流行病学和自然史，具体重点是血压对疾病进展和死亡率的促进作用。有大量的药物可选择用于治疗原发性高血压，随后解决的问题就是哪些抗高血压药是最适合治疗主动脉和外周动脉疾病。

一、高血压的主动脉疾病

主动脉病变代表了一个广泛的疾病过程和跨多个医学和外科的亚专业。主动脉疾病可以突然灾难性地发生，也可以在无关的影像学研究中偶然发现。虽然许多传染性、炎症性和遗传性疾病可能促进主动脉疾病进展过程，但适当的血压控制是预防疾病进展的支柱。以下重点是胸主动脉疾病与腹主动脉瘤疾病在高血压背景下的一些讨论。

1.*胸主动脉疾病* 胸主动脉疾病（TAD）一词包括各种疾病过程，从生命威胁的出现，到偶然发现和无临床症状。2010年公布的指导方针全面审查了TAD管理的各个方面。高血压与多种其他危险因素（包括年龄、动脉粥样硬化、吸烟、潜在遗传和先天性因素）一起在TAD的发展中起着重要作用。

正常成人胸主动脉由三层（内膜、中膜和外膜）和4个主要部分组成，包括主动脉根、升主动脉、主动脉弓和降主动脉（图45.1）。基于二维超声心动图和计算机断层扫描数据的胸主动脉正常大小范围已发表，这些检查包括对个人的年龄、性别和体型等因素的考虑。这

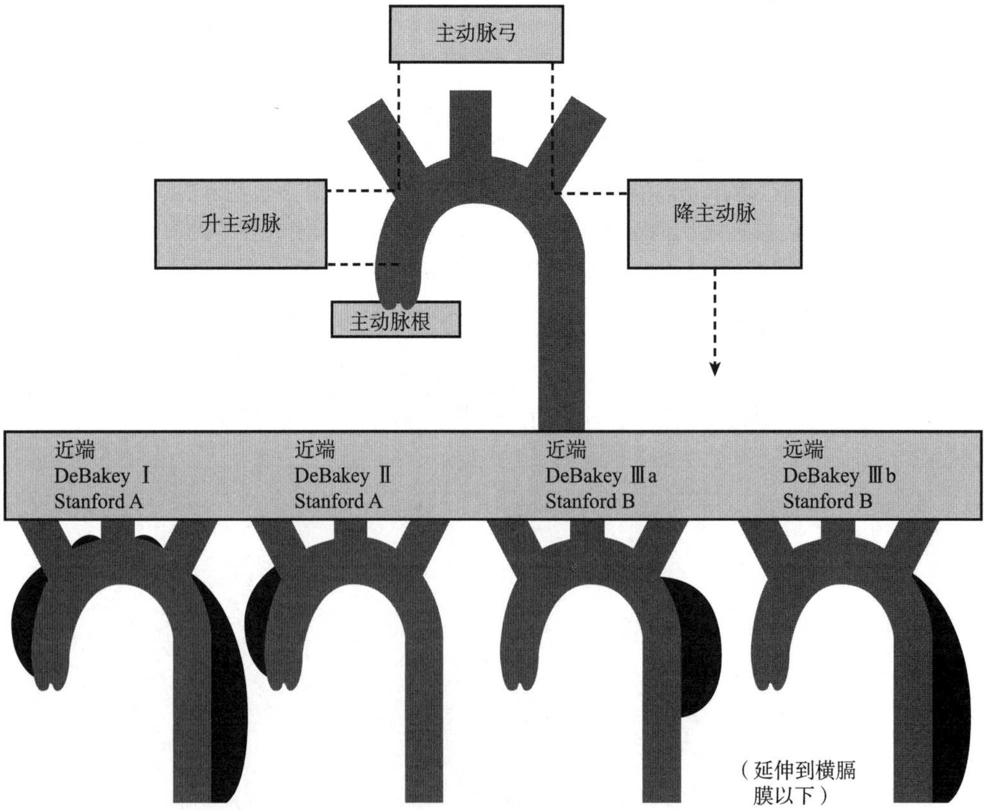

图45.1 主动脉（Stanford解剖分型与Debakey解剖分型）

些表格有助于临床医师识别动脉瘤患者或有动脉瘤形成风险的患者，但不一定能够解释某些遗传异常和组织特征，这使患者面临解剖等疾病过程的风险。影响胸主动脉的主要组织病理学疾病过程包括动脉粥样硬化、炎症性疾病和血管炎，以及夹层和动脉瘤的形成。

遗传、炎症和先天性疾病与TAD有关，增加了动脉瘤、夹层和破裂的风险。以动脉瘤和夹层形式与TAD密切相关的遗传综合征，包括马方综合征、Loeys-Dietz综合征、血管Ehlers-Danlos综合征和特纳综合征。其他使个体有夹层和动脉瘤形成风险的心血管疾病。包括二叶主动脉瓣和（或）主动脉缩窄等。

2.急性主动脉综合征（即主动脉夹层）　被归类为急性主动脉综合征（AAS）的疾病过程包括最常见的主动脉夹层（AoD）和不常见的壁内血肿（IMH），以及穿透动脉粥样硬化性溃疡（PAU）。它们代表了具有相似临床特征的相互关联的紧急的主动脉状况，而且有效治疗通常是具有挑战性的。IMH和PAU可能被认为是AoD的变体或前体，并且这些患者的血压管理数据类似于AoD患者。创伤性主动脉病（即主动脉破裂）也可归类为AAS，但超出本章的范围。

（1）主动脉夹层：由于夹层可能是迅速致命的，并且在最初的表现中经常被遗漏，所以很难定义AoD的发病率。当患者在到达医院之前或入院后不久死亡时，死亡可能被错误地归因于另一个更常见的原因，如心肌梗死（MI）或心源性猝死。最近一项基于人口的前瞻性研究表明，每10万人年的AoD发病率为6例，比先前的估计数有很大的增加。主动脉夹层的风险随着年龄的增长而增加，而且性别为男性也是一个危险因素。

主动脉夹层的分类基于两个主要系统，斯坦福和德巴基分类模式。斯坦福系统在临床实践中应用更为广泛。斯坦福A型夹层涉及升主动脉，有或没有主动脉弓或降主动脉；B型夹层涉及降主动脉，而不涉及升主动脉（图45.2）。涉及升主动脉和主动脉弓血管的夹层有最高风险的并发症，包括卒中。A型夹层最好是紧急手术治疗。治疗B型夹层的一个关键因素是确定是否存在并发症。并发症定义为器官或肢体灌注不良、进行性夹层、主动脉外血流（即将破裂）、难治性疼痛或不受控制的高血压。与INSTEAD试验显示的药物治疗相比，血管内治疗对急性无并发症B型夹层的短期存活率（3年）似乎没有影响。然而，INSTEAD XL试验证明，除了最佳药物治疗外，血管内治疗还可以改善5年主动脉特异性存活率和延缓疾病进展。

另一方面，复杂的B型主动脉夹层可能受益于血管内干预，如使用腔内修复治疗复杂的B型主动脉夹层的研究（STABLE）中所描述的，这是一项前瞻性的多中心研究，评估病理特异性血管内系统（近端支架移植物

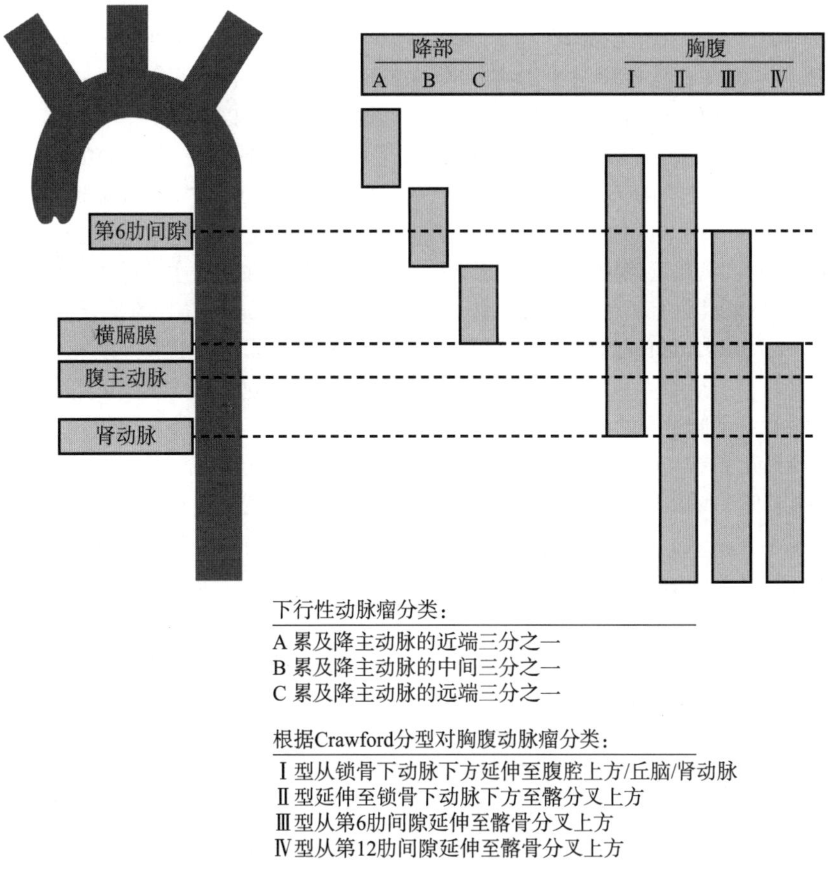
降部
A
B
C
胸腹
Ⅰ
Ⅱ
Ⅲ
Ⅳ
第6肋间隙
横膈膜
腹主动脉
肾动脉
下行性动脉瘤分类：
A 累及降主动脉的近端三分之一
B 累及降主动脉的中间三分之一
C 累及降主动脉的远端三分之一
根据Crawford分型对胸腹动脉瘤分类：
Ⅰ型从锁骨下动脉下方延伸至腹腔上方/丘脑/肾动脉
Ⅱ型延伸至锁骨下动脉下方至髂分叉上方
Ⅲ型从第6肋间隙延伸至髂骨分叉上方
Ⅳ型从第12肋间隙延伸至髂骨分叉上方

图45.2　下行性动脉瘤分类

和远端裸金属支架）治疗复杂的B型主动脉夹层的安全性和有效性。这项试验表明，使用复合构造物对复杂的B型主动脉夹层进行血管内修复可导致早期临床结果和主动脉重塑。值得注意的是，急性治疗的患者可能容易发生主动脉生长，可能需要密切观察。患者随访仍在进行中。

及时识别内膜破裂、解剖位置和所涉及的血管对预后以及管理决策［开放手术、医疗和（或）血管内］至关重要。经典的说法是，主动脉夹层是根据症状发作的时间进行时间分类的，急性主动脉夹层定义为从症状开始不到14天的诊断，慢性定义为从症状开始超过14天的诊断。鉴于AoD患者的护理进展，最近的工作提出了更细致的分类［超急性（症状发作至24小时）、急性（2～7天）、亚急性（8～30天）和慢性（＞30天）］，其基础是使用国际急性主动脉夹层登记处（IRAD：一个研究中心联合体，正在评估目前涉及11个国家30个大型转诊中心的急性主动脉夹层的管理和结果），尽管这一点尚未在指南中正式采用。

增加主动脉壁压力和导致主动脉内侧变性的条件增加了夹层的风险。大多数诊断为AoD的患者患有高血压，并且患病率正在增加。在AoD患者中，尤其是年轻患者中，潜在的遗传综合征并不少见。主动脉夹层和并发症的表现是多种多样的，快速评估、诊断和治疗会使结局更好。

50%的主动脉夹层患者存在收缩压升高（SBP）（＞150mmHg），另外，20%的患者存在低血压和（或）休克。如2010年发表的《胸主动脉疾病综合指南》所述，在解剖相关的分支动脉阻塞情况下，解剖时的准确血压（BP）测量可能会很复杂，从而导致患肢的BP测量值不正确。因此，应该测量双臂和双腿的血压，以确定最高的中央血压。脉压（PP）也可能对A型夹层患者有预后价值。IRAD研究人员最近确定，患有狭窄PP（＜40mmHg）的A型AoD患者更有可能出现心脏并发症，如心脏压塞，而PP大于75mmHg的患者更有可能发生腹主动脉受累。

诊断影像学方法排除主动脉夹层的方法众多。Meta分析表明，对比计算机断层扫描（CT）、经食管超声心动图（TEE）和磁共振成像（MRI）都提供了有价值的诊断信息。鉴于它是最容易获得的成像方式，CT通常是血流动力学稳定患者的首选成像方式。那些不稳定的人更适合TEE。

在诊断胸AoD时，最初的管理应集中在通过控制心率和BP来降低主动脉壁应力，以防止假腔的扩散，可能导致随后出现的并发症，包括破裂和（或）灌注不良。还应与外科同事同时进行最终治疗的讨论（无论解剖位置发如何，上升或下降）。静脉注射β受体阻滞药（在没有禁忌证的情况下）的治疗目标应是心率小于60次/分。在有β受体阻滞药禁忌证的患者中，非二氢吡啶钙通道阻滞药应以类似的心率降低为目标（如地尔硫䓬或维拉帕米）。同时，在心率控制的情况下，应解决SBP问题。如果患者的SBP保持在110mmHg以上，如上文所述，应给予血管紧张素转化酶抑制剂和（或）其他血管扩张药，以进一步降低SBP，同时保持足够的终末器官灌注。急性A型夹层的快速诊断和初始血压/心率管理是成功的过渡到明确的外科治疗的关键。在我们的机构开发了一个主动脉夹层治疗流程，以促进和推广管理（图45.3）。在启动血管扩张治疗之前，适当的初始心率控制是至关重要的，因为血管扩张引起的反射性心动过速可以增加主动脉壁应力，使现有的夹层恶化。同样，考虑到适当需要代偿性心动过速以维持心输出量，要在那些主动脉瓣关闭不全的患者中谨慎使用β受体阻滞药。

只要达到预期的心率和血压降低，β受体阻滞药种类的选择并不重要。然而，静脉注射拉贝洛尔可能是最好的初步选择，因为它既是α受体拮抗药，也是β受体拮抗药。理论上除了有效降低心率外，它还提供了比β受体阻滞药更多的降低血压的作用，而β受体阻滞药没有额外的α阻滞特性，可能消除了对多种降压血管扩张药的需求。这并不是一个微不足道的因素，因为通常很难将BP降低到认可的水平，并且可能最终需要多种抗高血压药物。除β受体阻滞药外，在这一关键时刻控制BP的其他既定药物包括静脉注射尼卡地平、硝酸甘油、非诺多泮等，而硝普钠应被认为是急性类型夹层的禁忌证，因为这会加重脊髓缺血。主动脉夹层诊断后的另一个关键干预是适当的疼痛控制，在无法控制的疼痛情况下，交感神经激活可能会使患者的心动过速恶化，血压升高，并且难以治疗。

不出意料的是，IRAD的研究人员证明，与无法控制的高血压和（或）疼痛相比，具有适当控制的疼痛和（或）高血压的简单B型夹层具有更低的住院死亡率。有趣的是，在急性主动脉夹层中广泛接受的强化SBP控制（小于120mmHg）的需要的基础是几十年前的病例系列证据，虽然建议是Ⅰ类，但这是证据C的水平。这表明，需要进一步研究BP目标在主动脉夹层紧急医疗中的应用。

在静脉抗高血压药初步稳定后，在某些情况下根据夹层的位置和复杂性进行手术治疗（开放或血管内），大多数患者将需要长期抗高血压药治疗。这应该包括一种β受体阻滞药加上其他类型的抗高血压药，稍后详细介绍。

（2）A型夹层修复后的长期血压管理：在过去17年中，在IRAD登记处，A型夹层的住院死亡率从31%下降到22%。有趣的是，更现代的大型单中心数据反映了更低的住院死亡率接近10%。因此，这些患者的长期管理策略对于预防未来事件和并发症至关重要。有关A型夹层修复患者长期生存的数据并不可靠，尽管IRAD调查人员报告说，在他们的夹层手术修复中幸存下来的

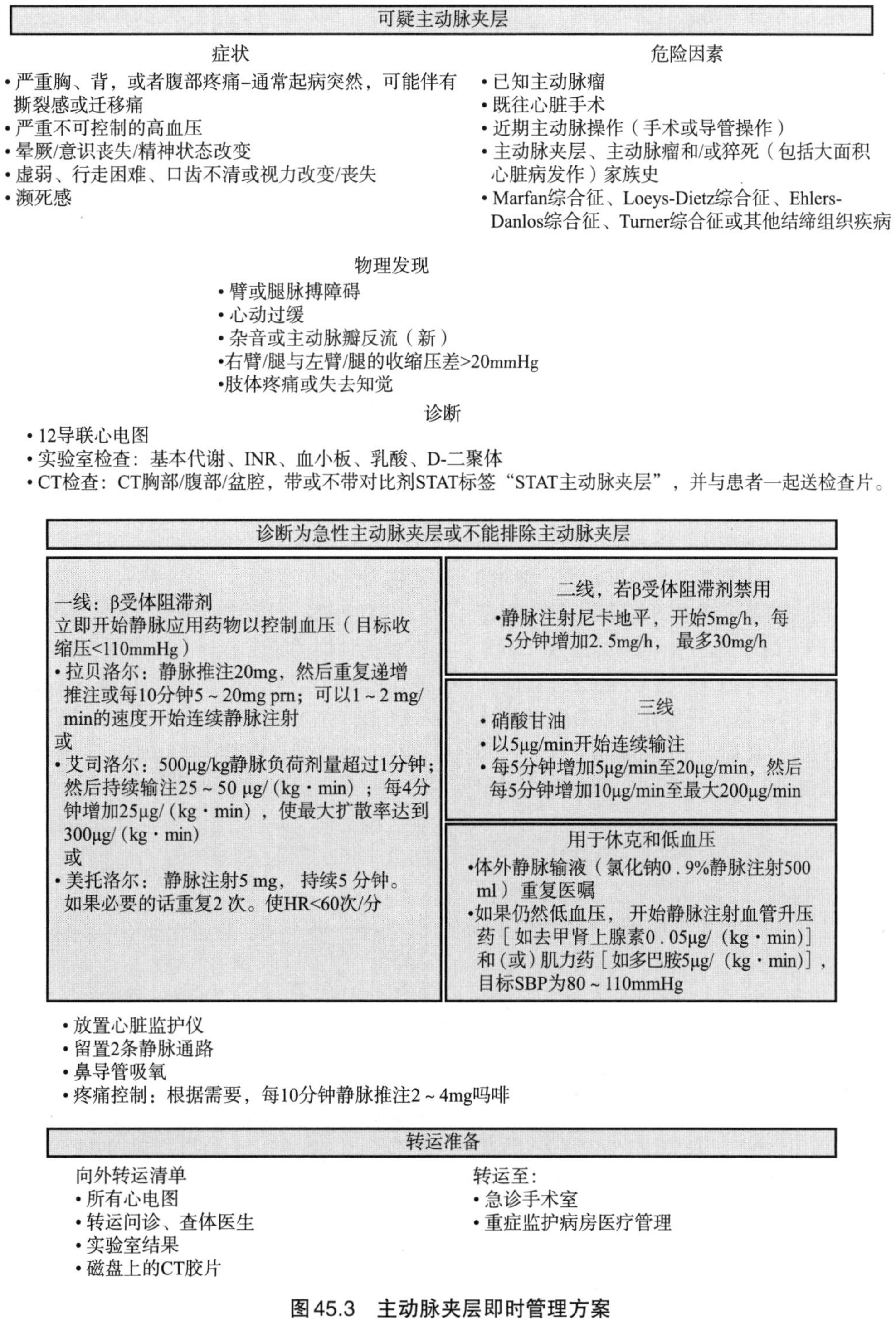
可疑主动脉夹层
症状
• 严重胸、背，或者腹部疼痛–通常起病突然，可能伴有撕裂感或迁移痛
• 严重不可控制的高血压
• 晕厥/意识丧失/精神状态改变
• 虚弱、行走困难、口齿不清或视力改变/丧失
• 濒死感
危险因素
• 已知主动脉瘤
• 既往心脏手术
• 近期主动脉操作（手术或导管操作）
• 主动脉夹层、主动脉瘤和/或猝死（包括大面积心脏病发作）家族史
• Marfan综合征、Loeys-Dietz综合征、Ehlers-Danlos综合征、Turner综合征或其他结缔组织疾病
物理发现
• 臂或腿脉搏障碍
• 心动过缓
• 杂音或主动脉瓣反流（新）
• 右臂/腿与左臂/腿的收缩压差>20mmHg
• 肢体疼痛或失去知觉
诊断
• 12导联心电图
• 实验室检查：基本代谢、INR、血小板、乳酸、D-二聚体
• CT检查：CT胸部/腹部/盆腔，带或不带对比剂STAT标签“STAT主动脉夹层”，并与患者一起送检查片。
诊断为急性主动脉夹层或不能排除主动脉夹层
一线：β受体阻滞剂
立即开始静脉应用药物以控制血压（目标收缩压<110mmHg）
• 拉贝洛尔：静脉推注20mg，然后重复递增推注或每10分钟5～20mg prn；可以1～2 mg/min的速度开始连续静脉注射
或
• 艾司洛尔：500μg/kg静脉负荷剂量超过1分钟；然后持续输注25～50 μg/（kg · min）；每4分钟增加25μg/（kg · min），使最大扩散率达到300μg/（kg · min）
或
• 美托洛尔：静脉注射5 mg，持续5 分钟。如果必要的话重复2 次。使HR<60次/分
二线，若β受体阻滞剂禁用
• 静脉注射尼卡地平，开始5mg/h，每5分钟增加2. 5mg/h，最多30mg/h
三线
• 硝酸甘油
• 以5μg/min开始连续输注
• 每5分钟增加5μg/min至20μg/min，然后每5分钟增加10μg/min至最大200μg/min
用于休克和低血压
• 体外静脉输液（氯化钠0．9%静脉注射500 ml）重复医嘱
• 如果仍然低血压，开始静脉注射血管升压药［如去甲肾上腺素0．05μg/（kg · min）］和（或）肌力药［如多巴胺5μg/（kg · min）］，目标SBP为80～110mmHg
• 放置心脏监护仪
• 留置2条静脉通路
• 鼻导管吸氧
• 疼痛控制：根据需要，每10分钟静脉推注2～4mg吗啡
转运准备
向外转运清单
• 所有心电图
• 转运问诊、查体医生
• 实验室结果
• 磁盘上的CT胶片
转运至：
• 急诊手术室
• 重症监护病房医疗管理

图45.3　主动脉夹层即时管理方案

患者中3年的生存率相对较高。影响生存的患者特征的研究主要集中在术前和术中的特征，如患者的共患病和选择的修复类型。然而，最近对A型夹层修复术后影响长期预后的患者特征进行回顾性分析，强调血压控制和抗高血压药物选择的重要性，甚至在手术修复后也是如此。

在术后修复存活的患者中，男性性别、马方综合征、SBP升高和缺乏β受体阻滞药治疗4个主要因素显著影响了再手术的需要。此外，在10年随访中，在SBP低于120mmHg的患者中，只有8%需要再手术，而SBP在120～140mmHg之间的患者为26%，SBP大于140mmHg的患者为51%。同样，在修复后10年服用β受体阻滞药的患者有86%免于再手术，而不服用β受体阻滞药的患者有57%。IRAD调查人员显示，β受体阻滞药对A型AoD幸存者的有益影响相似，尽管随访时间较短（不到5年）。虽然这些数据是回顾性的，而且数量相对较少，但病理生理机制是健全的。β受体阻滞药和严格的血压控制减少了对已经患病的主动脉的压力，同时

降低了dP/dT（脉冲），导致主动脉损伤随着时间的推移而减少。这需要进一步的长期前瞻性研究，但在这一亚组患者中严格控制BP是非常合理的，β受体阻滞药是一线治疗药物。

（3）B型夹层长期血压管理：由于在复杂的夹层中使用胸腔内血管主动脉修复术（TEVAR），B型夹层的管理模式已经发生了变化，并且有人建议，即使是不复杂的低风险患者也可能会从先发性或早期血管内修复中获得长期获益。无论干预管理如何，BP的控制仍然是B型AoD短期和长期管理的标志。

与A型夹层相似，没有关于B型AoD患者特定BP目标的高水平证据数据。目前的指导方针建议BP控制类似于一般人群的控制；然而这可能会随着SPRINT BP试验的结果而改变。SPRINT BP试验显示，在一般人群中，随着血压目标的强化，患者的存活率提高了。根据所有Marfan综合征患者的数据，β受体阻滞药可减弱动脉瘤的扩张，目前建议所有B型AoD患者都应使用β受体阻滞药。最近的一项系统综述试图确定β受体阻滞药与其他抗高血压药在这一患者群体中的疗效。不幸的是，没有随机对照试验（RCT）将一线β受体阻滞药与其他一线抗高血压药在治疗慢性B型AoD中进行比较。作者得出的结论是，目前尚不清楚将β受体阻滞药作为一线治疗药物是否合适，还需要进一步的随机对照试验。

然而，有一些非随机数据有助于指导临床决策。一项对71名B型修复术患者的生存研究表明，接受β受体阻滞治疗有益，并接受了大约4年的随访。长期接受β受体阻滞药治疗的50例患者中，有10例需要进行主动脉夹层手术。这与20名未接受β受体阻滞药治疗的患者中的9人形成了鲜明对比，他们则需要进行主动脉夹层手术。与此形成对照的是2008年的一项研究，该研究对B型AoD患者进行了医学治疗，平均随访时间为2.5年。多变量分析未显示使用β受体阻滞药可减少长期主动脉事件，但确实对那些服用血管紧张素转化酶抑制剂的患者有益。同样，对IRAD进行5年随访的数据也未显示出β受体阻滞对B型修复术患者的生存具有长期益处。有趣的是，该多变量分析发现，使用钙通道阻滞药可提高生存率。

在大型心血管（CV）试验中，包括那些正在研究降压治疗的试验中，主动脉夹层不是常见的终点（主要或次要）。总体而言，关于B型夹层的长期BP管理的数据充其量是有限的，除具有Marfan综合征的患者外，没有任何特定类型的抗高血压药显示出优越性。

（4）主动脉夹层后的体育锻炼和生活方式建议：由于其对BP和主动脉压力的影响，即使有AoD修复的患者，生活方式和体育活动限制对有胸主动脉病史的患者也是合理的。在这些患者中，应鼓励进行有氧运动，因为这有益于整体心血管健康。但是，与某些生理压力（尤其是等距运动）相关的dP/dt和血压突然升高，可能会触发AoD或动脉瘤破裂。指南建议患者不要进行举重和运动等可能导致胸腔压力和创伤的活动，或者在紧张或屏气时进行旋转运动（Valsalva动作）。同样，由于诸如起重箱和移动家具之类的活动而产生的主动脉压力和全身动脉压突然增加，应将患有TAD病史的患者排除在职业之外。

3.胸主动脉瘤　退行性疾病导致主动脉扩张，导致胸主动脉瘤（TAA）形成。TAA的发病率正在增加（目前为每10万人中10.4例），并受到类似于动脉粥样硬化的危险因素的影响，包括年龄、吸烟、高血压、动脉瘤病家族史和高胆固醇血症。炎症、遗传和某些先天性疾病也会影响和增加动脉瘤形成或剥离的风险（框45.1）。通常情况下，患者在诊断时是无症状的，而动脉瘤是通过不相关的胸部成像发现的，如胸部X线检查或CT。然而，患者可能出现与动脉瘤解剖性增大相关的症状，包括周围结构受压。

真正动脉瘤的定义是血管的节段性、全层扩张，其直径比预期的正常直径至少增加50%。就主动脉而言，真正的动脉瘤包括所有三层（内膜、中膜和外膜）。类似于AoD，TAA可能影响主动脉的不同节段（图45.1）。大部分的TAA动脉瘤影响升主动脉（60%），其次是降主动脉，只有约10%的动脉瘤累及主动脉弓，尽管存在种族和区域差异。降主动脉瘤具有独特的分类系统，可提供

框45.1　与胸主动脉瘤和夹层相关的疾病

免疫
- 大动脉炎
- 巨细胞动脉炎
- 白塞病
- 强直性脊柱炎（脊椎关节病）
- 感染性胸主动脉瘤
- 梅毒

先天性
- 二叶主动脉瓣
- 异常的左/右锁骨下动脉
- 主动脉缩窄
- 右主动脉弓，双主动脉弓

遗传
- 马方综合征
- Loeys- Dietz综合征（TGF-β胸主动脉疾病综合征）
- 血管Ehlers-Danlos 综合征
- 特纳综合征
- 家族性胸主动脉瘤和夹层(ACTA 2，MYH11，TGFBR1，FBN1）

创伤
- 机动车事故
- 导管程序
- 开放性心内/主动脉/血管手术

有关主动脉受累程度的更多详细信息（图45.2）。

所有主动脉瘤的自然病史都很缓慢，但随着大小的增加，其逐渐扩大，主动脉破裂或夹层的风险增加。生长/扩张的速率根据动脉瘤的位置、发病机制和大小而变化。考虑到该疾病过程的进行性，建议在某些高危人群中进行定期监测和筛查，随着动脉瘤大小的增加以及在特定阈值时手术修复，建议进行更频繁的影像检查。此外，建议控制动脉瘤进一步增长的危险因素，包括积极的BP和胆固醇管理及戒烟。

已经进行了多项研究，试图通过药物治疗来限制或停止无症状疾病患者的胸主动脉瘤的生长，这些患者没有手术指征（即动脉瘤没有迅速扩大，也没有达到手术治疗的大小阈值）。其中最重要的一项研究显示，主动脉扩张速度正在减慢，该研究是在马方综合征患者中进行的，这些患者是主动脉扩张和动脉瘤形成的高危人群。在一项为期10年的开放标签研究中，70名患者被随机分为普萘洛尔组和β受体阻滞药组。与对照组相比，普萘洛尔组的主动脉扩张率减少了73%。

类似于AoD中的β受体阻滞药，该机制被认为是左心室dP/dt和切应力的降低。尽管尚未在非Marfan综合征患者中明确证明这种β受体阻滞药的益处，但是有效的生理学基础已使TAA药物治疗的普遍共识将β受体阻滞药作为一线治疗。

对Marfan患者的进一步研究已经解决了肾素-血管紧张素系统阻滞的作用，并试图确定这是否也可以降低动脉瘤的扩张速度。一项针对17名成年人患者的初步小型研究显示，在受体阻滞药治疗中加入培哚普利可降低主动脉壁硬度和主动脉根部硬度。随后，一项更大的开放随机对照研究对233名成年马方综合征患者进行了氯沙坦与安慰剂对照治疗，结果显示，接受氯沙坦治疗的患者主动脉根部扩张率明显降低。在这项研究中，超过70%的患者也服用β受体阻滞药。2014年发表的最新研究评估了药物治疗在降低主动脉根部扩张/动脉瘤进展中的作用。共有608名成年人和儿童受试者被分配使用氯沙坦或阿替洛尔进行治疗。两个治疗组在3年时间内主动脉根部扩张率无明显差异。在两个治疗组之间，主动脉根部手术、主动脉夹层分离、死亡，以及这些事件的综合发生率也无显著差异。

同样，TAA患者BP降低的程度尚不清楚。在没有其他疾病如糖尿病的情况下，血压目标设定为积极的BP目标（＜120 mmHg）可能是合理的。使用从Marfan综合征患者中推断出的数据，建议使用β受体阻滞药来减缓TAA的进展，血管紧张素受体阻滞药是高血压TAA患者的二线治疗是合理的。

4.腹主动脉瘤　腹主动脉瘤（AAA）是动脉瘤的最常见形式，2013年在美国导致151 500例死亡。在大多数成年人中，腹主动脉直径大于3.0 cm被定义为动脉瘤，且最常见于肾以下动脉。AAA的进展包括大小的逐步增加，其发生率根据各种风险因素而变化，包括年龄、男性、吸烟，高血压和动脉粥样硬化。有趣的是，糖尿病似乎减少了发生AAA的可能性。

当然，随着动脉瘤大小的增加，破裂的风险和随后的死亡率增加。独立地，AAA膨胀率也增加了破裂的风险。一项2015年的研究评估了与小AAA扩张率相关的因素，并确定舒张压的升高与扩张率的增加有关。这类似于2014年的一项研究，该研究针对125万名30岁及以上的个体，他们均未患动脉粥样硬化性心血管疾病，平均随访了5.2年。虽然AAA与收缩期高血压的相关性很弱，但在所有心血管疾病中，AAA与舒张压（DBP）和平均动脉压的相关性最强。这也是唯一研究表明与PP升高呈相反关系的心血管疾病（即随着PP升高而AAA发生率降低）。这可能反映出，PP升高时所见的动脉僵硬度实际上可以防止动脉瘤的形成。

美国预防工作队（USPTF）为普通人群制订了AAA筛查指南，其中包括对65～75岁吸烟史男性进行超声筛查的建议。建议对65～75岁从未吸烟但有AAA危险因素的男性进行"临床选择性"筛查。不应对从未吸烟的女性进行筛查，并且没有足够的证据建议对吸烟的女性进行筛查。还有一些建议是基于随机对照试验和最近的荟萃分析，倾向于当动脉瘤大小达到直径大于5.5cm时选择手术修复（无论是开放的或更常见的血管内修补）。但是，只有一小部分最初被诊断为AAA的患者符合动脉瘤修复的标准。因此，在进行手术修复之前，观察和医疗管理是治疗的主要手段。

可以想象，药物治疗包括降低总体心血管风险，目的是减缓动脉瘤的生长并优化心血管危险因素。试图限制动脉瘤扩张时，戒烟是最显著的可改变的危险因素。关于动脉瘤大小的变化，还研究了其他常见的可改变的危险因素，如他汀类药物和抗血小板治疗，但没有显示出显著差异。

在AAA环境下的降压治疗：当然，适当的血压控制可以降低个人的整体心血管风险，这一好处在腹主动脉疾病患者中可见。多项研究已经调查了抗高血压药是否降低动脉瘤扩张率，但没有一项显示对AAA大小有明显影响。利尿药似乎对扩张率没有任何影响。β受体阻滞药是研究最多的药物之一，在限制AAA扩展方面没有确定的益处。尽管动物研究和回顾性研究表明，β受体阻滞药可能会限制AAA的生长，但前瞻性随机对照试验并未显示出显著差异。一项以548名受试者进行的普萘洛尔给药以限制小AAA扩张（平均大小3.8 cm）的随机安慰剂对照试验表明，在活跃治疗组中，增长率没有显著差异，并且对β受体阻滞药的耐受性较差。尚不能确定更好的耐受性（即更具选择性的β受体阻滞药）是否会导致更好的患者依从性和有益效果。

用血管紧张素受体阻滞药或血管紧张素转化酶抑制剂阻断肾素-血管紧张素-醛固酮系统，也被研究以减少AAA生长。这些试验的数据相互矛盾，目前正在进行的研究如下。一项2010年的前瞻性队列研究表明，使用血管紧张素转化酶抑制剂治疗实际上可能导致小AA患者的动脉瘤生长。这与2006年一项基于人口的病例对照研究相反；显然，需要以随机对照试验的形式进行进一步研究。当前的第2期试验已经完成，但尚未发表（ClinicalTrials.gov NCT01118520），该试验比较了培哚普利、氨氯地平和安慰剂治疗时AAA扩张的速率。AAA中替米沙坦与安慰剂治疗的4期临床试验（ClinicalTrials.gov NCT01683084）也在进行，预计将于2016年中期完成。

5. *主动脉缩窄* 主动脉缩窄最常见的描述是位于左锁骨下动脉远端的动脉导管（动脉韧带）对面的降主动脉变窄。在解剖学上，主动脉呈脊状折叠，侵犯主动脉腔。典型的“婴儿期”主动脉缩窄也存在，动脉导管未闭（PDA）近端狭窄，在儿童早期表现为发绀，在新生儿期需要手术和（或）导管介入。总之，主动脉缩窄是一种先天性心脏缺陷，约占所有先天性心脏畸形的5%，可视为孤立性缺陷，或与其他心脏异常（如二叶主动脉瓣）同时存在。主动脉缩窄很少发生在主动脉炎性疾病或严重的动脉粥样硬化之后。

在没有PDA的情况下主动脉缩窄是继发性高血压的常见原因，并且通常到成年后才被发现。由于通常无法发现，因此，美国心脏病协会和美国心脏病学会的2008年成人先天性心脏病治疗指南建议，对高血压儿童和成年人的缩窄情况进行筛查，这包括同时触诊肱骨（或桡骨）和股动脉搏动，以评估时间和振幅；寻找在明显主动脉缩窄中看到的肱-股延迟（图45.4）；进一步地，应进行上下肢BP测量。主动脉缩窄的典型表现包括上肢SBP升高、股动脉搏动减弱或延迟、下肢动脉BP低或不可测，可能表现为动脉供血不足症状，如跛行。左锁骨下动脉的起源和管腔狭窄的严重程度决定了脉搏和血压差异的严重程度。如果在体检中怀疑有问题，则二维和多普勒超声心动图检查是典型的验证性研究；CT和MRI是互补的成像方式，也可能有助于确定诊断。

主动脉缩窄的处理包括最初的矫正手术，然后是长期心血管并发症的处理。婴儿严重缩窄的管理不在本章范围之内。根据上述2008年指南，成年人干预的适应证包括峰间收缩梯度大于或等于20mmHg，或小于20mmHg，但成像显示明显的收缩和大量侧支流动的放射学证据。如果儿童表现出心力衰竭、超过20mmHg的峰值压力梯度和（或）侧支循环的放射学表现，则应对其进行干预。手术修复或经皮球囊血管成形术（有无支架置入）是一般的治疗选择。经皮球囊血管成形术和手术修复在干预后早期降低梯度方面同样有效，但球囊血管成形术患者再缩窄和动脉瘤形成的风险大于手术修复患者。当选择经皮介入治疗时，建议在大于25kg的患者

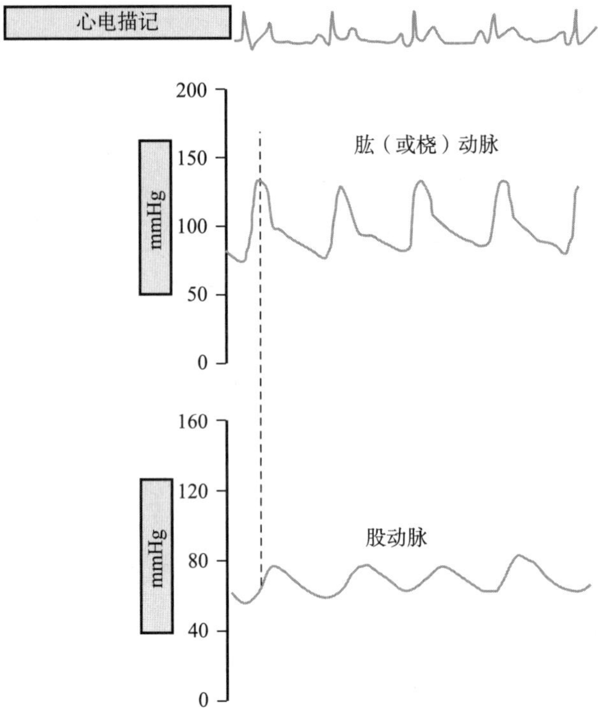

图45.4 主动脉缩窄患者的股动脉和肱动脉血压测量，它显示了收缩压峰值的延迟

中采用球囊血管成形术，并且有数据显示覆盖支架与裸金属支架具有相似的疗效。

在成功地干预缩窄后，血压通常会大幅下降，但在后期进行修复的患者中，复发性高血压尤其常见。目前还没有针对这一人群的特定试验来研究控制血压的理想药物，但合理的选择包括利尿药、血管紧张素转化酶抑制剂、血管紧张素受体阻滞药或钙通道阻滞药。如果动脉瘤疾病存在，β受体阻滞药也是一个合理的选择。

二、高血压外周动脉疾病

随着代谢综合征、糖尿病、高血压和动脉粥样硬化越来越普遍，外周动脉疾病（PAD）越来越被认为是导致患者发病率和死亡率的因素。当行走较长距离时，可能会引起小腿疼痛（间歇性跛行），外周动脉疾病可能发展为严重的肢体缺血，需要截肢。正是这种广泛的疾病使得识别和控制疾病进展的危险因素变得如此重要。原发性高血压与外周动脉疾病并存是常见的，用于治疗症状和阻止疾病进展的药物之间存在明显的重叠。

1. *外周动脉疾病的流行病学* PAD是下肢大动脉的疾病过程，主要由动脉粥样硬化负荷产生，导致血管管腔阻塞。这一疾病过程影响了40岁以上的约850万美国人，并且通常伴随着相当大的功能局限性。使用非侵入性方法和下肢动脉树的直接血管造影可以诊断出PAD的临床病史/症状。典型的PAD表现为间歇性跛行（IC），其定义为小腿疼痛伴用力，大腿或臀部也可能受到影响。疼痛通常被描述为钝痛、抽筋或疲劳，并

能通过休息得到缓解。但是，只有不足50%的具有明显闭塞性疾病的患者是有症状的，而且许多有症状的患者都是非典型的。只有约10%的PAD患者患有IC的典型症状。

亚临床PAD的检测和症状性PAD的确认可以通过踝肱指数（ABI）进行定义。为了获得该测量值，要收集了双侧足踝和手臂的SBP。每个踝关节的SBP与两臂中最高SBP之比描述了该腿的ABI。下肢血流减少导致收缩期踝关节压力降低，从而导致ABI降低。下肢ABI低于0.90的患者定义为PAD。大于1.40的ABI是由周围动脉僵硬引起的，最近的证据表明，在多达50%的情况下，这种僵硬的动脉掩盖了潜在的PAD。

2.高血压对外周动脉疾病的影响　动脉粥样硬化性心血管疾病（ASCVD）的主要可改变因素包括吸烟、血脂异常和高血压（在较小但仍然很大程度上）。随着年龄的增长，ASCVD的患病率增加，男性更常受到影响。其他危险因素包括糖尿病、肥胖和缺乏运动。这些因素都可能在PAD中起作用，然而，吸烟和糖尿病可能是PAD发展的最重要的危险因素。探讨高血压与PAD发展的关系的数据受如何定义PAD的影响（即IC的患病率、异常ABI或直接血管造影）。

当根据IC的存在来定义PAD时，就排除了无症状和PAD不严重的患者。关于高血压与IC关系的研究结果不一致。某些研究显示了一种积极的联系，但其他研究没有显示这种关系。当通过ABI（当前最常用的方法）定义PAD时，通常使用小于0.9或更保守的比率（如小于0.80）的ABI典型定义进行研究，这通常表明与BP升高有关。Framingham后代研究表明，随着ABI的降低，高血压患病率呈显著上升趋势。此外，进行多变量分析时，高血压与PAD发生风险的相关性高出2倍以上（ABI＜0.9）。

在多个报道中，与SBP的关联强于与DBP的关联。心血管健康研究显示，ABI值与报告高血压的个体百分比和测量的血压呈高度显著的负相关。当对年龄和性别进行调整时，随着ABI的降低，报告高血压的人的患病率和患高血压的相对风险增加，平均SBP也是如此。相反，DBP与不同水平的ABI没有差异。此外，在将近7000名患者的队列研究中，较高的SBP（但不是DBP）和高血压患病率更常见于PAD（ABI＜0.90）患者。在ATTEST（缺血性卒中后阿替普酶与替奈普酶治疗溶栓）中观察到相似的结果。

研究探索外周动脉疾病发生率的优势在于，在个体诊断外周动脉疾病之前，可以记录多个血压测量值。多族裔动脉粥样硬化研究表明，基线高血压、基线年龄、糖尿病的存在，以及吸烟水平的升高与从正常ABI值发展到小于0.90有关。心血管健康研究还表明，基线高血压的存在是PAD发生的重要预测指标。

高血压（HTN）和PAD在大多数研究中均呈正相关，并且通常证明SBP的关联性强于DBP。PAD的发展是与PP扩大最密切相关的心血管疾病过程。有限的前瞻性研究结果表明，HTN和PAD之间有很强的相关性。不幸的是，确定HTN是否是PAD发生的原因的方法是一个随机对照试验，这一判定不成立。当前可获得的数据并不能确切地证明HTN引起PAD，但是HTN很有可能是PAD发病机制中的重要原因。

3.合并外周动脉疾病的高血压治疗　治疗HTN以减少心血管事件，需要对PAD患者进行仔细考虑，这些患者因心血管疾病而发病和死亡的风险增加。遗憾的是，与冠状动脉粥样硬化患者相比，没有冠状动脉粥样硬化证据的PAD患者在包括HTN在内的心血管疾病危险因素方面治疗不足。当患者被诊断为PAD时，他或她应该被提供积极的危险因素修改，包括戒烟、运动计划、饮食咨询和体重减轻等措施。还应提供高脂血症的治疗和抗血小板治疗。

在PAD患者中，对这些危险因素的处理对全身性心血管疾病的结果有良好的反应。PAD的进展也受到SBP的影响。1991年发表的一项研究前瞻性地追踪了糖尿病患者PAD的进展情况，该进展由运动后ABI的4年变化率定义；它还测量了临床事件的发生，如PAD手术。经多变量分析，SBP对PAD的进展具有独立而显著的预测作用。因此，PAD患者的治疗涉及两个单独但互补的目标。首先是减少全身性心血管疾病的风险，其次是改善症状和行走能力。

对于患有PAD的人来说，考虑到SPRINT试验的结果，当前的BP目标是有问题的，而且可能比之前认为的更激进。然而，在PAD设置下的高血压治疗是复杂的。以下是对PAD患者进行BP治疗的药物和非药物干预措施的摘要。

（1）非药物治疗（运动）：有氧运动和耐力锻炼项目会降低患有HTN和正常BP的成年人的BP。2002年发表的一项荟萃分析表明，有氧运动个体的SBP降低了3 mmHg以上，DBP降低了2 mmHg以上。类似地，2013年的一项荟萃分析和系统综述显示，运动对日间活动的血压有好处（但对夜间活动的血压没有好处）。

当运动时，外周动脉血管扩张发生在动脉阻塞部位的远端，导致灌注压力降低，通常低于运动肌肉在间质组织中产生的水平。因此，可以推断，腿部锻炼（如步行）会在某些患有PAD的患者中产生IC症状。但是一些研究表明，在患有临床或亚临床PAD的患者中，定期进行轻度至中度强度的锻炼可改善身体功能，以及自我报告的与健康相关生活质量。

（2）非药物治疗（饮食）：低盐饮食和预防高血压的饮食方法可以降低血压，但是目前尚无关于饮食调整对总体心血管风险、IC相关症状或PAD患者步行距离可能影响的随机研究。

（3）药物治疗：目前，探索药物治疗对PAD患者血压升高的研究数量有限。此外，所进行的试验中没有一项涉及大量受试者。以下是关于降压治疗降低全身心血管疾病风险和改善外周动脉疾病患者症状的现有文献的总结，按药物类别分类，仅局限于随机、安慰剂对照试验。2013年Cochrane的一篇题为《外周动脉疾病中高血压的治疗》的综述中有更深入的分析。

（4）血管紧张素转化酶抑制剂：心脏结果预防评估（HOPE）试验是一项大型安慰剂对照试验，对象为9297例心血管事件高危人群，其中很大比例患有外周动脉疾病。在平均约4.5年的随访后，使用雷米普利治疗可显著降低主要复合结局心肌梗死、卒中和心血管死亡的风险。上述Cochrane综述从HOPE试验获得了未发表的数据，并再次证明了雷米普利治疗PAD相对于主要的不良心血管事件（约50%的入组患者）具有积极作用。

事实上，与非PAD患者相比，PAD患者的主要预后获益更大。一项关于HOPE的亚研究招募了38名患有PAD的受试者进行动态血压监测，24小时BP显著降低，主要是由于夜间BP降低。

1994年的一项较早的研究没有显示在26名接受培哚普利治疗的受试者中，相对于28名应用安慰剂的受试者，其功能没有改善（即ABI的改变、步行距离或IC症状）。

（5）血管紧张素Ⅱ受体阻滞药：关于ARB治疗PAD最重要的数据发表于2010年。它比较了18名随机分为替米沙坦组和安慰剂组的患者。在12个月的替米沙坦治疗后，干预组的平均步行距离显著增加，但测量的ABI无统计学差异。

（6）β受体阻滞药：关于β受体阻滞药在IC中的应用的争论是由于早期的病例报告表明它们使症状恶化。这也是基于β受体阻滞药的生理特性，β受体阻滞与儿茶酚胺竞争在多个组织中交感受体部位的结合。β受体阻滞药可阻断血管平滑肌中β_2受体介导的交感刺激，从而降低动脉阻力。因此，除非没有明显的阻塞导致远端血流减少，否则外周血流会增加。从理论上讲，在PAD中，非选择性β受体阻滞药会导致血流减少，从而导致跛行症状恶化。没有充分的证据表明β受体阻滞药不应在PAD存在的情况下使用。

虽然没有大型的研究可用，但有一些数据比较了受体阻滞药与其他类型的抗高血压药和其他受体阻滞药。与24个月接受氢氯噻嗪治疗的PAD患者相比，奈比洛尔的ABI无统计学差异，IC发病前行走距离无统计学差异。后来将奈比洛尔和美托洛尔用于IC和高血压患者，52名患者接受了奈比洛尔治疗，57名患者接受了美托洛尔治疗，治疗36周后，结果无差异。1991年，对研究β受体阻滞药治疗轻度、中度PAD患者的随机对照试验进行了荟萃分析。从6个试验中收集11个可用的治疗比较后，结果显示无疼痛步行距离没有显著差异。

β受体阻滞药在治疗高血压和心肌梗死方面有无可争议的价值，再加上缺乏使PAD症状恶化的证据，这表明在患有PAD的高血压患者中使用此类药物是可行的。

（7）钙通道阻滞药：几项小的研究为确定钙通道阻滞药是否有益的治疗外周动脉疾病已经进行。两项随机研究比较了维拉帕米和安慰剂在IC患者中的作用。尽管ABI不变，但维拉帕米治疗4周后步行距离增加了7%。一项1997年的随机、安慰剂对照、双盲、交叉试验也表明，使用维拉帕米治疗时，收缩压期踝关节压力或ABI没有差异，但平均无痛距离和最大步行距离有显著增加。

1998年再次对维拉帕米进行了研究，将96例接受了外周动脉血管成形术的患者随机分为安慰剂组和钙通道阻滞药组。血管成形术后即刻或第6周，活性药物和安慰剂之间的ABI差异无统计学意义。但是，血管成形术后6个月时ABI测量结果显示，钙拮抗药的疗效较差。

（8）抗高血压药物的组合：多项试验已经检验了抗高血压药物对IC患者步行距离的影响。1987年的一项研究将安慰剂与卡托普利、阿替洛尔、拉贝洛尔和平多洛尔进行了比较。接受1个月β受体阻滞药的20名受试者表现出无跛行、最大步行距离及运动后小腿血流量减少；卡托普利组未见类似的减少。在抗高血压和降血脂预防心脏病发作试验（ALLHAT）中比较氨氯地平、氯噻酮或赖诺普利用于住院或治疗的PAD（复合次要终点的组成部分）时，未见明显差异。2003年发表的INVEST（维拉帕米-群多国际研究）试验的亚组分析表明，在2699名PAD患者中，与接受阿替洛尔±氢氯噻嗪的1354名患者相比，1345名接受维拉帕米缓释剂群多普利治疗的患者在死亡、非致死性MI或非致死性脑卒中、非致死性MI或非致死性脑卒中的复合终点没有显著差异。

三、总结

外周动脉疾病和主动脉疾病都会导致显著的心血管疾病发病率和死亡率。高血压促进两者的发展，必须适当控制，以防止疾病的进展。然而，对于患有外周动脉疾病和主动脉疾病的患者，在合适的血压目标和适当的降压治疗方面缺乏高水平的证据。未来有必要对这些问题进行研究。

第46章 高血压急症和亚急症

William J. Elliott

致谢

作者感谢Shakaib U.Rehman医学博士、已故的Donald G.Vidt医学博士和Jan N.Basile医学博士对本章既往版本的贡献。

尽管许多发达国家高血压控制率最近有所提高，高血压仍然是重大的世界公共卫生挑战，因为它是心血管疾病（CVD）的主要致病因素，且在发展中国家患病率逐年上升。美国2012年约8000万人患高血压；幸运的是，真正的“高血压危象”只占涉及血压升高医疗事件的不足1%。美国大型理赔数据库显示，20世纪90年代末，美国和其他发达国家的高血压危象年发病率为1/100万～2/100万，而且最近可能有所下降。然而，随着高血压在世界范围内越来越普遍，病例报告和一系列高血压危象持续被报道。

1928年“恶性高血压”首次被加入医学词汇，高血压性视网膜病变Ⅳ期患者的预后比许多癌症患者更差（1939年病例系列中，1年后死亡率17%，因此得名）。其中约40%死于由肾衰竭所致，卒中（24%）、心肌梗死（11%）和心力衰竭（10%）占了其余死亡的大部分。自从出现有效的长期口服抗高血压药物治疗以来，情况得到明显改变；现在“恶性”或“急进性”高血压的诊断几乎完全由编码人员使用，许多国家或国际高血压指南中不再使用，除了更现代的背景下重新定义这些术语外。

传统上，高血压危象分为急症和亚急症。高血压急症是指患者血压显著升高，伴有急进性靶器官损害，是真正的医疗急症，需要迅速降低血压（虽然很少达到正常范围）。较少关注的是“高血压亚急症”（除了围手术期高血压，后面和第44章讨论），可能称之为“无进行性靶器官损害的血压严重升高”。多数有这个问题的患者药物治疗依从性差或治疗不足，经常因为其他原因就诊于诊室科。这些患者既不需要住院治疗，也不需要急性降血压，可以在门诊使用适当的口服药物中的任何一种进行安全治疗。这两种类型高血压危象的区别对大多数医师来说是最大的挑战。本章将讨论高血压危象患者的临床表现、合理的评估和治疗，并提出一种将血压严重升高患者分为住院治疗或门诊治疗的模式。

一、当代的定义

1.高血压急症　高血压急症是指血压严重升高，通常急骤升高，与进行性急性靶器官功能障碍有关。可以表现为急性脑血管事件或脑功能障碍、急性冠脉综合征伴有缺血或梗死、急性肺水肿或急性肾功能不全（框46.1）。尽管急症时血压水平通常很高（收缩压通常＞180 mmHg或舒张压＞120 mmHg），但这不是血压升高的程度，而是患者紧急情况的临床状态用于定义高血压急症。例如，65岁主动脉夹层男性血压160/110 mmHg，或妊娠晚期并发子痫女性（尽管血压仅为145/95 mmHg），是真正的高血压急症。这些患者几乎总是需要在重症监护病房或受监控的医院病床上接受肠胃外药物治疗。高血压急症的危险因素包括社会经济地位低下、获得医疗服务途径少、抗高血压药治疗不依从（包括突然停用抗高血压药，如可乐定），物质（尤其是可卡因）或酒精滥用，以及口服避孕药和吸烟。

2.无进行性靶器官损伤的血压严重升高（所谓的“高血压亚急症”）　传统上，许多医师对血压高于180/120mmHg的高血压患者感到不安，仅是因为这种

框46.1　通常为高血压急症的临床状况

1.高血压脑病
2.“恶性高血压”：血压升高伴有视盘水肿或急性视网膜出血/渗出
3.颅内出血（脑内或蛛网膜下腔）；缺血性卒中（很少）
4.急性冠脉综合征（不稳定型心绞痛/心肌梗死）
5.急性左心衰竭伴肺水肿
6.急性主动脉夹层
7.急进性肾损伤（如系统性血管炎，包括硬皮病危象）
8.子痫
9.危及生命的动脉出血
10.头部外伤
11.少见情况
- 嗜铬细胞瘤危象
- 酪胺与单胺氧化酶（MAO）抑制剂的相互作用
- 过量使用拟交感神经药物，如苯环己哌啶、麦角酸二乙胺（LSD）、可卡因或苯丙醇胺
- 突然停药后的高血压反弹，如可乐定或β受体阻滞药

血压水平如果持续存在，最先被证实可从抗高血压药治疗中获益，并降低长期发病率。认识到这一点，许多旧版指南认可“高血压亚急症”：血压严重升高，没有急性进行性靶器官功能障碍。例如，与血压严重升高有关的严重头痛、气短、轻度鼻出血或严重焦虑。其他资料把高血压亚急症定义为舒张压高于115～120mmHg或收缩压高于180mmHg。尽管这些患者可能有慢性靶器官损害的征象，如2级高血压性视网膜病变、左心室肥大或慢性肾脏病伴稳定蛋白尿，但没有急性或逐步恶化的高血压靶器官损害，这些特征可与高血压急症患者区分开来。尽管血压很高，接下来数月内心血管事件风险很低（即使不治疗）。许多获得抗高血压药治疗之前收集的经典病例系列都通过了第一个退伍军人管理合作试验（1967年出版）的验证，其中70名舒张压115～129mmHg的患者随机接受安慰剂治疗，在接下来2个月内主要心血管疾病或不良事件为零（95%*CI*：0～5）。美国食品药品监督管理局（FDA）从1973—2001年收集的590项随机试验中，对86 137名高血压受试者的描述性荟萃分析显示，无统计学意义（*RR*：1.03，95%*CI*：0.71～1.47，$P=0.86$），这涉及随机退出安慰剂或积极药物治疗的受试者退出试验的短期“不可逆危害”（死亡、卒中和心肌梗死的综合结果）。当前越来越多的证据表明，血压严重升高的无症状患者，急性血压降低会带来伤害，很少有益处（如果有的话）。不幸的是，使用“紧急”一词引起一些医师应用一种或者多种胃肠外药物过度治疗急诊科的患者，目的是快速恢复血压正常。虽然这种操作可以让患者深刻认识到降低血压的重要性，但血压剧烈波动与卒中、心肌梗死和其他悲剧事件有关。即使是口服抗高血压药负荷剂量也会导致累积效应，包括低血压，有时是在从急诊科出院后。Zeller等于1989年发表的一项经典的随机临床试验发现，在起始适当的长期口服降压治疗之前，服用或未服用可乐定的两组患者24小时内血压控制没有显著差异。这一结论最近得到了证实，435名血压明显升高而没有靶器官损害的急诊患者接受口服抗高血压药治疗后，与581名没有接受过急性治疗的类似患者相比，其任何预后均无显著差异。许多人认为，传统的“高血压亚急症”分类需要更新（如果不弃用的话），更重要的诊断应该放在症状和体征上，而不是放在血压水平上。一些人主张用“无进行性靶器官损害的血压严重升高”来代替“高血压亚急症”。

二、临床评估

对高血压急症和无进行性靶器官损害的血压严重升高的早期分诊，可以限制稀缺医疗资源的化解，用于那些真正需要急性治疗和密切监测的患者，以降低发病率和死亡率。高血压危象患者的评估应包括重点病史、目标明确的体格检查和有限的实验室检查，以鉴别这两种情况。诊断的主要目的是评估靶器官损害是否为急性和进行性。

高血压急症的临床表现最容易根据所受累的靶器官进行分类；在大量报告中，每个类型的患病率都是不同的。其中最常见的包括：脑梗死（20%～25%）、肺水肿（14%～31%）、高血压脑病（0%～16%）、急性冠脉综合征（12%～25%）、脑出血或蛛网膜下腔出血（4%～15%）、子痫（0%～4%）或主动脉夹层（0%～2%）。重点病史需要获取，特别是关于头痛、癫痫、精神状态改变、胸痛、气短、排尿改变和发生水肿。因为许多自动化血压监测仪在血压非常高水平时测量不够准确，应该使用合适尺寸袖带的标准血压计来测量。所有患者都应该由有经验的临床医师进行眼底检查，仔细检查出血、渗出物和（或）视盘水肿。这项检查的价值已经被质疑，因为它对高血压脑病既不敏感也不特异，而且检查者的可靠性很低。然而，最近一项使用非散瞳眼底摄影的病例系列记录埃默里大学医院急诊科21名受试者中，33%的Ⅲ期或Ⅳ期高血压性视网膜病变患者舒张压≥120mmHg；心血管检查应记录桡动脉、股动脉和颈动脉的脉搏；脉搏减弱或消失应怀疑主动脉夹层；应进行完整的神经系统检查，包括精神状态检查。

近期研究很少能确定实验室检查结果异常对血压严重升高而无症状患者的预后价值，但这是筛查和记录急性靶器官损害非常有价值的方法。实验室评估应包括全血细胞计数，包括外周血涂片检查，以查找红细胞碎片（提示微血管性溶血性贫血）、代谢谱（血尿素氮、血清肌酐、电解质）和尿液分析。尽管蛋白尿对预测很重要（特别是与基线相比如果急性增加时），但最重要的发现是红细胞（RBC）和RBC管型，典型的急性肾小球和（或）肾小管损伤。对于胸痛或呼吸困难的患者，应进行心电图和便携式胸部X线片检查，但对于无症状个体不应进行检查。对于精神状态急性变化或急性神经系统症状和体征提示有脑病、缺血或出血的患者，应进行头部CT扫描。在获得所有检查结果或确定紧急情况的根本原因之前，可能需要开始抗高血压药治疗。

高血压急症治疗的方法之一是根据血浆肾素活性或直接肾素水平对患者进行分层。在大多数医院，实验室周转时间太长，这一策略无法发挥作用。在对该方案进行前瞻性评估之前，对高血压急症患者的经验性治疗仍将是治疗的标准。

三、临床处理

由于对表现为高血压危象的患者不给予抗高血压治疗已不再合乎伦理，因此，缺乏任何此类治疗的最新循证依据。根据定义，此类治疗仅在短期内（几分钟到几小时）进行，并且常规口服抗高血压药；因此，不太可能证明长期心血管疾病的预后差异。没有收集到高血压急症中不同药物随机临床试验的长期数据；而现有数据来自长期队列研究、急性抗高血压药的比较试验和专家意见。尽管如此，所有权威机构都同意，治疗决策应基于急性、持续性靶器官损害的存在，而不只是基于血压水平。首要优先事项应该是诊断每一个出现非常高血压的患者，如图46.1所示。

高血压急症　当高血压急症诊断成立，应立即开始抗高血压药治疗。通常发生于获得所有实验室研究结果之前。一旦患者临床稳定，就应该对存在的原因进行调查。

治疗高血压急症患者的主要目标是通过在重要血管床重建自主调节来局限靶器官损害。大多数高血压急症患者血压波动曲线（图46.2）随着时间推移向上和向右移动。突然降低血压，或降低到原本被认为"正常"水平（如图46.2中的向下箭头），会使患者血管床急性灌注不足，可能引起缺血（脑、心肌、肾或其他）。推荐使用肠胃外治疗，因为可以精确控制，如果患者血压突然下降，其降压作用可以迅速停止。尽管许多医院都制订了禁止在重症监护病房外使用短效肠胃外抗高血压药的协议，但是治疗可以由医师在床边（甚至在急诊室）开始，持续用药直到转移至医院监控病床。尽管没有临床试验证据，依据经验建议高血压危象出现后2小时内平均动脉压降低幅度不超过治疗前的25%。接下来2～6小时内血压可以缓慢降低至160/100 mmHg。如果对血压的耐受性良好并且患者临床稳定，则可以在接下来的24～48小时内逐渐降低血压。这些常规目标最需要注意的例外（见下文）是急性主动脉夹层（收缩压目标：在20分钟内＜120 mmHg）和急性缺血性卒中进展期（美国通常不建议降低血压）。表46.1罗列了一些常用于处理高血压急症的药物。一旦血压安全降低足够长

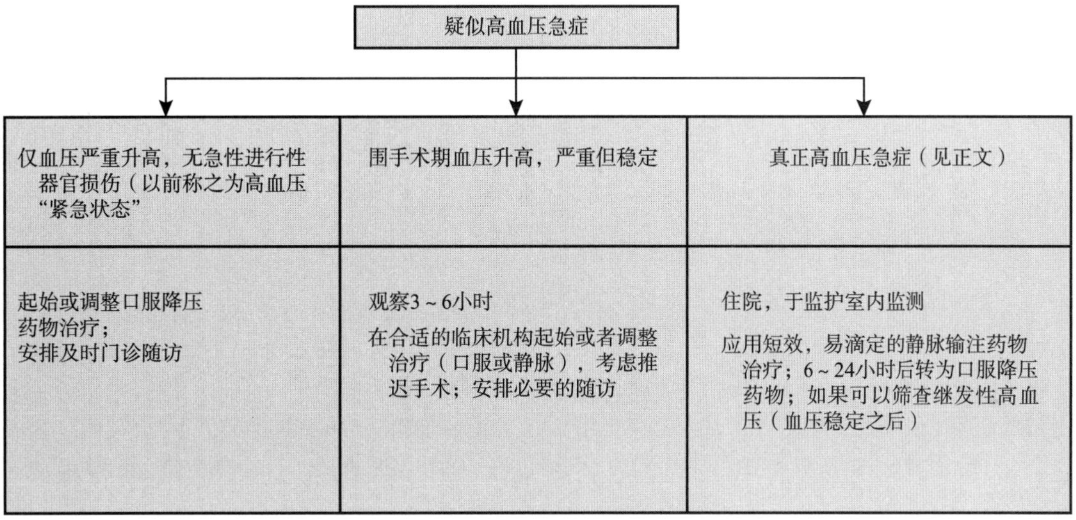

图46.1　疑似高血压急症评估

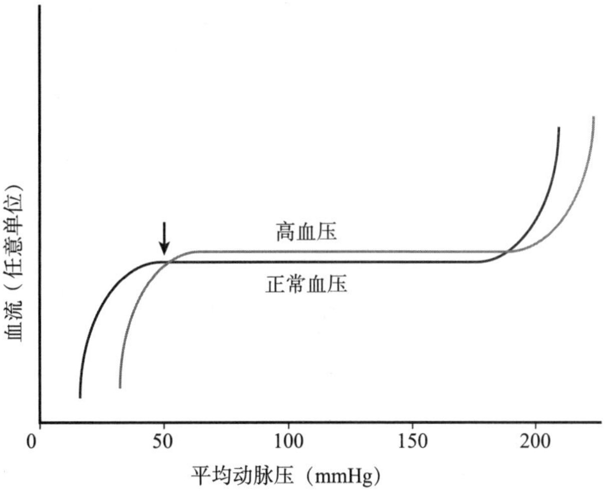

图46.2　正常血压和慢性高血压人群的血压-血流关系

请注意，每个血管床都有一组不同的常规灌注压力，血流以任意单位给出。可以解释为什么长期高血压人群在非常高的血压下仍能维持合适的灌注（与正常血压人群相比），以及为什么慢性高血压人群的血压降至正常（向下小箭头表示）会导致灌注不足

表46.1　用于高血压急症的静脉药物

药物	常用剂量	起效时间	作用持续时间	不良反应	特殊功能	特别注意
硝普钠	0.25 ～ 8 μg/（kg·min）（IV）	～20秒	1 ～ 2分钟	恶心、呕吐、肌肉痉挛	最廉价获得	氰化物和（或）硫氰酸盐毒性，孕妇禁忌，避光
硝酸甘油	5 ～ 100 μg/min（IV）	2 ～ 5分钟	5 ～ 10分钟	头痛、呕吐、高铁血红蛋白血症、长期使用耐药	冠状动脉缺血、急性左心衰竭、CABG后	不可预测的降压效果，依赖静脉注射设备
甲磺酸芬诺多泮	0.1 ～ 1.5 μg/（kg/min）（IV）	小于5分钟	约20分钟	反射性心动过速、恶心、呕吐、潮红、眼压升高	增加一些与肾功能相关的参数，可能不需要动脉内注射	注意青光眼
艾司洛尔	250 ～ 500 μg/（kg·min）（静脉推注），然后50 ～ 100 μg/（kg·min）（Ⅳ）	1 ～ 2分钟	10 ～ 30分钟	恶心、一度心脏传导阻滞、心力衰竭	主动脉夹层、心肌梗死、甲状腺毒症、冠状动脉搭桥术后	哮喘，避免可卡因相关高血压
依那普利	1.25 ～ 5 mg IV（q 6 h）	15 ～ 30分钟	6 ～ 12小时	急性低血压不易逆转，反应多变	急性左心衰竭、硬皮病肾危象	禁用于双侧肾动脉狭窄、妊娠
拉贝洛尔	20～80 mg静脉推注or 0.5～2 mg/min（IV）	5 ～ 10分钟	3 ～ 6小时	恶心、呕吐、潮红、心脏传导阻滞、直立性低血压	常用于子痫	禁忌用于心脏阻滞、哮喘、妊娠；避免用于急性心力衰竭
尼卡地平	5 ～ 15 mg/h（IV）	5 ～ 10分钟	1 ～ 4小时	心动过速、潮红、头痛	减少心脑缺血，不依赖体重	避免用于急性心力衰竭
氯维地平	1 ～ 16 mg/h	2 ～ 4小时	5 ～ 15分钟	头痛、恶心、呕吐、反射性心动过速	不依赖体重，由血浆酯酶水解	通过单独的静脉路径给予脂肪乳
肼屈嗪	10 ～ 20 mg（IV）；10 ～ 40 mg（IM）	10～20分钟（IV）；20 ～ 30分钟（IM）	1 ～ 4小时（IV）；4 ～ 6小时（IM）	心动过速、潮红、头痛、呕吐、心绞痛	最常用于子痫	冠心病、主动脉夹层禁忌
二氮嗪	50 ～ 100 mg bolus（IV or IM）or 15 ～ 30 mg/min（IV）	2 ～ 4分钟	6 ～ 12小时	恶心、呕吐、严重低血压	可能已过时	钠/水潴留、高血糖、高尿酸血症及冠心病、主动脉夹层禁用
酚妥拉明	5 ～ 15 mg（IV）	1 ～ 2分钟	3 ～ 10分钟	心动过速、潮红、头痛、直立性低血压	儿茶酚胺过量状态（可卡因、MAO抑制剂危象、嗜铬细胞瘤）	既往冠心病禁忌

CABG.冠状动脉旁路移植术；IM.肌内注射；IV.静脉注射；MAO.单胺氧化酶

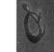

时间以恢复正常的自主调节（通常12～24小时），就可以在肠胃外药物逐渐减量时开始口服药物，从而避免高血压反弹。通常高血压急症患者容量缺乏，因此，除非有容量超负荷的证据，否则不建议使用袢利尿药。静脉血管扩张药治疗后（通常＞12小时）可能有必要明智地使用利尿药，非诺多泮除外，因为应用静脉血管扩张药伴随着钠和容量潴留，对进一步血压降低产生抵抗（所谓的“快速耐受性”）。

许多经验和最近的报告表明，高血压急症患者的继发性高血压患病率高于平常。24小时尿儿茶酚胺代谢物含量在参考范围内是排除嗜铬细胞瘤的有力证据；肾血管性高血压、醛固酮增多症的筛查可以在出院前一天左右进行，费用低廉。

四、特殊情况

1. *主动脉夹层*　急性主动脉夹层患者药物治疗初始目标是减低破裂主动脉的血压和切应力（通过降低$\delta P/\delta t$和心肌收缩力）。最常用的是短效易滴定的β受体阻滞药，如艾司洛尔和拉贝洛尔。如果β受体阻滞药禁忌，可以应用地尔硫䓬。尽管没有临床试验数据证明，但许多权威机构建议，急性主动脉夹层患者如果可以耐受，在20分钟内收缩压应低于120mmHg。一般来说，给硝普钠是为了达到这一目标血压。不能单独使用直接血管扩张药，如二氮嗪、肼屈嗪和米诺地尔，因为会增加交感神经活性，恶化心肌缺血，增加主动脉的切应力。应尽快外科会诊。

2. *心肌梗死*　这种情况下，主要目标是开放阻塞的冠状动脉；可以使用多种药物来降低血压和减少心肌耗氧量。静脉注射β受体阻滞药和（或）硝酸甘油都是有用的。与主动脉夹层一样，应避免使用直接血管扩张药进行单药治疗。

3. *肺水肿/心力衰竭*　静脉注射硝酸甘油或硝普钠可用于降低血压。血管紧张素转化酶（ACE）抑制剂被广泛应用，因其对前负荷和后负荷均有益处，但可引起血压急剧下降，且难以逆转。利尿药根据需要可用于容量控制，但最近的安慰剂对照试验显示，呼吸困难评分或其他结果没有改善。此外，利尿药可加剧压力性钠尿，进一步刺激肾素-血管紧张素系统，并引起低钠血症。

4. *缺血性脑卒中*　目前美国不推荐在急性缺血性脑卒中发展过程中常规降低血压。虽然高血压在这种情况下很常见，但血压升高可能是一种生理代偿反应，增加缺血脑组织的脑灌注。降低血压（特别是快速或大幅度）可急性加重缺血和扩大缺血半暗带。如果患者是急性再灌注治疗的候选者，美国当前的国家指南推荐使用拉贝洛尔或尼卡地平（或其他合适药物），除非血压高于185/110mmHg。只有当收缩压高于220mmHg或舒张压高于120mmHg时，才建议在首个24小时内谨慎地将血压降低15%，这两种情况都需要仔细监测患者的神经功能恶化情况。许多医师更喜欢硝普钠或艾司洛尔，因为作用短效，可以很快停止。钙通道阻滞药（CCB）可增加颅内压，一般在急性缺血性卒中患者中避免使用。

5. *出血性脑卒中*　尼莫地平是一种抗高血压作用较弱的短效二氢吡啶类CCB，口服用于治疗蛛网膜下腔出血患者，减少脑动脉痉挛和再出血。美国现行卒中指南建议，如果SBP高于220mmHg，急性脑出血患者应考虑降压治疗。急性脑出血强化降压试验2（INTERACT2）显示，对于非美国受试者，如果血压在150～220mmHg，颅内出血症状出现后6小时内，将收缩压降低到140mmHg是安全的，并且在90天内几乎没有显示出对死亡或严重残疾的显著益处（$P=0.06$），尽管一些次要终点确实达到了推定的统计学意义。美国现行卒中指南建议，对于急性颅内出血和收缩压介于150～220mmHg的美国人，如果没有禁忌证，可以给予抗高血压治疗。

6. *先兆子痫*　硫酸镁、甲基多巴、肼屈嗪、拉贝洛尔，甚至硝苯地平在先兆子痫治疗中具有悠久而成功的记录（见第39章）。妊娠期间禁用肾素抑制剂、ACEI抑制剂、血管紧张素受体阻滞药和硝普钠。

7. *儿茶酚胺危象*　嗜铬细胞瘤是引起高血压危象的一种罕见病因（请参阅第15章），通常静脉注射非选择性α受体阻滞药酚妥拉明可以成功治疗。如果需要控制心动过速，可以添加β受体阻滞剂。单独使用β受体阻滞药可使α受体无阻滞，并可使血压突然升高。应用选择性α_1受体阻滞药（如多沙唑嗪）或拉贝洛尔（α、β受体阻滞药）治疗失败已有报道。拟交感神经药，如去氧肾上腺素、可卡因或甲基苯丙胺也可引起高血压危象。酚妥拉明、拉贝洛尔或硝普钠都已成功地用于这种情况。

8. *围手术期高血压*　围手术期血压升高可能是由手术事件引起肾上腺素能刺激、血管内容量变化、术后疼痛或焦虑所致（见第44章）。除血管紧张素转化酶抑制剂外，患者通常在手术当天服用平常的门诊抗高血压药，此后口服药物会尽快重新开始。如果无法进行口服治疗，其他给药途径（如静脉注射氯维地平或拉贝洛尔，经皮可乐定）可暂时替代。术前或术后血压≥180/110mmHg的患者围手术期心脏事件的风险更大，通常会推迟手术，以便在接下来的24小时内更好地降低血压。

9. *其他*　在其他血压严重升高伴有血尿、鼻出血、精神状态改变、躁动或严重焦虑的临床情况下，静脉抗高血压治疗可能是合适的。可乐定和甲基多巴都应避免用于高血压脑病，因为它们可能对中枢神经系统产生不良影响。

10. *无进行性靶器官损害的血压严重升高（高血压“亚急症”）*　排除真正的高血压急症后，应该获取更详尽的病史以明确高血压的持续时间和严重程度。大多数患者已诊断为高血压，但药物不依从；有些患者的主要问题是疼痛或焦虑。应审查患者的用药情况，重点是抗高血压药，还包括其他处方药物、替代品、非处方药，以及消遣性药品（特别是可卡因）。酒精或违禁药物中毒都会使血压升高；急性停药（如可乐定）可引起高血压反弹；拟交感神经药物，如减充血剂、抗胆碱药、安非他明或可卡因，可能会使血压急剧升高。

由于血压经常自发下降，在给予药物治疗前应进行连续血压测量；最近一个系列研究中，32%的此类患者对休息30分钟有“满意的反应”。主要的血压升高本身并不具有短期心血管疾病风险；有时，急性降压治疗风险更大。硝苯地平胶囊或静脉注射二氮嗪可导致突然和不可预测的低血压、急性卒中或心肌梗死，这些药物现在很少使用。最近对治疗方案的系统回顾表明，不同药物之间没有结果差异，ACE抑制剂耐受性比CCB稍好。大多数无进行性靶器官损害的严重血压升高的患者至少应该口服药物治疗，以便接下来的24～48小时降低血压。恢复先前患者耐受良好的治疗方案是一个合理选择。只要有明确的计划，及时随访，重新评估和长期治疗，患者可以保持血压升高离开急诊科。随访对所有血压显著升高的患者都非常重要，因为有些患者错误地将紧急情况下提供的治疗视为“治愈”，并不了解长期控制血压的益处。因此，患者需要密切的临床随访，监测他们是否依从药物治疗和生活方式改变，如避免吸烟、体力活动、饮食管理和减重。这是一个改善长期血压控制的机会，不应失去。

五、总结

高血压急症是血压严重升高，伴有急进性靶器官损害，如急性冠状动脉或脑缺血、肺水肿、急性肾损伤、主动脉夹层或子痫。这种情况如果不治疗具有很高的死亡率，应在监控条件下立即给予短效容易滴定的静脉药物治疗，虽然血压应在几分钟到几小时内降低，但最初几小时内平均动脉压的降低不应超过基线血压的20%～25%，以避免重要器官的低灌注。一旦病情稳定，应该对患者进行更详尽的调查，寻找可以治疗的高血压病因。应安排适当的教育和随访，以确保高血压以及通常存在的其他心血管危险因素的持续和最佳管理。

高血压“亚急症”通常是对原有高血压治疗不当的结果，表现为血压严重升高，没有急性进行性靶器官损害的证据。此类患者应作为门诊患者，服用一种或多种口服药物治疗，以在数天内实现血压控制。建议在门诊提供密切的随访，以实现血压控制，并给予适当的教育，避免未来出现“紧急”情况。真正的高血压急症与“高血压亚急症”的主要区别在于存在急性进行性靶器官损害，而不是血压升高的程度。

第八部分 临床试验结果

第47章 降血压试验和降血压治疗试验协作组的荟萃分析

Kazem Rahimi and Vlado Perkovic

在过去几十年里，荟萃分析一直是拓展医学专业知识的核心。现在，荟萃分析提供“认真、明确和明智的使用”的证据为许多临床实践奠定了基础，使得临床医师就如何最好地为许多不同类型患者提供医疗服务做出真正有见地的决定。在心血管（CV）疾病领域，对不同降压方案疗效进行荟萃分析，可以综合解释不同治疗方法的效果，提供有关降压对主要心血管事件影响的精确估计，包括卒中和冠心病（CHD）。作为研究结果，临床实践者现在被更好地告知有关降压治疗选择的意义，超过所能采取的其他任何治疗模式。例如，荟萃分析可以确定不同类别抗高血压药对于不同类型严重心血管事件所提供的保护作用是否存在重要差异，还可以确定是否获益来自患者的重要特征，如风险、年龄、性别，以及是否存在或者缺乏潜在疾病。本章概述了荟萃分析的一些关键特征，并报道了最新大型荟萃分析的主要发现，其中包括降血压治疗试验协作组（BPLTTC）的主要发现。

一、荟萃分析

meta-analysis（荟萃分析）一词描述了一种统计学方法，将针对相同或相关问题的几项不同研究结果合并在一起，力图为所研究问题提供更精确、更可靠的答案。该技术可用于定量汇总不同研究设计范畴的数据（观察性和干预性），数据通常来自系统性综述文献确认的相关研究。随机对照试验的荟萃分析特别有用，因为尽管由小型或中型试验提供的单个评估可能不准确，但只要单个试验正确执行，评估通常不会产生偏倚。因此，与单个试验结果相比，相关高质量随机对照试验合并的结果应能更精准和确切地评估所研究干预措施的实际效果。除了为单个试验提出的原始研究问题提供更可靠的答案和对个体研究可能不一致的领域提供明确信息外，大型荟萃分析通常具有统计学效力，超越那些原始问题，通过调查关于重要患者亚组疗效或治疗较少的结果来补充问题。

最终，任何荟萃分析将在所纳入试验的特征上产生差异。例如，针对不同降压方案对重大心血管事件影响的试验经常被合并，但其受试者差异很大，随访时间也明显不同。同样，有许多试验研究基于不同药物类别治疗方案疗效比较，但是所使用的特定药物和给药剂量有所不同。试验特征差异最终增强还是削弱荟萃分析的结果一直是讨论相当多的话题。总的来说，具有不同特征的多个不同研究的可用性可能会增强而不是削弱结论。特别是，如果包含一系列相似但不完全相同的试验，则可以探索不同受试者亚组和不同试验组之间治疗效果的一致性。

荟萃分析的价值取决于纳入的各个试验的质量和范围。为了在随机对照试验的荟萃分析中获得治疗效果的无偏倚估计，至关重要的是荟萃分析中包括的试验必须独立和合并无偏倚。公认的是不确定或不利的试验结果不会像具有阳性结果的试验（即发表偏倚）那样频繁被发表，系统排除未发表的中性或阴性试验可能会导致荟萃分析的效果评估偏向于阳性结果。仅根据已发布数据进行荟萃分析相对容易进行，无须行业或领先研究人员的合作即可进行，但特别容易出现发表偏倚。相比之下，由大型消息灵通的协作网络进行的资源密集型荟萃分析项目受发表偏倚影响较小。此类协作性荟萃分析的典范是由降血压治疗试验协作组、胆固醇治疗试验协作组和抗血栓治疗试验协作组进行。所有有贡献的试验结果是已知的，或者在进行汇总分析之前分析和报告的主要结果都是特定的，再加上研究小组尽力确保所有相关试验研究一致，因此，荟萃分析前瞻性和全面性的性质限制了潜在偏倚的产生。通过强有力的合作安排，极大地增强了结果定义的标准化和共享个别患者特定数据集的空间，从而获得分析的优势。

以下章节概述了不同降压方案大型荟萃分析的结果，有助于了解抗高血压药对主要心血管事件的影响。

二、降血压治疗试验协作组

BPLTTC是一项国际协作组织，包括降压方案的大型随机临床试验的主要研究人员。该组织成立于1995年，其主要目标是应用随机临床试验的前瞻性荟萃分析为常用抗高血压药的主要心血管事件的影响提供最可靠的证据。所有荟萃分析均按照协议进行操作和报告，协议预先设定研究问题、试验资格标准、结果、主要治疗方案比较和分析计划。

具备BPLTTC纳入资格的临床试验需满足以下条件之一：①患者随机分配至不同抗高血压药治疗方案组；②患者随机分配至抗高血压药或者安慰剂组；③或患者随机分配至不同目标血压组。此外，合格的试验必须包含（计划）每个治疗组至少每年1000例患者的随访。尽管有其他干预因子的试验（如降低胆固醇治疗）符合纳入条件，试验中其他治疗和降压治疗混在一起不符合协作组纳入资格，因为其他治疗可能成为潜在的混杂因素。在合作的初始阶段，1995年协作组成立之前，试验无法发表或提供主要试验结果。但是，最近协作组扩大了范围，目的是解决一些与降血压安全性和有效性有关的关键问题。

协作组一个主要特征是尽可能收集参与试验受试者的个人原始数据。此类受试者数据荟萃分析的3个主要优势是：①进行详细数据检查的益处；②在试验中使用一致的方法将受试者更好地分层为重要亚组；③具备时间事件分析的可能性，增加了统计学效力，基于汇总受试者数据的标准表格荟萃分析无法提供。根据最初协议，调查人员要求的数据包括筛选或随机分组时记录的受试者特征、在随访期间进行的选择性测量指标，以及计划随访期间所有预定结果发生的详细信息。2014年开始数据收集第3期，如果可能，所有新老协作者都被要求共享完整的试验数据集，以便进行一系列有关血压安全性和有效性的新分析。

自成立以来，BPLTTC已报道了各种降压方案对具有心血管疾病风险的广大患者的整体效果，以及按患者年龄、性别、基线血压、基线心血管风险和是否存在糖尿病分类的特定亚组患者的降压效果。同时还进行了其他大规模降血压研究的荟萃分析，作为协作产生的循证补充。

三、高危高血压患者血压降低的总体效果

BPLTTC第2期更新报告了不同降压方案对主要心血管事件的总体效果，数据来自29个临床试验和近160 000名患者。大多数试验中，根据高血压和其他心血管危险因素（如糖尿病、肾病或增龄）来选择患者。受试者总体平均年龄为65岁，其中50%以上（52%）是男性。参与试验者平均随访时间2.0～8.4年，带来超过700 000例患者年随访。

分析显示，与安慰剂相比，采用血管紧张素转化酶（ACE）抑制剂或钙通道阻滞药（CCB）的降压方案可显著降低卒中（28%～38%）和冠心病（22%）风险（图47.1）。患者随机分配接受更高强度（更低目标血压）或次强度降压方案的试验中，强化降压卒中风险显著降低，而冠心病获益趋势不明显。心力衰竭（HF）事件被定义为导致死亡或住院的事件，荟萃分析的概述显示，ACE抑制剂基础降压方案与安慰剂相比，对心力衰竭事件具有保护作用（18%），CCB基础方案无明显加重心力衰竭事件趋势，较低目标血压没有明显受益趋势。

概述分析显示超过17 000个主要心血管事件（包括卒中、冠心病和心力衰竭事件，以及任何心血管原因导致死亡的复合结果）（图47.1）。与安慰剂相比，基于ACE抑制剂（22%）或CCB（18%）的有效降压可显著降低主要心血管事件风险，更强降压比次强度降压风险减低（14%）。与安慰剂相比，以ACE抑制剂为基础的治疗方案把心血管或全因致命性事件死亡风险分别降低了20%或12%。CCB基础治疗方案也有减少心血管死亡的趋势。但是，尚无明确证据表明以较低血压目标的治疗方案为可减少致命性心血管事件或任何原因导致的死亡风险。

BPLTTC的这些发现已经通过其他大规模荟萃分析得到证实和扩展。来自123项研究（613 815名随机受试者）的汇总数据报告显示，相对危险度（RR）降低与实现的血压降低幅度成正比，收缩压每降低10 mmHg，就显著降低重大心血管疾病事件的风险（RR：0.80，95%置信区间：0.77～0.83）、冠心病（0.83，0.78～0.88）、卒中（0.73，0.68～0.77）、心力衰竭（0.72，0.67～0.78），研究人群中全因死亡显著降低了13%（0.87，0.84～0.91）。但是，未发现对发生肾衰竭的风险有明显影响（0.95，0.84～1.07）（图47.2）。

四、不同种类药物比较

在BPLTTC中，与常规治疗（利尿药/β受体阻滞药）和ACEI抑制剂相比，CCB基础治疗方案对卒中的边缘带保护作用明显增强，尽管随机组间血压差异很小（图47.3）。与ACEI抑制剂相比，利尿药/β受体阻滞药为基础的治疗方案对卒中具有相似的更大的边缘带保护作用，利尿药/β受体阻滞药组平均血压降低2 mmHg可能是这种保护的原因。

没有证据表明有效降压方案对CHD保护存在任何

	临床试验	事件/受试者 前者	事件/受试者 后者	平均血压变化（mmHg）*	相对风险（95% CI）
卒中					
ACE-I vs. 安慰剂	5	473/9111	660/9118	−5/−2	0.72（0.64，0.81）（p homog =0.33）
CA vs. 安慰剂	4	776/3794	119/3688	−8/−4	0.62（0.47，0.82）（p homog=0.90）
More vs. less	4	140/7494	261/13 394	−4/−3	0.77（0.63，0.95）（p homog=0.15）
冠心病					
ACE-I vs. 安慰剂	5	667/9111	834/9118	−5/−2	0.80（0.73，0.88）（p homog=0.91）
CA vs. 安慰剂	4	125/3794	156/3688	−8/−4	0.78（0.62，0.99）（p homog=0.34）
More vs. less	4	215/7494	261/13 394	−4/−3	0.86（0.72，1.03）（p homog=0.35）
心力衰竭					
ACE-I vs. 安慰剂	4	219/8233	269/8246	−5/−2	0.82（0.69，0.98）（p homog=0.60）
CA vs. 安慰剂	3	104/3382	88/3274	−8/−4	1.21（0.93，1.58）（p homog=0.17）
More vs. less	4	54/7494	72/13 394	−4/−3	0.84（0.59，1.18）（p homog=0.11）
主要心血管事件					
ACE-I vs. 安慰剂	5	1283/9111	1648/9118	−5/−2	0.78（0.73，0.83）（p homog=0.42）
CA vs. 安慰剂	3	280/3382	337/3274	−8/−4	0.82（0.71，0.95）（p homog=0.54）
More vs. less	5	493/8034	729/13 948	−4/−3	0.86（0.77，0.96）（p homog=0.25）
心血管死亡					
ACE-I vs. 安慰剂	5	488/9111	614/9118	−5/−2	0.80（0.71，0.89）（p homog=0.29）
CA vs. 安慰剂	5	107/3382	135/3274	−8/−4	0.78（0.61，1.00）（p homog=0.43）
More vs. less	5	209/8034	271/13 948	−4/−3	0.93（0.77，1.11）（p homog=0.15）
总死亡率					
ACE-I vs. 安慰剂	5	839/9111	951/9118	−5/−2	0.88（0.81，0.96）（p homog=0.54）
CA vs.安慰剂	4	239/3794	263/3688	−8/−4	0.89（0.75，1.05）（p homog=0.99）
More vs. less	5	404/8034	549/13 948	−4/−3	0.96（0.84，1.09）（p homog=0.09）

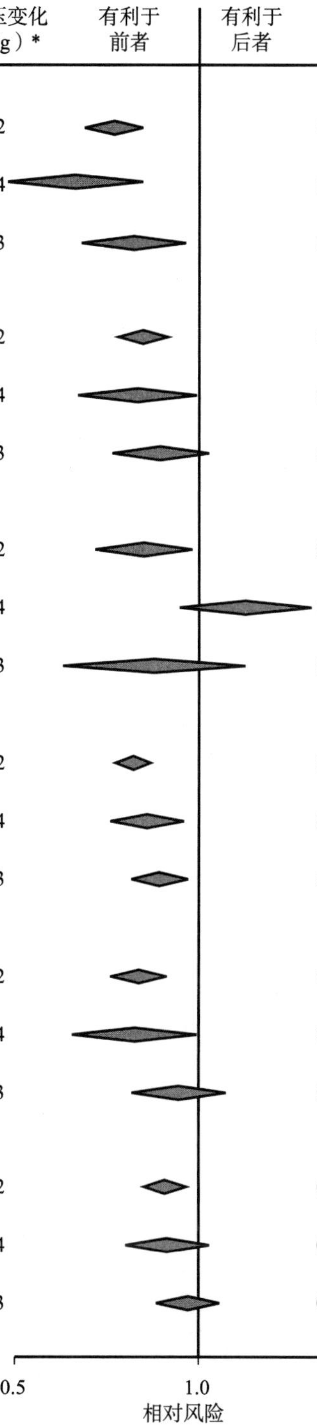

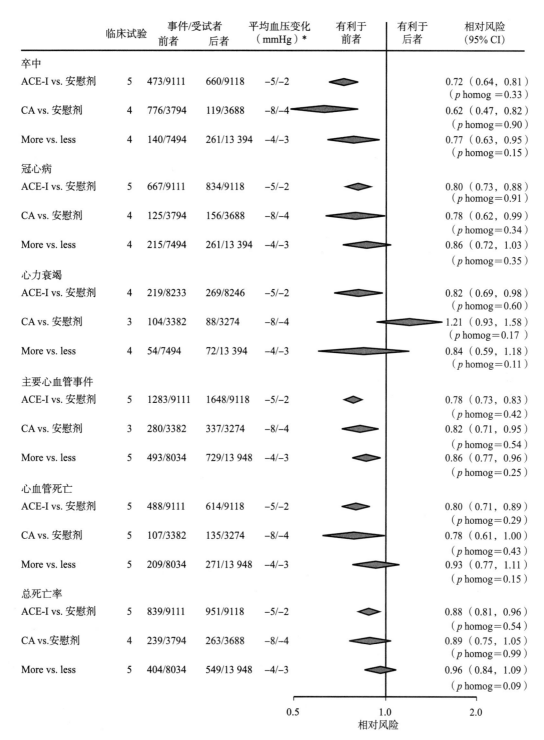

图47.1 血管紧张素转化酶（ACE）抑制剂和钙拮抗药（CA）与安慰剂相比，更强降压与较弱降压方案相比，对主要心血管结局和死亡风险的影响

*积极治疗组与对照组相比在随访期间总体平均血压差（收缩压/舒张压），通过将试验中个体数目每项观察到有贡献的差异加权计算。负值表示第一列治疗组中平均随访血压水平较低（即ACE抑制剂、CA等）。ACE-I. ACE抑制剂；CI.置信区间；more.更强降血压方案；less.较弱降压方案（引自：Blood Pressure Lowering Treatment Trialists' Collaboration. Effects of different blood-pressure-lowering regimens on major cardiovascular events：results of prospectively-designed overviews of randomised trials. Lancet，2003，362：1527-1535.）

	研究	干预		对照		RR（95%CI）/收缩压每减低10mmHg
		事件	受试者	事件	受试者	
主要心血管事件	55	13 209	137 319	14 068	128 259	0.80（0.77 ~ 0.83）
冠心病	56	4862	136 986	5301	128 548	0.83（0.78 ~ 0.88）
卒中	54	4635	136 682	5378	128 641	0.73（0.68 ~ 0.77）
心力衰竭	43	3284	115 411	3760	107 440	0.72（0.67 ~ 078）
肾衰竭	16	890	39 888	834	39 043	0.95（0.84 ~ 1.07）
全因死亡	57	9775	138 298	9998	129 700	0.87（0.84 ~ 0.91）

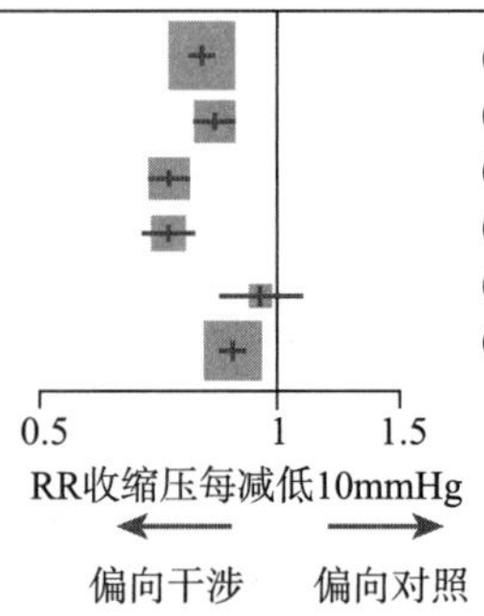

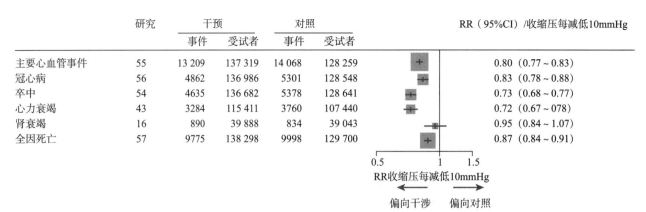

图 47.2 收缩压降低 10 mmHg 的标准化效果

RR. 相对风险（引自：Ettehad D，Emdin CA，Kiran A，et al. Blood pressure lowering for prevention of cardiovascular disease and death：a systematic review and meta-analysis. Lancet，2016，387：957-967.）

差异（见图47.2）。ACE抑制剂与CCB对比的汇总评估，因各试验存在一些异质性而得到该结果。归因于一项试验，但从固定效应模型中排除该试验或使用随机效应模型均未改变这个结果得到的结论。这些数据为先前非定量研究概述提供了大力支持，从而驳斥了接受CCB治疗的高血压患者冠心病风险大幅增加的说法。但是，与CCB基础方案相比，利尿药和（或）β受体阻滞药，以及ACE抑制剂基础降压方案可以更大程度地降低心力衰竭风险。

这些差异不能归因于不同种类药物对血压控制的疗效不同，而似乎通过某种替代机制介导。同样，因为心力衰竭事件仅限于导致死亡或住院的事件，CCB的轻微副作用（如外周水肿）不能解释这一发现。二氢吡啶类药物和非二氢吡啶类药物试验单独分析未显示出不同的效果。基于任何活性药物为基础［ACE抑制剂、CCB或利尿药和（或）β受体阻滞药］方案间对于任何复合结果无显著差异。估计的疗效置信区间非常狭窄，反映出可用于这些分析的数千个事件。

最近一项关于降压试验的表格式荟萃分析也研究不同药物类别疗效比较。与BPLTTC采用方法类似，对于达到的血压降低差异未进行标准化分析，以解释可能的非血压介导效应，更大的降压潜力或一种药物比其他药物具有更好的耐受性。这项临床试验通过特定类别药物（ACE抑制剂、ARB、β受体阻滞药、利尿药和CCB）与所有其他类别药物对比，来验证每种药物的疗效可能存在差异。结果表明，不同种类药物在预防各种结果事件的疗效大致相当（图47.4）。

然而，β受体阻滞药预防主要心血管疾病（CVD）（1.17，1.11 ～ 1.24）、卒中（1.24，1.14 ～ 1.35）和肾衰竭（1.19，1.05 ～ 1.34）似乎不如其他药物有效，证据表明，其预防全因死亡疗效较差（1.06，1.01 ～ 1.12）。似乎CCB预防卒中优于其他类别药物（0.90，0.85 ～ 0.95），但在预防心力衰竭方面劣于其他类别药物（1.17，1.11 ～ 1.24）。利尿药预防心力衰竭优于其他类别药物（0.81、0.75 ～ 0.88）。尽管这些发现与BPLTTC大体一致，但该研究缺乏个体受试者的原始数据，也没有可能改变治疗效果的其他合用抗高血压药信息。因此，不能排除患者亚组之间是否存在重要类别差异，需要应用BPLTTC目前正在调查的其他数据进行进一步分析。

五、血压治疗的血压依赖性和血压非依赖性效应

无偏倚的大型观察研究表明，血压与心血管风险之间存在直接和连续的关系，这种关系延伸至传统认为的“正常血压”水平。在BPLTTC概述中，每个随机治疗组间的加权平均血压差与每种结果合并的相对危险度之间的关系图，显示了血压差异幅度与相对危险度减低程度直接和连续的关联（图47.5）。除心力衰竭在BPLTTC中可能缺乏统计学效力，其他所有心血管结果的关联都一致。最近的表格式荟萃回归表明，主要CVD、卒中、心力衰竭和全因死亡率的相对危险度降低与所达到的血压降低幅度成正比（所有$P<0.05$）（图47.6）。

CHD的meta回归结果具有临界意义（$P=0.058$），肾衰竭无统计学意义（$P=0.09$）。

这些分析有助于证实降低血压本身可很大比例获益，来自常用种类药物。但是，这并不排除不同抗高血压药物降压作用之外还具有某些相关益处的可能性，尤其是在某些患者亚组中。

六、对重要患者亚组的影响

设计亚组分析来调查不同降压方案在特定患者组疗效是否存在重要差异。

1. 对不同基线心血管疾病风险患者的影响　根据个体疾病绝对危险预测而不是基于单一风险因素水平来制订预防心血管疾病治疗方案的价值已经讨论了数十年。然而，支持血压降低绝对危险预测的证据颇为有限。为解决该问题，BPLTTC进行了一项研究，比较处于不同

	临床试验	事件/受试者 前者	事件/受试者 后者	平均血压变化（mmHg）*	相对风险（95% CI）
卒中					
ACE-I vs. D/BB	5	984/20 195	1178/26 358	+2/0	1.09（1.00，1.18）（*p* homog=0.13）
CA vs. D/BB	9	999/31 031	1358/37 418	+1/0	0.93（0.86，1.00）（*p* homog=0.67）
ACE-I vs. CA	5	701/12 562	622/12 541	+1/+1	1.12（1.01，1.25）（*p* homog=0.20）
冠心病					
ACE-I vs. D/BB	5	1172/20 195	1658/26 358	+2/0	0.98（0.91，1.05）（*p* homog=0.21）
CA vs. D/BB	9	1394/31 031	1840/37 418	+1/0	1.01（0.94，1.08）（*p* homog=0.48）
ACE-I vs. CA	5	907/12 562	948/12 541	+1/+1	0.96（0.88，1.04）（*p* homog=0.01）
心力衰竭					
ACE-I vs. D/BB	3	547/12 498	809/18 652	+2/0	1.07（0.96，1.19）（*p* homog=0.43）
CA vs. D/BB	7	732/23 425	850/29 734	+1/0	1.33（1.21，1.47）（*p* homog=0.92）
ACE-I vs. CA	4	502/10 357	609/10 345	+1/+1	0.82（0.73，0.92）（*p* homog=0.75）
主要心血管事件					
ACE-I vs. D/BB	6	2581/20 631	3450/26 799	+2/0	1.02（0.98，1.07）（*p* homog=0.31）
CA vs. D/BB	9	2998/31 031	3839/37 418	+1/0	1.04（0.99，1.08）（*p* homog=0.91）
ACE-I vs. CA	5	1953/12 562	2011/12 541	+1/+1	0.97（0.92，1.03）（*p* homog=0.22）
心血管死亡					
ACE-I vs. D/BB	6	1061/20 631	1440/26 799	+2/0	1.03（0.95，1.11）（*p* homog=0.36）
CA vs. D/BB	9	1237/31 031	1584/37 418	+1/0	1.05（0.97，1.13）（*p* homog=0.33）
ACE-I vs. CA	5	870/12 562	840/12 541	+1/+1	1.03（0.94，1.13）（*p* homog=0.56）
总死亡					
ACE-I vs. D/BB	6	2176/20 631	3067/26 799	+2/0	1.00（0.95，1.05）（*p* homog=0.76）
CA vs. D/BB	9	2527/31 031	3437/37 418	+1/0	0.99（0.95，1.04）（*p* homog=0.71）
ACE-I vs. CA	6	1763/12 998	1683/12 758	+1/+1	1.04（0.98，1.10）（*p* homog=0.68）

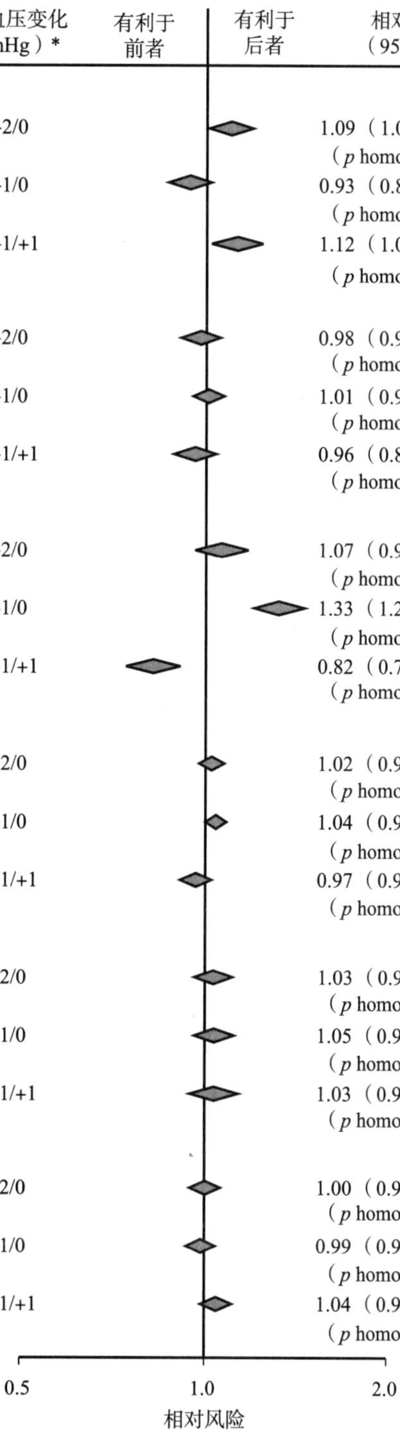

图47.3 基于不同药物类别的降压方案对主要血管结局和死亡风险的影响

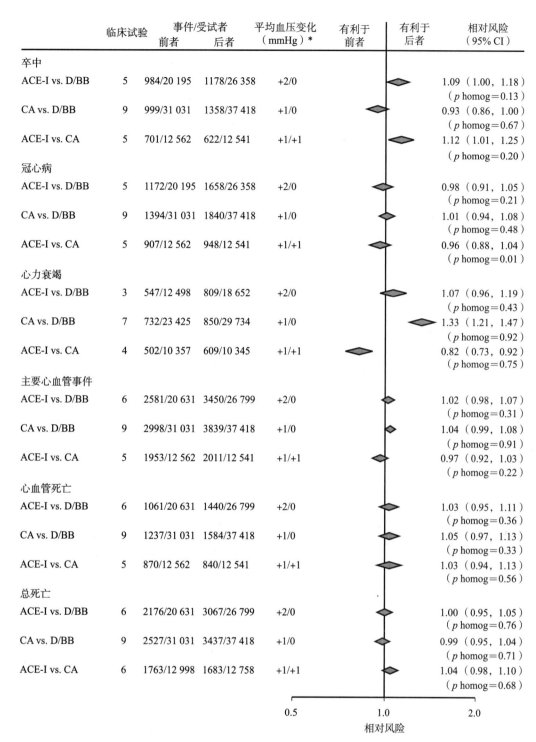

ACE.血管紧张素转化酶；ACE-I：ACE抑制剂；CA.基于钙拮抗药的治疗方案；D/BB.利尿药或β受体阻滞药为主的治疗方案。*分配到第一治疗组和第二治疗组的总体平均血压差异（收缩压/舒张压）是通过试验中个体数量观察到的每项有贡献的差异进行加权计算得出。正值表示与第二治疗组相比，第一治疗组的平均随访血压更高（即在钙拮抗药与利尿药/β受体阻滞药的比较中，除舒张压之外的所有血压）（引自：Blood Pressure Lowering Treatment Trialists' Collaboration. Effects of different blood-pressure-lowering regimens on major cardiovascular events: results of prospectively-designed overviews of randomised trials. Lancet，2003，362：1527-1535.）

	研究	基线收缩压	干预 事件	干预 受试者	对照 事件	对照 受试者	RR（95%CI）收缩压每减低10mmHg
主要心血管事件							
心血管疾病	18	140	5382	41 891	5903	41 234	0.77（0.71～0.81）
无心血管疾病	8	150	366	11 076	509	10 469	0.74（0.67～0.83）
合计							0.76（0.72～0.81）
交互作用：p=0.63							
冠心病							
心血管疾病	17	139	1909	43 656	2153	43 004	0.73（0.64～0.82）
无心血管疾病	5	148	50	4588	33	4000	0.85（0.55～1.32）
合计							0.74（0.65～0.83）
交互作用：p=0.51							
卒中							
心血管疾病	17	140	2228	41 574	2594	40 919	0.74（0.67～0.81）
无心血管疾病	6	155	102	6670	148	6489	0.75（0.63～0.89）
合计							0.74（0.68～0.81）
交互作用：p=0.90							
心力衰竭							
心血管疾病	11	138	1164	36 008	1391	35 340	0.66（0.56～0.79）
无心血管疾病	4	154	52	5630	67	5449	0.77（0.59～1.00）
合计							0.69（0.60～0.80）
交互作用：p=0.36							
肾衰竭							
无心血管疾病	1	136	99	2623	88	2646	1.36（0.68～2.69）
合计							1.36（0.68～2.69）
交互作用：单一研究不适用							
全因死亡							
心血管疾病	19	139	3711	44 819	3888	44 170	0.90（0.83～0.98）
无心血管疾病	6	149	315	9368	393	9195	0.84（0.75～0.93）
合计							0.87（0.82～0.93）
交互作用：p=0.30							

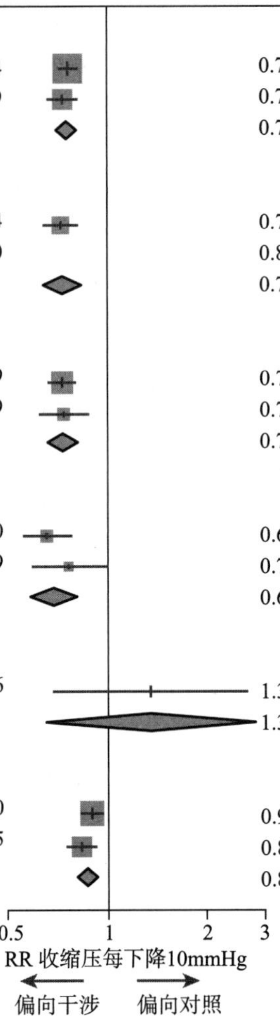

图47.4　按心血管疾病病史分层的收缩压降低10 mmHg的标准化效果

数据按基线有无心血管疾病史分层为有（心血管疾病）或者无（没有心血管疾病）。心血管疾病亚组没有显示肾衰竭风险，因为没有试验将肾衰竭作为结果事件按照是否存在心血管疾病进行分层分析。RR.相对危险度（引自：Ettehad D，Emdin CA，Kiran A，et al. Blood pressure lowering for prevention of cardiovascular disease and death：a systematic review and meta-analysis. Lancet，2016，387：957-967.）

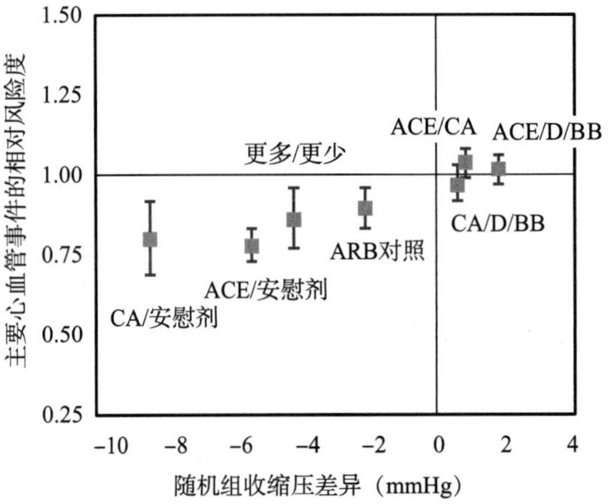

图47.5　随机的血压差异与主要心血管事件风险的相关性

第一个组与第二个组相比，主要事件相对危险度和平均随访血压的效果估计点绘制了方框。垂直线代表95%的置信区间。ACE.基于血管紧张素转化酶抑制剂的治疗方案；ARB.基于血管紧张素受体阻滞药的方案；CA.基于钙拮抗药的治疗方案；D/BB.基于利尿药或β受体阻滞药的治疗方案（引自：Blood Pressure Lowering Treatment Trialists' Collaboration. Effects of different blood-pressure-lowering regimens on major cardiovascular events：results of prospectively-designed overviews of randomised trials. Lancet，2003，362：1527-1535.）

基线水平心血管绝对危险的亚组患者抗高血压药物的疗效。51 917例患者纳入分析，药理学上血压降低产生显著相对危险度降低，所有4个风险组均相似（图47.7）（趋势$P=0.30$）。结果显示，从最低风险组到最高风险组，绝对危险降低幅度呈线性增加（图47.7）（趋势$P=0.04$）。这些结果支持应用临床管理指南，推荐基于预测风险水平而非单独的血压水平进行降血压治疗。

2.不同基线血压对患者的影响　一份BPLTTC报告根据基线收缩压（SBP）（＜140mmHg、140～159mmHg、160～179mmHg和≥180mmHg）定义了患者亚组，研究了血压降低对这些分层的影响。总体主要

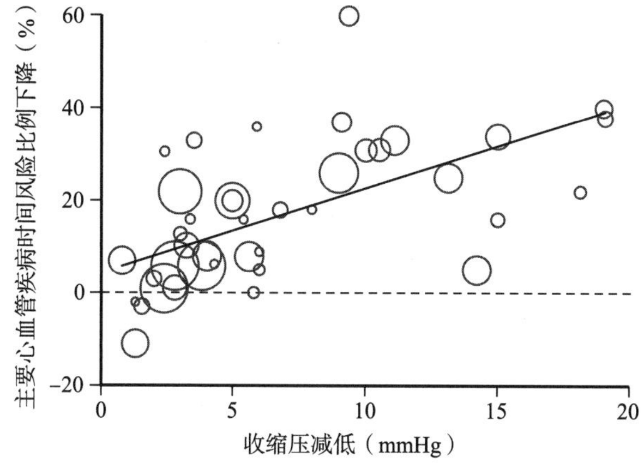

图47.6　meta回归图

该图显示了相对于研究治疗组之间达到的收缩压差值对应的主要心血管事件风险降低百分比（引自：Ettehad D，Emdin CA，Kiran A，et al. Blood pressure lowering for prevention of cardiovascular disease and death：a systematic review and meta-analysis. Lancet，2016，387：957-967.）

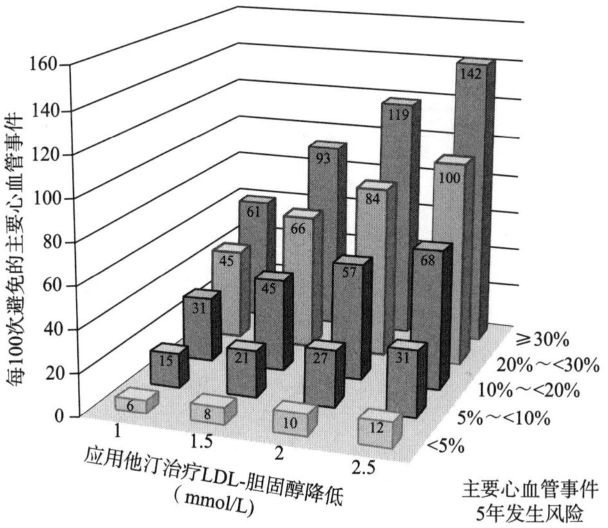

图47.7　不同风险水平他汀类药物治疗降低低密度脂蛋白胆固醇的5年益处预测

［引自：Cholesterol Treatment Trialists'（CTT）Collaborators. The effects of lowering LDL cholesterol with statin therapy in people at low risk of vascular disease：meta-analysis of individual data from 27 randomised trials. Lancet，2012，380：581-590.］

心血管事件的主要结果，没有明确证据表明降低血压会导致成比例的风险降低，患者广泛的初始血压水平及不同抗高血压药物使用背景存在定量差异。当根据基线舒张压对患者进行分层以及在将基线血压拟合为连续变量的分析中，结果具有相似的一致性（图47.6）。

最近证实了BPLTTC的发现，并将其扩展到基线血压水平更低的患者组。在表格荟萃分析中，按平均基线收缩压（＜130mmHg、130～139mmHg、140～149mmHg、150～159mmHg和≥160mmHg）以及各层之间收缩压降低10 mmHg的疗效进行分层。结果显示，没有证据表明在一定范围的心血管结局中，不同血压分层之间的降压效果不同（P趋势＞0.05）（图47.8）。

3.对患有或没有糖尿病患者的影响　对患有（$n=33\ 395$）和没有（$n=125\ 314$）的糖尿病的患者进行分析，降压方案对主要心血管事件的短期至中期疗效（平均随访时间：2～5年）的结果与大多数其他研究结果具有高度可比性（图47.9）。少数例外是基于ARB治疗与其他治疗方案的比较，其中与无糖尿病的患者相比，糖尿病患者ARB对卒中保护作用较小（P同质性＝0.05）；相反，与无糖尿病的患者相比，糖尿病患者的心力衰竭保护作用更大（P同质性＝0.005）。然而，这些差异是真实的，或是两个亚组血压降低差异的结果，还是仅仅出于偶然作用，尚不清楚。

最近关于糖尿病患者降压试验的系统综述显示，降压明显降低了心血管事件、心肌梗死、卒中、新发蛋白尿，以及心血管和全因死亡风险。现有数据提示在基线收缩压低于140 mmHg的患者中，降低血压的益处尚不清楚。

4.对不同年龄患者的影响　根据年龄（＜65岁vs.≥65岁）分类的患者分析中，各年龄组间在降压疗效方面无明显差异，或者在主要心血管事件中药物类别的作用也无任何差异（所有$P\geq0.24$）（图47.9）。当将年龄作为连续变量进行拟合时（所有$P>0.09$），年龄与治疗之间也没有任何显著相互作用。meta回归还显示两个年龄组间抗高血压药对主要心血管事件结果影响无显著差异（＜65 vs.≥65；$P=0.38$）。此外，降低血压在年轻（＜65岁）和年长（≥65岁）成年人中产生了相似的相对益处，没有强力证据表明，不同药物类别对主要血管事件的保护作用会随着年龄的变化而显著变化。老年人绝对风险更大，这意味着即使该人群按比例风险降低有所削弱，抗高血压药所提供的保护仍将转化为大量严重心血管事件的预防。

5.对男性和女性的影响　在包括103 268名男性和87 349名女性的分析中，没有证据显示患者性别对血压降低的保护水平有所不同，或者基于ACE抑制剂、CCB、ARB或利尿药/β受体阻滞药的治疗方案在一种性别的疗效比另一种性别更有效（所有P均质性＞0.08）（图47.9）。

	研究	干预		对照		RR（95%CI）收缩压每降低10mmHg	
		事件	受试者	事件	受试者		
主要心血管事件							0.22
＜130	4	542	4547	530	3881	0.63（0.50～0.80）	
130～139	17	5375	47 103	5856	47 167	0.87（0.82～0.92）	
140～149	7	4365	33 333	4694	33 062	0.79（0.72～0.87）	
150～159	13	1289	21 290	1257	20 088	0.80（0.71～0.91）	
≥160	14	1638	31 045	1731	24 060	0.74（0.69～0.79）	
Total						0.80（0.77～0.83）	
冠心病							0.93
＜130	5	489	6071	620	5395	0.55（0.42～0.72）	
130～139	18	2258	47 608	2461	47 670	0.88（0.80～0.96）	
140～149	8	1225	34 834	1307	34 581	0.80（0.69～0.94）	
150～159	12	409	20 386	442	19 788	0.84（0.68～1.05）	
≥160	13	481	28 086	471	21 113	0.82（0.73～0.92）	
Total						0.83（0.78～0.88）	
卒中							0.98
＜130	3	48	3669	47	2984	0.65（0.27～1.57）	
130～139	18	1191	47 608	1403	47 670	0.73（0.62～0.85）	
140～149	7	2130	34 166	2381	34 347	0.78（0.70～0.87）	
150～159	11	538	19 636	702	19 026	0.65（0.54～0.78）	
≥160	15	728	31 603	845	24 613	0.70（0.64～0.78）	
Total						0.73（0.68～0.77）	
心力衰竭							0.27
＜130	3	137	3669	138	2984	0.83（0.41～1.70）	
130～139	15	1493	44 029	1778	44 104	0.75（0.66～0.85）	
140～149	6	1121	32 665	1207	32 828	0.83（0.70～1.00）	
150～159	7	304	8507	271	7945	0.96（0.71～1.30）	
≥160	12	229	26 541	366	19 579	0.61（0.54～0.70）	
Total						0.72（0.67～0.78）	
肾衰竭							0.52
130～139	5	320	14 661	317	14 711	1.02（0.82～1.26）	
140～149	2	76	10 945	60	11 045	3.23（0.73～14.30）	
150～159	4	464	7278	428	6755	0.90（0.76～1.05）	
≥160	5	30	7004	29	6532	0.94（0.56～1.56）	
Total						0.95（0.84～1.07）	
全因死亡							0.79
＜130	7	320	7733	410	7059	0.53（0.37～0.76）	
130～139	18	3596	47 608	3782	47 670	0.89（0.82～0.98）	
140～149	7	3338	34 166	3318	34 347	0.99（0.89～1.09）	
150～159	12	1127	20 705	1197	19 511	0.78（0.69～0.90）	
≥160	13	1394	28 086	1291	21 113	0.86（0.80～0.92）	
Total						0.87（0.84～0.91）	

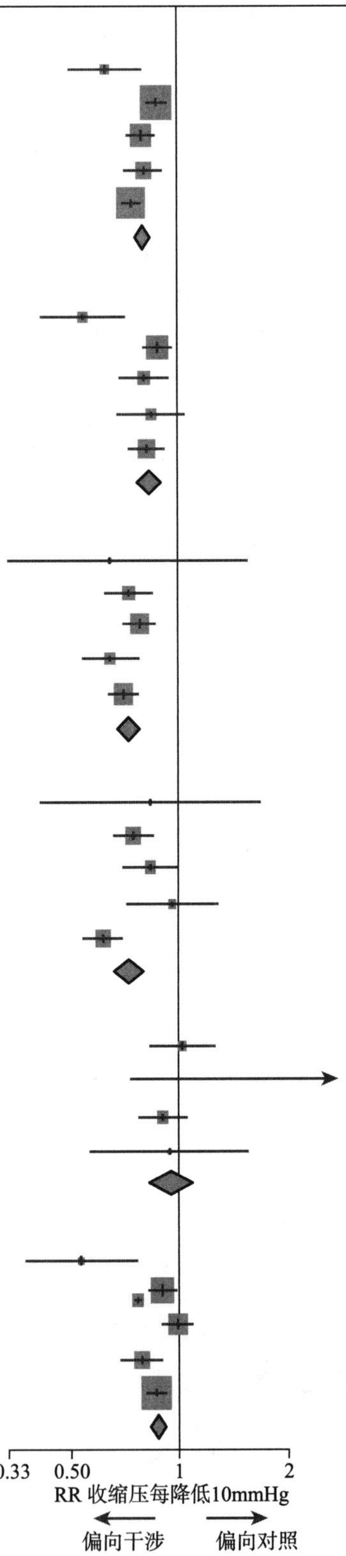

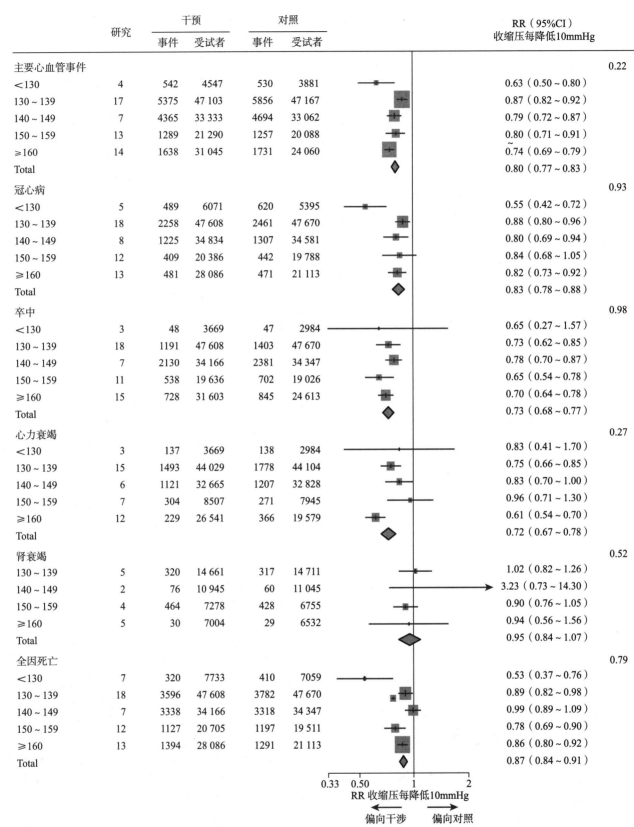

图47.8　通过血压分层将收缩压降低10 mmHg的标准化效果

血压分层是基线血压值，未达到治疗后的血压。RR.相对危险度（引自：Ettehad D，Emdin CA，Kiran A，et al. Blood pressure lowering for prevention of cardiovascular disease and death：a systematic review and meta-analysis. Lancet，2016，387；957-967.）

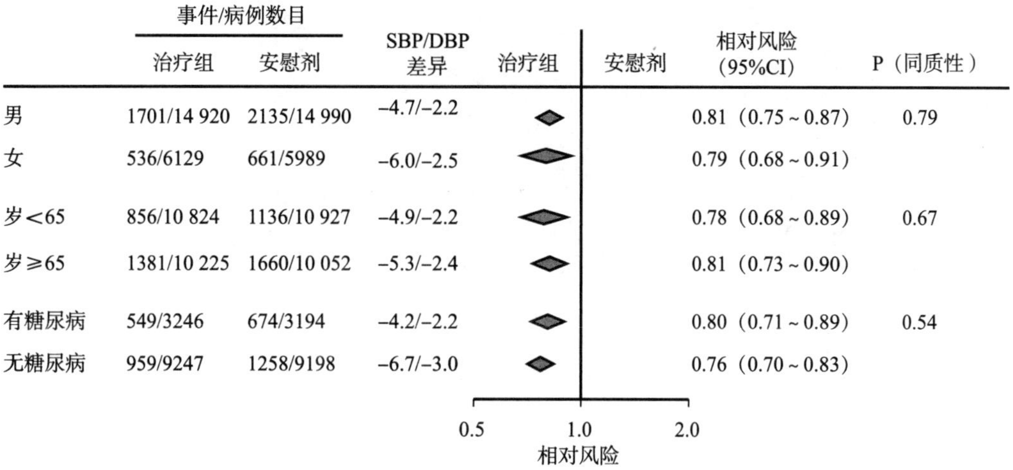

事件/病例数目
治疗组 安慰剂
SBP/DBP 差异
治疗组 | 安慰剂
相对风险 (95%CI)
P（同质性）
男 1701/14 920 2135/14 990 −4.7/−2.2 0.81（0.75 ~ 0.87） 0.79
女 536/6129 661/5989 −6.0/−2.5 0.79（0.68 ~ 0.91）
岁<65 856/10 824 1136/10 927 −4.9/−2.2 0.78（0.68 ~ 0.89） 0.67
岁≥65 1381/10 225 1660/10 052 −5.3/−2.4 0.81（0.73 ~ 0.90）
有糖尿病 549/3246 674/3194 −4.2/−2.2 0.80（0.71 ~ 0.89） 0.54
无糖尿病 959/9247 1258/9198 −6.7/−3.0 0.76（0.70 ~ 0.83）
0.5
1.0
2.0
相对风险

图47.9 根据性别、年龄和糖尿病状态，降压治疗与安慰剂相比对主要心血管事件的影响

DBP.舒张压；SBP.收缩压

七、总结

诸如BPLTTC进行的荟萃分析为临床医师及其患者提供了独特准确和比较的信息，关于广泛使用不同种类降血压药物的相对益处和风险。该结果适用于广大高血压人群和具有心血管疾病高风险的非高血压人群。

这些概述表明，使用任何常用的初始降压治疗均可以降低主要心血管事件发生风险，血压降低幅度越大，风险减低越多。对于某些结果，方案之间存在重要差异，可能独立于血压降低之外。这种差异在某些患者亚组管理中的重要程度需要更大，更多样化的数据集，有待BPLTTC研究人员进行持续调查。

第九部分
未来高血压的治疗

第48章 高血压的团队基础医疗管理

Barry L. Carter

尽管在过去的50年里血压控制有了很大改善，但美国高血压人群仅有50%控制得当。相比之下，在一些高绩效卫生系统中，血压控制更好，可以高达80%～90%。这些高绩效卫生系统使用的策略可能会帮助其他医务人员改善诊室或医疗机构的血压控制。

除生活方式选择外，还有许多原因导致血压控制不佳，包括患者药物依从性欠佳和临床医师未加强治疗（临床惰性）。当医师不加强降压治疗时，而引发临床惰性，可能是因为担心以下因素：临床血压测量的预测价值或准确性，接近但未达到或低于目标血压，患者对增加药物的抗拒，较低频率的家庭血压测量，疑似白大衣高血压，更紧急的竞争性医疗问题或患者陈述他们在就诊当天承受压力更大。但是，如果医疗保健服务组织结构充分支持医师和患者，则可以克服许多障碍（图48.1）。

许多提高质量的策略已尝试用于改善血压，包括患者教育、提醒、医师警戒和其他。多数举措作用微弱，以团队为基础的医疗保健除外，是改善血压最有效的策略。

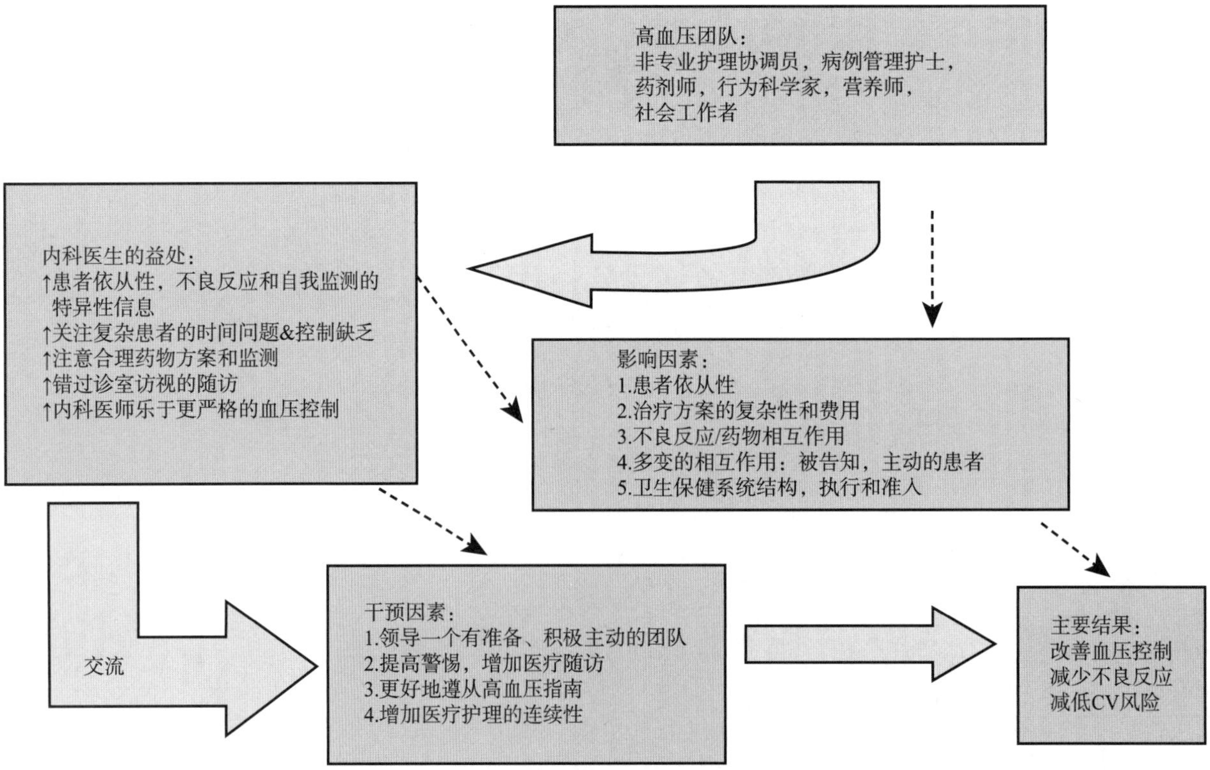

图48.1 高血压健康医疗保健执行

一、以患者为中心的医疗之家

以患者为中心的医疗之家（PCMH）得到推广以减少间断性照护，提高连续性，对慢性病和预防性医疗保健的提供更全面管理。PCMH由美国家庭医师学会、美国儿科医师学会、美国内科医师协会开发和认可，现在已成为医疗改革中可信赖的医疗组织的主要组成部分，作为降低成本提高医疗质量的战略。多年来国家质量保证委员会（National Committee on Quality Assurance，NCQA）制订标准并对卫生计划和个人医疗服务方提供正式认证。NCQA于2014年修订了对卫生保健系统评分的标准（表48.1）。尽管以前的标准支持团队医疗护理，但2014年标准将团队医疗护理作为PCMH重要组成部分，是六项关键标准之一。希望获得PCMH认证最高级别（表48.1的第3级）的卫生保健系统，必须拥有运作良好的团队，因为该部分占总分的20%。此外，护理管理、药物管理、照护协作，以及照护转变的协调都是非医师执行的所有经典功能，占评分的14%（表48.1）。

该标准还要求跨医疗卫生系统（如住院患者和基层医疗之间）对超过80%的患者、家庭和护理人员进行药物整合，向80%以上的患者提供有关新处方的信息，对50%以上的患者评估药物和依从性障碍，记录超过50%的患者非处方药、草药治疗和补充剂。

PCMH强调应围绕患者需求及其与私人医师的关系组织照护，医师领导的团队应根据患者需求提供医疗护理服务。标准没有强行规定谁在团队，或者团队如何运作和沟通。但是，绩效最高的卫生保健系统有护士、药师和行为卫生专业人员（如顾问），以及团队中的其他重要成员。医师将责任委派给团队中其他成员以执行用药史，识别实现疾病控制的问题和障碍，对改变生活方式进行咨询，按照高血压指南调整用药。团队成员频繁沟通关注目标导向治疗，使医师能够解决更多急性问题和并发症。早期证据表明，PCMH可用于改善医疗保健结果，提高医师满意度，降低医疗保健成本。患者、医师和团队之间的个人关系也已用来克服障碍，通常见于照护少数民族或者其他弱势人群（见下文）。

表48.1　2014年国家质量保证中心以患者为中心的医疗之家内容和实践评分

标准1：提高途径和连续性	分值	标准4：计划和医疗护理管理	分值
A.[a]以患者为中心的预约途径	4.5	A.确定患者需要医疗护理管理	4
B.24/7临床建议	3.5	B.[a]护理计划和自我护理支持	4
C.电子评估	2	C.药物管理	4
总分值	10	D.应用电子处方	3
		E.自我护理支持和制订决策	5
		总分值	20
标准2：以团队为基础的护理		标准5：跟踪和护理协调	
A.连续性	3	A.检验跟踪随访	6
B.医疗之家的责任	2.5	B.[a]转诊跟踪随访	6
C.文化和语言上适当的服务（CLAS）	2.5	C.协调过渡时期护理	6
D.[a]团队实践	4	总分值	18
总分值	12		
标准3：人群健康管理		标准6：测定和提高执行	
A.患者信息	3	A.测定临床质量表现	3
B.临床数据	4	B.测定资源应用和护理协调	3
C.全面健康评估	4	C.衡量患者/家庭经历	4
D.[a]应用数据进行人群管理	5	D.[a]实施持续质量改进	4
E.执行循证决策支持	4	E.证明持续质量改进	3
总分值	20	F.报告执行情况	3
		G.使用经过认证的电子病历技术	0
		总分值	20

分值水平

1级：35～59分

2级：60～84分

3级：85～100分

[a]必须通过元素［以患者为中心的医疗之家（PCMH 2014）标准复制的培训材料。经国家质量保证委员会（NCQA）网站的许可，来　源：http://www.ncqa.org/Programs/Recognition/RelevanttoAllRecognition/RecognitionTraining/PCMH2014Standards.aspx. Last accessed: September 2016.］

医务人员可能认为PCMH标准仅适用于那些典型的基层医疗保健机构。但是，转诊跟踪和随访标准5B要求医务人员为专家建立协议和标准，并且向专家提供临床问题和转诊类型。NCQA保存了一份被认定为符合标准的专家目录。因此，希望成为卫生保健系统和可信赖医疗组织成员的高血压专家和初级保健提供者将越来越需要满足这些标准。

慢性病管理的挑战带来提供照护管理的策略，以前称为疾病状态管理。这些管理通常聚焦于一种特定疾病，如高血压。PCMH需要更全面的计划来管理多种疾病，如糖尿病、血脂异常、高血压、戒烟和体重管理，努力减低心脏风险。大型卫生保健系统可以针对这些患者提供基于人群的战略方案，识别护理差距，指导患者采取改善护理的方案。规模较小的诊室或诊所通常没有资源提供这些全面服务，因为医师工作超负荷，而诊室没有资源来聘请关键团队成员。我们的研究团队正在通过两项临床试验，关于集中化心血管风险服务的疗效，这些临床试验可为私人诊所甚至农村地区的患者提供远程临床药学服务（见下文）。

二、高血压的团队基础医疗护理

1. 系统性综述　PCMH照护管理强调在提供医疗保健、自我管理支持、临床信息系统、传送系统重新设计、决策支持、医疗保健组织和社区资源等方面做出改变。系统重新设计或组织变更研究最多的领域之一，是纳入药师或护士作为医疗保健团队的成员。

Walsh及其同事评估了63项对照研究，这些研究采用各种质量改进策略来改善血压控制，如患者教育、医师提醒或其他方法。研究人员发现唯一有统计学意义的血压改善发生于组织变化，包括团队基础护理（37个比较研究），收缩压中位数降低9.7 mmHg，对照组收缩压净增幅为21.8%。另一项基于药物干预的荟萃分析评估了13项研究，包括2200名受试者，发现药师干预显著降低收缩压［(10.7±11.6) mmHg；$P=0.002$］，对照组保持血压不变。一项荟萃分析评估了39项随机对照试验，包括14 224名患者，研究发现，药师干预与常规护理相比，收缩压降低7.6 mmHg［95%置信区间（CI）：-9.0～-6.3 mmHg］。

一项荟萃分析评估了37项临床对照试验，其中包含药师或护士高血压病例管理。从业人员和培训类型差异很大。尽管药理学博士学位是目前药学领域唯一的专业学位，但在进行许多此类研究时，有些药师具有理学学士学位。大多数特定护士资格的研究包括注册护士（RN）或执业护士。几乎所有涉及诊所工作的护士或药师的研究都提供了专门的病例管理活动。但是，社区药师通常必须把干预措施纳入传统的药物分发功能。这项荟萃分析的一个目标是评估基于团队的护理干预措施各个组成部分的效力（表48.2）。最有效降低收缩压的策略是药师向医师提出治疗建议（-9.3 mmHg），护士或药师向患者教育有关用药知识（-8.75 mmHg），药师进行药物干预变更（-8.44 mmHg），药师或护士评估药物依从性（-7.9 mmHg），进行生活方式改变的咨询（-7.59 mmHg），由护士进行药物干预改变（-4.8 mmHg）。当我们用护士、诊所药师或社区药师干预来验证血压控制的比值比时，3种干预措施均有意义（表48.3），尽管药房干预似乎更有效力。

一份荟萃分析显示，按照治疗方案，护士主导的干预比常规护理收缩压降低幅度更大（-8.2 mmHg，95%CI：-11.5～-4.9），但血压控制无差异。结果汇总显示护士干预比常规护理显著降低非裔美国人的收缩压，但其他少数族裔人群差异很小。

2014年社区预防服务工作组对基于团队护理进行了系统综述。该研究评估了52项包含药师和护士的国际研究，其中41%的试验包括大多数非裔美国人。血压控制中位数提高了12个百分点［四分位间距（IQI）3.2，20.8］，SBP 5.4 mmHg（2.0，7.2）　和DBP 1.8 mmHg

表48.2　以团队为基础的护理组成部分，显示改善血压

个人干预类型	收缩压中位数减少（mmHg）	舒张压中位数减少（mmHg）
药师向医师提出治疗建议	-9.30[a]	-3.60
提供患者教育	-8.75[b]	-3.60[b]
药师执行药物干预	-8.44	-3.30
药物依从性评估和执行	-7.90	-3.25
提供生活方式改变咨询	-7.59	-3.30
护士执行药物干预	-4.80[a]	-3.10

[a] $P<0.10$和[b] $P<0.05$：Mann-Whitney分析比较有特定干预策略人群与没有特定干预策略人群收缩压和舒张压降低的研究（引自：Carter BL，Rogers M，Daly J，et al. The potency of team-based care interventions for hypertension：a meta-analysis. Arch Intern Med，2009，169：1748-1755.）

表48.3　基于团队干预的血压控制的比值比

护理管理类型	比值比	95%置信区间
护士干预	1.69	1.48～1.93
药师在诊所内干预[a]	2.48	2.05～2.99
药师在社区药房干预	2.89[a]	1.83～4.55[a]

[a]包括Carter BL，Ardery G，Dawson JD等发表的荟萃分析之后对410名患者发表的另一项研究.医师和药师合作以改善血压控制。Arch Intern Med，2009，169：1996-2002

（引自：Carter BL，Rogers M，Daly J，et al. The potency of team-based care interventions for hypertension：a meta-analysis. Arch Intern Med，2009，169：1748-1755.）

（0.7，3.2）。与护士（8.5%）或护士＋药师（16.2%）相比，增加药师（22.0%）带来血压控制改善的百分比"更高"。与需要PCP批准（15.0%）或仅有支持（7.9%）相比，团队成员可以进行独立更改方案（17.4%）时，血压控制改善得更多。

2.*成本效益分析*　直到最近成本效益研究很少，但是现在有几项研究评估了以团队护理为基础的成本效益比。药师管理组总成本与医师管理诊所组总成本相似（242.46美元 vs. 233.20美元，$P=0.71$），但药师管理组成本效益比值较低（每1mmHg收缩压分别为27美元vs. 193美元，舒张压分别为48美元vs.151美元）。作者得出结论药师管理具有成本效益。

我们评估包含496名受试者的两项临床试验，由初级保健诊所内药师进行的为期6个月的干预成本。干预组总校正成本为775美元，对照组为446美元（差异329.16美元，$P<0.001$）。进行敏感性分析后，两组之间总成本从224美元到516美元不等。收缩压降低1 mmHg的成本为36美元。

我们进行了"药师医师协作改善血压"（Collaboration Among Pharmacist and Physicians to Improve Blood Pressure Now，CAPTION）试验，该试验从15个州的32个医疗诊所随机抽取625名患者。每个诊所都有一名现行临床药师。根据血压测量值和高血压控制率的变化计算成本效益比。38%的患者为非裔美国人，14%为西班牙裔，49%年收入低于25000美元。干预组与对照组比较，9个月时平均收缩压降低6.1 mmHg（±3.5），舒张压降低2.9 mmHg（±1.9）。干预组总费用1462.87美元（±132.51），对照组1259.94美元（±183.30），两组相差202.93美元。收缩压降低1 mmHg的成本为33.27美元。研究人群中高血压控制率提高1个百分点的成本为23美元。

社区预防服务工作组评估了以团队为基础的护理费用。他们确定提供一个护士或药师干预的费用为每年198美元。每减少收缩压1 mmHg的成本为87美元，远高于上述两项研究中的成本分析。但是，当这些学者检查每增加20个质量调整生命年（QALY）的费用时，护士干预的费用为16 696～24 042美元，而药师和"其他"费用则为7114～10 244美元。

3.*护士高血压病例管理*　护士病例管理一直是改善包括血压在内的心血管危险因素的有效策略。护士通过更加严格地遵守治疗方案和咨询来帮助医师，而医师因忙碌很难将这些纳入到门诊就诊中。

最早的一项关于护士研究是在工作现场进行的，并对护士管理组与患者家庭医师管理的对照组进行比较。无须经医师批准，护士开处方并更改药物治疗，医师每周一次查看护士管理的患者图表。该研究包括457名受试者，由护士管理的患者更有可能接受新的抗高血压药治疗（95% vs.63%，$P<0.001$），接受两种抗高血压药治疗（44% vs.18%，$P<0.001$），坚持用药方案（68% vs.49%，$P<0.005$），并在6个月达到目标血压（49%vs. 28%，$P<0.001$）。

另一项研究评估比较了执业护士与医师对包括高血压在内几种疾病的护理情况。大多数患者是西班牙裔移民，所有患者招募于急诊科就诊或紧急护理访视之后。把患者随机分配给执业护士（$n=806$）或医师（$n=510$）。经过12个月的干预后，由执业护士管理的血压比医师稍好（137/82 vs.139/85 mmHg，收缩压$P=0.28$，舒张压$P=0.04$）。

在过去的40年里，应用护士提供高血压病例管理的方法已经得到很好的描述，包括流动诊所、家庭拜访、工作基础流程和诊所设置。Rudd及其同事进行一项随机对照试验研究护士高血压病例管理，其中76名受试者由其平时的医师进行管理，74名受试者接受以护士为主的护理。基线时护士病例管理者提供培训，内容是有关使用自动血压测量装置、改善药物依从性的策略、识别药物不良反应。然后，护士在1周及1、2和4个月进行一次电话调查，平均每次电话通话10分钟。护士独立增加药物剂量，但在起始新抗高血压药治疗之前联系医师。6个月后，干预组收缩压下降14.2 mmHg，对照组收缩压只下降5.7 mmHg（$P<0.01$），干预组服用药物种类更多，更换药物明显更多（223 vs.52，$P<0.01$）。

一些研究发现护士管理可以改善血压控制，另一些研究发现血压与常规护理或医师提供的保健相似。这些看似不同的发现可能由一些重要的原则来解释，提示集中护理的益处。执业护士执业范围广泛，为各种各样患者提供护理，血压控制率与医师相似。当护士病例管理人员被认真地整合到实践中，关注高血压，鉴于有责任实现目标和调整药物，血压控制率可以提高。

4.应用药师参与团队高血压护理　现在，药师在许多不同场合执业，包括医师诊室实践，学术初级保健诊所和退伍军人事务医疗中心（VAMC），以及社区药房。所有这些环境中，药师都协助医师管理高血压患者。但是，州和联邦法律的变化，尤其是新的医疗保险处方药福利，已经建立为药师服务付费的机制。这些变化可能会增加工作组实践聘用临床药师以协助管理高血压患者的能力。

（1）社区药房：社区药师以多种途径协助高血压管理，包括筛查和转诊、生活方式改变教育以及药物依从性监测。这些操作的主要目标是协助医师在患者社区环境中监测血压。由于医务人员之间的距离以及社区药剂病历数据访问受限，医师与社区药师之间的协作可能会面临挑战。但是，如果医师和药师建立有关患者治疗的正式原则和程序，则可以克服这些障碍。这些原则和程序应包含治疗目标、医师对启动护理计划的偏爱，其中包括药师是否可以启动新治疗方法或更改剂量、是否通过协议或经医师同意更换药物、何时向医师分诊或转诊患者，特别是那些有紧急需求（如出现新症状）的患者。药师需要得知患者的共存疾患、诊断信息和实验室结果。可以通过多种方式解决患者信息传送问题。在某些情况下，患者只需签署一份医疗信息发布单，然后将此文件发送给医师。药师会经常通过传真和（或）邮寄给医师书面说明和建议与医师进行交流。最近，医师已为合作药房提供访问电子病历（electronic medical record，EMR）的权限，这些药房需要具备包括健康保险携带和责任法案（Health Insurance Portability and Accountability Act，HIPAA）在内的适当认证资质，允许访问病历信息。在这种情况下，药师可以直接在EMR系统提出建议，更改药物，从而使更改更迅速和可靠。

另一篇经典研究发表于1973年《循环》杂志，50名患者随机分配至传统药房服务或干预组。社区药剂师与底特律城市卫生中心的两名医师密切合作，拜访医师诊室以浏览病历，并提出改变治疗的建议。干预组患者在参与研究的3家社区药房之一，指定药师每月约见患者，随访5个月。对照组的医师诊室血压升高（163/93 vs. 166/101 mmHg），但干预组降低（157/99 vs. 146/90 mmHg），两组之间差异显著（P＜0.001）。一旦停止干预，干预组的血压控制和依从性就会下降。

Zillich等在12家社区药房进行一项随机试验，随机分为高强度（n＝64例）与低强度干预（n＝61例）。高强度干预包括与一名训练有素的社区药师进行4次面对面访视，该药师为患者提供有关高血压的特定患者教育并向医师提供建议。在第一次和第三次就诊之后，为患者提供家用血压监测设备，以便下个月每天至少测量一次血压。药师使用家庭血压读数为患者的医师提供治疗建议，与医师讨论建议，如果同意，则由药师实施。低强度干预组患者的血压由药师测量，如果血压高，则将其转诊给医师进行评估。高强度组收缩压下降13.4 mmHg，低强度组收缩压下降9.0 mmHg。在最后一次就诊时，高强度组和低强度组之间的收缩压/舒张压变化差为-4.5/-3.2 mmHg（收缩压P＝0.12，舒张压P＝0.03）。这是为数不多基于药房的研究，发现两组之间差异很小。作者推测，低强度组血压下降很大，可能是由于社区药师测量血压并在血压升高时将患者转诊医师这一简单行为所致。低强度组中所见的血压显著降低削弱了试验的作用大小和统计学效力，导致组间缺乏统计学意义。

（2）诊所的药药师：由药师管理的高血压诊所位于特定环境，如VAMC或学术健康科学中心。在这种情况下，药师会提供所有患者随访和药物变更信息，但任何变更均由内科医师“安排”。在其他具有特定协议和VAMC中药师执业范围说明的环境中，药师会独立修改药物。

西雅图Group Health进行的一项研究招募了778名年龄在25～75岁的原发性高血压患者，采用网络联系方式。受试者被随机分配到常规护理组、家庭血压监测和仅网络对患者安全培训组，以及家庭血压监测＋患者网络安全培训＋药师通过网络交流管理组，研究为期12月。分配至家庭血压监测和仅网络培训组的患者与常规护理组相比，达到目标血压（＜140/90 mmHg）的患者百分比无显著增加［36%（95%CI：30%～42%），vs. 31%（95%CI：25%～37%）；P＝0.21］。增加药剂师网络管理组与常规护理组及家庭血压监测和仅网络培训组相比，达到目标血压的患者百分比显著升高［分别为56%（95%CI：49%～62%）；31%（95%CI，25%～37%）；36%（95%CI：30%～42%）；P均＜0.001］。作者得出的结论是，通过安全网站药师护理管理对于改善血压控制非常必要。

多数药师提供的高血压慢性病管理服务都是在团体实践并与医师紧密合作进行的。一项研究评估了药师与住院医师教学诊所内医师密切合作以改善血压控制的效果。65例未控制的高血压患者被随机分至对照组（n＝46）或干预组（n＝49）。干预组收缩压降低23 mmHg，而对照组降低11 mmHg（P＜0.001）。在研究结束时，干预组达到目标血压的比例为55%，对照组为20%（P＜0.001）。

Borenstein报道了医师和药师共同管理高血压在综合卫生系统中的作用。患者被随机分至常规护理（n＝99）或共同管理组（n＝98），他们均参加了由药师经营的高血压诊所。药师根据先前设计的循证治疗方案，与患者的医师联系进行评估和建议。在第6、9和12个月时，共同管理组血压降低幅度明显高于常规护理组（*P*＜0.01）（分别为22 vs. 9、25 vs. 10和22 vs. 11 mmHg）。与常规治疗组（43%，*P*＝0.02）相比，共同治疗组（60%）达到目标血压的患者更多。

我们在基层医疗诊所进行了两项研究，多数包括全科医学诊室，按照群随机试验设计，随机分至对照组或干预组。第一项研究招募179例血压未控制的患者，时限9个月，由研究护士进行血压测量。干预组校正后平均收缩压差值为8.7（95%*CI*：4.4，12.9）mmHg，舒张压差值为5.4（*CI*：2.8，8.0）mmHg。24小时血压水平类似，干预组平均收缩压降低8.8（*CI*：5.0，12.6）mmHg，舒张压降低4.6（*CI*：2.4，6.8）mmHg。89.1%的干预组患者和52.9%的对照组患者达到目标血压［校正比值比（*OR*）8.9；*CI*：3.8，20.7；*P*＜0.001］。

第二项研究包括随机分配到对照组或干预组的6个全科医学诊室。该研究将402例未达到目标血压的高血压患者（平均年龄58.3岁）分配至干预组或对照组，研究时限6个月。临床药师根据国家指南向医师提出药物治疗建议。研究护士进行血压测量和24小时血压监测。对照组和干预组平均血压分别降低6.8/4.5 mmHg和20.7/9.7 mmHg（组间收缩压比较，*P*＜0.05）。校正后的收缩压差为−12.0（95%*CI*：−24.0，0.0）mmHg，两组之间24小时血压控制水平相似。29.9%的对照组患者达到目标血压，63.9%的干预组患者达到目标血压（校正*OR* 3.2；*CI*：2.0，5.1；*P*＜0.001）。

大多数评估基于团队的护理研究，无论是护士还是药师，都是在少数医疗机构中进行。相比之下，药师和医师协作改善预后（Collaboration Among Pharmacists and physicians To Improve Outcomes Now，CAPTION）研究是一项前瞻性、整群、随机试验，对美国15个州32个初级保健诊所进行分层，随机分为：对照，9个月干预［简要干预（BI）］，24个月干预［持续干预（SI）］。一个目标是确定干预措施停止后的效果（BI），另一目标是确定干预措施在少数族裔中是否有效。我们招募了625名血压未控制的高血压患者，其中239名非裔美国人（38%），89名西班牙裔美国人（14%），50%的受试者患糖尿病或慢性肾脏病（CKD）。干预组（*n*＝401）在9个月时的血压控制率［根据国家预防、检测、评估、治疗全国联合委员会的第七次报告（JNC 7）］为43%，对照组为34%（*n*＝224）［校正*OR* 1.57（95%*CI* 0.99～2.50），*P*＝0.059］。按照JNC 8，在9个月时分别有61%的干预组患者和45%的对照组患者达到目标血压［校正后*OR* 2.03（95%*CI*：1.29～3.22），*P*＝0.003］。干预组和对照组在9个月时所有受试者校正后平均收缩压/舒张压差值为−6.1/−2.9 mmHg（分别为*P*＝0.002和*P*＝0.005），并且来自其他种族或少数民族的受试者该差值为−6.4/−2.9 mmHg（分别为*P*＝0.009和*P*＝0.044）。24个月访视时，BI、SI和对照组血压控制率分别为63%，57%和46%。与对照组比，BI组校正*OR*为1.84［（95%*CI* 0.89～3.78），*P*＝0.098］，与对照组相比，SI组校正*OR*为1.67［（95%*CI*：0.86～3.26），*P*＝0.13］。这是少数试验之一，评估停止干预后会发生什么。这项研究和其他研究表明大多数患者在停药后，以药房为基础的干预至少可以持续作用18个月。该研究也是少数几项旨在证明药房干预在非少数族裔人群和少数族裔人群中同样有效的研究之一。

Svarstad及同事招募了576名非裔美国人患者进行社区药房干预。干预组与对照组相比，抗高血压药再补充依从性更好（60%vs. 34%，*P*＜0.001），收缩压改善更好（−12.62 vs. −5.31 mmHg，*P*＜0.001），血压控制率更高（50%vs. 36%，*P*＝0.01）。干预停止后6个月，干预组患者抗高血压药再补充依从性（*P*＜0.001）和收缩压（*P*＝0.004）呈持续改善，尽管与对照组相比，血压控制差异不显著（*P*＜0.05），这项研究表明基于药房的干预对非裔美国人患者非常有效。

（3）电话干预：Bosworth比较了两种自我管理干预措施以改善高血压患者的血压控制（*n*＝636，49%为非裔美国人）。随机接受常规护理、行为干预（每2个月量身定制，由护士管理的针对高血压相关行为的电话干预），每周进行3次家庭血压监测，或行为干预＋家庭血压监测。在24个月时，与常规护理组相比，行为干预组患者血压改善的比例为4.3%（95%*CI*：−4.5%～12.9%），家庭血压检测组为7.6%（*CI*：−1.9%～17.0%），联合干预组为11.0%（*CI*：1.9%～19.8%）。相对于常规护理组，行为干预组24个月收缩压差值为0.6 mmHg（*CI*：−2.2～3.4 mmHg），家庭血压监测组收缩压差值为−0.6 mmHg（*CI*：−3.6～2.3 mmHg），联合干预组为−3.9 mmHg（*CI*：−6.9～−0.9 mmHg）；舒张压与此类似。

Margolis在450名受试者中进行了一项整群随机试验研究。与常规护理组相比，在6个月时，远程监控干预组患者收缩压比基线降低更多［−10.7 mmHg（95%*CI*：−14.3～−7.3 mmHg）；*P*＜0.001］，12个月时仍降低［−9.7 mmHg（95%*CI*：−13.4～−6.0 mmHg）；*P*＜0.001），18个月时也降低（中断干预后6个月）［−6.6mmHg（95%*CI*，−10.7～−2.5mmHg）；*P*＝0.004］。几乎所有效应均由两个因素介导，即药物治疗强度的增加（24%）和家庭血压监测仪的使用增加（19%）。

Artinian在不同的社区站点为非裔美国人提供免费血压筛查，将那些血压未控制和有固定电话的患者被随机分配到加强常规护理（UC）［包括教育和确定接受药物治疗和临床护理的资源，或UC＋家庭血压监测（HBPM）］和护士电话遥控。在12个月时，与加强常规护理相比，电话遥控护士组收缩压显著降低［净差值−5.5 mmHg（*P*＝0.04）］，对照组血压控制变化未报告。

Bosworth将患者随机分为常规护理或3个电话干预组之一：①护士执行的行为管理；②护士执行和医师

执行的药物管理；③或两者结合。单独的行为管理和药物管理均显示在12个月时血压控制显著改善，分别为12.8%（95%*CI*：1.6%，24.1%）和12.5%（95%*CI*：1.3%，23.6%），但18个月时无差异。在亚组分析中，基线血压控制不佳的患者中，联合组与常规护理组相比，12个月时收缩压降低14.8 mmHg（95%*CI*：-21.8，-7.8），18个月时降低8.0 mmHg（95%*CI*：-15.5，-0.5）。

私人医师诊室通常没有资源聘请临床药师来进行此处描述的干预措施。我们正在进行两项试验来解决这个问题，通过由临床药师进行集中性心血管风险服务来协助初级保健医师改善护理管理。改善心血管风险降低以加强农村初级保健（Improved Cardiovascular Risk Reduction to Enhance Rural Primary Care，ICARE）试验正在爱荷华州12个诊室进行，该研究药师已获得所有干预诊室EMR权限。EMR中直接提供给医师的建议，通过电话经常与患者联系。我们还在美国各地20个医疗机构中进行另一项类似的干预研究。门诊患者药物二级预防应用不足（MEDication Focused Outpatient Care for Underutilization of Secondary Prevention，MEDFOCUS）试验将评估基于网络的集中式心血管风险服务（CVRS）。这些研究应该有助于确定远距离的临床药师是否可以帮助改善慢性疾病管理。

5.医疗补助和服务不足人群　根据平价医疗法案，许多州都扩大了医疗补助范围。这些患者可能有重大的社会经济问题，使得对高血压药物依从性成为挑战。大多数研究没有专门针对接受医疗补助的患者，因此，很难评估基于团队的特定护理策略。但是，一些研究确实验证了针对低收入、医疗服务不足人群的干预措施。

Hill对309名城市非裔美国男性进行护士强化干预和非强化教育干预的研究。在36个月时，强化组平均收缩压降低7.5 mmHg，非强化教育组平均收缩压升高3.4 mmHg(*P*＝0.001)。强化组舒张压与基线的变化为-10.1 mmHg，非强化组舒张压变化为-3.7 mmHg（组间差异*P*＝0.005）。强化组血压控制（＜140/90 mmHg）的受试者百分比为44%，非强化组为31%（*P*＝0.045）。

Ma和同事对419名低收入少数民族患者进行了由护士和营养师病例管理的随机试验。该研究涉及管理多个危险因素，但主要作用是改善血压，而干预组收缩压（-4.2mmHg）低于常规护理组（＋2.6mmHg，*P*＝0.003）。干预组舒张压也低于常规护理组（-6.0 vs. -3.0 mmHg，*P*＝0.02）。

一项针对医疗补助人群的研究发现，高血压患者通常接受大量其他药物，与抗高血压药发生潜在药物相互作用的可能性很高。两项针对多种问题的综合药师干预措施的研究表明，接受医疗补助的患者可以改善治疗并降低费用。对上述CAPTION试验分析，我们评估了药师干预对于接受不同类型保险的受试者是否同样有效，所有受试者基线血压均未控制。尽管这些数据尚未公布，但我们发现进行干预9个月后，实现血压控制百分率分别为：接受私人保险人群为48%，接受医保人群为43%，没有保险或自费人群为38%，医疗补助人群为36%（*P*＝0.102）。以上所有研究表明，需要采取更全面的策略来实现接受医疗补助患者良好的血压控制。

三、提供高血压护理的综合模型

卫生系统及医疗保险和医疗补助服务中心（CMS）将继续实施以更低成本改善医疗服务的战略。这些标准的制订将引导卫生系统更好地整合护理，通过应用团队提供长期照护管理来提高绩效。

上面讨论的研究表明，护士或药师提供的长期照护管理可以改善血压控制。是否用护士、药师或两者同时来协助医师，将在很大程度上取决于诊所、诊室或卫生系统的规模和结构。但是，以上研究并未帮助医师或管理人员确定如何最有效地利用专业人员的组合来优化诊所、卫生系统或管理组织护理的大量人群的血压控制。

1.重组护理服务的结构和流程　下面提出的模式要求按照本书其他章节讨论对血压进行适当测量和分类。取得成功最重要方面也许是诊所或卫生系统采用以目标为导向的高血压治疗方法。参与高血压患者护理的每个成员都必须了解并“认同”他们为每位患者实现目标血压的责任。达到最佳控制率可能需要彻底改变护理结构和流程以满足PCMH标准（表48.3）。诊所必须从急性护理模式转变为主动管理慢性病的模式，并在可能情况下让患者充分参与。例如，安排患者日程的人员必须在高血压管理团队中了解连续性要求。诊所必须制订流程来跟踪患者，提醒患者即将到来的诊室访视，并在不参加预约时与他们联系。患者应有权安排自己的约见，向服务提供商发送电子邮件并获得基于网络的支持。决策支持工具和循证方法管理高血压，有效地支持医师和其他服务提供者对于长期护理计划的成功至关重要。

2.团队成员个体的设置模式　医师将负责正确诊断和评估高血压的潜在继发原因、其他危险因素和靶器官损害。护士可能会为未用抗高血压药的单纯性高血压患者提供教育和咨询。这项教育将包括对所有生活方式的改变、戒烟，以及如何赋予患者实施这些策略的详尽讨论。如果诊室或卫生系统包括行为咨询师或营养师，可能会为患者提供有关饮食和减体重策略的深入咨询。如果没有这些专业人员，则高血压管理的专职护士可以提供此教育。然后，护士可以在适当时间周期对患者进行随访，评估进展。如果已处方开药，护士可能有责任按照协议修改药物和调整剂量。

如果诊所雇用药师协助护理管理，药师应协助设计特定药物和监测方案，特别是对于有共患疾病、难治性高血压，或有重要药物相互作用风险的患者。应该给药师一个临床日程和一个约见患者的房间，药剂师还可以向患者提供有关正确用药、给药、储存和可能发生的不良反应的咨询。药师的最佳用途可能是为未达到目标血压的患者提供护理和药物滴定调整剂量。我们的数据表明，如果药师负责所需药物变更，药师需要经常管理药物、快速滴定药物以达到血压目标，并发挥药物最佳疗效。一旦达到目标血压，药师可以将患者转介给护士和医师。

护士或药师通过电话或互联网随访以评估药物和饮食依从性，可以极大地提高效率。应用家庭血压监测可以进一步加强监测和患者参与，只要对患者培训得当，他们能可靠和准确地报告血压值。与诊所血压（＜140/90 mmHg）相比，患者和团队了解更低的家庭血压目标（如＜135/85 mmHg）重要性也至关重要。同样，可以通过聘请社区药师来促进监测。

有效的长期照护管理计划必须具有一种机制，提醒患者去诊室就诊，打电话给未就诊的患者，并可能包括一个管理成员在患者需要帮助时作为最初的联系点。该成员不必是训练有素的专业人员，实际上也可以是非专业人士。一些模式将这个成员包括在照护角色中，包括提供电话提醒、后续安排协调，以及最初问候患者并安置患者在检查室，可以作为提高连续性的策略。

医师应按适当的时间周期去访视患者，进行定期体格检查和随访评估靶器官损害。医师应协调照护患者，如果在任何时候出现新体征或症状，医师应评估患者。

许多高血压患者有共患疾病、并发症或其他药物治疗，这可能会使治疗决策更加困难。上述模式通常对这些复杂患者有效，但需要进行一些修改，除了医师可能需要对这些更复杂的患者进行更密切随访外。此外，可能更适合聘用临床药师来管理这类患者。在此模式中，药师将对药物和剂量进行全面评估，评估实验室参数、不良反应、药物-药物相互作用、药物-疾病相互作用和费用。根据卫生系统的不同，药师可能被授权负责药物修改或剂量调整，以改善血压控制和（或）其他疾病，如糖尿病或血脂异常的控制。在其他情况下，药师会向医师提出更改的具体建议。护士将继续随访看望患者，药师也可能会看望患者以协助进行更复杂的药物修改。

这里提议的模式显然需要在初级保健医师、临床药师、护士，以及与患者护理有关的其他任何医务人员之间进行大量交流。准确和完整的病历文档至关重要。此外，最好建立协议、策略和流程以进行沟通，对患者鉴别分类，转诊给医师和专科医师，使信息传输协调和完整。当然，所有设置的团队成员都应具有适当的技能来管理慢性疾病患者。药师可以在药物治疗方面获得委员会认证，其他专业人员也有其他认证计划。多年来，美国高血压学会（ASH）为希望成为高血压专家的医师提供认证考试。ASH宣布，2016年将向药师、护士、助理医师和初级保健医师提供ASH认证的高血压临床资格证书考试。证书和认证项目对于证明在高血压和其他慢性疾病中的能力将越来越重要。

四、小结

高血压患者的目标导向管理可以由医师、药师、护士，以及其他专业人员提供。包括多学科管理在内的协调和合作模式优于个人护理。为了向高血压患者提供最佳的长期护理，需要将整体交付系统的结构设计为关注长期照护模式。必须执行策略通过对失约患者提醒和打电话以确保其遵守诊室就诊，而不是等待患者到诊室就诊或期望他们参加每次安排的访视。需要在患者方便的时间提供护理，就诊前等待时间最少。非专业人员可以协调护理和诊室就诊，确保提醒患者就诊，并以个人接触的方式帮助指导他们就诊。在已实施的多学科模式下，血压控制率已得到显著提高。卫生系统和医师诊室应确定如何将这些概念纳入慢性疾病患者的护理中，以实现PCMH高绩效。

第49章　理解和改善药物依从性

Mary G. George

免责声明：本文的发现和结论是作者们的，不代表疾病控制预防中心官方立场。

“药物在不服药的患者中无效。”

——C. Everett Koop，M.D.

药物依从性是主要和日益增长的公共健康问题。坚持服用抗高血压药对控制高血压和挽救生命至关重要。“抗高血压药依从性高与血压控制率更高相关，对心脏保护性药物的不依从会使患者死亡风险从50%增加到80%。”

研究报道，抗高血压药依从性的范围很宽，源自评估药物不依从的方法不同，1/3 ～ 1/2的首次处方并未取药，仅15% ～ 20%的处方被用来继续取药（图49.1）。据估计，依从性差能带来1/3 ～ 2/3药物相关性住院。根据国家健康和营养检查调查（National Health and Nutrition Examination Survey，NHANES）的数据，美国29.3%的成年人患有高血压（2013—2014年），75.6%接受药物治疗（2011—2012年），只有54.0%血压得到控制（2013—2014年）。因此，每10名服用高血压药物的成年人有3名血压未得到控制。药物依从性差是高血压未被控制的重要原因。

药物依从性定义很多，但大多数都涉及两个概念：一个概念是遵守或遵从，指在时间、剂量、频率方面按照医务人员处方服用药物；第二个概念是坚持，处方开药期间持续用药（图49.2）。此外，有些研究者把从未领取第一次处方药物称为原发性不依从，未按照处方服用药物为继发性不依从。世界卫生组织将依从性定义为个人行为（本案例中为服药）与医务人员商定的建议相符的程度。依从性涉及一系列复杂行为，受多种因素影响，包括患者相关因素、医务人员因素、医疗保健系统因素、疾病相关因素、治疗有关因素，以及社会/经济因素。抗高血压药的依从性被广泛研究，因为处方非常

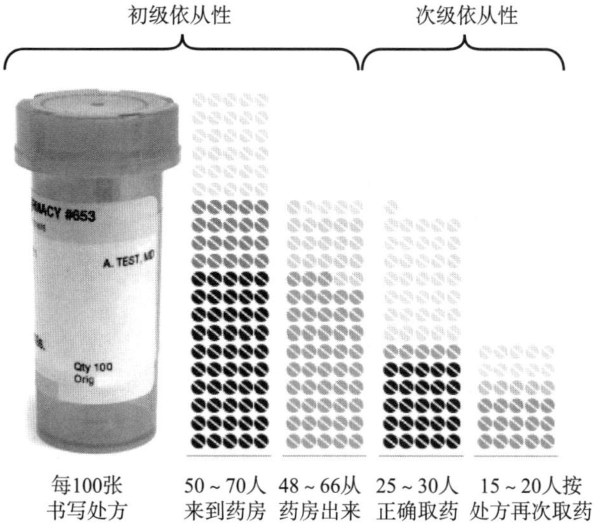

图49.1　通过数字所得药物依从性

（引自：Improving medication adherence among patients with hypertension：a tip sheet for health care professionals. http：//millionhearts.hhs.gov and http：//millionhearts.hhs.gov/files/TipSheet_HCP_MedAdherence.pdf.）

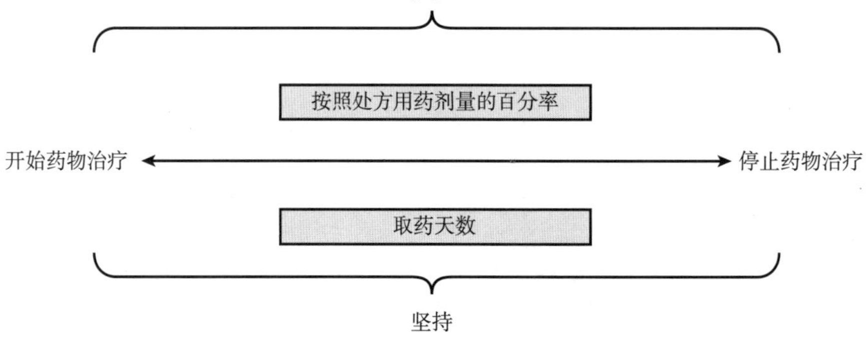

图49.2　坚持vs.依从性

（引自：Cramer JA，Roy A，Burrell A，et al. Medication compliance and persistence：Terminology and definitions. Value Health，2008，11：44-47.）

普遍，药物依从性是控制高血压的关键。一项2004年研究估计每年因高血压就诊而未遵从处方药物的次数为830万次。根据国家社区药师协会的一项调查，≥40岁的成年人，最常用的慢性疾病处方药是抗高血压药，57%的被调查者应答在服用抗高血压药。

有效控制高血压能显著降低卒中、其他心血管疾病发生率及死亡率。临床试验数据显示，平均随访2～3年，抗高血压药依从性高可以降低卒中风险18%～40%，心肌梗死风险降低15%，全因死亡率减低高达60%。一些研究显示抗高血压药依从性改善与血压控制率提高存在直接关系。对短期药物依从性与疾病相关医疗费用，以及高血压住院风险的研究发现，总的来说尽管依从性更好药物成本增加，伴随依从性下降1/5，总体医疗费用增加，依从性更低的患者住院风险增加（图49.3）。

一、药物不依从的预测因子

药物依从性涉及一系列复杂的行为、条件和政策，这些因素必须协调运作，并且必须对每位患者进行个体化设置（框49.1）。已确定100多个因素与药物依从性有关。只有50%美国人高血压患者坚持长期用药。最近一项调查显示，当问及不依从性行为时，3/4的成年人受访者至少有7种不依从性行为中的1种（57%漏服药物，20%未按照处方取药，14%停止服药）。被确定为药物依从性强预测因素的项目是与药师保持联系并且总是去看同一位医师；负担能力是依从性第二强的预测因素；其他预测因素是告知个体健康状况，知道按处方服用药物的重要性。Fischer等发现首次电子处方抗高血压药后26.4%～28.4%的患者未曾取药；已经服药的患者电子处方抗高血压药后更有可能取药，只有9.8%的电子处方抗高血压未领药。他们还发现发送给药房电子处方比给患者打印处方更可能去取药，电子处方直接发送邮购服务最有可能领药，因为不需要患者采取任何措施。

二、药物不依从的原因

卫生保健系统因素：影响坚持服药的因素包括缺乏与护理人员的连续性，或每次就诊时护理人员不同；药物成本，缺乏关于高血压的教育材料，按处方服药的重要性不具备文化适应性或以过高的识字水平书写（图49.4）。医疗服务相关因素：医务人员的沟通技巧，医务人员对药物依从性缺乏正向强化，预约等待时间长，对患者关于疾病的教育能力弱，与患者之间健康理念存在差异，医务人员与患者的关系不佳。治疗相关因素：药物方案复杂或治疗方案患者应用不方便，以及药物副作用。多种慢性疾病，特别是那些引发症状或感到不适的慢性疾病，可以竞争患者对诸如高血压等通常无症状疾病药物依从性的关注。抑郁症，精神健康疾病如精神病，伴普遍缺乏症状的高血压会导致依从性差。可能妨碍药物依从性的与社会经济相关因素包括英语熟练能力有限、药物成本、缺乏家庭支持、无家可归，以及对卫生保健系统、疾病或治疗的文化信仰。最后是患者相关的因素，但重要的是要认识到并非所有因素都由患者掌控，视觉、听觉、认

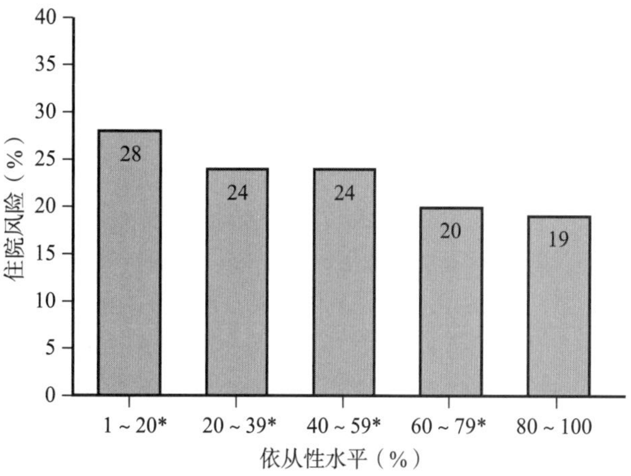

图49.3 药物依从水平的住院风险

*表示住院风险明显高于80%～100%依从性小组的风险（$P<0.05$）（引自：Sokol MC，McGuigan KA，Verbrugge RR，et al. Impact of medication adherence on hospitalization risk and healthcare cost. Med Care，2005，43：521-530.）

框49.1 药物不依从的预测因子

- 识字少/英语熟练程度有限
- 无家可归
- 抑郁
- 精神病
- 药物滥用
- 认知功能低下或认知损害
- 健忘
- 生气、心理压力、焦虑
- 对疾病缺乏见识
- 缺乏治疗益处的信念
- 相信药物不重要或者有害
- 药物治疗方案复杂
- 厌倦服药
- 药物治疗方案不方便
- 不良反应或者害怕药物副作用
- 药物费用、共付额，或者两者均有
- 获得治疗或药物的障碍
- 不适当随访或者出院计划不足，错过了预约

（引自：Osterberg L，Blaschke T. Adherence to medication. N Engl J Med，2005，353：487-497；American Society of consultant Pharmacists，American society on Aging. Adult meducation™ improving medication adherence in older adults. www.adultmeducation.com；Krueger KP，Berger BA，Felkey B. Medication adherence and persistence：A comprehensive review. Adv Ther，2005，22：313-356.）

知、活动能力受损或吞咽问题可能影响患者按处方服用药物的能力。其他影响依从性的因素包括抑郁、对潜在副作用的恐惧、缺乏对疾病的了解、缺乏按照处方服药能力的信心、对被指责或贴上“有病”标签的恐惧、缺乏对疾病的了解、缺乏对卫生保健系统的信任或信心，可能发现或者没发现对药物的期望或态度、动机、健忘、干扰其生活方式或工作日程，以及滥用药物。

最近一项消费者调查询问受访者未按处方服用抗高血压药的原因。总体而言，30.5%的患者承认未按指示服用药物。不依从的最常见原因是忘记服药（23.6%）、不认为需要药物（27.1%）、无法负担（35.1%）。同样，被问及药物不依从的理由，39.2%表示他们正在运动更多，41.9%表示正在尝试减体重或已经减轻体重，42.4%表示正在改变饮食习惯，53.1%表示正在减少盐分。药物依从性与低收入、西班牙裔种族、更年轻和抑郁症显著关联。

三、提高药物依从性的策略和干预措施

提高药物依从性的策略是基于有效沟通、有效干预和药物依从性的衡量（框49.2）。协作式沟通方式与药物依从性提高相关。Ratanawongsa和同事在单一医疗保健系统对9377名糖尿病患者进行了关于降血糖药、降血脂药和抗高血压药依从性的横断面研究。对医务人员评分较低的患者更倾向于药物依从性差。具体而言，让患者参与决策使药物依从性提高4%（$P=0.04$），患者认为医务人员了解他们的治疗问题时，依从性增加5%（$P=0.02$），患者感到医务人员表现自信，获得患者信任，依从性提高6%（$P=0.03$）。

对健康的不同态度和理念影响人们积极参与健康行为。理解患者对疾病如高血压的文化理念，对患者参与高血压自我管理非常重要，包括药物依从性在内。动机性访谈已被用于促进各种情况下的行为改变，如减少健康风险行为、戒烟、改善药物依从性。它包含5个核心原则。

1.*产生差异*　协助患者识别当前行为与药物依从性预期目标之间的差异。

2.*同理心表达*　建立和保持与患者的友好关系，聆听无须评判。

3.*避免争论和“翻正反射”*　着重于帮助患者对问题自我认知，而不仅仅是尝试“解决问题”。

4.*克服抗拒*　让患者参与解决问题，提高依从性。

5.*支持自我效能感*　支持和帮助患者制订切合实际的策略和目标，以提高依从性。

Ogedegbe在190名服用抗高血压药的非裔美国人中进行了一次动机性访谈与常规护理相比较的试验。与常规护理相比，动机性访谈组的药物依从率显著提高，收缩压降低得到改善。

四、减少药物不依从有效干预措施应该“简单”

用SIMPLE助记符号可以改善患者依从性（图49.5）。

1.*简化药物治疗方案*　可以大大提高依从性，如应用联合降压或每天一次的治疗方案，同时要考虑患者正在使用的其他药物，留意可能干扰药物依从性的日常生活的活动极为重要。询问患者是否愿意通过每日提醒（闹铃、电子提醒等）、药物剂量分配装置或药盒来管理他或她的药物，因为这些都可以改善依从性。考虑改变情况满足患者需求，而不是改变患者来适应方案。让患者参与治疗方案讨论。

2.*传授高血压知识*　高血压通常无症状，但仍会造成伤害，并且提供易于理解的文化适应性信息，能够提

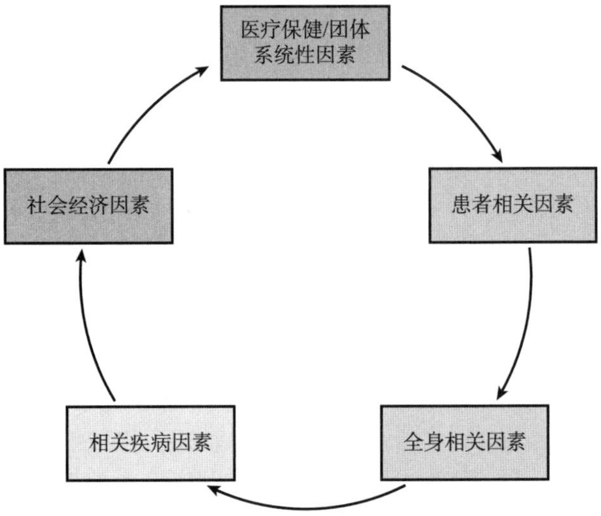

图49.4　药物依从性的维度

（引自：World Health Organization. Adherence to long-term therapies：Evidence for action. Geneva. 2003；http：//apps.who.int/iris/bitstream/10665/42682/1/9241545992.pdf. Accessed 02/12/2016.）

框49.2　药物依从性预测因子

1.与药师保持联系并总是看同一位医师
2.负担能力
3.了解自己的健康状况，并了解按处方服用药物的重要性
4.引起信任和信心的医务人员
5.让患者参与决策
6.医务人员了解患者的问题

（引自：Phelan JE ED，Langer G，Holyk G. Medication adherence in America：A national report card. Langer Research Associates for the National Community Pharmacists Association. www.ncpa.co/adherence/AdherenceReportCard_Full.pdf；Ratanawongsa N，Karter AJ，Parker MM，et al. Communication and medication refill adherence：The diabetes study of northern California. JAMA Intern Med，2013，173：210-218.）

S简化方案

- 避免特殊要求药物，调整时间，频次，数量和剂量
- 根据患者日常活力程度匹配治疗方案

I传授知识

- 清晰书写处方医嘱，逐句强化,与患者提供者共享决策
- 提供更多阅读和信息网站

M改变患者的理念和行为

- 当患者成功用药，提供积极的巩固措施，如果可能给予鼓励
- 与患者交谈以理解和处理他们关注或者恐惧的问题

P提供交流和信任

- 与患者交谈使用平白语言
- 描述患者的治疗决策，提供支持
- 提高面谈技巧，实践积极倾听
- 提醒患者遇到任何问题可与诊室联系

L摒弃偏见

- 了解不依从的预测因素，根据患者的需要解决这些因素
- 询问患者特殊问题：与服药有关的态度，信仰，文化习俗
- 检查不同种族和社会群体在医疗护理方面的自我效能

E依从性评价

- 每次访视询问患者依从性
- 使用药物依从量表，多数网上可以获得：
- Morisky-4（MMAS-4 或者药物依从性问卷）
  - Morisky-8（MMAS-8）
  - Medication Possession Ratio 药物应用比例（MPR）
  - Proportion of Days Covered 药物覆盖天数比例（PDC）

图49.5 使用SIMPLE方法可以帮助提高患者的用药依从性

［引自：Atreja A，Bellam N，Levy SR. Strategies to enhance patient adherence：making it simple. Med Gen Med，2005，7：4. http：//www.medscape.com/viewarticle/498339_3（Accessed July 2016）.］

高药物依从性。同样，参与医务人员-患者共同决策可以提高依从性。使护理团队（医师、药师、护士、社区卫生工作者）了解计划，让患者家人或护理人员参与规划。使用团队高血压管理方法可以加强患者与医务人员之间的讨论、用药指导，以及解决低健康素养和文化能力问题。使用回授方法也可以提高患者对高血压的认识和理解，以及服药的重要性。可能容易受低健康素养困扰的患者包括老年人、多种慢性疾病患者、少数民族人群，以及英语水平有限、医疗服务不足的患者。健康素养低下可能对理解药物治疗方向特别具有挑战性。应该使整个医疗团队熟悉健康知识资源。

3.改变患者的信念和行为 通过增加患者自我管理高血压的自主权可能需要花费时间，但在确保良好药物依从性方面可能非常有力。理解患者对高血压和药物的信念以及理解患者对药物依从性的信心很重要。确保患者了解不服药物的特殊风险，询问他们不服用药物的后果。应用动机性访谈了解患者的信念，并引导他们改变信念，特别是当他们害怕服药或可能从药物依从的奖励中获益时。

4.提供沟通和信任 如Ratanawongsa研究所确定，医务人员努力建立信任和信心会改善药物依从性。同样，应用动机性访谈来提高沟通技巧，并在与患者沟通时成为一个积极的倾听者。提供情感支持以鼓励药物依从性要求的行为，包括应用医疗团队为每位患者提供正确的支持。使用清晰、直接、透彻且符合文化习惯的通俗语言，并记住咨询患者对治疗决策提供的意见。了解费用是否成为障碍，并提供有关如何应对的建议，并在适当情况提供成本较低的仿制药。

5.放下偏见 一个人对自己影响局势能力的信念，强烈地影响着一个人面对挑战的能力，以及最有可能做出的选择。就健康行为而言，这是显而易见并且令人信服的。医务人员应询问并了解患者对药物治疗的态度和信念，以及他们完成某项任务能力的自我效能感，如按指示服药。动机性访谈和团队高血压控制方法可以提高患者的自我效能，并允许医务人员制订最佳干预措施以改善药物依从性。

6.药物依从性评价 评估药物依从性的方法很多，不同的方法可以在患者个人层面及医务人员人群层面提供重要信息。对于整个患者人群，自我报告可能是最简单的，但可能不是最准确的。但是，在每次患者访视时询问依从性很重要。团队可以检查药物容器，或与药师一起确定药物再领取的最新日期。使用任何经过验证的抗高血压药依从性量表，某些患者更容易对快速调查做出回应。

总而言之，应针对患者的需求个体化制订提高抗高血压药依从性的干预措施，以满足其需求，可能与行为相关（健忘、其他药物治疗并存、缺乏自我效能）、临床相关（考虑相关的伤害、害怕潜在的副作用、缺乏文化和语言方面的适当教育），以及与费用相关的信息。

五、测量药物依从性

没有测量药物依从性的单一金标准，有几种确认的方法可用于评估患者个人水平或医务人员或卫生保健机构人群的依从性。测量依从性的益处很多，包括了解是否需要加强治疗或是否需要实施策略来改善药物依从性，了解患者对依从性的挑战，了解患者人群总体依从性，识别药物依从性的系统性挑战。在实践整个策略以提高依从性并最终改善患者整体健康状况之前，先确定药物依从性的障碍。

以下患者问卷已通过验证，可以评估抗高血压药的依从性。

· 适用于测量高血压药物依从性量表包括药物依从性问卷，也称为Morisky药物依从性量表（Morisky Medication Adherence Scale，MMAS）4项和8项量表；

合理用药自我效能量表（Self-efficacy for Appropriate Medication Use Scale）；以及Hill-Bone药物依从性量表（Hill-Bone Compliance Scale）。MMAS是针对抗高血压药依从性开发并经过专业验证。

· 已经证明MMAS 8项量表是可靠的，Cronbach's $\alpha = 0.83$，与血压显著相关（$P < 0.05$）。它在识别与药物依从性和低血压控制率相关挑战人群中表现良好（敏感性为93%），但与所有血压得到控制的患者相比，在识别无药物依从性问题且血压得到控制的患者中表现不佳。MMAS 4项量表的Cronbach's $\alpha = 0.61$，已在识字少的患者中得到验证，但未评估自我效能。这可能是最容易管理的，因为它是自我管理，可以在每次约见当时填写。

· 合理用药自我效能量（Self-efficacy for Appropriate Medication Use，SEAMS）有13个问题，$\alpha = 0.89$，在识字少的患者中得到验证，可以评估自我效能。这已在慢性疾病和冠状动脉疾病中得到验证。

· Hill-Bone药物依从性量表有14个问题，Cronbach's $\alpha = 0.65$，可识别健忘和不良反应，评估自我效能（有关药物依从性的9个问题），专门用于抗高血压药。Hill-Bone药物依从性量表具有额外优势，除了评估服用抗高血压药外，还可以评估与钠摄入量减少和预约就诊有关的行为。

评估药物依从性的其他常用方法包括药丸计数、电子监控药丸容器设备，以及使用处方赔付数据。如果患者丢弃而未服用药物，无法获得药丸计数之间漏服药物的时间，则药丸计数可能无效。

用药覆盖天数比例（PDC）方法使用药房数据。计算的分母是365减去当年至患者首次取药日为止的天数。例如，如果药物在2月2日首次取药，则分母将为332（365 － 33 = 332）；分子定义为分母日期内处方再取药覆盖的天数。但是，对这个计算式有多种修改，取决于是否考虑同一类药物中的多种药物全部算作依从性。应用PDC方法，通常认为“依从性”患者是PDC ≥ 80%。药师质量联盟推荐应用PDC方法来测量慢性疾病药物的依从性。

药物持有率（MPR）也应用药房数据来估算在定义时间间隔内持有药物的总天数。通常，MPR被计算为在定义的时间间隔内，处方第一次取药与处方最后取药之间的占有天数，或从测量期第一次处方取药到测量期的最后一天的天数。在药房开具自动处方取药和患者用完药物之前先拿取药物的情况下，MPR可能会高估药物依从性。一般以MPR ≥ 80%被认为依从性良好。

六、提高高血压药物依从性的特殊策略

1.团队照护　社区预防服务工作组建议团队照护，基于有力证据显示，可以有效提高血压控制的患者比例，从而改善血压控制。他们回顾了80项基于团队的照护研究证据，其中包括护士和药师与初级保健提供者，患者和其他卫生保健专业人员合作。实施团队照护为患者提供了与医疗团队互动的多种机会，为患者提供教育和机会，可以回答他们的具体问题，聆听他们的质疑，患者与医务人员团队之间的沟通得到改善。团队照护还可以使实施针对多种慢性疾病患者复杂用药方案的策略，以及解决成本相关问题变得更容易。百万心脏（MillionHearts®）计划促进了基于团队的护理，以改善用药依从性，作为改善血压控制的一项重要策略。

“敦促医师、护士、执业护士、助理医师、药师、糖尿病教育者、社区卫生工作者和其他人员与您的患者就按照指示服药的重要性进行对话，并帮助他们克服依从性障碍。没有比现在更好的时间来帮助我们的慢性疾病患者健康长寿。”

——美国公共卫生局前局长Regina Benjamin，MD

2.药师在协同药物治疗管理和药物治疗管理中的作用　已为医疗处方药物保险计划（Medicare Part D）的某些参与者提供了药物治疗管理。药物治疗管理（MTM）规定药师审查患者的药物，并向处方提供者提议药物更改的建议，供其批准，而不是独立于提供者进行更改。协同药物治疗管理（CDTM）是一种团队方法，其中处方提供者和药师签订合作协议，授权药师根据公认的指南或协议启动，修改或继续进行药物治疗或其他患者护理功能。国家规定了CDTM允许的实践范围。几项研究显示，这些协作实践协议可以改善卫生状况并节省卫生花费。

卫生保健研究和质量机构（AHRQ）对各种干预措施的几项试验进行了综述，考察了不同药物依从性的策略。

具有行为支持的教育和用于交流和监控的电子网络系统——通过邮件、电话、视频、药师多元主导和案例管理干预措施：几项试验显示在试验期间药物依从性得到改善，但试验存在异质性。

泡罩包装：根据药房再取药数据，改善了服药依从性和持久性。

电子监控：使用电子药物监测器的几种解决方案，可以记录从容器中取出药丸的时间和日期。多项临床试验已经显示出降低收缩压方面的益处。

自我血压测量：AHRQ发现强力证据表明SMBP加上其他支持，包括与护士或药师的一对一咨询，基于网络或电话的支持以及教育课程，可以有效改善血压控制并提高药物依从性。社区指南已找到有力证据支持使用自我血压测量，以改善血压控制和参与患者的护理（框49.3）。

七、成功案例

病例管理干预 Bosworth等在健康决策模式（Health Decision Model）基础上，构建新模式，干预因素包括与药物依从性相关的患者特征，还有社会和文化因素、获得照护的途径，以及医师的沟通方式；应用护士病例管理者，创建一个多面的、为患者量身定制的计划来提高药物依从性。通过取药率来衡量结局。该干预措施的背景是一个基于社区的医疗补助网络，该网络起着初级保健医疗之家的作用。应用该方法，干预措施还包括提供有关对高血压控制重要的生活方式定制信息。

干预措施包含针对患者应答制订的计算机版本，某些应答会触发各种其他版本。6个月内，几乎每隔1个月就通过电话联系患者。他们发现，药物持有率超过80%的患者比例几乎加倍，而药物持有率不足60%的患者比例减少了50%。

框49.3 提高药物依从性的措施

鼓励患者使用药物提醒

推进应用药盒、闹铃、震动手表和智能电话

以书面和口头方式提供所有处方说明

· 指导限制在3～4个重点

· 使用通俗易懂、具有文化敏感性的语言

· 在所有情况下都要使用书面信息或小册子，以及口头教育

如果不按指示服药，请确保患者了解其风险。向患者询问这些风险，并让患者复述服药的积极益处

与患者讨论最初处方时以及此后每次就诊时任何药物的潜在副作用

提供药物依从性的奖励

· 表扬药物依从性

· 安排激励措施，如优惠券、证书和减少诊室访视频率

尽可能开出患者保险单中包含的药物

每天一次的处方方案或固定剂量的组合药

指派一名员工负责管理药物再领取请求

· 创建药物再领取协议

执行频繁随访（如电子邮件、电话、短信），确保患者遵守用药方案

· 设置自动电话系统，以进行患者监控和咨询

框49.4 要点

1. 20%～30%的首次抗高血压药处方从未取药
2. 卫生保健系统因素、医疗服务提供者相关因素、治疗相关因素和患者相关因素均导致药物不依从
3. 存在许多成功的干预措施，以改善药物依从性，包括使用基于团队的护理
4. 有效沟通是药物依从性的关键

八、总结

总之，许多策略可以提高抗高血压药依从性，从而降低患者罹患卒中、心肌梗死和其他心血管疾病的风险（框49.4）。与患者有效沟通，了解干扰良好服药依从性的个人情况，应用基于团队的护理，并让患者参与自身的护理和有关护理的决策，对于提高药物依从性和患者预后至关重要。愿意与你的患者合作，以帮助他们帮助自己提高药物依从性。

九、医疗服务提供者药物依从性工具

American College of Cardiology—CardioSmart Med Reminder（mobile app）www.cardiosmart.org/Tools/Med-Reminder

National Institute of Health，Nation Heart，Lung，and Blood Institute—Tips to Help You Remember to Take Your Blood Pressure Drugs www.nhlbi.nih.gov/health-pro/resources/heart/hispanic-health-manual/session-4/tips-for-high-blood-pressure-medicine

Script Your Future—Script Your Future Wallet Card www.scriptyourfuture.org/wp-content/uploads/2011/07/i_will_take_my_meds_wallet_card.pdf

NIH Current State of Medication Adherence：Challenges and Solutions（begins 5：10 minutes in）www.youtube.com/watch?v＝WquN4Q94EaA

Medicare—The Importance of Medication Adherence www.youtube.com/watch?v＝OgqZPEMFQHE

第十部分 指南

第50章 美国心脏协会/美国心脏病学会；欧洲高血压学会/欧洲心脏病学会指南更新

Raymond R. Townsend and Giuseppe Mancia

一、美国高血压指南（部分）

1.背景概述　第一个美国高血压指南的基础工作始于第一个美国退伍军人高血压治疗的随机试验，该试验由退伍军人管理医师埃德·弗赖斯博士指导，由退伍军人管理局抗高血压药物合作试验研究小组进行。两个影响深远的出版物来自于这项早期的努力。这项具有里程碑意义的试验的第一部分发表于1967年，样本来自143名舒张压（DBP）为115～129mmHg的男性，其中73人接受了积极的药物治疗，70人接受了安慰剂治疗。大约2年后，安慰剂组有27例出现终点事件，而积极治疗组有2例终点事件。这是第一次证明，尽管两组患者在登记入组时基本上没有症状，但患有显著高血压的男性在相对较短的时间内从抗高血压药物治疗中获益。3年后，VA合作试验的第二部分发表。这部分随机选择舒张压为90～114mmHg的男性，其中186人接受积极的药物治疗，194人接受安慰剂治疗。约2年后，在5年的研究随访中，安慰剂组发生事件76个，而积极治疗组发生事件22个。与安慰剂组舒张压相似的男性相比，舒张压为105～114mmHg的患者从积极药物治疗中获益是安慰剂组的2倍；而在随机分组时，舒张压为90～104mmHg的积极治疗组患者受益的可能性是安慰剂组2倍。试验研究者再次强调了抗高血压治疗的价值，但是读者对DBP 90～104mmHg组的患者是否获益仍有疑惑。

尽管这两项研究取得了令人瞩目的结果，并在知名期刊（*JAMA*）上发表，但医师们对这些发现反应迟缓，治疗率仍然很低（表50.1）。由于这种“惰性”，慈善家和医学研究的倡导者Mary Lasker和弗吉尼亚州合作研究小组的首席研究员Ed Freis博士，Thomas Rudeshan博士和Deeda Blair（Albert和Mary Lasker基金会现任副主席）拜访了当时担任健康教育和福利部门秘书的Elliot Richardson。在那次会议上，Freis博士回顾了VA合作研究的数据，强调了通过药物治疗降低血压可以降低发病率和死亡率。Mr. Richardson的父亲曾是马萨诸塞州总医院的一名外科医师，他的职业生涯因高血压卒中而结束。Richardson先生说服了国家心肺研究所（NHLI）的主任Theodore Cooper博士，后者在1968—1974年指导该研究所制定一项战略，提高人们对高血压的认识和治疗。在尼克松和福特政府期间，Cooper博士被任命为卫生、教育和福利部（HEW）的卫生部助理部长，他在该职位及在美国国立卫生研究院（NIH）担任主任期间，使这项被称为国家高血压教育项目（NHBPEP）的倡议得以实施。一开始，NHBPEP的重点是发展特别工作组，发表诸如血压筛查（BP）等方面论文。第一工作组致力于治疗，由H.Mitchell Perry Jr.博士担任主席。第一工作组的成果是美国第一份指南的前身。{作者想感谢Edward J.Roccella博士的投入［同样感谢来自NIH/国家心脏、血液和肺研究所（NHLBI）/NHBPEP］在本文所提及的历史中所做的贡献。}

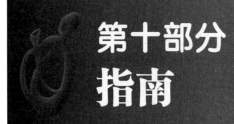

随着患者要求更多关注他们的血压的呼声越来越高，想“知道你的数字”并参与社区血压筛查的愿望也越来越强烈。因此，NHBPEP的早期目标是就高血压的定义达成共识。这项研究的一个实质性的挑战是在以下选项中进行选择，如“100＋年龄”的患者选择正常收

缩压，而其他患者则倾向于只使用舒张压，基于VA合作数据，105mmHg似乎是一个有吸引力的临界点。检测高血压，关键是选择哪些人需要进一步评估、治疗仍然是积极讨论的领域。NHBPEP成立了一个协调委员会，为高血压的检测、评估和治疗提供指导意见。该委员会的利益方包括来自美国家庭医疗学会、美国心脏病学会（ACC）、美国医师学会、美国心脏病协会（AHA）、美国医学会、国家肾脏基金会、国家医学协会、退伍军人管理局，以及美国公共卫生局的代表。目的是使用一致的方法在形成建议的过程中，用统一的声音谈论高血压的管理问题。协调委员会由Marvin Moser博士主持，其出版物成为第一版全国联合委员会（JNC）报告。

2. 美国全国联合委员会指南简史　第一版高血压指南于1977年在美国出版。全国联合委员会（JNC）报告第一版，占印刷刊物7页，提出6条建议，并引用了一个参考文献（表50.2）。提出“阶梯治疗法”这一高血压领域的通用说法，根据之前提及的9个主要利益团体达成的共识，指南就如何评估和管理高血压提供指导。

表50.1　美国高血压患病率、知晓率、药物治疗和控制率

	1971—1972	1974—1975	1976—1980	1988—1991	1994	2003	2008	2012
美国人口[a]	*19*[b]	*23*	—	43	50	—	65	70
知晓率%	*51*	*64*	73［54］	84［65］	70	78	81	83
治疗率%	*36*	*34*	56［33］	73［49］	55	62	73	75
达低靶目标血压率%	*16*	*20*	34［11］	55［21］	30	41	49	53

a. 美国高血压患者（单位：百万）。从参考文献82、83、84、85中提取的数据

b. 斜体字中的数字表示百万的数字或百分比，使用160/95mmHg的定义，用于高血压（以及低于160/95mmHg作为对照）；［括号］内的数字和（或）斜体以外的数字表示使用140/90mmHg的百分比

表50.2　美国国家委员会联合报告序贯数据的生命统计数字

	发表年份/主席	页码数	参与人数	表格	数字	参考文献
JNC报告	1977 Marvin Moser	7	9	5	3	1
1980报告	1980 Iqbal Krishan	6	12	1	0	14
1984报告	1984 Harriet Dustan	13	15	8	0	40
1988报告	1988 Aram Chobanian	16	16	10	1	54
JNC V	1993 Ray Gifford	30	43	14	4	117
JNC-VI	1997 Sheldon Sheps	34	45	16	8	254
JNC 7[a]	2003 Aram Chobanian	13	许多	6	3 （“Boxes”）	81
JNC 7[b]	2003 Aram Chobanian	47	许多	31	17	386
JNC 8[d]	2014 Paul James & Suzanne Oparil	14	2[c]	6	2 （One Box and one figure）	45

a. 执行版

b. 完整版

c. 这些是15名小组成员和美国国立卫生研究院（通过另外两名小组成员）

d. 不包括在线补充资料

报告还附有William Barclay.在同一期《美国医学杂志》上发表的半页编者按。在这一简短的篇幅中，Barclay提出以下有先见之明的见解。

"尽管这份报告是由国家心肺研究所赞助的，但它并不是一个关于如何行医的政府指令。该报告应被视为一个有用的指南，而不是一个关于如何管理高血压的严格指导。人们应该意识到，这种报告是折中的，不一定反映委员会个别成员的信念。"

在第一版JNC报告发表后的数十年里，从1990年世界卫生组织（WHO）关于高血压早死亡和致残的因素清单上的第四位上升到2010年的第一位。在随后的数十年里，新的抗高血压药物类别、新的临床试验结果，以及重新考虑收缩压的重要性促使美国高血压指南一再修订。

JNC第二版报告是在高血压监测和随访计划（HDFP），以及美国公共卫生服务局10年高血压干预试验完成后发布的。报告介绍了DBP水平的分类系统，包括"轻度"（DBP 90 ～ 104mmHg）、"中度"（DBP 105 ～ 114mmHg）和"重度"高血压（DBP ≥115mmHg），建议使用利尿药进行初始降压治疗，因为氯噻酮（噻嗪类利尿药）是高血压监测和随访计划（HDFP）阶梯治疗（SC）方案的初始治疗。尽管今天不常提及，HDFP除了成为修订JNC报告第二版的主要原因之外，还做出了一些重要贡献。首先，与转诊治疗组（RC）相比，入选10 940名受试者，有足够的统计学力度来确定在SC组（阶梯治疗组）治疗舒张压为90 ～ 104mmHg的显著获益，减少了第一版JNC报告后留下的不确定性，后者在达成推荐该治疗目标时没有足够的依据。其次，HDFP招募了既往有靶器官损害的参与者，结果显示治疗高血压仍有益处，但那些没有心血管疾病的患者受益更大，强调了高血压靶器官损害的一级预防和二级预防的重要性。最后，HDFP研究者观察到，与那些高血压合并肾脏疾病但血清肌酐低于1.7mg/dl的患者相比，在入选登记时血清肌酐值高于1.7mg/dl的患者的死亡风险高出3倍多，提示肾脏疾病在高血压中的重要性。

1984年，JNC报告第三版根据美国以外地区的高血压试验结果进行了更新，并建议采用β肾上腺素能阻滞药（在年轻患者或心率加快的患者）或利尿药进行初始治疗。扩展到β受体阻滞药治疗，部分原因是新发现使用β受体阻滞药可降低心肌梗死后的死亡率。基于提及的舒张压值的血压分类方案仍然存在；然而，1984年的报告引入了"正常高值"血压的概念（DBP 85 ～ 89mmHg），并扩展了分类系统，包括舒张压低于90mmHg时的收缩压水平。

第四份JNC报告发表于1988年。1984—1988年JNC报告期间发生的最重要事件包括：逐渐普及的两类新的抗高血压药药物分类，源于1981年批准3种首创的钙通道阻滞药（维拉帕米、地尔硫䓬和硝苯地平）后，血管紧张素转化酶（ACE）抑制剂卡托普利于1981年问世，随后，依那普利1986年问世。此外，还出版了几项具有里程碑意义的欧洲试验，包括医学研究委员会的研究和欧洲老年高血压工作组。在先前对"个体化治疗"的理解中，1988年的报告强调生活质量、医疗成本，以及需要考虑预防高血压的方法。1988年报告的主要遗产是将治疗建议扩展到使用4种常用的抗高血压药（利尿药、β受体阻滞药、血管紧张素转化酶抑制剂或钙通道阻滞药）中的任何一种，并将非药物治疗作为后续药物阶梯治疗的基础，并结合机制，在选定的病例中停止抗高血压药物治疗。

第五版JNC报告（JNC Ⅴ）诞生于1993年，值得注意的是，它回归到强调使用利尿剂或β受体阻滞剂作为初始降压治疗。血压分期系统在JNC Ⅴ达到顶峰，它将1级高血压定义为DBP为90 ～ 99mmHg或收缩压（SBP）为140 ～ 159mmHg；2级高血压被定义为舒张压为100 ～ 109mmHg或收缩压为160 ～ 179mmHg；3级高血压定义为舒张压110 ～ 119mmHg或收缩压180 ～ 219mmHg；4级定义为舒张压高于120mmHg或收缩压高于220mmHg。JNC Ⅴ强调，如果血压属于不一致的类别，比如DBP为2级，而SBP处于3级，则患者使用该类别更高分级。他们还将"最佳"血压类别定义为低于120/80mmHg。第五版JNC还提出了进行动态血压监测（ABPM）检测的理由。

JNC Ⅵ发表于1997年，它对报告编写过程中使用的论文进行了分类（如"队列研究""随机试验"等），并将分类系统从四期简化为三期。JNC Ⅵ最具创新性的方面是将心血管疾病的非高血压危险因素纳入分类系统中，使用的量表从A组［无心血管（CV）危险因素、靶器官损害（TOD），或合并心血管疾病（CVD）］到B组［有一个或多个心血管危险因素（不包括糖尿病），但没有TOD或合并CVD］，并将最高风险组指定为C，定义为TOD的存在。JNC Ⅵ还介绍了"强适应证"一词，建议对患有特定共病的患者进行特定类别的抗高血压药治疗（如在伴有蛋白尿的1型糖尿病中使用血管紧张素转化酶抑制剂）。JNC Ⅵ还首次将"预防"一词列入报告标题。根据JNC Ⅵ推荐的药物继续推荐利尿药或β受体阻滞药作为初始治疗，并且他们暗示低剂量联合治疗对一些患者可能是适合的。

JNC 7于2003年发布，并进一步将分类系统缩减为1级［（140 ～ 159）/（90 ～ 99mmHg）］或2级（≥160/≥100mmHg）。JNC Ⅵ出现在《内科学文献》中，允许在文章标题中使用罗马数字。JNC 7最初出版的地方JAMA不允许使用罗马数字，因此改为"7"。JNC 7分两个阶段出版。第一篇文章发表于2003年5月，约6个月后，在12月的《高血压》杂志上发表了一篇"完整的版本"。JNC 7在一些方面是引人注目的。它提出了糖尿病和慢性肾病（CKD）的治疗目标低于140/90mmHg。造成JNC 7最受争议的因素之一是推出了一种称为“高血压前期”的新类型的血压，其基础是SBP为120～139mmHg或舒张压为80～89mmHg。这样做是为了强调临床医师干预的机会，比如，也许可以通过使用减体重和运动计划来阻止打上高血压标签或诊断高血压前期的患者产生更大的影响来阻止进展为确诊的高血压。JNC 7还提出了当起始血压超过159/99mmHg（DBP或SBP其一）时使用联合药物治疗的具体建议。下一个指南，成年人高血压的管理（被称为JNC 8）对JNC 7的分类方案没有异议，也没有理由更新它。

3. 2014年专家组报告　2014年2月，被任命为JNC 8版专家组的报告与第一版JNC报告刊登在同一份期刊（JAMA）上。具有讽刺意味是，这份报告的内容早在近40年前Barclay撰写的文字里就曾大量地预测过。专家小组在摘要和结论部分谨慎地指出，指南不能替代临床判断。2008年9月，3个小组最初开始接受委托，对脂质（ATP 1～3）、肥胖（1998年的一版之前的报告）进行了更新，高血压指南强调3个小组的重点主要是由医学研究所的报告“跨越质量鸿沟”推动的，该报告强调有必要根据证据提出保健建议。当专家小组被任命时，NHLBI（当时的赞助者）强烈强调需要制订一个以证据为基础的指南，例如，美国心脏病协会/美国心脏学会建议的经验，其中每9条中有1条（11%）的关于各种心血管疾病的管理的建议有“A”级的证据支持。与以前的JNC报告不同，专家小组报告（JNC 8）由18人组成，广泛代表高血压专业知识，包括NIH的两名员工［1名来自NHLBI，1名来自国家糖尿病、消化和肾脏疾病研究所（NIDDK）］。在编写过程的早期，一名专家小组成员离开学术界进入工业界，人数减少到17人。

专家小组面临的最大障碍是在拟订“基于证据的建议”时使用证据的挑战，首先必须建立证据基础。这需要几个准备步骤。专家小组的主要焦点，在这个过程的早期就决定了，是针对初级保健医师。这个过程决定的早期。每一条陈述的成熟证据，9项主要推荐的每一项。都是在认真考虑汇编一份指南性文件的任务的情况下制定的，该文件在初级保健实践中是有用和明确的。

第一步是关键问题的发展。最初，小组成员确定了23个独立的关键问题，认为这些问题对管理高血压患者的初级保健从业人员很重要。这些问题被筛选出5个关键问题，其中两个问题在专家小组的报告中没有涉及。第四个关键问题是两种抗高血压药与一种降压药相比是否更好，我们找不到关于那个问题的数据。第五个问题是在哪里测量血压（BP）（家庭、诊室、ABPM、报亭或其他位置）是否重要。由于时间和资金的限制，无法回答关键问题。

一旦提出关键问题，就有必要制订一个搜索策略。这意味着要界定在证据基础中哪些构成是可接受的“证据”。我们使用PICOTSS（人群、干预/暴露、对照组、结果、时间、背景和研究设计）策略列入专家小组的附录中。这一阶段最耗时一个方面是确定“重要的健康结果”。当使用药物治疗高血压患者时，有哪些重要的健康获益？另外，要实现这些获益，需要将血压降低到什么程度？当手稿首次以电子出版物形式出现在JAMA之后，在这一领域引起了争议。例如，我们将血清肌酐浓度加倍、肾小球滤过率减半或终末期肾病的发展定义为与肾脏相关的重要健康结果。我们没有使用GFR随时间变化的斜率。因此，专家组意识到了最初的肾脏疾病饮食调整（MDRD）研究报告没有证明；在中晚期非糖尿病慢性肾病患者中，与标准血压水平相比，更具挑战性的益处。MDRD的研究者在他们的原始报告中也有同样的说法，但是他们确实注意到，当尿蛋白损失量大于1g但小于3g时，GFR变化的斜率在更积极的血压目标组中是有利的，如果每天尿蛋白损失量超过3g，则更是如此。在仔细回顾了非裔美国人肾脏疾病和高血压试验和雷米普利在肾病Ⅱ试验中的疗效后，这两项试验都比标准血压目标更强化，专家组一致认为，在一项随机对照试验中，无法找到符合其对重要健康结果定义的证据，该试验支持在CKD患者的治疗中低于140/90mmHg。这进一步得到了对CKD中BP目标的系统性回顾的支持，后者得出了相同的结论。

指南制定方法的构成条件对于那些试图理解、协调和纳入不同血压指南编写小组在不同高血压患者亚群中推荐的各种血压指标的从业者来说正在成为具有挑战和令人困惑的话题。在搜索策略的执行过程中，专家组认为，重要的是只使用前瞻性随机抗高血压治疗临床试验，这些试验只招募高血压患者。这排除了心脏结局前瞻性评估（HOPE）等试验，尽管这是一项随机试验，包括高血压患者，但也包括没有高血压的心血管高危患者。

一旦通过搜索标准识别的调查被确定，就必须让两个独立的评分员使用一套14分的预定义标准将试验分为好、中或差。这一过程之后，通常将1～2000篇文章减少到20～25篇符合我们定义的论文，有必要以一种方式总结数据，明确其益处、血压水平（收缩压和舒张压分开治疗）、使用什么药物，以及在哪些亚组（如一般人群，自称为黑种人、糖尿病或CKD）。专家小组没有审查血压管理对既往心脏病或卒中患者产生的重要健康结果的证据，因为这是由美国心脏协会/美国心脏病学会（AHA/ACC）同时进行的。

最后的步骤是形成JAMA在线附录中的证据陈述，然后根据证据制订建议。所有9条建议都可以在专家组报告的算法中看到。该算法根据患者的年龄（以年为单位）、种族（非裔美国人、非非裔美国人）、糖尿病状态（是/否）和CKD状态（是/否）的知识为基础，引导观察者了解使用哪种药物、使用什么样的血压目标、多久进行随访，以及何时转诊。经过多年对现有证据的研究，专家组得出结论：140/90mmHg是高血压的定义，也是大多数患者的治疗目标（除了那些59岁以上的患者，我们建议将＜150mmHg作为SBP目标）。这项建议及其相应的建议也许是专家小组报告中最具争议的方面。专家组不推荐降压疗法。此外，如果治疗耐受性好，即使血压大大低于150mmHg，它也支持继续治疗。

在2015年下半年，AHA和ACC选择了一个新的高血压指导小组。SPRINT（收缩压干预试验）结果于2015年11月发布，为管理59岁以上人群提供了重要证据，下一个指南可能会降低包括老年人在内的许多高血压亚组的血压目标。

4.哪个指南　在美国，高血压非常普遍，因此，一些团体发布高血压的指南也就不足为奇。令从业者感到不安的是，尽管有相同的证据，但指南编写小组在他们的目标血压建议上可能存在差异，特别是在糖尿病和慢性肾脏病等亚组中。选择遵循哪条指南是一项艰巨的任务。

5.未深入介绍　如果给读者留下这样的印象，即借助JNC流程制订的高血压指南是NHBPEP协调委员会的唯一影响，这将对NHBPEP造成损害。在NHBPEP的支持下，还出版了高血压管理指南

· 妊娠期
· 儿童
· 肾血管疾病
· 回复：患病率、意识、治疗和控制更新
· 老年人
· 动态血压监测
· 慢性肾脏病
· 高血压的一级预防

在美国，我们要感谢NHBPEP在高血压领域的不懈努力，特别是筛查的价值、血压升高的定义、高血压患者的评估和高血压的管理。尽管在过去几年里，关于高血压的很多指南引起了困惑和挫折，但实际上所提出的各种建议之间有许多相似之处。鉴于高血压的患病率，以及高血压终末器官损害的灾难性性质，每一位照护高血压患者的从业者都必须清楚地知道如何在实践中测量、评估和管理高血压。

二、欧洲指南

1.背景概述　几十年来，参与高血压管理的欧洲医师将世界卫生组织在没有或联合国际高血压学会的情况下发布的指南作为参考。一些欧洲专家参加了拟订指南的工作组，有机会考虑欧洲对这种情况的设计和处理的观点。然而，从2000年年初开始，有人认为，鉴于欧洲医疗实践的先进水平，必须适应发展中国家所带来的问题以世界为重点的指南并不完全合适，因此，需要对欧洲医师和患者提出更具体的建议。这导致欧洲高血压学会（ESH）成立了一个专家委员会，编写了一份关于高血压诊断和治疗方面的综合文件。该文件由欧洲心脏病学会（ESC）通过其高血压和心脏问题工作组批准，两个学会最终于2003年发布了第一版欧洲高血压指南。

2003版的ESH/ESC指南被科学与医学团体广为接受，在随后数年中成为科学界引用最广泛文献的第五位（健康相关科学的第一位）。随着对高血压和相关疾病知识的大量增长，有助于2007年和2013年分别出版第二版指南和第三版指南，其中一个简短的文件回顾了ESH在2009年发布的2007年建议的一些问题。在所有情况下都采用了以下程序：①工作组成员限制为20～25人（包括两名联合主席，在2007年和2013年，是执业医师和护士代表），其中50%由ESH任命，另50%由ESC根据对高血压研究的贡献任命；②如果没有重大的利益冲突，成员会被挑选出来，他们的信息会在社团的网站上公开；③一个特别小组被允许在大约1年的时间内开会、通信和完成文本，然后由60多名评论家经过三轮提问和批评，这60多位评论家是根据他们在基础和临床高血压方面的专业知识而挑选出来的；④最终文件已提交给ESH和ESC科学委员会，以批准在官方学会期刊上发表；⑤编写准则的费用由两个协会承担，没有任何外部来源的捐款。

从一开始，ESH/ESC指南就遵循以下原则。第一，指南具有教育意义，而不只是规定性或强制性的价值，因为它们的建议主要针对普通患者，通常对具有不同临床特征的亚组的扩展意义有限（且在科学上较弱），并且对单个患者的外推程度也不尽相同。在其中一个ESH/ESC指南中，其表述如下："…。指南处理的是一般的医疗状况，因此，它们的作用必须是教育性的，而不是规定性的或强制性的，以管理在个人、医学和文化特征可能有很大差异的个别患者，因此需要做出不同于指南所建议的一般决定。"第二，指南必须以证据为基础，最好是其最高科学表达，即随机试验的结果。然而，随机试验有其局限性，其有效性仅涵盖日常医疗实践的几个方面。因此，还需要使用其他来源的证据（观察性研究、病例对照调查、机制方面的数据等），包括必要时来自数据解释或推断的证据，甚至来自个人临床经验的证据。事实上，在2013年ESH/ESC指南（图50.1）中，基于最强类别/级别证据的建议不超过总数的25%，由"专家意见"产生的建议是2014年美国专家小组报告（也称为全国联合委员会或JNC 8）发布的建议的70%。第三，为了符合教育目的，指南必须解释诊断和治疗建议背后的原因，这使得制作一个简单而简短的文件变得困难。然而，为了便于指南的传播和使用，在复杂性和简单性之间折中是必要的。在ESH/ESC指南中，这是通

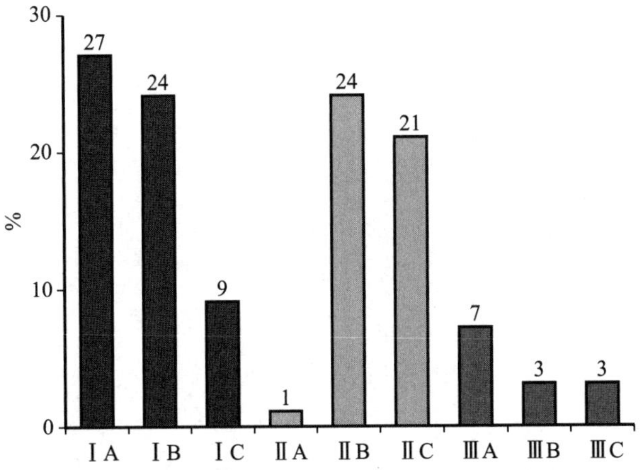

图50.1 2013年欧洲高血压学会/欧洲心脏病学会（ESH/ESC）高血压指南中综合证据类别和水平的分布

IA代表最高的（Ⅰ）和（A）级证据，即通过多个随机试验获得的证据

过让每个部分审查复杂的科学证据，然后用简短的陈述框来获得的，这些陈述反映了其含义和对临床实践的可转移性。

2.血压分级与高血压的定义 在所有的ESH/ESC指南中，血压水平的分类以及高血压的定义均取自2003版的美国JNC 7指南，该指南根据最佳（收缩压/舒张压＜120/80mmHg）、正常（收缩压120～129mmHg或舒张压80～84mmHg）对受试者进行分类，血压正常值高（收缩压130～139或舒张压85～89mmHg），从收缩压值140mmHg或舒张压值90mmHg以上开始定义高血压分级。然而，在欧洲指南中，美国指南将血压正常和高的受试者统一起来的“高血压前期”一词从未被采用，因为，如2007所述，①两组患高血压的风险（即采用术语的含义）明显不同；②鉴于“高血压”这个词对于外行的不祥意义，给一个人贴上“高血压前期”的标签可能会引起焦虑，并导致不必要的医疗访问和检查；③血压正常或高正常值的受试者只占明显不同心血管风险水平人群的一小部分，这就需要有广泛不同的治疗决策、治疗策略和随访强度。

美国和欧洲指南的另一个不同之处在于，人们对血压测量的关注度，而不是在诊室环境中获得的测量值。在欧洲指南中，血压一直被视为血压水平分类、高血压的识别和降压疗效评价的参考标准。然而，由于其在临床实践中的频繁使用，血压测量的替代方法一直被深入讨论。在“运动”和“中心”血压的情况下，结论是，与诊室血压提供的预测相比，目前，它们似乎没有改善未经治疗和治疗的患者的心血管风险预测，因此它们的使用仍然局限于研究。另一方面，对于诊室外血压（动态血压和家庭自测血压），诊断优势，如识别“白大衣”高血压、隐匿性高血压、真性（而不是“白大衣”）难治性高血压和先兆子痫已被证明。也有文献记载，在日间和夜用自动血压测量可以检测出其他无法识别的心血管高风险状况，因此，ESH/ESC指南一直将在诊室外血压测量视为特定情况下重要临床信息的来源。

3.心血管风险分层 在2003年的ESH/ESC指南中，强调需要用总体（或全球）心血管风险分层来完善高血压的诊断，根据血压水平的升高以及伴随的1、2、3个或者更多的心血管危险因素、器官损伤、糖尿病或已确诊的心血管或肾脏疾病，通过识别4个风险类别（低危、中危、高危或极高危）来获得，与传统的风险分层方法（即将心血管风险视为一个连续变量）相比，分类可能会降低结果预测的准确性。然而，人们相信，新方法的简单性可能会增加目前定期量化心血管风险的医师的比例。这被认为是重要的，以使医师意识到不仅高血压经常伴有其他心血管危险因素，而且在不同的风险水平下，治疗策略可能会有显著差异。例如，在1级高血压患者中，当增加的风险很高或非常高时，使用抗高血压药是很有说服力的，但在低风险的情况下则不是如此，因为在后一种情况下，血压降低的有益效果没有明确的记载。此外，对于心血管高危患者，建议在较低的血压阈值下使用抗高血压药，并追求较低的血压目标。最后，当心血管风险较高时，抗血小板治疗可能是必要的（而且可能是有害的）。除了少数例外（如风险水平与血压降低治疗的阈值和目标之间的不确定关系），这些考虑也被随后的ESH/ESC指南认为是有效的，继续将全球心血管风险分层视为必要的诊断步骤，有助于做出适当的治疗决定（图50.2）。为了提高风险量化的准确性，ESH/ESC指南也一贯支持无症状器官损害的研究，通过经典的心血管风险量化方法将其作用降至最低。器官损害的研究得到以下证据的有力支持：①根据经典危险因素（年龄、性别、血胆固醇、血糖、吸烟、血压）量化任何给定的心血管风险，无症状器官损害的出现伴随着总心血管风险水平的显著增加，而且，随着累及器官数量的增加明显；②在血压升高的个体中，器官损害是如此普遍，以至于有必要对其进行鉴定，以避免普遍低估高心血管风险状况。因此，在所有ESH/ESC指南中，都提供了对功能和结构器官紊乱的测量方法的说明，并附有推荐的仪器检查清单。

4.药物治疗的血压阈值和靶点 2003年，ESH/ESC指南建议，在一般高血压人群中，抗高血压药应在收缩压140mmHg或舒张压90mmHg或更高水平下使用，但一旦总心血管风险被定义为高（如有糖尿病或心血管或肾脏疾病的患者），两种情况下，治疗的血压目标分别为140/90mmHg和130/80mmHg。这些数值也在2007年被推荐，而2013年又引入了一些保守的修正。在随机试验中，根据治疗引起的血压降低对心血管和肾脏结果的影响重新分析，抗高血压药物服用的血压阈值被设为收

其他危险因素，无症状性组织损害或疾病	血压（mmHg）			
	正常高值 SBP 130～139 或DBP 85～89	第1级 SBP 140～159 或DBP 90～99	第2级 SBP 160～179 或DBP 100～109	第3级 SBP ≥180 或DBP ≥110
无其他危险因素		低危	中危	高危
1～2 危险因素	低危	中危	中至高危	高危
≥3 危险因素	低至中危	中至高危	高危	高危
OD，CKD 3期或糖尿病	中至高危	高危	高危	高危至很高危
有症状的CVD，CKD 4期或4期以上，或糖尿病伴OD/RF	很高危	很高危	很高危	很高危

其他危险因素，无症状性组织损害或疾病	血压（mmHg）			
	正常高值 SBP 130～139 或DBP 85～89	第1级 SBP 140～159 或DBP 90～99	第2级 SBP 160～179 或DBP 100～109	第3级 SBP ≥180 或DBP ≥110
无其他危险因素	•非血压干预	•生活方式干预数月 •然后加用降压药物，靶目标 <140/90	•生活方式干预数周 •然后加用降压药物，靶目标 <140/90	•生活方式干预 •立即降压药物，靶目标 <140/90
1～2 RF	•改变生活方式 •非血压干预	•生活方式干预数月 •然后加用降压药物，靶目标 <140/90	•生活方式干预数月 •然后加用降压药物，靶目标 <140/90	•生活方式干预 •立即降压药物，靶目标 <140/90
≥3 RF	•改变生活方式 •非血压干预	•生活方式干预数月 •然后加用降压药物，靶目标 <140/90	•生活方式干预 •使用降压药物，靶目标 <140/90	•生活方式干预 •立即降压药物，靶目标 <140/90
OD，CKD 3期或糖尿病	•改变生活方式 •非血压干预	•生活方式干预 •使用降压药物，靶目标 <140/90	•生活方式干预 •使用降压药物，靶目标 <140/90	•生活方式干预 •立即降压药物，靶目标 <140/90
有症状的CVD，CKD 4期或4期以上，或糖尿病伴OD/RF	•改变生活方式 •非血压干预	•生活方式干预 •使用降压药物，靶目标 <140/90	•生活方式干预 •使用降压药物，靶目标 <140/90	•生活方式干预 •立即降压药物，靶目标 <140/90

图50.2 左半部分显示了根据存在的危险因素、器官损害、疾病和血压水平将心血管总风险分为低、中、高和非常高的类别；右侧显示了风险分层与降压治疗的起始和类型的对应关系

CKD.慢性肾脏病；CVD.心血管疾病；DBP.舒张压；HT.高血压；OD.器官损害；RF.危险因素；SBP.收缩压（引自：Mancia G，Fagard R，Narkiewicz K. 2013 ESH/ESC Guidelines for the management of arterial hypertension. J Hypertens，2013，31：1281-1357.）

缩压≥140mmHg和舒张压≥90mmHg，不管心血管危险程度如何，也建议将一个统一的值（＜140/90mmHg）作为血压治疗目标值。根据两项随机试验，糖尿病患者的DBP目标值较低（＜85mmHg），而老年患者的推荐阈值更高，因为目标值为140～150mmHg。后来，JNC 8报告推荐了类似的阈值和目标值，与ESH/ESC的建议相比，稍微不够"明确"，因为仍有可能将收缩压降低到：①老年高血压患者的收缩压低于140mmHg；②在肾脏疾病和蛋白尿患者中收缩压低于130mmHg，基于血压降低有抗蛋白尿作用的观察，以及减少蛋白尿可能反映对肾脏和心血管的保护。然而，有人明确指出，这些可能性是由"观察性"而非随机试验数据支持的，也就是说，是一种不太可靠的证据。此外，关于药物治疗的阈值和目标血压值指南建议的总体价值受到年轻患者以及最近发生高血压且无高血压相关并发症患者的数据不可用的限制。在这些情况下，血压目标越低，预后越差，甚至在这种情况下，血压越低对患者越有利，这一点在相对低风险人群中的流行病学研究中已经观察到。

5.首选药物　ESH/ESC指南从未偏离这样一个原则，因为①血压降低伴随的心血管保护已通过多种药物类别获得；②对于给定的血压降低，不同的药物具有总体相似的保护作用，抗高血压治疗的益处在很大程度上归因于血压降低本身，也就是说，不管是如何获得的。这为所有在安慰剂对照试验或对照试验中显示能有效降低血压和降低心血管疾病转归的药物开辟了一个被认为是首选药物的名单，显然，这也证明了良好的安全性和耐受性。在2003年和2007年，该清单包括利尿药、β受体阻滞药、钙通道阻滞药（CCB）、血管紧张素转化酶抑制剂和血管紧张素受体阻滞药。同样的药物类别在2013年的指南中被确诊为首选位置，该指南也明确表示①在第一次使用噻嗪类药物（噻嗪类药物）中，已经明确了选择噻嗪类药物（噻嗪类药物）的疗效，没有任何可靠的文件证明一种药物优于另一种药物；②没有数据支持在最初的药物使用中"优先"排除β受体阻滞药，正如一些指南所做的那样，因为这些药物和其他药物一样能降低升高的血压值。此外，在安慰剂对照试验中，它们的使用导致心血管结局的降低，在随机结果试验和一些大型荟萃分析中，它们与其他药物在整体保护作用的程度上没有一致的差异。

2013年ESH/ESC指南的一个特殊方面是对长期以来将抗高血压药物归为第一、第二、第三选择等的概念提出了批评（图50.3）。有人曾提到，几十年前，这可能是合理的，因为有些药物几乎永远不能单独使用，它们的血流动力学不便于通过其他药物的作用来纠正。一个例子是"肼屈嗪"，它的保钠特性几乎总是需要在使用前或同时使用利尿剂。然而，这在今天已经很难实现了，因为目前的高血压治疗可以依靠许多药物作为最初的单一疗法，没有严重的副作用或其他问题。然而，每一种药物都有其优缺点，使其在某些患者中更为可取，而在另一些患者中则不然，因此，没有一种药物始终或永远不适合作为首选治疗。因此，药物的首选排序是指一个普通的患者，在现实生活中并不存在，对执业医师几乎没有实际帮助。本章作者（GM）的观点是，在未来的指南中，应放弃"首选"术语，而代之以具有基本科学要求（见上文）的药物清单，以供优先使用，即使只是在某些患者类别中。

6. *药物的选择* 由于对一种药物类别有反应的患者与对另一种药物类别有反应的患者不具有重叠性，大量的药物选择增加了高血压患者可能通过单一疗法实现血压控制优势。然而，它的缺点是使初始药物的选择更加复杂。在所有的ESH/ESC指南中，通过制订标准来解决这一问题，这些标准可能有助于医师在证据的基础上做出决定，以及在没有证据时，从临床和病理生理方面考虑。在2013版指南中，这些标准是：①众所周知的强制或可能的禁忌证，每种抗高血压药物的特点；②无症状器官损害的存在和类型，因为某些药物比其他药物更有效地减少这些症状；③患者在其病史中发生的临床事件和类型；④患者的临床状况，特别是其代谢状态，即血脂异常、糖尿病、空腹血糖受损或代谢综合征。妊娠和种族也可以为药物选择提供指导。相比之下，ESH/ESC指南从未将年龄列为选择给药药物的依据，因为：①有证据表明，老年患者与年轻患者相比，药物对血压和心血管转归有不同的疗效，这是基于小型研究，而不是基于未发表的报告；②在老年患者中，抗高血压治疗的心血管保护作用已被多种药物证实；③在大型试验荟萃分析中，发现抗高血压药物对心血管事件的保护作用不受年龄的影响。因此，根据欧洲指南，虽然年龄的增长确实会导致高血压管理的重大变化（站

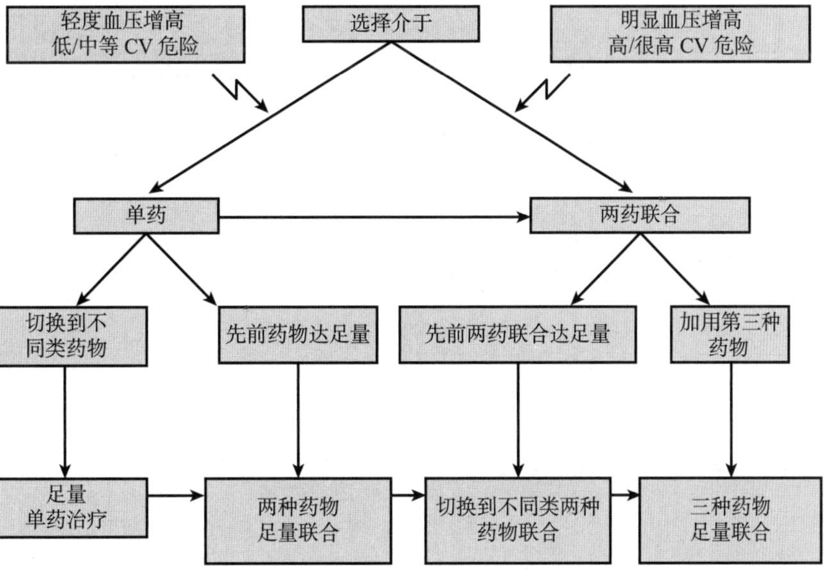

图50.3 2013年欧洲高血压学会/欧洲心脏病学会（ESH/ESC）高血压指南中一种或两种药物的治疗起始

当血压没有达到目标值时，就应该从低强度到高强度的治疗策略（引自：Mancia G，Fagard R，Narkiewicz K. 2013 ESH/ESC Guidelines for the management of arterial hypertension. J Hypertens，2013，31：1281-1357.）

立时测量血压，使用动态血压监测来寻找低血压发作，降低初始药物剂量，缓慢滴定至最终治疗剂量），但年轻人和老年人首选药物和后续药物的选择基本上是相似的。

7.*治疗策略* 世卫组织和国际高血压学会（ISH）发布的早期指南长期以来一直优先采用一种基于增加最初给药剂量的降压治疗策略，以期对普通剂量无反应的患者进行血压控制。然而，最近人们的态度发生了变化，因为有证据表明，增加药物剂量可能会导致血压降低，但副作用的数量和严重程度会更加明显地增加，特别是在使用诸如利尿药、CCB等药物时，这使得最近的指南推荐了基于从一种单一疗法转向另一种疗法或在最初的一种疗法基础上增加其他药物的策略。

从一开始，ESH/ESC指南就强烈支持联合治疗作为高血压人群实现血压控制的最有效策略。重点放在以下事实上：①序贯单药治疗可能会耗费时间，导致患者挫折感，可能会对长期坚持治疗产生不利影响；②血压控制的多因素性质使得联合用药提供的多种降压机制更有效地实现适当降低血压升高值。然而，ESH/ESC指南，尽管首次试验中高血压患者的风险较低，但首次联合使用高风险药物治疗的风险较低，当高心血管风险使血压持续不受控制变得特别危险时，两种药物的快速降压被认为是有用的。在2013版的指南中，这一发现在“现实生活”数据中得到了支持，1年内即与开始使用两种药物治疗的患者相比，联合治疗取代最初无效的单药治疗的患者血压控制在较低水平，这可能是因为：①医师的惰性反对治疗修改；和/或②与初次联合用药治疗的患者相比，初次单药治疗的患者对处方治疗方案的长期依从性较低，对心血管保护有负面影响。

ESH/ESC指南一直使用几何图形来显示在所有可用的组合中，哪些组合是首选的，还列出了指导药物联合的标准。如图50.4所示，在2013年的指南中，优先考虑了ACE抑制剂或ARB与利尿药的组合，ACE抑制剂或ARB与CCB或CCB与利尿药的组合，基于这些药物在结果试验中的大量使用（尽管不是随机的），显示降压治疗的保护作用。因为在几个比较试验中，后两类药物的保护作用相似所以被给予肾素-血管紧张素系统阻断药与CCB联合使用，而不是利尿药的组合。尽管被认为是不可取的，但其他联合用药并没有被禁止使用，唯一的例外是那些导致肾素-血管紧张素系统双重阻断的药物（如血管紧张素转化酶抑制剂和血管紧张素受体阻滞药），因为在糖尿病和肾功能受损的患者中看到了严重的不适。鉴于适当结果比较的可用性有限，2013年ESH/ESC指南强调，关于联合治疗等级的建议没有很强的证据基础，这是一个需要未来试验的领域。这也是因为大多数高血压患者需要联合治疗来控制血压。

8.*其他特性* ESH/ESC指南一直认为有必要解决高血压管理的那些与日常生活实践密切相关的方面，尽管从未探索过，甚至不适合收集结果试验证据。为了达到

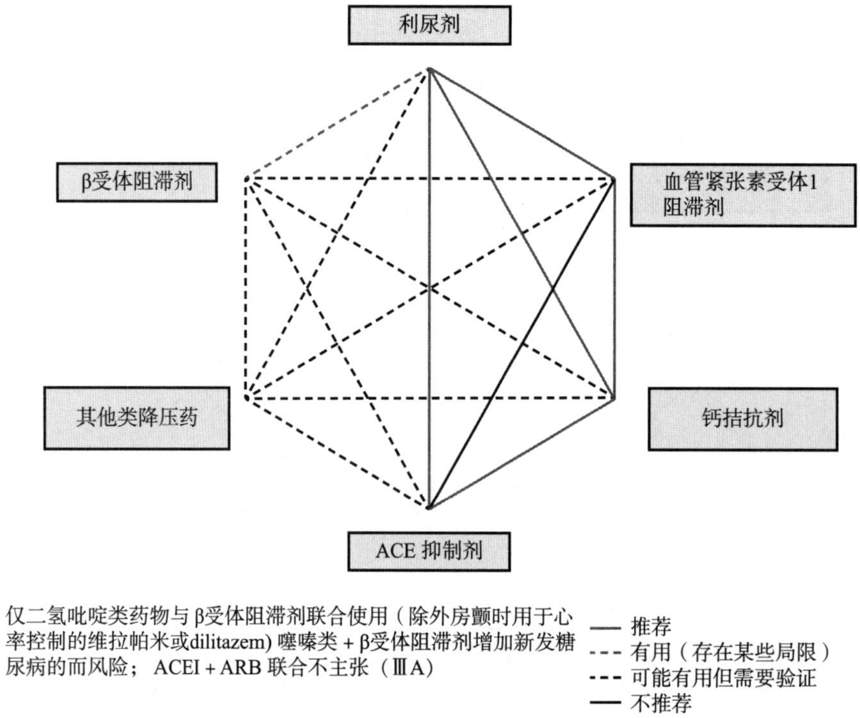

图50.4 2013年欧洲高血压学会/欧洲心脏病学会（ESH/ESC）高血压指南中抗高血压治疗的两种药物组合

（引自：Mancia G, Fagard R, Narkiewicz K. 2013 ESH/ESC Guidelines for the management of arterial hypertension. J Hypertens, 2013, 31：1281-1357.）

这个目的，他们总是包括一些基于常识的建议，关于如何跟踪治疗过的高血压患者，例如，多久去看望他们，或者重复血液或仪器检查。他们对是否以及如何治疗伴随的危险因素给出了建议，重点是降血脂、降血糖、抗血小板或抗凝药物。他们已经解决了由临床症状可能引起的特殊治疗问题（2013年指南中有18个），这些问题从未通过专门设计的试验进行过探索。他们一直保留着讨论的空间，讨论如何设法减少或消除使血压控制难以实现的多重障碍，保持高血压是全球第一死因。在他们的最后部分总是提到证据的差距和未来试验的需要，相信这可能在教育上是适当的，并为医师准备未来指南的修订的变化收集必要的新的证据。

第51章 正确看待所有指南

George L. Bakris and Bryan Williams

一、背景

在开始讨论尤其是分析所有指南之前，笔者有必要先向大家解释一下“指南”一词。“指南”最初被定义为“帮助过关者越过困难点或允许其重新走一遍的绳索。”在医学中，指南是应在卫生保健的特定领域影响决策并提供有关诊断、管理和治疗标准的文件。这些文件在整个医学史上一直在使用。然而，与通常基于传统或权威的先前方法相比，现代医学指南是基于循证医学范式内对当前证据的审查。

现代临床指南可确定、总结和评估有关预防、诊断、预后、治疗（包括药物剂量、风险/效益和成本效益）的最高质量证据和最新数据。先前的指南和当前的一些指南包括针对特定疾病（如高血压）的最佳实践的共识性声明，而在某些领域缺乏证据。一些最近的指南委员会，如专家小组报告，也被称为JNC 8（美国高血压全国联合委员会第八次报告），也就是以前的NIH（美国国立卫生研究院）指南，要求在制定最新的指南时，要完全坚持证据，尽量减少专家意见。这种方法会导致其他缺点，如本章稍后所述。卫生保健提供者应了解其医学领域的医学指南，并决定这些建议是否适合于单个患者。

临床指南的其他目标是：标准化医疗保健，提高护理质量，并降低多种风险（对患者、医疗保健提供者、医疗保险公司、健康计划和政府）。简而言之，为患者和付款人获得正确诊断或治疗的最经济有效的方法是什么？

指南通常由医学协会或政府机构在国家或国际层面上制定，如美国卫生保健研究与质量机构或正式由美国心脏协会/美国心脏病学会授予的美国国立卫生研究院心肺和血液研究所心脏病学会（ACC/AHA指南）。英国国立健康与临床优化研究所（NICE）在所有医学领域进行指南制定，欧洲和世界上大多数国家一样，欧洲高血压学会（ESH）有自己的一套指南。

尽管指南在许多情况下很有用，但最近美国的一些医疗支付者和某些政府机构已将其更多的确立为“绩效法令”，而不是真正的指南。自1977年制定高血压指南以来，血压目标的变化就说明了指南的更改基于最新的证据（图51.1）。某些保险公司提供等级，基本上将指南提升到“圣杯”状态，这是任何编写此类指南的人都无法接受或期望的。因此，对医师而言，有意义的指南已越来越多地被用于强制执行和结果判断。

这项基于证据的专门用于制定指南的法令于2008年左右在美国出现，当时美国心脏协会（American Heart Association）发布了一份报告，指出推荐数量增加了48%，但是，大多数仅具有2级证据。仅9%（245/2711）基于最高等级的证据，即Ⅰ类和A级证据。因此，几乎所有指南制定小组都得出结论，指南应仅限于高等级证据支持的建议。不幸的是，在某些重要的医学领域，严格执行此政策将严重限制常规临床实践所需的建议。

指南制定者意识到这一局限性，并努力在高等级证据与常识、经验和实用主义之间取得平衡。因此，基于证据的局限性，指南可能同时存在方法问题和局限性。另一个令人担忧的问题是潜在的利益冲突。已经得出结论，在没有充分理由的情况下，指南制定者总是受到制药公司的不当影响，使其做出偏向某些产品的陈述。在许多情况下，指南制定小组之间明显存在知识产权利益冲突，而不仅仅是基于行业的冲突，因此，不可能仅基于经济报酬来消除利益冲突。由于缺乏关键领域的证据以及在讨论领域中经验有限的委员会成员，这一法令导致指南的适用范围非常有限。

关键是要发布明确的指南制定方法，以便读者对如何使用证据来制定指南的过程有清晰的了解。因此，与那些仅有方法论知识但在相关主题领域没有经验或者缺乏临床经验的人所采用的更为严苛的方法相比，那些来自循证医学的国家的指南可能更应该被合理的选择，因为这些指南需要由各自领域经验丰富的临床医师来解释。

简单的临床实践指南可以为医护人员提供操作程序，并及时提醒临床医师相关程序的信息，但一些指南并没有按常规执行。这表明，需要一种团队的方法来实施指南并将其转化为更好的医疗保健。

本章将重点介绍美国、英国和欧洲多年来高血压指南的发展，并对我们的起源和今天提供一个视角。

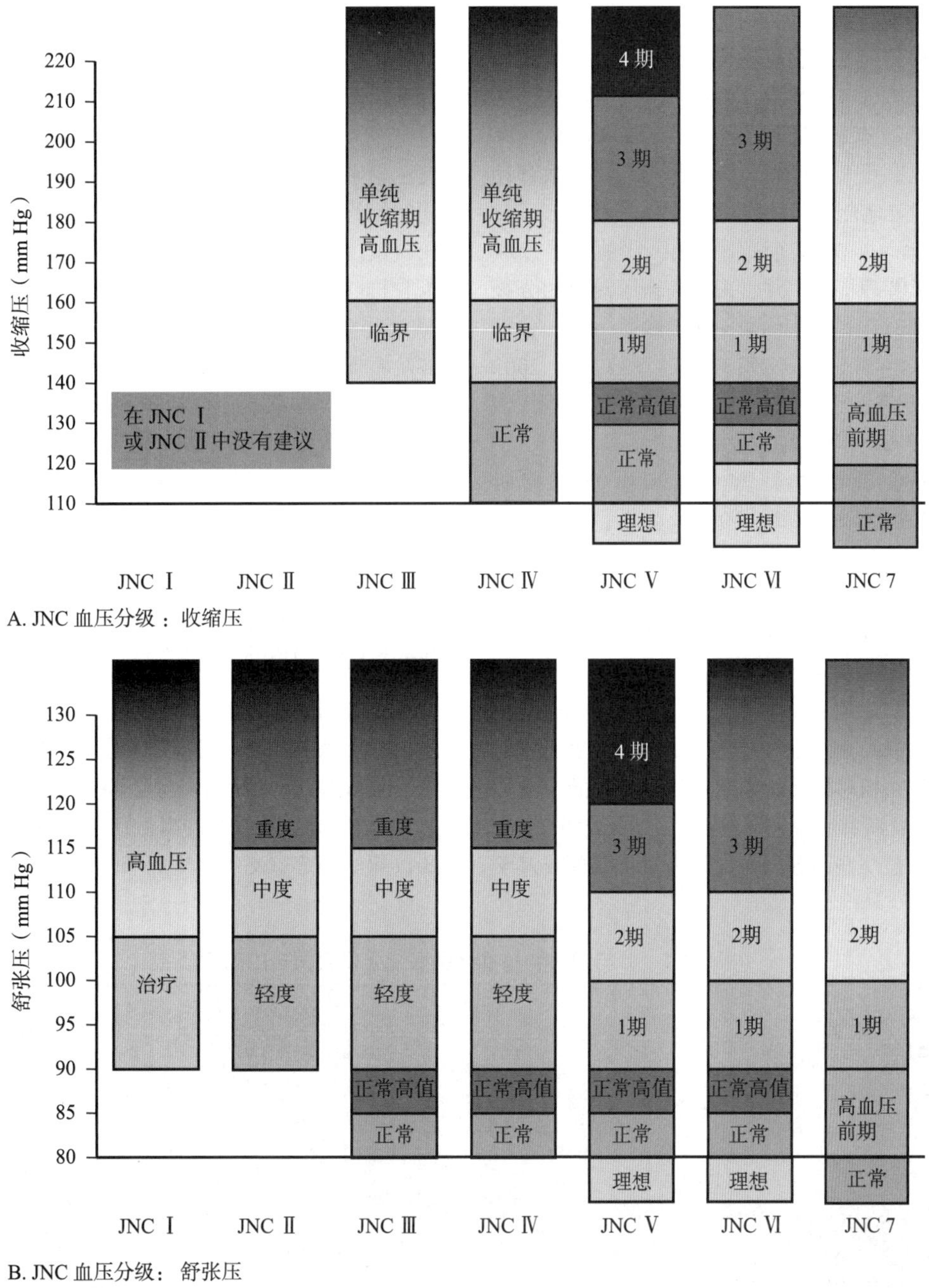

图51.1　JNC指南的历史

为了简化高血压的分类，高血压预防、检测、评估和治疗全国联合委员会（JNC7）的第七次报告将JNC VI中的2级和3级高血压重新分类为“2级”高血压。JNC7还引入了一个新术语“高血压前期”，将血压测量值为120～139mmHg的个体纳入需要干预的人群中。背景：简化高血压的分类是JNC7报告的3个主要目标之一。另外两个目标是将最近发表的临床试验纳入指南，并提供最新的高血压指南。纳入新的“高血压前期”分级指出，成年人血压低于115/75mmHg时，血管发病率和死亡率的风险增加（引自：Chobanian AV，Bakris GL，Black HR，et al. The Seventh Report of the Joint National Committee on Prevention, Detection，Evaluation，and Treatment of High Blood Pressure：The JNC 7 Report. JAMA. 2003；289：2560-2571.

二、美国指南

2011年之前制定高血压管理指南的主要组织是美国国立卫生研究院的心肺和血液研究所。这个小组制定了美国成年人高血压治疗指南I-7（JNC I-7），并委托编写专家组报告（图51.1）。这项工作在20世纪60年代首次发表了Framingham数据后不久就开始了。Framingham心脏研究是一项始于1949年的纵向研究，报告了血压（BP）升高与心脏病发作、心力衰竭、卒中和肾脏损害之间的强相关性。除此数据外，由Ed Freis开发的与美国退伍军人管理局（VA）合作研究的首批临床试验结果于1970年出版。该试验表明，与安慰剂相比，男性重度高血压患者使用药物降低血压可显著改善其预后。

根据现有的流行病学和治疗数据，美国国家高血压教育计划始于1973年，其目标是向医疗保健专业人员和公众宣传高血压的危害性及治疗的生存获益。显然，联邦政府、工业界、有组织的医学界、志愿者团体、医师、护士和其他专业人员可以与美国国家高血压教育计划协调委员会有效地合作，以控制重大疾病。

1977年，第一个美国高血压检测、评估和治疗联合委员会制定了管理指南，并引入了高血压治疗的分级管理方法。从那时起，指南每4～5年修订一次，分别是1980年、1984年、1988年、1993年、1997年、2003年（图51.1）。专家小组报告（JNC8）是一个例外，该报告于2008年发布，但在JNC7发布11年后发布。

指南委员会最初由美国心肺和血液研究所（NHLBI）从国家组织中选出的10个人组成，负责审查和评估有关诊断和治疗方法的可用数据并发表其结论，现已发展到来自各种组织的50名顾问（框51.1）。这些组织批准了除JNC 8之外的所有JNC报告，而JNC 8是一份只有25名国家专家审查的文件。

指南从1977年JAMA的6页报告扩展到2003年的47页报告，但在JNC 8中又缩减到13页。多年来，这些指南强调了合理并相对简单的诊断评估和有效的治疗方案，尽管并不适合所有患者，但已被证明是有效的。

JNC的报告被一些调查人员批评为过于简单或过于复杂，或过于关注成本考虑。然而，总的来说，它们经受住了时间的考验，已经成为大多数高血压患者治疗的标准指南。

所有指南都是以证据为基础的，在专家小组报告之前，学者们有自由和能力与行业合作开展研究项目，但同时始终忠实于他们所掌握的证据，从而做出可靠的临床决策。有趣的是，专家组的报告被认为是原始的，因为它排除了为行业提供咨询的人，它对JNC 7中关于管理方法的内容只做了很少的修改。因此，需要对指南的方法重新评估，让那些参与过指南制定并熟悉文献看过患者的人参与进来，而不只是熟悉方法和统计学的社会和人口科学家。

其他来自世界各地的指南都有类似的建议，因为他们都在审查类似的数据。表51.1列出了一些主要的共同点和不同点。

三、美国指南与英国国立临床医学研究所指南和欧洲指南之比较

NICE指南制定过程涉及许多阶段和许多方面，JNC8过程复制了NICE指南制定过程的一些特性。在讨论当前NICE高血压指南的主要特点之前，指南的制定过程值得被反思一下。高血压指南最近一次更新是在2011年（NICE CG 127）。

框51.1　参与评价和核准全国联合委员会报告的组织

美国卫生系统药师协会	美国内科学会
美国高血压学会	美国预防医学学院
美国肾脏病学会	美国牙科协会
黑种人心脏病医师协会	美国糖尿病协会
高血压和胆固醇公共行动公民组织	美国饮食协会
高血压教育基金会	美国心脏协会
国际黑种人高血压学会	美国医院协会
全国黑种人护士协会	美国医学协会
全国高血压协会	美国护士协会
国家肾脏基金会	美国视力检测协会
全国医学会	美国骨科学会
国家验光协会	美国制药协会
美国卒中协会	美国足病医学协会
NHLBI少数民族人口特设委员会	美国公共卫生协会
营养教育学会	美国红十字会
老年心脏病学会	**联邦机构**
美国家庭医师学会	
美国神经病学学会	医疗保健研究和质量机构
美国眼科学会	医疗保险和医疗补助服务中心
美国助理医师学会	美国退伍军人事务部
美国职业健康护士协会	卫生资源和服务管理局
美国心脏病学院	国家卫生统计中心
美国胸科医师学会	国家心肺和血液研究所
美国职业与环境医学学院	国家糖尿病、消化和肾脏疾病研究所

表51.1　不同国际指南的摘要

类别	NICE[a] 2011	ESH/ESC 2013	ASH/ISH 2014	AHA/ACC/CDC 2013	JNC 8[a] 2014
高血压的定义	血压≥140/90mmHg和日间ABPM（或家庭血压）≥135/85mmHg	血压≥140/90mmHg	血压≥140/90mmHg	血压≥140/90mmHg	未提及
药物治疗/非药物治疗后低危患者	血压≥160/100mmHg或日间ABPM≥150/95mmHg	血压≥140/90mmHg	血压≥140/90mmHg	血压≥140/90mmHg	年龄＜60岁，血压≥140/90mmHg；年龄≥60岁，血压≥150/90mmHg
β受体阻滞药：一线药物	否	是	否	否	否
利尿药	氯噻酮、吲达帕胺	噻嗪类、氯噻酮、吲达帕胺	噻嗪类、氯噻酮、吲达帕胺	噻嗪类	噻嗪类、氯噻酮吲达帕胺
初始单药组合处方	未提及	血压明显升高	血压≥160/100mmHg	血压≥160/100mmHg	血压≥160/100mmHg
血压目标	血压＜140/90mmHg，年龄≥80岁；血压＜150/90mmHg	血压＜140/90mmHg；年龄＜80岁SBP 140～150mmHg；状态较好的患者的SBP＜140；年龄≥80岁，SBP 140～150	血压＜140/90mmHg，年龄≥80岁；血压＜150/90mmHg	血压＜140/90mmHg较低的目标可能适用于某些患者（包括老年人在内）	年龄＜60岁，血压＜140/90mmHg；年龄≥60岁，血压＜150/90mmHg
糖尿病的血压目标	未提及	血压＜140/85mmHg	血压＜140/90mmHg	血压＜140/90mmHg，考虑更低的目标	血压＜140/90mmHg

AHA/ACC/CDC.美国心脏协会/美国心脏病学会/疾病控制与预防中心；ASH/ISH.美国高血压学会/国际高血压学会；ABPM.动态血压监测；ESH/ESC.欧洲高血压学会/欧洲心脏病学会；JNC.全国联合委员会；NICE.国家健康与临床优化研究所；SBP.收缩压

[a]专家小组报告

NICE指南更新过程一般为5年一次。该过程始于对上次指南审查截止以来发表的研究的审查，以确定现有指南中是否有任何内容需要根据新的证据进行更新。如果有新的证据，则界定指南更新的“拟议范围”。NICE指南制定过程的一个重要特征是众多利益相关者的参与，这是对任何指南更新拟议范围的咨询的一部分。这些利益相关者包括专业医学协会、患者群体、卫生保健提供者和制药行业。拟议范围界定过程的意见以及对指南最终的后续决策依据均在线发布，以实现完全透明。实际上，透明度和更广泛的协商是NICE指南制定流程的关键特征。

指南制定小组的主席和成员是通过申请程序任命的，所有潜在的利益冲突均已声明并公布。一旦确定了指南更新的范围，NICE将委托证据核查，这是由对证据进行全面系统核查方面经验丰富的组织之一进行的。如果建议中有重大更改，则这可能还包括成本效益分析。然后，指南制定小组将审查证据核查的结果，并决定是否需要对现有指南进行更改，以及应进行哪些更改。指南的“证据到建议”部分描述了围绕建议的想法如何演变以及证据等级的强弱。在发布最终指南之前，需要进行进一步的利益相关者磋商。

在最近的NICE指南更新（2011年）中，NICE提出了许多改变临床实践的关键建议。首先，回顾了高血压的诊断过程，得出的结论是，要消除“白大衣高血压”，使用动态血压监测仪（ABPM）将最具有成本效益，血压阈值采取日间平均血压大于等于135/85mmHg，相当于坐姿BP值为140/90mmHg。该提案是为了鼓励更广泛地使用家庭BP监测或ABPM。关于治疗阈值，人们已经认识到，在1级高血压低风险分层人群（即10年心血管风险低于20%的年轻人，没有糖尿病、慢性肾脏病或靶器官损害）使用药物治疗的数据不足，治疗益处也不确定。这与大多数国际指南相反，后者建议血压大于140/90mmHg时对所有高血压进行治疗。在这方面，JNC 8委员会的建议特别奇怪，因为他们建议对低风险的年轻人使用140/90mmHg为起始治疗目标，但对60岁以上的人群采用150/90mmHg的较高阈值；由于年龄是主要的危险因素，因此，这类患者的危险性明显高于治疗门槛较高的年轻人。

根据欧洲心脏病学会/欧洲高血压学会（ESC/ESH）的指南，NICE建议“高龄”患者（即80岁或80岁以上，尚未接受治疗并达到该年龄的人群）将收缩期血压治疗阈值设置为高于160mmHg（即2级高血压，相当于使用ABPM日间或家庭BP监测的平均值＞150mmHg）。另外，除了美国专家小组报告外，欧洲的国际指南还主张对60～80岁的人群采取更积极的治疗门槛。

关于治疗目标，NICE建议诊室血压目标应低于140/90mmHg，这与ESC/ESH的建议一致，但两个指南中均需注意的是，即80岁以上的人群更适合采用低于150/90mmHg的宽松目标。这项针对80岁以上人群的建议主要基于HYVET（老年高血压试验）的研究结果。相比之下，JNC 8指南对60岁或60岁以上的人群也采用了这个不太积极的血压目标，这是令人惊讶的。

关于降压的目标值指南建议的一个有趣特点是，它们虽然确定了目标值，但并没有真正定义“要达到多低”。也许更实用的建议是推荐一个“范围”，如低于140mmHg，目标是130～135mmHg。就目前而言，有关血压目标的建议是开放性的。我们很想知道NICE和ESC/ESH指南如何响应美国最近发表的SPRINT（收缩压干预试验）研究的数据，该研究表明收缩压目标（SBP）小于120mmHg的强化治疗组相比收缩压目标（SBP）小于140mmHg的治疗组，其主要心血管事件发生率和全因死亡率的风险显著降低。但是，强化治疗组不良反应相应增加。这表明降压目标需采取更个性化的方法，应根据患者对血压降低的耐受性进行个体化治疗。

所有指南的另一个有趣的特点是它们在最佳治疗策略，特别是最佳药物组合方面趋于一致。NICE使用了ACD这一术语，其中A是血管紧张素转化酶（ACE）抑制剂或血管紧张素Ⅱ受体阻滞药（ARB），C是钙通道阻滞药（CCB），D是噻嗪类利尿药（图51.2）。NICE、JNC 8、ESC/ESH和美国高血压学会/国际高血压学会（ASH/ISH）指南一致认为，应该更广泛的进行联合药物治疗，最佳的两种药物组合应该是A＋C或A＋D，NICE对A＋C的指导比其他指南更强（这主要是由于NICE的成本-效益分析结果中提示，因为增加患糖尿病风险的成本，因此不优先使用噻嗪类）。所有指南指出3种药物组合治疗方案首选的是A＋C＋D。

关于初始治疗，NICE使用年龄和种族分层，认为对于年轻人（年龄＜55岁），A药物通常会产生最有效的降压效果，而对于55岁以上的人群和任何年龄段的非裔患者，CCB通常是首选的初始治疗。美国JNC 8指南的规定较宽松，表明A、C或D中的任何一种均可作为

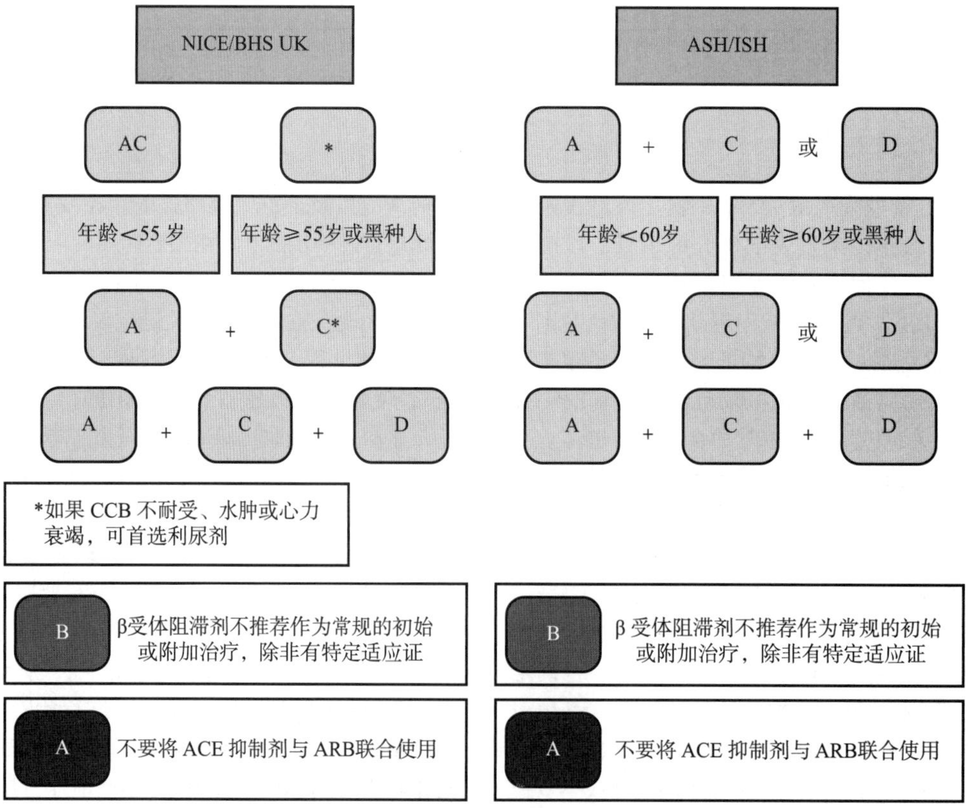

图51.2　国家健康与临床优化研究所（NICE）高血压治疗指南

A.血管紧张素转化酶（ACE）抑制剂或血管紧张素Ⅱ受体阻滞药（ARB）；C.钙通道阻滞药（CCB）；D.噻嗪类利尿药（引自：Krause T，Lovibond K，Caulfield M，et al. Management of hypertension：summary of NICE guidance. BMJ. 2011；343：d4891.）

初始治疗方案（图51.3）。

ESC/ESH指南在初始治疗方面差别最大，提出A、C、D、β受体阻滞药或其他治疗方法都可作为初始治疗方案，具体取决于患者情况以及每种药物的具体适应证和禁忌证（图51.3）。根据ESC/ESH指南，A＋C或D，或者C＋D均可作为首选初始治疗方案，但并不建议其他药物作为联合治疗方案的一部分，由此导致考虑首选联合治疗方案时比较困难。因此，除了一些微小的差异外，美国、ESC/ESH和NICE的所有指南都趋向于A、C和D这3种常用的药物，即A＋C＋D联用。

最后，所有的指南都建议应该向高血压患者提出生活方式建议，无论他们是否接受治疗。如果采取有效的生活方式干预治疗，可减轻高血压前期或1级高血压患者对药物治疗的需求，并且通常会在需要时增加联合药物治疗的效果。在降低血压的策略中，对生活方式的推荐建议一直保持一致，如保持健康的体重、参加有氧运动、控制每日钠的摄入量、避免过量饮酒。其中许多，再加上戒烟和均衡健康的饮食，将有助于降低心血管疾病的风险。

总之，在国际高血压指南中，现在存在许多的趋同点与分歧点。尽管证据基础都是相同的，但由于地区的经济能力不同以及是否考虑成本效益的差异，指南仍会有一些分歧。值得反思的是，血压阈值或目标值的细微变化可能会对全国范围内接受治疗的人数以及他们获得多少治疗产生重大影响，所有这些都对“医疗费用”产生巨大影响。就是说，NICE在2011年的成本效益分析中指出，治疗高血压非常具有成本效益，对于医疗系统来说，最不划算的选择是“不治疗”，因为由此导致的心血管发病率和死亡率增加的成本超过了预防成本。

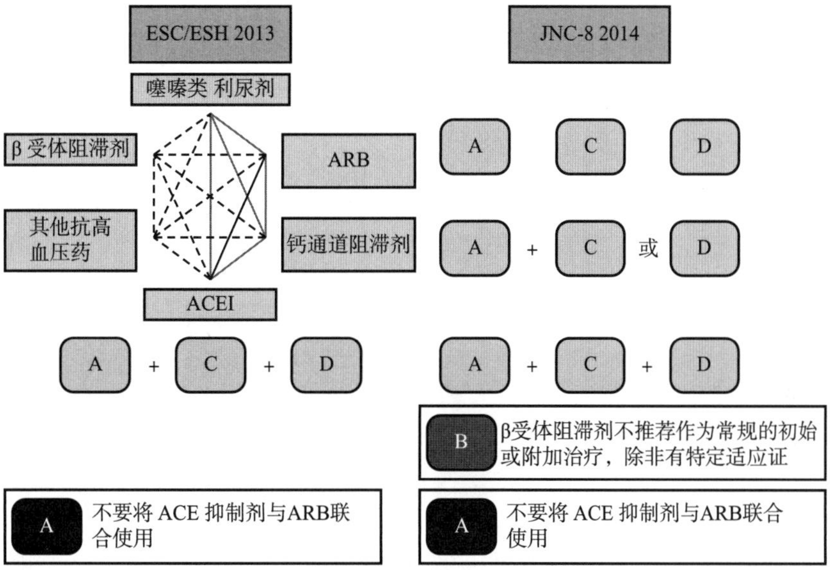

图51.3 欧洲和美国指南中的方法比较

A.血管紧张素转化酶（ACE）抑制剂或血管紧张素Ⅱ受体阻滞药（ARB）；C.钙通道阻滞药（CCB）；D.噻嗪类利尿药［引自：Mancia G，Fagard R，Narkiewicz K，et al. 2013 ESH/ESC Guidelines for the management of arterial hypertension：the Task Force for the management of arterial hypertension of the European Society of Hypertension（ESH）and of the European Society of Cardiology（ESC）. J Hypertens. 2013；31（7）：1281-1357.］

彩　　插

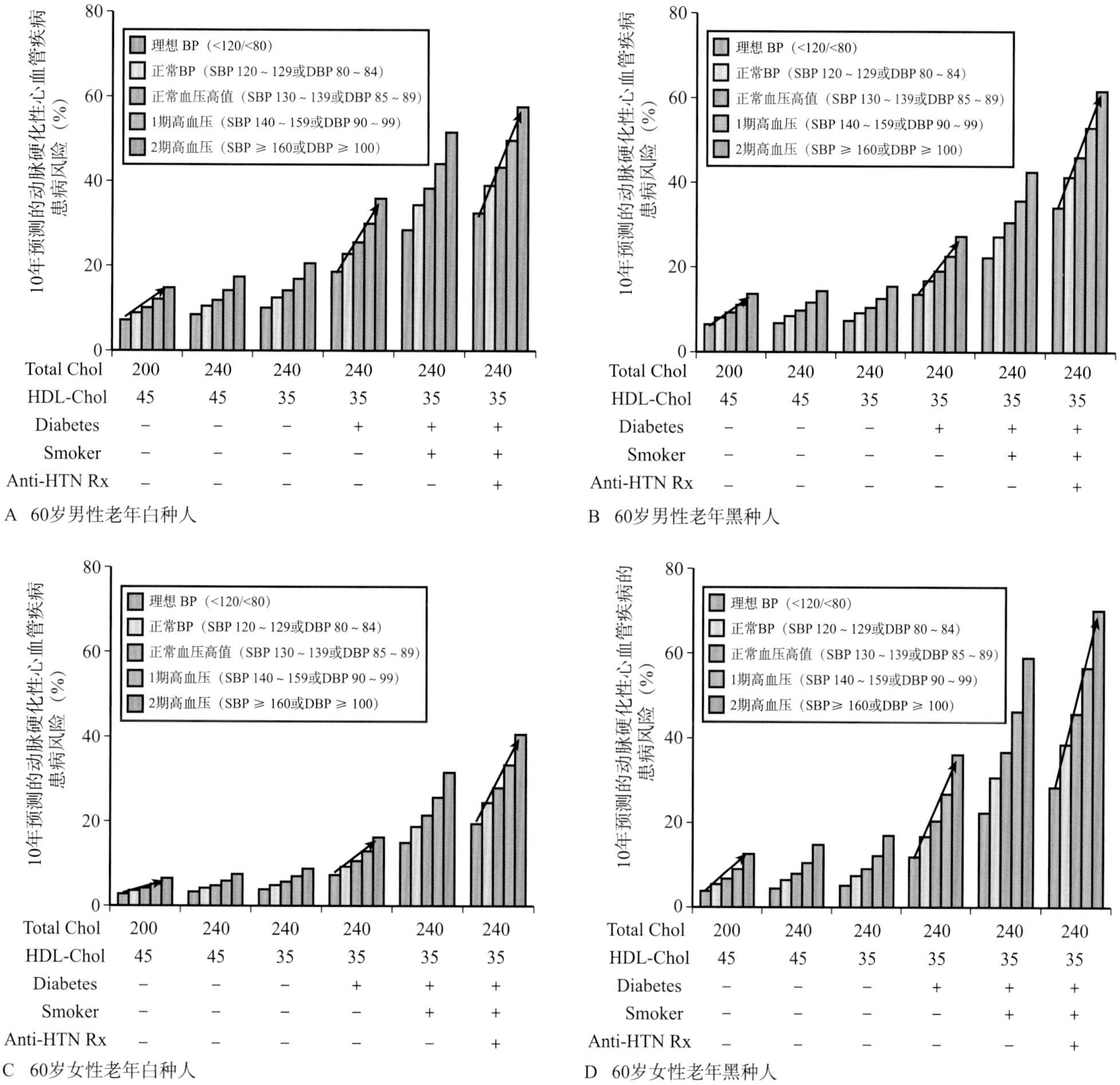

图1.3　通过增加危险因素负担和收缩压，预测动脉粥样硬化性心血管疾病的10年风险

研对象为60岁的白种人男性（A组）、非裔美国人男性（B组）、白种人女性（C组）和非裔美国人女性（D组）。BP.血压；DBP.舒张压；HDL-Chol.高密度脂蛋白胆固醇；HTN.高血压；SBP.收缩压

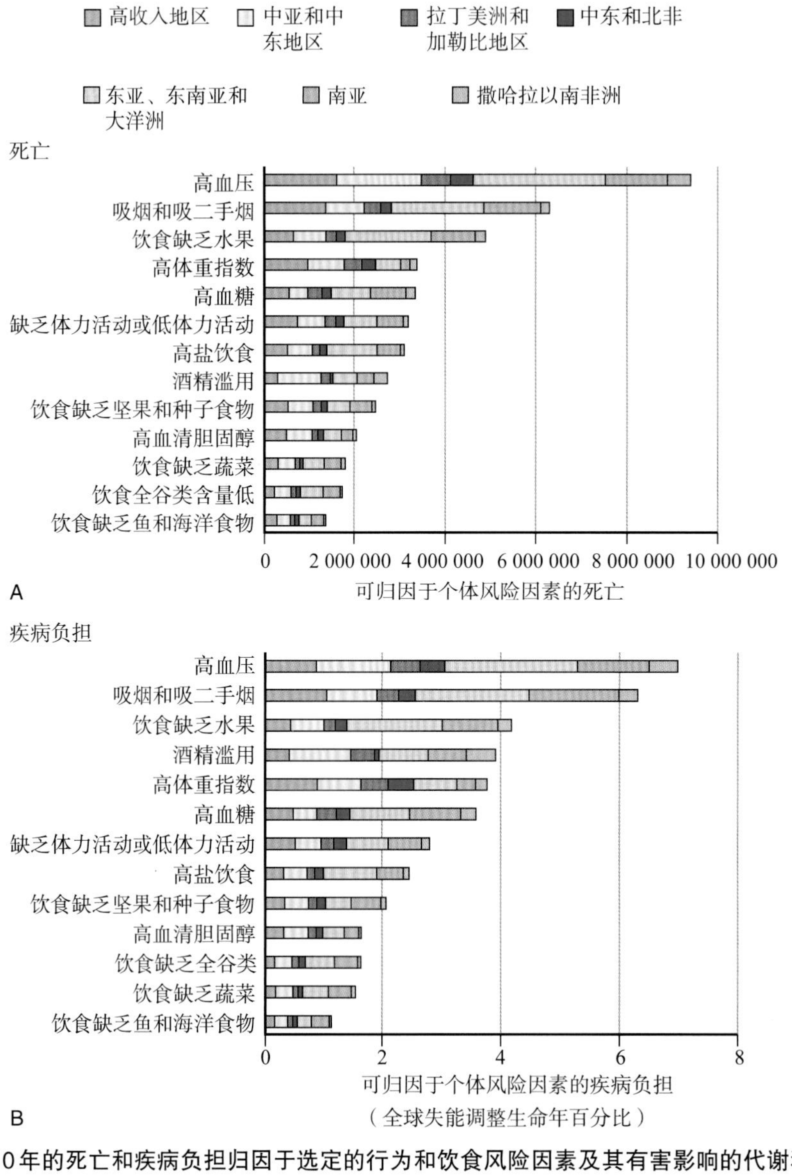

图2.1　2010年的死亡和疾病负担归因于选定的行为和饮食风险因素及其有害影响的代谢和生理介质

（引自：Ezzati M，Riboli E. Behavioral and dietary risk factors for noncommunicable diseases. N Engl J Med，2013，369：954-964.）

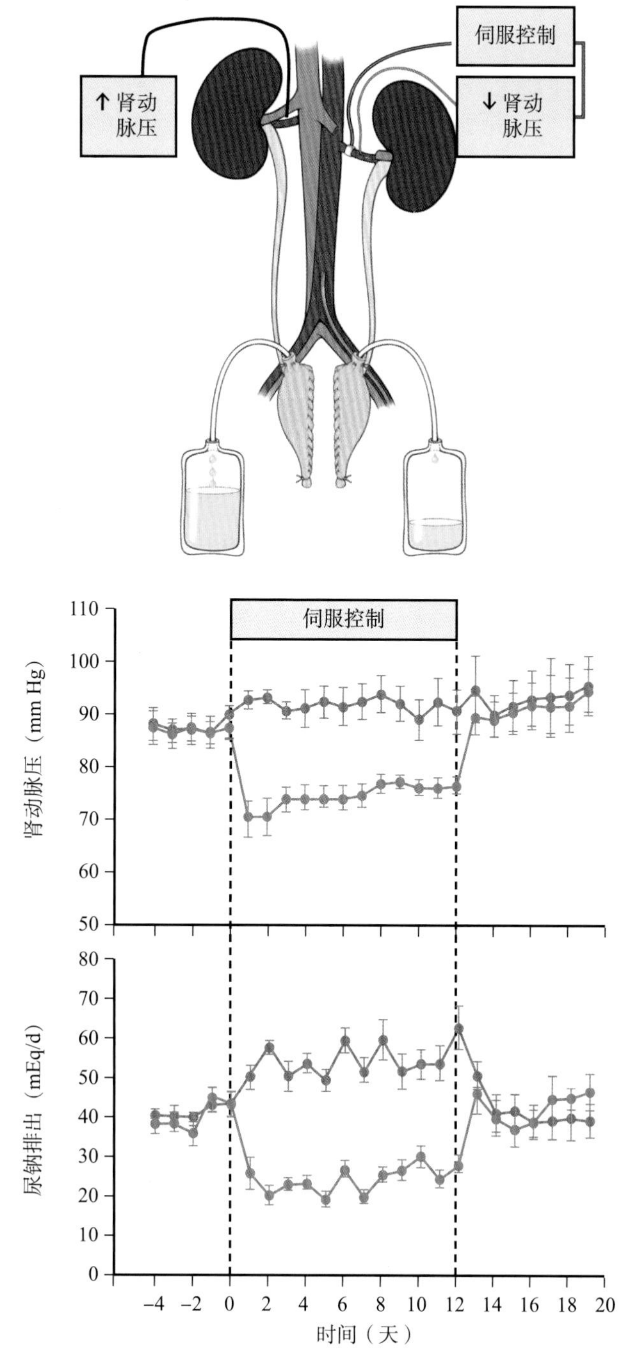

图5.2　肾动脉压和尿钠排泄量

使用膀胱分离法从同一只狗的肾脏中分别收集，其中一个肾脏的压力伺服控制在低于对照组10～12mmHg的水平（虚线）而对侧肾脏的压力比对照组（实线）高出4～5mmHg。数据显示了4天的对照测量、12天的伺服控制肾灌注压和7天的恢复（引自：Mizelle HL，Montani JP，Hester RL，et al. Role of pressure natriuresis in long-term control of renal electrolyte excretion. Hypertension，1993，22：102-110.）

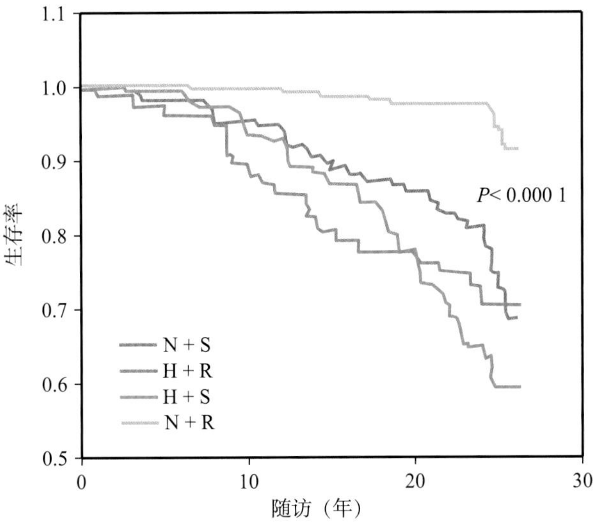

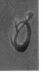

图5.6　血压正常的耐盐受试者（N＋R）、血压正常的盐敏感受试者（N＋S）、高血压耐盐受试者（H＋R）和高血压盐敏感受试者（H＋S）在随访期间的Kaplan-Meier生存曲线。如前所述，只有N＋R组生存率提高

（引自：Weinberger MH，Fineberg NS，Fineberg SE，et al. Salt sensitivity，pulse pressure，and death in normal and hypertensive humans. Hypertension，2001，37：429-432.）

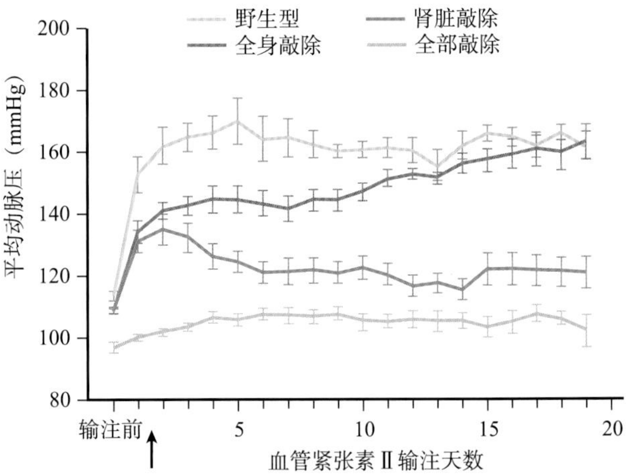

图5.7　肾移植后野生型小鼠和AngⅡAT1受体缺失小鼠的血压

实验组在输注AngⅡ之前（"前"）和21天内每24小时血压与全身有AT1受体的野生型小鼠相比；只有移植肾中存在AT1受体的全身敲除（KO）；除了肾外，余处都有AT1受体的肾脏敲除；全身缺失AT1受体的全部敲除（引自：Crowley SD，Gurley SB，Herrera MJ，et al. Angiotensin Ⅱ causes hypertension and cardiac hypertrophy through its receptors in the kidney. Proc Natl Acad Sci USA，2006，103：17985-17990.）

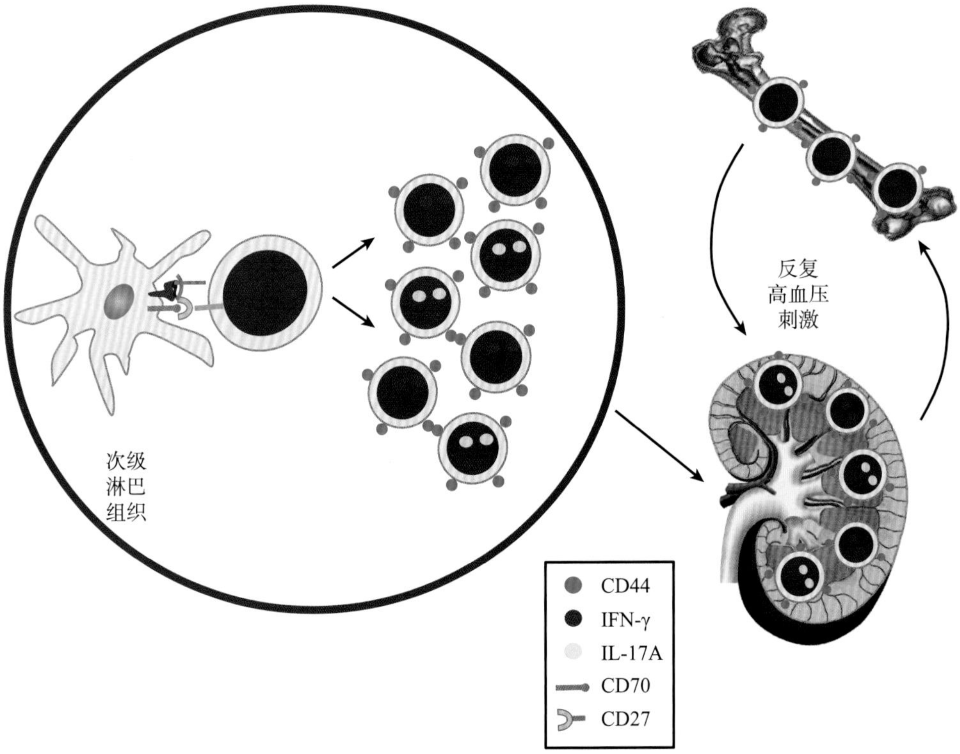

图7.6　高血压患者效应记忆T细胞的转运

效应记忆细胞在周围淋巴器官中形成，并浸润肾脏和血管系统。这些细胞寿命很长，可以持续存在于骨髓和周围淋巴器官，并且可以被轻度反复的高血压刺激下重新激活（引自：Itani HA，Xiao L，Saleh MA，et al. CD70 Exacerbates Blood Pressure Elevation and Renal Damage in Response to Repeated Hypertensive Stimuli. Circ Res，2016，118：1233-1243.）

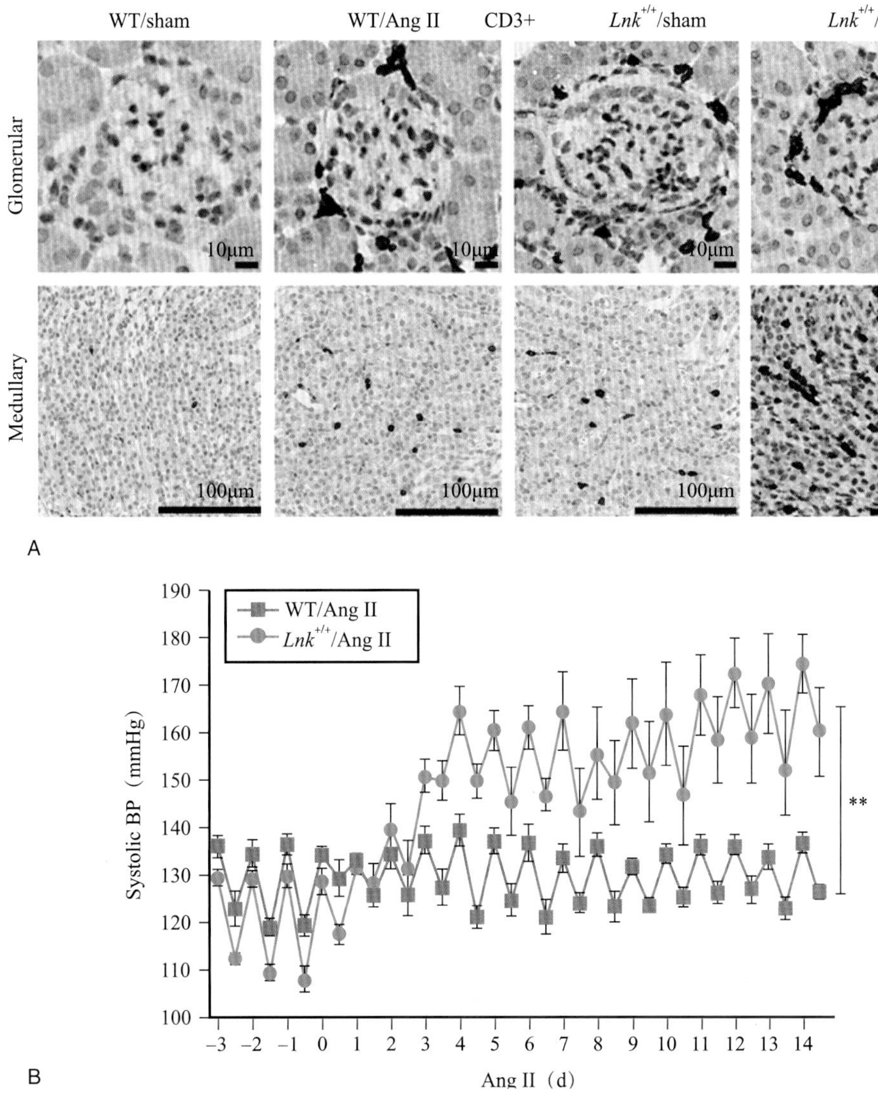

图7.7 Role of LNK（SH2B3）in hypertension. Renal T cell infiltration is markedly enhanced in mice lacking LNK（panel A）upon Ang Ⅱ infusion. Panel B illustrates the markedly augmented hypertensive response to a generally subpressor infusion of Ang Ⅱ.

（Data are from Saleh MA，McMaster WG，Wu J，et al. Lymphocyte adaptor protein LNK deficiency exacerbates hypertension and end-organ inflammation. J Clin Invest. 2015；125：1189-1202.）

注：LNK（SH2B3）在高血压中的作用。输注Ang Ⅱ后，缺乏LNK的小鼠（A组）肾T细胞浸润明显增强；图B显示了血管紧张素Ⅱ在低压下输注后明显增强的高血压反应

Glomerular. 肾小球；Medullary. 肾髓质；Systolic BP. 收缩压

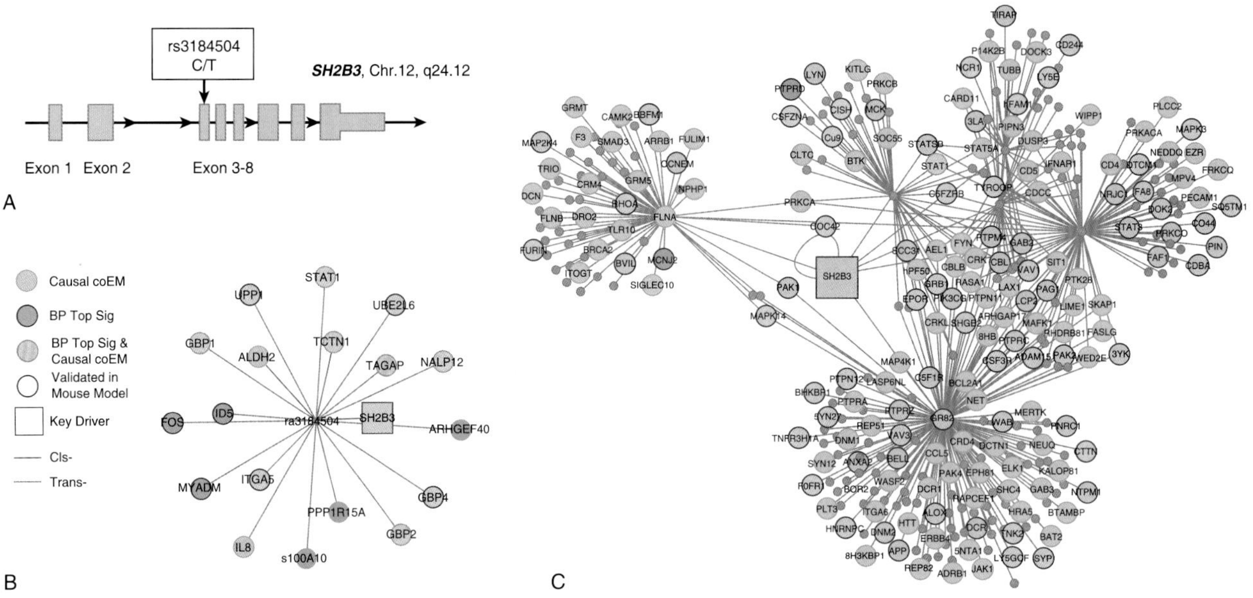

图7.8　综合网络分析揭示了*SH2B3*在人类高血压中的关键作用

A.显示了与高血压相关的人类错义单核苷酸多态性；B.分析表明*SH2B3*与19个基因呈顺式或反式相关；C.显示了预测的*SH2B3*蛋白质-蛋白质相互作用（PPI）子网络。绿色节点表示Framingham心脏研究数据中确定的差异表达BP基因；绿松石色节点表示BP因果共表达网络模块；黄色节点表示BP Top Sig集合和BP因果共表达网络模块中存在的基因。用红色边界标记的节点表明，野生型小鼠和缺乏LNK的小鼠之间也存在差异表达的基因（引自：Huan T，Meng Q，Saleh MA，et al. Integrative network analysis reveals molecular mechanisms of blood pressure regulation. Mol Syst Biol，2015，11：799.）

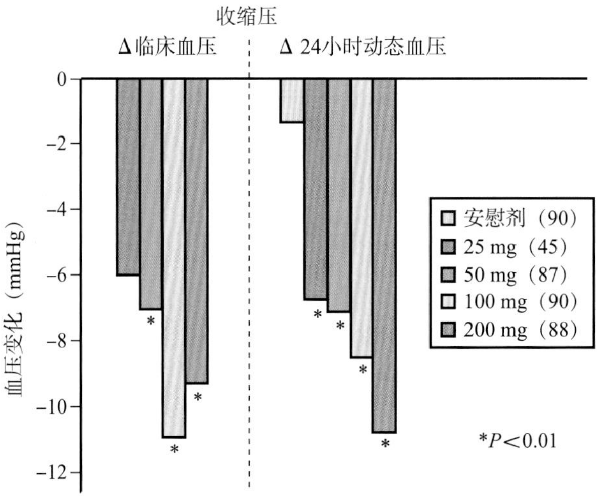

图11.3　依普利酮给药临床和动态血压基线的变化

（引自：White WB，Carr AA，Krause S，et al. Assessment of the novel selective aldosterone blocker eplerenone using ambulatory and clinical blood pressure in patients with systemic hypertension. Am J Cardiol，2003，92：38-42.）

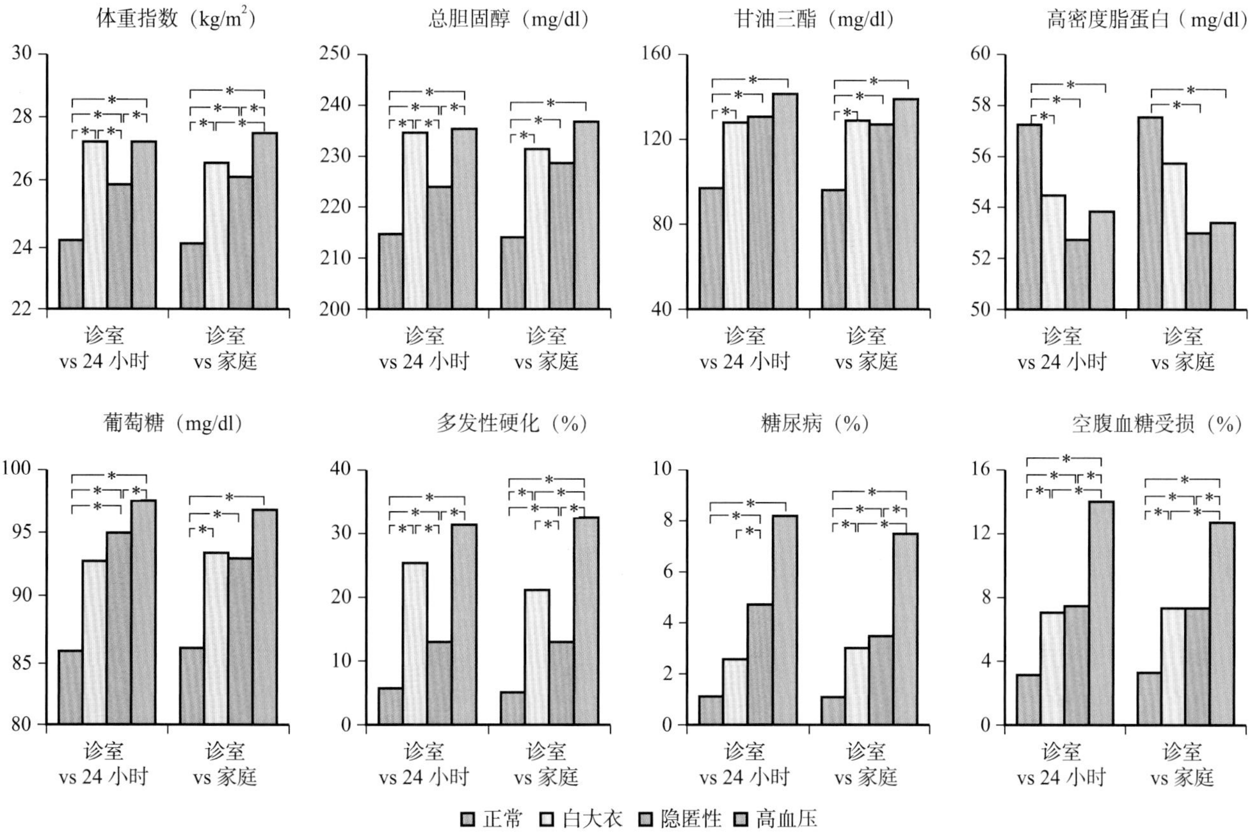

图12.5　正常血压受试者和白大衣和隐匿性高血压患者的人体测量和代谢变量。分组是根据诊室与24小时以及诊室与家庭血压（BP）之间的差异进行分组。*表示组间差异的统计意义 (*，$P<0.05$)

（修改自：Mancia G，Facchetti R，Bombelli M，Grassi G，Sega R. Long-term risk of mortality associated with selective and combined elevation in office，home，and ambulatory blood pressure. Hypertension. 2006；47：846-853.）

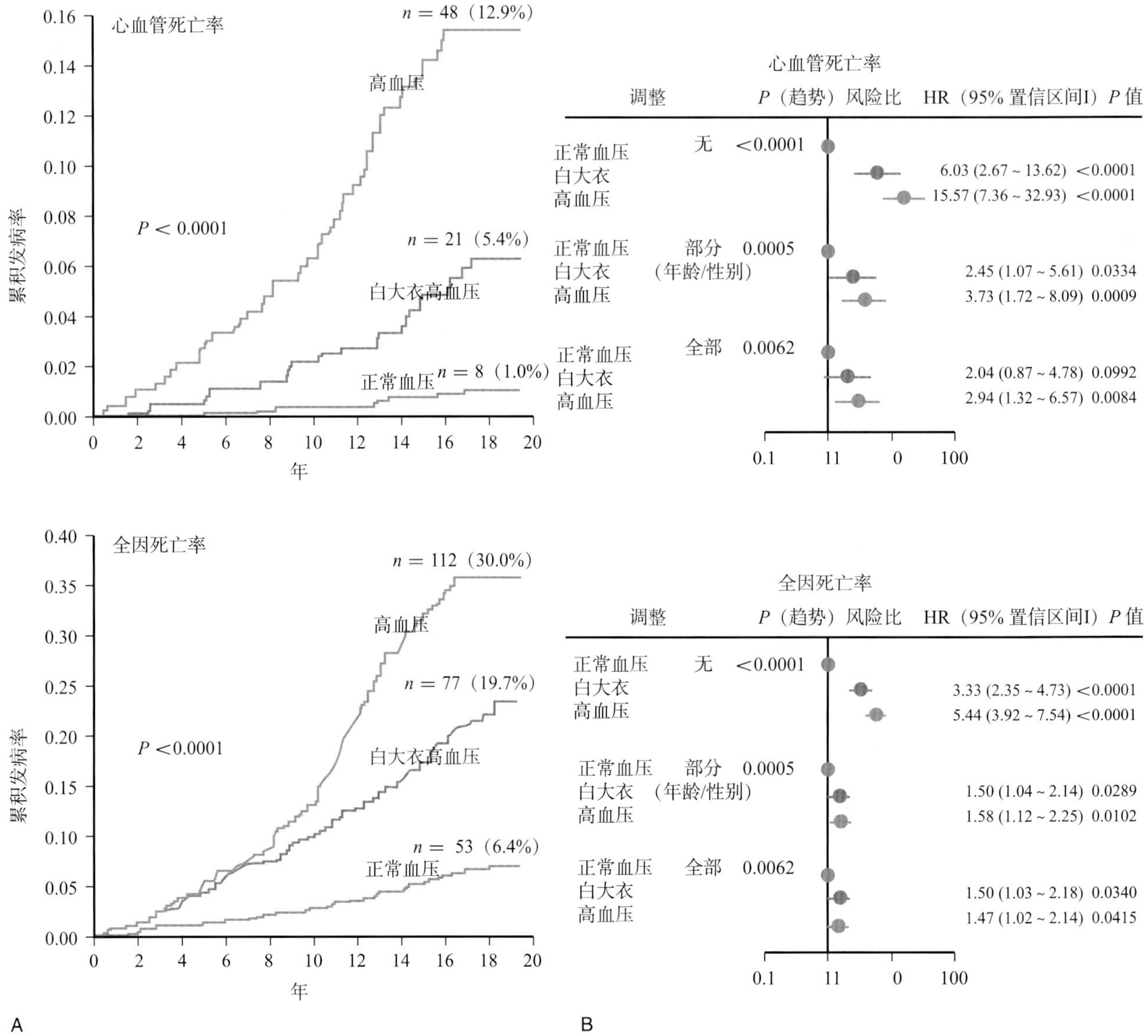

图12.6 PAMELA研究的长期观察期（平均16年）中，正常血压（NT）、白大衣高血压（WCH）和真高血压（HT）患者心血管（CV）和全因死亡率的累积发病率（A）和（B）危险比（HR）。NT和真实HT分别由诊室、家庭和动态血压正常和升高来定义。WCH的定义是：在门诊或家庭血压正常的情况下，中心血压升高。完全调整是指根据年龄、性别、吸烟、血糖、血清总胆固醇、体重指数、抗高血压治疗和心血管事件史进行调整

（修改自：Mancia G，Bombelli M，Brambilla G，et al. Long-term prognostic value of white-coat hypertension: an insight from diagnostic use of both ambulatory and home blood pressure measurements.Hypertension. 2013；62：168-174.）

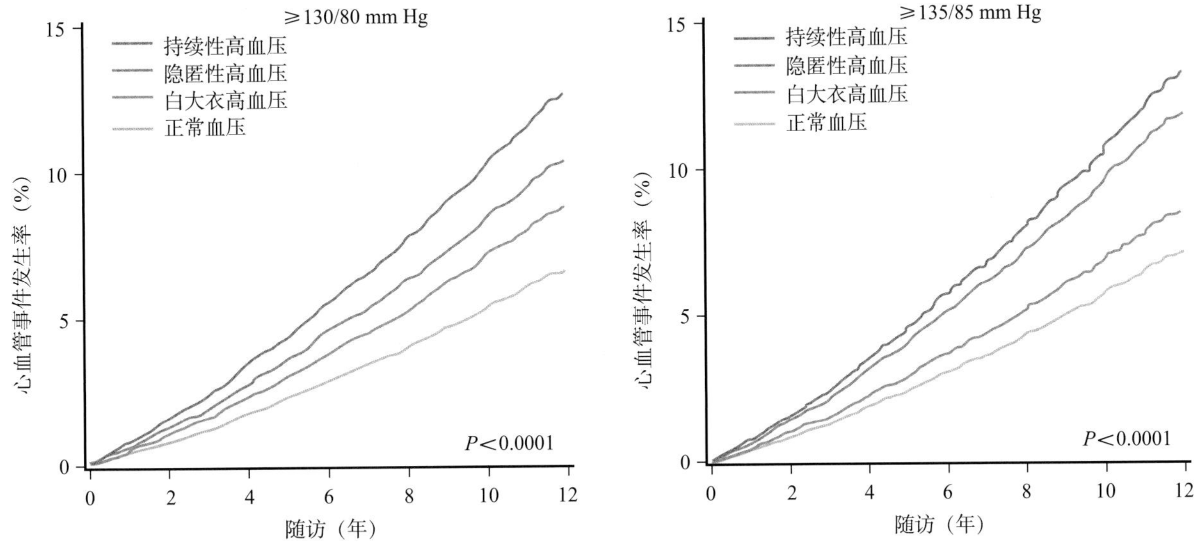

图12.7　根据常规和日间动态血压交叉分类的受试者心血管事件发生率。这些分析基于（a）较低的成本（≥130/80mmHg）或（b）更高（≥日间动态高血压的临界值（135/85mmHg）。发病率标准化为整个研究人群的性别分布和平均年龄。*P*值代表各血压组的趋势

（改编自：Hansen TW，Kikuya M，Thijs L，et al. Prognostic superiority of daytime ambulatory over conventional blood pressure in four populations：a meta-analysis of 7 030 individuals. J Hypertens. 2007；25：1554-1564.）

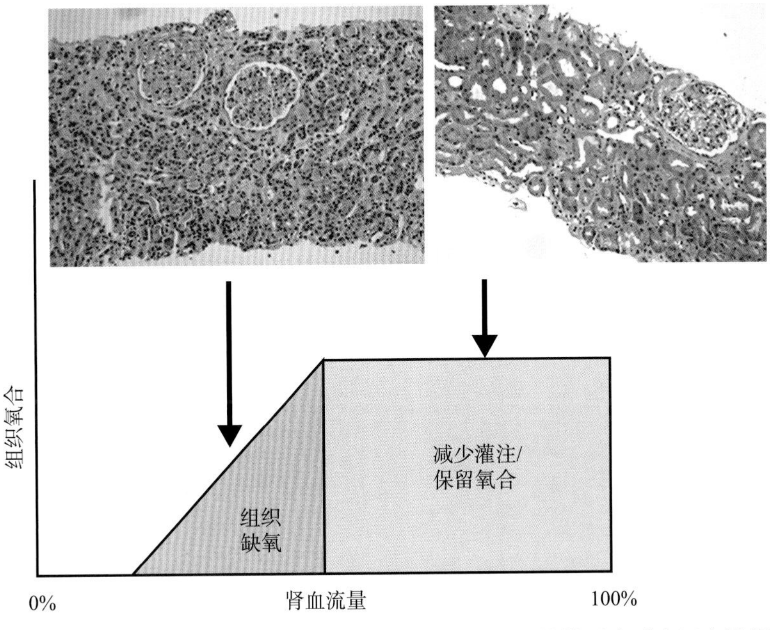

图13.4　肾血流量减少与狭窄后肾组织氧合之间关系的示意图。血流量的适度减少不会引起明显的缺氧，部分原因是基线血流量过多，部分原因是过滤和再吸收能量消耗减少（见正文）。这种适度的减少不一定会损害肾实质，如右侧狭窄后肾的活检所示。然而，随着更严重和更长时间的血管闭塞，会出现缺氧和炎症性损伤的缺血性肾病，如左侧活检所示。这些伴随肾小管破坏的炎症变化在恢复血管通畅后可能不会逆转。因此，肾血供重建的临床结果在很大程度上取决于狭窄后肾的状况

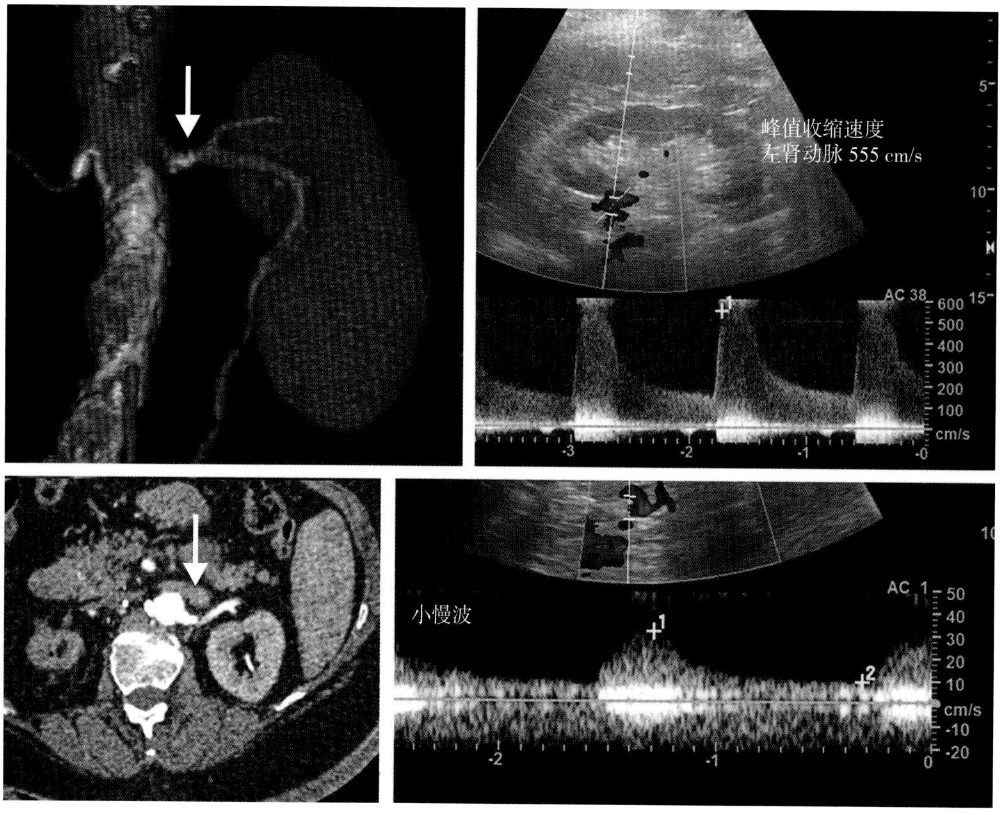

图 13.5　确定血管闭塞性疾病的血流动力学影响和狭窄后肾的状况可能受益于组合成像模式。左上图描绘了一名 72 岁女性的重建计算机断层扫描血管造影照片，该女性有一个有功能的孤立肾。双重超声（右上图）识别出 555 cm/s 的峰值收缩速度，这反映了严重的血管闭塞，尽管肾图看起来保存完好。延迟的上冲显示为动脉粥样硬化节段性波形，证实了由从主动脉口（左下图）延伸的动脉斑块产生的缓慢的动脉血流（右下图）。在使用血管紧张素受体阻滞剂 (ARB) 进行抗高血压药物治疗期间，此人的血清肌酐值已超过 4.5 mg/dl。停用 ARB 与血清肌酐降低有关，但会出现严重的高血压和突发性肺水肿。肾血运重建与消除充血性心力衰竭的发作、重新开始 ARB 治疗以及稳定肾功能，使血肌酐保持在 1.7 mg/dl 有关。此人不会成为 CORAL 等前瞻性随机试验的候选者

（修改自：Textor SC，McKusick MM. Renal artery stenosis：if and when to intervene. Curr Opin Nephrol Hypertens. 2016；25：144-151.）

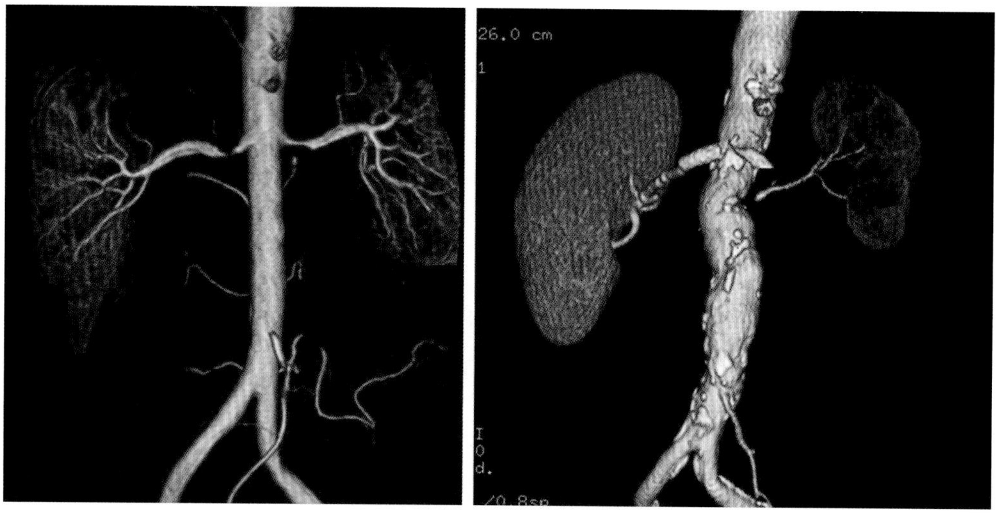

A　　磁共振血管造影　　　　B　　计算机断层扫描血管造影

图 13.6　A. 磁共振血管造影 (MRA) 可识别二十多年前接受“地幔”辐射治疗的双侧肾动脉狭窄个体。尽管钆与肾小球滤过率降低［低于 30ml/（min · 1.73 m^2）］受试者的肾源性系统性纤维化有关，但 MRA 仍可提供出色的主要肾血管成像；B. 含碘造影剂的计算机断层扫描血管造影可以提供出色的血管成像和灌注肾造影的描绘。这个人除了右肾动脉的血管支架外，还有保存了完好的实质，但有严重的闭塞性疾病和左肾组织灌注减少

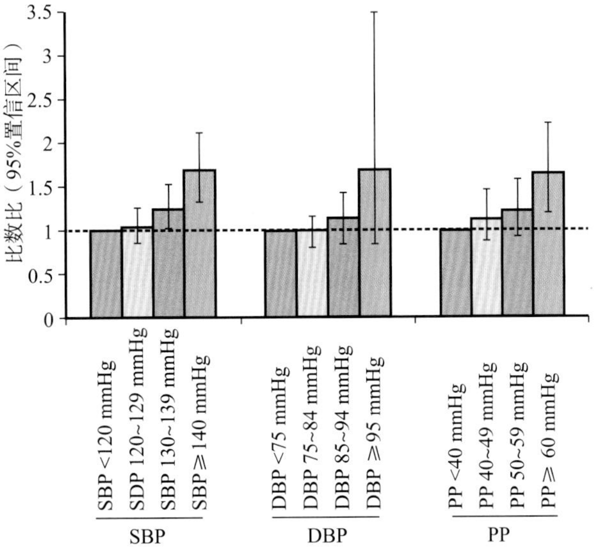

图18.8　14年随访中，基线测量血压与肾功能障碍的相关性

DBP.舒张压；PP.脉压；SBP.收缩压（改编自：Schaeffner ES，Kurth T，Bowman TS，Gelber RP，Gaziano JM. Blood pressure measures and risk of chronic kidney disease in men. Nephrol Dial Transplan. 2008；23：1246-1251.）

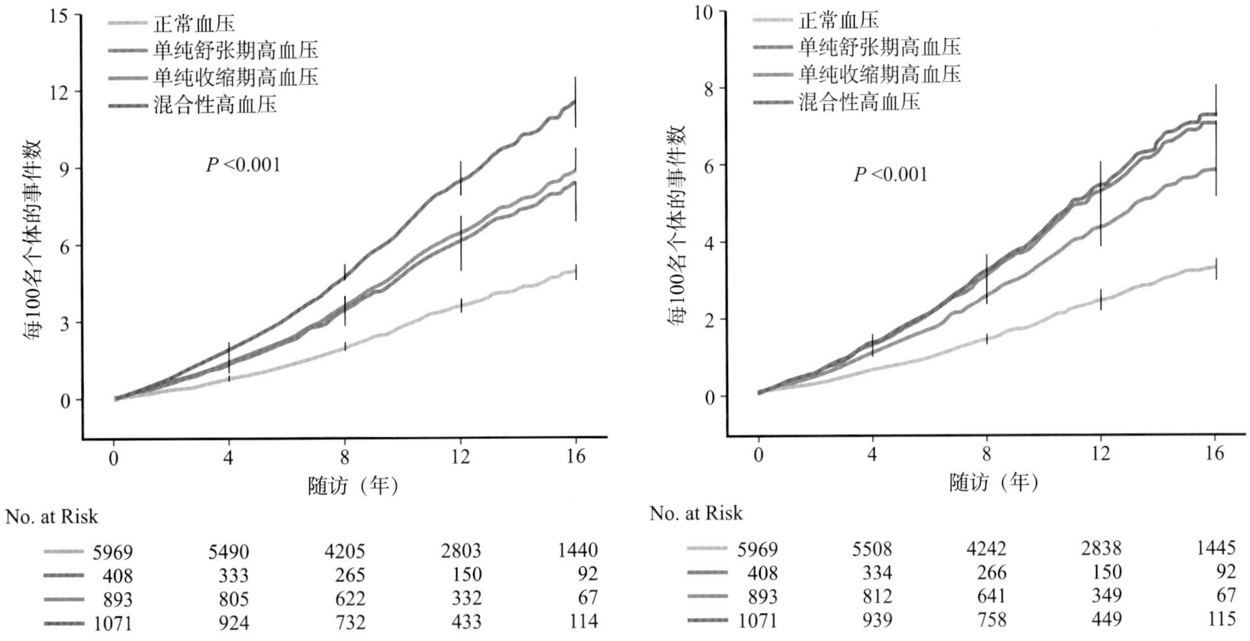

A. 所有心血管事件　　B. 所有心脏事件

图19.7　动态血压提示的四类血压类型的复合终点事件发生率：心血管终点（CV）

（CV）（A）和致死及非致死心脏事件（B）。整个研究人群I性别分布及平均年龄标准化后计算发生率（引自：Li Y，Wei FF，Thijs L，et al. International Database on Ambulatory blood pressure in relation to Cardiovascular Outcomes I. Ambulatory hypertension subtypes and 24-hour systolic and diastolic blood pressure as distinct outcome predictors in 8341 untreated people recruited from 12 populations. Circulation. 2014；130：466-474.）

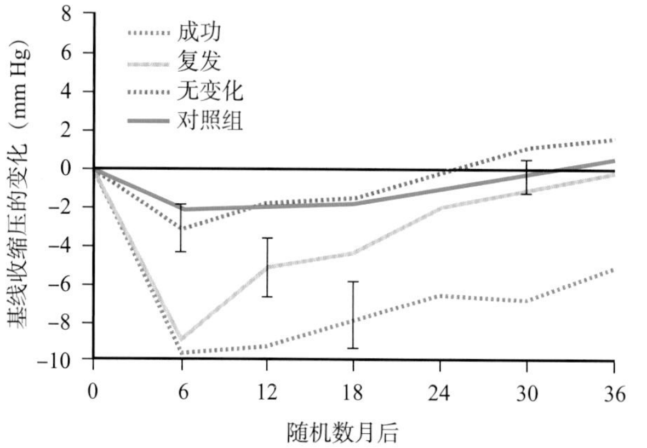

图21.3 4组受试者在高血压预防试验（TOHP2）中的平均收缩压变化：（1）分配给减肥组的受试者成功保持体重下降，（2）分配给减肥组的受试者体重下降但复发，（3）分配给减肥组的受试者从未减肥，以及（4）对照组

（经许可引自Stevens VJ，Obarzanke E，Cook NR，et al. Long-term weight loss and changes in blood pressure. Results of the Trials of Hypertension Prevention，Phase Ⅱ. Ann Intern Med. 2001；134：1-11.）

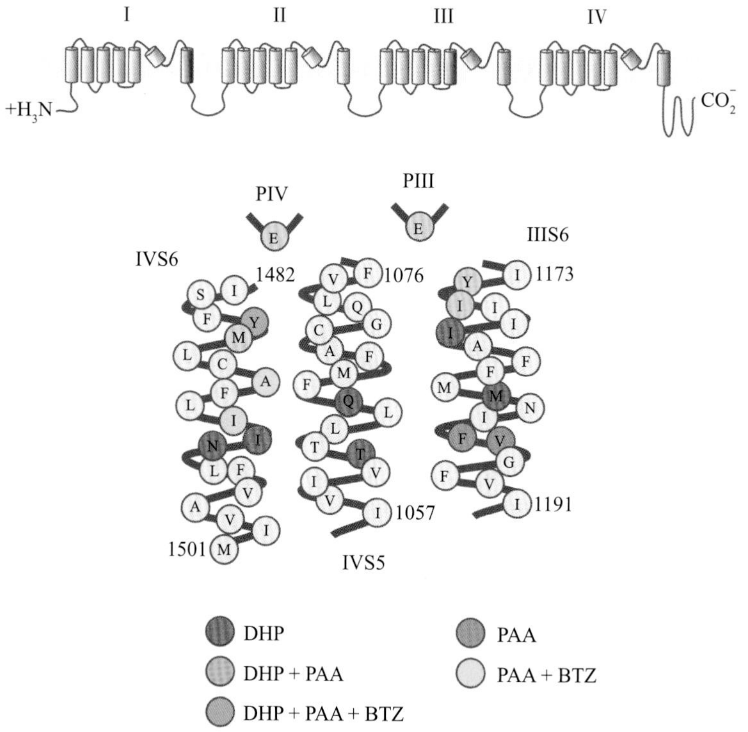

图25.2 与钙通道阻滞剂相互作用的片段和氨基酸。与二氢吡啶（DHP；红色）、苯烷基胺（PAA；紫色）、PAA＋苯并噻嗪䓬类（PAA＋BTZ；黄色）、DHP＋PAAs（橙色）以及所有三种阻断剂类、DHP＋PAAs＋BTZ（绿色）的相互作用显示。IS6片段显著有助于DHP与平滑肌I型通道的高亲和力结合。氨基酸编号根据Cav1.2b序列

［修改自：Lacinova L. Voltage-dependent calcium channels. Gen Physiol Biophys. 2005；24（Suppl 1）：1-78.］

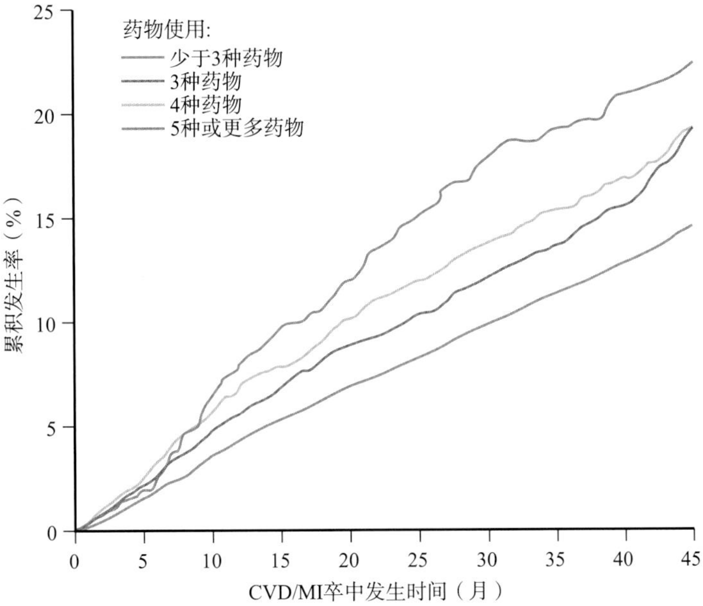

5个月的危险性（N = 53 530）

少于3种药物	n=46 740	45 206	42 958	40 248	32 638	25 206	23 590	20 605	19 045	10 586
3种药物	n=3316	3193	3040	2857	2355	1844	1741	1566	1463	881
4种药物	n=2471	2363	2240	2112	1710	1389	1307	1182	1106	686
5种或更多药物	n=1003	972	905	850	687	562	524	483	448	294

图28.1 非难治性高血压患者心血管死亡/心肌梗死/卒中终点的累积风险曲线

少于3种药物、难治性高血压3种药物、难治性高血压4种药物和难治性高血压5种或更多药物）（P＜0.001）（引自：Kumbhani DJ，Steg PG，Cannon CP，et al. REACH Registry Investigators. Statin therapy and long-term adverse limb outcomes in patients with peripheral artery disease：insights from the REACH registry. Eur Heart J，2014，35：2864-2872.）

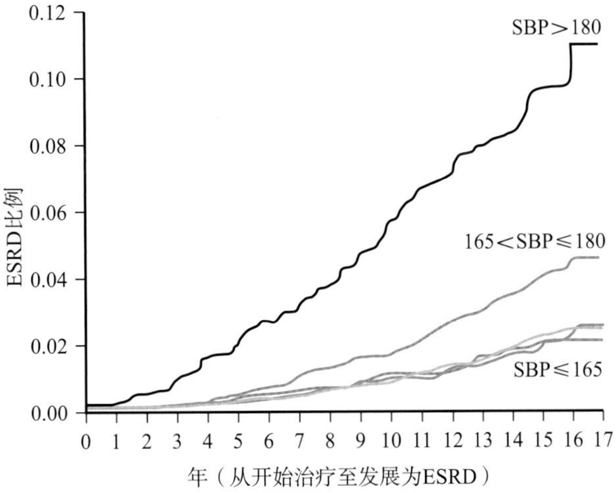

图33.3 治疗前平均收缩压的生存曲线评估终末期肾病（ESRD）发生率

［引自：Perry HM，Miller JP，Fornoff JR，et al. Early predictors of 15-year end-stage renal disease in hypertensive patients. Hypertension，1995，25（4 Pt 1）：587-594.］

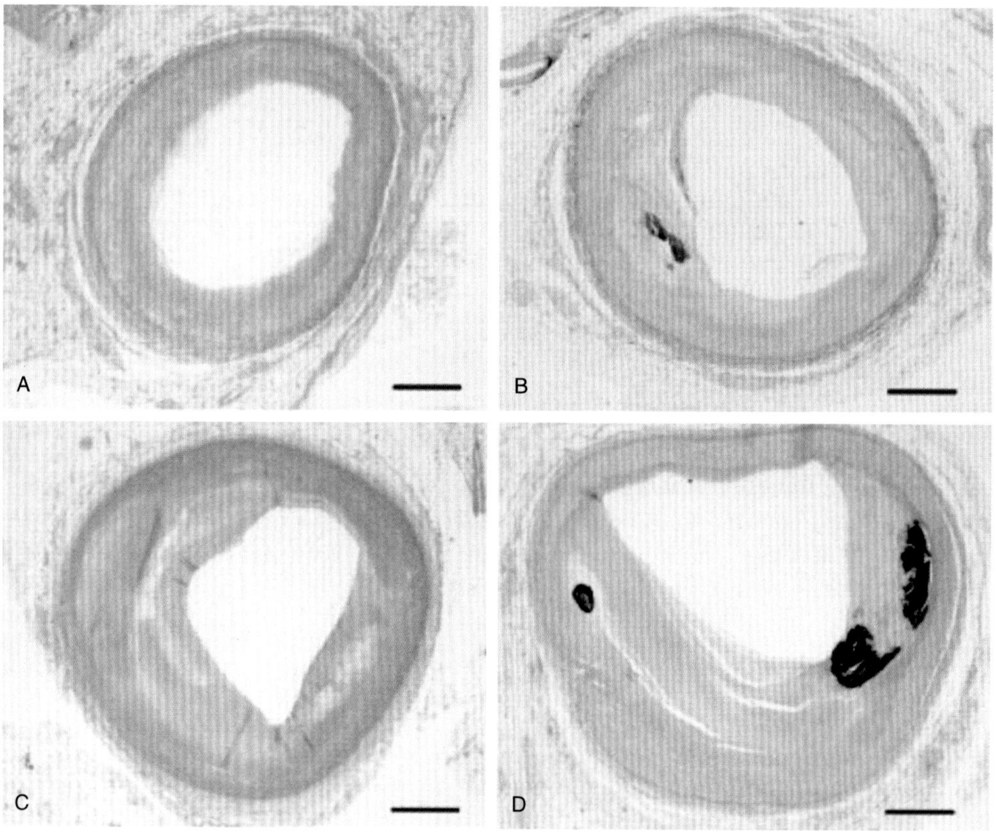

图37.2　慢性肾脏病患者的动脉粥样硬化

肾小球滤过率（GFR）分类对应的典型动脉。（A～D）估计GFR为（A）60或更高，（B）45～59，（C）30～44和（D）低于30 ml/（min·1.73 m^2），相应分类对应的冠状动脉典型光学显微图。动脉狭窄率分别为（A）36.8%、（B）42.3%、（C）54.2%和（D）58.9%。所有切片均用苏木精和伊红染色。比例尺＝1.0mm（引自：Nakano T，Ninomiya T，Sumiyoshi S，et al. Association of kidney function with coronary atherosclerosis and calcification in autopsy samples from Japanese elders：the Hisayama study. Am J Kidney Dis，2010，55：21-30.）

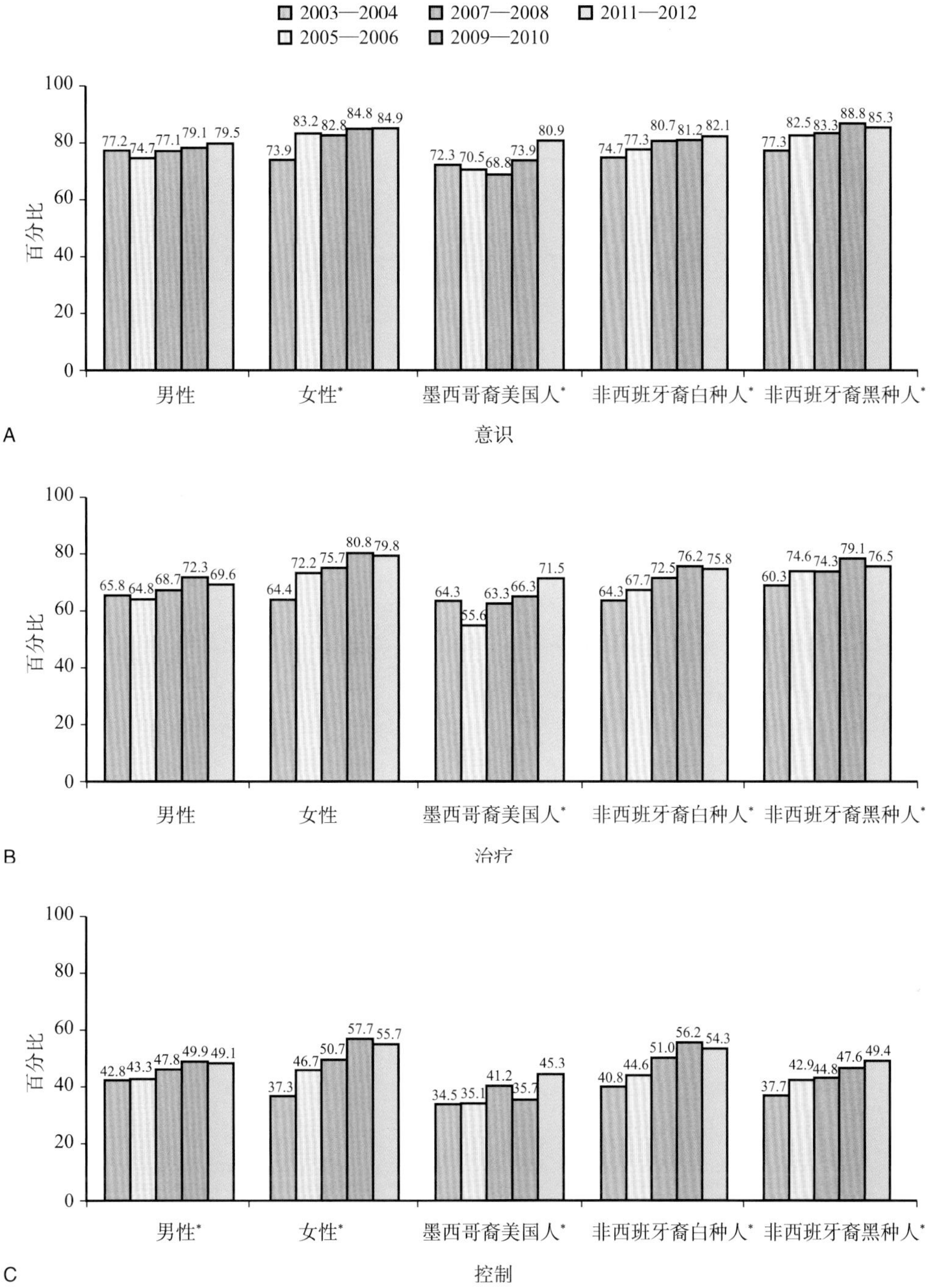

图41.2　2003—2004年一直到2011—2012年，按性别和种族/族裔（其他种族/族裔群体未单独显示）划分的成年人高血压患者的年龄校正后高血压意识、治疗和控制情况

A.在2007—2008年的美国国家健康与营养检查调查（NHANES）中，使用权重基于高血压人群的直接方法，通过权重法计算了年龄标化，*p-trend＜0.05；B.年龄标化的计算采用直接法，使用基于NHANES 2007—2008年高血压患者亚群的权重，*p-trend＜0.05；C.年龄标化的计算采用直接法，使用基于NHANES 2007—2008年高血压患者亚群的权重，*p-trend＜0.05（引自：Yoon SS，Gu Q，Nwankwo T，et al. Trends in blood pressure among adults with hypertension：United States，2003—2012. Hypertension，2015，65：54-61.）

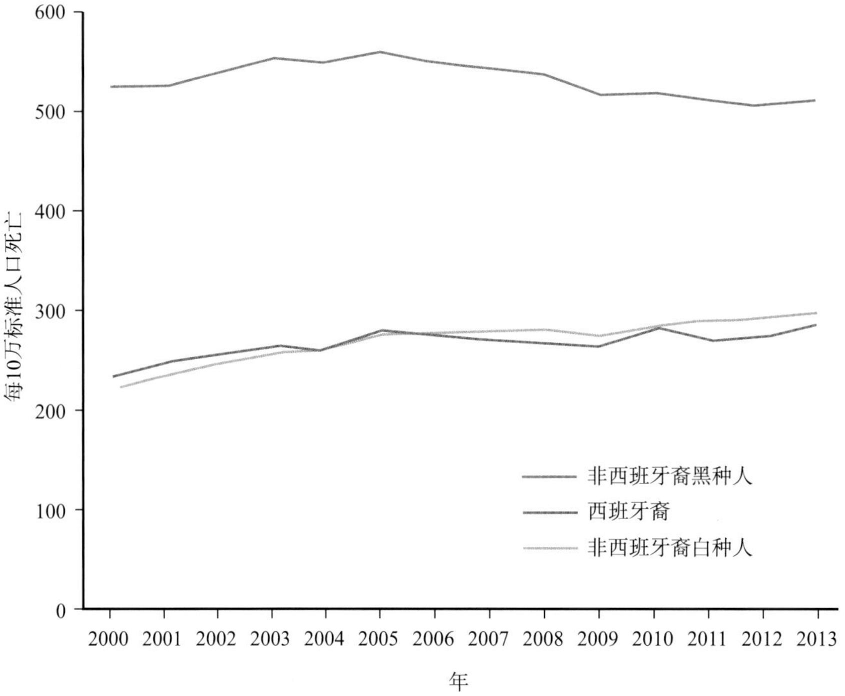

图41.3　按种族和西班牙裔划分的年龄调整后的高血压相关死亡率：美国，2000—2013年

［引自：Kung HC，Xu J. Hypertension-related Mortality in the United States，2000—2013. NCHS Data Brief，2015，（193）：1-8.）注意：从2000—2013年，非西班牙裔白种人人口和从2000—2005年，西班牙裔和非西班牙裔黑种人人口的线性增长在$P < 0.05$的水平上具有统计学意义。2005—2013年非西班牙裔黑种人人口和2005—2009年西班牙裔人口的线性下降在$P < 0.05$水平上具有统计学意义。根据《国际疾病分类第十次修订版》（ICD-10），与高血压相关的死亡可通过ICD-10编码I10、I11、I12、I13和I15来确定潜在的和促成的死亡原因。访问数据表位于：www.cdc.gov/nchs/data/databriefs/db193_table.pdf#3.（CDC/NCHS，National Vital Statistics System，Mortality.］